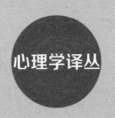

心理学译丛

# Counseling
## A Comprehensive Profession, 6e

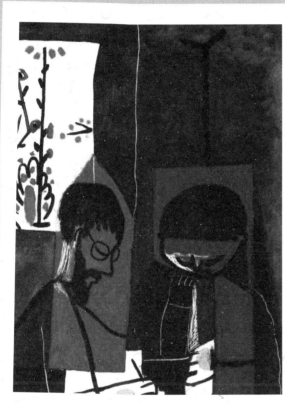

# 心理咨询导论

### （第6版）

［美］塞缪尔·格莱丁（Samuel T. Gladding） 著

方双虎 等 译

中国人民大学出版社

·北京·

# 心理学译丛·教材系列
## 出版说明

我国心理学事业近年来取得了长足的发展。在我国经济、文化建设及社会活动的各个领域，心理学的服务性能和指导作用愈发重要。社会对心理学人才的需求愈发迫切，对心理学人才的质量和规格要求也越来越高。为了使我国心理学教学更好地与国际接轨，缩小我国在心理学教学上与国际先进水平的差距，培养具有国际竞争力的高水平心理学人才，中国人民大学出版社特别组织引进"心理学译丛·教材系列"。这套教材是中国人民大学出版社邀请国内心理学界的专家队伍，从国外众多的心理学精品教材中，优中选优，精选而出的。它与我国心理学专业所开设的必修课、选修课相配套，对我国心理学的教学和研究将大有裨益。

入选教材均为欧美等国心理学界有影响的知名学者所著，内容涵盖了心理学各个领域，真实反映了国外心理学领域的理论研究和实践探索水平，因而受到了欧美乃至世界各地的心理学专业师生、心理学从业人员的普遍欢迎。其中大部分教材多次再版，影响深远，历久不衰，成为心理学的经典教材。

本套教材以下特点尤为突出：

● 权威性。本套教材的每一本都是从很多相关版本中反复遴选而确定的。最终确定的版本，其作者在该领域的知名度高，影响力大，而且该版本教材的使用范围广，口碑好。对于每一本教材的译者，我们也进行了反复甄选。

● 系统性。本套教材注重突出教材的系统性，便于读者更好地理解各知识层次的关系，深入把握各章节内容。

● 前沿性。本套教材不断地与时俱进，将心理学研究和实践的新成果和新理论不断地补充进来，及时进行版次更新。

● 操作性。本套教材不仅具备逻辑严密、深入浅出的理论表述、论证，还列举了大量案例、图片、图表，对理论的学习和实践的指导非常详尽、具体、可行。其中多数教材还在章后附有关键词、思考题、练习题、相关参考资料等，便于读者的巩固和提高。

这套教材的出版，当能对我国心理学的教学和研究具有极大的参考价值和借鉴意义。

中国人民大学出版社

# 前　言

　　心理咨询是一种动态的、持续发展的并且令人兴奋的职业，它用一种深入细致的、个人的和人道的
方式来解决人类的各种悲剧和可能性。心理咨询致力于预防、发展、探索、巩固、改变以及拯救这个越
来越复杂和混乱的世界。以前，心理咨询强调通过辅导来帮助人们做出明智的选择。现在辅导仅仅是这
个多维度职业的一个部分。

　　本书对心理咨询的历史、理论、活动、特性和趋势等方面做出了比较全面的介绍。此外，本书还着
重强调了心理咨询师人格的重要性以及心理咨询师起作用的多元文化的、伦理的和法律的环境。通过聚
焦于心理咨询的过程和背景，本书为心理咨询师该做什么以及如何做提供了更好的理念。

　　《心理咨询导论》（第6版）主要分成四个部分。第一部分，心理咨询的历史和职业基础，主要探讨了
心理咨询的发展历史和总体趋势，以及当代心理咨询师所应具备的职业能力。以下具体的章节将帮助你
了解心理咨询职业的过去和现在：

- 心理咨询的历史和发展趋势。
- 心理咨询的人格和职业方面。
- 心理咨询中的伦理和法律。
- 多元化社会的心理咨询。
- 不同人群的心理咨询。

　　第二部分，心理咨询的过程和理论，着重讲述了心理咨询的主要过程、步骤和理论。这部分涉及了
心理咨询的常见内容，如心理咨询的一般方法、特殊理论的基本内容以及解决来访者常见问题的方法。
这部分有如下五个章节：

- 建立咨询关系。
- 在咨询关系中工作。
- 咨询关系的终止。
- 精神分析、阿德勒学派和人本主义心理咨询理论。
- 行为、认知、系统、短程和危机心理咨询理论。

　　第三部分，不同情境中的核心心理咨询活动，重点讲述了几乎所有咨询情境中都会用到的最一般的
技巧，如咨询师在不同领域中运用的团体咨询、会商、研究以及诊断等技能。这部分包括如下章节：

- 团体咨询。
- 会商。
- 评估和研究。
- 心理咨询中的测验、评估和诊断。

　　第四部分，特殊心理咨询，包含六个章节，它们主要聚焦在心理咨询师工作或进行特殊专业训练的
特殊人群中。这部分有如下章节：

- 职业生涯心理咨询。
- 婚姻、夫妻与家庭心理咨询。
- 学校心理咨询。
- 大学心理咨询和学生生活服务。

- 滥用和残疾人心理咨询。
- 心理健康和社区咨询。

贯穿于本书的核心主题是，心理咨询是一个既一般又很特殊的助人领域。尽管这个专业已有很长的历史，但其仍处于发展中，最具代表性的心理咨询专业组织有美国心理咨询学会和美国心理学会第17分会（咨询心理学分会）。当然，还有很多专业人士——社会工作者、精神护理者、精神病学家、婚姻和家庭治疗师，以及牧师职业的心理咨询师，他们把心理咨询的程序和理论运用于日常生活中。在本质上，没有任何职业可以拥有助人的整个过程。

本书可以说是我用毕生的努力理解和探索心理咨询的过去、现在与未来的结晶。我在临床上与不同年龄和阶段的来访者谈话，与那些对咨询工作非常感兴趣并想学习更多这方面知识的学生一起工作，使得我可以不断地研究、观察、对话、汲取和学习心理咨询的新领域与新内容，这些丰富的经历使得本书的内容不断地得以提升。

## 致谢

我要特别感谢我最初的导师维克森林大学的 Thomas M. Elmore 和 Wesley D. Hood，北卡罗来纳州格林斯博罗大学的 W. Larry Osborne。其他重要的对我的咨询观点有影响的同事包括 C. W. Yonce、Peg Carroll、Allen Wilcoxon、Jim Cotton、Robin McInturff、Miriam Cosper、Charles Alexander、Michael Hammonds、Chuck Kormanski、Rosie Morganett、Jane Myers、Diana Hulse-Killacky、Ted Remley、Jerry Donigian、Donna Henderson、Debbie Newsome、Art Lerner 和 Thomas Sweeney。然后，有些研究生也鼎力相助，尤其是 Shirley Ratliff、Marianne Dreyspring、Hank Paine、Don Norman、Tom McClure、Paul Myers、Virginia Perry、Pamela Karr、Jim Weiss 和 Tim Rambo。我还要特别感谢我的研究生助理 Sheryl Harper、Brandi Flannery 和 Elizabeth Cox，因为他们在帮助我将最后三个版本合并成现在这本书的过程中付出了辛勤的劳动。

我也要感谢对本书的改进提出批评和建议的现实评论家们：南佛罗里达大学的 Lisa Costas 和韦恩州立大学的 Stuart Itzkowitz、斯坦福大学的 John Krumboltz、乔治梅森大学的 Sally Murphy 和州长州立大学的 Julie Yang。

还要感谢对先前版本进行评价的评论家们：东密歇根大学的 Irene M. Ametrano、奥本大学的 Jamie Carney、西弗吉尼亚大学的 James S. Delo、北亚利桑那大学的 Thomas DeStefano、得克萨斯州农工大学的 Michael Duffy、维克森林大学的 Thomas M. Elmore、爱达荷州立大学的 Stephen Feit、科罗拉多大学的 David L. Fenell、南卡罗来纳州立大学的 Joshua M. Gold、北得克萨斯州立大学的 Janice Holden、鲍尔州立大学的 Roger L. Hutchinson、加州理工州立大学圣路易斯·奥比斯堡校区的 Robert Levison、萨姆休斯顿州立大学的 Michael Forrest Maher、长岛大学的 A. Scott McGowan、乔治州立大学的 Karen N. Ripley、西马里兰学院的 Simeon Schlossberg、密苏里-堪萨斯大学的 Holly A. Stadler、堪萨斯大学的 Arthur Thomas、佐治亚州立大学的 JoAnna White、中佛罗里达大学的 Mark E. Young 和密西西比州立大学的 Scott Young。他们的建议和出色的想法对于提高本书的质量是很有价值的。我也很感激以前和现在的编辑，包括 Vicki Knight、Linda Sullivan、Kevin Davis 和 Meredith Fossel。

最后，我要感谢我的父母 Russell 和 Gertrude Gladding。他们给了我接受良好教育的机会和支持，并且唤起了我对服务他人重要性的注意。他们的影响在我的生命中持续发挥着重要作用。另外，感谢我的妻子克莱尔（Claire）多年来支持我写作并修改本书。甚至是在她三次怀孕和我们三次搬家时，她都用她的耐心、善解人意、鼓励和幽默支持我写作。现在我们的三个孩子都已经长大成人，她依然支持着我。她的付出为婚姻中的支持者应当怎样做提供了范例。她的出现照亮了我的生活，使得我所有的辛勤劳动都成为享受。

塞缪尔·格莱丁

# 简要目录

## 第一部分　心理咨询的历史和职业基础

## 第二部分　心理咨询的过程和理论

## 第三部分　不同情境中的核心心理咨询活动

## 第四部分　特殊心理咨询

# 目 录

## 第一部分　心理咨询的历史和职业基础

## 第 4 章　多元化社会的心理咨询 / **59**

## 第 5 章　不同人群的心理咨询 / **75**

# 第二部分　心理咨询的过程和理论

# 第三部分　不同情境中的核心心理咨询活动

**第 12 章**　**会商 / 197**

**第 13 章**　**评估和研究 / 211**

**第 14 章**　**心理咨询中的测验、评估和诊断 / 227**

# 第四部分　特殊心理咨询

# 第一部分 心理咨询的历史和职业基础

*1*

从 20 世纪初期开始，心理咨询就以不同的方式发展成为一门独特的职业。本书在第 1 章对心理咨询下了定义，并以每 10 年为单位对心理咨询的历史做了探索性回顾，包括 21 世纪心理咨询的发展趋势。第 2 章探讨了心理咨询的人格和职业形态，并讨论了如何提升从业者的心理咨询能力的问题。第 3 章集中关注了心理咨询的伦理和法律方面，特别是心理咨询师对来访者和对社会的责任。第 4 章重点强调了在对待来自不同文化、不同性别、不同年龄，以及对性取向和宗教有特殊看法的来访者时敏感和负责的重要性。第 5 章探讨了心理咨询中多样化的影响因素，比如老年人、性别、性取向和灵性。

当你阅读这五章内容时，希望你能够识别心理咨询的外在特性和内在特性，包括它区别于其他心理健康学科的方面以及在历史演变过程中的一些主要事件。这部分能帮助你理解心理咨询师的人格特点和接受训练的重要性，以及强调对于不同类型的来访者能够符合伦理并且合法工作所必须具备的知识。

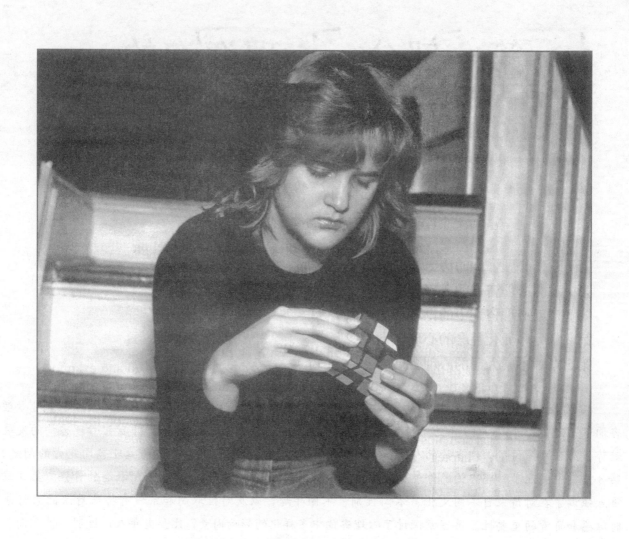

# 第1章
# 心理咨询的历史和发展趋势

当我想起那些不朽的名字

和回忆起那些在历史的长河中

不断寻求帮助的人们的归宿，

心里便不再躁动。

混乱和方向是这个过程的一部分，

在其中试图找出已经渗透进生活的轨迹，

一个人的过去就像一次旅行。

咨询是个复杂得像谜一般的事物，

它使思绪与混乱和精密相融合，

是为了摆脱谬论找出真理。

心理咨询的过程

就像把谜一般的碎片拼接起来，

直到答案浮出水面。

4　　　一门职业的确立需要具备以下几点特征：专业的知识体系，得到官方认可的培训计划，有专业组织的人员，从业者获得的认证，包括具备从业的资格证、职业伦理守则、法律的认可以及其他方面标准的认证（Myers & Sweeney，2001）。心理咨询满足作为一门职业应该具备的各项标准，它与其他研究心理健康的学科既有联系又有区别，这可以从其研究的重点和发展轨迹看出。心理咨询强调心理健康发展与心理治疗同样重要。心理咨询师服务于那些在特定情境下或长期存在心理问题的个人、群体、家庭和组织系统。心理咨询吸引了那些正在奋力摆脱心理疾病的困扰、希望拥有健康生活的人们，原因是这个职业关注心理健康的发展和心理问题的防治。

　　　心理咨询起初并不是一个综合的职业。它是多年来从多种学科逐步演化发展而来的，这些学科包括（但不限于）人类学、教育学、伦理学、历史学、法学、医学、哲学、心理学及社会学（Smith，2001，p.570）。很多人因为不了解心理咨询的发展过程而把心理咨询与学校教育联系起来，或者把心理咨询与"辅导"一词等同起来。这导致他们对这个职业的认识也存在误区，与实际情况相比，那些陈旧的观念仍然存在于他们的头脑中。即使在心理咨询师中，那些不能和职业发展与时俱进的人或许也解释不清。正像心理咨询的先驱帕特森（C. H. Patterson）所说的，"有些心理咨询期刊的作者好像并不清楚这一职业的过去……（所以）总是重复20世纪五六十年代期刊的那些陈旧的方法"（Goodyear & Watkins，1983，p.594）。

　　　因此，了解心理咨询的历史是很有必要的，因为心理咨询师只有熟悉了本行业的发展历史才有可能产生一种强烈的职业认同感，从而为这个领域做出真正的贡献。本章介绍了那些对现代心理咨询形成及当前的发展产生重要影响的人物、事件和社会环境。了解心理咨询的过去，才能更好地了解这一行业的现状和未来。

## 个人反思

　　　你是如何理解你的家族史对你现在生活的帮助的？为什么这类信息具有价值？了解你的家族史和了解心理咨询的历史之间有何相似之处？

## 心理咨询的定义

　　　"心理咨询师"指的是那些倾听他人的诉说并帮助他们解决困难的人。这个称呼一直都存在，但这么多年来一直被误用，人们把它和那些用于推销产品的形容词联系起来。因此，我们会听到地毯心理咨询师、调色心理咨询师、害虫控制心理咨询师、理财心理咨询师等。这些人大多数只是美其名为"心理咨询师"的销售人员或是辅导者。他们对于专业心理咨询师来说就如家具保养员与药品的关系那样，他们之间没有任何的关联（见图1—1）。

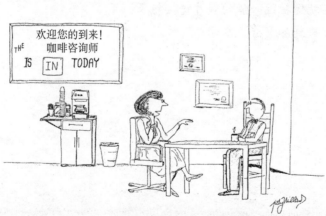

"从根本上来说，我听到你已经解决了加糖还是加糖精的冲突，但你仍不能确定你是不是一个偏爱喝脱因咖啡的人。"

**图1—1　咖啡咨询师**
资料来源：From a cartoon by J. Millard，1987，Chronicle of Higher Education，33，p.49. Reprinted with permission.

与传统的心理治疗不一样的是，心理咨询作为一个职业是在"辅导"运动的基础上发展而来的。但是，如今从事专业心理咨询的临床医师不仅要强调成长与健康，还要关注心理障碍的治疗。要想了解如今的心理咨询这个行业，首先理解"辅导"和"心理治疗"这两个概念以及这一职业的历史是很有必要的。

### 辅导

辅导是一个帮助人们做出影响他们生活的重要选择的过程，例如，如何找到首选的生活方式。尽管"做决策"作为辅导的一个方面在心理咨询中一直以来都扮演了重要的角色，但在心理咨询这个行业中，这个概念本身"已经和医学中的'病病'一样，在科学上不再被使用了"（Tyler，1986，p. 153）。它的历史意义要比现在的实际使用价值更大。然而，有时候它却成为一种独特的助人方法，有别于广义的"心理咨询"。

"辅导"关注于帮助个体做出最合适的决策，而"咨询"则关注如何帮助人们做出改变，这是两者的一个重要区别。"辅导"的早期工作是由老师指导学生做决定，比如说要学哪些课程或是选择什么职业，且大多是在学校和职业培训中心进行的。这种关系中的双方是不平等的，它的优势在于可以帮助那些经验较少的人寻找到生活的方向。与之相似的是，儿童一直以来都接受家长、宗教领袖和教练的辅导。在这个过程中，他们获得了一种对他们自身以及他们所生活的世界的理解。这种辅导永远不会过时的原因在于不管人们的年龄有多大或者处于人生的哪个阶段，在做决定时总是需要帮助的。然而，这种服务只是专业心理咨询所提供的全程服务的一部分。

### 心理治疗

传统意义上的心理治疗关注一些较为严重的问题，例如精神的、心理的、个人问题及与冲突相关的问题，它要处理的是"痊愈"的问题（Casey，1996，p. 175）。就其本身而论，心理治疗，尤其是以精神分析为基础的疗法，关注以下几点：（1）过去重于现在；（2）洞察重于改变；（3）治疗师要达到一种超脱的状态；（4）治疗师的专家角色。除此之外，一直以来都存在一种观点，认为心理治疗是要建立一种长期关系（在半年至两年时间内有 20～40 次治疗）以便引起实质性变化，而不是一种较短期的关系（低于半年的 8～12次治疗），而且心理治疗更多的是在住院的情况下（如在类似精神病院的医疗机构）而并非在门诊情况下（如在社区诊所）实施的。

但是，如今在更多的情况下心理治疗和心理咨询之间的界限变得模糊不清，所以现在经常是由从事临床治疗的专业人员决定来访者是接受心理咨询还是心理治疗。有些心理咨询中的理论也常被认为与心理治疗等同，这些理论都用于心理咨询和心理治疗。所以，心理咨询师和心理治疗师的工作过程有相似的地方（见图 1—2）。

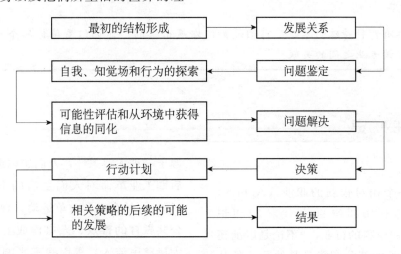

**图 1—2　心理咨询师和心理治疗师工作过程的相似性**

资料来源：Pietrofesa, John J., Alan Hoffman, and Howard H. Splete, *Counseling：An Introduction*, second edition, Copyright © 1984 by Houghton Mifflin.

### 心理咨询

很多年来人们对"心理咨询"这个词的定义一直含混不清。然而，美国拥有心理咨询人员最多的专业组织美国心理咨询学会（ACA）在1997年10月确定了一个"专业心理咨询实践的定义"（Smith，2001）。按照美国心理咨询学会所下的定义，专业的心理咨询：

> 和病理学一样，它是运用心理健康、心理学和人类发展的原理，通过认知、情感、行为或系统的干预和策略，致力于促进人的身心健康、个体成长和职业发展。（http://www. counseling. org）

这个定义包含了下面一些外显和内隐的含义，对心理咨询师以及来访者来说，明白这些含义是很重要的。

● 心理咨询应对的是身心健康、个体成长、职业发展和病理方面的问题。换句话说，心理咨询师的工作需要处理各种关系包括个体内心与人际关系的问题，需要帮助来访者在诸如学校、家庭及职业环境下找到问题的原因并进行调整。

● 心理咨询的对象既可以是那些社会功能较好的人，也可以是那些有严重问题的人。心理咨询师服务于很广泛的人群。在他们看来，这些来访者通常是有发展性或情境性问题的，他们需要帮助，需要接受相应的调整和矫治措施。他们的这些问题通常只需要短期干预，但是咨询的问题也会扩展到美国精神病学会制定的《精神障碍诊断和统计手册》（*Diagnostic and Statistical Manual of Mental Disorders*）中所包含的某些精神疾病。

● 心理咨询是建立在理论基础之上的。心理咨询师们会整合认知、情感、行为和系统等不同理论取向的研究成果。这些理论成果同样适用于个人、群体和家庭。

● 心理咨询是一个发展性或干预性的过程。心理咨询师要关注来访者的咨询目标，因此心理咨询同时包括选择和改变。在某些案例中，"心理咨询是一种行为的预演"（Casey，1996，p. 176）。

除了在整体上给心理咨询下定义以外，美国心理咨询学会还定义了一个专业的"专科心理咨询"，它是一种"划分更细致，需要该领域的高级知识"的咨询行业服务（http://www. counseling. org）。这些专科心理咨询包括中小学和大学咨询、婚姻和家庭咨询、心理健康咨询、老年人咨询、康复咨询、成瘾和犯罪咨询以及职业咨询。根据美国心理咨询学会的规定，"所有的专科心理咨询师必须可以提供全科专业咨询"是成为一个专业心理咨询师应首先具备的条件（http://www. counseling. org）。

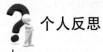

### 个人反思

你认为你具有哪种特殊的禀赋？它们是如何发展出来的？你如何看待你的个人情况与心理咨询的一般定义及咨询专业之间的关联？

## 心理咨询的历史

### 1900年以前

心理咨询是一个相对较新的职业（Aubrey，1977，1982），兴起于19世纪90年代末20世纪初。它起初是一个跨学科的行业，"不论是以前还是现在，心理咨询师的部分职能是其他行业的从业者所具备的"（Herr & Fabian，1993，p. 3）。在20世纪之前，绝大多数心理咨询的形式就是给予指导或者提供信息。在美国，心理咨询的发展源于一种人道关怀，人们想以此来改善19世纪中后期工业革命对人们生活的不利影响（Aubrey，1983）。社会福利改革运动（现在称为社会公正）、公共教育的普及、人口构成上的各种变化（例如大量移民流入）等因素都影响着这一新兴行业的发展（Aubrey，1977；Goodyear，1984）。总之，"心理咨询出现于世纪之交的社会动荡时期，这一时期出现的巨大变革导致人们对人对己的观念发生了重大的转变"（Ginter，2002，p. 220）。

9　　心理咨询这一行业中的许多先驱人物都把自己看做教师和社会改良者。他们致力于教育儿童和青少年学会认识自我、他人以及他们所处的世界。起初，他们主要涉足于儿童的福利、教育、职业指导和法制改革。他们的工作建立在具体的信息和课程之上，例如，指导学生如何做到品行端正的道德教育以及如何处理人与自身、与他人的关系（Nugent & Jones，2005）。他们看到了美国的社会需求，然后采取行动去满足这些需求。然而，"在 1931 年之前没有任何专业文献提到过心理咨询"（Aubrey，1983，p. 78）。这个行业的主要从业者是课堂教师和行政管理人员。

对整个 20 世纪所发生的重要事件以及重要人物的影响进行回顾，是另一种了解心理咨询演变的方法。我们需要明白心理咨询这个行业的发展和心理咨询本身一样，一直都是一个持续的过程。因此，并不能确定地说一些人物和事件是属于某个特定年代的。

### 1900—1909 年

在 20 世纪早期，心理咨询还是一个新兴的行业，然而，就在这个最初的 10 年里出现了三位领军人物：弗兰克·帕森斯（Frank Parsons）、杰西·B·戴维斯（Jesse B. Davis）以及克利福德·比尔斯（Clifford Beers），是他们推动了心理咨询的发展。

弗兰克·帕森斯常常被誉为"辅导学之父"，他主要研究青少年的成长问题及其预防。他对那个时代的影响是巨大的，"他的工作和他在助人事业上所做的努力构成了现代心理咨询的轴心"（Ginter，2002，p. 221）。帕森斯有着丰富的职业经历，他在多个领域都有所建树。他曾从事过律师、工程师、大学教师、社会工作者等职业，并在最后成为一名和青少年一起工作的社会改革家（Hartung & Blustein，2002；Pope & Sweindottir，2005；Sweeney，2001）。他被描绘成一位知识广博的学者、循循善诱的作家、孜孜不倦的活动家以及伟大的知识分子（Davis，1988；Zytowski，1985）。然而，使其名声大噪的是他在 1908 年创办的波士顿职业辅导局，这是职业辅导迈向制度化的重要一步。

在波士顿职业辅导局里，帕森斯为那些正处

于职业选择阶段的青年人提供帮助。"帕森斯设想了一套职业辅导的实践模式，该模式提供理智而合理的服务，并以关心别人、合作以及社会公正为核心价值观。"（Hartung & Blustein，2002，p. 41）他从理论上说明选择一项职业涉及三个要素：对工作的了解、对自身的了解以及通过"真正的理解"对二者进行匹配（Drummond & Ryan，1995）。因此，帕森斯设计出一些程序来帮助来访者更好地了解自身、了解工作。其中有一个设计就是让来访者完成一份详尽的问卷，该问卷涉及如下问题：

> 经历（"上一周你每天晚上都做了些什么？"）
>
> 爱好（"在世界博览会上，你首先想要看什么？其次呢？再次呢？"）
>
> 道德（"你在什么时候为了行事稳妥而牺牲过自己的利益？"）（Gummere，1988，p. 404）

在帕森斯去世一年之后，他的著作《职业的选择》（*Choosing a Vocation*）（1909）得以出版发行，该著作产生了广泛的影响，尤其是在波士顿地区。例如波士顿学校的主管斯特拉顿·布鲁克斯（Stratton Brooks）指定了 117 名中小学教师担任职业辅导员（Nugent & Jones，2005）。随着学校人事部门逐渐认识到职业辅导的必要性，"波士顿范例"很快被传到其他主要城市。到 1910 年，有 35 个城市已经在仿效波士顿的这种做法了（Lee，1996）。

杰西·B·戴维斯是在公立学校中建立系统化辅导计划的第一人（Aubrey，1977；Brewer，1942）。戴维斯作为密歇根州大急流城学校的主管，他在 1907 年提议教授英文写作课的老师每周给学生们上一次辅导课，以此来塑造学生良好的人格和预防问题的发生。受贺拉斯·曼（Horace Mann）和约翰·杜威（John Dewey）等美国进步教育家的影响，戴维斯坚信恰当的辅导方案有助于解决美国社会的各种弊病（Davis，1914）。他和其他一些进步教育家所倡导的学校辅导（一种教学生如何有效处理生活中各种事件的预防性教育措施）虽然不是现代意义上的心理咨询，但确实是心理咨询中的、具有先驱性质的观点。

克利福德·比尔斯曾求学于耶鲁大学，在他

的一生中多次因抑郁症而被送入精神病院接受治疗（Kiselica & Robinson，2001）。在精神病院里，他发现那里的治疗环境非常糟糕，他将此在他的著作《发现自我的心灵》（*A Mind That Found Itself*，1908）一书中进行了披露，这本书后来很畅销。以这本书为契机，比尔斯得以结识了福特家族和洛克菲勒家族等知名人物并请求他们捐款。他呼吁建立更好的精神病治疗设施以及改革精神病的治疗方法。比尔斯的不懈努力对精神病学和临床心理学等领域都产生了巨大的影响。"这一领域中的很多人把他们所做的工作称为心理咨询"，这是一种"帮助人们调整自身以适应社会的方法"（Hansen，Rossberg & Cramer，1994，p.5）。克利福德·比尔斯的工作极大地推动了美国心理健康运动的发展，同时也促进了全美心理健康学会和全美心理疾病联盟等团体的成立。因此，他同样被认为是心理健康咨询的先驱人物。

*10*

---

**案例** | **谨慎思考的道格**

在阅读完心理咨询领域的三位先驱人物的故事后，道格（Doug）开始认真思考谁是其中最重要的一位。刚开始他确定是弗兰克·帕森斯，因为帕森斯看起来是这个群体最具科学性、影响力最大的一位。然而，经过思考，他不能确定了。因为如果没有克利福德·比尔斯对心理健康的影响以及杰西·戴维斯在学校辅导方面所做的工作，那么心理咨询这个行业将会走向何方呢？

你认为谁是他们三个中最重要的一位？原因是什么？

---

### 1910—1920 年

在这 10 年中有三个事件对心理咨询的发展产生了深远的影响。首先是 1913 年美国职业辅导学会（National Vocational Guidance Association，NVGA）成立，该学会于 1915 年开始发行公报（Goodyear，1984）。1921 年，《国家职业辅导公报》（*National Vocational Guidance Bulletin*）开始正式发行。几年后该公报先后更名为《国家职业辅导杂志》（*National Vocational Guidance Magazine*，1924—1933）、《职业：职业辅导杂志》（*Occupations：The Vocational Guidance Magazine*，1933—1944）、《职业：职业辅导期刊》（*Occupations：The Vocational Guidance Journal*，1944—1952）、《人事和辅导期刊》（*Personnel and Guidance Journal*，1952—1984），最终到 1984 年发展为一直延续至今的《心理咨询和发展期刊》（*Journal of Counseling and Development*）。美国职业辅导学会的影响十分重大，因为它第一次把那些对职业辅导和咨询感兴趣的人组织并联合在一起，并且还提供了有关"辅导"领域的文献资料。

美国国会于 1917 年通过的《史密斯-休斯法案》（Smith-Hughes Act）是美国职业辅导学会成立的一个重要支持，该项法案规定联邦将为公立学校提供经费以支持职业教育的发展。

第一次世界大战的爆发是这 10 年间的第三件大事。战争期间，"由于很多的军队人事部门开始使用测验方式来选择和安置士兵，心理咨询从而得到了越来越广泛的认可"（Hollis，2000，p.45）。在此过程中，美国陆军部队委托开发了大量的心理测试系统，其中包括陆军甲种测验（Army Alpha intelligence test）和陆军乙种测验（Army Beta intelligence test）。战后，一些用于筛选军事人员的机制在民间得以使用，之后心理测量学（psychometrics）（心理测验）开始流行，这为心理咨询奠定了一些早期基础。

奥布里（Aubrey）于 1977 年指出，由于职业辅导运动在发展过程中缺乏明确的指导思想，所以它很快就吸收了心理测量学的理论，进而在心理学体系中获得了合法的地位。然而依托心理测量学的理论既有正面又有负面影响：正面影响在于它给职业辅导专家们披上了更加强有力的科学外衣，负面影响在于它导致辅导专业人员忽视了对其他行为科学（如社会学、生物学、人类学）理论的关注。

*11*

### 1920—1930 年

在 20 世纪 20 年代，心理咨询处于一个稳固的时期，其发展相对平缓。自从哈佛大学在 1911 年开设了心理咨询的教育课程以后，在整个 20 年代，几乎所有的课程都只注重职业辅导。进步教育理论的产生和联邦政府对退役士兵所提供的职业辅导服务是影响这一新兴职业的主要因素。

值得关注的是，波士顿和纽约这两个城市在 20 年代中期对心理咨询师进行了资格认定。另外一个转折点就是出现了关于职业认证材料的准备与评估的首个标准 (Lee，1966)。随着这些标准的制定，新的心理测量工具相继发布，例如 1927 年由爱德华·斯特朗 (Edward Strong) 所编制的《斯特朗职业兴趣量表》 (Strong Vocational Interest Inventory，SVII)，这一量表的发布为心理咨询评估的未来发展方向奠定了基础 (Strong，1943)。

最后一个值得注意的事件就是 1929 年亚伯拉罕 (Abraham) 和汉娜·斯通 (Hannah Stone) 在纽约建立了第一个婚姻与家庭咨询中心，美国各地也紧随其后，从而标志着婚姻与家庭咨询专业的建立。

通过这 10 年的发展，职业辅导运动获得了美国社会的认可。与此同时，由于它只关注职业兴趣本身，这一狭窄的视野开始受到挑战。心理咨询师们开始拓宽他们关注的视角，这包括将一些与家庭相关的个体性格及发展问题纳入进来。

### 1930—1940 年

20 世纪 30 年代心理咨询业的发展不像 20 年代那样平静，一方面由于经济大萧条影响了心理咨询的研究者和从业者的工作，尤其是在大学和职业辅导机构里供职的专业人员，这使得他们更加关注与就业相关的辅导策略及咨询方法。这个 10 年里的一个闪光点是明尼苏达大学的威廉姆森 (E. G. Williamson) 及他的同事约翰·达利 (John Darley)、唐纳德·帕特森 (Donald Paterson) 发展出了第一个心理咨询理论。威廉姆森修订了帕森斯的理论并将它应用于学生和失业者。他在咨询中强调一种直接的并以心理咨询师为中心的方法。他的理论有好几个名称，如"明尼苏达观点" (Minnesota point of view) 和"特质—因素咨询" (Trait-factor Counseling)。这种讲求实效的咨询方法注重心理咨询师的教育、辅导和影响技巧 (Williamson，1939)。

威廉姆森理论的前提之一是每个人都拥有很多特质（例如天赋、兴趣、个性以及成就），这些特质可以以不同的方式组合起来形成因素（即一系列的不同人格组合）。心理咨询建立在科学的基础上，立足于解决现实问题，以实际经验为指导，

它根据来访者的实际情况来帮助他们停止无效的思维方式和行为模式，进而使他们成为能有效解决问题的决策者 (Lynch & Maki，1981)。威廉姆森认为心理咨询师的任务在于发现来访者所遇到的问题，例如对于某一知识或技能的缺乏，然后针对特定的问题制订解决方案。威廉姆森的理论主导了心理咨询在随后 20 年间的发展，直到 20 世纪 70 年代，威廉姆森还在为自己的理论著书立说 (Williamson & Biggs，1979)。

另外一个重大事件是心理咨询的范围扩展到了职业辅导以外的领域。这一发展源于 20 世纪 20 年代，当时爱德华·桑代克 (Edward Thorndike) 开始对以职业辅导为重心的辅导运动发起了挑战 (Lee，1966)。而约翰·布鲁尔 (John Brewer) 的工作实现了这一重心的转变。他在 1932 年出版了《辅导的教育》 (Education as Guidance) 一书，提出要让每位教师都成为心理咨询师，并且应该把心理辅导作为一门课程纳入学校的课程体系之中。布鲁尔认为所有的教育都应该关注如何使学生适应校外社会生活。因此，他强调要让心理咨询师领会到职业决策只是他们职责的一部分。

在这 10 年间，美国政府给予了辅导和心理咨询更多的支持。例如，国会在 1938 年通过了《乔治-迪安法案》 (George-Dean Act)，创立了美国教育部职业教育分会 (Vocational Education Division of the U. S. Office of Education) 以及职业信息和辅导服务中心 (Occupational Information and Guidance Service) (Sweeney，2001)。随着这些措施的进一步完善，全美各州的教育部门都设立了职业辅导主管这一岗位。因此，到 20 世纪 30 年代仍以职业辅导著称的学校心理咨询在全美得到了全面的普及。此外，美国政府还建立了就业服务中心。这一机构在 1939 年发行了首版《职业大辞典》 (Dictionary of Occupational Titles，DOT)。这本辞典对美国的各类职业进行了描述和规范，成为职业辅导专家帮助广大学生和失业者的主要职业信息来源。

### 1940—1950 年

20 世纪 40 年代，有三个事件直接促进了心理咨询的实践：卡尔·罗杰斯 (Carl Rogers) 理论的诞生、第二次世界大战的爆发以及战后美国政

府对心理咨询业的投入。

1942 年，罗杰斯的《心理咨询与心理治疗》
（*Counseling and Psychotherapy*）的出版使其名
声大振，他在该著作中对威廉姆森以心理咨询师
为中心的咨询方法和弗洛伊德精神分析法的主要
观点提出了挑战。罗杰斯更强调来访者的重要性，
他主张"非指导性"的咨询方法。他的观点在获
得广泛支持的同时也受到了严厉的批判。罗杰斯
认为，来访者应对其自身的发展负责。如果来访
者有机会得到别人的倾听和接纳，他们就能够更
好地认识自己并且变得更加一致（真诚）。罗杰斯
认为专业心理咨询师的角色应是价值中立的、包
容性的。因此，心理咨询师的作用就是充当一面
能反映来访者言语及情绪的镜子。

奥布里（1977，p.292）在罗杰斯之前就曾指
出，职业辅导和心理咨询领域的文献资料是相当
具有实践性的，主要涉及如何进行测验、递加记
分法、入职培训程序、职业、工作安排等。另外，
这些早期的文献对职业辅导的目标和目的做了广
泛的阐述。从罗杰斯开始，心理咨询中的咨访关
系、研究、咨询技术的完善、心理咨询师的选择
与培训以及心理咨询的目标成为新的聚焦点。事
实上，在大量文献资料中，关于职业辅导的文章
占主导的地位突然消失了，在接下来的 10 多年中
被心理咨询所取代。罗杰斯引导的这场革命对心
理咨询以及心理学都产生了深刻的影响。罗杰斯
的观点不仅走到了心理咨询领域的前沿，同时促
进了大量其他心理治疗理论体系的出现（Corsini，
2008）。

随着第二次世界大战的爆发，美国政府需要
心理咨询师和心理学家来帮助选择军事和工业方
面的人才并对其进行培训。这场战争使人们对于
两性职业有了新的认识。战争期间，许多女性离
家开始工作，她们当中的典型代表就是铆工罗齐
（Rosie）。女性的工作对国家建设的贡献在战争危
机中产生了深远的影响。传统的职业性别角色开
始受到质疑，同时人们开始更多地关注个人的
自由。

第二次世界大战后，美国政府通过 1946 年颁
布的《乔治-巴登法案》（George-Barden Act of
1946）进一步促进了心理咨询行业的发展，该法
案规定美国教育部为心理咨询培训机构提供职业
教育经费（Sweeney，2001）。除此之外，美国退

伍军人管理局（Veterans Administration，VA）
通过为研究生提供津贴和实习工资的方式来培养
心理咨询师和心理学家，该局同时"修订了职业
心理咨询师规范，并创造了'咨询心理学家'一
词"（Nugent，1981，p.25）。美国退伍军人管理
局和 GI 法案（为退伍军人提供福利）提供的资金
对研究生阶段的职业教育（专业教育）产生了很
大的影响，使得人们对于课程设置有了更准确的
定义。咨询心理学开始突破过去和职业辅导相依
并存的格局并成为一个独立的职业。

### 1950—1960 年

"在心理咨询的发展史上，如果需要特别指出
一个对心理咨询师影响最深的年代，那就是 20 世
纪 50 年代。"（Aubrey，1977，p.292）确实，在
这个年代至少有五大事件显著地改变了心理咨询
的发展进程。

（1）美国人事及职业辅导学会（American Per-
sonnel and Guidance Association，APGA）的建立；

（2）美国学校心理咨询师学会（American
School Counselor Association，ASCA）的建立；

（3）美国心理学会（American Psychological
Association，APA）中第十七分会（咨询心理协
会）的诞生；

（4）《国防教育法案》（National Defense Edu-
cation Act，NDEA）的通过；

（5）新的职业辅导和心理咨询理论的引入。

**美国人事及职业辅导学会**　该学会由美国职
业辅导和人事联合会（Council of Guidance and
Personnel Associations，CGPA）发展而来。美国
职业辅导和人事联合会的组织结构较为松散，它
"旨在关注教育和职业辅导及其他人事活动"
（Harold，1985，p.4）。美国职业辅导和人事联合
会存在于 1934—1951 年间，其主要的缺陷在于缺
乏较强的组织力，无法使其成员有所作为。美国
人事及职业辅导学会成立于 1952 年，它把那些对
职业辅导、咨询以及人事感兴趣的团体正式组织
起来。最初它有四个分会，包括美国大学人事学
会（American College Personnel Association）（第
一分会）、国家职业辅导主管及心理咨询培训师学
会（National Association of Guidance Supervisors
and Counselor Trainers）（第二分会）、美国职业辅
导学会（第三分会）以及师范教育学生人事学会

(Student Personnel Association for Teacher Education)（第四分会）（Sheeley, 2002）。早期的美国人事及职业辅导学会只是一个业余团体而非专业组织，因为它并没有制定任何会员的执行标准（Super, 1955）。

**美国学校心理咨询师学会（ASCA）**　该学会成立于 1953 年，不久以后它加入了美国人事及职业辅导学会，并成为其第五个分会。通过加入美国人事及职业辅导学会，美国学校心理咨询师学会扩大了其规模，增加了其实效性和哲理性。

14　　**十七分会**　隶属于美国心理学会（APA）的咨询心理学学会（第十七分会）正式建立于 1952 年。十七分会最初以咨询心理学学会冠名，把原来的咨询及职业辅导分会中的"职业辅导"一词删去了。该学会成立的一部分原因是源于退伍军人管理局（VA），但主要的推动者是美国心理学会的成员，他们希望能服务于那些比临床心理学家眼里的病人更"正常"的人群（Whiteley, 1984）。

自成立以后，十七分会的定位更为明确了。例如，唐纳德·苏伯（Donald Super）在 1955 年区分了咨询心理学和临床心理学，他觉得咨询心理学应该更关注正常人的成长与发展，职业咨询和人本主义疗法都对其使用的方法产生了影响。尽管苏伯为此做出了努力，但咨询心理学要想获得美国心理学会（APA）的明确认可还是有很多

困难（Whiteley, 1984）。不过该分会的成立极大地影响了心理咨询这一职业的成长与发展。事实上，一些咨询界的权威人士如吉尔伯特·雷恩（Gilbert Wrenn）和唐纳德·苏伯常年同时任职于第十七分会和美国人事及职业辅导学会，并在两家机构发行的杂志中都发表过文章。

**《国防教育法案》**　第三个重要事件就是 1958 年《国防教育法案》（NDEA）的通过。在苏联发射第一个人造卫星"波尼克 1 号"（Sputnik 1）之后，该法案正式实行。该法案实施的目的是为了发现在科学和学术研究领域具有天赋的学生并对他们进行培养。它通过 V-A 计划来提供资金，改进学校咨询的项目，建立学校及辅导机构，通过 V-B 计划来提供资金与津贴以培训心理咨询师。1964 年，《国防教育法案》开始扩展到初级学校的心理咨询，并取得了显著的效果。从 1908 年到 1958 年，从事学校心理咨询的总人数增长到 12 000 人。"学校心理咨询师的人数在不到 10 年的时间里翻了四倍，心理咨询师与学生的比例由 1908 年的 1∶960 下降到 1966—1967 年的 1∶450。"（Bradley & Cox, 2001, p.34）确实，由于出生在冷战和战后的"婴儿潮时代"的孩子都到了入学的年龄，所以从 50 年代后期到 60 年代，学校心理咨询得到了蓬勃发展（Baker, 1996）。

 **个人反思**

　　心理咨询在 20 世纪 50 年代的发展动力主要来自外部事件或外部压力。你从自然灾害或人为灾害的危机中能看到其他一些积极的影响吗？例如，"9·11"事件以后，纽约州就通过了准许心理咨询师成为心理健康职业人员的法案。

**新的咨询理论**　这 10 年间的最后一个重要事件就是关于辅导与咨询的新理论的出现。50 年代之前，对心理咨询师产生重大影响的理论主要有四个：（1）精神分析法和顿悟说（如弗洛伊德）；（2）特质—因素论或指导性治疗（如 E. G. 威廉姆森）；（3）人本主义和以来访者为中心理论（如卡尔·罗杰斯）以及在较小范围内使用的理论；（4）行为主义理论（如 B. F. 斯金纳）。心理咨询师争论的热点在于到底是指导性还是非指导性的咨询方法最有效，但几乎所有的心理咨询师都认同精神分析疗法（如自我防御机制）的一些观点。

15　　在 50 年代期间，由于新的咨询理论的出现，争论的焦点开始逐渐转移，例如约瑟夫·沃尔普

（Joseph Wolpe）运用行为主义理论建立的系统脱敏疗法（systematic desensitization）开始崭露头角。认知理论如艾伯特·埃利斯（Albert Ellis）的合理情绪疗法（rational-emotive therapy）、埃里克·伯恩（Eric Berne）的交互分析理论（transactional analysis）及艾伦·贝克（Aaron Beck）的认知疗法（cognitive therapy）也开始出现。学习理论、自我观念论、唐纳德·苏伯在职业发展方面的成果以及发展心理学的进展都具有一定的影响力（Aubrey, 1977）。到 50 年代末期，与咨询相关的理论在数量和复杂程度上都有了很大发展。

**1960—1970 年**

20 世纪 60 年代最初关注的焦点是把咨询作为一项研究发展问题的职业。吉尔伯特·雷恩为 60 年代的心理咨询的发展奠定了基调，这得益于他的一部颇具影响的著作《变迁世界中的心理咨询师》（*The Counselor in a Changing World*）（1962a）。他注重与别人一起合作以解决发展性的问题，他的这一观点也得到了一些知名学者如莉昂娜·泰勒（Leona Tyler）和唐纳德·布洛切（Donald Blocher）的推崇。这一时期雷恩的著作非常有影响力，他和泰勒两人成了美国咨询业最强有力的倡导者。

随着时间的推移，发展模式的影响力开始减弱，这主要受三个事件——越南战争、民权运动和女权运动——的影响，这些事件在民众中引起了轩然大波，也反映了当时的社会需要。许多心理咨询师都试图通过关注这些事件背后的特殊需求来解决问题。

杜格尔德·阿巴克尔（Dugald Arbuckle）、亚伯拉罕·马斯洛（Abraham Maslow）和西德尼·乔拉德（Sidney Jourard）的人本主义心理咨询理论也是这一时代较有影响力的。此外还有团体辅导运动也得到了很大的发展（Gladding，2008），咨询的重点从原来的一对一的咨询模式转变为小组内的交流。约翰·克伦伯特兹（John Krumboltz）《心理咨询的革命》（*Revolution in Counseling*）（1966）一书的面世使得行为咨询的重要性逐渐提升。在该书中，学习（超越顿悟）被认为是产生变化的根源。因此，这个年代最初对发展的关注开始慢慢降温。正如奥布里所说的，"在 60 年代后期呈现在心理咨询师面前的咨询理论琳琅满目，达到了前所未有的高度"（1977，p. 293）。

另一个需要提到的事情是，1963 年《社区心理健康中心法案》（Community Mental Health Centers Act）通过，该法案授权建立社区心理健康中心，这些中心的成立为心理咨询人员提供了教育环境以外的工作机会，例如，在 60 年代出现了关于酗酒及成瘾问题的咨询（以前被称为药物滥用成瘾），在心理咨询中心中提供了该类咨询服务项目。同时，随着离婚率的升高，提供关于婚姻家庭问题的咨询也在心理咨询中应运而生（Hollis，2000）。

在 60 年代里，美国人事及职业辅导学会和美国心理学会第十七分会的专业化程度越来越高。1961 年，美国人事及职业辅导学会颁布了《心理咨询师的伦理规范》（Code of Ethics for counselors）（Nugent，1981，p. 28）。同时期，罗瑞、斯特普林以及菲茨杰尔德（Loughary，Stripling & Fitzgerald，1965）制定了一份关于美国人事及职业辅导学会的报告，对学校心理咨询师的职业角色进行了定义并且制定了培训标准。第十七分会在 1964 年的格里斯顿（Greyston）大会上进一步明确了咨询心理学家的定义，并在 1969 年开始发行由吉尔伯特·雷恩担任第一任编辑的专业期刊《咨询心理学家》（*The Counseling Psychologist*）。

这个时期的最后一个具有里程碑意义的事件是在密歇根大学建立的美国国家教育资源信息中心（ERIC）/人事服务信息交换库（Counseling and Personnel Services，CAPS）。该数据库是由加里·沃尔茨（Garry Walz）于 1966 年创立的，经费由美国教育部下属的教育研究及促进办公室提供。美国国家教育资源信息中心/人事服务信息交换库是政府对心理咨询发展产生影响的又一个重要的例子。此后，美国国家教育资源信息中心/人事服务信息交换库成为美国甚至全世界最大的，是了解心理咨询活动及其发展的最为广泛的资源网站之一，该组织邀请美国政府的相关负责人就心理咨询热点问题举行研讨会。

**1970—1980 年**

在 70 年代，由于受到心理咨询界内外一些运动的影响，心理咨询界出现了一些新的趋势。由于受到教育修正法案第九条款（Title IX）、反歧视运动和残疾人法案的部分影响，新的举措开始实施，如开展了对妇女、少数族群、残疾人等的相关工作。在心理咨询界内，助人技能课程的设立、心理咨询师资格认证制度的确立以及美国人事及职业辅导学会的进一步发展加快了心理咨询的职业化进程。

**咨询背景的多样化** 70 年代初期，心理健康中心和社区心理机构开始聘用心理咨询师，非教育机构的心理咨询业在此时得到了迅速发展。开始聘用心理咨询师的一些原因包括一项新的联邦法案的颁布，该法案提议对女性、少数族群和残疾人开办一些人类服务活动。具体来说，随着教育修正法案第九条款修正案的通过，更多有积极意义的法律包括关于残疾人的反歧视的法律得以颁布。

咨询的多样化意味着在心理咨询师的教育计划中应开始提供专业的训练，同时也意味着新的咨询理论的发展。例如，刘易斯等（Lewis & Lewis，1977）首先提出了"社区心理咨询师"这一概念，用来描述职能多样且不要求特殊职业背景的新型心理咨询师。随后，很多社区心理咨询机构相继建立，并且在心理健康诊所、医院、员工扶助计划、精神病院和康复中心等机构中都有了心理咨询师。同样值得关注的是，美国人事及职业辅导学会于 1976 年又成立了美国心理健康咨询学会（American Mental Health Counseling Association, AMHCA），该学会的发展非常迅速，很快成为美国人事及职业辅导学会中最大的分会之一，该学会把心理健康咨询师联合起来组成了一个专业组织，使他们能够明确从业者的地位与目标。

**助人技能培训项目**　70 年代，一项帮助性技能培训的项目迅速展开和发展，这个项目的重点在于人际关系和交往技巧上。这个项目向专业和非专业人士传授基本的咨询技巧，它的发起人有杜亚士（Truax）、卡库夫（Carkhuff, 1967）、艾维（Ivey, 1971）。它关注于人道主义和折中主义。其培训的目标是使参加培训的人掌握一些基本技能，从而建立一种良好的人际互动关系。参加培训的心理咨询师可以比较容易地将获得的益处再教给别人，这使他们从中有所收获。因此，心理咨询师可以通过向他们的来访者（主要是教师和辅助人员）传授技能来进行咨询。在很多方面，这一趋势是布鲁尔职业辅导理念的新的表现形式。

**州认证制度**　到了 70 年代中期，各州心理学家的审查机构变得严格起来。他们实施了一些限制性的措施，例如禁止那些毕业于教育专业咨询培训项目的学生参加心理学从业资格考试，这项举措引起了相当大的不安，不安不但产生于美国心理学会和美国人事及职业辅导学会中，而且也产生于美国心理学会成员中。这也导致了美国人事及职业辅导学会转而进行州立的和全国性的心理咨询师资格认证。托马斯·斯威尼（Thomas J. Sweeney, 1991）成为美国人事及职业辅导学会资格认证委员会首任主席，他和他的继任者在这方面取得了很大的成功。1976 年，弗吉尼亚州是首个颁布专业心理咨询师资格认证法律的州。到 1980 年，这类法律也在阿肯色州和亚拉巴马州相继通过（见图 1—3）。在资格认证方面必须提及加利福尼亚州在 1962 年颁布的《婚姻、家庭、儿童》法律。这项法律认为早期对"心理咨询师"这个词的界定过于宽泛并改用界定严格的"治疗师"（therapist）一词，这最终剥夺了心理咨询师的权利。直到 2007 年，加利福尼亚州的立法机关通过了一项专业心理咨询师执照法律后，这种情况才得以结束。

17

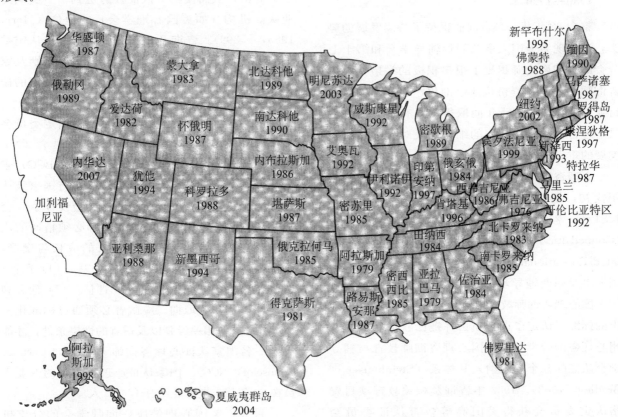

**图 1—3　立法管理心理咨询师的州（阴影部分），2007**

### 强大的美国人事及职业辅导学会

在 70 年代，美国人事及职业辅导学会已经成为一个影响力越来越大的专业性机构。有一些变化改变了美国人事及职业辅导学会的形象和功能，其中的一个变化就是美国人事及职业辅导学会位于弗吉尼亚州亚历山大市的总部大楼的建成。美国人事及职业辅导学会同时也开始重新审视它的职业认证，之所以这样做是因为把辅导和人事作为该机构的关注点似乎显得有些落伍了。

18　　1973 年，美国心理咨询师教育与辅导学会（Association of Counselor Educators and Supervisors ACES）作为美国人事及职业辅导学会的一个分会制定出了心理咨询硕士学位的专业标准，佛罗里达大学的罗伯特·斯特普林（Robert Strip-

ling）在这一过程中起了带头作用。1977 年，美国心理咨询师教育与辅导学会通过了攻读心理咨询师博士学位的教学大纲（Stripling，1978）。美国人事及职业辅导学会会员人数在整个 70 年代增加到近 4 万人。美国人事及职业辅导学会还成立了四个新的分会（除美国心理健康咨询学会以外）：宗教和价值问题咨询学会（Association for Religious and Value Issues in Counseling）、小组指导专家学会（Association for Specialists in Group Work）、非白种人人事及指导学会（Association for Non-white Concerns in Personnel and Guidance）、公共场合犯罪心理咨询师学会（Public Offender Counselor Association）。

---

**案例**　　　　　　　　　贾斯汀觉得有道理

贾斯汀（Justin）在 70 年代中期获得心理咨询师学位。尽管当时心理咨询业发展没有现在这么好，贾斯汀还是为他那个时期的心理咨询业的发展感到很自豪。他告诉别人在 70 年代成为一名心理咨询师是最好的时期，这点是很有道理的。他的这个观点是如何得到支持的？哪些是他没有注意到的？

---

### 1980—1990 年

整个 80 年代心理咨询业保持了持续发展的势头，这体现为美国人事及职业辅导学会和第十七分会的心理咨询师提出了很多积极的举措。心理咨询师的培训和资格认证标准化，心理咨询作为行业得到认可，这十年间取得的具有价值的成就是心理咨询师专业方向的细化以及对人类成长和发展的重点关注。

**心理咨询师培训和资格认证的标准化**　在 80 年代初，培训与认证趋于标准化并逐年发展。1981 年，咨询及相关教育项目资格认定委员会（Council for Accreditation of Counseling and Related Educational Programs，CACREP）作为美国人事及职业辅导学会的成员组织成立后，修订了美国心理咨询师教育与辅导学会在 70 年代末提出的标准，认定了四个项目并把已获加利福尼亚州心理咨询师学会及美国心理咨询师教育与辅导学会认证的几个项目纳入其体系（Steinhauser & Bradley，1983）。1987 年咨询及相关教育项目资格认定委员会获得美国高等教育认证委员会（Council on Postsecondary Accreditation，COPA）

会员资格，从而使其"认证权力达到了"美国专业认证机构（如美国心理学会）的地位（Herr，1985，p.399）。咨询及相关教育项目资格认定委员会还规范了学校、社区、心理健康、婚姻及家庭咨询以及在校大学生个人咨询服务等领域的硕士与博士心理咨询师培养计划。

作为对咨询及相关教育项目资格认定委员会工作的补充，美国心理咨询师认证委员会（National Board for Certified Counselors，NBCC）于 1982 年成立，并开始对心理咨询师进行国家级认证。美国心理咨询师认证审理委员会设计了一套标准化的测试并规定了心理咨询师必须精通的八门主要课程，它们是：（1）人的成长与发展，（2）社会和文化基础，（3）助人关系，（4）团体，（5）生活方式和职业发展，（6）评估，（7）研究和评价，（8）职业取向。应试者必须通过标准化测试，并且具备相关经验以及适宜的性格条件，才能成为一名国家认证心理咨询师（National Certified Counselor，NCC）。国家认证心理咨询师的专业人员在 80 年代末期已经约有 17 000 人。

最后，美国心理健康咨询学会的分支机　19
构——国家认证临床心理健康咨询学会（Na-

tional Academy of Certified Clinical Mental Health Counselors，NACCMHC）——与咨询及相关教育项目资格认定委员会开始合作，继续对心理健康咨询师的培训标准进行规范，也对 70 年代末已开展的心理健康咨询师进行认证（Seiler，Brooks & Beck，1987；Wilmarth，1985）。1988 年，国家认证临床心理健康咨询师学会也开始培训心理健康咨询师的督导师。这两项计划吸引了数以万计的新的专业人士进入咨询行业，并且提高了原咨询领域的认证等级。

**心理咨询业作为一门独特的职业** 在 80 年代，心理咨询业作为独特的助人事业的发展是美国人事及职业辅导学会内部和外部的一系列事件、议题及力量作用的结果（Heppner，1990）。在美国人事及职业辅导学会内部，其领导逐渐意识到"人事"和"辅导"两词已不能很恰当地描述美国人事及职业辅导学会成员的工作（Sheeley，2002）。于是，在经过相当大的争论之后，1983 年美国人事及职业辅导学会更名为美国心理咨询与发展学会（American Association for Counseling and Development，AACD），这样也可以"反映其不断变化的会员构成和工作环境"（Herr，1985，

p. 395）。更名本身体现了美国人事及职业辅导学会迅速改变了其在经历培训、资格认证和标准设立等政策实施的过程。立法，尤其是联邦立法是促使美国人事及职业辅导学会更名并导致其重心转变的外部因素，它承认了心理健康服务人员以及其他心理健康服务组织的行为。

此外，美国心理咨询与发展学会会员的职业奉献精神有了很大的提高。1985 年，托马斯·斯威尼为了提升心理咨询业品质而成立了国际心理咨询学术和专业荣誉学会（Chi Sigma Iota）。到 80 年代末，它已发展到 100 多个分支机构，会员数达 5 000 多人（Sweeney，1989）。此外，美国心理咨询与发展学会的全国总部还为其成员提供责任保险政策、新的咨询业刊物、法律辩护基金、立法提案和其他各种会员服务（Myers，1990）。截至 1989 年，美国心理咨询与发展学会在 10 年内人数增长了 18 000 人，其成员已经达到 58 000 人。

第十七分会也在以一个稳定的速度发展（Woody，Hansen & Rossberg，1989）。1987 年，第十七分会主席乔治·盖兹达（George Gazda）召开了一次关于进一步界定咨询心理学以及普遍意义上的心理咨询独特性的职业标准大会。

 **个人反思** ────────────────────

　　名字有什么意义？思考一下你的名字以及它是怎样影响你的人际关系的。如果你已经更名了，请写下更名的一些影响。哪些或许是心理咨询机构更名而产生的后果？

**心理咨询业的多样化发展** 在 80 年代，心理咨询师的工作变得更加多样化。大量的心理咨询师仍在小学、中学和大学工作，他们为学生提供个人服务。心理健康咨询师和社区或机构心理咨询师是教育系统之外人数最多的两个大的专业群体。除此之外，为商业人士、老年人、已婚夫妇和家庭提供心理健康咨询的心理咨询师的人数在不断增长。成人发展及老龄学会（Association for Adult Development and Aging，AADA）和国际婚姻及家庭心理咨询师学会（International Association for Marriage and Family Counselors，IAMFC）的成立，并分别于 1987 年和 1990 年成为美国心理咨询与发展学会分会机构，标志着心理咨询业的迅速发展。

美国心理咨询与发展学会各会员机构的成员热衷于团队活动、心理咨询师教育、人本主义教育、评估和发展、宗教和价值问题、就业和职业发展、康复、多元文化关注、吸毒和犯罪工作和军队人事等工作。这一切例证了 80 年代咨询业发展的多样化。美国心理咨询与发展学会有几期特刊关注了暴力［《心理咨询和发展杂志》（*Journal of Counseling and Development*，1987.3）］、天赋［《心理咨询和发展杂志》（*Journal of Counseling and Development*，1986.5）］、艺术［《心理健康咨询杂志》（*Journal of Mental Health Counseling*，1985.1）］和预防［《小学辅导与心理咨询》（*Elementary School Guidance and Counseling*，1989.10）］等话题。这些期刊拓宽了咨询服务的

领域，加深了公众对于心理咨询师的认识。

### 对人类成长和发展的日益关注

80年代的咨询业对人类成长和发展的关注体现在多个方面。例如对于人一生中的发展咨询成为新的关注焦点（Gladstein & Apfel，1987）。埃里克·埃里克森（Erik Erikson）提出了人一生发展中的最初五个阶段理论（Hamachek，1988）。除此之外，对成人和老年人发展的日益关注推动了衰老与发展学会（Association for Adult Aging and Development，AAAD）的成立。

第二个对人类成长和发展的关注体现在对性别问题和性倾向的日益关注上（例如 O'Neil & Carroll，1988；Pearson，1988；Weinrach，1987）。卡罗尔·吉里根（Carol Gilligan，1982）对女性价值观发展的研究具有建设性的意义，女性主义理论通过这一研究被引入了咨询领域，从而使得人类发展专家对性别差异开始进行审视。

第三个对人类成长和发展的关注体现在强调道德发展上（Colangelo，1985；Lapsley & Quintana，1985）。道德发展模型重新被心理咨询所重视，如劳伦斯·科尔伯格（Lawrence Kohlberg）的理论（1969），同时心理咨询也日益加强了对道德发展领域的研究。在心理咨询师的教育方面，人们发现道德发展与认知能力同共情有着密切的关系（Bowman & Reeves，1987）。

最后，关于与不同种族及文化群体一起工作所面临的挑战不断地成为讨论的话题（Ponterotto & Casas，1987）。在对多元文化议题的关注方面，多元文化心理咨询及发展学会（Association for Multiculatural Counseling and Development，AMCD）一家独大。因为种族主义在80年代重新抬头，使得多元文化的议题如"差异的重要性"成为各个组织的中心议题（Carter，1990）。

### 1990—2000年

90年代咨询行业继续在变化中发展，其中一些是象征性的变化，另一些是结构性的变化。美国心理咨询与发展学会在1992年的一个重大变化就是更名为"美国心理咨询学会"（American Counseling Association，ACA）。新的名称能更好地反映美国心理咨询学会会员的构成及学会的任务。

90年代第二件值得一提的事件也发生在1992年。心理咨询业作为心理健康的主要职业首次输入到由心理健康服务中心和国家心理健康研究所共同建构的心理健康人力资源数据库里（Manderscheid & Sonnenschein，1992）。这标志着心理咨询业被提升到了和其他的心理健康专业，如心理学、社会工作和心理治疗同等重要的地位。

第三件大事同样是发生在1992年，即由苏、亚瑞唐多和麦克戴维斯（Sue，Arredondo & McDavis，1992）共同制定的"跨文化心理咨询资格及标准"。尽管这些心理咨询的资格、标准主要是针对有色人种群体，但多元文化心理咨询的性质在更大范围内被人们所讨论，例如，是否应该把残障人士纳入到"其他团体"的定义范围中。为此，90年代激烈地讨论了对于在一个多元化的社会中应有怎样不同的心理咨询的问题（Weinrach & Thomas，1998）。

90年代第四个方面的议题是对健康医疗的关注以及医疗管理健康机构越来越多。联合性的机构开始出现，大量的心理咨询师在这些新型的服务机构里工作，从而导致独立工作的心理咨询师的人数在减少。此外在健康医疗管理计划中，也减少了心理咨询师所提供的咨询交谈时间。与这些机构相关的立法迫使心理咨询师逐渐变得消息灵通并积极支持立法（Barstow，1998）。

除此之外，关注人的整体性在90年代又重新成为心理咨询的议题。心理咨询师越来越意识到社会因素对心理障碍及心理健康形成与保持的重要性，这包括"有机体情境交互（即情境论）"（Thomas，1996）的重要性。这些社会因素有精神、家庭环境、社会经济学的考虑、团体及团体工作的影响以及预防等（Bemak，1998）。

90年代其他的发展包括：

● 全国临床心理健康咨询师学会与美国心理咨询师认证委员会合并以认证心理咨询师。

● 咨询及相关教育项目资格认定委员会及美国心理学会认证计划中博士、硕士学位心理咨询师教育及咨询心理学的发展。

● 美国心理咨询学会、美国心理学会、商业出版机构及美国国家教育资源信息中心/咨询与人事服务信息交换库出版的咨询类出版物的增加。

● 国际心理咨询学术和专业荣誉学会的会员机构超过200个，会员数超过20 000人。

## ■■ 新世纪　新趋势

在 2002 年，心理咨询业作为美国心理咨询学会名下的一种职业正式迎来了确立 50 周年的欢庆。然而在欢庆的同时，人们也意识到心理咨询业正在不断地发展变化着。随着来访者和社会需求的变化，人们所关心的话题、事件的重点在 21 世纪初很有可能发生变化。男女性别角色的变化、媒体及科技的创新、贫困问题、无家可归、创伤、寂寞、衰老以及其他各种问题，随着新世纪的到来，都进入了心理咨询业所聚焦的领域（Lee & Walz，1998；Webber，Bass & Yep，2005）。暴力、创伤、各种危机、管理型医疗、身心健康、社会公正、科技、领导能力以及身份等问题是其中最迫切需要解决的问题。

### 应对暴力、创伤和危机

在大多数社会中，冲突是共有的现象，即便那些相对比较安定的社会也无法避免。"危机发生在当一个人认为别人有干预或阻止的行为并且妨碍其达成重要目标时。"（Corcoran & Mallinckrodt，2000，p. 474）暴力发生在当一方或多方抱着绝不退让的想法来解决争端的时候。因为 90 年代在美国频发的校园枪击事件和使众多无辜民众丧生的俄克拉何马城爆炸案使人们开始从预防与治疗的立场来考虑冲突及安全问题（Daniels，2002）。然而，2001 年 9 月 11 日是关系冲突和暴力问题的一个决定性的时刻，那天恐怖分子驾驶数架客机撞上了纽约的世界贸易中心大楼以及华盛顿五角大楼。这些事件预示着如何使人们对创伤及危机有所准备及怎样应对成为咨询工作开始积极关注的内容，这些创伤及危机常与如"卡特里娜"飓风、伊拉克战争和弗吉尼亚理工大学的枪击事件相联系（Walz & Kirkman，2002；Webber et al.，2005）。政府随之而确定的方法也比较务实，比如针对从青年到老年各不同年龄段的群体而制订出各种危机处理计划和策略。

近年来，人们在处理创伤方面开始重新关注怎样缓解压力以及对于"急性应激障碍"（acute stress disorder，ASD）和"创伤后应激障碍"（posttraumatic stress disorder，PTSD）的治疗问题（Jordan，2002；Marotta，2000；Taylor & Baker，2007）。急性应激障碍和创伤后应激障碍的产生都是由于遇到导致创伤的事件，从而造成了实际的或潜在的伤害（American Psychiatric Association，1994）。这一类事件包括身体虐待、自然灾害和事故。由此造成的危险包括极度忧虑、无助感和恐惧。急性应激障碍与创伤后应激障碍相比较来说更为短暂。当事人在事件发生后的一个月内出现相应的症状，再花一个月时间恢复（Jordan，2002）。然而，创伤后应激障碍与之不同的是它的相应症状出现在事发后四周左右，但这些症状如果不加以治疗则可能持续数月或者若干年。患创伤后应激障碍的人可能会表现出很多症状，包括以闪回的方式重新体验当时的创伤事件，逃避与该创伤有关的任何活动，情绪麻木以及其他症状，如药物滥用、强迫症、惊恐障碍等。

那些想要帮助他们治疗急性应激障碍以及创伤后应激障碍的心理咨询师需要经过专业的培训。危机对人心理的影响经常会持续很长时间，即便事情已经过去了很久。因此，尤其是创伤后应激障碍患者经常需要危机咨询以及长期咨询服务。例如，由于在战争中会产生创伤、困惑、情绪激动、残暴行为以及害怕等问题，从心理和道德发展角度来说，有创伤后应激障碍的退伍军人会在与别人互相合作的关系上遇到困难（Taylor & Baker，2007，p. 368）。"只有认识创伤后应激障碍并进行及时的治疗才能使受害者战胜创伤的影响，过上健康的生活。"（Grosse，2002，p. 25）

### 医疗管理服务带来的挑战

"医疗管理服务是指由心理健康专业人员与第三方（即医疗管理服务公司）签订合约，对象是针对第一方（即来访者）的照料和治疗。"（Marphy，1998，p. 3）医疗管理服务的确已成为心理健康业的新的把关者，它也将在 21 世纪成为咨询人员关注的一个主要问题（Lawless，Ginter & Kelly，1999）。在医疗管理服务业中，虽只有数量不多的几个起主导作用的公司，但它们却有着巨大的影响作用。它们决定了健康医疗服务的提供者，也包括心理咨询师怎样提供服务，以及消费者必须获得何种医疗的权利和资源。

"尽管医疗管理服务模式已经提升了治疗中的责任性，这是通过在服务中更看重品质而不是数量来实现的，但是这样的模式仍在涉及具体的问题和特定群体的治疗需求时无法界定临界差异。"（Calley，2007，p. 132）参加医疗管理服务的来访者必须首先在一位把关医师处就诊，然后才能到如心理咨询师那样的专科医生处就诊。这种限制，加之有限的经济赔偿和医疗管理服务允许的时限，已引起了多重后果。

医疗管理服务推动了咨询业的发展，这是通过使心理咨询师加入医疗管理理事会同时又作为服务的提供者而实现的（Goetz，1998）。然而，这样的做法也对咨询业产生了负面影响（Daniels，2001）。心理咨询师作为一个群体没有很好地从医疗管理体系中得到补偿，来访者所需的服务也常受到限制，所以心理咨询师就无法对来访者给予充分的治疗。除此之外，心理咨询师提供的医疗管理服务还包括诸如知情同意、保密、记录保留、能力、诚实、社会福利、利益冲突以及雇用条款等的伦理问题（Daniels，2001）。

对于心理咨询师来说，在未来不管是否与医疗管理公司进行更加有效的合作，他们仍然要保持其在心理健康界的主导地位，这对于他们来说是一个挑战。如果心理咨询师继续参与医疗管理服务，对他们来说，一个很重要的做法是要加入医疗管理提供者管理委员会，因为这些委员会最终决定谁能获得授权资格以及与医疗管理公司可以有哪些合作。

---

**案例**　　　　　　　　　　　**受到限制的劳伦**

劳伦（Lauren）是一名信誉卓著的心理咨询师。她之所以被大家知晓是因为她的咨询工作效果显著。她喜欢与来访者建立长期的咨访关系，她认为咨询时间少于三个月的心理咨询对心理咨询师和来访者来说都是浪费时间。

她的生活信条以及对心理咨询过程的承诺一直困扰着她，原因是她的一个名叫露西的新来访者在她的办公室里表现出相当的抑郁，但是她的医疗管理服务合同规定她只能有六个疗程的治疗时间。劳伦知道她无法在六个疗程的治疗时间内对她进行有效的治疗。然而她也明白如果将露西转介给别人，也许会使她的情况更糟糕。

设想一下如果你处在劳伦的境地，你将会如何去做？

---

### 促进身心健康

近些年来，心理咨询业内促进身心健康这一观念逐渐兴起（Lawson，Venart，Hazler & Kottler，2007；Myers & Sweeney，2005）。身心健康包涵身体、智力、社会、心理、情感及环境等生活的多个方面。迈尔斯、斯威尼和威特玛（Myers，Sweeney & Witmer，2000）将身心健康定义为一种面向最佳健康、幸福状态的生活方式，个人身心、精神更加充分地融入到人类与自然群体中。"理想地说，人们所能达到的健康与幸福的最佳状态就是身心健康。"（p. 252）

迈尔斯等人已经开发出一个促进身心健康的模式（2000）。该模式在精神性、自我取向、工作与悠闲、友谊和情爱这五项生活任务中循环。这些任务中的某些因素如自我取向还可以进一步分成若干子任务，如价值观、控制感、问题解决、创造性、幽默感和自我照顾等。在健康的机能上连续地发生发展是这种模式的基本前提，同时生命过程中某一时段的健康行为也影响后续的发展和功能。

### 对社会正义的关注

那些致力于使心理咨询成为一个行业的早期开拓者们开始对人的社会福利感兴趣。因此，现在的心理咨询师对社会正义感兴趣也不足为奇。社会正义"反映了对于社会资源和权利公平及公正，社会中被边缘化的人们的待遇，以及那些由于移民、种族、伦理、年龄、社会经济、宗教遗产、身体、能力、或性取向而在社会中没有享有民权的人的基本关注"（Constantine，Hage，Kindaichi & Bryant，2007，p. 24）。确保社会正义的主要因素包括"帮助来访者确定和挑战限制他们成功的环境因素"、"心理咨询师通过自己的社会行动向压迫性的系统形式进行挑战"、"使得来访者从专制性的社会实践活动中得以解放"（Astramovich & Harris，2007，p. 271）。

和社会外展活动、公共决策一样，倡导已经成为心理咨询师开始积极参与社会正义的原因（Constantine et al.，2007）。倡导包括"帮助来访者向阻碍学术、职业生涯及社会发展体制和社会障碍发起挑战"（Lee，1998，pp. 8 - 9），目的是"为了增加来访者的个人能力感，促进更多符合来访者个人需要的社会政治变化"（Kiselica & Robinson，2001，p. 387）。

要想成为一名有效的倡导者，心理咨询师需要"有献身的精神及理解人类的疾苦；有非语言和口头交流的技能；有能力保持一个多元的视角"；有对个体、群体及组织的干预能力；有"媒体技术的知识及互联网的评估和研究能力"（p. 391）。倡导者需要有社交智慧，知晓自己、他人及周围的系统。同样地，他们必须懂得何时稍施手腕而何时对抗。此外，他们必须对所倡导的事业有一定的了解和激情，并且愿意能屈能伸，愿意妥协以达到实际的目标。

在美国心理咨询学会中，社会工作心理咨询师（Counselors for Social Justice，CSJ）和美国心理咨询师教育与辅导学会是领导倡导的组织。国际心理咨询学术与专业荣誉学会和美国心理咨询师认证委员会是美国心理咨询学会组织之外的领导倡导的组织。

### 更为关注科技的应用

科技在心理咨询和其他领域的应用得到了迅速发展（例如，Shaw & Shaw，2006）。一些在过去被认为是有可能实现的科技现在已经成为现实，而科技"正深深影响着生活的各个方面，包括教育、商业、科学、宗教、政府、医学和农业"（Hohenshil，2000，p. 365）。例如，尤其像互联网这样的科技，已经是职业规划的一种主要工具（Harris-Bowlsbey，Dikel & Sampson，2002）。

最初科技在心理咨询中应用于记录保存、数据操作和文字处理。现在人们更加关注影响科技和来访者互动的因素，尤其关注互联网和电话（Reese，Conoley & Brossart，2006）。"咨询业中基于网络工作的计算机数量一直在快速增长。"（Sampson，Kolodinsky & Greeno，1997，p. 203）目录服务器和电子布告栏系统（BBSs）越来越广泛地用于发布信息、鼓励心理咨询师之间进行对话。电子邮件也用于心理咨询师之间的交流以及心理咨询师与来访者之间的交谈。心理咨询机构、心理咨询师教育计划和心理咨询师都加入了网站建设（Pachis，Rettman & Gotthoffer，2001）。甚至还有

在线的专业心理咨询期刊，如《咨询科技期刊》（*Journal of Technology in Counseling*）（Layne & Hohenshil，2005；http：//jtc. colstate. edu/WhatisJTC. htm）。通过具体的科技手段来工作（例如电脑或电话）同与来访者的工作有着显著的相似性（例如建立一种关系、了解来访者的语言、了解来访者的思维过程、设置目标、通过步骤来实现目标）。然而，实践充满了伦理和法律风险，比如（1）保密的问题，（2）如何处理紧急情况，（3）缺乏非语言信息，（4）在线服务的危险性，（5）缺乏研究结果有效性的在线咨询服务，（6）科技的失败，（7）与来访者建立亲密关系的困难不是显而易见的（Pollock，2006；Shaw & Shaw，2006）。

但是，已经有一些心理咨询师及与心理咨询有关的组织通过网络（例如自杀预防；国际益友会，2007）和电话（青少年吸烟者的戒烟帮助；Tedeschi，Zhu，Anderson，Cummins & Ribner，2005）来提供服务。这种趋势是可以理解的，因为事实上人们都很忙，电话服务随时可用而且网络运用比较普及。

如果电话心理咨询师遵守美国心理咨询师认证委员会颁布的网络心理咨询指导纲领，那么他们使用网络技术可以提高他们的服务质量（见附录B）。通过网络心理咨询可以获得更好服务的来访者是那些（1）距离很远，（2）肢体伤残，（3）通常不寻求心理咨询，（4）书写比语言交流更容易（Shaw & Shaw，2006）的来访者。心理咨询师在治疗中使用科技手段，他们的能力可以得到继续发展，这些能力包括他们应该掌握的技术，例如使用文字处理程序、试听设备、电子邮件、网络、信息群发、CD-ROM 数据库。尽管网络、电话、其他技术永远无法代替面对面的心理咨询，但它们的地位是不可动摇的，它们可以提供既有利又有弊的独特经验（Haberstroh，Duffey，Evans，Gee & Trepal，2007）。串流影像和无线连接这两个更先进的技术将在未来影响心理咨询师以何种方式来发挥其作用（Layne & Hohenshil，2005）。在这个新的舞台上，心理咨询师通过"自我训练以应对伦理和技术上的问题的做法是明智的"（Pollcok，2006，p. 69）。

### 领导才能

随着社会和心理咨询的快速变化，心理咨询

师发展他们的领导才能、计划能力的需要在增加。通过这样的提高，他们可以成为社会中更积极、更强有力的一支力量。尽管很多心理咨询技巧通常可以适用于一些情境中，例如共情、群体进程、目标设置这样的领导能力，以及其他"诸如对已结束的表现进行回顾、学会沟通补偿的理论、解决同事们表现出的问题、对团队中同志友情与生产力负责等具体领导能力的练习，但这些都不在传统的心理咨询程序之中"（Curtis & Sherlock，2006，p.121）。因此，机构和学校中的心理咨询师会遇到特别是超越临床督导和管理的领导角色的挑战。在这种角色中，他们通过影响"一群人来达到目标"（p.120）。管理者的领导才能是心理咨询中的一个很重要的主题，因为有很重要的证据表明"它可以使心理咨询师在一个机构中的表现与众不同"（p.121）。

通过与各地区协作，美国心理咨询学会参与提升心理咨询师领导能力的活动为心理咨询师提供新的领导能力和立法的培训。美国心理咨询学会的各分会也注重领导能力的发展和立法培训。国际心理咨询学术和专业荣誉学会尤其擅长通过讨论会和专题研讨会向心理咨询师提供领导能力的培训和服务。

战略规划作为领导能力的一部分，包括对未来的展望和为满足预期的需要做准备。它与心理咨询领导技能相似，是以团体的形式实现目标，包括硬数据以及预期和期待（C. Kormanski, Personal interview, June 20，1994）。2005 年，美国心理咨询学会和其他 28 个心理咨询组织发起了心理咨询完美未来的倡议，其目的是对这个职业到2020 年的未来发展状况做一个详细的规划。截至2007 年秋天，超过 50 个地区的咨询团体就心理咨询师所共有的特点达成一致，这将帮助合适的个体心理咨询师面向未来。在领导与促进心理咨询这个职业的发展中，对于战略规划能力的需要是迫切的。

### 身份

自从 1952 年开始，美国大部分的心理咨询师和其他国家的部分心理咨询师已成为美国心理咨询学会会员。美国心理咨询学会的成员组成是混合的，"就像一团多彩的纺纱"，在美国心理咨询学会内部有时候某些专业也强调自己与心理咨

职业的不同（Bradley & Cox，2001，p.39）。在医学等其他行业中，人们在实践中对于职业并非只有唯一的选择，这些行业已成功消除了由此引起的分歧，但是美国心理咨询学会却没有这么幸运。

然而，随着咨询业的发展壮大并受到公众更广泛的接受，对"心理咨询师"前面修饰形容词的强调在很多情况下已经开始消失（Myers & Sweeney，2001）。显然，所有心理咨询都会随美国心理咨询学会的壮大而获益。下列机构都隶属于美国心理咨询学会：

（1）国家职业发展学会（NCDA）——成立于 1913 年；其前身是国家职业辅导学会。

（2）人文教育和发展咨询学会（CA-HEAD）——成立于 1931 年；其前身是教师教育学生人事学会。

（3）美国心理咨询师教育与辅导学会（AC-ES）——成立于 1938 年；其前身是国家辅导管理与心理咨询师培训学会。

（4）美国学校心理咨询师学会（ASCA）——成立于 1953 年。

（5）美国康复心理咨询师学会（AR-CA）——成立于 1958 年；其前身是康复咨询部。

（6）咨询测量学会（AACE）——成立于 1965 年；其前身是辅导测量及评估学会。

（7）美国职业心理咨询师学会（NE-CA）——成立于 1966 年。

（8）多元文化心理咨询及发展学会（AM-CD）——成立于 1972 年；其前身是非白种人人事及辅导学会。

（9）国际成瘾及犯罪心理咨询师学会（IAAOC）——成立于 1972 年；其前身是犯罪心理咨询师公共学会。

（10）团体工作专家学会（ASGW）——成立于 1973 年。

（11）精神、伦理及宗教价值观咨询学会（ASERVIC）——成立于 1974 年；其前身是美国国家天主教辅导大会。

（12）美国心理健康咨询学会（AMH-CA）——成立于 1976 年。

（13）政府心理咨询师及教育者学会（ACEG）——成立于 1984 年。

（14）成人发展及老龄学会（AADA）——成

立于 1986 年。

（15）国际婚姻及家庭心理咨询师学会（IAMFC）——成立于 1989 年。

（16）美国大学心理咨询学会（ACCA）——成立于 1991 年。

（17）同性恋及双性恋问题咨询学会

（AGLBTIC）——成立于 1996 年。

（18）社会公正心理咨询师学会——成立于 1999 年。

（19）创造性心理咨询学会——成立于 2004 年。

## 本章内容小结

心理咨询是一种关注人的身心健康、发展问题和情境性难题，并为功能障碍患者提供帮助的与众不同的职业。心理咨询的建构原则以及定义都是在长期的发展中慢慢形成的。心理咨询职业还包含了若干子专业。

考察心理咨询的发展历史可以发现这一职业的跨学科基础。它的历史起源几乎同时得益于以下几位人物：弗兰克·帕森斯、杰西·B·戴维斯和克利福德·比尔斯，他们几乎同时关注如何提供、改革并提高职业辅导、学校学生性格发展以及心理疾病治疗方面的服务水平。在其发展的早期阶段，心理咨询与心理测量学、心理学、人类学、伦理学、法学、哲学以及社会学都有关联。心理咨询发展中除了其理论的发展以及针对个人的实际操作方法的发展以外的重要事件，还包括在第一次世界大战期间及战后政府涉足的心理咨询领域、经济大萧条、第二次世界大战以及苏联人造卫星的发射。

弗兰克·帕森斯、威廉姆森、卡尔·罗杰斯、吉尔伯特·雷恩、唐纳德·苏伯、莉昂娜·泰勒以及托马斯·J·斯威尼等创始人的观点对于该职业的发展以及扩展视野起着重要作用。美国心理咨询学会（其根基来源于 1913 年成立的国家职业辅导学会）以及美国心理学会第十七分会的成立和发展是心理咨询发展中的主要因素。

21 世纪心理咨询面临的挑战包括如何解决暴力、创伤、危机问题；如何通过医疗管理机构更好地与人交往，促进身心健康；如何明智有效地利用科技成果；如何提高领导能力；如何为心理咨询这一职业更好地定位等。以下一览表重点突出了心理咨询历史中的重要事件以及当前及未来所面临的主要任务。

## 总结表

### 心理咨询历史一览表

**1900—1910 年**

被誉为"辅导学之父"的弗兰克·帕森斯建立了波士顿职业辅导局，以帮助年轻人做职业选择；他撰写了《职业的选择》一节。

杰西·B·戴维斯在公立学校设立了第一门系统的辅导课程（密歇根大急流分校）。

曾患有精神疾病的克利福德·比尔斯提倡为精神病人提供更好的治疗；他出版了一本非常有影响的著作：《发现自我的心灵》。

弗洛伊德的精神分析法成为治疗精神病人的理论基础。

**1910—1920 年**

美国职业辅导学会（NVGA）成立，该学会是美国心理咨询学会（ACA）的前身。

《史密斯-休斯法案》通过，该法案为公立学校支持职业教育提供资金。

第一次世界大战之后心理测验受到职业辅导运动的欢迎。

**1920—1930 年**

波士顿和纽约首先开始对心理咨询师的认证。

《斯特朗职业兴趣量表》（SVII）出版。

亚伯拉罕和汉娜·斯通在纽约成立了第一个婚姻与家庭咨询中心。

心理咨询师开始关注职业兴趣以外的领域。

**1930—1940 年**

威廉姆森和他的同事发展了以心理咨询师为主导的特质—因素理论来帮助学生以及失业人员。

这是咨询业的第一个理论，通常被称为"明尼苏达观点"。

约翰·布鲁尔提倡把教育视为辅导，其部分内容包括职业选择。

《职业大辞典》出版，这是政府第一次系统地对职业进行编码。

### 1940—1950 年

卡尔·罗杰斯提出了以咨询者为中心的咨询方法，出版《心理咨询与心理治疗》一书。

随着第二次世界大战的来临，人们公开质疑传统的职业角色；个人自由超过权威而受到重视。

美国退伍军人管理局（VA）出资培训心理咨询师和心理学家；"咨询心理学家"一词出现，并成为一门职业。

### 1950—1960 年

美国人事及职业辅导学会成立（APGA）；它是美国心理咨询学会的前身。

美国心理学会成立了第十七分会（咨询心理学学会）。

美国学校心理咨询学会被授予执照。

《国防教育法案》开始实行。V-B 计划开始为心理咨询师提供培训。

新兴理论（例如，交互分析、合理情感疗法等）被提出来，对旧的理论（精神分析、行为主义、特质—因素理论以及来访者中心理论等）提出了挑战。

### 1960—1970 年

心理咨询业开始强调发展问题。吉尔伯特·雷恩出版了《变迁世界中的心理咨询师》。

莉昂娜·泰勒在心理咨询以及咨询心理学方面的著作颇丰。

行为主义咨询理论作为一个强有力的理论而出现；它由约翰·克伦伯兹在《心理咨询的革命》中发起。

民权运动、女权运动以及越南战争造成社会动荡。心理咨询开始偏离原来对人的发展问题的关注。心理咨询师越来越关注如何解决社会及危机事件。

《社区心理健康中心法案》通过；社区心理健康中心成立。

团体组织作为解决个人问题的方法开始流行。

美国人事及职业辅导学会出版了它的第一个职业伦理准则。

美国国家教育资源信息中心/人事服务信息交换库成立；开始建立心理咨询研究数据库。

学校心理咨询师的角色定位以及培训标准提出。

格里斯顿会议促进了对咨询心理学的定义。

《咨询心理学家》期刊首次发行。

### 1970—1980 年

咨询开始在教育领域之外多元化发展。"社区心理咨询师"一词由此产生，特指那些熟悉许多领域的心理咨询师。

《人事及辅导期刊》的编辑戴拉德·苏开始关注跨文化事件。

美国心理健康咨询师学会成立。

罗伯特·卡库夫、艾伦·艾维和他们的同事设立了一些基础帮助性机能项目。

教育修正法案第九条款在 1972 年通过。

弗吉尼亚州成为第一个开始认证州立心理咨询师执照的州。

美国人事及职业辅导学会成为一个重要的行业学会。

### 1980—1990 年

咨询及相关教育项目资格认定委员会（CACREP）成立。

美国心理咨询师认证委员会（NBCC）成立。

国际心理咨询学术和专业荣誉学会成立。

心理咨询学会的成员数继续增加。美国心理咨询与发展学会建立了新的总部大楼。

人的发展问题受到咨询业的关注。卡罗尔·吉里根的《不一样的声音》把关注的焦点转向对女性及女性问题咨询的研究。

### 1990—2000 年

美国心理咨询与发展学会于 1992 年改名为美国心理咨询学会（ACA）。

咨询中的文化多元问题受到重视。

咨询中的宗教问题得以更加公开地讨论。

心理咨询师的管理条例越来越受到重视。

国家认证临床心理健康咨询师学会和美国心理咨询师认证审理委员会合并。

全国医疗改革开始进行讨论、实施，心理咨

询师寻求作为主要的一方加入其进程。

*30*

## 21 世纪

随着学校暴力事件、恐怖袭击、无厘头的枪击以及伊拉克战争等事件的增加，心理咨询师开始关注危机、创伤及悲剧等的处理。

心理咨询师更关注医疗管理机构在资格认证和行医方面的作用。

身心健康越来越受到重视。

社会正义运动从心理咨询业获得动力。

科技在咨询中的应用得到发展，尤其是电话咨询业和万维网。

领导、规划和倡导在咨询中更加普遍。

心理咨询师更加认同美国心理咨询学会作为他们依附的主要机构。该学会作为职业机构越来越强大。

心理咨询完美未来计划开始确定心理咨询职业内部的普遍主题。

## ▎问题讨论

1. 你是如何对咨询、辅导和心理治疗做出区分的？你认为公众是如何理解这三种助人技能之间的相同点与不同点的？请与你的同学在课堂上展开讨论。

2. 你认为哪一个年代是咨询业发展历史过程中最重要的阶段？最不重要的阶段你认为是哪一个年代？请给出支持你的观点的理由。

3. 在读完这一章后，你对心理咨询有多少了解？请描述你所得到的信息与你的预期的相同点与不同点。对于这一行业你发现了什么？请给出充分的解释。

4. 请对心理咨询历史中的一位重要人物的生平及他对咨询的影响做详细的调查。请将你的调查信息与你的同学分享。

5. 你认为咨询未来面临的主要问题是什么？你认为心理咨询师应该怎样解决这些问题？看看班级里的同学在某些问题及解决方法上是否有一致的看法。

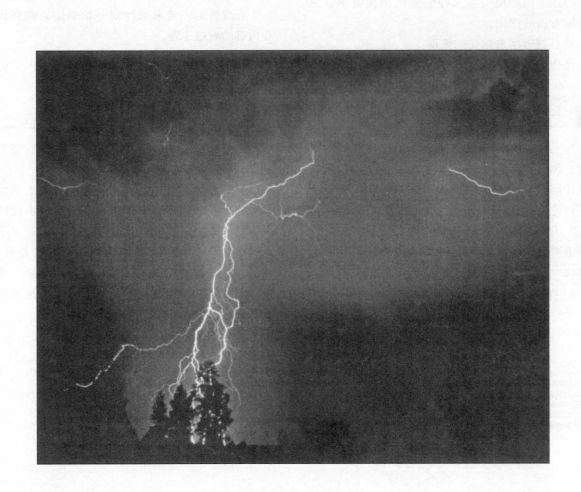

# 第2章
## 心理咨询的人格和职业方面

某一天的正午，

天空灰蒙蒙，下着忧愁的雨，

手捧着两杯略带温热的咖啡，

你来到我的身边，

带着童话世界的祝福。

等待我变成

霍迪尼般的体型却有着丹尼尔·布恩的帅气，

有着魅力王子的优雅和亚伯拉罕·林肯的睿智。

手持魔杖，说着咒语，

胸怀开拓般的精神，可能一抹微笑

就能在一瞬间治愈所有的伤痛。

但是现实坐在一个有着绿色衬垫的椅子上，

闪电击中旁边的一棵树，

昨日结束了一个月。

有时候在沉默中我感到难受

与想象中的不同，

我不能总是如你所想。

Reprinted from "Reality Sits in a Green-Cushioned Chair," by S. T. Gladding, 1973, *Personnel and Guidance Journal*, 54, p. 222. © ACA. Reprinted with permission. No further reproduction authorized without written permission of the American Counseling Association.

*34* 心理咨询是"一种无私高尚的职业"。在很大程度上，它"吸引着一些乐于助人的、为人热忱的、友好而敏感的人"（Myrick，1997，p.4）。但是，有志向成为心理咨询师的人有着多种动机，像有些从业人员的动机较之其他人就更为积极健康，就像有些教育项目、理论及咨询系统会优于他者。因此对那些希望从事心理咨询这一职业的人来说，在从业前认真审视自己是很有必要的。不管是否把心理咨询作为终身职业，人们都是能够从研究自己的生活和学习心理咨询的理论中获益的。通过这样来做，他们也许能够深入地了解自己的思想、情感以及行为，能够学会与他人更好地相处，并且明白心理咨询过程是如何起作用

的。他们还会进一步发展自己的道德推理与移情能力。

有多个变量决定了心理咨询师和心理咨询过程的效能，它们是：

● 心理咨询师的性格和背景；

● 心理咨询师所接受的正规教育；

● 心理咨询师参与心理咨询相关活动的能力，如继续教育、督导、倡导以及制作文件夹。

心理咨询师和心理咨询的过程能对别人产生动态的影响；如果没有帮助则可能带来危害（Carkhuff，1969；Ellis，1984；Mays & Franks，1980）。在这一章中，我们主要探讨心理咨询职业中的人格因素和职业因素。

## 心理咨询师的人格与背景

有时候心理咨询师的性格是心理咨询过程的一个关键的影响要素。心理咨询师必须拥有成熟、移情以及热诚等个人品质，还必须在精神上无私以及不容易沮丧和消沉。但不幸的是，情况并非总是这样，有许多人带着一些不良动机来从事心理咨询。

### 成为心理咨询师的不良动机

并不是所有想成为心理咨询师或申请参加心理咨询师培训课程的人都能进入这个领域。原因在于某些人希望从事这一职业的动机不纯，或者其性格特点不符合心理咨询师的职业需要。

很多学生"想进入职业心理咨询领域……但他们在其个性以及协调能力方面却存在很大的问题"（Witmer & Young，1996，p.142）。在结束自己的心理咨询师岗前培训之前，很多人就被淘汰了或者决定改行。因此，学校在录取心理咨询研究生之前还应当考察学生选择这一专业的动机。盖伊（Guy，1987）认为成为一名心理咨询师的不良动机包括：

● 情感痛苦（emotional distress）——个人有

尚未解决的情感创伤。

● 间接应对（vicarious coping）——没有为自己寻求有意义的生活，而是依附于他人的生活。

● 孤单寂寞（loneliness and isolation）——由于缺乏朋友而希望通过心理咨询实践结交朋友。 *35*

● 渴求权利（a desire for power）——由于在生活中有威胁感、无能感，希望寻求对他人的控制。

● 爱的渴求（a need for love）——个人很自恋、好大喜功，相信用爱和温柔可以解决所有问题。

● 间接反叛（Vicarious rebellion）——个人有未解决的愤怒，通过来访者的反叛行为宣泄自己的思想与感情。

所幸的是，绝大多数走上心理咨询师之路的人是出于健康的职业追求，有的甚至认为这是一种"天职"（Foster，1996）。心理咨询师和准心理咨询师都应该时常思考自己是谁，自己在做什么。类似的问题还包括检验自己的成长历程、优点和缺点以及人格/职业的追求与目标（Faiver，Eisengart & Colonna，1995）。

---

**案例**　　　　　　　　**罗贝尔特的工作转换**

罗贝尔特（Roberta）是一名正在攻读 MBA 的学生，但是她发现自己很厌倦处理一堆精确的数据资料，终于她放弃了。"那现在做什么呢？"她寻思着。经过几个月的挣扎之后她去求助了职业规划师。在做了一些兴趣测验以后，她发现自己喜欢做一些与人打交道的事情。"就这样了！"罗贝尔特兴奋地说道："我要成为一名心理咨询师，这样我就可以'帮助'那些在各个商业领域里感到过度紧张和受过多教育、对工作厌烦透顶的人。我要做的事情就是倾听，太棒了！"

你愿意让罗贝尔特接受你的咨询培训项目吗？为什么？你认为她还需要考虑些什么呢？

### 高效咨询师的人格品质

福斯特（Foster，1996）和盖伊（1987）描述了以下一些人格品质，这是促使个人追求心理咨询这一职业的能动的和积极的因素，使得他们能更好地适应这一职业。尽管下列的描述并非绝对完整，但它重点突出了个人生活中有利于促使他（她）成为一名有效的心理咨询师的某些方面。

● 好奇心与求知欲（curiosity and inquisitiveness）——对人的天生兴趣。

● 倾听的能力（ability to listen）——发现倾听能使其感到兴奋。

● 交谈轻松自然（comfort with conservation）——口头交谈的快乐。

● 移情和理解（empathy and understanding）——具有站在别人立场思考的能力，即便对方与自己在各方面完全不同。

● 内省（introspection）——从内心去观察或体验的能力。

● 忘我（capacity for self-denail）——能忘记自身的需要而首先倾听和关注他人的需要。

● 维持亲密关系（tolerance of intimacy）——保持情感亲近的能力。

● 坦然应对权威（comfort with power）——对待权威能保持一种超然的态度。

● 笑的能力（ability to laugh）——能看到生活事件上的苦乐参半和其中的幽默。

想要成为一名持续有效的心理咨询师，除了具备入行所需的基本个人品质以外，还需要具备一些性格特征（Patterson & Welfel，2005）。它们包括稳定、和谐、忠实及果断。总的来说，心理咨询的效力与心理咨询师个人的归属感有关（Carkhuff & Berenson，1967；Gladding，2002；Kottler，1993）。在改变来访者的过程中，心理咨询师的人格特点与他的学识、技能或技术相比起到了同等作用，有时甚至更加关键（McAuliffe & Lovell，2006；Rogers，1961）。教育不能改变一个人的基本性格。有效的心理咨询师在成长时也在个人和普遍意义上帮助别人成长。换句话说，有效的心理咨询师对自己和他人都有敏感性。他们避免自己形成偏见，认真倾听，寻求真相，并且以一种开放和积极的方式来探究种族和文化的差异（Ford，Harris & Schuerger，1993）。

对于有效的心理咨询师来说，他们身上的这种敏锐、促进成长的品质体现在他们恰当地将自己作为（咨询的）工具运用在心理咨询过程中（Brammer & MacDonald，2003；Combs，1982）。有效的心理咨询师具有自发性、创造性和共情心。"心理咨询中的干预点的选择毫无疑问是一门艺术。"（Wilcox-Matthew，Ottens & Minor，1997，p.288）有效的心理咨询师凭着自己的直觉选择其行动与时机，并通过研究来证明其工作方式的有效性。心理咨询师自身多样的生活经历对于他们理解来访者正在经历的事情很有帮助，使他们能够意识到来访者的问题并采取合适的措施进行干预。

心理咨询师在工作中能下决心解决自己情感问题的能力有助于他们保持对自己和他人的敏感，罗洛·梅（Rollo May）称之为"负伤的治疗者"（a wounded healer）（May，Remen，Young & Berland，1985）。这是个矛盾的现象。个人如果在经历伤害后能超越痛苦并加深对自身及所处世界的认识，这样对帮助那些正努力摆脱情感问题的人来说是有益的（Miller，Wagner，Britton & Gridley，1998），因为他们经历过来访者当前遇到的困境。因此，"经历过伤痛的生活并已经积极适应过来的心理咨询师通常能与那些正处于困境中的来访者产生共鸣"（Foster，1996，p.21）。

有效的心理咨询师还能够成功地把科学知识与技能融入他们的生活，也就是说他们已经平衡了人际关系和他们的技术水平（Cormier & Cormier，1998）。有效的心理咨询师除了具备上述品质外还应包括：

● 智力水平（intellectual competence）——快速及创造性地学习和思考的意愿与能力。

● 活力（energy）——在整个咨询期间保持活力，即使看到很长的来访者队伍。

● 灵活性（flexibility）——不断调整自己的行为从而满足来访者的需要的能力。

● 支持（support）——促成希望并鼓励来访者自己做决定的能力。

● 友善（goodwill）——在伦理上推动独立的建设性的方式为来访者谋求福祉的愿望。

● 自我意识（self-awareness）——了解自我，包括态度、价值观、情感以及了解哪些因素以何种方式影响自己的能力。

霍兰德（Holland，1997）认为，具有特定人格类型的工作者会被吸引到特定的职业环境中，并在其中取得最佳的工作效率。能使心理咨询师有效工作的环境大致是以社会和问题为导向的。它需要人际交往与创造力方面的技能。创造力需要勇气（Cohen，2000；May，1975）以及包括能促进内部及人际关系的新理念与新工作方法的出现（Gladding，2004）。心理咨询师的人格特点与其所处的环境越是相适应，他们的工作就越富有成效。

在一个启发性的研究中，威金斯与维斯兰德（Wiggins & Weslander，1979）为霍兰德的假设找到了实证支持。他们在美国的四个州中一共研究了 320 名心理咨询师的个性特征，并且对他们的工作表现进行分级。总的来说，在《霍兰德职业兴趣量表》（Holland Vocational Preference Inventory）的社交（社交、服务型）及艺术（创造性、想象力）级得分最高的心理咨询师是那些被评为"相当有效"的心理咨询师。在现实（具体的、技术的）与传统（有组织的、操作的）级得分最高的心理咨询师是那些被评为"无效"的心理咨询师。其他的因素，诸如性别、年龄、教育水平等，对预测效能水平没有统计学意义。这项研究以及其他研究证实了心理咨询师的人格与职业效力相关。然而，个人与环境这两者之间的关系是错综复杂的：不同人格类型的人可以在心理咨询这个宽广的领域中找到属于自己的位置，并对这一职业做出显著的贡献。

| 案例 | 请超越痛苦 |
|---|---|

帕特丽夏（Patricia）成长在一个舒适的环境中。她就读于私立学校，受过专门的辅导并且被父母和同事称赞。正当她走向其作为一个大公司的首席执行官的父亲为她铺好的成功道路时，她发现自己希望运用心理咨询中的方法来帮助别人。她参加了一系列的心理咨询培训并获得了认可。然而，当她进入这个领域工作之前，她决定用一年的时间和"第三世界"的穷人一起工作，这样她可以体验那里的生活。您是怎样看待她的这个想法的？您认为这对她有帮助吗？

### 维持心理咨询师的效力

心理咨询师和其他人一样都会经历同样的问题。他们必须处理衰老、疾病、死亡、婚姻、生育、工作调动、离婚以及大量的日常事务。有些生活事件，如晚婚或者孩子过早夭折被看做成长过程中的"不合时机"或"无序"，甚至是悲剧（Skovholt & McCarthy，1988）。还有其他事件也并非有意而为，只是纯属偶然，例如遇上了一个陌生人并与他成为终身的朋友（Bandura，1982；Krumboltz & Levin，2004）。

受到创伤或幸运的经历都会引起问题，因为它们都必然会产生压力。关键的问题是心理咨询师怎样处理这些生活中的事件。就像罗尔克（Roehlke，1988）所说的那样，卡尔·荣格（Carl Jung）"定义的两个事件巧合性地同时发生导致某种有意义的关联"的"共时性"（synchronicity）观点，或许是心理咨询师观察和处理来访者未预见的人生经历的最有效的方法（p. 133）。

除了从那些有潜在问题的地方寻找意义之外，心理咨询师还可以使用另外一些策略来处理危机情境，这包括保持客观的态度、接受并面对各种情境、遵从他们自己的意愿、参与良好的生活方式以及分担他人的悲伤（Lenhardt，1997；Myers & Sweeney，2005；Witmer & Young，1996）。那些有着健康的生活方式并且能从自己的成败中获得教训的心理咨询师在治疗水平上会比别人更胜一筹，并能充分、敏锐地关注来访者所遇到的问题。因此，心理咨询师和那些希望从事该职业的人需要坦然面对成功和失败，并尽量不受家人特别是父母的那种破坏性三角模式的影响，尤其是原生家庭中的父母。这种理性态度有助于他们培养并保持理想中的亲密和独立的关系（Gaushell & Lawson，1994）。

要想成为一名有效的心理咨询师，除了需要保持健康和幸福，还需采取预防性措施以避免问题行为，如"职业倦怠"（Burnout）的产生（Grosch & Olsen，1994）。"职业倦怠"是指从业者情绪或生理消耗太大以至于不能正常履行其职能。在这种状态下，心理咨询师的自我概念以及工作态度会变得消极，甚至对他人失去关注、同情和知觉（Lambie，2007）。职业倦怠是从事心理咨询工作最常见的问题。研究表明有大约 39％的学校心理咨询师和社区心理咨询师在他们的职业生涯中都经历过中度到重度的职业倦怠（Emerson & Markos，1996；Lambie，2007）。

为了避免产生职业倦怠，心理咨询师需要改变与引起职业倦怠有关的环境因素、自身因素和人际因素（Wilkerson & Bellini，2006）。例如，心理咨询师不能局限于他的专业角色，要培养心理咨询以外的兴趣爱好。他们一定要避免将工作带回家，不管是精神上的还是体力上的。他们有责任使自己通过一些细小而效果显著的步骤来恢复活力。例如，每隔几年重新装修一下办公室；清理、精简并创建新的文件；评估新的材料；通过撰写或赠送目前他们拥有的如何让自己保持良好状态的资料，为心理咨询业做点贡献（McCormick，1998）。此外，心理咨询师可以避免或应对职业倦怠的方法还包括：

● 与健康的人结伴。

● 与言而有信的同事或有使命感的组织一起工作。

● 理性地忠于某种心理咨询理论。

● 采取减压运动。

● 调适更改环境中的压力源。

● 进行自我评估（例如，确定的压力源和放松源）。

● 定期审视并明确心理咨询的角色、期待以及信念（例如，聪明地工作，避免不必要的长时间工作）。

● 寻求私人治疗。

● 保留自由空间与私人时间（例如，平衡个人的生活方式）。

● 在心理咨询过程中保持关注的同时要有超乎其外的心态。 39

● 始终很有信心。

在总结以上有关心理咨询师的性格、品质及兴趣的先前研究时，奥文襄与诺夫辛格（Auvenshine & Noffsinger，1984）得出的结论是："高效的心理咨询师在感情上必须成熟、稳定且能客观评价。他们必须具有较强的自我意识并在这种意识中感到安全，能将自己的强项和弱项现实地结合起来。"（p. 151）

## 个人反思

　　做哪些事情会让你精力充沛或心情愉悦呢？在你的生活中，你还希望有哪些活动或者爱好呢？是什么使你如此坚持？你又将如何处理现实中已经出现或者潜在的困难呢？

## 心理咨询的职业方面

### 助人关系的层次

　　助人关系包括三个层次：非专业的、半专业的以及专业的。各个层次上的实践者应当具备特定层次所需要的技能（见图 2—1）。

　　第一层次助人关系中的助人者为非专业人员（nonprofessional helpers），他们可能是需要帮助者的朋友、同事、未经训练的志愿者或管理者，他们可以运用各种方式来试图帮助求助者。非专业助人者所具有的才智和技能各不相同，他们也没有受到专门的教育，因而这个群体中的助人水平良莠不齐。

40　　第二层次水平相对较高，半专业助人关系中的助人者被称为全科式工作者（generalist human

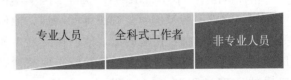

| | |
|---|---|
| 正式 | 通常有预约或者转诊病人；首要的关系是助人关系；来访者希望获得具体的帮助来解决问题 |
| 非正式 | 联系也许是正式或非正式的安排；助人关系次于其他类型的关系；来访者未必是希望获得能解决问题的帮助 |

**图 2—1　助人关系的种类**

资料来源：From *Effective Helping：Interviewing and Counseling Techniques*，5th edition by Barbara R. Okun. © 1997. Reprinted with permission of Wadsworth, a division of Thomson Learning：www. thomsonrights. com. Fax 800-730-2215.

services workers）。这类群体通常是从事社会服务的人员，并在人际关系方面受过一些正式的培训，他们更多的是作为团队的一个成员提供帮助而不是以个人身份从事工作。这个层次上的工作人员通常是心理健康医师、保育员、代理人、青少年心理咨询师。如果加以合适的培训和指导，这类全科式助人工作者如居民楼楼管在促进积极的人际关系中会产生重大的影响，这是通过社会环境来提高心理健康水平（Waldo，1989）。

最后一个层次的助人者是专业人员（professional helpers）。这些人由于受到专业教育培训，所以能在预防和治疗方面提供帮助。这个群体包括心理咨询师、心理学家、心理治疗师、社会工作者、精神科护士以及婚姻与家庭治疗师。这个层次的工作者拥有专业的高级学位、有接受督导的实习经历，这些背景都对他们处理各种情况很有帮助。

对于后面两个层级的教育工作，鲁滨逊与金纳（Robinson & Kinnier，1988）认为自我辅导和传统的课堂培训在技能教育方面的效果都是差不多的。

## 职业助人专业

每一项助人职业都有其相关的教育与实践资格要求。心理咨询师应知晓其他职业的教育背景，利用他们的服务，与他们进行信息上的沟通，并与他们在彼此关注的问题上展开合作。心理咨询师应常与三类同行，包括精神科医师、心理学家和社会工作者进行交往。

精神科医生（psychiatrists）获得了医学学位（MD）并完成了精神病学住院医师的培训。他们是擅长治疗患有精神疾病的人，他们接受过生物医学模式的训练，该"模式关注导致心理及情感障碍的生理过程"（MacCluskie & Ingersoll，2001，p.8）。他们特别是在心理健康诊所之类的机构内给来访者开具药方并评估疗效。总的来说，精神病学家不大参与心理咨询，因为在治疗中他们几乎完全采用生物心理学手段。精神科医生要想执业必须同时通过国家级和州级考试，他们称呼来访者为病人（patient）。

心理学家（pstchologists）应获得如下心理学专业高等学历中的一项：哲学博士（PhD）、教育学博士（EdD）或心理学博士（PsyD）。他们所学

习的课程内容及实习可能主要是聚焦在临床的、心理咨询或与学校相关的领域。美国各州要求心理学家需要有资格证书才能从业，但各州对发证的要求各不相同。多数以诊疗为主的心理学家在国家注册卫生服务机构（National Register of Health Service Provider）登记，该机构对会员有统一的标准。心理咨询专业的毕业生所学的课程包括：科学及职业伦理与标准、研究设计与方法论、统计和心理测量、生物行为基础、行为认知影响基础、社会行为基础、个体行为以及其他专业领域的课程。咨询心理学与心理咨询师的教育中拥有许多共同的基础、关注点及其领域历史中的取得显著成绩的名人（Elmore，1984）。

社会工作者（social workers）一般拥有社会工作者硕士学位（MSW），但也有的大学给社会工作者授予学士学位，当然也有高层次的博士学位。不管他们的教育背景如何，各层次的社会工作者都曾在社会服务机构内实习过。他们的工作各不相同，这是由于他们的职责有所差异，有的社会工作者从事政府管理工作，负责处理有关社会弱势群体及被剥夺公民权利者的事务，还有的参与心理咨询活动。"社会工作在使命上与心理咨询、心理学及精神病学相区别，包括接受授权商社会体系并提倡改革、理解来访者大的背景环境（即文化大背景下的生理及社会环境）与小环境（即社区内的地位与角色），并提供社会服务。"（MacCluskie & Ingersoll，2001，p.13）全美社会工作者学会（NASW）为有高级临床及培训素质的会员提供资格证明。

## 职业心理咨询师的教育

如果不接受人类发展及心理咨询等领域的正规教育，很少有人能有效地开展心理咨询工作（Kurpius，1986）。一个人所需的教育水平直接与其从事工作的强度、专长及工作重点相关联。拥有心理咨询教育或相关专业的硕士或博士学位是职业心理咨询师必备的条件之一，并且他们需要完成以下专业领域的实习，如学校心理咨询、社区/诊所心理咨询、心理健康咨询、职业心理咨询、老年心理咨询、成瘾心理咨询或婚姻与家庭心理咨询。通常他们由美国心理咨询师认证委员会鉴定为国家认证心理咨询师，有些领域的心理咨询师要达到专家水平，如在学校、心理健康或成瘾方面。除

此之外,他们由各州颁发从业资格证。

硕士或博士阶段有认证心理咨询师教育计划,咨询及相关教育项目资格认定委员会是这些培养计划的认证机构。美国心理咨询师教育与辅导学会及美国心理咨询学会共同创立了心理咨询标准与辅导方针使心理咨询独立于美国国家师范教育鉴定委员会(National Council for Accreditation of Teacher Education,NCATE)。

咨询及相关教育项目资格认定委员会的硕士教育认证项目包括职业心理咨询、社区心理咨询、心理健康咨询、学校心理咨询、婚姻/夫妻与家庭心理咨询与治疗、学生事务以及大学生心理咨询。通过认证项目而获得硕士学位的与未获得认证的毕业生相比较有如下优势:(1)获得申请认证博士心理咨询教育计划的资格,(2)达到心理咨询师执业及资质的要求,(3)应聘担任心理咨询师。

虽然认证标准会定期进行修订,但是以下是认证心理咨询师硕士教育的一些强制标准(CACREP,2001)。

● 初级教育至少达到两个学年,所有学生至少应修满 48 个学时。初级教育的心理健康咨询应修满 60 个学时,婚姻与家庭咨询也必须修满 60 个学时。

● 所有学生都必须修过如下八个共同领域的课程并达到一定知识与技能要求:(1)人类的成长与发展,(2)社会与文化基础,(3)助人关系,

(4)团队,(5)生活方式与职业发展,(6)评估,(7)研究与测评,(8)职业取向。

● 必须在督导的指导下参加临床实践并达到特定要求。学生必须在督导指导下完成 100 小时的实习课,且每周必须有 1 小时的个别督导指导下的实习,以及 1.5 小时与其他学生在同一项目的小组督导指导下的实习。

● 该课程计划要求每名学生在顺利完成实习课后必须参加 600 小时的督导指导下的临床实践。

● 在心理咨询师教育的学术机构里必须至少有三名全职的后勤人员。

咨询及相关教育项目资格认定委员会同样认证心理咨询师教育与督导的博士课程(EdD 及PhD)。2004 年全美有 70 个心理咨询师教育博士课程计划,其中 45 个获得咨询及相关教育项目资格认定委员会的授权(Clawson,Henderson & Schweiger,2004)。博士阶段的标准规定入学者必须具备心理咨询专业硕士学位。博士阶段的课程计划要求进行更深入的研究,有受督导的现场实践经历且必须更加专业化。目前有越来越多的博士毕业生申请认证,原因是由于咨询及相关教育项目资格认定委员会的鉴定所带来的好处及认可度。从总体上说,心理咨询师教育课程计划所提供的课程内容日益深入,发展范围日益广泛,这些都是由认证标准及程序的实行所带来的。

## 心理咨询师的资格证明

心理咨询作为一个独立的职业得到了越来越多的认可,因此出现的一些职业问题应当得到积极处理,其中重要的问题之一是资格证明。对于心理咨询职业来说取得合适的资格——证书、执照两者之一或两者兼具——有着重要的意义。"拥有资格证明的心理咨询师具有更高的关注度和可信度。"(Clawson & Wildermuth,1992,p.1)

职业资格证明基本上包括四类,其中证书与执照具有相当的权威性。过去多数资格证明是由各州颁发的,但现在美国心理咨询师认证委员会也具有颁发证书的职能。在决定要取得何种资格证明之前,心理咨询师应了解其执业的法律要求以及何种资格证明能增加其可信度,并促进其发展(Anderson & Swanson,1994)。

认证程序由四个步骤组成:审查、注册、认证、颁发证书。

### 审查

在此过程中"由某一州级机构周期性地检查某职业从业者所从事的活动,从而了解从业者的工作是否能促进公共安全、健康和福利"(Swanson,1983,p.28)。很多如心理健康中心这样的聘用心理咨询师的州立机构中的职员与项目必须接受周期性的检查,检查的内容可能包括审核特定时期内的治疗记录,检查该机构的工作程序并与其面谈调查。

### 注册

注册要求从业者向州级机构提供关于其从业

性质等方面的信息。通常是由某一职业组织如美国心理咨询学会的州级分部负责确定注册人应达到的标准，并保存那些自觉达到标准的人员名单，这是使有"注册职业心理咨询师"头衔的心理咨询师来获得法律认可的一种途径。

### 认证

认证是指"由某一机构或学会在个人达到一定的预设职业资格后向其授予认可的职业的、法规的或非法规的过程，简单地说，认证……是一种'有限执照'，它仅仅是对职衔的一种保护"（Fretz & Mills，1980，p. 7）。在这种情况下，有的州或国家委员会乃至部门会给个人颁发某一专业领域的证书。通过认证仅意味着某人达到了从事该职业的最低技能要求，而且这没有能影响其执业的性格缺陷。各州通常要求参加认证的人通过一项能力测试并提交若干封推荐信。学校心理咨询师是首批得到认可的心理咨询人员。

美国心理咨询师认证委员会是美国主要的全国性心理咨询师认证机构，它提供的认证专业方向包括学校心理咨询、心理健康咨询和成瘾心理咨询方面的督导（见图 2—2）。

心理咨询师必须有心理咨询或相关领域 48 学时或者 72 个学时的研究生学习经历，并拥有地区

认可的高等教育机构的心理咨询师硕士学位才有希望成为国家认证心理咨询师。他们的学习课程必须涵盖人类成长与发展、团体工作、研究与项目评估、心理咨询理论、助人关系、职业取向、职业与生活方式发展、伦理、社会、文化基础以及评估。他们还必须在督导咨询师的指导下完成至少两个学期的心理咨询实践，除此之外，他们还必须通过国家心理咨询师考试（National Counselor Examination，NCE）。没有参加咨询及相关教育项目资格认定委员会计划的毕业生必须在硕士毕业后获得两年的实习经验，其中包括 3 000 小时与来访者接触时间以及 100 小时的每周由一名国家认证心理咨询师或类似人员定期当面督导的时间。

心理咨询师应获得美国心理咨询师认证委员会证书以及各州颁发的执照，原因有四个方面（Clawson & Wildermuth，1992）。首先，国家级证书的适用范围大于各州颁发的执照，且发证的人口基数更大。第二，各州颁发的执照与国家证书相比更易受到国家政策影响。第三，国家级证书与各州颁发的执照相比能提供更多的各州之间转诊资源与网络资源。第四，与国家级证书不同的是，多数州级心理咨询执照不认可专业的领域。

44

---

#### 关于美国心理咨询师认证委员会

美国心理咨询师认证委员会、注册公司以及附属机构是一个面向心理咨询师的独立的非营利机构。美国心理咨询师认证委员会于 1982 年组建成为注册公司以创建并检测全国性的认证体系，对自愿申请并获得证书的心理咨询师给予确认并保存这些心理咨询师的官方记录。

美国心理咨询师认证委员会认证旨在对那些在国家心理咨询师考试中达到预定的训练、经历及能力标准的心理咨询师予以确认，国家心理咨询师考试是心理咨询领域中最便捷的认证类考试。有超过 42 000 名心理咨询师通过了美国心理咨询师认证委员会的认证，他们生活、工作在美国以及其他 50 多个国家。超过 48 个州、哥伦比亚特区以及关岛均采用国家心理咨询师考试并实行国家级心理咨询师认证。

美国心理咨询师认证委员会最初由美国心理咨询学会的一个委员会创立而来。该委员会创立美国心理咨询师认证委员会，并使之成为一个独立的认证机构。美国心理咨询师认证委员会与美国心理咨询学会在历史上有着深厚的渊源，两者协同工作使得心理咨询业得以发展。但是这两个机构是相互独立的实体，并有着不同的目标。

- 美国心理咨询学会侧重成员学会活动，如会议、职业发展、出版物及政府关系。
- 美国心理咨询师认证委员会关注通过认证推动心理咨询质量的提高。它们向私营企业及政府机构推广职业心理咨询。

美国心理咨询师认证委员会的标志性认证是国家认证心理咨询师。美国心理咨询师认证委员会还提供如下领域的专业认证：

- 学校心理咨询——国家认证学校心理咨询师（National Certified School Counselor，NCSC）
- 临床心理健康咨询——认证临床心理健康咨询师（Certified Clinical Mental Heath Counselor，CCMHC）
- 成瘾心理咨询——成瘾心理咨询师硕士（Master Addictions Counselor，MAC）

国家认证心理咨询师是获得专业认证的一项必备条件或者共同条件。

**图 2—2　关于美国心理咨询师认证委员会（NBCC）**

资料来源：http://www.nbcc.org/about.

### 颁发证书

弗雷茨与米尔勒（Fretz & Mills，1980）把许可证的颁发定义为"政府（通常是国家级）的某一机构对一名达到预定资格、可以从事特定职业，并使用某一特定头衔且执行特定职能的人给予认可的法律程序"（p.7）。从目的性上来看，发证与认证有所区别，但在教育及能力测试等程序上要求相当。从法律意义上看，一旦设定了证书颁发的必要条件，个人在未获得执照前是不允许执业的（Anderson & Swanson，1994；Wheeler & Bertram，2008）。证书的颁发几乎全部由各州管理，并且发证的各州都设有相关委员会来监督执照的颁发。"执照持有者一旦违反管理委员会通过的职业法律或者伦理规则就会受到该委员会的纪律处分。"

受处分的心理健康服务者如未被撤销或吊销执照则可以在达到如下一种或几种必要条件下继续执业：

- 参加矫正教育；
- 接受治疗；
- 同意接受监管；
- 限制职业范围；
- 接受同行督导其执业。（Cobia & Pipes，2002，p.140）

从总体上来看，职业助人者的执照总是接受公众、其他职业以及州立法机构的监督。70年代及80年代加快了对心理咨询师执照颁发的进程，这类似于60年代以及70年代对心理学家颁发执照的情况。2008年年初，美国有49个州以及哥伦比亚特区立法对心理咨询进行管理。

1986年成立"美国国家学会咨询委员会"（American Association of State Counseling Boards，AASCB）以协调心理咨询的一致性及发展（Dingman，1990）。

---

**案例　爱丽丝和字母表**

当爱丽丝（Alice）搬到一个新州时，她打算认真工作以确保她的工作得到许可。因为她工作很努力并且守时，所以国家执照委员会给她颁发了从业执照。爱丽丝拿到执照时很激动，当她把新的经营许可证拿给她的朋友鲁克（Luke）看时，他的反应是："为什么你想在你的名字后面加个字母？"谁会在意像"LPC"的字母呢？

爱丽丝拿回她的许可证思考后说："我这么做是因为它表明了我的职业身份，我之所以想得到这个许可证，不仅仅是它对我来说很重要，同时也对我的来访者很重要。"

你觉得鲁克会做怎样的回应？你觉得爱丽丝回答得如何？

---

## 心理咨询师的归因和体系

心理咨询师的归因和体系对于心理咨询师做什么以及工作效率如何都起着重要的作用。归因（attribution）指心理咨询师将来访者所遇到的问题归因于何处（例如，是外部环境还是内部的性格缺陷）。而体系（system）指一套统一的、有组织的思想、原则及行为。与心理咨询相关的体系关注心理咨询师怎样与来访者进行沟通，它与各种归因及理论相互关联。下面要讨论的两大体系是：基于发展问题的体系及基于障碍诊断的体系。心理咨询人员进行的工作正是基于这两大体系的。

### 归因

心理咨询师与来访者对于导致问题的原因会有各种假设，这种情况从双方的关系开始时就存在了。通常这些个人的想法之间差异很大。但是，"心理咨询师对来访者当前问题的解释能够（而且经常能够）影响诊断决策、症状辨识以及对治疗反应与结果的预测"（Kernes & McWhirter，2001，p.304）。例如，若来访者被认为应对其问题负责任，比如做出错误的决定，这样他们就可能受到责备，而当问题的原因被认为是超出来访者的控制范围时，比如意外死亡导致的心理创伤，那么心理咨询师对其进行治疗就需要怀有同情心。

心理咨询师有意或无意地运用着四个主要的归因模式（Kernes & McWhirter，2001），它们是：

医疗模式（medical model）——"来访者在这一模式下无须对问题的原因及解决负责"（p.305）。采用这一模式的心理咨询师大多数以专家的角色工作，提供能够促成变化的必要服务。来访者虽然不会受到责备，但这使得他们可能会形成依赖。

道德模式（moral model）——这一模式以自助运动为典型代表，基本上与医疗模式相反。"来访者被视为对其问题的形成及解决均有责任。"（p.305）心理咨询师主要被视为教练或动员者。该模式的劣势是，那些可能在环境中受到伤害的人也许被认为应对其所受的伤害负责。

补偿模式（compensatory model）——来访者在补偿模式中被认为"对解决其问题负责而不必对导致问题的原因负责"（p.304）。从本质上说，来访者被视为"因其所处的社会环境未能满足其需求而遭受痛苦"（p.304）。因此心理咨询师通过与来访者形成一种伙伴关系来克服困难，在此过程中心理咨询师是起从属作用的，如担任教师的功能，为来访者提供教育、技能与机会。此模式的劣势是来访者可能"因为必须持续解决那些并非由他们所造成的问题而感受到过多的压力"。

启发模式（enlightenment model）——这一模式认为"来访者应对导致他们问题的原因而非解决问题负责"（p.304）。来访者被视为"怀有负罪感，生活已失控"（p.304）。他们需要心理咨询师在问题的本质上给予启发并提供解决问题的途径。这一模式下的来访者可能会得到安慰，但它的劣势是来访者会对扮演权威角色的心理咨询师产生依赖，或者在心理咨询结束后，来访者可能会依赖外部权威来构建自己的生活。

 **个人反思**

　　思考一下你生活中曾经遇到过的各种问题。想想如果向一个心理咨询师寻求帮助，他采用以上哪种归因方式会让你感到最舒服？

### 心理咨询的体系

有效的心理咨询师遵循特定的心理咨询体系及理论。事实上，心理咨询是否有效最终取决于咨询中持续的过程。

47　　从其历史发展的角度看，心理咨询并没有某一占主导地位的体系方法，这一点并不让人奇怪。心理咨询开始之初就如一个人骑上马后而没有办法驾驭一样，没有特定的目的或方向（Ungersma，1961）。

有关的职业人士早在 20 世纪 40 年代后期的时候就已经注意到心理咨询缺乏系统的体系。罗伯特·马修森（Robert Mathewson，1949）认为心理咨询正在"寻求一个体系……以脱离其借用的、并不合适的框架，如传统哲学与教育、心理学、民主政府的政治结构、物理学等"（p.73）。

至 20 世纪 40 年代晚期，心理咨询仍使用多种体系。因为各个派别由于该职业缺乏一个共同的组织基础，所以他们根据最适合它们的体系来明确各自的工作。很多不同观点之间的竞争经常相当激烈，尤其是那些与理论有些关联的观点。例如威廉姆森和卡尔·罗杰斯对于他们各自研究取向的优点进行着激烈的辩论。一些心理咨询师也意识到该学科必须要有一个统一的系统方法，可是零散的发展却成为障碍。然而 90 年代心理咨询领域出现了若干体系，其中最主要的是发展/福祉及医疗/病理模式。

**发展/福祉模式**　各派人格理论家都描绘人类发展一般会经历各个不同阶段，这是心理咨询的发展/福祉视角的基础。根据这一视角，心理咨询要关注来访者的问题是否来源于生命中的发展任务。生命中这一阶段恰当的行为也许在另一个阶段未必健康。

艾伦·艾维（Allen Ivey，1990）并非是第一个认为心理咨询应建立在发展视角的基础上的人，但他将发展性成长融入心理咨询，成为该视角最为独特的表达方式。艾维主要提出把皮亚杰的认知层次理论（即感知—运动、具体运算、形式运算及后形式运算）应用到临床与成人、儿童的面谈中。这样如果来访者最初未能识别其情感，心理咨询师就可以从感知—运动层次上唤起其情绪。

同样，如果来访者希望通过策略规划谋求变化则可以借助于思维的形式运算模式。《发展心理咨询与疗法》（*Developmental Counseling and Therapy*，DCT）一书中"专门介绍了面谈的自然语言中所出现的发展次序与过程"（Ivey & Ivey，1990，p.299）。

福祉与发展相比较更进了一步，这体现在强调人类的积极本性与健康方面（Myers & Sweeney，2005）。"心理咨询师历来一直帮助他们的来访者识别其能力并在其基础上发展。"（Rak & Patterson，1996，p.368）这一视角认为个人拥有能以切实的、即时的方式来解决自身问题的资源。"问题并非潜在病状的证据。"（Mostert，Johnson & Mostert，1997，p.21）事实上，就如拉克与帕特森（Rak & Patterson，1996）所指出的那样，那些即使是最有危险的儿童也具有适应力，使其能成长为有应变能力的成人。

问题解决理论（solution-focused theory）是基于福祉模式心理咨询手段的一个例子。另一种强调当前及未来福祉的例子是压力免疫训练（Stress Inoculation Training，SIT）（Meichenbaum，1993），它是适用于学校和成人的主动的心理教育干预手段（Israelashvili，1998）。这种模式可以帮助个体理解他们所处的困境和获取解决问题的各种技能，并通过运用意象或模拟操练把这种知识应用到现在的甚至未来的事件上。

发展/福祉模式的基础强调预防与教育（Kleist & White，1997）。如果心理咨询师及来访者能熟悉人类生活的精神、生物及社会领域，他们就能发挥最好的作用。在这一过程中他们知道如何避免或最大限度地降低自然环境中内部或外部的破坏性力量。

**医疗/病理模式** 与心理咨询发展/福祉模式形成对照的是关于人类本性的医疗/病理模式，该模式的治疗计划依据于《精神障碍诊断和统计手册》（*Diagnostic and Statistical Manual of Mental Disorders*，DSM）（美国精神病学会，2000）。《精神障碍诊断和统计手册》在精神障碍的编撰方面与世界健康组织出版的《国际疾病分类手册》（*International Classification of Diseases manual*，ICD-10）一致。《精神障碍诊断和统计手册》（第四版修订本）（DSM-IV-TR）包括 297 种不同类别的已经定义的障碍（而不是 1952 年最初的那一

版中的 106 种类别）。该修订版与前几版相比较变得更厚更具有文化敏感性。例如，"16 个主要诊断类别中有 14 个（如情绪障碍、焦虑障碍）就有对文化问题的讨论"（Smart & Smart，1997，p.393）。《精神障碍诊断和统计手册》也提供"关于课程、（疾病）流行程度……性别的信息，以及与每一个诊断关联的相似问题——信息可以帮助对完全理解来访者的经历有困难的心理咨询师"（Eriksen & Kress，2006，p.2003）。

1980 年以后 DSM 系统呈现出一大特色，它运用五个轴描述对来访者的诊断。

轴 I 包括可能成为临床关注重点的临床症状及其他状况，通常认为来访者现在表现出的问题及主要诊断出现于轴 I。

轴 II 仅包括人格障碍及精神发育迟滞的诊断信息。

轴 III 指来访者的常规医疗状况方面的信息，如慢性疼痛。

轴 IV 包含了额外能影响精神障碍诊断、治疗及预后的心理、社会与环境问题方面的信息，如缺少朋友及良好的居住条件。

轴 V 根据相关功能的《全局评估量表》（*Global Assessment of Relational Functioning*，GARF）对来访者进行 0 分到 100 分的分级（Ginter，2001）（在量表中得分高意味着更好的功能水平）。该评估可能与过去或现在产生关联。

把所有的轴综合起来可能会形成如下的结果：

轴 I：305.00；酗酒，中度

轴 II：317.00；轻度精神发育迟滞

轴 III：慢性疼痛

轴 IV：离婚，失业，缺少朋友

轴 V：GARF=40（现在）

总的来说，《精神障碍诊断和统计手册》是一个受到极度关注却又争议不断的系统模式（Eriksen & Kress，2006；Hinkle，1994；Lopez et al.，2006）。例如种族主义、歧视、父系社会、对同性恋的憎恶和贫穷等社会问题也许"对导致个体障碍的影响没有被《精神障碍诊断和统计手册》关注"（Kress，Eriksen，Rayle & Ford，2005，p.98）。进一步说，它在总体上并不是处理任何问题而仅是涉及个人诊断，其中多数情况是已经很严重的问题。因此，它对于群体工作者、婚姻与家庭心理咨询师，以及那些咨询对象不属于严重

困扰的人群或那些从事人道主义工作的职业人员来说价值是有限的。但是，《精神障碍诊断和统计手册》（第四版修订本）包含对来访者诊断及治疗的多元文化考量以及性别、年龄等信息，而且，这是一套逻辑组织完整、网络完善的决策树〔见附录C中关于《精神障碍诊断和统计手册》（第四版修订本）的分类〕。

心理咨询师不应该单纯地受到《精神障碍诊断和统计手册》的限制或者替代已经经过埃里克森和克雷斯（（Eriksen & Kress，2006）全面讨论过的理论。对于一名心理咨询师来说，无论其所处环境或专业如何，都应掌握《精神障碍诊断和统计手册》中的术语，原因如下（Geroski，Rodgers &

Breen，1997；Kress et al.，2005；Seligman，1997，1999）。

（1）《精神障碍诊断和统计手册》系统广泛应用于其他助人职业，并已成为心理咨询人员与其他心理健康专业人员交流的基础。

（2）《精神障碍诊断和统计手册》系统有助于心理咨询师诊断来访者的精神障碍类型，以将其转诊至其他心理健康专家处或者接受某种治疗方式。

（3）通过对《精神障碍诊断和统计手册》系统的学习，心理咨询师能建立责任感、可信度，以及学会统一记录保存、知情治疗计划、研究及质量保障。

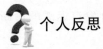

## 个人反思

利用《精神障碍诊断和统计手册》来诊断来访者是否有心理问题，你会是多么兴奋？当你决定成为一名心理咨询师时，你是否想到自己不得不做诊断？以上呈现的两种模式哪种对你的吸引力最大（医疗或福祉）？更具体地说，你最喜欢哪种模式？为什么？

## 从事专业心理咨询相关活动

成为一位心理咨询师是一项终身的历程（Gladding，2002）。它不仅仅包括通过正规教育获取硕士或博士学位，还包括参与同职业心理咨询相关的活动。心理咨询师必须获得继续教育学分（continuing education units CEUs）以更新知识，获得必要的督导并保证治疗品质，这可以使来访者及自身的心理咨询职业受益。除此之外，他们必须要学习和知晓政府最新的相关法规，尤其要知晓《健康保险携带和责任法案》（Health Insurance Portability and Accountability Act, HIPAA）。

*50*

### 继续教育

对于所有心理咨询师来说接受继续教育是很有必要的，即使是那些系统学习过心理咨询课程的心理咨询师。因为新理念是在对来访者进行治疗与执业过程中不断演变出来的，这就需要对它们进行评估、吸收，并且在必要时需要掌握它们。如果心理咨询师停止阅读专业期刊或不参加在职研讨会及会议，那么他们将会在技能方面迅速落后于他人。因此，心理咨询师必须每年获得特定数量的继续教育学分，从而保持与最新、最好的工作方式同步。

继续教育学分由地方、州、地区及全国性有资质的职业心理咨询组织提供。心理咨询师可以通过函授课程或专题研讨会来获得继续教育学分，甚至通过阅读一些心理咨询期刊及美国心理咨询学会简报《今日心理咨询》（*Counseling Today*）也可以获得继续教育学分。获得执照或认证的心理咨询师必须取得一定数量的继续教育学分以保持他们执业的资格。当然从时间和金钱上来说这种持续性的努力有时代价很高，但是如果不能在职业上保持与时俱进（即能力下降或过时），那么成本会更高。

### 督导

督导（supervision）是另一种提高职业技能的方式。督导是指职业能力较强者对知识与技能较低者进行督促以提高其职业能力，它是一个互动与评估的过程（Bernard & Goodyear，2004）。

最佳状态的督导是一种促进经历，它在一种发展关系下融合学究式与经验式的学习模式。它能以无法取代的方式使学习者获取理论及实践上的专业才能（Borders & Leddick，1988）。

督导在所有咨询及相关教育项目资格认定委员会认证的博士课程中属于必修内容。除此之外，心理咨询师可以接受那些已接受过高级训练、正在申请督导资格的同行的督导。心理咨询督导的标准已经确立，现在美国心理咨询师认证委员会还提供专业督导认证。通常，已获得心理咨询执照的心理咨询师可以将其接受督导的经历计入继续教育学分。

为使督导更加有效，它的实施必须在发展层次上进行，并帮助刚获得资格的心理咨询师更好地形成对心理咨询概念的理解。刚毕业的学生在理论和实践之间存在明显差距，因此如果督导者采取一种高度结构化的教学方式，就会取得最佳效果（Ronnestad & Skovholt，1993）。例如，督导者在督导中与新心理咨询师互动时可能表现得更具命令性、学究性及支持性。这样，督导者会通过运用普里托和希尔（Prieto & Scheel，2002）模式来提高受训心理咨询师对于个案概念化的理解能力，这一关于组织化和结构化的思维模式使用首字母缩写词 STIPS 表示，各字母含义如下：

S＝迹象与症状（signs and symptoms）

T＝心理咨询过程中讨论的主题（topics discussed in counseling）

I＝所运用的心理咨询干预手段（counseling interventions used）

P＝来访者的进展及心理咨询师治疗的下一步计划（clients' progress and counselors' continuing plan for treatment）

S＝涉及来访者的所有重要因素（例如自杀倾向）（any special issues of importance regarding clients，p. 11）

受训的心理咨询师可以通过这一模式来增强他们"获取关于来访者相关事实的能力，更好地理解来访者所呈现的问题，更好地监控心理咨询过程并更好地评估及调整治疗干预的能力"（p. 11）。他们还能够有条不紊地监控咨询过程中的相关要素，如在诊断及治疗计划等方面增强其系统性技能。这些技能使他们在与督导者互动时能更加顺畅地、机敏地进行沟通。

但是这种教学形态通常不大合适应用在高级研究生或者经验丰富的心理咨询师身上。相反，督导者会更具直面性及咨询性。从本质上来说，督导和心理咨询是一样的，它可以增进自我意识。但是，这一过程侧重于职业而非个人的成长（Ronnestad & Skovholt，1993）。

建立督导场景应处理好几种虚拟和现实之间的关系。虚拟是指那些极端观点，比如，"一名督导能担任所有的督导角色"，"一对一督导是最佳模式"，或"任何人不需培训即可进行督导"（McCarthy，DeBell，Kanuha & McLeod，1988）。现实则包括下列事实。

（1）督导不止有一种理论模式，而是有若干种（如行为模式、促进模式、动态模式、系统模式等）（Landis & Young，1994）。

（2）在建立一种有效的督导关系之前，应当首先确认受督导者的发展水平，确定现实目标，制定书面规划（Borders & Leddick，1987）。

（3）督导者的信誉如可靠度与受督导者的表现之间有很大关联（Carey，Williams & Wells，1988）。

（4）督导关系会持续多年，但是其中也有一些潜在的挑战，这包括移情、反移情、焦虑和阻抗，当这些情况发生时应当得到关注（Pearson，2000）。

从总体上来说，心理咨询业的文献资料及督导技巧的复杂性均与日俱增（Borders & Brown，2005；Dye & Borders，1990）。比如，"反省团队模式"（reflective team model）就是团队（尤其是夫妻或家庭）督导的一种创新方法（Landis & Young，1994）。这一模式要求研究生进行合作、头脑风暴法小组讨论，在提出关于来访者行为的假设时要进行换位思考，从来访者的角度看待问题并与其协同合作。

心理咨询师利用督导机会，尤其是同辈督导（peer supervision，即同辈咨询师之间的督导）将有助于他们获取并提供自身及其临床能力的信息。这种意识的增加是建立其他积极职业经历的基础。

### 倡导

有效的心理咨询师除了具有与心理咨询过程相关联的特征与品质之外还应从事倡导工作。"倡导可以定义为通过公共关系宣传某种观点和事业，它涉及沟通与教育"（Tysl，1997，p.16）。

52　　　心理咨询师应该支持并积极拥护来访者所关切的内容及心理咨询职业，这样他们可以为个人或群体主持正义、改善处境（Osborne et al.，1998）。这一过程可以通过多种途径实现，如为俱乐部或市民团体举办专题报告、在报纸上发表文章、为社区的议题付出精力和努力等。特别重要的是要唤起人们对贫困人群的社会关注，因为这些群体通常没有话语权，也得不到社会的认可。有时候，倡导还涉及为这些群体代言，宣传某些措施以保证通过社会行动使他们的权利受到尊重、他们的需求受到重视（McClute & Russo，1996）。

另外一种倡导的模式是政治途径。心理咨询师不仅应熟悉社会问题，还应该影响对于他们的来访者或心理咨询这一职业不利的法律的通过。心理咨询师通过与立法者书信来往或拜访立法委员来改善不利的处境。倡导对社会加强法案内容的影响，如对初中和高中学校心理咨询程序立法的影响，或者通过例如《康复法案》来重新获得主动权，对于心理咨询师及其选民的健康来说是非常重要的。

倡导存在多种层次，如郡、州或联邦（Goetz，1998）。心理咨询师应通过多种途径积极影响法律的通过。首先应确保信息通畅，知道列入议程的法案。美国心理咨询学会公共政策与信息办公室是联邦立法提案的优秀资源，可通过其网站了解有关信息（http：//www.counseling.org）。

其次是熟悉与立法委员沟通的规则。说莫名其妙的话、夸大或不切正题等都会影响心理咨询师的陈述。因此，心理咨询师在为特定行为进行倡导时必须做到言语组织要有条理、简洁又准确、意思表达具体。其成功的关键是保持灵活性并对相反观点有所预期。

最后一点是坚持。在心理咨询业中，处理立法问题的关键是持续跟进。一项提案进入立法程序可能需要多年游说才行。比如，心理咨询师执照制度于 1998 年在马里兰州获得立法支持，这是 20 年努力的结果。

### 资料夹

资料夹是沟通的一种形式，它记录"个人的培训、工作及相关的生活经历"（James & Greenwalt，2001，p.161）。心理咨询师需要保存资料夹，这样他们才能快速调取关于发证、医疗管理机构、雇主评估，甚至新的工作等相关文件。

心理咨询师的资料夹可能是"工作资料夹"或者"报告资料夹"。工作资料夹是心理咨询师从业时可以使用的持续搜集的完整资料。此类资料夹主要包括的信息类型有：简历、心理咨询课程记录以及学位学习的实践课程与实习、硕士研究生督导、工作经历、执业认证、继续教育、报告、出版物以及职业服务。报告资料夹相比工作资料夹范围更小，通常包括某一特定项目所需的材料，如在法庭上担任专家证人等。

无论心理咨询师需要使用何种资料夹，保持更新是很重要的。这种更新应该是有规律的，比如按月或按季度更新。

### 《健康保险携带和责任法案》

《健康保险携带和责任法案》（HIPAA）是 1996 年通过的一项法案。这个法案的目的在于：

● "通过建立电子传输的统一标准使得医疗保健信息的传递更有效力。"

● "通过设定强制性的标准保障健康信息的保密性和安全性。"（http：//www.hhs.gov/ocr/hippaa/）

更加明确的是，《健康保险携带和责任法案》要求卫生与人类部（Health and Human Services，HHS）制定新的法案来确保以下各项内容：

● 病人健康电子信息、行政管理以及财政信息的标准化。

● 对于个人、雇主、健康计划以及提供医疗保健者的独特的健康识别。

● 确保个人可识别的健康信息的过去、现在和将来的保密性和完整性，这些信息通过安全标准来得到保障。（HIPAAdvisory，http//www.hipaadvisory.com/REGS/HIPAAprimer.htm；retrieved August 25，2007）

在《健康保险携带和责任法案》的规范中，健康服务的提供者，包括心理咨询师在转移以电子格式的任何医疗护理信息时都必须遵守法案中规定的各项要求和法则。因此，心理咨询师不仅要知晓《健康保险携带和责任法案》，保持知晓更新中的相关法律也很重要。违反法规的后果是被处罚金或者坐牢。

不同的背景对遵守法规的要求各不相同，但是对于大的组织来说，它包括：

● 建立最初关于《健康保险携带和责任法案》的组织觉悟。

● 组织中的隐私性的业务、信息安全系统及进程、电子交易的全面评估。

- 开发遵守各项规则的行动计划。
- 开发技术性和管理性的基础设施来补充计划。
- 实现全面可以贯彻的行为计划，它包括：

（1）开发新的政策、进程及步骤来确保隐私、安全及患者的权利；

（2）与商业伙伴签订商业协定书从而支持《健康保险携带和责任法案》；

（3）发展一个技术安全与物理信息的设施；

（4）更新信息系统以保护健康信息（PHI）并且确保标准索赔及相关业务能够得到使用；

（5）培训所有的工作人员；

（6）开发和维护内部隐私和安全管理，强化基础建设，包括提供一个隐私官网和安全官网（HIPAAAdvisory，http：//www. hipaadvisory. com/REGS/HIPAAprimer. htm； retrieved August 25，2007）。

## 本章内容小结

成为一名有效的心理咨询师所必备的品质和行为需求随着心理咨询这一职业的不断发展可能会增加。但其中一些是所有心理咨询师都必须具有的基本品质和能力。

第一是心理咨询师的核心人格。心理咨询师因其兴趣、背景和能力而对其工作环境感觉舒适。多数有效的心理咨询师均有社交及艺术兴趣并乐于通过各种解决问题的途径与发展性的方式为他人提供服务。有效的心理咨询师一般具有的特点包括：热情、友好、坦率、敏感、耐心、富有创造力。他们长期努力做到稳定自身的心理健康，从而避免使自己精神枯竭、工作效能减退。

教育是与心理咨询师效能相关的第二个品质。有效的心理咨询师接受过硕士或博士认证心理咨询师课程或相当的教育，很多还获得了在特定咨询领域工作必需的技能与经验。

第三个方面是理论与体系的有效性。有效的心理咨询师知道理论是咨询技巧及实践的支持，最可行的途径是掌握心理咨询的主要理论模式。这些心理咨询师在执业过程中运用理论与方法时并非不成体系或随意为之。很多心理咨询师在工作中合理地综合运用各种理论。他们系统地运用发展/福祉模式、医疗/病理模式或某种综合模式。无论如何，有效的心理咨询师知道个人一生是如何发展的，熟悉最新《精神障碍诊断和统计手册》上的各种术语。

第四，有效的心理咨询师会积极参与各种与心理咨询相关的活动。他们知道应参加继续教育课程以及督导活动来保持知识的更新。而且，他们不仅倡导来访者的需求，也倡导心理咨询的专业性。此外，他们通过运用资料夹或其他的组织方式保管重要文件及证书，使自己的认证证书随时备查。最后，有效的心理咨询师还会学习和更新影响心理咨询业的法律法规，例如《健康保险携带和责任法案》的法规。

## 问题讨论

1. 研究表明某些性格类型较之其他类型更适合于从事心理咨询师职业。假设你不具备这些必需的理想性格（如社交的、艺术的及事业的），你认为可以通过哪些途径弥补？三人一组讨论那些与有效心理咨询相关的个性。

2. 复习一名合格心理咨询师所应该具备的人格、理论及教育品质。讨论如果你在美国之外的国家从事心理咨询，比如印度、瑞典、以色列、澳大利亚或阿根廷，这些品质会有什么不同。与同学分享你的观点。

3. 与同学讨论如果你在能力上达不到职业心理咨询师的要求，你们可以怎样互相帮助以实现职业上的进步。把清单列好后，与另一组同学交流，再与班上其他同学交流。在班上讨论你制定的策略对于你从事心理咨询师这一终身职业会起到何种作用。

4. 与另一名同学讨论你们分别采用发展/福祉模式及医疗/病理模式接待来访者时会有哪些差异与相似之处。把讨论结果告诉班上其他同学。

5. 调查心理咨询学会或心理咨询师是怎样倡导他们的来访者的需求及心理咨询这一职业的。你可以从美国心理咨询学会网站主页上的公共政策部分入手。

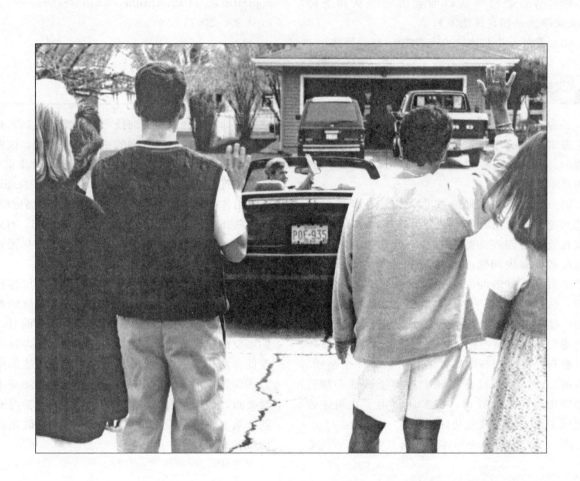

# 第 3 章
## 心理咨询中的伦理和法律

九月初的一天，天蒙蒙亮，
我把最后一个箱子放进我的福特野马汽车里，
对着北卡罗来纳州北方的宁静之美
默默诉说着"离别"。
慢慢地驾车
驶向康涅狄格州那蓝色的海岸，
开往新天地和未来的未知世界。
与我同行的是一只名为"伊莱"的牧羊犬
和上次咨询会的犹新记忆。
你，与恐惧斗争了如此之久，
以至于我半开玩笑地叫你"雅各布"，
行囊已经不知不觉成为我生活中的一部分。
生活是苦乐交织的就如同放弃朋友和恐惧。
那种感觉就像品尝香滑的刚坠落的柿子，
具有迷惑性的可口但又充满苦涩。

　　心理咨询不是一项价值无涉或价值中立的活动（Cottone & Tarvydas，2007；Welfel，2006）。与此相反，它是一项建立在价值观基础之上的积极的职业，心理咨询师的价值观"引导关于善的信念……以及怎样达到善的目标"（Bergin，1985，p. 99）。咨询关系的核心是价值观。咨询中的所有目标，"不论是为了减轻症状，还是建立一种新的生活方式，都蕴涵于价值体系之中"（Bergin，1992，p. 9）。除此之外，由于心理咨询是一项复杂的、多层面的职业，心理咨询师开展工作必然需要依靠伦理道德与法律法规（Remley & Herliby，2005）。

　　不论心理咨询师最初的意图是多么美好，如果他们不清楚自己以及来访者的价值观、伦理道德和法律责任，就都有可能导致伤害（Remley，1991；Wilcoxon，Remley，Gladding & Huber，2007）。因此，心理咨询师除了了解与其职业相关的伦理道德与法律法规，还必须了解他们自身。

　　本章将探讨咨询工作应当遵守的伦理规范和法律约束。伦理与法律的作用对心理咨询师的工作、福利以及心理咨询的过程而言是至关重要的，它们通过直接或间接的方式推动了心理咨询专业的发展。某些时候，伦理规范与法律条例会出现部分重叠（Wilcoxon et al.，2007）。然而，心理咨询与法律相当不同，它们所依据的基础也不一样（Rowley & MacDonald，2001）。

## 伦理、道德和法律的定义

　　伦理是指"对社会中的人以及人与人之间的交往方式做出道德上的决策"（Kitchener，1986，p. 306）。这一概念常常被作为道德的同义词来使用，它们在有些情况下是相互重合的，两者均涉及"什么是善，什么是恶，或者研究人类的行为以及价值"（Van Hoose & Kottler，1985，p. 2）。然而两者在含义上是有区别的。

　　"伦理通常被定义为一套关于人类行为及道德决策的哲学法则。"（Van Hoose & Kottler，1985，p. 3）从本质上来看，伦理是一套强调建立原则与标准来约束人与人之间关系的规范，比如心理咨询师与来访者的关系。而道德则涉及对行为的评价或判断，与之相关的字眼有好、坏、对、错、应该、必须等（Brandt，1959；Grant，1992）。心理咨询师有其自己的道德观，对于人类本性的道德假设，这些道德假设或显或隐地在质疑"人是什么？应该如何做人？"这些都包含在他们所使用

的理论中（Christopher，1996，p. 18）。

　　法律是为了保障立法及道德正义而设立的强制标准的精确汇编（Hummell，Talbutt & Alexander，1985；Remley & Herlihy，2005）。正如英国的普通法一样，法律的内容由立法机构、法庭判决和传统而设立（Wheeler & Bertram，2008）。法律不规定在特定情境下什么行为符合伦理，而只规定什么合法。有时在特定情境（如涉及种族、年龄、性别的问题）下，合法的行为在某些特定的社会群体中则被视为与伦理相悖或者不道德。1994 年《初级与中级教育法案》（*Elementary and Secondary Education Act*，ESEA）的"赫尔姆斯-史密斯修正案"（*Helms-Smith Amendent*）就是法律与伦理产生冲突的一个典型案例，该修正案试图终止向那些为同性恋学生提供心理咨询服务的学校提供资助。

## 伦理与心理咨询

　　职业心理咨询师作为一个群体需要关注伦理与价值观问题。事实上，很多心理咨询师对待伦理诉讼和法律诉讼持有同样严肃的态度（Chauvin & Remley，1996）。有些心理咨询师则是见多识广或者更能圆滑地处理此类问题。帕特森（1971）发现心理咨询师的职业认同与他们的伦理知识以及实践相关。韦尔弗（Welfel，2006）进一步表

明心理咨询师的水平与其伦理知识和行为有关。

　　在心理咨询过程中，不符合伦理规范行为的表现形式有很多。心理咨询师和普通大众一样也会面临着各种诱惑。例如，"身体的亲密接触、传播流言的快感或是谋取提升事业的机会（倘若赌博赢了）"（Welfel & Lipsitz，1983b，p. 328）。有些不符合伦理规范的行为是很容易发现并且可以

有意而为之，而有些则并不容易被发现且可能也是无意识的。但无论如何，它们导致的具有危害性的后果都是相同的。下面列举了一些心理咨询中常见的有悖于伦理的行为（ACA，2005；Herlihy & Corey，2006）：

- 违背保密原则；
- 超越本人职业能力的服务；
- 玩忽职守；
- 宣扬自己并不具备的专长；

- 向来访者强加自己的价值观；
- 有意使来访者对自己产生依赖；
- 与来访者发生性关系；
- 特定利益冲突，如双重关系（dual relationship）——心理咨询师与另一个体或专家相联系（Moleski & Kiselica，2005）；
- 质疑财务安排，如收取额外费用；
- 不恰当的广告；
- 学术抄袭。

---

**案例**　卡尔认为应该对来访者做点什么

　　有过在一个心理健康机构工作的经历后，卡尔（Carl）决定自己开诊所。刚开始几个月，进展相当缓慢。事实上，他都在考虑自己是否应该放弃而再次投身于一家机构。然而，有一天，他接到两个转诊病人，要为他们进行愤怒治疗。

　　卡尔脾气温和，以前没有处理过关于愤怒治疗的例子。不过，考虑到自己目前的经济状况，他决定全部接受而且约定第二天见面。当天晚上，他阅读了自己所能得到的关于愤怒治疗的全部书籍。然而，随着见面时间的临近，卡尔感到了焦虑。

　　如果你是卡尔，你怎样看待自己开诊所的恒心？如果卡尔真的见了那些脾气暴躁的病人，他可能违反了什么伦理原则？

---

60　　美国心理咨询学会（ACA）下属的精神、伦理及宗教价值观咨询学会（ASERVIC；http：//www. aservic. org/）尤其关注专业心理咨询师的价值观及伦理问题（Bartlett，Lee & Doyle，1985）。该分会的日常工作是处理伦理问题，而老年心理咨询、价值观教育及女权主义等议题在心理咨询师普遍开始关注之前就已得到了研究。精

神、伦理及宗教价值观咨询学会甚至专门为职业心理咨询机构的领导者出版了道德指南。精神、伦理及宗教价值观咨询学会除了在伦理及价值观方面起引导作用外，还发行了刊载伦理方面论文的专业期刊，名为《心理咨询与价值观》（Counseling and Values）。

## 专业伦理规范与标准

　　针对各种不同的伦理状况，心理咨询人员"根据业内已经认可的一套价值观"，建立了职业伦理准则与行为规范（Hansen et al.，1994，p. 362）。从事心理咨询职业的工作者因为多种原因而自愿遵守这些准则。"职业伦理行为准则旨在确保对来访者的权利进行保护，同时确定了从业者的预期。"（Wilcoxon，1987，p. 510）另外一个理由是"如果缺乏确定的伦理规范，则不能把兴趣相似的群体视为一个职业组织"（Allen，1986，p. 293）。职业伦理不仅有助于从整体上促进一个组织的职业化，而且"为执业者个人提供了职业行为指南"（Swanson，1983a，p. 53）。在范·霍

斯（Van Hoose）与科特勒（Kottler）（1985）看来，职业伦理准则的存在还有以下三点意义。

　　（1）伦理准则能保护一个职业使其相对独立于政府，促使该职业进行自我约束并发挥自主的功能，而不是受到立法的控制。

　　（2）伦理准则有助于控制职业组织内部的纷争，从而增强其内部的稳定性。

　　（3）伦理准则保护了公众参与者，尤其是在玩忽职守的案件中。如果心理咨询职业人员遵守职业原则，那么其行为就被认为是符合心理咨询行业认可的标准的。

　　此外，伦理准则有助于增进公众对职业操守

的信任，保护他们以免受那些内行冒充者或不合格心理咨询师所带来的伤害（Vacc, Juhnke & Nilsen，2001）。和心理咨询师一样，来访者在评判他们所质疑的治疗方法时，也会借助伦理准则与规范标准。

### 心理咨询师伦理规范的发展

　　美国心理咨询学会（之后还有美国人事及职业辅导学会，或 APGA）以美国心理学会（APA）最初的伦理标准为基础制定了心理咨询专业的第一套伦理规范（Allen，1986）。美国心理咨询学会准则由唐纳德·苏伯发起，并在 1961 年通过（Herlihy & Corey，2006），此后定期（分别于 1974 年、1981 年、1988 年、1995 年和 2005 年）进行修订。美国心理咨询学会还编制了《伦理标准案例汇编》（*Ethical Standards Casebook*）（Herlihy & Corey，2006）。

　　最新发布的《美国心理咨询学会伦理规范》是全面的，它是心理咨询已经发展成为一项成熟职业的主要标志。《美国心理咨询学会伦理规范》由八个部分组成，这和其他的伦理准则相类似（美林教育，2007），而美国心理咨询学会准则是专门针对职业心理咨询的。第一部分是关于心理咨询中的咨访关系，包括心理咨询师对来访者及其福祉的职业责任（例如，来访者的作用和与来访者的关系以及科技在心理咨询中的使用）。这部分也讨论了心理咨询师应该如何处理一些难处理

的问题，如费用问题、交易、转介以及终止治疗等。例如美国心理咨询学会在这一部分里明确规定，在咨访关系结束后的五年内，心理咨询师与来访者发生性行为或者亲密行为是不符合伦理规则的。

　　第二部分描述了咨询过程的保密原则、保密对话以及咨询的隐私问题，包括保密例外的处理、咨询记录、接待未成年人或无行为能力的来访者以及案例的商讨、研究与培训。第三部分重点关注职业责任相关的议题，如职业能力、广告和游说、资质证明以及公共责任。第四部分涉及心理咨询与业内人士的关系，包括与同事、雇主以及雇员的关系。

　　第五部分关注于评估、测评及解释的相关问题。在常规信息之外，这一部分还包括对心理测试的运用与解释的能力、知情同意、向专业人员提供有关信息、精神病的准确诊断、测试环境、测试安全、测试成绩及其解释。第六部分关注于教学、培训以及督导相关的议题，包括心理咨询培训师与学员的期望与责任、心理咨询师的培训课程等。第七部分涉及研究和出版的问题，描述了研究责任、研究参与者的权利以及研究结果的报告（包括出版）。最后，第八部分探讨了解决伦理问题的途径，包括如何处理伦理与法律之间的冲突、可疑违规以及如何与伦理委员会合作。

 **个人反思**

　　虽然 2005 年出版的《美国心理咨询学会伦理规范》涵盖了很多的议题，但并不能涵盖所有的伦理情境。你还能想到哪些与心理咨询相关的伦理议题是《美国心理咨询学会伦理规范》没有提及的吗？

### 伦理规范的局限性

　　拉姆雷（Remley，1985）指出伦理准则既有些宽泛又有些理想化，原因是它很少回答一些特定的问题。他还进一步指出这些条文并没有解决"可以预见的职业困境"（p. 181）。他们基于自己的经验和价值观，提供了一些关于心理咨询师行为举止的指导原则。伦理规范在很多方面代表了某一职业在特定时期的集体智慧。

在任何伦理规范中通常都存在一些具体的限制，常见的包括（Beymer，1971；Corey Corey & Callanan，2007；Talbutt，1981）：

- 有些问题无法依据某个伦理准则来解决。
- 难以强制执行的伦理准则。
- 准则描述的标准间可能会出现冲突。
- 有些法律及伦理议题没有包含在准则中。
- 伦理准则属于历史性文件。因此，现在可

接受的临床实践可能在以后的一段时间里被视为是违背道德的。

- 有时伦理与法律准则之间会产生冲突。
- 伦理准则不考虑跨文化问题。
- 伦理准则不可能涵盖各种情境中的问题。
- 系统地兼顾冲突各方的利益是很难的。
- 伦理准则不是帮助心理咨询师在新情境中做出何种决定的前瞻性文件。

因此，伦理准则具有多方面的积极作用，但同时它也有其自身的局限性。心理咨询师应该清楚当他们在查阅这些条文时，不可能始终都能找到所需的指导。但是在心理咨询过程中一旦出现了伦理问题，心理咨询师都应考虑这些问题是否有可以作为参照的相应的伦理标准。

### 伦理规范的内部与外部冲突

随着心理咨询的日益职业化，伦理规范也受到越来越多的重视（Remley & Herlihy，2005）。但这些伦理标准的出台使很多心理咨询师都面临着一些潜在的伦理困境，具体表现在如下三方面。

第一，正如斯达德勒（Stadler，1986）所说的那样，心理咨询师若想他的职业符合伦理准则，那么他就必须要知道伦理规范，且能够区分伦理

困境与其他类型的难题，而这种区分并非总是那么容易。例如，在对待具有争议的问题上，例如同性恋问题，某人似乎从伦理原则上采取了一种支持的立场，但事实上，其行为的真正依据仅仅是个人信念甚至是源于偏见。

第二，有时候对于某个特定情境，同一准则中不同的伦理原则会给出彼此互相冲突的指导。在保密原则与为来访者最大利益服务原则之间会形成潜在的冲突，例如，当来访者向心理咨询师透露自己将伤害他人或自己时。在这样的情形下，如果心理咨询师继续对该信息保密，就可能在实际上与来访者及来访者所在的社区的最大利益相悖。

第三，当心理咨询师加入了两个或多个职业组织，而它们各自的伦理准则不同时，也会产生冲突，例如美国心理学会和美国心理咨询学学会之间的伦理准则相异。这样伦理行为不清晰就可能会在心理咨询师中产生。例如，美国心理学会的行为准则规定除非与来访者终止治疗关系至少相隔两年，否则心理学家不得与来访者建立性亲密关系，然而，《美国心理咨询学会伦理规范》却要求至少相隔五年。想象一下如果一名专业人员同时从属于这两个机构，那么他在面临这样的困境时究竟该遵守哪一种伦理准则呢？

## 伦理决策

做出伦理决策并非总是易事，但它是心理咨询师职业的一部分。伦理决策不仅需要如性格、正直及道德上的勇气这样的德行，而且同样还需要知识（Welfel，2006）。有的心理咨询师仅凭个人的伦理标准而非职业心理咨询组织的伦理指导来进行咨询。一般情况下他们都能够成功应对，除非遇上像"没有明显的好或者是最好的解决途径"这样特别难处理的问题（Swanson，1983a，p.57）。这种情况就很容易导致伦理问题的出现，心理咨询师在做出决策时就会经历焦虑、怀疑、犹豫与困惑。不幸的是，一旦心理咨询师做出伦理决策，就有可能不符合伦理要求，因为他们没有依据任何伦理准则或只是引用部分伦理准则来证明其行为的合理性。

纽约的一项研究证实了这一点。研究人员（Hayman & Covert，1986）通过调查发现有五类

伦理困境是在大学工作的心理咨询师所经常遇到的，它们是：（1）保密，（2）角色冲突，（3）心理咨询师的能力，（4）与雇主或机构的冲突，（5）危险程度。在心理咨询的伦理困境中，涉及来访者的危险性问题最易解决，而最难处理的是涉及职业者的能力以及保密的问题。这项研究令人惊讶的发现是，只有不超过三分之一的受访者表示他们处理伦理难题是依据已出版的伦理准则。与此相反的是，大多数人依赖的只是"常识"，有时候依赖这些"常识"可能是不符合职业伦理，也是不明智的策略。

心理咨询师在一个复杂而模糊的伦理困境中需要知晓可以依靠哪些资源来做出伦理决策，例如参阅伦理方面的书籍、文献资料或者请教更有经验的同事（Welfel，2006）。尤其是在处理例如收取费用、处理多重关系等有争议的行为时，这

些资源是非常重要的。除此之外，伦理论证（ethical reasoning），即"明确涉及何种伦理原则并根据职业要求和信念优先考虑该伦理准则"也至关重要（Lanning，1992，p. 21）。

在进行伦理决策时，心理咨询师在应对特定情境时，正确的反应基于首先要进行"细致、谨慎的思考"，然后再采取行动（Tennyson & Strom，1986，p. 298）。以下是心理咨询师在进行伦理选择时有关的伦理准则。

● 善行原则（beneficence）（行事正确并避免伤害）；

● 无伤害原则（nonmaleficence）（不造成伤害）；

● 自主原则（autonomy）（尊重选择与自我决定的自由）；

● 公正原则（justice）（公平）；

● 诚实原则（fidelity）（忠于承诺）。（Remley & Herlihy，2005；Wilcoxon et al.，2007）

以上这些原则包括了心理咨询师贯穿在整个咨询过程中所做的有意识决策。部分专家认为无伤害原则是心理咨询领域的首要伦理职责，它不仅包括"消除当前危害"，还包括"预防未来的伤害，以及被动避免伤害"（Thompson，1990，p. 105）。该原则是心理咨询师应对来访者可能会伤害自己或他人以及回应同行违背伦理行为的基础（Daniluk & Haverkamp，1993）。

 **个人反思**

你什么时候表现为避免伤害（无伤害）？你什么时候表现为促进改善（善行）？

### 其他伦理行为指南

斯汪森（Swanson，1983a）也列出了一份指南清单，其中包括心理咨询师是否遵照伦理准则来负责任地执业的标准。第一点是个人及其职业需要诚实。心理咨询师应该坦诚地对待自己及同事。隐瞒工作议程或隐藏在治疗关系后的未被接受的情感都会动摇心理咨询师的伦理基础。接受督导是一个可以克服个人或职业诚实问题的途径（Kitchener，1994）。

第二点是服务于来访者的最大利益。这一点往往是说起来容易但做起来难。有时候，心理咨询师会将个人价值观强加给来访者而忽略他们真正的需求（Gladding & Hood，1974）。有时候，心理咨询师并未能察觉到危机而认为已经帮助来访者获得了最大的利益。

第三点是心理咨询师工作时应该心无恶念或私心。心理咨询师要特别小心地对待一些不讨人喜欢或很难对付的来访者。同时，心理咨询师也必须避免因个人及职业偏好与讨人喜欢的来访者形成不适宜的关系。一旦心理咨询师的个人利益卷入与来访者的关系之中，就极可能导致判断上的失误（St. Germaine，1993）。

最后一点关于心理咨询师是否确认某种行为是"基于该职业的当前状况所能做出的最佳判断"

（Swanson，1983a，p. 59）。要做到这一点，心理咨询师必须不断阅读专业文献，参加在职研讨会及会议，并积极参与地方、州与国家的咨询活动，只有这样心理咨询师才能持续更新知识。

在美国心理咨询学会《伦理标准案例汇编》（Herlihy & Corey，2006）中有很多案例，它们向心理咨询师提供了两难伦理情境下的议题及案例研究，并提供了问题及解决指南供心理咨询师来思考应该采取何种伦理决策。每种情形都包含了一种伦理准则的规范。

该案例汇编虽然对心理咨询师有所帮助，但在很多咨询情境中，对于什么是恰当的行为却并不能分辨清楚（Wilcoxon et al.，2007）。例如，很多心理咨询师就被如何平衡艾滋病患者的个人隐私权和保护社会不被其传染这一社会权利时涉及的保密问题所困扰（Harding，Gray & Neal，1993）。同样，在为近亲通婚的成人提供心理咨询时也有多重伦理困境，这包括保密及报告虐待的决定等（Daniluk & Haverkamp，1993）。因此，在某种特定情境下，心理咨询师除了运用各种原则、指南、案例汇编以及职业伦理准则外，还有必要与其同事共同探讨解决途径，只有这样才能打消其存在的疑虑。

## 伦理决策中的心理咨询师教育

有多种途径可以促进心理咨询中的伦理决策，但最好的途径是参加课程学习，现在多数心理咨询的研究生课程都提供继续教育学分。

65

学生及职业人士通过这些课程的学习都会出现显著的态度变化，增加了如自我观察、双重关系、损害、多元文化等各种知识（Coll，1993）。伦理态度上的变化会促成伦理行为上的变化，任何层次的伦理课程都具有价值。

范·霍斯和佩拉德斯（Van Hoose & Paradise，1979）提出了心理咨询师的伦理行为的五阶段发展理论。

（1）避免取向阶段（punishment orientation）。心理咨询师在这一阶段相信外部社会标准是评价行为的基础。如果心理咨询师或来访者违反某社会规则，他们应当受到惩罚。

（2）机构取向阶段（institutional orientation）。心理咨询师在这一阶段相信并遵守他们所工作的机构制定的制度。他们不会质疑这些制度，并根据它们做出决策。

（3）社会取向阶段（societal orientation）。心理咨询师在这一阶段依据社会标准做出决定。如果出现社会需要和个人需要哪个更为重要的问题，总是优先考虑社会需要。

（4）个人取向阶段（individual orientation）。个人需求在这一阶段处于绝对优势地位。心理咨询师知道社会的需求，也考虑到法律，但是他们更关注个体的最大利益。

（5）原则（良知）取向阶段 [principle (conscience) orientation]。在这一阶段优先关注个体，心理咨询师的伦理决策是基于内在伦理标准而非外在考虑的。

韦尔弗和利普西兹（Welfel & Lipsitz，1983a）指出范·霍斯和佩拉德斯的工作具有特别重要的意义，因为它"是心理咨询文献中第一个尝试解释心理咨询师怎样对伦理问题进行推理的概念模式的"（p.36）。这是具有启发性（heuris-tic）的（如可以研究或面向研究），也可以形成推动伦理行为经验性研究的基础。

还有一些其他有关培训心理咨询师进行伦理决策的模式。例如，格默与斯科特（Gumaer & Scott，1985）提出了一种对于团体工作人员的训练模式。这一模式运用案例简述和卡库夫（Carkhuff）的助人三目标模型，即自我探索、自我理解与行动。基奇纳（Kitchener，1986）基于道德行为及应用伦理学思潮的心理过程研究成果，为伦理教育设计了包括教育目标及教学内容的综合模式。该课程的作用包括"增强心理咨询师对伦理问题的敏感度，提高他们的伦理判断力，鼓励负责任的伦理行动，提高对伦理决策模糊性的忍受力"（p.306）。基奇纳模式与佩尔斯玛和博格斯（Pelsma & Borgers，1986）模式均是指向心理咨询的过程，并且假设心理咨询师不会主动地学习伦理决策。佩尔斯玛与博格斯特别强调如何在一个不断变化的领域进行合乎伦理的论证这样一种与伦理内容对立的方式。其他伦理决策的应用指南包括一篇依据专业文献综述的七级决策模式（Forester-Miller & Davis，1996）、一个基于批评—评估判断设计的九级伦理决策模式（Welfel，2006），以及创立于 1984—1988 年的七个其他模式（Cottone & Claus，2000）。这些伦理决策模式遵从确定的步骤或阶段，通常应用于特定的咨询领域（参见表 3—1）。

"目前较难确定哪一种模式比另一种模式更好。"（p.281）通过经验比较和持续的学术讨论，才能验证这些模式的有效性。

除上文提及的模式之外，美国心理咨询学会伦理委员会（ACA Ethics Committee）还提供了大量的教育体验。例如，委员会成员在国家及地区美国心理咨询学会会议上提供学习机会。此外，他们还在美国心理咨询学会的新闻通讯《今日心理咨询》上发表文章。

66 表 3—1　　　　　　　　　　　　　　基于实践的伦理决策模式的步骤概要

| 科里、科里及卡拉兰模式 (Corey, Corey & Callanan, 2007) | 福里斯特-米勒及戴维斯模式 (Forester-Miller & Davis, 1996) | 基思-史必格及库彻模式 (Keith-Spiegel & Koocher, 1985) | 雷、福尼亚及罗伯兹模式 (Rae, Fournier & Roberts, 2001) |
|---|---|---|---|
| 1. 识别问题 | 1. 识别问题 | 1. 列出相关要素 | 1. 搜集信息 |
| 2. 界定潜在问题 | 2. 运用 ACA 伦理规范 | 2. 确定可能的问题 | 2. 查阅法律和伦理指南 |
| 3. 查阅相关伦理指南 | 3. 查明困境的实质 | 3. 查阅法律和伦理指南 | 3. 制定可能的决策 |
| 4. 获取咨询 | 4. 制定可能的行动计划 | 4. 评估各方的权利、责任以及福祉 | 4. 检视既定情况可能出现的后果 |
| 5. 考虑可能的后果，确定行动步骤 | 5. 考虑可能及可行的行动计划 | 5. 制定可选择的方案 | 5. 执行最佳决策并评估 |
| 6. 列举各种决策可能带来的后果 | 6. 评估选择的行动过程 | 6. 列举各种决策可能带来的后果 | 6. 根据实践的结果进行修正以避免未来的问题 |
| 7. 决定最佳行动方案 | 7. 执行计划 | 7. 评估各种决策的结果 | |
| | | 8. 做出决策 | |

| 斯达德勒模式 (Stadler, 1986) | 斯坦曼、里察森及麦克恩罗模式 (Steinman, Richardson & McEnroe, 1998) | 塔维达斯模式 (Tarvydas, 1998) | 蒂姆查克模式 (Tymchuk, 1986) | 韦尔弗模式 (Welfel, 2006) |
|---|---|---|---|---|
| 1. 明确竞争原则 | 1. 明确问题 | 1. 阐释情境 | 1. 确定利益相关者 | 1. 培养伦理敏感性 |
| 2. 获取其他的信息 | 2. 明确潜在问题 | 2. 仔细考虑问题 | 2. 考虑各种可能的方案 | 2. 确定困境及可做选择 |
| 3. 咨询同事 | 3. 查阅相关伦理指南 | 3. 决定解决问题所参照的伦理标准 | 3. 考虑各种方案的结果 | 3. 参照职业准则 |
| 4. 明确所期望的结果 | 4. 获取咨询 | 4. 制定可能的行动方案 | 4. 权衡利弊，并做出决策 | 4. 查阅伦理学知识 |
| 5. 通过头脑风暴寻求好的解决方案 | 5. 考虑可能的后果确定行动步骤 | 5. 考虑每种行动方案产生的后果 | 5. 做出决策 | 5. 将伦理原则应用于案例情境 |
| 6. 评估行动的效果 | 6. 列举各种决策的后果 | 6. 咨询督导或同行 | 6. 执行 | 6. 咨询督导或同行 |
| 7. 明确各种相互冲突的非道德的价值观 | 7. 确定最佳方案 | 7. 依据特定情境，权衡价值观，选择方案 | 7. 监控行动并评估 | 7. 仔细考虑并做出决策 |
| 8. 选择一种行动方案 | | 8. 规划并执行既定方案 | | 8. 向督导汇报并采取行动 |
| 9. 检验行动方案 | | 9. 评估方案 | | 9. 在执行中反思 |
| 10. 确定步骤，采取行动并对结果进行评估 | | | | |

ACA＝American Counseling Association。

资料来源：Cottone, R. R., & Claus, R. E. (2000). Ethical decision-making models: A review of the literature, *Journal of Counseling and Development*, 78, p. 279.

## 特定心理咨询情境中的伦理

　　工作背景中的主流态度对伦理行为影响很大，如同事以及心理咨询师所面临的任务（例如，下诊断）等。因此，在心理咨询过程中落实伦理决策及行动有时会涉及具体的个人以及职业的风险与不适（Faiver，Eisengart & Colonna，2004）。这样的原因是多方面的，但拉德（Ladd，1971）认为，伦理决策之所以困难可能是源于心理咨询师所在的工作环境。"多数雇用心理师的咨询机构没有与大学建立联系或者不够专业。与此相反的是，这些组织等级森严。在一个等级森严的组织结构中，行政管理者和执行官就会决定行政管理者方面和职业方面的特权分配。"(p.262)

心理咨询师在受雇之前应当全面考察受雇机构的总体政策及原则，因为受雇于特定背景即意味着接受该机构的政策、准则及其伦理规范。当心理咨询师发现其所提供的服务被滥用或者未能让来访者获得最大利益时，就应当通过提出建议或者劝说等手段来改变该机构不合理的制度，或者选择辞职。

| 案例 | 福瑞德的第一份工作 |
|---|---|

福瑞德（Fred）对他的第一份工作，即为心理健康机构的门诊病人提供咨询服务感到很激动。他技巧娴熟而且能干。因此，当他的督导师请求他对于每个月诊断的病人数目"隐瞒一点"时，福瑞德感到很为难。督导师说由于他所做的咨询工作带来的影响，他应该记录比实际情况多10％的病人。福瑞德强调说自己认为这种行为是不道德的。督导师就告诉他说忘记道德的约束，然后想想自己的薪水。福瑞德为了赡养自己年迈的双亲真的需要这份工作，而且因为自己工作在农村地区，他知道自己不会找到另一份像目前这么好的工作了。

你会建议福瑞德做什么？请说明理由，他的案例很典型吗？

### 学校心理咨询与伦理

在学校情境中，心理咨询师与其雇主之间也常常出现很多潜在的伦理危机（Davis & Ritchie，1993；Stone，2005）。学校行政管理人员常常把心理咨询师当做工具来使用（Boy & Pine，1968）。当心理咨询师在为雇主尽责和为来访者尽责这两者之间产生冲突时，"心理咨询师应当始终努力寻求解决方案来保护来访者的权益；心理咨询师应该首先履行对来访者的伦理责任，然后才是学校（或其他机构）"（Huey，1986，p.321）。学校心理咨询师在确保做出可靠的伦理计划之前应当意识到，他们在为学生、家长以及教师提供服务时可能会遇到各种困难。因此，学校心理咨询师在与这些不同的群体互动之前，应当知晓美国学校心理咨询学会的伦理准则（http：//www.schoolcounselor.org/content.asp？contentid=173），这些准则界定了学校心理咨询师对所服务群体的责任（Henderson，2007；Remley，Hermann & Huey，2003）。

### 计算机、心理咨询与伦理

计算机及技术的运用是心理咨询中的一个潜在伦理困境。目前由个体心理咨询师开设的网站超过了300个（Ainsworth，2002），职业心理咨询师在利用计算机传输信息时，可能会违背对来访者的信息保密的原则。

其他伦理敏感领域还包括来访者及心理咨询师在通过计算机联系过程中对资料的误用，以及信息能否有效传递方面（Sampson et al.，1997）。

此外，信息化的心理咨询和网络心理咨询的问题在于心理咨询师提供的咨询服务是在几百英里以外——这样其中就会充满各种伦理困境。对此，美国心理咨询师认证委员会已经对此类行为发布了伦理指南（见附录B）。

### 婚姻/家庭心理咨询与伦理

婚姻与家庭心理咨询是另一种容易出现伦理危机的咨询情境（Corey et al.，2007；Margolin，1982；Wilcoxon et al.，2007）。这是由于心理咨询师要把家庭中的多个个体视为一个系统来对待，但系统中的各个成员不可能都保持一致的目标（Wilcoxon，1986）。为了克服潜在的问题，托马斯（Thomas，1994）已经设计了供心理咨询师在家庭治疗时使用的一种动态的、以咨询过程为取向的框架。该模型探讨了会对心理咨询师、来访者以及咨询过程产生影响的六种价值观，包括：（1）责任，（2）正直，（3）义务，（4）选择自由，（5）授权，（6）哀伤的权利。

### 涉及伦理的其他情境

其他可能出现重大潜在伦理困境的心理咨询情境（和法律后果）包括老年咨询（Myers，1998）、多元文化心理咨询（Baruth & Manning，2007）、与医疗管理机构合作（Murphy，1998）、对来访者进行诊断（Braun & Cox，2005；Rueth，Demmitt & Burger，1998），以及心理咨询研究（Jencius & Rotter，1998）。在所有的这些领域中，心理咨询师都会面临新的情况，有些是美国心理咨询学会的伦理准则无法解决的。例如，心理咨询师在使用管理型医疗保健的诊断准则时就会受到伦理与法律的挑战（Brauth & Cox，2005）。这是因为在《精神障碍诊断和统计手册》中的一些疾病无法得到医疗保险公司的赔偿。在 2005 年出版的《美国心理咨询学会伦理规范》中，像故意误诊和欺骗这样违反伦理的行为也将受到法律的制裁。

70　　　　当咨询对象是老年人时，心理咨询师也必须要做出伦理决策。他们要评估那些患有认知障碍、绝症或受到过虐待的老年人的特殊需求（Schwiebert，Myers & Dice，2000）。要做到这一点，心理咨询师需要针对这些情境来运用伦理原则，这些情境的基础是一系列的责任，即心理咨询师应在社会及历史的角度上寻求"我该怎么办？"这一问题的最佳答案（Corey et al.，2007）。换句话说，"这样做是否符合伦理？"他们还可以运用美德伦理（virtue ethics），关注"心理咨询师的性格特质以及职业人员期望的非强制性的理想的做法"（p. 13）。美德伦理关注的是"我是否服务于来访者的最大利益"，而不是关注解决某一特定的伦理问题。如果心理咨询师希望做出尽可能好的决策，他们明智的做法是充分结合两种形式的伦理论证。

心理咨询师在缺乏伦理指南的情况下做出伦理决策必须要熟悉与案例情境相关的最新情况、趋势甚至是他们面临的立法情况。同时，心理咨询师还必须注意避免使自己的咨询程式化从而削弱职业敏感性。"进行心理咨询的研究首要遵循的伦理要求就是保护研究被试（人）"（Parker & Szymanski，1996，p. 182）。在具体的研究领域中，下述四类主要的伦理问题必须要考虑：

（1）知情同意；

（2）强迫与欺骗；

（3）保密与隐私；

（4）报告结论。（Robinson & Gross，1986，p. 331）

所有这些领域涉及的研究人员都在照顾人的生活，问题的预测和政策的实施对于人道的产生和公平的结果是不可或缺的。

 **个人反思**

> 研究中的伦理问题产生于研究实验。在实验中，被试被隐瞒，相信他们确实折磨了别人，或者要装出事后很后悔很焦躁的样子。如果有人跟你签订了协议答应参加你的实验，然而突然他又改变主意了，你会怎样做呢？如果你的研究只差这一名被试，而且没有同别的人签协议，搜集数据的时间也只剩下最后两天了，这名被试必须参加实验，否则你的研究计划就要泡汤了，在这样的情况下你又会怎样做呢？

## 多重关系

对多重关系进行伦理学的思考是比较新的做法，它起源于 20 世纪 70 年代关于心理咨询师与来访者性关系伦理性质的争议。当职业团体认为心理咨询师与来访者之间发生性关系不道德时，之后的问题就是心理咨询师与来访者之间的其他关系形式，如商业交易或者友谊。

71　　　　但是由于存在之前的治疗经历，这种关系并不是平等的。换句话说，一方（来访者）比另一方（心理咨询师）更容易受到伤害。

职业团体应避免讨论非性关系的多重关系问题。因为无论这种关系看起来是如何没有害处的，"心理咨询师的判断总有可能受到影响，原因是利益冲突总会存在。"（St. Germaine，1993，p. 27）由于咨询师对来访者造成伤害是因为其失去了客观性，而且来访者处于一种无法自立并且无法自我维护的境地。例如，如果来访者与心理咨询师之间进行商业交易，同时咨询正在进行，那么一旦商业交易不顺利或者结果没有达到预期的效果，某一方就会受到消极影响。因此，从伦理学的角度来看，心理咨询师应避免与现在或者之前的来访者有社交或商业往来，不得接受他们的礼物，而且还应当避免与亲密的朋友、家人、学生、爱人或者雇员形成咨访关系。

尽管有关多重关系的伦理准则看起来很清楚

明了，但有时候却很难得以实现。例如，在乡村地区这样的小环境中，心理咨询师很难避免与他的来访者做交易。因此，多重关系在某些时候是不可避免的。同样地，很多患有物质滥用的心理咨询师自身还在恢复中。"对他们来说，现有的伦理准则不能具体而恰当地针对他们周期性遭遇的处境。"（Doyle, 1997, p. 428）存在问题并需要仔细考虑的情况有保密与匿名、与来访者参加自助小组、自助小组之间的社会关系、雇用关系以及自助小组的发起人等。

## 与可能不遵循伦理道德的心理咨询师共事

尽管大多数心理咨询师遵循职业伦理，但也有少数除外。因此，心理咨询师必须采取一些措施。如果心理咨询师对某一情境采取容忍或者忽视的态度，就会逐渐侵蚀自己的道德意识，从而对以后的伦理违规现象采取容忍态度，即出现"滑坡效应"（slippery slope effect）。赫利希（Herlihy, 1996）对于潜在的伦理困境提出了针对能力较弱的专业人员的若干行动计划。第一步是客观地确认问题本身以及心理咨询师与问题的关系，最好用书面形式来梳理思路。

第二步是心理咨询师运用当前使用的美国心理咨询学会伦理规范来解决问题。与此同时，进一步的行动指南也可能显现出来。接下来的是，心理咨询师必须考虑本章前面所讨论过的例如行善、公正以及自主等助人职业的道德原则。此外，向其他心理咨询师咨询也是一种选择。

一旦打算采取的行动得到了授权，首先应当非正式地接触相关问题的同行。这种接触主要是在一种关爱的氛围下进行，这样可以有效地引导那些存在问题行为的心理咨询师，以便他们主动地寻求帮助。否则，参与接触的心理咨询师就必须考虑其他选择会导致的结果并决定如何行动。这可能包括向美国心理咨询学会、州级认证机构或全国认证理事会进行伦理投诉。该投诉可以由专业人员在咨询同事后进行，或者在确认来访者接受了违背伦理的服务后进行。

在检视行动的过程中，心理咨询师必须评估每一个潜在行为可能导致的后果。判断的标准包括（1）"宣传"（即心理咨询师的有关行为是否为媒体所报道），（2）"公正"（即公平），（3）"道德"（即是否存在无法摆脱的疑惑），（4）"普遍性"（即可以让别人介入此过程吗）。

第三步是选定行动过程并执行。此时，心理咨询师必须清楚他的行为不会得到所有人的认可，所以需要有接受贬褒不一评价的准备。

## 法律与心理咨询

心理咨询行业同样有法律法规的约束。所谓"法律的"（legal）是指"法律规则或合法的状态"，而"法律"（law）是指"一套由州或者社会认可的约束其成员的规则"（Shertzer & Stone, 1980, p. 386）。与传统的观点相反，"法律并非呆板的、已成定局的、明确限制的抑或清晰精确的条律"（Van Hoose & Kottler, 1985, p. 44）。事实上，法律很少提供明确肯定的答案，通常是做到一种个人与群体之间的妥协，而且在任何法律条例中均有值得关注的特例。

目前还没有"涵盖助人职业的整套法律"（Van Hoose & Kottler, 1985, p. 45）。但有很多法庭判决及其法令影响了与心理咨询相关法律的产生，因此心理咨询师也必须不断更新法律知识以便及时了解这些判决与法令。1993 年加利福尼亚州拿帕县加里·拉蒙娜（Gary Ramona）的案子就是其中一例。在这一颇受关注的案例中，拉蒙娜控告她女儿的治疗师"向她女儿灌输了性侵害的错误记忆并毁了她的生活"（Butler, 1994, p. 10）。在陪审团"认定治疗师过失性地强化了拉蒙娜女儿的错误记忆"之后，拉蒙娜获得了475 000美元的赔偿（p. 11）。该案件裁决的法律出发点是关爱的义务——健康提供者的法律职责要求不得玩忽职守。

近年来另外一起著名的案例是 1996 年美国最高法院对杰菲起诉雷德蒙德（Jaffee v. Redmond）的判决，即注册心理治疗师与来访者之间的交流信息无须向联邦法庭披露，因为其享有特许保密通信权（Remley，Herlihy & Herlihy，1997）。该案为硕士水平的治疗师（此案中是一名社会工作者）与其来访者之间的保密协议确定了一个先例，这对心理咨询有重要意义。该案还对包括心理咨询师在内的心理健康服务产生了积极的影响。

对心理咨询师有重要影响的第三个法律案例是1997年提交美国最高法院辩论的《法律顾问纲要》（Amicus Curiae Brief）。该纲要涉及"医生协助病人完成自杀"事件中的心理健康问题（Werth & Gordon，2002）。在这起诉讼中，美国心理咨询学会与其他几家精神健康组织一起呼吁在涉及促成死亡加速的案件中保护心理咨询师及其他助人专家的权益，以使其在保护受伤害的人和其他重要的人以及整个社会时不受到协助死亡带来的影响。

在多数情况下，这个法律对职业伦理准则及心理咨询业"总体而言是起到了支持作用或者说是保持中立"（Stude & McKelvey，1979，p.454）。该法支持以获取心理咨询师证书或执照作为进入心理咨询行业的最低门槛。该法还支持"治疗师对来访者在治疗中提供的陈述及记录保密"（p.454）。对于"允许该行业实行自我约束以及管理心理咨询师与来访者关系及与同行关系"等问题保持中立的态度（p.454）。该法只有一处是超出职业伦理规定的，那就是必须"保护公众健康、安全及福祉"（p.454）。该法规定的必要性是在有关保密的情境下更好地体现出来的，即对于会导致伤害的信息情况应当揭露出来。心理咨询师在这一情况下有义务警告潜在的受害者有可能面临来访者的暴力行为（Costa & Altekruse，1994）。

## 心理咨询的法律认可

斯汪森（1983b）认为，心理咨询直到1960年才在一定程度上获得了法律体系的职业认可并接纳具备足够的职业身份以获得法律的认可。就在那一年的博格斯特诉艾弗森（Bogust v. Iverson）的案例中，一名在教育系统接受培训而获得博士学位的心理咨询师因为"仅仅是教师"，所以无须为该案中一名已经自杀了的来访者承担相关的法律责任。

直到1971年，《艾奥瓦法律评论笔记》（Iowa Law Review Note）中才在法律上认可了心理咨询师作为提供个人、职业及教育咨询的专业人员。1974年的弗尔登诉弗吉尼亚州心理学家考试委员会案（Weldon v. Virginia State Board of Psychologists Examiners）的判决更进一步明确了心理咨询这一职业。该判决裁定心理咨询与心理学是两种不同的职业。美国众议院在HR3270法案（1976年第94次国会）中进一步将心理咨询认定为一项职业并对其进行了职业定义，认为心理咨询是"由一名受过专业训练的心理咨询师协助个人或团体在关于个人、教育或职业发展等方面做出满意而负责任的决定的过程"。

斯汪森（1983b）指出，州级法律，例如1976年弗吉尼亚州在规范心理咨询时首次将心理咨询完全视为一种职业，把心理咨询师视为"职业范畴"，它包括各种具体的专业，如职业心理咨询等（p.29）。专业机构如咨询与相关教育项目资格认定委员会在20世纪70年代末采取并执行心理咨询入门的最低门槛，从而进一步推动了心理咨询的职业化发展。

## 咨询关系中的法律问题

心理咨询师在服务于特定人群时必须遵循特定的法律。例如，PL94-142号法案［即1975年通过的《全美残障儿童法案》（Education of All Handicapped Children Act of 1975）］规定，学校必须采取措施给所有儿童提供不受约束的、免费的及合适的公共教育环境。其中一项就是为每一位儿童制定个人教育计划（individualized education Plan，IEP），为每一个残障儿童提供实施的程序，并对记录予以保存（Cobia & Henderson，2007；Humes，1978）。学校的心理咨询人员在为残障儿童提供服务时必须遵守该法案。

同样，心理咨询师有法律责任依据儿童虐待法向当局（通常是州立社会福利处专员）举报可疑的儿童受虐事件（Henderson，2007）。如果心理咨询师直接服务的家庭存在虐待儿童的可疑行为，那么心理咨询师在处理这样的情况时可能会特别困难

(Stevens-Smith & Hughes, 1993)。此外，1974年的《家庭教育权和隐私权法案》（FERPA，Family Educational Rights and Privacy Act），又称《巴克利修订案》，对心理咨询师的法律义务进行了明确的界定。该法案允许学生接触他们所在的教育机构所保存的有关他们自己的记录。

对于有些情境，当法律界定模糊或者法律条文与伦理准则之间出现冲突时，心理咨询师就会面临很大的麻烦。因此，心理健康服务人员有必要熟悉法律允许与禁止的行为。这些情境通常包括来访者、心理咨询师以及法院组织之间对信息的共享。

信息共享包括保密、隐私和特许保密通信三个部分。保密（confidentiality）是指"咨询师履行对来访者在治疗过程中披露的信息在未经许可的情况下不得泄露的合约或承诺的伦理义务"（Arthur & Swanson, 1993, p. 7）。不论是有意还是无意泄露信息，都将导致法律以及伦理问题。美国心理咨询学会伦理委员会每年接受最多的咨询包括"隐私权的问题、来访者的隐私权以及心理咨询师避免非法及无正当理由的泄密（法院要求披露的信息及记录例外）"（Williams & Freeman, 2002, pp. 253 - 254）。

"隐私（privacy）是一个不断演进的法律概念，它承认个人有权选择希望分享或保留其信息的时间、环境以及程度。"（Herlihy & Sheeley, 1987, p. 479；强调增加）当来访者认为他们被迫暴露了不愿意公开的信息时，他们可以起诉心理咨询师。

特许保密通信（privileged communication）是一个相对更加狭义的概念，它是指来访者的保密通信在未经本人许可的情况下不得在法庭上披露，以此来保护来访者的隐私和秘密。它被定义为"治疗关系中的保密权将受到法律维护，是来访者的法律权利"（Arthur & Swanson, 1993, p. 7）。多数州都承认并保护咨询关系中的特许保密通信（Glosoff, Herlihy & Spence, 2000），但也有九种情况例外。

（1）当心理咨询师与来访者发生纠纷时；

（2）当来访者在法律诉讼中提出精神状况的问题时；

（3）当来访者的状况对其自身或他人构成威胁时；

（4）在虐待或忽视儿童的案件中（政府强制性的报告法律除外）；

（5）当心理咨询师知道来访者正在谋划犯罪时；

（6）当法庭要求进行心理评估时；

（7）当出于强制住院治疗的目的时；

（8）当心理咨询师知道来访者为犯罪受害人时；

（9）伤害脆弱成人的情况。（p. 455）

与个体情况相反，特许保密通信这一法律概念不适用于团体咨询或者家庭咨询（Wheeler & Bertram, 2008）。然而，心理咨询师在保护团体或家庭成员秘密时应当考虑特定的伦理问题。

任何关于管理来访者与心理咨询师通信信息的法律都面临一个很大的问题，即各州法律存在差异。心理咨询师必须清楚并告知来访者可能会出现保密原则被打破的特殊情况（Glosoff et al., 2000，Woody, 1988）。

1976年，限制保密性的重要性在著名的塔拉索夫诉加利福尼亚大学董事会案（Tarasoff v. Board of Regents of the University of California）（1976）中得到了充分的反映。在这个案例中，普罗桑济·波达（Prosenjit Poddar）是在加利福尼亚大学克莱伯分校学生健康服务中心自愿接受治疗的门诊病人，他告诉他的心理治疗师他准备在其前女友塔拉索夫返校后将其谋杀。该心理治疗师随即告知校警这一情况，校警拘留了这名学生并询问了其杀人动机。该学生表现得十分理智并且否认了任何谋杀动机，于是校警将其释放。之后波达拒绝继续接受心理治疗，校方也未就其杀人动机采取进一步的干预措施。两个月之后，他还是杀害了塔拉索夫。于是塔拉索夫的父母将加利福尼亚大学董事会告上法庭，认为学校未能将波达犯罪的意图告知其女儿。加利福尼亚高级法院做出了对塔拉索夫的父母有利的判决，该判决认为治疗师保护公民的义务优先于为来访者保守秘密（Haggard-Grann, 2007）。

因此，对于心理咨询师能够或者应当为来访者保守多少秘密就有了限制：一旦有迹象表明来访者将对其本人或者他人构成威胁时，各州法律均要求心理咨询师将此类信息向有关当局报告。例如，当一个孩子有自杀倾向时，法庭要求学校职员，包括心理咨询师在内，应当对孩子进行安排并且"有责任确保他能得到别人的帮助"（Maples et al., 2005, p. 401）。

纳普和范得克里克（Knapp & Vandecreek, 1982）认为，由于各州对于保密和报告危险处境的信息的法律要求各不相同，因而报告此类信息通常显得很困难。处理此类难题，他们建议，一旦来访者暴露出有暴力倾向时，心理咨询师在履行法律责任的同时还应努力化解问题。他们还建议心理咨询师咨询有经验的同行并记录有关的行动步骤。此外，哈格德·格雷恩（Haggard-Grann，2007）倡导在合适或者可行的情况下使用风险评估工具，她认为通过风险评估可以得知一些变量，例如各方面的处境（如生活状况）、行为模式（如药物滥用、药物治疗），以及可预见的事件或压力（如儿童监护、进退两难、分离/离婚）。

## 民事、刑事与行政责任

塔拉索夫案件反映了心理咨询师的责任与失职问题。从根本上说，心理咨询中的法律责任涉及心理咨询师是否对来访者造成伤害（Wilcoxon et al.，2007）。而责任的概念又直接与失职相关。心理咨询中失职的定义是"由于职业的疏忽导致对来访者造成伤害，这里的疏忽是指违反公认的职业标准"（Hummell et al.，1985，p.70；额外的强调）。到目前为止，关于心理咨询师的失职诉讼案件相对较少。但随着心理咨询师的不断注册，拥有执业许可证的心理咨询师的队伍会逐渐庞大，失职诉讼也将日渐普遍。因此，职业心理咨询师应当尽量避免卷入此类诉讼中来。

有两种途径可以使心理咨询师避免失职：（1）遵守职业准则。（2）遵守常规的职业标准（Wheeler & Bertram，2008）。但是不论心理咨询师如何谨慎细心，失职诉讼案件还是会发生。因此，心理咨询师购买责任保险是很有必要的（Bullis，1993）。《避免心理咨询师失职》（*Avoiding Counselor Malpractice*）（Crawford，1994）是一本不错的书籍，它详细地解释了失职的性质与范围，并列举了可以使心理咨询师免受诉讼牵连的合理途径。

法律责任可以分为三个主要方面，即民事责任、刑事责任和行政责任（Leslie，2005）。法律责任还可能涉及这三个方面的组合。民事责任（civil liability）是指当主体对他人有认定义务时做出的错误行为或不作为而可能被提起诉讼（Wheeler & Bertram，2008）。由民事责任引发的诉讼通常是因为心理咨询师的玩忽职守（即粗心大意）或严重疏忽。刑事责任（criminal liability）是指心理咨询师以违法的方式为来访者提供服务所应承担的责任，例如对于儿童虐待的情况知情不报、与来访者发生性关系、保险诈骗等。行政责任（administrative liability）"是指心理咨询师受到发证委员会的调查，发证委员会有权吊销咨询师的从业执照"（Leslie，2005，p.46）。此外，当来访者向心理咨询师所属的专业学会中的伦理委员会提出投诉时，该专业学会有权终止心理咨询师的会员资格。

民事责任这一概念的依据是民事侵权行为，即需要通过诉讼予以纠正的过失（Wheeler & Bertram，2008）。这种法律过失可能是针对个人、财产，甚至人的声誉，而且可能是无意却造成了直接的侵害。心理咨询师很可能在下述情况下由于失职而引发民事诉讼：（1）特殊情况中的失职（避孕、堕胎、开药方或服用药物、治疗）；（2）违法调查；（3）诽谤；（4）侵犯隐私；（5）违约（Wheeler & Bertram，2008）。心理咨询师可能遭遇刑事责任的三种情况是：（1）同谋犯罪；（2）公民抗命；（3）导致未成年人犯罪（Wheeler & Bertram，2008）。

## 未成年人心理咨询的法律问题

未成年人是指年龄未满18周岁的青少年。这一年龄阶段的群体是很多学校心理咨询师服务的对象。服务于社区心理机构的心理咨询师有一些也会接触到这一群体。教育机构与非教育机构情境下的青少年心理咨询涉及不同的法律（和道德）问题（Lawrence & Kurpius，2000）。例如，"由于来访者—心理咨询师是一种信托关系，就自然属于合同法的范畴。青少年通常通过这三种途径与咨询师形成治疗的契约：（1）父母同意；（2）非自愿而父母主张；（3）由青少年法庭训令要求"（p.133）。法庭训令的治疗可以无须征求父母的同意，但是在另外两种情况下即使有法庭训令也必须告诉父母或者监护人。"如果心理咨询师未能得到父母或者监护人同意，就可能因殴打、未能获取同意以及诱惑青少年等原因而被起诉。"（p.133）无论心理咨询是在学校还是其他机构内，如果其父母离异，就应获取其监护人的同意。此外，知晓非监护一方对哪些信息拥有权利既是必要的也是明智的做法。

为青少年及其家庭服务时，劳伦斯与科毕斯（Lawrence & Kurpius，2000，P. 135）给出许多建议，例如：

- "充分了解本州法令"，尤其是涉及特许保密通信方面的法律。
- "在治疗关系建立之初即向儿童及其父母说明保密政策并请求他们的合作，准备有关政策的书面文件供各方签署。"
- "准确、客观地记录并保存所有的咨询会谈记录。"
- "购买合适的责任保险项目。"该保险应在最低数额限度之上。
- 如果需要帮助，与"同事会商并尽可能寻求专业法律援助"。

## 来访者权利与记录

来访者的权利主要包括两类：默认权利（implied right）与明示权利（explicit right）（Hansen et al.，1994）。两者均与正当的程序有关。默认权利与独立存在的人的合法程序有关。法律一旦限制个体权利（如剥夺某人宪法权），他就被剥夺了独立存在的人的合法程序。明示权利侧重程序性的合法程序（如果违反明示法律则采取程序性的合法程序）。如果违反明示法律且未通知该人怎样进行补救，则将破坏其个体程序性的合法程序。无论何种权利受到侵害，来访者都有权知道应享有何种追索权。

所有来访者的记录应被依法保存，除非存在特殊的情况。比如，根据《巴克利修订案》（Buckley Amendment），在某些特殊情况下个人有权查阅自己的记录，此外在其他情况下，第三方有权在未经学生或父母同意下查阅其记录。在多数情况下，心理咨询师必须依法将所有年龄来访者的记录保存封锁，并与其他商业记录分开存放，在未经来访者同意的情况下不得披露其任何信息（Mitchell，2007）。满足信息公开需求的最好的方式是使用信息公开表，信息表可以由律师制作（Rosenthal，2005）。心理咨询师不得公开非第一手的信息。

由于保存记录是心理咨询师应付的五大主要法律责任之一（Snider，1987），经常产生的问题是应记录什么样的信息。基本上，记录应包含"所有与来访者治疗有关的信息"（Piazza & Ba-

ruth，1990，p. 313）。服务机构与从业者不同，记录表格的数量与形式也有区别，但均应包括如下六类资料。

（1）身份和人口信息（identifying or intake information）：姓名、地址、电话、出生日期、性别、职业等。

（2）评估信息（assessment information）：心理测验、社会/家庭背景、健康史等。

（3）治疗计划（treatment plan）：呈现的问题、治疗计划、实现预定目标的步骤等。

（4）个案记录（case notes）：例如，实现目标的各个阶段所有的文件资料。

（5）最终总结（termination summary）：治疗结果、最终诊断（如果有）、治疗后计划等。

（6）其他数据（other data）：来访者签署的同意接受治疗的协议、通信复本、对来访者进行的非常规干预的记录、管理问题等。

心理咨询师必须查阅其所在的州关于记录保存方面的相关法规。接受第三方付费的心理咨询师必须保证其来访者的记录与治疗方案、诊断进度一致（如果需要）（Hinkle，1994）。然而，在任何情况下都不得通过电话披露机密信息。无论从伦理还是法律角度来说，心理咨询师应该保护来访者权利，所以均不得在公共场合谈论心理咨询案例。总之，好的记录对于来访者和心理咨询师都有益。

| 案例 | 戴安的删除 |
|---|---|

戴安（Diane）用她自己的电脑记录工作。对于她来说，保持最新的记录是很容易的，而且她认为她能够一直在工作记录上做些变化甚至修改也不会有别人知道。然后，直到有一天，戴安收到法院传单，是关于她的一个客户的。她不仅要到庭，她的电脑也必须出现。传票上有这样一个问题："你是不是修改了这个客户的记录信息？"

戴安想回答说"不"，但她知道自己的回答是错误的，因为她一直都在她的记录里修改或插入新的信息。

如果你是戴安，你会说什么和采取怎样的行动？你认为在电脑上修改客户的记录信息是不道德的吗？为什么？

## 法庭上的心理咨询师

美国的法庭系统分为联邦法院和州法院。两者有着相似的建制体系，包括初审法院、中级上诉法院与高级法院（Wheeler & Bertram，2008）。出席联邦法庭审理联邦法律管辖的案件以及跨州案件的心理咨询师，其所需要的费用多数超过五万美元。

大多数心理咨询师主要通过两种方式来参与法庭案件的审理。一种是志愿且专业的，即心理咨询师以专家证人的身份出席。"专家证人指客观、无任何偏见者，具有专业知识、技能或者信息，可以协助法官或陪审团做出适当的法律判决。"（Remley，1992，p. 33）担任专家证人的心理咨询师可以因耗费的时间而获得经济补偿。

心理咨询师出席法庭的另一种方式是法庭传讯（在特定时间传唤心理咨询师就特定案件出庭）。这种法庭传讯目的是要求心理咨询师为其当前或以前的来访者作证。由于法律体系具有对抗性，心理咨询师在应对法庭作证之前寻求咨询律师的帮助是非常明智的做法（Remly，1991；Remley & Herlihy，2005）。这样，心理咨询师可能会逐渐熟悉法律、法院程序，以及在应对法庭请求时做出选择。例如，当一位心理咨询师收到法庭传票时，他不必事先整理记录或证词，除非来访者—咨询师特权被限制或法院命令其移交记录或整理证词（Leslie，2005，p. 46）。在出席法庭之前进行角色扮演也能帮助心理咨询师更好地发挥作用。

总之，在准备出席法庭之前，建议心理咨询师阅读美国心理咨询学会《法律文丛》全 12 册的部分或全部内容。由西奥多·P·拉姆雷（Theodore P. Remley）主编的这套丛书的各位作者都是心理咨询领域拥有法律学位、在重要法律事务上拥有专业知识的专家，这些重要法律事务包括如何准备出庭、咨询记录文件整理、未成年人心理咨询、理解保密及保密交流、接受第三方的酬劳以及心理咨询机构管理等。

## 伦理与法律：两种思维模式

在结束本章时，我们能够明显地感受到律师与心理咨询师在思考问题时倾向于用不同的思维方式。这些不同领域的专家生活在不同的文化背景中，因而各自的实践工作也是基于不同的世界观，因此，"亟待一种从跨文化视角看待心理咨询与法律体系的理论模式"（Rowley & MacDonald，2001，p. 423）。表 3—2 描述了心理咨询师与律师在文化上的相对差异，需要说明的是，在考虑这些差异时应注意例外。

作为少数文化一部分的心理咨询师要想在一个诉讼社会取得成功，就必须适应多数文化及法律。实现这一目标有多种途径：

- "精通心理健康与法律共有的内容。"
- 理解并准备"与不同的文化和心理咨询的法律因素打交道"，比如在未经恰当的法律许可的情况下向心理咨询师探询信息。
- 每年回顾美国心理咨询学会的《伦理准则与职业规范》以及其他相关的伦理准则。

**表 3—2　心理咨询师与律师在文化上的相对差异**

| 心理咨询师 | 律师 |
| --- | --- |
| 系统及现行推理 | 线性推理 |
| 艺术、主—客观理解 | 客观、公正理解 |
| 优先考虑成长与治疗 | 优先考虑秩序、保护 |
| 关注个体或小组 | 关注社会 |
| 优先考虑变化 | 优先考虑稳定 |
| 相对性、语境理解 | 标准的二分法理解 |
| 注重合作、相关性 | 关注对抗性、探求事实 |
| 提供建议、咨询重点 | 关注法律条文和指南 |
| 以伦理、实验及教育为基础 | 以法律推理为基础 |
| 接受决定论或未知论的世界观，或两者兼收 | 决定论的世界观 |

资料来源：Reprinted from "Counseling and The Law：A Cross-Cultural Perspective." （p. 424）by W. J. Rowley & D. MacDonald in the *Journal for Counseling and Development* （2001），79，422-429. © ACA. Reprinted with permission. No further reproduction authorized without written permission of The American Psychological Association.

- 多参加继续教育课程，熟悉与心理咨询业相关的法律。
- "从那些结合心理健康与法律体系的组织结

构或出版物"中学习更多的法律体系的知识〔如《美国心理学—法学学会新闻》（*American Psychology-Law Society News*）或《法学检视》（*The Forensic Examiner*）〕。

● 与律师、法官或其他法律工作者建立合作关系。

● 结交精通法律事务的心理咨询师。

● 在遭遇伦理—法律难题时，就可能做出的决定进行咨询或接受反馈。（Rowley & MacDonald, 2001, pp. 427 - 428）

尽管思维方式迥异，但有些时候法律和伦理观会因为不同的原因而达成相似的结论。例如发生在 2001 年的布拉夫诉北密西西比比州健康服务中心的案例（Bruff v. North Mississippi Health Services）（Hermann & Herlihy, 2006）。在这种情况下，心理治疗师会以宗教背景为理由而拒绝治疗一个公开的女同性恋，这个女同性恋要求获得和她的伴侣有更好的性关系的援助。心理咨询师假定她必须履行那些她认为可以接受的责任除了引用 2005 年出版的《美国心理咨询学会伦理规范》中的 A.11.b 和 C.2.a 两部分（可以处理能力及边界问题）来支持转介给其他心理咨询师的来访者。法庭发现"只有在与心理咨询师宗教信仰没有冲突的问题上提供心理咨询是不受法律保护的情形"（p.416）。此外，法庭引用 1996 年罗默诉埃文斯（Romer v. Evans）和 2003 年劳伦斯诉得克萨斯的法律先例，维护了对美国宪法和违反宪法的州鸡奸法的第十四条修正案中平等保护条款。从道德上说，"关于公平、公正、善行、恶行及人身自由的尊重的道德准则"（p.417）全部运用在这个法案之中。

## 本章内容小结

心理咨询师这个职业与其他任何职业一样，有既定的伦理准则指导他们的助人工作。心理咨询师在面临伦理困境时，2005 年出版的《美国心理咨询学会伦理规范》是主要的参考文件。心理咨询师要使自己的工作符合伦理准则并不那么容易。

在进行伦理决策的时候，心理咨询师的依据是个人价值观、伦理准则以及法律先例。他们还要咨询同行，参考案例汇编以及伦理准则。心理咨询师应熟悉伦理领域以便保护自己和来访者的权益。心理咨询师必须同时拥有关于伦理准则的理论知识和实践知识，能够确定自己与同行的工作处于何种发展层次上。

此外，心理咨询师还应知晓国家的和州的法律以及法庭判决，这些都将会影响心理咨询师的工作方式。如果心理咨询师侵犯来访者权利或社会规则，他们将可能因失职承担民事、刑事或行政责任。对于心理咨询师来说，从法律角度保护自己的方法之一是遵守所属职业机构的伦理准则并按公认的职业规范行事。心理咨询师必须能够证明其行为的正当性。心理咨询师还应购买适当的责任保险。

伦理准则与法律条文自身在不断演变而且其能反映当前的情况。它们不能涵盖所有的情况，但对于心理咨询师个人信念及价值观以外的情况能够提供帮助。随着心理咨询行业的逐渐发展，它最终成为一种职业，其伦理与法律形态将日渐复杂，执行程序也越来越严格。心理咨询师必须意识到，他们与律师存在思维上的差异，尽管有显著的例外。因此，作为少数文化群体，他们必须主动学习如何处理法律事务以及如何与律师打交道。

## 问题讨论

1. 找出美国心理咨询学会早期的伦理准则，并对照最近出版的准则，你能发现有不同之处吗？和班上的其他同学讨论你观察到的变化。

2. 四人一组，以美国心理咨询学会的《伦理标准案例汇编》为范本，重现某些具体的伦理困境；其他小组根据所演的伦理困境写下至少两种解决方案，并从个人的角度或专业的角度阐述缘由。与全班同学以及老师共同讨论这些情境。

3. 邀请三或四位职业心理咨询师就他们所遇到的特定伦理或法律问题进行讨论。请教他们哪一种是他们认为最难处理的情况。听完他们的陈述后，请他们解答伦理与法律在未来心理咨询中的地位。

4. 找出尽可能多的各州注册心理咨询师的相关法律。在开始之前先浏览美国心理咨询师认证审理委员会网站。比较这些法律条款的异同。你认为有哪些领域尚未涉及？应如何立法？

5. 假定你是一名职业心理咨询师，写下你认为自己能够对心理咨询伦理及法律的发展产生影响的途径。并与同学交流你的想法。

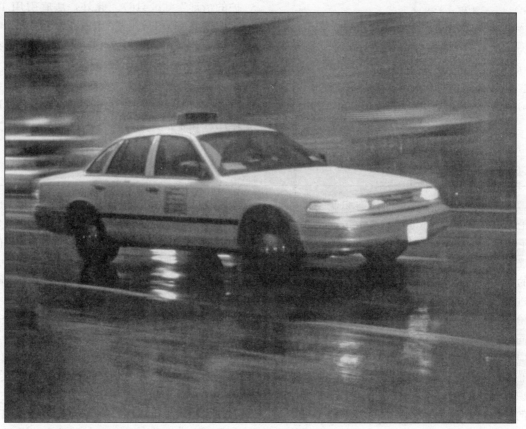

# 第4章
## 多元化社会的心理咨询

在黑暗中，冒着绵绵不断的雨，
我们穿过宾夕法尼亚的原始山脉，
就好像故友那般互相交谈着，
而事实是我们仅仅认识了几分钟而已。
他，一个土生土长的阿拉伯人，
我，一个在南方出生的美国人，
却一同坐在一辆黄色的出租车内。
车内混杂着我们的语音和口音，
好像是沙拉上的蔬菜那样。
当行驶在州际公路上的汽车经过我们身边时，
我们根本没有意识到发生了什么。
在接下来的时刻，我们将会分离，
我将坐飞机去南方的夏洛特，
而他为了谋生将回到匹兹堡，
但是现在我们是穆斯林和白人新教徒的联合体。
在一个忙碌的清晨，
我们互相激情澎湃地倾诉着自己关于乔治·布什和本·拉登的思想。

84    心理咨询的有效性与多种因素有关，心理咨询师与来访者是否能够相互理解并且建立咨访关系是其中最重要的因素。当心理咨询师和来访者在文化等背景方面相同或相近时，这种咨询关系通常就会比较容易建立。由于双方很少能够同时在上述所有方面都具有共性，所以心理咨询师不仅要对来访者的背景及其特殊需要保持高度的敏感，同时还必须要使之与心理咨询师自身的价值观、偏见和能力相一致（Atkinson，2004；Brinson，1996；Holiday，Leach & Davidson，1994）。否则心理咨询师可能会误解或挫败来访者，甚至对他们的心理造成伤害。理解并且积极应对这些差异是一个发展自我意识的过程（由内而外），同时也是一个发展对他人认知的过程（由外而内）（Okun，Fried & Okun，1999）。心理咨询师和来访者之间的差异不能成为心理咨询过程中影响咨询效果的负面因素。

本章讲述在多元文化世界特别是北美地区中影响心理咨询的特殊人群及相关因素。"在美国（和加拿大），当民族和文化多元性持续增加的时候，需要社会能够提供满足不同文化人群需求的心理健康服务专业人员，这种需求变得越来越迫切。"（Constantine et al.，2007，p. 24）然而在心理咨询中，在文化上完全保持中立是不存在的（Coleman，1998）。

这里所包含的主题就涉及心理咨询师如何与那些在文化和民族上与自己截然不同的来访者之间建立咨询关系。一种咨询方法可能对于某种人群来说是最佳的，但对于其他人群来说却有可能是无效的。"一个特定的性格在某种文化中可能是有价值并且被人们认可的，但是在其他的文化中却可能被贬低、被视为一种弱点。"（Harris，Thoresen & Lopez，2007，p. 5）因此，心理咨询师必须坚持终身学习，并积极实施有效的新方法以应对在不同文化中所遇到的问题。

## ■ 跨文化和跨种族的心理咨询

在美国，存在着很多不同的文化群体和种族群体。欧洲裔美国人是其中最大的一个群体（约占总人数的 70% 以上），而非洲裔美国人、美国土著印第安人、亚洲裔美国人和西班牙裔/拉丁美洲人这四个不同的群体则构成了余下人口的主体（Baruth & Manning，2007）。除此之外，阿拉伯裔美国人只是一个小而地位重要的群体，这是由于北美和阿拉伯世界之间的联系，对这一群体加以了解也是非常重要的。

刚刚提到的这些少数文化群体和种族群体在数量上正在飞速增长并在美国和加拿大人口中占据了相当比例。在美国，每 10 个县中就有一个是非白人居民占大多数，在人口稠密的地区，这种比例几乎达到了三分之一。例如，在芝加哥的亚洲裔居民已经超过檀香山的人口数量；在华盛顿的西班牙裔居民已经超过埃尔帕索的人口数量；休斯顿的黑人已经超过了洛杉矶的黑人数量（Roberts，2007）。

跨文化和跨种族的心理咨询受很多因素的影响，但是残酷的事实是，几乎有一半以上的来自少数文化群体的来访者在开始接受心理咨询一段时间后就会终止咨询。相比而言，来自主要文化群体的来访者只有 30% 的人会选择中途终止咨询（Sue & Sue，2003）。这一统计数据表明，来自少数文化群体的来访者经常会在咨询过程中存在着负性体验，这似乎成了一种规律。这些少数群体由于其接受的不成功的咨询而没有充分享受到心理咨询服务，其结果就给这些来访者和他们的家庭以及社会都带来了不良的影响。

85

**个人反思**

想一想你曾经被别人误解的时候，你有什么样的感受？对于这个情形，你会想做什么或不想做什么？如果被一个对他人敏感的职业心理咨询师所误解时，你会怎么做？

## 文化和多元文化心理咨询的定义

对文化的定义可以通过多种方式，包括种族、国籍、宗教和语言等民族志统计变量（ethnographic variables），年龄、性别、居住地等人口学统计变量（demographic variables），社会背景、经济背景、教育背景、在一个大范围内的正式的和非正式的成员关系以及从属关系等地位变量（status variables）（Pederson，1990，p.550；强调）。文化"塑造着我们的行为、思想、感知、价值观、目标、道德和认知过程"（Cohen，1998，p.B4）。它在无意识或意识层面上都发挥着作用。

一种对文化（culture）较为宽泛、全面且准确的定义是："某个群体的成员在一些共同目标、需求或相似背景的基础上进行彼此间的识别和联系。"（Axelson，1999，p.2）文化的共同要素包括习得的经验、信仰和价值观。文化的这些方面可以称得上是"重要的网络"，它赋予生命以一致性和重要性（Geertz，1973）。一些文化的定义可能仅片面地着眼于类似的自然特征，而另外一些定义则着眼于共同的历史背景和哲学思想，还有一些文化的定义是上述两者的综合。通常，人们所说的文化和遗产的某些方面并不总是显而易见的。

正因为"文化"一词是多维度定义的，多元文化也就有了若干种不同的定义。尽管一些诸如咨询及相关教育项目资格认定委员会的评估群体对其进行了宽泛的定义，但是对于多元文化的内涵没有达成统一的共识。"对多元文化缺乏明确的定义已经成为一个持久的问题。"（Middleton，Flowers & Zawaiza，1996，p.19）多元文化最突出的焦点在于不同群体的独特性及其关注个体差异的观念（Locke，1998）。

因此，多元文化心理咨询（multicultural counseling）一般被视做"心理咨询师和来访者相异"的咨询（Locke，1990，p.18）。这些差异可能源于独特文化方式的社会化、成长过程中或创伤性生活事件，或是在特殊种族环境中成长的产物。多元文化心理中有争议的领域是如何规定这种差异的范围。一方面，一些持文化客位观（etic perspective）的学者倡导心理咨询中存在着可适用于各种文化的通用特征；另一方面，持文化主位观（emic perspective）的学者则认为在心理咨询的过程中必须正视文化的特殊性。

"文化客位观这种观点遭到质疑是由于它忽略了重要的文化差异，而文化主位观遭到批评则是因为过于强调咨询方式根据来访者的变化而变化。"（Fischer，Jome & Atkinson，1998，p.578）一些专业人士试图找到这两种观点的共同点。例如，费希尔（Fisher et al.，1998）等人提出了四项存在于任何心理咨询治疗过程中的因素：

- 治疗关系；
- 来访者和心理咨询者所共有的世界观；
- 来访者对产生积极变化的期望；
- 来访者和心理咨询师共同信赖的干预措施。

（p.531）

然而，这种观点只得到了有限的论据的支持。因此，在 21 世纪，对于多元文化心理咨询定义的争论仍将继续。也有一些人更包容或更排外。本章我们要谈的多元文化主义是应该结合各种因素（在下一章会涉及）的文化主位观。为了更好地理解来访者，心理咨询师必须意识到坐在他们面前的来访者是复杂及多层面的。因此，知晓文化与差异的因素是理解好来访者的一个必要的部分。

## 多元文化心理咨询的历史

在美国，为不同文化背景的人提供心理咨询的历史很短，而且地域上也很不均衡（Arredondo，1998）。例如，在对该领域专家的一项调查中，庞特罗托和萨布那尼（Ponterotto & Sabnani，1989）发现，"在该领域引用最多的书中，只有 8.5％是在 1970 年前出版的"（p.35）。确实，多元文化心理咨询经历了一个从重视来访者到重视心理咨询师的过程（20 世纪 50 年代），直到转变为关注心理咨询整个过程的本身（从 20 世纪 70 年代至今）。20 世纪 80 年代末期，多元文化心理咨询成了"心理咨询领域最热门的话题"（Lee，1989，p.165），从 90 年代开始到进入 21 世纪以后，很多关注多元文化议题的心理咨询杂志文章的数量一直显著增加，关注的视角是探索性的、发展性的，而不是以病理学为导向的（Arredondo, Rosen, Rice, Perez & Tovar-Gamero, 2005）。实际上，心理咨询中的多元文化议题的文章占到美国心理咨询学会重要期刊《心理咨询与发展期刊》（*Journal of Counseling and Development*）文章总数的 12%，像关于职业／学术这样主导性议题的文章数量占到该杂志的 14%，关于多元文化议题的文章只比其略微少一些（Nisson, Love, Taylor & Slusher, 2007）。这就是多元文化心理咨询在精神分析心理咨询、行为主义心理咨询、人本主义心理咨询之后被称为"第四势力"的原因。

心理咨询中的文化局限之前已经被很多学者指出来了，吉尔伯特·雷恩（1962）无疑是其中最出色的一位，他首次提出人们应该关注不同文化下的心理咨询这一独特视角。他的一项具有里程碑性质的工作是将"文化忽略心理咨询师"（culturally encapsulated counselor）描述为：那些无视文化差异的心理咨询师，他们的工作基于一个错误的假设，即认为一种心理咨询理论和技术可以无差别地在所有人身上加以运用。这可能会导致心理咨询师对这类人群采取与其他人一样的治疗方式，而实际上这也许是对这类人产生了歧视，原因是心理咨询师们对来自不同文化、种族和传统背景的来访者的实际经历缺乏敏锐的觉察力。克莱蒙特·冯特伦斯（Clemmont Vontress, 1966, 1967, 1996）也是对文化进行定义的先驱者，他指出了文化是如何影响咨访关系的。1973 年，保罗·佩德森（Paul Pedersen）在美国心理学会年会上主持了一个关于多元文化咨询的研究小组，并在会后与他的同事们一起出版了关于多元文化的首部论著《跨文化心理咨询》（*Counseling Across Cultures*）（Pedersen, Lon-

ner & Draguns, 1976）。这本书现在已经是第六版了！从那时起，涉及多元文化心理咨询诸多方面的各类出版物和专题研讨会开始纷纷涌现。

多元文化心理咨询及发展学会（Association for Multicultural Counseling and Development, AMCD），作为美国心理咨询学会的一个组成部分，在界定和处理美国境内有关跨文化心理咨询的事务和问题上做出了重要的贡献。它先前是以非白种人人事及职业指导学会的名义存在，并于 1927 年成为美国心理咨询学会的一个分支（McFadden & Lipscomb, 1985）。它创办的一份季刊名为《多元文化心理咨询与发展杂志》（*Journal of Multicultural Counseling and Development*），主要探讨在多元文化社会中与心理咨询相关的一些问题。多元文化心理咨询及发展学会还资助旨在帮助心理咨询师提高与非欧洲文化背景的来访者合作的能力以及促进多元文化的能力标准的培训（Sue et al., 1992）。"多元文化的能力通常被定义为在某种程度上具备来自不同文化背景下适当的自我意识、知识水平和技能。"（Constantine et al., 2007, p. 24）

多元文化心理咨询及发展学会在与美国心理咨询学会的合作中会定期召开会议，来讨论在那些文化背景相异的来访者和心理咨询师所建立的咨访关系中存在的或可能存在的各种问题。这类培训旨在帮助心理咨询师获得文化专长（cultural expertise）（在多元文化中的有效性）和文化意识（cultural intentionality）（对各文化中个体差异的觉知）。在美国，对这类教育工作的需求仍将是巨大的，因为很多专业在他们的学位教育中所能接受到的有关多元文化心理咨询的内容极为有限。

## 多元文化心理咨询的困难

史密斯和瓦斯奎兹（Smith & Vasquez, 1985）指出，能区分出因文化背景造成的差异与因贫困或丧失社会地位造成的差异，这一点是很重要的。不能很好地区分这种差异会导致文化过渡（overculturalizing），即"将人们对贫困和偏见的反应错误地当成他们的文化模式"（p. 533）。在美国，生活在贫困中的少数文化群体的成员有很多。这一问题又由于第二语言模式而加剧，即当来访者的母语非英语时，特别是移民人口中的非言语行为常常会引起问题，原因是这些行为往往无法被来自不同文化的

心理咨询师们所理解或接受。

跨文化心理咨询中的第三大问题是种族主义问题。种族主义是由于人们在生理和心理方面的背景差异所导致的偏见，它以一种公开的或微妙的方式显现出来。它贬低所有属于其他群体的人，通常显示出恐惧或愚昧的投射形式。

文化适应（acculturation）是在多元文化心理咨询中所面临的另一个困难，即"群体成员放弃旧方式，采用新方式的过程"（Romero, Silva & Romero, 1989, p. 499）。个体在文化适应的过程

中会在某种程度上持续不断地受到两种不同文化因素的影响。这并不是一个容易的过程，研究表明在尝试平衡两种不同文化的价值观的过程中遭遇的困难包括"心理紧张、罪恶感、冷漠、沮丧、行为不良、愤恨、定位错乱和低自尊"（Yeh & Hwang，2000，p. 425）。因此，了解来访者在文化适应过程中所处的位置就显得至关重要，这有助于为他们提供恰当的心理咨询服务（Weinrach & Thomas，1998）。

如果我们想为来访者提供有效的心理咨询服务，就必须识别并理解在多元文化心理咨询中存在的所有难题，并解决它们（Ridley，2005）。

---

| 案例 | 玛丽与"五月花" |
| --- | --- |

玛丽（Mary）把她强大的新英格兰的传统当做骄傲，这一点我们都知道。她的家人起初是乘坐"五月花"号来到美国而且她的祖先对社会做了卓越的贡献。然而，玛丽存在一个问题，即她对于家族的历史如此着迷以至于她不能面对展现在她面前的现实。当玛丽在她位于波士顿以外的私人办公室见到第一个西班牙裔的来访者——玛瑞亚（Maria）——时，问题就出现了。

玛丽起初很讨厌玛瑞亚的口音，然而当玛丽发现她的来访者以她的"外国文化"而骄傲时，玛丽就更加不安了。不久后，玛丽发现她自己与玛瑞亚关于谁的文化"更好"展开了一场心理斗争。咨询变成了次要的事情而斗争成为主导。

你认为玛丽在追求选择的路径时面对这种情况应该做些什么？进行文化竞争会带来什么问题？

---

## 多元文化心理咨询的问题

在美国，一些多元文化的心理咨询师，尤其是那些文化主位观的支持者，他们主张的理念是建立在欧洲/北美文化价值观基础上的，这是他们所遇到的首要问题。个人主义是一些欧洲/北美人的主导信念，它强调以行动为导向的问题解决、职业道德、科学方法和严格时间安排（Axelson，1999）。对于来自其他文化背景的来访者来说，基于这些价值观而建立的心理咨询理论可能就不适用了（Lee，2006；Nwachuku & Ivey，1991；Sue，1992）。如果认识不到这一点，心理咨询师和来访者之间的关系就可能出现偏见和破裂（Pedersen，1987）。

第二个在多元文化心理咨询中的问题是对文化总体上和个别的敏感度。佩德森（Pedersen，1982）认为心理咨询师在以下三个领域对文化保持敏感是必要的：

（1）知晓来自不同文化背景的来访者的世界观；

（2）知晓自身的世界观及其形成过程；

（3）面对文化与自身各不相同的来访者，心理咨询师所应具备的必要技巧。

1992 年，这三个领域被多元文化心理咨询及发展学会作为发展一系列多元文化心理咨询能力和操作能力的基础（Arredondo et al.，1996）。这种发展之前，佩德森（1977，1978）建立了三维模式来帮助心理咨询师在总体上对各种文化达到更深刻的理解。这个模式包括四个领域：以来访者的文化观来清晰地表明问题；预见来自文化相异的来访者的阻抗；通过研究受训者自身的防御反应来降低防御性；学习恢复性技巧以便在进行跨文化心理咨询时走出困境（1978，p. 481）。在这个模式中，一位心理咨询的反对者，他的作用就像他的另一自我，故意地试图进行破坏，用镜头记录下他与心理咨询师和来访者一起工作的过程。该过程产生的交互作用和反馈有利于打破沟通障碍，希望加深心理咨询师的理解度和提高文化敏感度（Parker，Archer & Scott，1992）。

另一个认识特定文化的模式是由努瓦楚库和艾维（Nwachuku & Ivey，1991）设计的。他们提出，心理咨询师首先应该对来访者的文化及价值观进行研究，然后再决定采用某个适用于来访者的理论。为了达到这个目标，就需要首先观看反映某些特定文化视角的大众电影。平特里兹和阿特金森（Pinterits & Atkinson，1998）列举了一些能够帮助心理咨询师了解不同文化，并间接体验这些文化内涵的影片（见图 4—1）。

第三个多元文化心理咨询中的问题是理解文化系统的运行规则以及它对行为的影响。那些已经获得来自文化系统内部的知识和意识的心理咨询师可能更擅长于帮助来自特定文化群体的成员。这些心理咨询师能够采取技术性的、恰当的干预措施与来访者建立起共同的世界观，同时还能保持一种个体的完整感。这种类型的文化敏感性要求"职业心理咨询师的积极参与"，包括持有正确的自我意识（Brinson，1996，p.201）。

跨文化地提供有效的心理咨询服务是多元文化心理咨询中的第四个问题。苏（Sue，1978）提出了五个确保跨文化心理咨询有效性的指导方针：

（1）心理咨询师认同他们所持有的有关能够接受和乐于接受的人类行为的价值观和理念，然后他们能够将这种理解与合适的情感和行为相整合。

（2）心理咨询师能够认识到心理咨询理论和心理咨询传统的文化特性和一般特性。一种完全脱离文化的心理咨询是不存在的。

（3）心理咨询师应该了解那些能影响少数文化群体成员生活的社会政治环境。人是其所在的环境的产物。

（4）心理咨询师能够理解来访者的世界观，且勿质疑其合理性。

（5）心理咨询师在心理咨询实践中能真正做到兼收并蓄。他们能够广泛地运用各种心理咨询技巧并将一些特定的心理咨询技术运用到特定的生活方式和经验中去。

在一个以控制点为纵坐标、以责任点为横坐标的二维概念的基础上，苏（1978）进一步提出了一个多元文化心理咨询的框架（见图4—2）。其中的四个象限分别代表了来自不同文化的来访者身上的这些变量的种类和可能交互的程度。

最后一个多元文化心理咨询所涉及的问题是心理咨询理论的发展和应用。文化偏见在来自多数和少数文化群体的心理咨询师身上都会有所显现（Wendel，1997），而且在过去的时光里它也已经渗透到各种心理咨询理论之中。为了克服心理咨询理论的文化缺陷和偏见从而超越文化局限，麦克法登（McFadden，1999）和许多重要的教育者们想出了很多使得能在多元文化心理咨询理论出现之前克服这些偏见和错误的做法。麦克法登模式从跨文化的角度出发，归纳出了心理咨询师所必须掌握的三个基本维度：文化历史、心理社会和科学意识形态。

● 在文化历史维度中，心理咨询师必须掌握有关来访者文化的知识。

---

**非洲裔美国人（African American）**
《珍魏曼小姐自传》（*Autobiography of Miss Jane Pittman*）
《街区男孩》（*Boyz'n the Hood*）
《紫色》（*The Color Purple*）
《颜色》（*Colors*）
《为所应为》（*Do the Right Thing*）
《为黛西小姐开车》（*Driving Miss Daisy*）
《得奖渴望》（*Eye on the Prize*）
《猜猜谁来吃晚餐》（*Guess Who's Coming to Dinner*）
《我知道为何笼鸟歌唱》（*I Know Why the Caged Bird Sings*）
《丛林热》（*Jungle Fever*）
《长脚女佣》（*Long Walk Home*）
《黑潮》（*Malcolm X*）
《怒火阵线》（*Matewan*）
《密西西比风情画》（*Mississippi Masala*）
《爵士男女》（*Mo' Better Blues*）
《阳光下成长》（*Raisin in the Sun*）
《根》（上、下）（*Roots* Ⅰ & Ⅱ）
**拉丁美洲裔美国人（Latino/Latina）**
《黑帮大时代》（*American Me*）
《天生爱神》（*Ballad of Gregorio Cortez*）
《逃往美国》（*Born in East L.A.*）
《北方》（*El Norte*）
《情迷巧克力》（*Like Water for Chocolate*）

《玉米田的天空》（*Mi Familia*）
《豆田战役》（*Milagro Bean Field War*）
《义无反顾》（*Romero*）
《为人师表》（*Stand and Deliver*）
**土著美国人（Native American）**
《与狼共舞》（*Dances with Wolves*）
《最后的莫希干人》（*The Last of the Mohicans*）
《枪火》（*The Mission*）
《狼踪》（*Never Cry Wolf*）
《惊魂高速公路》（*Pow Wow Highway*）
《雷霆之心》（*Thunder Heart*）
《儿子离家时》（*Sounder*）
《杀死一只知更鸟》（*To Kill a Mockingbird*）
《白人教父》（*White Man's Burden*）
**亚洲裔美国人（Asian American）**
《来看天堂》（*Come See the Paradise*）
《点心》（*Dim Sum*）
《双喜》（*Double Happiness*）
《再见集中营》（*Farewell to Manzanar*）
《喜福会》（*Joy luck Club*）
《洗车行》（*The Wash*）
《喜宴》（*Wedding Banquet*）
**印度裔美国人（Asia Indian）**
《密西西比风情画》（*Mississippi Masala*）

**图4—1　着眼于多元文化的影片目录**

资料来源：Adapted from "The Diversity Video Forum：An Adjunct to Diversity Sensitive Training in the Classroom," by E. J. Pinterits and D. R. Atkinson, 1998, *Counselor Education and Supervision*, 37, pp. 213-214. © 1998 by ACA. Reprinted with permission. No further reproduction authorized without written permission of the American Counseling Association.

91

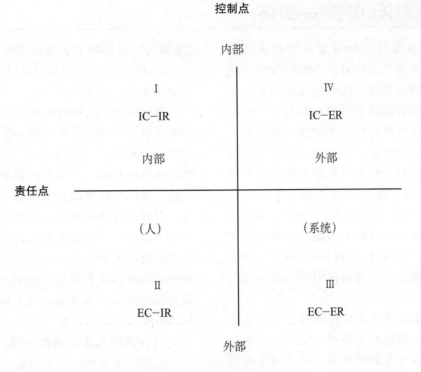

**图4—2 世界观的呈现图**

资料来源: From "Counseling Across Cultures," by D. W. Sue, 1978, *Personnel and Guidance Journal*, 56, p. 460. c1978 by ACA. Reprinted with permission. No further reproduction authorized without written permission of the American Counseling Association.

● 在心理社会维度中, 心理咨询师需要理解来访者的民族、种族、群体的社交表现、言语及行为, 这一点对于双方进行有意义的沟通非常重要。

● 在科学意识形态维度中, 心理咨询师必须运用心理咨询理论来处理有关地区、国家和世界环境的问题。

对现存理论及其适用性的解释也变得很受欢迎 (如 Corsini & Wedding, 2008; Sue, Ivey & Pedersen, 1996; Vontress, 1996)。存在主义心理咨询是其中之一。就如同麦克法登的跨文化观点一样, 它也相当全面, 具有跨越"所有文化和社会经济群体"的普适性 (Epp, 1998, p. 7)。作为一种理论流派, 它着眼于探讨意义、人际关系以及生死这一终极问题。

在多元文化心理咨询领域, 另一个激动人心的发展是对适用于不同文化的专门理论的重新重视 (Lee, 2006)。例如, 有着3 000余年历史的亚洲传统心理疗法, 最近在西方世界开始变得很流行 (Walsh, 2000)。这些传统疗法中有很多强调的是超越病理的存在主义和超个人的健康和发展, 通常会采用诸如冥想和瑜伽之类的技术。不管是单独使用, 还是与其他方法结合使用, 它们都对健康和心理成长产生了良好的效果。

92

**案例　　　　　　　　　　卡提尔的知识**

卡提尔 (Katie) 是个学习效率很高的人。她的思维就像机器那样能够去估量问题的大小并且解决它。因此, 当卡提尔成为心理咨询师时, 她认为自己高智商的技巧如果被训练得很好, 将会帮助自己的来访者。当她的第一个来访者到来时, 这种情况的确发生了。然而, 她的下一个来访者与卡提尔在很多方面有文化差异。出于对来访者的信任, 卡提尔听得很认真而且似乎能抓住来访者的世界观。然而, 接下来卡提尔觉得自己被重重地打了一下, 咨询也毫无进展。

关于知识的力量和卓越的理解能力, 卡提尔的情况告诉了你什么? 你会建议卡提尔做什么以使她在文化咨询方面变得更有能力?

## 特殊文化群体心理咨询的因素

　　心理咨询师在面对文化背景各异的来访者时，除了坚持综合指导方针外，在处理特殊文化群体的问题时还应该把握一些一般考虑因素。纵观这些因素，心理咨询师要不断提醒自身：每一个个体，正如心理咨询的每一个阶段，都是独一无二的。这一点尤为关键。在对特定文化传统的人们进行心理咨询时，我们可能会发现群体内的差异有时甚至会超过群体间的差异（Atkinson，2004；Swartz-Kulstad & Martin，1999）。因此，了解文化传统仅仅是心理咨询师提高心理咨询效率所需掌握的一部分信息。他们必须在工作中去了解他们的来访者以及心理咨询中的问题和他们自身。

　　来自少数文化群体的心理咨询师在审视他们自身的时候必须意识到对于多数文化群体的成员而言，他们可能有意无意地怀着一种"历史的敌意"（Wendel，1997）。与之相反的是，对于来自多数文化群体的心理咨询师来说，他们可能有着一种优越感和特权感。而上述两种态度既不是健康的，也不是富有成效的。

### 欧洲裔美国人

#### 欧洲裔美国人的背景

　　作为一个群体来说，欧洲裔美国人是一个多样化的人口群体。虽然欧洲是他们共同的祖居地，但来自瑞典、意大利、法国、英格兰、波兰、德国、俄罗斯、匈牙利和奥地利的人在文化传统方面存在着巨大的差异（此外，许多来自西班牙或其祖先来自西班牙的人认为他们的传统通常与其他的欧洲人是有差别的）。刚刚到美国的欧洲人与那些其家族在很多年前就在美国安家落户的欧洲人有着很大的差别。后者往往把自己看做单纯的"美国人"而忽略了自身的欧洲血统（El Nasser & Overberg，2002）。总的来说，属于典型的欧洲裔美国人是不存在的。

　　尽管如此，欧洲裔美国人在美国有着悠久的和举足轻重的历史，正是他们绘制了美国历史的主线（Baruth & Manning，2007）。作为一个群体，欧洲裔美国人与绝大多数其他的文化群体相比较，可以更好地融合于美国社会。其中的原因是，群际的婚姻及联系在总体上持续不断地影响着整个群体，并使之更趋于同质化。欧洲裔美国人越来越倾向于推崇"直线性的、分析性的、经验性的和面向任务解决"的世界观，并强调"应该珍视朴素的个人主义，自主和保持行为的独立性比群体表现更加重要"（Sue，1992，p.8）。

#### 对待欧洲人及欧洲裔美国人的疗法

　　有些专业人员认为大多数心理咨询理论既可以用于欧洲人又可以用于欧洲裔美国人。其原因是在这一组成员中形成了适用于西方社会的大多数理论，同时他们的观点也是相当有价值的。更多的心理咨询理论更适合于与之生活方式及价值观相符的人群。所以，不是所有的心理咨询理论都对所有的欧洲裔美国人有效。这些心理咨询理论适合与之有共同价值观的人们。例如，很多欧洲裔美国人在认知（认识自我及他人）时倾向于采用理性的、逻辑性的方法，因此认知疗法和认知行为疗法在这个群体中相当有效。而存在主义、精神分析、阿德勒主义、人本主义以及情感性心理咨询的疗法却仅适用于其中的某些人。正因为没有典型的欧洲裔美国人，所以没有一个心理咨询理论或方法是对这个群体的所有成员都适用的。

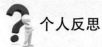 **个人反思**

　　在与欧洲裔美国人相处上，你有什么经验？如果你是个欧洲裔美国人，你怎样看待自己与其他欧洲裔美国人的相同点和不同点？如果你不是，那思考这样一个问题："欧洲裔美国人与其他美国人有什么共同点和不同点？"

### 非洲裔美国人

#### 非洲裔美国人的背景

当咨询的对象是非洲裔美国人时，心理咨询师必须了解他们的历史、文化价值观、冲突和应对机制，同时要清楚地意识到自己对该群体的态度以及已有的偏见（Atkinson，2004；Garretson，1993；Vontress & Epp，1997）。对于心理咨询师来说，即使文化背景不同，他们也能为非洲裔美国人提供很好的心理咨询，前提是他们能够很好地认识种族主义的性质，认识到个体、机构和文化种族主义是"生活在当代社会的非洲裔美国人所面临的主要生活问题"（Utsey，Ponterotto，Reynolds & Cancelli，2000，p.72），以及种族歧视和自尊之间是呈现负相关的。他们必须进一步认识到非洲裔美国人是一个多样化的群体，他们表现出多种多样的情感、思想和行为（Baruth & Manning，2007；Harper，1994；Smith，1977）。因此，没有任何一种心理咨询或助人方法能很好地适用于每一个人。

"通常来说，非洲裔美国人会将心理咨询视为一个要求来访者通过'将你的事告诉一个陌生人'而放弃其独立性，然后'采纳由那个陌生人提供的建议'的过程。"（Priest，1991，p.215）因此，很多非洲裔美国人并不愿意主动地将自己置身于一种咨询关系中。

咨询双方不平等的印象是另一个影响非洲裔美国人参与心理咨询的因素。纵观美国的奴隶史以及心理健康中心对非洲裔美国人所做出的种种错误判断，这一群体的成员由于在这种咨询关系中处在不平等的地位，因此他们并不情愿建立这种关系（Garretson，1993）。

第三个在心理咨询中影响非洲裔美国人的因素是存在于绝大多数社会传统中的对集体的重视。"历史上，氏族或部落构成集体。"（Priest，1991，p.213）而今天，集体是家庭、供养以及崇拜的对象。强调集体和群体的治疗力量是个体负责解决问题的对立面（McRae，Thompson & Cooper，1999）。

灵性和非洲裔美国人文化中的牧师角色也是影响这个群体中成员的要素（Baruth & Manning，2007）。与心理咨询师不同，牧师通常是人们"精

神和情感维系的源泉"（Priest，1991，p.214）。

#### 对待非洲裔美国人的疗法

对非洲裔美国人进行心理咨询的第一个步骤是仔细确认他们的期望。因为在非洲裔美国人中存在着一些群体内差异，来访者会出于不同的原因和不同的世界观前来咨询。因此，确定来访者前来咨询的原因以及他们希望从咨询的结果中得到什么经验是非常重要的（Parham，2002；Sue & Sue，2003）。如果来访者和心理咨询师来自不同文化和种族背景，那么应该要检查其背景因素（Brammer，2004；Sue & Sue，2003）。同样，对于非洲裔美国人的歧视和种族主义的影响不应该被忽视。种族认同是需要进一步考虑的因素。

在实际心理咨询中，心理咨询师与非洲裔的来访者之间应该建立一种平等的关系（Sue & Sue，2003）。超越这种关系应该是一种强调实用的关系。"对于许多非洲裔美国人来说，他们来咨询的目的是为了获得一些实际方法，以减轻疼痛。这可能需要用教育和职业培训的形式、药物治疗或为人父母的技巧。在进行有效治疗性干预工作时，最好做好相关服务。"（Brammer，2004，p.53）不能对非洲裔美国人"过分强调来访者的感觉"（p.53）。

除了进行实用的心理咨询，心理咨询师还应关注非洲裔美国人的优势，"在他们的家庭、邻里和城市范围内解决个人问题"（Brammer，2004，p.54）。家庭成员或邻居往往可以提供帮助。同样，只要有可能，应该挖掘来访者的社会的精神资源，因为教会和灵性是非洲裔美国人生活的一个组成部分（Ahia，2006）。

### 西班牙裔/拉丁美洲裔美国人

#### 西班牙裔/拉丁美洲裔美国人的背景

"西班牙裔美国人"和"拉丁美洲裔美国人"这两个词都用来描述其祖先来自美洲讲西班牙语的国家的人。西班牙裔美国人通常以使用西班牙语为共同特征，但它是一个多样化的群体。对拉丁美洲裔美国人的描述是"有着西班牙和印第安血统，其祖先生活在美国西南部曾为墨西哥领土以及在美国的中部和南部某些区域的人们，他们祖先的语言通常是西班牙语，并且都有拉丁人的

血统"（Fontes，2002，p.31）。无论其背景如何，生活在美国的绝大多数西班牙裔美国人和拉丁美洲裔美国人都受到双重文化的影响。然而他们在文化适应方面的程度是各不相同的（Baruth & Manning，2007）。总体来说，他们民族的历史和文化对其世界观、家庭动力及健康产生了重大影响（Miranda，Bilot，Peluso，Berman & Van Meek，2006）。在西班牙裔美国人和拉丁美洲裔美国人中存在着大量的群体内的差异（Atkinson，2004；Romero et al.，1989）。

### 对待西班牙裔/拉丁美洲裔美国人的疗法

总体来说，西班牙裔美国人和拉丁美洲裔美国人不太愿意选择心理咨询。其原因之一是由于他们的文化传统（如自豪）和文化继承（如对延伸的家庭纽带的依赖）。然而，更多的现实原因是提供心理咨询服务的机构位置偏远（如在西南地区），交通不够便利，缺少健康保险以及缺乏掌握西班牙语、了解西班牙和拉美文化的心理咨询专业人员（Gonzalez，1997；Ruiz，1981；Sue & Sue，2003）。

此外，许多西班牙裔美国人和拉丁美洲裔美国人认为心理问题和身体问题是相似的（Lopez-Baez，2006；Ruiz & Padilla，1977）。因此，他们希望心理咨询师是积极的、实际的并且是以目标为导向的。这种观点在"典型的"西班牙来访者中尤其突出（Ruiz，1981）。

总的来说，西班牙裔美国人和拉丁美洲裔美国人的心理咨询师必须在西班牙/拉美的文化观念和信念下来解决各种问题。这意味着心理咨询师经常要涉及家庭因素，因为对家庭的忠诚在拉美文化中很重要。进行和谐的心理咨询还要考虑到来访者的心灵和传统的宗教信仰，尤其是大多数西班牙裔美国人和拉丁美洲裔美国人是天主教信徒（Baruth & Manning，2007）。

如果心理咨询师能掌握两种语言，那对咨询会非常有帮助，因为许多西班牙裔美国人和拉丁美洲裔美国人更倾向于讲西班牙语而不是英语，尤其是在他们表达自己情感的时候。影响着来自这个群体来访者的普遍问题（直接或间接的）有较低的社会地位、种族主义和歧视（Sue & Sue，2003）。然而，和其他群体一样，西班牙裔美国人和拉丁美洲裔的个体、夫妻和家庭同样有着独特的问题。

---

**案例**　　　　　　**考林所考虑到的集体性**

考林（Collin）是个沉默寡言的心理咨询师。因为以前是运动员，他坚信行动比说服他人怎样保持心理健康要有效。因此，当他第一次遇到来访者玛格丽塔（Margareta）说她的家人是自己生活中的一个重要部分时，考林感到很困惑。他所有的个人主义的技巧都不能奏效。因此，他向一个同事寻求帮助。"嗯，"这个和考林年纪相仿并且成熟度差不多的同事说，"你是正确的，这个来访者最终会明白的。"

你如何理解考林同事的这番话？考虑到准备与那些强调家人的重要性和他们的共同身份的来访者一起工作，考林应该怎么做？关于玛格丽塔他现在应该做些什么？

---

## 亚太裔美国人

### 亚太裔美国人的背景

亚太裔美国人（在这里即亚洲裔美国人）指的是其他人当中的中国人、日本人、菲律宾人、印度尼西亚人、印度人、韩国人。他们的文化背景各不相同（Atkinson，2004；Morrissey，1997）。"对亚太裔美国人的人口统计资料显示，亚太裔美国人中有超过 40 个的互不相同的文化群体。"（Sandhu，1997，p.7）从历史的角度来看，他们在美国面临严重的歧视，并且被认为具有神秘性（Sue & Sue，1972，2003）。各种因素综合在一起促成了人们对亚洲裔美国人的刻板印象。

由于偏见和误解的存在，亚洲裔美国人曾经"没有公民权，被剥夺了土地拥有权，被监禁在集中营里，受到诽谤、虐待和杀戮"（Sue & Sue，1973，p.387）。具有讽刺意味的是，这些因素的综合也促成了人们对亚洲裔美国人积极的印象。他们被集体描述为勤劳的、成功的、不易受心理和情感困扰的人。有些时候，他们被视为"少数族裔的典范"（Bell，1985）。就像所有的刻板印象一样，在这些描述中的确存在着真实的因素，但并不完全真实或准确。在亚太裔美国人的文化中有很多微妙之处，他们之间的交流经常不是直接的。

### 对待亚洲裔美国人的疗法

心理咨询师必须要借助亚洲裔美国人的文化遗产去理解他们，否则就不能在心理健康方面为其提供有益的帮助（Henkin，1985）。在亚洲裔美国人的文化中，有一种观点就是宗教传统在他们对心理健康和心理疾病的认识方面扮演了极其重要的角色。对于一些亚洲裔美国人来说，"心理压力和障碍可以通过精神控制或者违背某些宗教道德原则等概念而在其宗教框架内得到解释。因此，宗教传统在他们如何看待心理健康与心理疾病起源中扮演了重要的角色。与此相似的是，治疗的方式可以是以某种超自然的力量或者通过培养一些正确的行为和树立正确的信念来帮助患者恢复到健康状态"（Das，1987，p.25）。

另一个重要的微妙之处可以影响职业咨询的是，许多亚洲裔美国人通常会避开那些需要强有力的自我表现的职业（Watanabe，1973）。礼貌的沟通方式来自文化传统，因此必须采取积极的态度才能建立起牢固的咨询关系。

心理咨询师要能欣赏在美国生活的亚洲裔美国人群体的历史和独特的民族特点，这一点是很关键的，这些群体包括中国人、日本人和越南人等（Atkinson，2004；Axelson，1999；Sandhu，1997）。这种敏感性通常能够帮助心理咨询师对咨询过程加以把握（Lum，2007）。例如，心理咨询师可能会促进在美国的华人的自我表露，这是通过教育或者职业心理咨询而非直接的、对抗性的心理疗法的途径实现的。

## 土著美国人

### 土著美国人的背景

土著美国人是居住在西半球美洲大陆的最初的居民，他们被第一批欧洲殖民者误称为印度人（Garrett & Pichette，2000）。今天，他们组成了"印第安事务局认可的 478 个部落以及没有取得官方认可的 52 个部落"（Heinrich，Corbin & Thomas，1990，p.128）。土著美国人中也存在着极大的多元性，他们拥有 149 种语言，但是与此同时，他们的价值观又相同，如强调与自然和谐共处、合作意识、整体意识、对现实的关注以及对家族的依赖（Heinrich et al.，1990）。从总体上说，土著美国人对失去祖先的土地怀有强烈的情绪，有一种自主决定的渴望，同主流美国文化价值观之间有着冲突，并有着一个源于过去刻板印象的令人费解的自我形象（Atkinson，2004）。对来自其他文化的人们的侵犯的愤怒情绪是心理咨询师们必须要妥善解决的问题（Hammerschlag，1988）。美国土著印第安人这个群体的自杀率、失业率、酗酒率都很高，他们的生活期望也较低（Garrett & Pichette，2000）。"不考虑宗教或部落联系因素的话，在所有少数族裔群体中，美国印第安人高中阶段的辍学率是最高的"（Sanders，1987，p.81）。简而言之，作为一个群体"土著美国人要面对众多的问题"（Heinrich et al.，1990，p.128）。

### 对待土著美国人的疗法

对于土著美国人，心理咨询师们尝试过从存在主义到直接咨询等多种咨询方法。富有成效的咨询在一定程度上取决于他们是否能继续预约，其他印第安人是否帮助来促进咨询过程，以及他们的文化适应是不是传统的、双重文化的或是渗透化的（Avasthi，1990；Garrett，2006；Valle，1986）。不管怎么说，心理咨询师理解土著美国人文化，并避免将不合适的文化理论运用到他们身上是非常重要的（Herring，1996，1997；Ivey，1990）。

面对美国印第安人的生活方式仍然会受到传统及祖先的生活方式影响的情况，治疗方法围绕着一个圆形和整体模式来了解人的问题。"组织模式就像医学轮一样，使得心理咨询师和其他人可以检查不同维度人类的生存条件。"（Rybak，Eastin & Robbins，2004，p.25）

使用土著美国人文化适应量表是评估土著来访者文化价值观的一条途径（Garrett & Pichette，2000）。这个量表通过从传统的土著美国人到同化的主流美国人的连续体来测量个体的文化适应水平（见图 4—3）。

依据理查森（Richardson，1981）的观点，当对土著美国人进行咨询时，可以考虑的四个因素是：沉默、认同、重申和总体引导。理查森通过插图来演示使用这些技术的方式模型。视觉搜寻（vision quest）的使用被推荐到某些案例中，对于成年男性来说是一种经历和宗教重认仪式（Heinrich et al.，1990）。创造性艺术的应用也是一种相当有益的方法，因为情感、宗教和艺术表达是"土著文化中的天然因素"（Herring，1997，p.105）。创造性艺术不要求口头描述。除此之外，他们可能还关注土著美国人文化的仪式和福祉。

还可以通过协作的方式使用多元咨询，比如运用网络疗法、家庭疗法、本土结构疗法，传统的土著活动如"循环说话"、"坚持说话"和讲故事也受到推崇（Garrett，2006；Herring，1996）。

与土著美国人的咨访关系中比具体的咨询方法更重要的是"真实感"。愿意做一名学习者并勇于承认自己所犯的错误能帮助维系心理咨询师和土著美国人之间的关系。

98

| 一元文化 | 危险 | 二元文化 | | 一元文化 |
|---|---|---|---|---|
| ○ - - - - - - - - - | ← → | - - - - - - - - - - - | ← → | - - - - - - - - - - - ○ |
| 传统的 | 区域 | 文化适应 | | 同化 |
| 适应/认同传统土著美国人的价值观、行为和期望 | | 与传统土著美国人的价值观/世界观相适应，但接受能在美国主流文化中产生效益所要求的行为 | | 适应/认同美国主流文化的价值观、行为和期望 |

**图 4—3 文化适应连续体**

资料来源：Reprinted from "Red as an Apple：Native American Acculturation and Counseling with or without Reservation," by M. T. Garrett & E. F. Pichette，2000，Journal of Counseling and Developing，78，p. 8. © 2000 by ACA. Reprinted with permission. No further reproduction authorized without written permission of the American Counseling Association.

## 阿拉伯裔美国人

### 阿拉伯裔美国人的背景

阿拉伯裔美国人是一个快速增长的马赛克组群体，它包括 22 个不同国家和地区，如埃及、黎巴嫩、摩洛哥、也门、突尼斯和巴勒斯坦等。群体总数超过 350 万，其中大部分是信奉基督教的，也有相当大的一部分阿拉伯裔美国人是穆斯林。（http：//www. aaiusa. org/arab-americans/22/demographics，retrieved August 29，2007；Negy，2004）然而，阿拉伯和穆斯林文化往往是重叠的。因此，尽管大多数阿拉伯裔美国人是基督教信徒，但穆斯林和信奉基督教的阿拉伯裔美国人仍支持着伊斯兰教的传统和价值观（Nassar-McMillan & Hakim-Larson，2003）。

阿拉伯裔美国人各自之间是不同的。潜在的不同包括社会阶层、教育水平、语言（阿拉伯语有不同的方言）、区域的相对保守、移民的时间、文化适应的水平（Abudabbeh & Aseel，1999）。尽管这种文化存在差异，但是提供服务的人需要注意存在于其中的足够的共同点。

阿拉伯文化往往处在一个复杂的环境下，而不是处在简单的情境下，例如在北美社会之中。因此，阿拉伯裔美国人作为一个群体通常与传统的美国人有着显著差异，他们更强调社会稳定和集体性。

家庭是一个非常重要的元素，在大多数阿拉伯裔美国人的文化和个人生活中占主导地位的就是家庭与家庭关系。在阿拉伯裔美国人的家庭中，男人是被尊为家长一样的主要成员。阿拉伯裔家庭十分重视教育，有十分之四的具有阿拉伯血统的美国人取得了学士或以上的学位（http：//www. aaiusa. org/arab-americans/22/demographics，retrieved August 29，2007）。

### 对待阿拉伯裔美国人的疗法

当给阿拉伯裔美国人，尤其是移民咨询时，对于心理咨询师来说，关键是要记住在一些家庭中明显的性别角色的划分。更进一步说，重男轻女的权威、保守性的标准以及自我牺牲的观念是很重要的。还有一个需要强调的是荣誉和耻辱的重要性，因为在阿拉伯文化背景中，人们寻求外界的帮助，如找心理咨询师，只能作为最后的手段（Abudabbeth & Aseel，1999）。更复杂的问题

99

的后果是紧张及由于"9·11"事件而产生的不信任（Beitin & Allen，2005）。

因此，对于这类人群的临床建议包括：

● 知道他们的文化背景。

● 注意生活中的首要问题以及权威人物的重要性。

● 仔细观察大家庭在做决定时所扮演的角色。

● 敏感地认识到大部分的文化能起到积极的作用并能切实地参与到治疗之中。

● 知道需要有一种更有效的、以人的意志为基础的疗法。

● 作为心理咨询师，要积极参与，但所扮演的角色既不会被认为是救世主，也不会被认为是威胁者。

心理咨询师可以协助阿拉伯裔美国人融入他们的群体，在那里他们可以获得支持，并成为更大社区的一员，这样他们就可以自己解决所遇到的问题。群体社会工作和社会工作群体提出"针对一些特殊来访者的潜在问题的解决办法，尤其是那些来自伊拉克的难民，由于他们经历过战争的创伤，会因为偏执症状而伴随着创伤后应激障碍。另一方面，教养团体和12步计划似乎对一些非避难阿拉伯移民群体很有效，这或许是由于阿拉伯文化国家的集体主义观念所造成的"（Nasser-McMillan & Hakim-Larson，2003）。

### 国际咨询

咨询是一个世界性的事件，它的英文拼写通常是双写 ll（例如，counselling）。美国的咨询文化观是世界上许多咨询方式中的一种。事实上，有些大陆有自己的"咨询"学会（具体地说，有非洲人咨询学会，http：//www.geocities.com/kim1122a/；欧洲人咨询学会，http：//www.eacnet.org/prospectus.html，美国心理咨询学会的欧洲分支，http：//www.online-infos.de/eb-aca/about.htm）；有些国家也拥有自己的"咨询"学会（如英国、澳大利亚、马来西亚、新西兰、土耳其和加拿大）。除此之外，心理咨询的实践是在不断变化的，尤其在中国香港，那里的心理咨询业开展得蒸蒸日上。

此外，全球范围的各学会中还存在着采用特定

理论，如阿德勒理论、交互分析（TA）和现实疗法的治疗师。而有些国家虽然没有正式的心理咨询学会，比如意大利，但那里存在着几十个理论培训机构（Gemignani & Giliberto，2005）。最后，还有国际心理咨询学会（IAC；http：//www.iacirtac.org），该学会每年都召开国际会议，并有《世界咨询进展杂志》（*International Journal for the Advancement of Counseling*）出版。

苏伯（1983）早在 20 多年前就提出了质疑：心理咨询能像在北美的实践那样在其他各国范围内使用吗？他通过对文化和心理咨询的分析认为，繁荣和安定的国家将心理咨询看成一种促进个体兴趣和能力发展的方式，而经济相对贫困的国家以及那些处在外部威胁中的国家则将心理咨询视为将个体限制在文化延续必需的范围之内的一种方式（Super，1954）。文化差异的知识在国际心理咨询中必须得到重视，尤其是当其与心理咨询相关时（Watkins，2001）。 *100*

这些知识在国际心理咨询中至关重要。例如，在波兰，由于发展中国家的性质，职业心理咨询的价值比其他任何心理咨询要高得多（Richard Lamb，个人交流，June 7，1997）。在其他国家，例如日本，心理咨询既有治疗性又有社会心理性；例如，针对持有男权主义的日本人（Seto，Becker & Akutsu，2006）。然而，日本仍然存在缺少统一的职业标准和职业安全的问题（Iwasaki，2005）。另一方面，在马来西亚，其心理咨询模仿美国的模式，除最初的从业学位是学士学位以外（这点与日本是一样的），几乎所有的毕业生都被分配到学校里，他们有资格来教一门课程，还可以进行心理咨询。

留美的大学生无论其拥有的关于心理咨询的知识的多少，在是否接受心理咨询服务上总是犹豫不决的（Mori，2000）。尽管犹豫，但事实上很多留学生正试着去控制压力，而这在本质上是超出了他们的实际能力的。这些压力包括"语言障碍、学习问题、人际关系问题、经济问题和内心问题"（p.137）。这些学生所依赖的家庭和朋友支持网络都不在身边，又害怕被别人看成失败者并被遣送回家，这无疑加剧了他们日常的紧张情绪（Boyer & Sedlacek，1989）。经验性的证据表明：

与他们的美国同学相比，留学生体验到的压力更大，而且这种紧张感通常会在入学的前六个月达到一个危险的水平（Schneller & Chalungsooth，2002）。

为了帮助那些选择使用心理咨询服务的留学生，莫瑞（Mori，2000）建议关注以下几个方面的问题：

- 发展压力管理技巧；
- 学习建立自信的沟通技巧；
- 对美国的教育体制进行全面了解；
- 发展职业和生涯规划的技能。

亨金（Henkin，1985）对在国际层面上工作的心理咨询师也提出了一系列实践指南。除了为心理咨询过程确立明确的结构和对来访者进行心理咨询过程的解释外，亨金认为心理咨询师应该主动学习他们的来访者的文化，其中包括对来访者家庭和社区生活重要性的认识。事实上，"直接用西方心理学的研究方法来研究东方人的心理也许会导致消极的后果"（Raney & Cinarbas，2005，p.157）。我们需要将"西方的和本土的心理咨询取向相融合，包括家庭和朋友在心理咨询过程中支持来访者的宗教礼仪"（p.158）。

 **个人反思**

　　仔细思考一下在你成长过程中受到的鼓励和支持的源泉（比如，你所在的群体的成人领导者、兄弟姐妹、朋友、父母等），这些人能支持或帮助你圆满解决你的问题吗？如果你与另一个国家的人一起工作，设想一下与这些人以有益于健康的方式相处会变成什么样？你是如何认为的？

## ■ 本章内容小结

101　　　在本章中我们研究了心理咨询与一个特殊领域——文化领域——有关的问题。专业文献中资料非常丰富，其中还涉及适用于以上这些人群和问题的心理咨询理论和技巧。针对其中某个或某些群体的特殊课程和心理咨询训练，许多高级心理咨询师的培训方案中都有提供。

尽管看起来特殊文化人群的信息可能与其他群体没有关联，但事实并非如此。在针对一个共同的主题时，心理咨询师在面对各种不同文化背景的来访者时，必须充分了解他们的群体和个体。

咨询师必须能够有效地应对和超越刻板印象和规定的角色所产生的影响。在这方面的文化局限性不仅影响着其中的人们，还影响了整个社会。战胜传统、偏见、害怕和焦虑，学习建立在精确的信息和感受力基础上的新技术，是多元文化社会心理咨询中的主要组成部分。

国际咨询也在不断发展。这样，它可以增进人们对文化的理解，即人们是怎样在特定的文化背景内外得到帮助的。

## ■ 问题讨论

1. 与文化背景不同的人谈论他所面对的问题。这些问题中有多少是与文化相关的？多少只是与个体相关？把你的发现告诉全班的人。你和你的同学的发现有哪些相似性？谈谈你对本章所涉及问题的个人观点。

2. 请调查针对少数文化群体的心理咨询方式（不同于本章中所提到的群体），或者请认真学习你书中所描述的一种多重文化的程序。

3. 柯林斯和皮特丝（Collins & Pieterse，2007）提到，有一些方法能提高文化意识，包括"做反应性论文、写论文、角色扮演、录像、跨文化的浸泡经验、文化模拟体验、体验式练习、鱼缸练习、小组议事录"（p.16）。在学习更多关于文化和文化群体方面，这些提到的方法，哪个对你最有吸引力？

4. 在网络上查找其他国家的心理咨询机构（如马来西亚心理咨询学会，英国心理咨询和治疗学会）。哪些国家的网站是在强调多元文化咨询的？如何找到你现在所知道的关于多元文化咨询的理论？

5. 研究其他国家的心理咨询方法。这些理论和技巧是如何在这些文化中产生并适应个人和社会需要的？你认为自己研究的心理咨询方法能否在美国社会奏效？

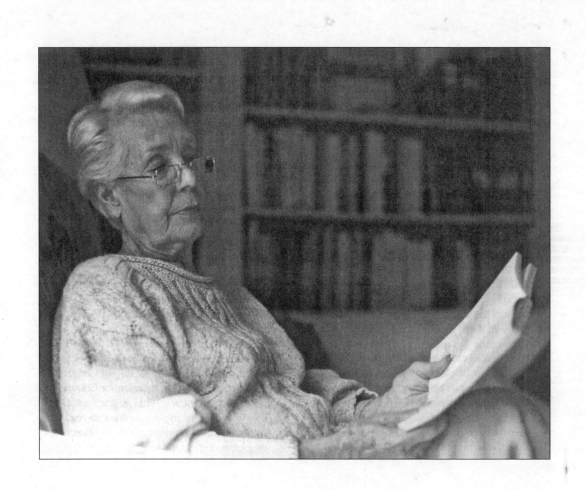

# 第5章
# 不同人群的心理咨询

当你在清晨醒来，
感觉自己已经变老，
从书架上取下这本书，
慢慢地欣赏着这些精美的语句。
它们像青春的回忆一样褪了色。
在雷诺德小山上度过的日子里，
那时的你脸上写满了朝气，
也充满着记忆的时刻。
现在，即使它们都像毕业文凭一样褪色了，但仍然保留着
在平静岁月中留下的清晰的印迹。
在寒冷的季节里为我们带来温暖和笑容，
它们就是灰暗世界中的那束光芒。

Gladding，S. T.（1968/1989）. A *poem in parting*. Copyright 1989 Prentice Hall.

104　　多样性是人类生活的一个主要方面。人们在很多方面都是不同的。本章所要讨论的是心理咨询的多样性，具体指的是心理咨询中基于年龄、性别、性取向和灵性的不同的多样性群体。以上所说的这些群体都有自己独特的需要、关切，同样这些议题在性质上是普遍的。这些群体有时会受到人们成见的影响，他们可能被社会边缘化、得不到重视、受压迫或虐待。因此有时候在这些群体中，一些人的才能或能力得不到认可。

　　尊重咨询形式的多样性是心理咨询的基础。倘若没有这样一种态度，来访者的福祉就会受到威胁，而每个人原本应受到的尊重及其自身的尊严都将被忽视。事实上，人们已经发现因为年龄、性别、性取向、种族划分和灵性等因素而对来访者产生消极态度对"心理咨询过程中的来访者产生的破坏作用最大"（Miller，Miller & Stull，2007，p. 325）。

　　看一下这里所列举的几大群体，连同前面章节里介绍过的群体，问问自己对他们都抱有怎样的看法。这些想法和情绪、情感是如何影响你同他们互动的？你与其中每一群体的异同之处有哪些呢？这项研究是如何帮助你改变自己的信仰和行为的？

　　对不同于我们的人所持有的刻板印象似乎总是妨碍咨询。在你尝试处理多样性的问题时，很重要的一点是不要把某些人妖魔化或把他们看成心理异常的人。

## 老年群体的心理咨询

　　从传统意义上来说，发展的定义是任何一种持续终身的、渐增的系统变化。在人的一生中，个体会按照认知、情绪、生理、精神等几个水平不断发展。个体如果在恰当的年龄阶段获得必要的发展，例如在青少年时期身体的成长，那么他所面临的转变或者适应的问题相对就较少。但是如果生活事件提前了、滞后了或者在实现时失败了，那么他的幸福感、他的同伴都会受到一些消极的影响（Goodman，Schlossberg & Anderson，2006）。

　　一些理论家例如让·皮亚杰（Jean Piaget）、劳伦斯·科尔伯格（Lawrence Kohlberg）、埃里克·埃里克森（Erik Erikson）、卡罗尔·吉里根（Carol Gilligan）和南希·施罗斯伯格（Nancy Schlossberg）对个体从婴儿期直到老年期全程的发展进行了论述。美国心理咨询学会的成人发展及老龄学会专门研究成年后的生命发展历程。

　　在本书中，年龄超过65周岁的人被称为老年人，1935年颁布的《社会安全法案》把老年阶段的起始年龄定为65岁。即使现在人们的平均寿命延长了，绝大多数老龄率和享有优惠的特权都仍以这个年龄为起点。美国在建国时，只有2%的人口在65岁以上，到1900年，该比率增至4%，到2000年，增至13%，预计在2030年几乎会增长到20%（Erber，2005；Zalaquett & Stens，2006）。

105　　当今美国出生的婴儿预期的平均寿命是80岁（ACA，2007）。美国人口老龄化趋势显著增加的原因包括：20世纪的高出生率、移民政策、医疗保健系统的改善、营养水平的提高以及传染疾病的减少（Lefrancois，1999）。因此，心理咨询师需要关注这一群体，尤其是婴儿潮的那一代人（7 600万，占美国成年人口的46%），他们正在逐渐步入老年阶段（Maples & Abney，2006）。

　　有很多关于老年人的谬论和误解，其中很多都是消极的。绝大多数都围绕认知能力丧失和生理机能衰退。然而事实上绝大部分步入晚年的人是积极活跃的并且功能良好。例如，索福克勒斯（Sophicles）在100岁之后仍然是一名多产的作家。科恩（Cohen，2000）已经发现一些有重大意义和创造性的工作是人们在65岁以后才实现的。

　　历史事实表明，老年咨询是一个已经被忽视的领域。例如，老年人群仅享有了6%的心理健康服务项目（至少一半以上的服务应当提供，因为在美国有将近15%的老年人有中度以上的情绪问题）（Hashimi，1991；Turner & Helms，1994）。这种情况出现的部分原因是该群体有发展性的独特问题，诸如经济陷入困境、社会地位的丧失和生理功能上的衰退。

　　在19世纪70年代中期，布莱克（Blake，1975）和索尔兹伯里（Salisbury，1975）分别指出，在心理咨询的文献资料中有关老年人心理咨询的文章很少，并且针对老年人心理咨询的辅导课程也相当匮乏。到80年代中期，这种情况得到了一定改善。基于一份全国性调查的结果，迈尔斯（Myers，1983）指出，在 36％的咨询师培训项目中至少有一门课程是关于老年人心理咨询的，并且这个百分比随着对老年人研究的逐渐增多而持续上升（Hollis，1997；Myers，Poidevant ＆ Dean，1991）。目前，已有一些为老年病人提供服务的工作标准出台了（Myers，1995）。

### 老年期

在关于衰老的现有理论中，大多数理论是多维度的，例如比伦、夏埃和盖兹（Birren，Schaie ＆ Gatz，1996）从生物的、心理的和社会的角度来解释衰老，并且认识到这种多维的过程并不是平衡的。衰老是人自然发展的一个组成部分（DeLaszlo，1994；Erickson，1963；Friedan，1994；Havighurst，1959）。人们随着年龄的增长需要完成特定的任务，例如，埃里克森认为个体进入中年和成年晚期就必须发展起繁殖感和自我完善感，否则就会产生停滞感和绝望感。荣格（Jung）相信只有 40 岁以上的人才具备探寻精神这一领域的资格。

纽加顿（Neugarten，1978）强调发展，他将老年期划分为两个主要阶段：老年早期是指 55 周岁到 75 周岁的群体，不论他们是否已经退休，他们仍然在生理上、心理上和社会功能上具有活力；老年晚期是指年龄超过了 75 周岁，这个人群的身体活动受到了很大限制，并且随着年龄的增长，衰老的迹象会十分明显，尽管衰老的表现形式是多样的。

尽管人们对于衰老和日渐壮大的老年人群体有了更多的理解，但人们在处于这一特殊阶段的时候不得不面临着年龄问题带来的预期与偏见。例如，"老年人总被贴上一些被贬损的标签，诸如衰老的、健忘的、无助的"（McCracken，Hayes ＆ Dell，1997，p.385）。这些消极的看法和成见也就是我们常说的老年歧视，它阻碍着不同年龄段的群体进行亲密接触，有时甚至产生直接的歧视行为（Butler，1998，2001；Kimmel，1988；Levenson，1981）。不幸的是，逐渐变老的人常常否认逐步衰老的过程并对此充满了恐惧，弗里丹（Friedan，1994）称这种现象为"神秘的老年人"。甚至心理咨询师也没有抛开这种老年歧视的态度（Blake，1982；Maples ＆ Abney，2006）。

### 老年人的需求

在美国，人们从中年过渡到老年时必须处理身体能力、社会角色、人际关系的变化甚至住处的搬迁等一系列复杂问题（Cox，1995；Kampfe，2002）。这些变化中的大部分能潜在地带来认同危机，老年人的发展性需求可能仅次于青少年。哈维格斯特（Havighurst，1959）指出，老年人必须学会有效地应付下列情况：（1）朋友或配偶的死亡；（2）身体活力的减退；（3）退休以及经济收入的减少；（4）更多的空闲时间，结交新朋友的过程；（5）发展起新的社会角色；（6）与长大的孩子相处；（7）改变原有的生活安排，选择满意的生活方式。

一些变化随着年龄的增长而逐渐产生，例如体能的下降，然而有一些变化却是意料之外的，例如死亡。总的来说，衰老是一个积极和消极并存的过渡和转型过程（Myers，1990a，p.249）。对于老年人来说，积极地转变主要是指一种获得，例如他们成为祖父母或者在购物时开始享受折扣。这种转变包括与巨大压力的产生相联系的一些重大损失事件，例如配偶的死亡、失业或者疾患缠身。许多老人在这些情况下会处于痛苦的挣扎中，因为他们缺乏一个可以倾诉悲痛、可以帮助他们渡过情感困境的朋辈支持团体（Morgan，1994）。

孤独、身体疾病、退休、无所事事、丧亲之痛和虐待是老年人所面临的主要问题（Morrissey，1998；Shanks，1982；Williams，Ballard ＆ Alessi，2005）。此外，一些老年人随着年龄的增长而忍受着更为严重的抑郁、焦虑和精神疾病，在精神病院有将近 30％的病人为老年人。在自杀人群中有 25％的人是 60 岁以上的人，尤以白人男性居多。国内的老年人虐待，"不管是哪种形式的虐待，施虐者都与老人有着特殊的关系"，包括忽视——同样也会带来问题（Morrissey，1998，p.14）。每年有将近 60 万宗老人遭受虐待的案件，最常见的虐待方式包括身体虐待、心理虐待、经济剥削和侵害其权益，这些权益包括人身自由、言论自由和隐私权（Welfel，Danzinger ＆ Santoro，2000）。此外，在占总人口 6％～16％的老年人群中，酗酒是一种很常见但却常常找不出原因的障碍（Williams et al.，2005）。

| 案例 | 吉恩和他的低自尊 |
| --- | --- |

吉恩（Gene）一家有12个兄弟姐妹。他的父母工作艰辛但收入微薄，生活拮据。吉恩穿的衣服要么是哥哥姐姐穿过的，要么就是从旧货市场买来的。由于父母无力支付费用，吉恩无法加入俱乐部或者运动队，因此他没有和同伴接触的机会。更糟的是，吉恩长大以后不得不尽快去做兼职，以贴补家用。由于大多数工作都是体力活，吉恩总会弄得一身脏兮兮的，他如今已经65岁但从未结婚，他的自我概念仍然很低。他前来咨询"如何让自己觉得好一些"并且"从过去的生活中走出来"，以使自己过上丰富充实的生活。

考虑到他过去的生活，你认为心理咨询能对他有所帮助吗？如果能，你觉得该怎样帮助他呢？你认为还有哪些活动能让吉恩从中获益呢？

## 为老年人提供心理咨询

如果心理咨询师有兴趣为老年人提供心理咨询，他们就需要接受这一领域额外的专业训练（Myers，1990b；Schlossberg，1990；Sinick，1979）。许多人不能很好地理解老人，所以无法对其开展咨询工作，这一点在涉及与老年人有关的新现象时尤为突出，例如祖父母抚养孙子女（Pinson-Milburn，Fabian，Schlossberg & Pyle，1996）。在这种情形中，与心理咨询相关的各种服务需要通过多个层次来展开，例如直接延伸干预，这样可以让老人们学到新的应对策略和技能训练。此外，非直接性和支持性的干预也是需要的，例如祖父母支持团体、家庭支持团体、在学校举办"祖父母之日"的活动等。

投资综合征（investment syndrome）是另一个老年人群没有得到心理健康专家的积极关注的原因，这一概念由科兰杰洛和普尔维诺（Colangelo & Pulvino，1980）提出，他们认为许多心理咨询师很愿意把时间和精力投入到青年人身上，因为他们被认为"对社会将有重大贡献"（p.69）。持这种态度的专家希望将来能从年轻人身上获得回报，并很有可能对老年人做出改变的可能性提供错误的信息。

第三个老年人群没有得到心理咨询师和心理健康专家关注的原因是对衰老的非理性恐惧以及由此产生的对老年人的心理疏远（Neugarten，1971）。

最后一个导致老年人没有从心理咨询师那里获得更多更好关于自身需求治疗的原因，是因为他们的问题会被误认为是与年龄相关的其他原因所造成的（Williams et al.，2005）。比如酗酒就经常被误诊。

咨询对象如果是老年人的话，最行之有效的方法就是把他们当成老年人对待（Cox & Waller，1991）。老年是一个特殊的人生阶段，这是一个仍然在成长的阶段。当心理咨询师试用基本的咨询技能时，比如情感反应、解释内容、识别模式、开放式提问、确认来访者的情感和思想、温和的进行面质，老年人可以很自在地探索他们的难题或者适应问题，并且做出恰当的反应（Kampfe，2002）。

促进老年人发生改变的另一策略是去塑造他们对于自身所在环境所持有的态度（Colangelo & Pulvino，1980；Ponzo，1978；Sinick，1980）。许多社会观念使得老年人对他们自身的态度产生了消极的影响。通常，老年人倚老卖老的现象是因为社会鼓励了这样的行为。在美国社会中，"将老年等同于退化，设定相应的优先顺序"（Hansen & Prather，1980，p.74）。因此，心理咨询师必须成为改变这种社会态度的教育者和倡导者，这样才能消除种种具有破坏性的年龄限制以及对老年人的刻板印象。"我们需要建立一个新型的社会，鼓励人们不受年龄的束缚，活出自己。"（Ponzo，1978，pp.143－144）

除了给予老年人应有的尊重并为改变社会态度做出努力以外，心理咨询师还可以帮助老人解决一些当前的具体问题。托米尼（Tomine，1986）指出，对于老年人的心理咨询服务如果方便及时并注重实效，那么一定会富有成效，比如具有教育意义以及聚焦于问题的解决。例如，希区柯克（Hitchcock，1984）回顾了那些帮助老人就业的有效方案，其中有个特别成功的方案是专门开设一个为老年求职的工作俱乐部，在这里会员们会定期参加聚会以分享求职信息。

对于那些患有阿尔兹海默症（Alzheimer's disease）的老人，在患病早期，以罗杰斯的理论和卡库夫对其理论的实际运用为基础开展心理咨询是大有益处的。团体咨询是基于雅罗姆（Yalom）的存在主义著作而产生的，对于帮助家庭成员应对疾病的发展也是富有成效的（La-Barge，1981）。

和老年来访者一起进行有条理的人生回顾也被证实为一种有效的治疗方法（Beaver，1991；Westcott，1983）。这种方法可以帮助他们整合过去并为将来的生活做一些准备。

运用短期的理性情绪行为疗法（rational-emotive behavior therapy，REBT）来帮助老年人增加合理的认知并减少对于衰老的焦虑是很有效的（Keller，Corake & Brooking，1975）。12 步计划和阅读疗法在用于帮助酒精滥用的老年人中也被证实同样有效。

以下列出的是在 65 岁及以上老年人当中最受欢迎的团体（Gladding，2008）：

● 现实导向小组，帮助迷茫中的人们适应他们所在的环境。

● 再激发治疗小组，旨在帮助老年来访者更加投入到现在和将来。

● 叙旧小组，组织老年来访者进行生命回顾，聚焦于解决过去的问题，帮助他们更好地自我整合，并从当下的生活中寻找意义（Zalaquett & Stens，2006）。

● 心理治疗小组，适合于解决由于衰老带来的特定的问题，例如丧失。

● 特定主题小组，小组聚焦于老龄化的相关问题，例如健康或者艺术。

● 特定成员小组，小组聚焦于处于特定过渡阶段所关注的问题，例如住院治疗、处理姻亲等。

心理咨询师在接待老年来访者的时候经常会成为生活中的学生，而老人们成了他们的老师（Kemp，1984）。当这种开放型的态度开始形成时，来访者会更有可能去着手解决他们生活中的重要事情，心理咨询师也更易于获得一种不同的生活经验，这对于咨询过程是很有帮助的。

### 个人反思

年龄不仅反映了身体状况，更体现了思想状态，想想你认识的一些老年人（65 岁以上），有没有哪位老人能够很好地适应年龄变化？是什么因素使他能够如此的？

## 基于性别的心理咨询

基于性别的心理咨询聚焦于本章提到的第二个群体。来访者独特的需要和关注部分取决于他们所生活和成长的文化氛围和社交团体（Cook，1993；Hoffman，2006；Moore & Leafgren，1990）。男人和女人"根本上是一种文化—社会的动物"（Mc-Fadden，1999，p. 234）。心理咨询师如果在咨询过程中不能完全了解基于性别产生的社会歧视、刻板印象和角色期待等各种影响，他们就不大可能成功地帮助来访者解决各种问题。有效的心理咨询要求特殊的知识和洞察力，从而能关注到人们在性别和性取向上特殊和共同的方面。"这种对男女在特殊和共有的事情上都有涉猎的经验是咨询中自相矛盾的挑战。"（Lee & Robbins，2000，p. 488）

对于心理咨询师为男性和女性进行咨询时是否需要具备专门的知识和技能已经没有争议了，实际上男性和女性有很多的共同特点，同样他们也是各种独立的群体。但是，男性和女性所经历的是不同的发展挑战，专业人员对他们进行咨询可能需要使用不同风格的交流方式（Nelson，1996，p. 343）。此外，偏向于向某一性别的来访者提供咨询的心理咨询师需要在特定领域接受深入的训练并积累经验。例如，在美国，患有重度抑郁障碍的女性是男性的两倍（女性 700 万，男性 350 万）（McGrath，Keita，Strickland & Russo，1990）。尽管对于抑郁的定义在跨文化的研究中会有所差异，但该结果仍然有效（Shea，1998）。压抑愤怒是女性被社会所认可的行为的一部分，原因是愤怒与女性的性别角色是不相符的，而"愤怒被假定为是符合传统男性角色的几种情绪之一"（Newman，Fugua，Gray & Simpson，2006，p. 157）。

## 女性心理咨询

女性是心理咨询的主要服务群体（Wastell，1996）。她们有特殊需要的原因与她们的生理差异和社会模式有关，这使得大多数女性咨询的关注焦点也与男性有所不同（Cook，1993；Hoffman，2006；Huffman & Myers，1999）。女性的社会角色和职业机遇尽管受到20世纪60年代的女权运动所带来的实质性的影响，从而都有了很大程度的改变，但是相较于男性，女性仍然缺乏自由、社会地位、职业发展机会和一定的认可度（Kees，2005）。

作为一个群体，女性在很多领域与男性有着截然不同的关注焦点。例如，她们与男性在亲密关系、职业选择和毕生发展这类基础性问题上的兴趣和投入程度是不同的（Kopla & Keitel，2003）。这就是美国心理咨询学会和其他一些专业助人学会在他们的出版物中专门探讨关于女性与心理咨询议题的主要原因（例如，见《心理咨询和发展杂志》2005夏季版）。"女性在人际关系中成长，通过人际关系、向着人际关系发展。"（Jordan，1995，p. 52）当女性感到与他人产生某种关联时，精力就会变得更加旺盛，并且对于自身以及他人的了解更为准确，此外，她们感觉被赋予了力量来表现出她们的关系，因为当她们处于一段关系中时，她们是非常有活力的，她们同时还有强烈的价值感并渴望获得更多的关注（Miller & Stiver，1997）。发展和成长、抑郁、饮食障碍、性欺骗、寡居和多重角色是这一群体主要关心的问题。

为女性做心理咨询"不是简单地选用一些咨询理论和技巧，将其加以运用就可以开始的"（Hanna，Hanna，Giordano & Tollerud，1998，p. 181）。与此正好相反的是，心理咨询师的态度、价值观和知识如果不能促进女性来访者潜在的发展就会阻碍其发展，尤其在国际化水平下（Chung，2005）。女性实际上是关系型生物，心理咨询师的方法应该适合来访者的实际情况（Davenport & Yurich，1991；Nelson，1996）。

对文献资料的分析表明，为女性做咨询的专家应该是"高共情的、热情的、善解人意的、发展健全的人，可以去体会女性们经常所处的困境"（Hanna et al.，1998，p. 167）。

遗憾的是，有证据表明，许多心理咨询师和健康专家看待女性的态度仍然受到性别角色的刻板印象影响（Mollen，2006；Simon，Gaul，Friedlander & Heatherington，1992），许多心理咨询师不能很好地了解女性在人生的不同阶段所面临的特定困境。在一个发展的阶段，关于中年女性"无子女的、单身的、残疾的、同性恋者、少数族裔或庞大家族网络中的成员"的研究相对缺乏（Lippert，1997，p. 17）。例如，莫尔恩（Mollen，2006）强调了心理咨询师在接待那些不愿生育的女来访者时接纳与获得力量的重要性，而且要帮助她们克服因为她们的选择而要面对的社会压力。

错误的假设、不正确的信念和心理咨询师缺乏应有的理解，这些都有可能为女性来访者带来问题（例如对于那些有轻微或严重不孕症的女性）（Gibson & Myers，2000）。心理咨询师在对这部分人进行咨询时，应该要面对"无视眼前问题，经常因不充分的理由责怪自己，而这些通常是由被迫的文化适应造成的"，心理咨询师在考虑这些因素的同时兼顾到社会政治因素也是很重要的（Petersen，2000，p. 70）。

心理咨询专业机构中已经形成了专门解决女性心理咨询相关问题的委员会和工作组，例如，美国心理咨询学会有一个国家女性委员会，美国心理学会也专门为女性心理学成立了第35分会。此外，美国心理咨询学会已经在其首要期刊《心理咨询和发展杂志》上专门就女性与心理咨询方面发表了文章（2005年夏季版83卷）。

### 女性咨询的关注点

在女性咨询中，所关心的一个主要问题是她们关于生活的信息是否充足。许多关于女人本性及其发展的早期理论，尤其是那些基于精神分析心理学的理论，倾向于把女性描述为天性"被动的、依赖的、在道德上次于男人的"（Hare-Mustin，1983，p. 594），这些理论导致了当前女性的生活现状并且限制了他们的正当权益（Lewis，Hayes & Bradley，1992）。

对于健康成人行为的一般标准是以男性为参照的，而心理健康的双重标准则是来源于成年女性的指标（Lawler，1990；Nicholas，Gobble，Crose & Frank，1992）。这一双重标准基本上将女性行为描述为缺乏社会认同的、不够健康的，这就降低了对女性行为的预期，在女性非传统角色形象的发展中建立了一道屏障（Broverman，Broverman，Clarkson，Rosenkrantz & Vogel，1970）。

同时，这方面的文献资料从 20 世纪 70 年代早期仅有三本关于女性研究以及女性心理学领域的教科书，发展到如今已有大量的相关教材与文章。这些发行物的作者大部分都是女性，许多女作者常常从女权主义者或者女权主义治疗者的视角来修正过去由男人所提出的旧理论（Axelson，1999；Enns，1993；Evans，Kincaide，Marbley & Seem，2005）。例如，一些理论家提出的女性发展理论与埃里克森的心理社会化发展阶段明显不同，这些理论家强调女性的独特性以及联系感而非分离感的特点。此外，她们从几个方面描述了女性的同一性发展，并将其与民族认同模式相对比（Hoffman，2006）。

为女性做心理咨询的第二个主要关注的问题涉及性别歧视（sexism），戈德曼（Goldman，1972）将性别歧视描述为"比种族歧视具有更深的根源性"（p. 84）。性别歧视是一种信念（行为来源于信念），该信念认为女性受到的待遇应该基于她们的性别而不需要参考别的标准，例如兴趣和能力等。这样的待遇是专制的、是不合理的、是适得其反的、是自私自利的。过去性别歧视的行为是显而易见的，例如限制女性去获得某些职业、鼓励她们去追求那些只聘用女性的所谓粉领工作（例如，护士）。如今，性别歧视行为变得更为微妙，产生了诸如"忽略而非不任命"的行为（Leonard & Collins，1979，p. 6）。许多忽视行为是由于缺乏信息或未能根据新的情况来改变信念所导致的。性别歧视伤害的不仅仅是女性，而是整个社会。

女性心理咨询的议题与理论

无论是在个体还是团体女性咨询中，其主要问题涉及女性的研究成果和对她们作为个体和团体的反馈方式所产生的影响（Leech & Kees，2005）。每位女性各不相同，所以心理咨询师根据她们的独特性以及相似性来做出回应是十分必要的（Cook，1993；Kopla & Keitel，2003；Van Buren，1992）。心理咨询师应该认识到需要掌握专门的知识而为不同年龄阶段的女性提供咨询服务，例如儿童和青少年、中年人和老年人。咨询师也必须理解处于不同情况下的女性的动力学，例如，饮食障碍（Marino，1994）、性虐待和强奸（Enns，1996）、自杀（Rogers，1990）和职业发展（Cook，Heppner & O'Brien，2002）。

约翰逊和斯加拉图（Johnson & Scarato，1979）已经构想出了一个模式，概述了女性心理学领域的主要知识。该模式提出心理咨询师应该在如下七个领域增加对女性的了解并由此减少对她们的偏见：（1）性别角色刻板印象的历史和社会背景；（2）男性和女性的生理心理学；（3）人格和性别角色发展的理论；（4）生命周期的发展；（5）特殊人群；（6）职业发展；（7）心理咨询/心理治疗。在最后一个领域，作者注重能够替代传统的咨询方法和针对女性特有的问题的新途径。

泰晤士和希尔（Thames & Hill，1979）声称，除了掌握心理咨询的基本知识，心理咨询师想要对女性来访者进行有效的心理咨询还需要在下述四个领域有较强的技能：语言表达、非语言表达、咨询过程和技术。在为特定的女性群体提供咨询时，他们还必须恰当地运用会谈技术。最后，心理咨询师还应当意识到在接待女性来访者时可能会出现的个人困难。

心理咨询中针对女性来访者（有些甚至是男性）最主要的方法是女性疗法（Mejia，2005）。心理咨询的女权主义观点源自 20 世纪 60 年代女权运动的爆发。最初，这一运动是对父权主义的挑战；随着女权运动的发展，运动的焦点开始聚焦到女性作为具有共性与特性的人的发展上来（Okun，1990）。有越来越多的女权主义理论在卡罗尔·吉里根的著作《不一样的声音》（*In a Different Voice*，1982）出版以后整合进心理咨询中。这种方法鼓励女性个体在转变传统性别角色时，要对社会化模式以及个人的选择给予更多的关注，并鼓励来访者参与那些强调平等带来变革的社会改良运动（Enns & Hackett，1993）。

在很多方面，与其说女权运动理论（feminist theory）是规划完善的设置结构，倒不如说它更多的是一种心理咨询的途径。可以断言，它对传统的咨询理论会提出挑战和质疑，因为这些传统咨询模式总是倡导维持现有的男权和等级社会。以

112

下两大重点是在区别女权主义立场和其他方式的助人理论时应该把握住的：

（1）强调助人关系的平等性，这源自该理论的基本信念：女性的问题与社会对于女性的压制密不可分（Okun，1997）。

（2）在治疗过程的主要部分强调对社会的、政治的和经济活动的评价。

双性同体、关系的重要性、对个人的身体"现况"的认同和无性别歧视的职业发展，也被强调于女权主义思想之中。总之，"女权主义将女性主义理论的经验以及使用妇女的价值观和信仰作为假设性的框架"（Nwachuku & Ivey，1991，p. 106）。

---

**案例　　　　　宝拉认为"他就是此刻的他"**

在心理咨询的课堂中，宝拉（Paula）不是学习最用功的学生，但也还勉强可以。然而，在她准备接待实习过程中的第一位来访者（这位来访者是一位 36 岁无子女的女性）时，宝拉不严肃的态度引来了督导的关注，当讨论到如何开展初诊会谈时，宝拉轻描淡写地说："他就是此刻的他，我不在意他的背景以及他所处的人生阶段。"

看了上面一段，你会怎样回复宝拉呢？宝拉的话语中有多少是符合事实的呢？对她来说，较好的回应是什么呢？

---

### 男性心理咨询

持续地对女性心理咨询和消除性别歧视的关注使人们对男性的独特担忧和需求产生了新的关注。在 20 世纪 80 年代早期，科利森（Collison，1981）指出，"似乎专门为男性提供心理咨询的程序要少于为女性提供心理咨询的程序"（p. 220）。自此以后，有更多的人开始研究"男人、男性化以及男性体验"（Wade，1998，p. 349），随着对男性心理学兴趣的急速增长，明确为男性而修订的临床心理服务的需求逐渐增多（Johnson & Hayes，1997，p. 302）。然而，许多心理咨询师在针对男性的问题上缺乏正规教育（Gold & Pitariu，2004）。

#### 男性心理咨询的关注点

男性心理咨询中的各种关注问题来源于他们的社会化。男性的传统性别角色定义较之女性而言更为狭义，并且从儿童时代开始"男性做出女性化行为受到的处罚比女性做出男性化行为要更为严厉"（Robinson & Howard-Hamilton，2000，p. 196）。除此之外，在童年时期，女孩受到奖励的原因也许是因为她们多愁善感或者行为情绪化，而男孩得到奖励却是因为非情绪化的行为。因此，男性会将自己的情绪反应内化并试图表现为独立的、积极进取的、好强的（Scher & Stevens，1987）。他们受到引导来展现出斗士的气概，而非被养育的女性特征，尤其年轻人一旦改变了男性的倾向，他们常常会感觉到自己就像失去了力量和地位（Brown，1990，p. 11）。因此，作为一个群体，男性通常主要是从认知角度来行事的（Pollack & Levant，1998；Scher，1979）。由于男性缺乏情感表达的经验以及由此而产生的焦虑，这往往会导致他们避免情绪性的表达。

在这样一种受到限制的性别角色中，他们对别人与自身的需求往往不敏感，并且会否认自己在心理或生理上存在问题，这些是导致男性寿命较短的致命原因（Jourard，1971）。另外，"男性在独处时能体验到心理安全感，他们畏惧亲密"（Davenport & Yurich，1991，p. 65）。

因此，心理咨询师在给男性做咨询时应当意识到有许多男性喜欢孤独并且常常沉默寡言。由于这种孤独感，他们会减少他们的行为以及与别人的互动。大多数时候他们仅仅简单地展现那些曾经得以强化的行为，而并非固执己见。许多男性把自我表露（尤其是在其他男人面前）列入童年的社会禁忌中，因为他们认为这种行为不够"男子气"（Mejia，2005）。

谢尔（Scher，1981）为帮助心理咨询师更好地理解男性的现实状况提出了一些指导，包括（1）强调男性做出改变的困难；（2）由性别角色刻板印象所带来的约束；（3）寻求帮助和处理感情问题的重要性；（4）区分个人生活与工作中角色与规则的不同的需要。

作为一个群体，男性比女性更不愿意寻求心理咨询（Gertner，1994；Worth，1983）。大多数男性只有在处于危机状态下才会寻求心理咨询（例如受到创伤），因为他们认为在别人眼中，男性应该是自给自足的、拒绝接受别人帮助的、照顾别人的（Maija，2005；Moore & Leafgren，

*113*

1900）。男性考虑是否需要心理咨询与他们所处的年龄和阶段有关。种族也许会使少部分男性变得特别脆弱，尤其在性别角色认同方面（Wester，Vogel，Wei & McLain，2006）。因此，在接待男性来访者时，多查阅一些关于发展与文化相关的研究资料是十分有帮助的。

### 男性心理咨询的议题与理论

在男性心理咨询中，除了现实的事件，还存在很多荒唐的传闻（Kelly & Hall，1994）。当男性能突破传统的限制时，他们通常会在咨询过程中很认真，并将咨询看做另一场比赛。他们对这一过程有很高的期待并且很想从中获益。因此，作为一个群体，他们更有可能在咨询过程中表现得冷静、真诚，在表达上也会更直接、更坦诚。

由于男性的认知在咨询中发挥了主导的作用，这对心理咨询师而言是一个特殊的挑战。马里诺（Marino，1979）建议心理咨询师在接待男性来访者时尽量不要去触及他们的认知领域，可以去探索他们声音的情感基调、他们的行为与感受的不一致以及他们对于控制与关怀的矛盾心理。谢尔（1979）也建议把来访者从认知的领域转移到情感的领域，在心理咨询的开始阶段，向男性来访者解释关注自身感觉对解决个人问题的重要性，然后耐心地引导来访者去揭示他们内心所隐藏的情感。

与回避认知的观点截然不同的是，伯奇和斯科夫霍特（Burch & Skovholt，1982）认为霍兰德（Holland，1997）的个人与环境的交互模式可以作为理解男性心理咨询的理论框架，在这个模式中，男性最有可能从功能的实际维度上来行事。这样的个体也许常缺乏社会技巧，但他可能掌握了机械技术（mechanical-technical）方面的技能，因此建议心理咨询师采用一种认知—行为方法来建立有利于咨询的和谐咨询关系。贾尔斯（Giles，1983）却并不同意这种观点，他认为没有任何研究结论可以支持该观点，心理咨询师改变咨询方法以适应来访者的个体类型并不一定有效。

文化因素连同认知因素在男性心理咨询中都必须要加以考虑。例如，少数男性，特别是非洲裔美国人，如果他们试图扮演像占主导地位的欧洲裔美国文化的性别角色时，那么他们常常会陷入一种困境。"当社会种族主义者不允许他们完全扮演其他任何性别角色时，他们就有可能在另一性别角色的扮演过程中遇到挫折。"（Wester et al.，2006，p.420）在这种情况下，心理咨询师必须要处理好男性在工作和人际交往中的身份交叉以及性别角色之间的冲突（例如，传统行为和非传统行为的对峙）。

强调团体中的人际关系的学习，用这种方式为男性做咨询是较为有效的干预策略（Andronico，1996；Jolliff，1994）。咨询中男性团体的目标是增加对性别角色调节的个人意识、练习新的良性行为、改善基于个人需求的生活方式。以下三种类型的人或许最能从团体咨询中获益：男性性侵犯者、男同性恋以及无家可归的流浪汉（DeAngelis，1992）。在咨询团体中不能很好地参与的男性一般是躁狂的、重度抑郁的、处于严重危机的、吸毒的、醉酒的或者妄想的（Horne & Mason，1991）。

对男性进行团体辅导一般能够有效地消除他们的防御（例如拒绝），并且能让他们建立起一种集体意识。心理咨询师必须向来访者说明团体的有效性，这样才能确保辅导的有效性。他们需要仔细甄选申请咨询的来访者，鉴别要特别关注的行为，为团体辅导的开始与结束举行仪式，建立一套干预措施以解决例如冲突管理这样的严重心理问题（Hetzel，Barton & Davenport，1994；Horne & Mason，1991）。

对于咨询团体中的男性，穆尔和哈弗坎普（Moore & Haverkamp，1989）在一项设计缜密的研究中发现，"30岁到50岁之间的男性通过自陈量表和行为测验的测量发现他们能够增加自身的情感表达水平"（p.513）。处于这一发展阶段的多数男性都渴求变得更亲密、加深他们的人际关系、用直接的方式来处理情绪问题。因此，处于这样一个成熟水平的男性团体能够有效地发生改变，特别是在一种社会学习的范式中，别的男性作为一个榜样示范会帮助强化新的行为。美国诗人罗伯特·布莱（Robert Bly）和神话诗人带来的影响（在男性群体咨询中使用神话和诗歌）就是促成这种范式改变的一个有力证据（Erkel，1990）。

在促进来访者发生改变、引导他们对情感问题进行探索的同时，很重要的一点是心理咨询师要明白在男性工作中的很多规则是与他们的个人生活不相同的。心理咨询师必须告诫男性不要想当然地将在个人生活中新发觉的行为引入到一个可能会导致不利的环境中——工作环境。

为男性进行心理咨询是一项复杂的工作，但是潜在的益处也很多，包括可以帮助男性发展调整预期的有效策略以及改变角色（Moore & Leafgren，1990）。通过咨询，男性可能会获得一些适用于解决"婚姻沟通、压力管理、职业和生活决策制定以及家庭互动等"新的技能（Moore & Haverkamp，1989，p.516）。一些经过严格筛选的男性来访者所采用的一个特别有效的咨询步骤是和他们的父亲进行会谈，在使用一系列关于家庭传统的结构式开放型问卷后，男性来访者发现通过更清晰地了解他们的父亲可以更好地了解自身。这种新的理解成为在自己家庭中实施新行为的催化剂。

 **个人反思**

女性心理咨询和男性心理咨询相比较存在很大的差异，你认为哪些因素是最需要考虑的呢？为这两类人群做咨询又有哪些方面是共通之处呢？

## 心理咨询和性取向

不论别人是否赞同这个观点，即人们都有自己独特的生活方式和性取向。真实的数据显示，同性恋者（包括男同性恋和女同性恋）在美国总人口中的比例占到了 5%～10%（Moursund & Kenny，2002）。作为一个群体，自称是同性恋者的个体分布在各个年龄层次，同性恋的数量比例接近于混血儿占世界人口的比例（Degges-White & Shoffner，2002）。双性恋者和变性者的人口统计目前还没有得出很确切的数据。

不管怎样，具有少数性取向问题的个体经常会受到偏见和歧视（Savage，Harley & Nowak，2005）。近年来，许多谬论和刻板印象都有所增加。例如，有人称这部分人是儿童骚扰者，还有人称同性关系永远不会长久（Chen-Hayes，1997）。在美国心理咨询学会中，有分会专门对同性恋、双性恋以及变性者等相关问题进行了研讨（AGLBTIC；http://www.algbtic.org/）。

同性恋、双性恋和变性者常常在他们生活的早期阶段出现很多问题，有这些倾向的儿童如果在一些生活方式的引导上出现了问题，他们就会对他们的身份定位产生怀疑。他们经常会感觉到孤独和耻辱，在与同伴交往时会出现问题并且有可能面临家庭破裂（Marinoble，1998）。他们还经常感到烦恼缠身，甚至一些心理咨询师也不大愿意接受这一特殊群体中的来访者（Matthews，2005）。心理咨询师的这种不安也许是受到旧文化的影响，因为在 20 世纪 70 年代中期，美国精神病学会的《精神障碍诊断和统计手册》将同性恋视为一种病态。就如鲁道夫（Rudolph，1989）所说的那样："在历史上，为同性恋者提供心理治疗服务对许多心理咨询师以及来访者而言都是一件令人不满意、不自在的事情。"（p.96）

在心理咨询专家所代表的主流文化中，其对非异性恋取向的个体主要持一种否定的态度。当这一观点被用武断的方式大肆宣扬时，同性恋者、双性恋者以及变性者的心理健康和幸福就会遭受到巨大的损害，甚至由此扰乱他们身心的发展。例如，在制定职业生涯规划时，男同性恋由于缺乏角色榜样而常常被引导去选择一些被社会模式化的职业（Hetherington，Hillerbrand & Etringer，1989）。在任何一个受到不公正对待的少数文化中，人们都会遭受痛苦，整个文化也会受到消极的影响。

### 为男同性恋者、女同性恋者、双性恋者和变性者做咨询

男同性恋者、女同性恋者、双性恋者和变性者在生活方式上各不相同，所以他们在心理咨询

中遇到的问题也各不相同。因此，能接受上述生活方式却不愿进行心理咨询的人都有一些典型的心理顾虑。事实上，这些人群与异性恋人群一样都有一些相同的问题。例如，在一项为时两年的关于女同性恋关系研讨的分析中，埃尔文（Erwin，2006）发现了针对女同性恋的最主要的五个主题："（1）孤独、安全和衰老；（2）孩子；（3）女同性恋关系与性欲；（4）身体和心理健康；（5）政治问题"（p.99）。如果把"女同性恋者的人际关系"简单地理解为"人际关系"，这个列表与其他背景群体的列表就十分相似了。因此，在没有认真倾听来访者诉说之前不要妄作猜想。

尽管如此，男同性恋者、女同性恋者、双性恋者、变性者在心理咨询过程中都会遇到很多类似的难题，这些难题包括"公开信息"、形成团体组织、遵循宗教信仰行事、对付艾滋病、应付人际关系（House & Miller，1997）。"公开信息"即让别人知道自己是同性恋者或双性恋者或变性人，个体在公开信息后会引起家人、朋友产生强烈的情绪反应，例如愤怒，此后有可能造成关系破裂。此外，形成团体组织、遵循信仰行事也有可能带来同样的麻烦。因此，对这些问题有可能出现的行为反应和言语反应进行演练是十分必要的。从认知取向来看，就修正个人的自我谈话而言，可能也有治疗效果。

男同性恋者可能需要特别的帮助来解决他们所负有的耻辱感。"社会的反应导致人们对同性恋产生内在的抵触情绪，这使得一些人感到内疚、恐惧和自我憎恶，虽然这看上去与他们的生活没有关联。"（Granello，2004，p.59）除了外在的因素，男同性恋者还有很大的一个困境就是朋友以及重要他人由于艾滋病而死亡（Moursund & Kenny，2002；Springer & Lease，2000）。丧亲后的心理咨询需要努力避免来访者发展为重度抑郁或者出现创伤后应激障碍（PTSD）。

萨维奇等（Savage et al.，2005）主张不应通过心理咨询而运用社会授权模式（social empowerment model，SEM）来治疗同性恋者，因为它可以增加这个群体集体的以及个体的自我主张。在这一模式中，来访者"并没有完全探究清楚"他们的性取向产生的根源（p.135）。另外，他们会知道同性恋者有不同的生活方式并希望"达到一种充实和满意的生活状态"（p.135）。他们还能意识到成为一名同性恋者并不是由于精神疾病引起的，心理咨询师工作的重点是为了解除一些顾虑，而不是试图去劝说来访者改变他们的性取向。

与同性恋者、双性恋者以及变性者共事在很多场所必定是不受欢迎的，但是如果处理得当也会做得很好。这不仅意味着心理咨询师要与有特殊性取向的来访者进行沟通，更要注重改变来访者生活中的文化情境（Carroll，Gilroy & Ryan，2002）。实现这一目标的有效办法就是参加一些专题研讨会，这样你就能学会如何帮助那些少数有特殊性取向的来访者确认他们的生活方式（Granello，2004）。

**个人反思**

性欲是一个有争议的话题，引起了多方激烈的讨论。你曾经是怎样看待的呢？你现在的观点有没有发生改变呢？能解释一下吗？

## 心理咨询和灵性

"灵性日益被认为是一个重要的文化因素和可能影响咨访关系、过程或结果的重要因素。"（Harris et al.，2007，p.4）而且，像卡尔·荣格、维克托·弗兰克尔（Victor Frankl）、亚伯拉罕·马斯洛（Abraham Maslow）和罗洛·梅（Rollo May）等一些大师也强调心理咨询中的灵性。这是一个复杂的、多维度的结构。"目前，还没有一个对灵性的统一定义。"（Ganje-Fling & McCarthy，1996，p.253）然而，"灵性包括追求超然性、自我实现、目的和意义、完整感、平衡、献身、利他和一种更强大的力量感"（Stanard, Sandhu & Painter, 2000, p. 209）。因此，作为一个概念，灵性通常指的是与完整感和健康相联系的一种独特的、个人有意义经验的超验维度（Hinterkopf, 1998; Westgate, 1996）。

在心理咨询领域，人们越来越强调灵性和它对人们寻求帮助和期望保持健康以及对于那些具有健康习惯的老年人的重要作用（Burke & Miranti, 1995; Hudson, 1998; Snyder, 2005）。对许多求助于心理咨询师的普通人来说，灵性和宗教"是他们生命的重要方面"（Burke et al., 1999, p. 251）。在盖洛普民意调查中有三分之二的受访者表明他们会选择那些与他们的精神价值及信仰相似的心理咨询师（Young, Wiggins-Frame & Cashwell, 2007, p. 47）。

近年来，"关于心理治疗中的宗教和灵性的文献迅速增长"（Ottens & Klein, 2005, p. 32）。例如，在对灵性、宗教和心理咨询的全面认识中，英格索尔（Ingersoll, 1994）指出了界定灵性的重要性，并列出了描述它的几个维度。下面即是英格索尔定义的灵性的几个特征：

- 超过自身的非凡力量的概念；
- 一种意义感；
- 一种与神的联系；
- 对神秘事物开放；
- 娱乐感；
- 参与提高灵性的活动；
- 将灵性力量作为生命的整合者系统地加以运用。

对大多数人来说，一个人的精神历程通常是其天性的发展，并伴随着对自身内心的探索，使自己与生命的意义更为接近，从而达到内外合一（Chandler, Holden & Kolander, 1992; Kelly, 1995）。斯奈德（Snyder, 2005）提到讲故事是一种既可以帮助老年人创立人际关系又可以同时达到灵性的方式。她推荐了一种练习方式，可以让老年人将他们的生活每隔五年分成一部分并且标记出他们所做的决定是如何改变他们的生活的，以帮助他们找回美好生活的意义（见图5—1）。

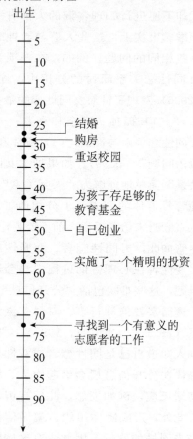

阿尔伯托的生命历程

出生

结婚
购房
重返校园
为孩子存足够的教育基金
自己创业
实施了一个精明的投资
寻找到一个有意义的志愿者的工作

**图5—1 斯奈德推荐练习方式图示**

在美国，有三个事件深刻地影响着人们对灵性的态度，这种影响是极为普遍的，它们对心理咨询也产生了间接的影响。这三个事件其之一是"由匿名戒酒协会、少年戒酒协会和其他12步骤方案所提出的非正式灵性"（Butler, 1990, p. 30）。其二是斯科特·佩克（Scott Peck）的著作出版，其中最为著名的要属《心灵地图》（*The Road Less Traveled*，1978），它在传统心理疗法和宗教之间架起了一座桥梁。其三是由约瑟夫·坎贝尔（Joseph Campbell）主演的系列电影上映，正如比尔·莫耶斯（Bill Moyers）在评论中所说的，约瑟夫·坎贝尔"对灵性—心理的需求给予了尊重，在现代亦是如此"（Butler, 1990, p. 30）。

要找出这三个事件背后吸引大众视线的原因是不可能的。然而，精神、伦理及宗教价值观咨询学会（ASERVIC）作为美国心理咨询学会的一个分支机构正致力于探索灵性在心理咨询中的位置。

在1995年，精神、伦理及宗教价值观咨询学会举办了一个"灵性高层会议"，此次会议聚集了九位具有出色灵性能力的心理咨询师，从会议的内容可见心理咨询中的宗教问题仍然影响着心理咨询这个行业（Young et al.，2007）。相比于心理学领域的其他专业人士而言，心理咨询师也不断被要求成为强调灵性的人（Goud，1990；Kottler，1986）。"对于心理咨询师来说，需要掌握灵性的技能已经被提出来了，并在全国范围内进行推广及逐渐开始成为心理咨询师培训课程的一部分。"（Myers & Truluck，1998，p.120）在心理咨询中，已经采纳来访者的价值观并在灵性与宗教中被重点关注（Aust，1990；Goldberg，1994）。

英格索尔（1994）指出，如果致力于与来访者友好相处的心理咨询师能够持有一种特定的灵性观点，将可以通过以下几点做得更好：

● 有利于帮助来访者确信其生命中灵性的重要性；

● 运用来访者的语言或者想象来解决问题；

● 通过与来访者的世界观相契合来进行治疗；

● 利用来访者生活中的其他"治疗者"，如牧师、神父或者祭司来对他们施加影响。

这个过程既要求文化的敏感性，又对最高标准的伦理实践提出了要求。因此，关注来访者的灵性和精神资源也就成为心理咨询实践中更为基本的、内在的问题，因此心理咨询师必须要了解来访者的全部情况。

有时候灵性是受一种特定的哲学或者宗教观念支配的，如道教或者基督教；在别的时候，却又显得有些模糊。当灵性以宗教信仰的形式出现时，心理咨询师必须尊重来访者，并使得他们信仰和价值观中的积极力量得以最大化，以帮助他们战胜所遇到的困难。善于处理关于宗教事务问题的心理咨询师可能是兼职的心理咨询师（如"认识到宗教或灵性存在的绝对真实"，但认同多样的解释和途径），或者是一位建构主义者（如认识到来访者的世界观由上帝和灵性现实构成）（Zinnbauer & Pargament，2000，p.167）。

不考虑灵性所作用的形式如何，来访者生活中的灵性的方面能够得到提高，心理咨询师可以通过为其建立仪式和其他途径来关注他们的生活，这可以帮助他们欣赏生活而不是贬低自己。例如，一个有仪式困扰的人可能会受邀写下他们感激的五件事（Hudson，1998），这些任务可以帮助他们在此时远离痛苦，走出低谷。除了帮助来访者外，灵性的形式，如冥想和祈祷，也成为心理咨询师生活的重要组成部分。

凯利（Kelly，1995）在美国心理咨询学会附属心理咨询师的标准样本中发现，绝大多数心理咨询师在他们的生活中非常看重灵性的作用（甚至超过宗教机构）。在许多心理咨询案例中，"心理咨询师的个人灵性或者宗教性因素可能会成为影响来访者此方面因素的价值基础"（Kelly，1995，p.43）。因此，心理咨询师既要对自己的灵性进行评估，又不能忽视对来访者的灵性进行评估。

## 案例　　不可知论的苦恼

约翰（John）是一位不可知论者，他成为一名心理咨询师已经将近五年了。他的私人诊所一直在蓬勃发展。他热爱自己的工作。他不拘一格，通才谋生。最近，他的来访者人数大幅下降。他最近的一个叫玛格（Mag）的来访者——在他看来，他已经同玛格建立起一个好的咨询关系——告诉约翰她开始探索她的灵性，因为她下个月就要 50 岁了，她认为从她是个青少年时起，她就忽略了自己。约翰不确定该怎么办。你会给他什么建议？原因是什么？

## ■　本章内容小结

本章关注咨询领域以年龄、性别、性取向和灵性为基础的四个不同人口学因素。每一个方面都或好或坏地影响着心理咨询师和来访者。在一个人的私人生活中，如果上述方面是开放探索的一部分，那么也许会出现创造性的观点和行为。

当在生活中检验以上任何一方面时出现恐惧和回避，那么人们都会变得退缩和紧张，甚至可能导致心理障碍。

当对老年人咨询时，意识到衰老是生命历程的一个自然组成部分是很重要的。它可能是令人兴奋的、满足的或者令人生畏的。

当与其他特殊人群一起工作时，心理咨询师需要意识到特殊和普遍的关注点。他们也必须意识到他们所采用的咨询理论的局限性和适用性。谈话和自我表露并不适用于所有的文化，尤其是超出某人的传统习惯。同样，性别和性取向是表现情感和暴露个人弱点的因素。年龄和一个人的灵性发展也同样在心理咨询中扮演着一定的角色。如果要从心理咨询中有所收益，那么老年人必须表达自己的情感，以他们自己独特的方式解决过去的冲突。同样，灵性取向的人可能希望以一种非传统的方式解决困难或者聚焦问题。

心理咨询师必须不断地问自己：每一个来访者与他人是否相同？群体中和群体间的共性是什么？个性又是什么？在关注普遍问题的同时，他们必须全神贯注于提高自身对个体事务的敏感度。当来访者与心理咨询师差别极大时，建立和培养心理咨询关系时必须要额外关注并运用技巧。

ADRESSING 模型是一种系统性地考虑心理咨询中复杂多样化影响的方法（Hayes，1996；见表 5—1）。这个模型名称中的单词缩写代表"年龄/代际影响、残疾、宗教、伦理（可能包括种族和文化）、社会地位、性取向、本土遗产、国籍及性

别"（p. 332）。这个模型具有跨文化的特异性并"对文化特异性的专业知识及对关于少数群体多样性予以很高的评价"（p. 334）。

表 5—1　　ADRESSING 模型：九个文化因素，相关少数群体，压迫的形式

| 文化因素 | 少数群体 | 压迫的形式 |
| --- | --- | --- |
| 年龄/代际 | 老年人 | 歧视老年人 |
| 残疾 | 残疾人 | ___a |
| 宗教 | 少数族裔的宗教 | ___b |
| 伦理/种族 | 少数族裔的伦理 | 种族歧视 |
| 社会地位 | 低社会地位的人 | 社会阶层的歧视 |
| 性取向 | 少数族裔的性取向 | 异性恋主义 |
| 本土遗产 | 本地人 | 种族歧视 |
| 国籍 | 难民、移民、留学生 | 种族主义和殖民主义 |
| 性别 | 女性 | 性别歧视 |

[a] 对残疾人的偏见和歧视。
[b] 不能容忍宗教意识（例如反对犹太人和穆斯林）和对少数群体的压迫（例如，佛教徒、印度教徒、摩门教徒）。

资料来源：Reprinted from "Addressing the Complexities of Culture and Gender in Counseling," by P. A. Hayes, 1996, Journal of Counseling and Development, 74, p. 334. © ACA. Reprinted with permission. No further reproduction authorized without written permission of the American Counseling Association.

## 问题讨论

1. 将班级按照性别分组。让男生扮演传统女性的角色，女生扮演传统男性的角色。然后讨论职业选择、婚姻选择问题。谈论在做决定的过程中各自的感受。讨论当某人是同性恋者、双性恋者或者变性者时会有如何不同的感受。

2. 分成三组讨论灵性在心理咨询中的地位，与全班同学交流你的观点。

3. 与班级的其他成员共同完成以下情境中的角色扮演活动：想象你现在已经 65 岁了。你在这个年纪会做些什么？你的需要是什么？你的期望

是什么？心理咨询师该怎样帮助你？你是否觉得自己对生活的期望与现在的情形不一样？参与庞佐（Ponzo，1978）提出的建议：人必须做自己，而不是按照年龄去活。讨论这些问题。

4. 你认为那些有同性恋取向的人在面对异性恋取向的人时，会遇到什么困难？找出一个具体的例子并且和你的同学们交流一下。

5. 调查心理咨询中的女权主义取向。你认为它和其他取向有什么不同？它们一样吗？

# 第二部分 心理咨询的过程和理论

心理咨询是一个由理论指导的实践过程。第6、第7、第8章强调了心理咨询的三个主要阶段：建立咨询关系、在关系中工作、终止咨询关系。在每一个阶段中，它们普遍的特点和问题都将被提及。不管它们的理论取向如何，咨询师必须知道咨询的过程。

第9、第10两章描述和简要讨论了咨询理论的重要性和折中学派咨询的性质。九个主要的咨询理论以一种统一的方式讨论了以下七个主要因素：建立者/发展者、人性观、咨询师的角色、目标、技术、优势和贡献以及劣势。这些理论包括精神分析理论、阿德勒理论、人本主义理论、行为理论、认知理论、系统理论、短程和危机理论。它们是这个专业领域中最流行的理论。

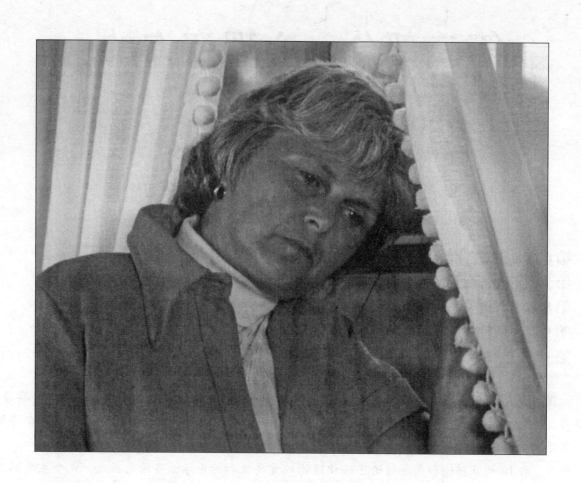

# 第6章
# 建立咨询关系

你的话深深地刺伤了我的心，
就像寒冷的十月冰雨
落在我屋顶的尘埃上。
突然又变得像秋天的暴风雨，
一会儿从怒吼的隆隆雷声中来，
一会儿又像清澈的潺潺溪流。
历经所有，我看着你，
曾经，我沉浸在恐惧和混乱中；
在黑暗中我和你耐心地对视着，
等待着在你骚动的脑海中
那徘徊的乌云渐渐散去，
你的微笑如黎明破晓般
点亮了一个崭新的开始。

Reprinted from "Autumn Storm", by S. T. Gladding, 1975，Personnel and Guidance Journal，54，P. 149. © 1975 by ACA. Reprinted with permission. No further reproduction authorized without written permission of the American Counseling Association.

126 　　心里咨询的发展过程随着各阶段可辨认的转变被划分为各个特定的阶段。第一阶段包括建立咨询关系、关注来访者并鼓励他们发掘那些对他们有直接影响的事件。在此期间，两场战役开始了（Napier & Whitaker，1978）。一场战役是关于咨询计划的，它包含一些关于管理事项的控制（如咨询的日程安排、咨询费用、各个阶段的参与情况）。另一场战役则是调动来访者的主动性，包括来访者要求发生改变的动机以及他在咨询过程中负有的责任。心理咨询师赢得第一场战役是很有必要的，而来访者赢得第二场战役也至关重要。如果他们在这个过程中失败了，那么咨询过程就会被过早终止，并且心理咨询师和来访者都会因为这个经历而感觉很糟糕。

　　其他影响咨询过程和发展方向的因素有物理环境、来访者的背景、心理咨询师的咨询技巧和先前已建立的咨询关系的质量。本章将会对这些影响因素以及初次会谈的性质和咨询的探索阶段加以讨论。卡库夫（1969，2000）、丹尼尔和艾维（Daniel，Ivey，2007）曾证实一些跨理论和文化界限的咨询反应可以用于建立一种良好的咨询关系。这些反应有时被称为咨询小技巧，包括与理论无关的和社会学习的行为，譬如参与、鼓励、反馈和倾听。一旦掌握这些小技巧，心理咨询师将能够与来访者接触得更为充分，来访者会"表现与社会文化要求相适宜的行为举止并且发现生活经历的积极之处"（Weinrach，1987，p.533）。因此，本章将会着重讨论咨询的小技巧。

## 心理咨询过程的影响因素

　　许多因素包括当前问题的严重性、咨询计划、主动性、物理环境、来访者素质和心理咨询师素质对咨询过程都有或好或坏的影响。

### 当前问题的严重性

　　咨询受到来访者当前问题严重程度的影响。"有证据显示最初自我报告的困扰程度与咨询程序之间有一定的关系。因此，一开始就报告痛苦程度较高的来访者比那些报告痛苦程度较低的来访者需要更多次数的咨询才能达到临床意义上的改善。"（Leibert，2006，p.109）

　　除此之外，研究表明能使来访者所遇到的问题得到最大限度改善的时期是在咨询治疗的早期，但有严重困扰的个体会从长期治疗中受益。另外有些情况，如精神分裂症或表现出反社会人格障碍的来访者，通过传统谈话疗法取得改善的可能性会很小。

　　总之，那些在治疗的一开始就保持很好状态的来访者会在最短的时间内取得最大的治疗效果，并且疗效更持久。莱伯特（Leibert，2006）总结相关研究时发现，"有50%被诊断为焦虑或抑郁的来访者经过8～13次的咨询后症状会有所改善"，并且"85%的来访者经过为期一年的周治疗计划后会有所改善"（p.109）。

127
### 咨询计划

　　有时，来访者和心理咨询师对于咨询的目的和性质有不同的看法，来访者通常不知道该对咨询过程有什么期待，也不清楚自己在咨询过程中该如何表现。求助于心理咨询师对很多人来说是最后的办法。他们很可能已经向诸如朋友、家人、牧师、老师这些他们更为熟悉的人寻求过帮助（Hinson & Swanson，1993）。因此，很多来访者不情愿前来咨询，有时表现得犹豫不决。如果没有咨询计划的约束，这种不确定性会阻碍咨询的进程（Ritchie，1986）。咨询计划（structure）是指来访者与心理咨询师关于咨询特征、相关条件、咨询程序和咨询规范的共同理解（Day & Sparacio，1980，p.246）。咨询计划有助于澄清咨询关系和指明咨询方向，维护咨询双方的权利、角色和义务，确保咨询取得成功（Brammer，Abrego & Shostrom，1993）。

　　操作指南是建立咨询计划的一部分，它包括时间限定（例如每次咨询50分钟）、行为限定（防止出现破坏性行为）、角色限定（对每位参与者的期望）和程序限定（其中包括来访者对达到制定好的咨询目标和咨询需要所负担的责任）（Brammer & MacDonald，2003）。操作指南还包括关于咨询价目表和来访者非常关心的一些问题的相关信息。总之，咨询计划提供了咨询过程的工作框架，促进了咨询过程的发展。"咨询计划寓于治疗之中，并且本身也有治疗作用。"（Day & Sparacio，1980，p.246）

咨询计划贯穿于治疗的始终，但在咨询的开始时特别重要。道恩（Dorn，1984）指出，"来访者寻求咨询通常是因为自己处于一种静止的行为状态"（p. 342），即来访者对于自己的行为的改变感到无能为力而且无法掌控。心理咨询师提供给来访者一些建设性的指导，帮助其获得生活的新方向。咨询计划的制订要基于心理咨询师自己的理论倾向、来访者的个性特征以及来访者将要解决的主要问题的领域。咨询计划过多或不足都是有害的（Welfel & Patterson，2005）。所以，心理咨询师要灵活把握，并持续地与来访者就咨询计划的性质进行沟通协商。

当来访者怀揣不切实际的期望来咨询时，咨询计划的重要性就显而易见了（Welfel & Patterson，2005）。在这种情况下，心理咨询师需要快速制订咨询计划。对于心理咨询师而言，一方面，他可以提供关于心理咨询过程的信息；另一方面，他可以告知来访者他们的专业公开声明。该声明详细地包括了咨询性质、咨询期望、双方责任、咨询手段和咨询的伦理规范（见表6—1）。

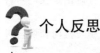

**个人反思**

在你的生活中，你发现咨询计划什么时候会起作用？如果没有咨询计划，你得到的又是什么？

*128*　表6—1　　　　　　　　　　　　　　　　　　　专业公开声明

## 专业公开声明

**注册专业心理咨询师塞缪尔·格莱丁（Samuel T. Gladding）博士**

很高兴你选择我作为你的心理咨询师，考虑到我们的专业关系，我拟订了这份文件，向你介绍我的背景和临床治疗方法。

**专业背景**

我拥有维克森林大学心理咨询硕士学位、耶鲁神学院宗教硕士学位、北卡罗来纳大学直系家庭关系心理咨询和治疗博士学位。另外，我在北卡罗来纳州立大学格林波若分校担任过18个学期的博士后工作。我曾在公立精神健康中心（北卡罗来纳州罗京安郡）和一个私立诊所（亚拉巴马州伯明翰郡）工作过。我也在康涅狄克州费尔菲尔德大学、亚拉巴马州亚拉巴马大学伯明翰分校和北卡罗来纳州维克森林大学给研究生上过心理咨询课程。

我是北卡罗来纳州的注册专业心理咨询师（编号636），持有国家心理咨询师证（编号334）和临床精神健康治疗师资格证（编号351）。

**提供的咨询服务**

作为一名注册专业心理咨询师，我擅长于心理健康咨询，对人的成长、发展和个体的身心健康感兴趣。我尊重每一个人及其人生旅程的独特性。我的责任是促进并鼓励你用自己的思想情感和行为去解决问题、完善人生。

我自1971年起开始提供间断性的有偿心理门诊咨询服务。咨询对象有个人、夫妻、家庭、团体，咨询领域涉及抑郁、焦虑、悲伤、虐待、职业生涯探索、环境适应、人生发展和危机领域。

咨询在助人的关系中提供一个很好的机会，让你的个性、情绪、认知、行为和精神能够更好地整合和成长。我会经常和你探究并更新你的咨询目标，而你的目标会为我们一起努力指明方向，并将影响我所要采用的治疗方式。我的咨询风格是以人为中心的、格式塔学派、存在主义、家庭系统和认知行为理论为基础。尽管咨询中有些改变会很容易且迅速，但另一些则会缓慢而困难。后者的这种改变要求你自身有积极的承诺。这种承诺也可能涉及我们治疗之外的任务中，如阅读、反省、写日记，或者做认知行为的家庭作业。

首先，我会仔细倾听你的故事，了解你的成长史，以获悉最初特殊的治疗目标。随着咨询过程的展开，我会和你一起仔细地对这些目标做出评估，并进行相应调整。每次咨询我们都要对咨询开展的情况做出评估，发现还有哪些地方需要修正，在咨询过程结束时，我们将给你一张针对我们一起工作情况的评估表。深入地了解你自己和改变自己是鼓舞人心的，同样也是痛苦的。在这个过程中你可能体验到各式各样的想法和情感，包括挫败、悲伤、焦虑、内疚和愤怒，但却不局限于此。通常我会根据你的情况做出诊断，这也将会成为你咨询记录的一部分。

*129*

**职业伦理**

为了使我们之间的咨询关系是互相尊重的并能达到预期效果，保密是必要的。我不会在我们咨询之外的时间谈论我们的咨询内容。州法和我所属的专业机构（美国心理咨询学会、美国心理咨询师认证委员会、北卡罗来纳州注册专业心理咨询师委员会）的道德准则要求保密，但除了以下两种情况：一是当我认为你意图伤害自己或他人时；二是当我认为儿童或老人会受到虐待或忽视时。在少数情况下，法庭也会要求我提供你的信息。除此之外，我不会泄露任何关于你的病史、诊断或是咨询过程。我甚至不会在你没有完全理解并签署信息公开表的情况下承认我们专业的咨询关系。签署了这张表就表示你的投保公司可能也会知道你的信息。

虽然在很多方面我们的关系都很密切，但是道德准则和法律条文要求我们必须保持专业关系而非社交关系。只要我们的咨询和关系仅仅是集中到你关注的问题上，你将得到我最好的服务。因此，我不参加社交聚会、不接受馈赠，也不会与你除了专业关系以外的任何关系。

### 治疗时间

我会根据美国心理咨询学会、美国心理咨询师认证委员会、北卡罗来纳州注册专业心理咨询师委员会制定的临床标准向你提供我的专业服务。每次咨询时间为 50 分钟，我们可以通过协商来安排咨询会谈。通常人们喜欢约一个固定的时间，除非存在重病或者紧急的情况。如果要取消预约，请务必提前 24 小时通知我；否则，你仍需要为你错过咨询支付费用。应尽量准时开始或结束咨询。双方都有责任做到以上几点。

### 费用及支付方法

首次正式咨询为 115 美元，之后每次 95 美元。可以在每次咨询开始前用支票或现金支付。我的诊所会根据你的记录给你提供一张账单或是递交给你的保险公司。有些保险公司会为心理咨询服务提供补偿，有些则不会。请记住是你而不是你的保险公司有责任支付我们会商好的全部费用。

### 投诉程序

如果你在我们咨询时存在任何困难，请直接告诉我，以便我们可以一起讨论如何更好地改进。这种讨论是我们对咨询进程做出评估的一个重要方面。

如果你觉得没有受到我或其他心理咨询师的公正对待，或存在道德冲突时，你可以向以下许可证颁发机构和协会进行投诉。

北卡罗来纳州注册专业心理咨询师委员会

邮政信箱 2105 号，罗利市，北卡罗来纳州 27619 - 1005

919 - 661 - 0820

美国心理咨询师认证委员会

泰雷丝路 3 号，格林斯博罗，北卡罗来纳州 27403

336 - 547 - 0607

美国心理咨询学会

5999 史蒂文森大道，亚历山大，弗吉尼亚州 22304

1 - 800 - 347 - 6647

请在这份表格及副本上签字，一份给你留存，一份由我保存在机密档案中。

来访者/父母/监护人签名＿＿＿＿＿＿＿＿＿　　　　日期＿＿＿＿＿＿＿

　　心理咨询师签名＿＿＿＿＿＿＿＿＿　　　　日期＿＿＿＿＿＿＿

### 主动性

主动性（initiative）可以被认为是想获取改变的动机。大多数心理咨询师和咨询理论都假定来访者是合作的。的确，许多来访者前来咨询是出于自愿或自我要求的。他们体验着紧张、关注自我或他人，他们愿意在咨询中有所改变。然而其他来访者对于进行咨询更多的是持一种保留的态度。乌瑞德和戴尔（Vriend & Dyer，1973）估计大部分来访者对咨询都持某种程度的不情愿。当心理咨询师面对缺乏主动性的来访者时，他们通常会对于来访者所遇到的问题无从下手，更不用说进行咨询了。因此有些心理咨询师缺乏耐心，易激怒，甚至最终放弃为这样的人提供咨询。结果不仅仅咨询关系终止了，甚至出现了替罪羊现象（scapegoating）——把原本不完全是来访者的责任全部归罪于他。许多心理咨询师在咨询不成功时，往往以责怪自己或来访者的方式来结束咨询。如果心理咨询师在接待比较棘手的来访者时懂得运用动力学的理论，那么诸如此类的相互指责就不会发生了。领会这种理论要做的练习之一就是想象有一名非自愿的来访者，并且想象他前来咨询时的切身感受。角色互换练习可以帮助心理咨询师与来访者产生共情。

态度勉强的来访者（reluctant client）是指被第三方建议来咨询并被动寻求帮助的人（Ritchie，1986，p. 516）。许多学龄儿童和法庭强制的来访者就是很好的例子。他们不希望来咨询，更不用说让他们谈论自己了。许多持勉强态度的来访者都会过早地终止咨询，并报告说对咨询的过程不满意。

*131*

# 不情愿的雷切尔

雷切尔（Rachel）被发现在高中的女生浴室里吸食大麻，这所高中对于毒品实行"零触犯"政策，所以雷切尔被立刻停学，一直到她接受心理咨询后才取消。雷切尔非常愤怒，但是仍与学校安排的一名心理咨询师进行了预约。她对心理咨询师说的第一句话就是："你可以让我来，但是你不能让我说话。"

果然，在前两次咨询中，雷切尔几乎没说话，而且表现得有些闷闷不乐。罗斯（Rose）作为她的心理咨询师对于她的态度既有挫败感又觉得愤怒。所以罗斯决定，如果雷切尔在第三次咨询时还不配合，她就终止咨询。

你觉得心理咨询师应该怎么做呢？除了愤怒，这对于咨询的进程和雷切尔的人生还有什么影响？本章稍后会给出针对态度勉强的来访者和不情愿态度的来访者的七条咨询建议。把你的想法和这些建议比较一下，看看有哪些是相符的。

不情愿态度的来访者（resistant client）是指在咨询中不愿意，也没有准备好或抵触改变的人（Otani，1989；Ritchie，1986）。这样的人也许会积极寻求咨询，但不愿意经历情感上的痛苦，不愿改变看问题的视角，或是提高咨询需求的意识（Cowan & Presbury，2000）。事实上，即便这种行为会产生相反的效果或根本没多大效果，来访者仍固着于自己当前的行为。一些拥有不情愿态度的来访者拒绝做决定，肤浅地处理问题，不采取任何行动来解决问题（如不去做心理咨询师建议的事情）。根据萨克（Sack，1988）所说的最常见的拒绝方式就是简单地说"我不知道"（p.180）。这种回答让心理咨询师难以进一步工作，同时也阻止了来访者采取措施进行改变。

奥塔尼（Otani，1989）曾提出阻抗的四大类：言语数量、信息内容、交流风格、对心理咨询师和咨询会谈的态度（p.459），表6—2列举了这四类22种阻抗的形式。

心理咨询师可以通过多种途径帮助来访者取得这场主动性战争的胜利，并取得咨询的成功。其中之一便是预见部分来访者在咨询过程中要出现的愤怒、沮丧和防御行为。心理咨询师之所以能够在知晓有部分来访者是勉强的或是不情愿时却仍能够给他们进行咨询，就是因为他对于来访者的行为并不感到惊讶。

与缺乏主动性的来访者的第二种相处之道便是以一种一般的非评判性态度向来访者展现出你对他们的接纳、耐心和理解。这样的态度可以促进来访者对心理咨询师的信任，而信任恰是人际关系建立的基础。非评判性的行为还能帮助来访者更好地理解他们自己在咨询时的想法和感受。因此，接纳可以让来访者向他人、自身以及咨询过程敞开心扉。

第三种赢得主动性战争胜利的方法是心理咨询师进行劝说（Kerr，Claiborn & Dixon，1982；Senour，1982）。所有的咨询师都会对来访者产生某些影响；反之，来访者也会对咨询师产生影响（Dorn，1984；Strong，1982）。咨询师给予来访者反馈的方式——是直接的还是间接的——将会对来访者在咨询中是否主动寻求自身变化，产生截然不同的效果。罗洛夫和米勒（Roloff & Miller，1980）曾提到劝说的两种技巧分别是"门槛效应法"（foot in the door）和"门面效应法"（door in the face）。第一种方法是心理咨询师先让来访者遵从一个小要求，然后再提出更高的要求。例如，最初的小要求可以是："你可以把你这周的想法和感受写成日记吗？"紧接着到了下一周："我希望你可以从现在开始把你的想法和感受写成日记。"在第二种技术中心理咨询师先让来访者做一项看上去不可能完成的任务，然后要求来访者完成一项更为合理的任务。例如，最初的任务可以是："从现在开始直到我们下次咨询，每天和100个人进行简单的谈话"；在来访者拒绝这一要求后提出："既然完成那个任务对你来说似乎很不愉快，那么我希望你每天能和三个人打招呼。"

*132*　**表 6—2**　　　　　　　　　　　　　　　　　**22 种阻抗形式**

| A 类：反应数量的阻抗 | 形式 |
| --- | --- |
| 定义：来访者限制自己与心理咨询师交流时提供的信息量。 | 轻视 |
| 形式 | 自我反省/修整 |
| 　沉默 | 预言 |
| 　寡言 | 诱惑 |
| 　赘言 | 最终暴露 |
| B 类：反应内容的阻抗 | 限定设置 |
| 定义：来访者严格限制自己与心理咨询师交流时的信息种类。 | 客观化 |
|  | 以心理咨询师为中心/对心理咨询师顺从 |
| 形式 | 遗忘 |
| 　理论交谈 | 假承诺 |
| 　关注症状 | D 类：咨询管理的阻抗 |
| 　谈论小事 | 定义：来访者违反咨询的基本条例。 |
| 　情绪发泄 | 形式 |
| 　关注将来/过去 | 　不守约 |
| 　过分修饰的提问 | 　付款迟滞/拒付 |
| C 类：反应风格的阻抗 | 　询问个人喜好 |
| 定义：来访者控制自己与心理咨询师交流时提供信息的方式。 |  |

资料来源：Reprinted from "Client Resistance in Counseling: Its Theoretical Rationale and Taxonomic Classification," by A. Otani, 1989, *Journal of Classification and Development*, 67, P. 459. © 1989 by ACA. Reprinted with permission. No further reproduction authorized without written permission of the American Counseling Association.

*133*

 **个人反思**

　　你何时遇到过需要使用"门槛效应法"或是"门面效应法"的情境？你觉得你会如何运用这两个技巧？

　　心理咨询师帮助来访者取得主动性的第四种方法是面质（confrontation）。在这种方法中心理咨询师要一语中的地指出来访者正在做什么，如前后不一致。例如父母可能会批评孩子在某些时候的行为，而另一些时候又要求他这样做。在这种情况下，来访者必须对自己处在面质时的反应负起责任。来访者对此有三种基本的反应方式：否认行为、接受全部或部分面质的内容是事实，或是基于前两种情况形成一种中立的态度（Young，2005）。面质达到的较好的效果是可以让来访者做一些不一样的事，或者对某个问题有新的视角，尤其是当之前尝试过很多方法都无效时。

　　心理咨询师也可以通过语言，尤其是隐喻来缓和来访者的阻抗程度或是不情愿的程度。"隐喻可以让来访者了解和降低威胁的水平，隐喻需要通过讲故事、画图画、呈现新颖的视觉刺激、挑战刻板思维、允许有新的信仰，或是通过克服咨询师与态度勉强来访者（或不情愿态度的来访者）

之间常有的紧张。"（James & Hazler，1988，p. 122）例如，心理咨询师在对待对同样的错误屡犯不改者时，可以这样说："如果一个战士每次战斗都惨败，他应该怎么做？"（p. 127）

　　心理咨询师可以帮助有不情愿态度和阻抗行为的来访者加强咨询关系的第六种方法，就是通过"重要性"（mattering），即我们作为人类，对于周围的世界和生活中的其他人来说是重要，也是有价值的一种知觉（Rayle，2006）。这种方法实际上可以用于所有来访者。研究表明，个体对于他人的重要性会直接影响到个体的生活和彼此的关系。

　　最后，萨克（1988）建议使用一些实用的技巧消除阻抗，如沉默（或停顿）、反馈（或共情）、提问、描述、评估、伪装、分享咨询师的观点。这些技术对于那些一开始回答"我不知道"的来访者尤为适用。根据某些理论，阻抗被认为是对咨询完全有害的（deShazer，1984）。从这一角度来说，改变是不可避免的，来访者也应看做合作的。改变之所以没有出现是因为咨询师还没有找到一种方法帮助困扰的来访者，使他们有足够的动力从一直以来困扰他们的模式中逃离出来。

### 物理环境

*134*

心理咨询可以在任何地方进行，但是一些物理环境可以对咨询起到更好的促进作用。在推动或阻碍咨询过程的诸多因素中，最重要的一点就是咨询地点的选择。大多数咨询都是在室内进行的，尽管本杰明（Benjamin, 1987）提起过他在帐篷中进行咨询。他说进行咨询的房间没有一个通用的标准，"但绝不应该是压抑的、嘈杂的或是易干扰的"（p.3）。舍茨尔和斯通（Shertzer & Stone, 1980）非常赞同："咨询室应该是舒适并富有吸引力的。"（p.252）厄尔德曼和兰佩（Erdman & Lampe, 1996）认为咨询室的某些特征可以改善它的整体外观，或许还能够防止来访者分心以促进咨询的进行。这些特征包括柔和的光线，令人感到安静的颜色，整洁的杂物，协调舒适的家具，以及不同文化的艺术品。他们还建议当来访者是有孩子的家庭或是孩子单独来做咨询时，心理咨询师要配备适合孩子尺寸的家具。

纵观对于咨询及其物理环境的广泛研究，普雷斯利和黑赛克（Pressly & Heesacker, 2001, p.156）发现了八种对咨询过程有潜在影响的常见建筑学空间特征，他们总结和发现的因素如下。

（1）装饰品（例如，艺术品、陈设、植物）——"相较于人物海报、城市生活以及抽象的构图，人们更偏爱那些自然存在的复杂图像"；人们在"非常整洁并有植物和艺术品的咨询室里觉得更舒适"。

（2）色彩（例如，色调、明度、强度）——"明亮的颜色和积极的情感相联系，深暗的颜色则与消极的情绪相联系"。

（3）家具和室内设计（例如，格局、线条、颜色、质地、大小）——"相较于心理咨询师而言，来访者在咨询时更希望和咨询师保持适中的距离……并且更喜欢具有保护性的家具和陈设……"

（4）光线（例如，人工的、天然的）——"通常人们倾向于在明亮的环境中交流，但是却更喜欢在柔和的光线下进行更私密的交谈"；"全光谱光线有助于降低抑郁症症候群的发生"〔在日本一项被试为 80 名本科生的实验中，米哇和韩宇（Miwa & Hanyu, 2006）发现昏暗的光线让人产生愉悦和放松的感觉，对咨询师会留下更好的印

象，而且比在明亮光线下自我暴露程度更高〕。

（5）气味（例如，植物、环境里的芳香、异味）——"令人不舒服的气味会勾起不愉快的记忆，而宜人的气味会引出愉快的记忆"；"吸入食物和水果的香气会促进抑郁症状的自我报告"。

（6）声音（例如，音响、音频）——"声音可能提升或降低咨询时的表现"；"音乐可以加快治疗进程并影响肌肉紧张度、血压、心率和痛苦的体验"。

（7）质地（例如，地板、墙面、天花板、家具）——"心理咨询师应该考虑使用柔软、表面有质感的家具来修饰声音，增加来访者的安全感"。

（8）湿热条件（例如，温度、相对湿度、气流速度）——"大部分人在温度为华氏 69～80 度之间、空气相对湿度在 30%～60% 之间感到适宜"。

心理咨询师与来访者之间的距离（环境的空间特征或空间符号学）也可以影响到咨询关系，已经有人在这方面做了研究。

*135*

在同他人相互交往时，个体对舒适度的感受因人而异，主要受到文化背景、性别以及关系性质的影响。在美国，不论何种性别，心理咨询师和来访者感到适宜的平均距离是 30～39 英寸（1英寸＝2.54 厘米）（Haase, 1970）。这种最佳距离会随着房间的大小和家具摆放的改变而有所差异（Haase & DiMattia, 1976）。

家具如何摆放取决于心理咨询师，有些咨询师喜欢咨询时坐在桌子后面，但大多数咨询师不是这样的。咨询师通常会避免使用桌子，因为它客观上相当于一道屏障，阻碍了亲密关系的发展。本杰明（1987）建议咨询师在摆放时用一张小桌子，并在桌子旁边放两把椅子。两把椅子之间成 90 度角，使得来访者可以正视咨询师或者看着自己的正前方。桌子有很多用途，比如放一盒纸巾。当然这只是本杰明自己的做法，每位咨询师在布置咨询室的物理环境时都应该考虑到使来访者感到舒适。

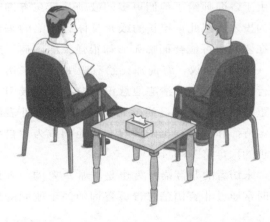

无论室内如何布置，心理咨询师在进行咨询时都不应被打断，电话应该关机。如果有必要，咨询师可以在门上挂一块"请勿打扰"的牌子，防止他人进入。咨询师的职业伦理准则要求保护来访者的隐私——不论是在声音上还是在图像上，以确保来访者能最大限度地进行自我暴露。

### 来访者的各种品质

咨询关系始于第一印象。心理咨询师和来访者感知彼此的方式对于双方建立有效的咨询关系是至关重要的。沃那思（Warnath，1977）指出，"来访者有不同的体型、个性特征和吸引力"（p.85）。有些来访者更容易获得咨询的成功，通过传统方法更容易取得成功的来访者具备"YAVIS"特征，即年轻（young）、有吸引力（attractive）、健谈（verbal）、机智（intelligent）、成功（successful）（Schofield，1964）。而难以获得咨询成功的来访者则具有"HOUNDs"特征，即相貌平庸（homely）、年长（old）、愚钝（unintelligent）、不善言辞（nonverbal）、处境不好（disadvantage）；或者是"DUDs"的：沉默寡言（dumb）、愚钝（unintelligent）、处境不好（disadvantaged）（Allen，1977）。用首字母的缩写来描述来访者的特征让人很痛苦（Lichtenberg，1986），但是咨询师会受到来访者的外表和世故程度的影响。咨询师最喜欢为那些他们觉得有潜力改变自己的来访者做咨询。

个体外表吸引力的许多固定特征已经形成，而这些特征同样适用于来访者。外表具有吸引力的来访者更容易取得最好的疗效，同时他们的反应也更为积极。例如，古德斯丁（Goldstein，1973）发现，那些在咨询师看来更具有吸引力的来访者能更好地表达自己并且更为率直。这可能是由于咨询师给了他们更多的鼓励并且在咨询时更为投入。因此，年长的或是身体有缺陷的来访者在咨询中可能会面临无形却很强大的障碍。庞佐（1985）建议，咨询师在给有吸引力的来访者进行咨询时，应当清醒地意识到自身外表吸引力的重要性并监控自己的行为反应。否则，外表的固定特征和没有根据的假设会让他们成为"自我实现的预言家"（p.485）。

来访者的非言语行为也是非常重要的。来访者时常通过非言语信息告诉咨询师关于他们的想法和感觉。梅瑞宾（Mehrabian，1971）和他的助手研究发现，个体表达喜恶的方式如下：

> 个体表达所有喜好是通过 7% 的语言表达，加上 38% 的声音表达，再加上 55% 的面部表情。面部表情的影响最大，其次是语调和嗓音的影响（声音影响），影响最小的是言语。如果面部表情与说的话不一致，那么个体传达出的喜恶程度将以面部表情为主。面部表情也决定了整体信息的传达。（p.43）

因此，如果当一名来访者口中说着一切顺利，却皱着眉头看地板时，大概可以表明实际情况和他说的是相反的。在咨询关系中，心理咨询师必须要把来访者的肢体语言、眼神交流、面部表情及声音与言语交流视为同等重要。同时，要结合来访者所处的文化背景小心谨慎地解读来访者的肢体语言和他的非言语信息（Sielski，1979）。

### 心理咨询师的各种品质

心理咨询师的个人品质和专业品质在促进建立任何有益的关系时都是非常重要的。奥肯和坎特罗威茨（Okun & Kantrowitz，2008）指出，很难将心理咨询师的个性特征同他的咨询水平或咨询风格分开，因为两者是紧密联系的。他们还列出了心理咨询师应当具备的五种特质：自我觉察、诚实、坦率、善于沟通和拥有专业知识。

不断提高自我觉察能力的咨询师能经常自省自己的价值观、思想和感情。他们能清楚地知觉自己和来访者的需求，并能准确地评估它们。这种自我觉察可以帮助他们诚实地面对自己和他人。他们可以更加坦率并取得来访者的信任。拥有自我觉察能力的心理咨询师与来访者沟通交流更为清晰和准确。

另外三个特质可以使心理咨询师在咨询之初就能具有影响力，它们是专业性、吸引力和可信度（Strong，1968）。专业性（expertness）是指心理咨询师熟悉与咨询的有关知识以及自己专业领域的程度。咨询师如果能在办公室里摆出诸如证书、文凭之类的相关证明，通常会让人觉得比那些没有此类证明的咨询师更加可信，这样也使人觉得咨询会更有效（Loesch，1984；Siegal & Sell，1978）。来访者更愿意接受看上去更专业的心理咨询师的咨询。

吸引力（attractiveness）和外部特征一样，

可以让来访者和咨询师之间发现彼此的相似之处。心理咨询师表达清楚简洁、避免专业术语，并适当地提供关于自己的信息，会增加自己的吸引力（Watkins & Schneider，1989）。接待来访者的方式和保持眼神的交流也能够为自己的吸引力加分。心理咨询师通过非言语方式，如点头、眼神交流给予来访者反馈，比那些不这么做的咨询师更具吸引力（Claiborn，1979；LaCross，1975）。心理咨询师的服装也会对吸引力产生影响（Hubble & Gelso，1978）。心理咨询师的服装应当干净、整洁，看上去很专业，但不能分散来访者的注意力。身体特征对吸引力同样有影响。研究表明，在控制的条件下，来访者在面对有魅力的咨询师时更愿意自我暴露（Harris & Busby，1998）。

心理咨询师的可信度（trustworthiness）同他的真诚和一致性有关。咨询师真诚地关心来访者，并随着咨询关系的建立而不断表现出来。"来访者与咨询师的亲密感不可能立即产生"，同样也不会立刻产生信任（Patterson，1985，p.124）。这都

是在通过表现关心与照顾的行为模式中产生的。大多数来访者不会完全不信任咨询师，也不会给予盲目的信任。但是，如同冯和考克斯（Fong & Cox，1983）指出的，许多来访者会通过向咨询师询问、透露秘密、询问爱好、给咨询师出难题、贬低自己或是质疑咨询师的动机和投入程度，以测试咨询师的可信度。因此，与来访者提出的测试问题相比，咨询师对信任测试问题的反应对于促进咨询关系更为重要。

在咨询初始阶段咨询师容易犯的错误是讨论表面问题而忽略了问题的根本所在。例如，如果来访者问咨询师："我能和你说点事情吗？"资历浅的咨询师可能会说："一点事是什么意思？"资历深的咨询师可能就会回答："看来你好像并不确定你是不是能完全信任我和我们的咨询关系，你可以多说点。"同成人一样，要获得孩子的信任，首先要倾听，在做出反馈之前，给他们用言语或非言语的方式自由开放地表达自己的机会（Erdman & Lampe，1996）。

---

**案例**　　　　　　　　　　　**布里吉要崩溃了**

布里吉（Brigit），48 岁，长着龅牙，脸上有麻子，还是个文盲，很多人都避之唯恐不及。更糟糕的是，她内向又孤单。她周末最好的朋友就是电视。所以，当她姐姐建议她去做心理咨询时，她同意了，觉得"我已经没什么好失去的了"。但是她在一开始就遇到了问题。

布里吉的心理咨询师查奈尔（Channel）小姐，表现得就像布里吉难看的外貌会传染给她似的，离布里吉远远的，还怪布里吉太内向。布里吉觉得很愤怒，并决定在咨询过程中做点什么。

到第二次咨询时，布里吉指出查奈尔的某些特别举动让自己觉得受怠慢了，这让查奈尔感到很尴尬并承认布里吉对她的不满行为，但之后她却仍然以一种微妙的方式来指责布里吉。

对于这种情况，布里吉还能怎么做？你会给查奈尔一些什么建议来帮她改正自己的错误，使得咨询更富有成效呢？

---

## 初次会谈的风格

心理咨询始于最初的会谈。莱文（Levine，1983）指出，专家研究表明，"咨询的目标会随着时间而改变，并以咨询关系的亲密程度和有效性为依据"（p.431）。在多大程度上改变或者是否还有第二次咨询取决于第一次咨询的效果。

心理咨询师和来访者双方在第一次咨询中都会决定是否希望继续咨询关系。心理咨询师应当通过真诚、开放、合理的面质的方式来快速地评估自己是否能够处理来访者的问题（Okun &

Kantrowitz，2008）。而来访者在全身心地投入到咨询关系之前，必须问问自己在与心理咨询师相处时是否感到舒适并愿意信任心理咨询师。

### 来访者和心理咨询师的初次会谈

本杰明（1987）区分了两种不同类型的初次会谈：来访者主动型和心理咨询师主动型。当初次咨询是由来访者发起时，心理咨询师往往不能确定来访者的目的。这种不确定性会使咨询师感到紧张，尤其是在咨询前没有收集到来访者的背

*138*

景信息时。本杰明（1987）建议心理咨询师通过尽可能仔细地倾听来访者所要述说的内容来克服这种焦虑情绪。在通常情况下，这种咨询需要"隐藏自我、浸入他人内心"（Nichols，1998，p. 1）地去倾听。刚刚开始的咨询并没有一个固定的模式。有益的会谈既是一门科学也是一门艺术，每一位心理咨询师都必须基于自己的经验、阅历和反思来形成自己的咨询风格。心理咨询师可能是很谨慎的，他们不会主动提出来访者可能存在的任何问题，因为从传统意义上来说来访者可能没有问题，他只是来寻求信息。

当第一次会谈是由心理咨询师约见的时，本杰明（1987）认为咨询师应当在第一时间告诉来访者之所以约见他的原因。以学校心理咨询师为例，心理咨询师必须向学生做自我介绍。如果心理咨询师没有立刻给出约见的原因，来访者就会不断猜测，并会由此产生紧张情绪。

韦尔弗和帕特森（2005）认为，无论事先做了多少准备工作，所有的来访者都是怀着忐忑和抵触的情绪走进咨询室的。本杰明（1987）假设绝大多数心理咨询师同来访者一样，对于即将进行的初次会谈也会感到一点害怕和不确定。心理咨询师和来访者的不确定感可能都会导致诱惑行为或是攻击行为（Watkins，1983）。心理咨询师可以通过与来访者交换信息来避免这种情况的发生。曼西（Manthei，1983）倡议心理咨询师可以通过多种渠道来介绍自己：视觉的、听觉的、书面的、口头的和描述性的。尽管这种介绍可能很困难，但他们将收获良好的咨询关系。总之，早期的信息交流会增加来访者和心理咨询师双方做出各种重要决定的可能性，同时也会提高双方在咨询过程中充分参与的可能性。

### 以信息为导向的初次会谈

科米尔和哈克尼（Cormier & Hackney，2007）指出初次会谈有两种作用：（1）搜集关于来访者的信息；（2）作为咨询关系开始的标志。尽管这两种类型的会谈技巧各有侧重，但是两种会谈都是切合需要的，而且它们的任务也相同。

如果第一次会谈是为了搜集信息，那么这次会谈的计划安排应当是由心理咨询师决定的，心理咨询师要求来访者谈论特定的话题。心理咨询师可以通过追问、强调、封闭式提问和要求澄清

的方式给来访者反馈（Cormier & Hackney，2007）。这些反馈的目的是为了引导来访者说出实际情况。

追问（probe）通常以"何人"、"何地"、"以怎样的方式"、"发生了什么事"为开头。这种问题的回答需要的不仅仅是寥寥数语，例如，"你准备怎样找工作？"在追问时几乎不用"为什么"，因为这通常隐含有反对的意味，把来访者置于防御状态（例如，"你为什么这么做？"），让他无法回答（Benjamin，1987）。

强调（accent）是指突出来访者一句话中的最后几个字。例如：

> 来访者：我现在的处境要把我逼疯了！
> 心理咨询师：把你逼疯？

封闭式提问（closed question）需要来访者给出特定的限制性回答，比如"是"或"否"。这种问题通常以"是不是"、"要不要"、"有没有"来提问：

> 心理咨询师：你是不是喜欢和他人见面？
> 来访者：是。

封闭式提问对于在短时间内搜集到大量的信息是非常有效的。但这种方法没有鼓励来访者给出详尽的叙述，而详尽的叙述可能也是有帮助的。

与封闭式提问相对的是开放式提问（open question），最典型的是以"什么"、"如何"、"能不能"等词来发问，来访者可以自由回答。例如"这件事对你有什么影响？""你能再多说点吗？"或者"说得更详细点"。封闭式提问与开放式提问之间最大的区别在于"提出的问题是否鼓励了来访者更多地表达自己"（Galvin & Ivey，1981，p. 539）。与多重选择性问题不同的是，开放式提问还可以核查事实并达到鼓励来访者给出更深层次的理解和解释的目的。

最后，要求澄清（request for clarification）是心理咨询师用来确认来访者所说的内容。这需要来访者重复或者详细阐述之前说过的内容。例如，心理咨询师可能说"请帮我理解这个关系"或者"我没看出有什么联系"。

心理咨询师希望在以信息为导向的初次会谈中获得一些来访者实际的情况。他们通常假设这些信息可能被用做心理评估、职业评估或者社会心理评估的一部分。在医疗、精神健康、矫正、

康复或社会机构中工作的心理咨询师更可能使用这种类型的会谈。科米尔和哈克尼（2008）列出了心理咨询师在初次会谈时搜集的一些资料（见表 6—3）。

| 表 6—3 | 以信息为导向的初次会谈 |
| --- | --- |

**Ⅰ. 识别信息**

　　A. 来访者姓名、地址、电话号码，通过这些信息心理咨询师可以联系到来访者。心理咨询师需要这些信息在两次会谈之间与来访者进行联系，因而是很重要的。来访者的地址也暗示着他的生活条件（如大公寓、学生宿舍、私人住房等）。

　　B. 年龄、性别、婚姻状况、职业（或者学校、班级、年级）。同样，这方面的信息也很重要，它能告诉心理咨询师来访者是不是一个未成年人，并为今后咨询过程中的信息理解奠定了基础。

**Ⅱ. 陈述问题：基本问题和深层问题**

　　完全按照来访者当时陈述问题时的方式精确记录信息是最好不过的。如果在陈述问题时有肢体语言在其中，也应该记录下来。以下问题有助于揭示这类信息：

　　A. 这个问题对于来访者的日常生活的干涉程度如何？

　　B. 问题本身是如何产生的？与此相关的想法、感情等是怎样的？它产生了什么外部行为表现？

　　C. 这个问题出现的频率是多少？问题存在了多长时间？

　　D. 来访者能否说出与围绕这个问题的一系列事件？何时会出现这些事件？有关的人有哪些？在事件发生之前或之后还发生了什么？

　　E. 来访者这次决定前来咨询的原因是什么？

**Ⅲ. 来访者现在的生活背景**

　　来访者的一天或一周一般是怎样度过的？目前参加什么社会、宗教或娱乐等活动？来访者的职业性质和（或）教育状况怎样？

**Ⅳ. 家族史**

　　父母的年龄、职业、个性、彼此的关系，与来访者的关系，与来访者其他兄弟姐妹的关系分别是怎样的？

　　兄弟姐妹的姓名、年龄、排行；与来访者及其他兄弟姐妹的关系。

　　家中是否有精神疾病或精神障碍史？

　　家庭稳定性，包括工作数量、搬家次数等［当在今后的咨询中涉及来访者稳定性和（或）各种关系时，这些信息有助于心理咨询师深入了解来访者］。

**Ⅴ. 个人成长史**

　　A. 医药史：从胎儿期至今是否有不正常或相关疾病，受过什么伤？

　　B. 学历：从小学到中学、专科等的学业成绩，包括课外兴趣、与同龄人的关系。

　　C. 服役记录。

　　D. 从业经历：工作地点、工作种类、工作期限、与同事的关系如何？

　　E. 性和婚姻史：来访者从何处获得性信息？约会史如何？是否订过婚或结过婚？对现在有很大影响的感情经历如何？过往关系结束的原因是什么？与现在配偶的恋爱经历如何？结婚的原因是什么（配偶的个性特征、个人思想）？婚后夫妻关系如何？有没有孩子？

　　F. 是否接受过咨询的经历？咨询后的反应如何？

　　G. 来访者的人生目标是什么？

**Ⅵ. 来访者会谈期间的表现**

　　你也许想描述来访者的身体外貌，包括衣着、姿势、手势、面部表情、嗓音、紧张程度；在咨询中与你的关系看上去如何？来访者反应的准备情况、动机、热情程度、距离、被动性等。来访者是否存在感知障碍影响与咨询师的合作？（根据你的观察记录。）来访者的信息量、词汇量、判断力、抽象能力的总体水平如何？来访者思维的连贯性、一致性和语速如何？来访者语言的逻辑性如何？是否与其他内容有关？

**Ⅶ. 总结和建议**

　　在这部分，你需要关注的是来访者陈述的问题与你搜集到的其他信息之间存在的任何一点联系。什么类型的心理咨询师与这位来访者最匹配？如果你将成为这名来访者的心理咨询师，你的哪些特质可能对咨询会有帮助？而哪些又将可能不利？来访者咨询的目标现实性如何？你认为咨询大概需要多长时间？

资料来源：From Counseling Strategies and Interventions (pp. 66 - 68)，by L. S. Cormier and H. Hackney，Boston：Allyn & Bacon，

*142*

### 以关系为导向的初次会谈

聚焦于情感或关系动力学的会谈与以信息为导向的初次会谈有显著的区别。他们会更多地关注来访者的态度和情感。通常心理咨询师的反馈包括复述、情感反馈、情感总结、要求澄清和非言语行为的识别（Cormier & Hackney，2008）。

复述（restatement）是对来访者做简单的镜像反馈，让来访者知道心理咨询师在积极地倾听。但是单独使用复述则收效甚微。

> 来访者：我不知道我能否找到适合我的伴侣。我的工作让我停不下来，感到很孤独。
>
> 心理咨询师：因为你的工作性质让你不确定是否可以找到合适的伴侣。

情感反馈（reflection of feeling）与复述类似，但关注点是言语和非言语表达。情感反馈有很多水平；而有些情感的传递会产生更多的共情。例如，心理咨询师对因为失去父母而低声抽泣的来访者的反馈："你仍然沉浸在痛苦之中。"

情感总结（summary of feelings）是指对于来访者传递出的许多感情进行总结的行为。例如，心理咨询师可能对一名来访者这样说："约翰，如果我的理解没错的话，你为你父亲的过世感到悲伤，也因为你的朋友没有帮助你走出悲痛而沮丧。此外，你觉得工作很枯燥，妻子还在感情上疏远你。"

识别非言语行为（acknowledgment of nonverbal behavior）不同于先前的例子。比如，有心理咨询师这样识别来访者的非言语行为："我注意到你的双臂在胸前交叉而且眼睛看着地板。"这种反馈并没有解释这种行为的意义。

## 初次会谈

初次会谈没有固定的地点，但是专家建议心理咨询师应该在一开始就努力让来访者觉得舒适（Cormier & Hackney，2008）。心理咨询师应当把私人事务先放一边，专注于来访者，包括倾听来访者的故事和他所陈述的事件（Myers，2000；Wilcox-Matthew et al.，1997）。这类表明对来访者真正感兴趣和接纳来访者的行为被称为建立融洽关系（rapport）。

艾维和艾维（2007）指出建立融洽关系的两个基本的小技巧是关注和观察来访者。心理咨询师需要调整自己去感受来访者的想法、感情，理解他的行为表现。在这个过程中，"心理咨询师对来访者使用隐喻的敏感性有助于理解来访者的独特的认知方式，同时，有利于发展来访者与心理咨询师之间的共通语言和合作纽带"（Lyddon，Clay & Sparks，2001，p.270）。例如，一名来访者说自己被别人说成是"昨日残缺"（yesterday's leftovers）。这个隐喻告诉来访者和心理咨询师的信息是有关来访者思想和行为的方面，即来访者

*143*　寻求的是在大家眼里"标新立异"。无论如何，建立并保持融洽关系对于信息表露、发生改变和咨询的最终成功都是很重要的。

邀请来访者关注自己寻求帮助的原因是心理咨询师主动与来访者建立融洽关系的方式之一。这种非强制性的邀请式谈话被称做开门人（door openers），与此相对的是带有审判性和评估性的关门人（door closers）（Bolton，1979）。最佳开门人需要像这样询问和观察来访者："是什么原因让你来这里？""你想谈点什么呢？"或者"看上去你很痛苦，跟我说说吧"。这些非结构式的开放性邀请使来访者可以发挥主动性（Cormier & Hackney，2007；Young，1998）。在这种情况下，来访者最有可能谈论关键的问题。

心理咨询师可以适当地表达共情、鼓励、支持、关心、关注、接纳和真诚，来增加来访者谈话内容的数量，加深对初次会谈的理解和启示。在这些品质中，共情最为重要。

### 共情

罗杰斯（Rogers，1961）把共情（empathy）描述成是心理咨询师"进入来访者的现象世界，把它当做自己的世界一样去体会，但不会忘记只是'当做'"的一种能力（p.284）。共情包含了两种技巧：感知和沟通（Welfel & Patterson，2005）。

一名富有成效的心理咨询师从来访者的感知和认知过程来了解来访者的文化背景（Weinrach，1987）。这种敏感性如果能联结来访者和心理咨询

师之间的文化差异，就被称为文化敏感性共情（culturally sensitive empathy）。这种共情也是心理咨询师需要培养的一种品质（Chung & Bemak，2002）。然而，一名心理咨询师或许可以了解他的来访者，但却不能与之沟通，那么他仍然是一个能力有限的帮助者。这样的心理咨询师也许能意识到来访者的动力，但是包括来访者，没有人能了解心理咨询师。进行清晰沟通的能力在任何咨询关系中都是至关重要的（Okun & Kantrowitz，2008）。

在初次会谈中，心理咨询师必须能够表达最初级的共情（Welfel & Patterson，2005）。初级共情（primary empathy）是心理咨询师能够明确地使来访者知道自己理解来访者的主要问题。初级共情的表达是通过非言语交流和多种言语反馈实现的。例如，心理咨询师通过身体前倾、用柔和而善解人意的语调告诉来访者："我知道一连串严重的损失干扰了你的生活。"高级共情（advanced empathy）是帮助来访者探索他们意识中新的目标、问题和情绪的过程（Welfel & Patterson，2005）。这种更高层次的共情通常不适用于初次会谈，因为初次会谈需要快速地了解大量的信息。来访者必定是在循序渐进的咨询中获益的。

### 个人反思

有人说不能够表达共情的心理咨询师就像森林中的一棵孤树。你怎样看待这个比喻？

144

### 言语和非言语行为

无论共情的形式如何，它都是在专注（attentiveness）（展现给来访者的言语和非言语行为的数量）的基础上产生的。言语行为包括通过沟通向来访者表明自己愿意理解和探讨来访者认为重要的问题（Cormier & Cormier，1998）。这些行为（包括追问、要求澄清、陈述和情感总结）表明心理咨询师正在关注来访者。同样重要的还有心理咨询师的非言语行为。梅瑞宾（1970）认为，对肢体行为的关注，如微笑、身体前倾、目光接触、手势和点头都是很好的非言语方式，它可以使来访者知道心理咨询师对他们感兴趣并愿意对他们敞开内心。

伊根（Egan，2007）总结了在开始关注时的五种非言语技巧，缩写成"SOLER"。S 是指要直面（squarely）来访者，在不同的情境下可以从字面上或深层次上对此有不同的理解，关键是要向来访者表现出心理咨询师的投入和兴趣。O是指采取一种开放（open）的姿态，双臂双腿不要交叉，表现出非防御的姿态。L 是指心理咨询师身体向来访者倾斜（lean），不过如果倾斜程度太大或是靠得太近也会令来访者感到恐惧；可要是离得太远了也表明咨询师对来访者不感兴趣。心理咨询师需要找到一个让双方都感到舒服的适中距离。E 指目光（eye）接触。与大多数来访者进行良好的目光接触标志着双方关系的协调。然而，对于另一小部分来访者而言，较少或根本没有目光接触却是比较合适的。R 是指心理咨询师要放松（relax）。心理咨询师自己要感到很舒适。

奥肯和坎特罗威茨（2008）列出了一些支持性的言语和非言语行为，心理咨询师可以在咨询过程中经常使用这些行为（见表 6—4）。

在奥肯和坎特罗威茨列表上的最后一个非言语行为——偶尔的接触——具有政治敏感性和某种程度上的争议，尽管威廉森和马森（Willison & Masson，1986）赞同奥肯和坎特罗威茨的观点，指出接触在心理咨询中有治疗作用。艾林（Alyn，1988）强调，在很大程度上"接触的个人动机、解释和反应都是不确定的，而且在治疗中可能是一种危险的交流方式"（p.433）。作为一般的咨询原则，扬（Young，1998）建议，接触应当合理使用，要慎用，点到即止，用于表示关心。使用"接触测验"，简单地询问来访者"你愿意与陌生人接触吗？"可以作为对扬的建议的一种补充（Del Prete，1998，p.63）。因此，心理咨询师在咨询中要慎用接触，了解如何避免产生反作用。同样，在使用其他任何言语或非言语技巧时也要非常慎重。

145

表6—4 有益行为

| 言语行为 | 非言语行为 |
|---|---|
| 使用通俗易懂的文字 | 与来访者相似的语调 |
| 确认来访者的陈述并给予反馈 | 保持良好的眼神接触 |
| 适当的打断 | 偶尔的点头 |
| 总结来访者的信息 | 丰富的面部表情 |
| 对基本信息给予反馈 | 偶尔的微笑 |
| 使用言语强调（例如，嗯、我知道了、是的） | 偶尔使用手势 |
| 用来访者的名或"你"来称呼他们 | 与来访者保持身体姿势的相似 |
| 合理地给予来访者信息 | 中等语速 |
| 回答有关自己的问题 | 身体向来访者倾斜 |
| 偶尔用幽默缓解紧张的气氛 | 采用放松、开放的姿势 |
| 非评判性态度，尊重来访者 | 使用自信的语调 |
| 最大限度地理解来访者的陈述 | 偶尔的接触 |
| 用试探性的词语解释来引出来访者的真实反应 | |

资料来源：From *Effective Helping*：*Interviewing and Counseling Techniques*（p. 31）by Barbara F. Okun and R. E. Kantrowitz. Copyright © 2008 by Brooks/Cole Publishing Company. Reprinted by Permission of Wadsworth Publishing Company.

### 没有益处的会谈行为

当建立咨询关系后，心理咨询师也应当明确他们不该做的事。否则，没有益处的行为可能出现在心理咨询的所有活动中。韦尔弗和帕特森（2005）列举了常见的并应避免的阻碍心理咨询师与来访者沟通的四种行为：提建议、责备来访者、过度提问、给来访者讲故事。

在这四种行为中，提建议是最具争议的行为。诺恩斯（Knowles，1979）发现危机热线志愿接线员70%～90%的反应都是给求助者建议。心理咨询师给来访者提建议，特别是在第一次会谈中，会剥夺来访者对有关问题的思想和感情进行梳理的机会，同时会限制他对于困难问题做出决策的能力的发展。心理咨询师本是想帮忙，却让来访者变得无能为力，这就等于帮了倒忙。例如，如果心理咨询师建议来访者结束一段让他感觉内心矛盾的感情，那么这名来访者就失去了一次梳理产生矛盾思想和感情的源头的机会。

萨克（1985）认为提建议也并非总是具有破坏性。他指出，在紧急情况下（例如危机咨询中），考虑到来访者的福祉和安全，就必须采取诸如提建议这样的直接行动。不过，他还提醒心理咨询师要

仔细倾听来访者的诉说，确定他是否真的需要建议，还是只需要一个简单的反馈。"我该怎么办"和"我不知道我该怎么办"这两句话是截然不同的。另外，萨克倡导卡库夫（1969）所提出的反馈方式：心理咨询师可以直接回答来访者的建议请求。在这种模式下，心理咨询师可以使用以下七种反馈途径之一：尊重、共情、真诚、具体化、自我暴露、面质和即时化。萨克（1985）认为心理咨询师在咨询中必须审视自己的角色，"把自己从提建议的限制和误区中解放出来，从而运用多种反馈技巧来更恰当地满足来访者的需求"（p. 131）。

责备来访者，或称做说教，实际上是提建议的一种伪装形式（Welfel & Patterson，2005）。它在来访者和心理咨询师之间发起了一场权力争夺，而且会两败俱伤。例如，心理咨询师建议一个对性很主动的女孩"别再和男孩子们纠缠了"，她却可能会背道而驰以证明她的独立。在这个案例中，心理咨询师与来访者双方都错在试图去改变对方的行为。当心理咨询师一口气说出了三个以上连贯的句子时，那就是在说教了。与说教相反，心理咨询师只有顺着来访者的想法来进行咨询才能有效（Evans，Hearn，Uhlemann & Ivey，2008）。

 **个人反思**

你发现建议何时会有所帮助？何时有危害？结果分别是怎样的？

过度提问是很多心理咨询师都常会犯的错误。 与来访者进行语言上的互动通常包含陈述、观察、

鼓励以及提问。当心理咨询师过度提问时，来访者觉得自己是在被审问而不是接受咨询。来访者几乎没有主动的机会并可能变成防御姿态。尤其是孩子们很可能会采取这种反应方式，他们可能像在做问答游戏，问一个答一个，等着下一个问题，再回答（Erdman & Lampe，1996）。心理咨询师应避免连续问两个以上的问题，尽量使用开放式提问，避免封闭式提问，这样会让咨询关系变得更富有成效。

心理咨询师给来访者讲故事是最后一种没有益处的行为。只有极少数杰出的专业心理咨询师可以通过讲故事让来访者受益，比如米尔顿·埃里克森（Milton Erickson）——一位家庭咨询的传奇先驱人物。埃里克森的故事通常是根据来访者的处境量身定做的，具有比喻意义。来访者会根据故事内容对自己的情况进行思考，并从中获益。然而，大多数的心理咨询师应该避免使用讲故事的方式，因为这样做会把注意力都吸引到心理咨询师身上而忽略了来访者，从而偏离了解决问题的方向。

奥肯和坎特罗威茨（2008）列举了一些其他的没有益处的言语或非言语行为（见表 6—5）。这些行为如打哈欠，清楚地显示了心理咨询师对来访者缺乏兴趣。其他的，诸如提建议，只在特定的时机有帮助（如当来访者感兴趣或是存在危机情况时）。当你对照表 6—5 时，想一想你最后一次做出这种行为时的情况。

表 6—5 没有益处的行为

| 言语行为 | 非言语行为 |
| --- | --- |
| 打断 | 目光离开来访者 |
| 提建议 | 坐得离来访者很远或偏离来访者的方向 |
| 说教 | 打喷嚏 |
| 安抚 | 皱眉 |
| 责备 | 怒视 |
| 哄骗 | 抿紧嘴唇 |
| 劝告 | 摇晃指尖 |
| 过多追问或提问，尤其是"为什么"的问题 | 分散注意力的姿势 |
| 指导，要求 | 打哈欠 |
| 自傲的姿态 | 闭眼 |
| 过多解释 | 令人不快的语音语调 |
| 使用来访者不理解的语句或术语 | 语速过快或过慢 |
| 偏离主题 | 鲁莽的行为 |
| 理智化 | |
| 过多分析 | |
| 过多谈论自己 | |
| 轻视或不信任 | |

资料来源：From *Effective Helping：Interviewing and Counseling Techniques*（p. 32）by Baraba F. Okun and R. E. Kantrowitz. Copyright © by Brooks/Cole Publishing Company. Reprinted by permission of Wadsworth Publishing Company.

## 探索和明确目标

在建立咨询关系的最后一部分，心理咨询师帮助来访者探索他想要了解的特定范围并确立咨询目标。希尔（Hill，2004）强调，设立目标对于咨询的任何一个阶段来说都是至关重要的。伊根（2007）通过观察发现，当来访者有机会谈论自己的情况或讲述自己的故事时，咨询目标才能进行探索并最终得以明确。心理咨询师通过为来访者提供计划，积极地倾听（既听内容也听感情），帮助来访者设定并明确目标，使来访者更加关注自我。

鲁尔（Rule，1982）指出，目标是"日常生活的动力组织"，但却常常被遗忘（p. 195）。他指出有些目标是没有侧重点、不切实际的或是不协调的。没有侧重点的目标（unfocused goals）是不明确的、太宽泛的、没有优先次序的目标。有时候心理咨询师和来访者会把没有重点的目标放一边，因为用寻找这种目标所花的时间和金钱不如改变不希望的行为有价值。然而在大多数情况下，确立来访者的目标是有好处的，把这些目标写到一个可行的计划表里，再决定先实现哪一个目标。

不切实际的目标（unrealistic goals），就如心理咨询师或是来访者描述的，包括幸福、完美、进步、成为第一和自我实现。这些目标有价值，但是不容易取得或维持。例如，一位来访者一直工作很努力，他会由于不久之后的晋升而感到很高兴，但是他不得不承担起新职位的责任并为新工作的进步而努力。不切实际的目标最好是与更广泛的生活目标联系起来。然后心理咨询师可以鼓励来访者设计探索策略以及完成家庭作业来实现这些目标。

根据鲁尔的描述（1982），不协调的目标（uncoordinated goals）通常被"分为两类：确实不协调的和看上去不协调的"（p. 196）。第一类目标可能与其他目标不协调或是与来访者的个性不协调。一个人前来咨询但是心里却不愿意努力改变，这就是个性与目标的不协调。这样的来访者往往贴着抵抗者的标签。在第二类中，鲁尔认为来访者的目标看上去是不协调的，但是实际却不是这样。这些来访者或许害怕承担个人责任，他们与施助者之间通常是"是的，但是……"这样的对话模式。

戴尔和乌瑞德（1977）强调了七种判断咨询目标是否有效的具体标准。

（1）咨询目标得到咨询双方的共同认可。如果没有达成一致，双方在实现目标上都不会投入更多的精力。

（2）目标是具体的。如果目标太宽泛，就会很难达成。

（3）目标与自我挫败的行为有关。来访者可能有很多目标需要实现，但是只有与改变自我挫败的行为有关的目标才值得追求。

（4）目标是可实现的而且是成功取向的。心理咨询的目标需要有现实意义，可以给来访者带来内在和外在的收益。

（5）目标是量化的、可以测量的。如果目标是量化的，目标实现才最容易被发现。

（6）目标是外显的行为的、可以观察的。这个标准与之前的一条有关：一个有效的目标在实现时是可以被发现的。

（7）目标是具有理解性的、可以被清楚地阐述的。心理咨询师与来访者就目标有清楚的交流是非常重要的。评估咨询目标完成程度的方法之一是用自己的话语复述目标。

---

**案例**　　　　　　　　　　　**跨越目标线**

本杰明一直都过着一种非常消沉的生活，现在他上了大学，希望做些事情。当他去学校的心理咨询中心时，他的心理咨询师夏琳（Charlene）建议他为自己设立一个目标应对他的这种消沉。本杰明列出以下几条：

（1）每天课前做运动；

（2）吃健康食品；

（3）参加至少一项校园活动，比如参加一项室内运动；

（4）当有任何想法或是感情时，就记下来；

（5）前来咨询一个月。

你觉得本杰明的目标怎么样？实现这些目标现实吗？你觉得他还应该做什么（如果你想到了其他目标）？

---

伊根（2007）告诫说，在心理咨询的探索和明确目标阶段，有些问题可能会影响到稳固的咨询关系。其中最突出的问题有：进展太快、进展缓慢、强烈的恐惧、来访者散漫、花费过多的时间和精力去追究过去。心理咨询师预先警告自己将这些潜在问题谨记在心，其咨询效果会更好。从一开始，心理咨询师就与来访者建立起双方都满意的关系是非常重要的。做到了这一点，便开启了一个更为积极的咨询阶段。

## ■ 本章内容小结

建立咨询关系是心理咨询的第一阶段，也是一个持续的过程。它伴随着心理咨询师赢得咨询计划安排这场战役的胜利，以及来访者赢得主动性争取这场战役的胜利而开始。如此看来，双方都是赢家。来访者的胜利让自己更加了解心理咨询的性质，了解自己的期望；心理咨询师则赢得了一个让来访者可以舒适地分享自己的思想和感情的氛围。

心理咨询可以在任何环境中展开，但有些环境则更可能会促进咨询的进展。心理咨询师需要了解咨询进行的物理环境。来访者可以调整自己以适应各种场所，但环境中的某些特征，如座椅的摆放，让心理咨询更为有效。其他一些明显特征也会影响咨询关系的建立。例如，咨询双方对彼此的感知是很重要的。有吸引力的来访者常常会是年轻、健谈、机智、善于交际的，他们比那些年长、愚钝、看上去动机不明的来访者更容易被心理咨询师以积极的方式对待。来访者与被认为是值得信任、有吸引力且学识渊博的心理咨询师配合得最好。

除去外部环境和第一印象，经常关注来访者言语和非言语表达的心理咨询师更易与来访者建立融洽的关系。心理咨询师与来访者产生共情并根据咨询理论使用其他一些有帮助的小技巧，如复述和反馈，可以更深层次地增强咨询关系。如果心理咨询师能调整自己的价值观和感情，就会使咨询更有效。初次会谈既可以是心理咨询师邀约，也可以是来访者预约，咨询的重点可以是搜集信息，也可以是建立动态的关系。在任何情况下，心理咨询师探索和明确来访者的咨询目的都是很关键的。通过探索可以鼓励来访者设定目标，也可以促进双方就咨询日程安排达成共识。当这个步骤完成时，目标也就开始实现了。

## ■ 问题讨论

1. 想象你将在一个你自己选择的地点开始你的第一次咨询。你会怎样布置场地？面对一名真实的来访者，你要如何安排咨询中的前 10 分钟？把你的想法写下来并画出来，再与其他同学分享。

2. 你会怎么做以使自己在来访者眼中更有魅力？和同学自由讨论，并分享你的做法。你的行为清单与奥肯和坎特罗威茨的有什么不同吗？哪里不同呢？在你看来成为一名有效的心理咨询师最重要的素质是什么？

3. 现在在你对心理咨询过程有些了解的基础上，你作为一名心理咨询师的感受是怎样的？与其他同学讨论一下你的想法和感受。这些想法和感受与还没有上课之前有什么区别？

4. 劝说是一种恰当的心理咨询技巧。三人一组，扮演下列情境：（1）一个怕狗的小男孩，（2）一个有高度考试焦虑的学生，（3）一个孤独的老人，（4）一对夫妻不公平的争斗。在这些情境中你将如何进行不同的劝说？你所使用的劝说技巧有效吗？和全班同学一起讨论你的感受。

5. 将你认为可以用来分辨来访者在咨询关系中是否感到焦虑或不舒服的方法写下来。然后在教室里一言不发地表演一到两个行为，让大家描述你在做什么，如果他们是心理咨询师会如何应对这种情况？

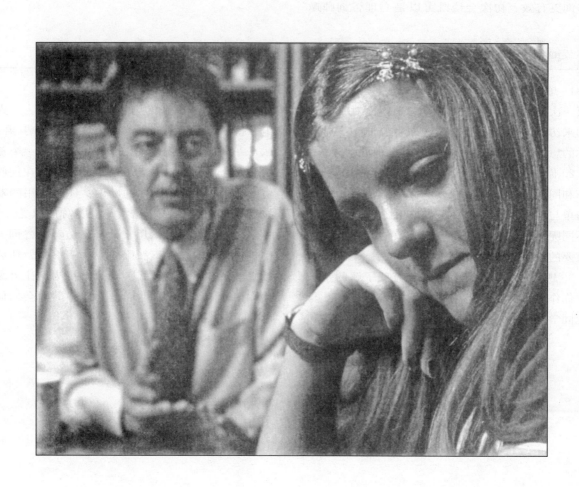

# 第7章
## 在咨询关系中工作

我听着你向我倾诉，
伴随你的愤怒情绪。
母亲逝世，孩子被遗弃，
而你，就是那个小孩，
从未忘记过什么是孤独。
我点着头，你继续诉说，
在早年的记忆里充斥着愤怒。
你小心触碰着
那些封存多年的不稳定的情绪。
你尝到了其中的苦味，
那是你七岁时所抗拒的味道。
看着你，我感到畏缩，
打开你那充满阴暗的生命，
痛苦随年龄增长愈发强烈。

From "Memory Traces." by S. T. Gladding, 1977, *North Carolina Personnel and Guidance Journal*, 6, p. 50. © 1977 by S. T. Gladding.

来访者与心理咨询师之间建立咨询关系是任何咨询成功的基础（Kottler, Sexton & Whiston, 1994；Okun & Kantrowitz, 2008）。这种咨询关系的建立是一个持续发展的过程，涉及促使来访者寻求帮助的情境。依据卡库夫和安东尼（1979）的观点，助人行为的介入和探索始于这个阶段（参见第六章，回顾如何介入并建立咨询关系）。在这些阶段完成后，心理咨询师与来访者将进入理解和行动阶段。最初，来访者关心的事情可能很宽泛而且很笼统；随着咨询过程的进行，具体的目标就被确定并提炼出来。

来访者过来时会就特定的领域进行咨询，他们生活中的某些方面可能是公开的或是可以理解的，而有些部分则是隐藏的或是被压抑的。乔哈里之窗（The Johari window）就是一种用来展示大多数个体进入咨询关系的方式的概念装置（Luft, 1970）。

咨询过程中前两个阶段的目标是帮助来访者充分放松，诉说自己的故事，发现他们盲区（自己没有意识到的区域）当中的信息（见图7—1）。一旦他们获得了对这些区域的更好的理解（无论是言语的还是非言语的），就可以告诉来访者决定如何继续进行咨询。如果他们的工作是成功的，那么他们就扩大了自由活动区域的范围，如乔哈里之窗所展示的，而缩小了相对局限区域的范围（见图7—2）。

|  | 己知 | 己不知 |
|---|---|---|
| 他人知 | I.<br>公开区域 | III.<br>盲区——自己看不见，别人可以看见 |
| 他人不知 | II.<br>隐藏区域——自己知道，别人不知道 | IV.<br>封闭区域 |

**图7—1  来访者的乔哈里之窗**

资料来源：From *Of Human Interaction* （p. 13），by J. Luft. Palo Alto, CA：National Press Books, 1969；and *Group Processes：An Introduction to Group Dynamics* （3rd ed.），by J. Luft, Mountain View, CA：Mayfield Publishing Co.，1984. Copyright 1969 by Joseph Luft. Reprinted by permission of the author.

| 最初的关系 | | 紧密的关系 | |
|---|---|---|---|
| I | II | I | II |
| III | IV | III | IV |

**图7—2  咨询中不断变化的乔哈里之窗**

资料来源：From *Of Human Interaction* （p. 14），by J. Luft. Palo Alto, CA：National Press Books, 1969；and *Group Processes：An Introduction to Group Dynamics* （3rd ed.），by J. Luft, Mountain View, CA：Mayfield Publishing Co.，1984. Copyright 1969 by Joseph Luft. Reprinted by permission of the author.

人们或许会觉得在本书中所呈现的心理咨询过程与乔哈里之窗所描述的内容呈线性相关，但这有悖于实际情况（Moursund & Kenny, 2002）。心理咨询涉及方方面面，各种因素都会不断地相互影响。

因此，在咨询过程中，很多工作都是循环往复地进行着（Egan, 2007）。在介入和探索阶段使用的一些技巧同样也适用于理解和行动阶段。随着咨询过程的进行，新的和其他不同的技术往往会被结合起来使用。心理咨询要求心理咨询师保持敏感，关注咨询关系的状态和来访者的发展情况。来访者的新需求在不断发展，心理咨询师必须对其保持警觉。

本章中，我们主要探讨与心理咨询的理解和行动阶段有关的技巧，比如改变认知、引导、多焦点反馈、准确共情、自我暴露、即时化、面质、订立合同和预演。另外，来访者和心理咨询师必须处理过去或现在产生的各种移情和反移情（Gelso & Carter, 1985）。当然，还需要不断去揭示来访者与心理咨询师的实际关系（例如，那些没有伪装的防御机制：否认和投射），并把它们用于治疗。

## 在理解和行动阶段的咨询技巧

心理咨询师必须积极帮助来访者促成其改变。在融洽关系建立后，心理咨询师需要使用咨询技巧，使得来访者从不同的视角来对待生活，从而进行思考、感受并做出行动。

*154*

## 改变认知

来访者通常在察觉到自己的情况严重且无望时，才开始选择进行心理咨询作为其最后的手段（Watzlawick，1983）。人们觉得自己的认知和解释是准确的。当他们与他人交流自己对现实的看法时，通常将这种看法当做事实来接受（Cavanagh，1990）。这种现象被称为"功能固着"（functional fixed），它是指只用一种方式或只从一个视角来考察事物，而认定所发现的特殊情况或属性就是问题所在（Cormier & Cormier，1998）。

例如，一个中年人总是记挂着要照顾年迈的母亲。他意识到对这件事的关注会使自己脱离家庭，并让自己和家人倍感压力。而且，他意识到自己在业务上的精力也会渐渐耗尽，无法获得所期望的晋升。他觉得自己为照顾两个家庭而精疲力竭，而且这是个非此即彼的问题。适当而现实的咨询目标就是找到这个人可以使用社区或家庭资源去照顾他的母亲、家庭和他自己。在这个过程中，这个人需要去发现该如何去做才能把自己从唯一责任人的位置上解脱出来，找到一个可以提高工作效率而不是增加压力的实用方法。其焦点放在照顾自己和其他人与使用社区和家庭资源这两个方面，让这位来访者换个角度看待自己目前的处境，就可能帮助他以一种健康的方式来解决这个问题。

心理咨询师需要来访者在安全、接纳和非评判的环境中探索他们自己的想法和愿望，以帮助来访者改变歪曲的和不现实的目标。他可以使用认知的、行为的、认知—行为的策略修正或者改变咨询目标。比如：

- 重新定义问题；
- 改变特定条件下的行为；
- 以更可控的方式认识问题，并做出相应的行动（Okun & Kantrowitz，2008）。

通过对言语行为（例如，说话）及非言语行为（例如，动作）中的隐含意义进行关注，心理咨询师可以帮助来访者意识到自己现在的处境和对将来的设想（Lyddon et al.，2001）。

来访者的认知通常在"重新架构"（reframing）的过程中发生改变。重新架构这种咨询技巧给来访者提供了另外一种可能，并且用一种更积极的观点来看待事物。这种观点的改变也让来访者产生了新的反应方式（Young，2005）。富有成效的心理咨询师会不断重新架构自己或来访者的生活经验。例如，一个人的粗鲁行为可能是由想尽快完成任务的压力导致的，而非不喜欢那些被粗鲁对待的人。

重新架构几乎被用于所有形式的心理咨询。例如，在家庭咨询中，重新架构帮助家庭成员改变将某一个成员视做所有问题的根源的看法（例如，替罪羊现象），而认为整个家庭都负有责任。在就业咨询中，阿曼德森（Amundson，1996）提出了 12 种重新架构策略，使来访者回顾过去、立足现在、面向未来，帮助他们扩大对自己和劳动力市场的认识。在涉及个体的心理咨询中，科米尔和科米尔（1998）指出，通过改变来访者对于问题的认知，重新架构可以降低阻抗并将来访者的精力转移到与以往不同的事情上。简而言之，重新架构帮助来访者对与处境因素有关的行为有了更清晰的认识。它把来访者的注意力从对事物特征的过分简单化归因，如"我是个废物"，转移到一个更复杂、更准确的认识上去，如"有段时间，事情很不顺利，我觉得自己很没用"（Ellis，1971）。通过重新架构，来访者能够更准确、更深入地看待他自己和所处的环境。

*155*

 **个人反思**

我的妻子克莱尔（Claire）在我们第三个孩子出生时，对我说："蜜月还没结束，只是又添了个人！"

你自己或身边某个亲密的人曾经重新对处境和环境进行架构过吗？这给你对处境和环境的认识产生了什么影响？

## 引导

改变来访者的认知需要心理咨询师高超的劝说技巧并给予来访者一些指导，这种建议就是引导。这个术语是由弗朗西斯·鲁滨逊（Francis Robinson，1950）所创造，用于描述心理咨询师为了来访者的利益而采取的一些谨慎的行为。引导行为在时间上存在差异，有些引导行为在咨询的某一阶段更为适用，有些则不是。鲁滨逊用橄榄球四分卫和接球手的比喻来解析一次引导行为。一个优秀的四分卫能预测接球手会出现在场地的什么位置，并把球投到那里去。（顺便提一句，鲁滨逊在俄亥俄州的一所以橄榄球和心理咨询而闻名的大学工作。）

四分卫与接球手之间的道理同样适用于心理咨询师与来访者之间。心理咨询师估计来访者的现状和他们将要发生的情况。据此，心理咨询师做出相应反馈。如果判断失误，他们的引导要么过度（如过分劝说或指导），要么远远不够（没有介入或指导），那么咨询关系将会出现问题。

韦尔弗和帕特森（2005）列举了许多咨询中可以对来访者使用的引导行为（见图7—3）。有一些行为，如沉默、接纳、解释，比较适合用在咨询的开始阶段；其他一些，诸如劝说，则更为直接，更适用于理解和行动阶段。

心理咨询师使用何种类型的引导部分取决于他所信奉的心理咨询理论和心理咨询目前所处的阶段。最小引导（minimal leads，有时被称为最小鼓励），如"是"、"嗯"、"我在听"，这些最好在建立咨询关系的阶段使用，因为它们风险很低（Young，2005）。然而，最大引导（maximum leads），如面质更有挑战性，也只有在建立了稳固的咨询关系后才能使用。

### 多焦点反应

每个人都有自己喜欢的信息加工方式。对同样一句话，不同的人会接收到不同的信息，个体偏好的加工方式会影响他们的感知和行为。心理咨询师牢记这一点就可以提高工作效率。

有些来访者通过视觉来体验世界：他们看见正在发生的事情。另一些则是通过听觉：他们聆听周围的世界。还有一些则是以触觉为导向的。

| 最小引导反应 | |
|---|---|
| 沉默 | 当心理咨询师没有做出任何言语反应时，来访者通常会对继续下去感到压力，这样在心理咨询师的最小干预下，他将会选择如何继续下去。 |
| 接纳 | 心理咨询师用"是"或"嗯"对来访者之前的陈述做出简单的回应。虽然来访者在言语上受到继续的鼓励，但是心理咨询师没有给予内容上的刺激。 |
| 复述（概括） | 心理咨询师用几乎相同的词句重复来访者的陈述，既包括言语上的也包括情感上的。来访者可以及时检查自己刚刚说了什么。 |
| 澄清 | 心理咨询师用自己的话表达出来访者的陈述，以明白来访者的意思。有时心理咨询会对来访者陈述中的几个要点做出简单反应。心理咨询师能准确感知来访者并与其恰当沟通的能力是很重要的。也必须考察来访者是否能胜任心理咨询师的引导。 |
| 赞成（肯定） | 心理咨询师确认信息的正确性或鼓励来访者努力做出自我决定"这是条很好的新消息，"或"你好像控制力增强了"。当来访者发现自己可以胜任时，他就会继续更深入地探索。 |
| 一般引导 | 心理咨询师用诸如"告诉我你的意思"或"关于这方面请多说一点"来指导来访者对特定话题进行谈论。心理咨询师期望来访者采纳他的建议。 |
| 解释 | 心理咨询师使用心理诊断的原则对来访者压力的来源给出建议，或解释来访者的动机和行为。心理咨询师的陈述都以假设的形式呈现，展现在来访者面前的是一种潜在的认识自我的新方式。 |
| 拒绝（劝说） | 心理咨询师通过积极地建议来访者采取不同行为或对生活事件进行不同的解释，彻底改变来访者的行为或认知。 |
| 再次保证 | 心理咨询师向来访者表明，据他的判断，来访者的忧虑很常见，很多人都有这个困扰，但是他们都能努力克服。来访者可能会觉得这种保证是对自己的支持，但也有可能觉得自己的问题因为让心理咨询师觉得不重要而被低估了。 |
| 介绍新信息或新观念 | 心理咨询师从来访者最后的陈述开始，促使他考虑新的事情。 |
| 最大引导反应 | |

**图7—3 引导连续图**

资料来源：From *The Counseling Process*（3rd ed.，pp. 126-127），by L. E. Patterson and S. Eisenberg，1983，Boston：Houghton Mifflin. Copyright 1983 by Houghton Mifflin. Reprinted by permission of S. Eisenberg. All rights reserved.

*157*

他们通过身体上的接触感受周围的事物（我有三个孩子，其中两个是嗅觉型的——他们对周围大部分环境是通过嗅觉来感知的，这在餐馆倒是挺重要的）。艾维和艾维（2007）、拉扎勒斯（Lazarus，2000）认为，无论如何，改变来访者的主要认知模式和学习风格是很重要的。因为许多来访者会通过多种方式了解世界，心理咨询师要改变他们的反应，需要用合适的语句表明自己对来访者内心世界的理解。例如，心理咨询师可能会对一名具备多种感觉途径的来访者说："我明白你的意思，也知道你关心的问题，我觉得你真的心烦意乱。"

用来访者自己的语言做出反应不仅重要而且有力。心理咨询师需要区分来访者谈话中主要情感、行为和认知本质之间的区别。情感反应（affective responses）关注来访者的感情；行为反应（behavioral responses）关注动作；认知反应（cognitive responses）关注思想。因此，心理咨询师要根据来访者的不同情感导向选择相应的词汇。表 7—1 是卡库夫和安东尼（1979）列举的一些最常用词汇。

### 准确共情

使用共情是心理咨询中一种最重要的手段，贯穿了心理咨询的所有阶段，这几乎是所有从业者和理论家的一致看法（Fiedler，1950；Gladstein，1983；Hackney，1978；Rogers，1975；Truax & Mitchell，1971）。在第 6 章里已经简单提到了两类共情：最基本的一类是初级共情（primary empathy）；另一层次的是高级共情（advanced empathy）（Carkhuff，1969）。要达到两个水平上的准确共情，心理咨询师需要从来访者的角度理解他的世界并能够将这种理解反馈给来访者（Egan，2007）。有两个因素使得共情成为可能：（1）意识到有"无限数量的情感"是不存在的；（2）必须具有个人安全感，只有这样"你才可以让自己在进入别人的世界时仍然可以返回到自己的世界"，所有你感觉到的都只是"自如"而已（Rogers，1987，pp. 45–46）。

准确的初级共情，就是通过交流的方式来获得对来访者的感受以及隐藏在感受背后的经历和行为的一种基本的理解。这有助于建立咨询关系、搜集数据、澄清问题。例如，来访者可能会说："我真的感觉到自己好像不能做任何事。"心理咨询师反馈道："你觉得自己很无助。"

准确的高级共情，不仅仅是要对来访者完整的陈述进行反馈，还要对他们隐含的意义及不完全的陈述给以反馈。例如，一名心理咨询师会注意到他的来访者，"……一边说我希望所有的一切都能解决"，一边仰望天空。心理咨询师回答道："如果不这样的话，你不知道你接下来要怎么办。"

共情包含三个要素：敏锐的知觉、知道怎样做、决断（Egan，2007）。不同层次的反应对应着心理咨询师共情的不同方面。卡库夫（1969）设计了一个叫做《人际交往中的共情理解量表》（Empathic Understanding in Interpersonal Processes Scale）来测量这些反应水平。以下五种层次的反应会在来访者陈述的意义或情感的基础上有所增减。

（1）心理咨询师的言语或行为要么没有注意到来访者的言语或行为，要么明显地改变了来访者所要表达的意愿。

（2）虽然心理咨询师对来访者表达的情感做出了回应，但是他忽略了对来访者所表达的重要情感做出反应。

（3）心理咨询师和来访者所要表达的情感大致相同。

（4）心理咨询师能够对来访者所表达的情感做出反应，并且能够在其基础上对来访者的情感表述得更深入。

（5）心理咨询师对来访者所要表达的情感和含义的反应显著增加，并能够准确表达出来访者所不能表达出来的潜在情感。

前两个层次的反应并不是共情；事实上，它们会抑制共情的产生。例如，一名来访者因为失去了爱人而表现得很伤心，如果心理咨询师按前两种水平的反馈来回答，可能说："那么，你希望你以前的爱人会幸福，不是吗?"这样的回答忽略了来访者的痛苦。

*158* 表7—1 常用的情绪词汇

| 情感的强度 | 情感的种类 | | | | | | |
|---|---|---|---|---|---|---|---|
| | 开心 | 悲伤 | 恐惧 | 不确定 | 愤怒 | 力量，潜力 | 虚弱，不充足 |
| 强 | 激动<br>兴奋<br>欣喜<br>大喜<br>狂喜<br>得意<br>兴高采烈 | 绝望<br>无望<br>郁闷<br>崩溃<br>悲痛<br>被抛弃<br>被打败<br>凄凉 | 惊慌失措<br>可怕<br>害怕<br>恐吓<br>惊惧<br>难以承受 | 迷乱<br>方寸大乱<br>疑惑<br>困惑 | 憎恶<br>敌意<br>暴怒<br>生气<br>残酷<br>憎恨<br>吝啬<br>怀恨在心 | 权利<br>权威<br>强制<br>潜力 | 羞耻<br>无能为力<br>脆弱<br>懦弱<br>精疲力竭<br>萎靡 |
| 中 | 积极向上<br>挺好<br>幸福<br>乐观<br>热情<br>快乐<br>喜悦<br>赶时髦 | 忧郁<br>沮丧<br>醒悟<br>孤独<br>糟糕<br>难过<br>消极<br>伤心<br>受伤<br>迷茫 | 焦躁不安<br>战栗<br>紧张<br>焦虑<br>威胁<br>不安 | 怀疑<br>混淆<br>没有把握<br>多疑<br>伤脑筋 | 侵犯<br>恼火<br>疯狂<br>沮丧<br>怨恨<br>愤愤不平<br>心烦意乱<br>不耐烦<br>固执<br>自信<br>娴熟 | 坚强<br>重要<br>自信<br>无畏<br>精力充沛<br>勇敢<br>有勇气<br>有胆量<br>有担当<br>胜任 | 尴尬<br>无用<br>意志消沉<br>无助<br>疲惫<br>笨拙<br>无能<br>不能胜任<br>不适合<br>颤抖 |
| 弱 | 愉悦<br>乐意<br>满足<br>放松<br>满意<br>平静 | 低落<br>气馁<br>扫兴<br>忧郁<br>孤独<br>被排挤 | 神经过敏<br>提心吊胆<br>紧张<br>不舒服<br>焦虑<br>不自在<br>防御<br>忧虑<br>犹豫<br>急躁 | 不确定<br>惊讶<br>不安<br>未定<br>困扰 | 烦躁不安<br>气恼<br>抱怨<br>争论<br>烦扰<br>不愉快 | 坚决<br>坚定<br>能干<br>强壮 | 脆弱<br>温顺<br>无力<br>虚弱 |

资料来源：Reprinted From *The Skills of Helping* written by Carkhuff, R. R. & Anthony, W. A., copyright 1979. Reprinted by permission of the publisher, HRD Press, Amherst Road, Amherst, MA, (413) 253-3488.

*159* 卡库夫量表的第三个层次的反应，即心理咨询师与来访者的反应被认为是"大致相同"的。图7—4的漫画描述了大致相同的实质。

在第四和第五个水平上，心理咨询师在来访者所说的基础上增加了"值得注意"和"有深意"的内容。能够明了来访者的言外之意或未尽之意，这将心理咨询同谈话或其他一些没有帮助的行为形式区分开来（Carkhuff，1972）。下面的对话就是高级共情反应的例子：

　　来访者：我从一件事忙到另一件事，我太累了，想停下来。

　　心理咨询师：你整天忙得像个陀螺，你希望在你崩溃之前停下来。希望掌握自己的生活。

米恩斯（Means，1973）对第四和第五个层次的反应做了详细阐释，说明了心理咨询师如何对来访者的情感体验、环境刺激、行为模式、自我评价、自我期待和自我信念增加"值得注意"或"有深意"的理解。来访者的表述多种多样，因此，心理咨询师要做出灵活的反应（Hackney，1978）。

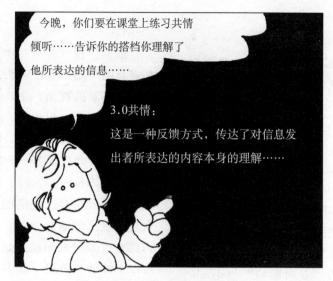

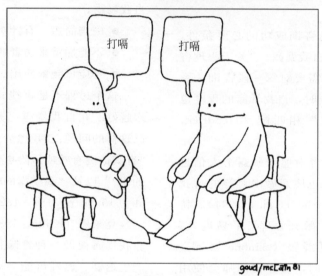

图7—4　漫画描述了来访者和心理咨询师大致相同的反应

资料来源：Reprinted from N. Goud［cartoon］, 1983, *Personnel and Guidance Journal*, 61, p. 635. © by *ACA*. Reprinted with permission. No further reproduction authorized without written permission of the American Counseling Association.

160　　心理咨询师的反应是否做到了共情取决于来访者的反应（Turock，1978）。无论如何，在心理咨询的理解和行动阶段，心理咨询师在面对来访者寻求帮助时，综合运用第四、第五两个层次的共情是非常重要的。

---

**案例**　　　　　　　　　　　　　**埃德温娜的共情尝试**

　　虽然埃德温娜（Edwina）已经从事心理咨询两年了，但她仍然觉得自己是心理咨询方面的新手。有一段时间，她好像对在任何水平上表达共情都感到特别困难。

　　一天，她的一名叫杰克的来访者因为一段感情刚刚破裂而痛苦，他预约了埃德温娜进行咨询。在咨询中，他一直在哭。

　　"我觉得自己就像一棵被掏空了的树，"他说，"树的外表还在，但是里面却空无一物，只能屈从于自然环境。"

　　埃德温娜回答说："你就像个机器人，外表看上去很好，但内部却没有一样构成生命的必需元素。"

　　你怎样看待埃德温娜的回答？这是共情吗？如果是，这是什么水平上的共情？如果不是，为什么？你会怎样回答杰克？

### 自我暴露

自我暴露是一种复杂、多面的现象，关于自我暴露的研究达 200 多项（Watkins，1990）。自我暴露可以简单地定义为："一种自觉的、有意图的技术，通过这种技术，临床治疗师与来访者分享他们在咨询关系之外的生活。"（Simone，Mc-Carthy & Skay，1998，p.174）西德尼·乔拉德（Sidney Jourard，1958，1964）最早进行了这方面的研究。在他看来，自我暴露是指通过透露关于自己的信息让他人了解自己。乔拉德发现自我暴露可以帮助建立信任感并促进咨询关系。他把相互间的自我暴露归结为"双向影响"（dyadic effect）（Jourard，1968）。

来访者的自我暴露是咨询成功的必要条件，而心理咨询师却不一定要自我暴露。"关于心理咨询师是否需要自我暴露，需要对每一段咨询关系分别进行评估。"即使需要时，自我暴露的程度也必须与"来访者的需要"相匹配（Hendrick，1988，p.423）。

在某种程度上，来访者对愿意暴露个人信息的心理咨询师更为信任，也愿意做出对等的自我暴露（Curtis，1981；Kottler et al.，1994）。特别是青少年，面对那些"敞开心扉，平易近人"的心理咨询师会感到更舒服（Simone et al.，1998，p.174）。初次会谈时，心理咨询师会使用自我暴露方式，给来访者一份关于自己和心理咨询过程的正式书面陈述作为基础（专业的暴露陈述见表 6—1）。心理咨询师也会在心理咨询过程中自觉使用自我暴露，自发地向来访者透露一些与其问题相关的个人信息，尤其在理解和行动阶段。自发的自我暴露对于推动来访者的进一步行动有重要作用（Doster & Nesbitt，1979；Watkins，1990）。

根据伊根（2007）所言，心理咨询师的自我暴露有两个基本功能：为新的视角做示范榜样并发展这一新的视角。来访者通过观察一名坦率的心理咨询师而变得坦率。心理咨询师的自我暴露可以帮助来访者认识到，即使是心理咨询师也有不可避免的麻烦或者产生各种各样的感情（Cormier & Hackney，2008）。因此，当来访者听到心理咨询师讲述自己生活的某些方面时，他就会审视自己生活的这些方面，比如固执或恐惧，并意识到有很多困难和经历是人们普遍都有的，也是可以掌控的。伊根（2007）强调，心理咨询师的自我暴露，

- 应当简短、有针对性；
- 不能加重来访者的问题；
- 不应该频繁使用。

这个过程不是直线式的，自我暴露也不是越多越好。在自我暴露之前，心理咨询师应该问自己这样的问题："我想清楚自己为什么要暴露吗？""有其他更有效或风险更低的方法能达到同样的目的吗？"以及"我暴露的时机合适吗？"（Simone et al.，1998，pp.181 - 182）。

克莱恩（Kline，1986）观察发现，来访者把自我暴露视做一种冒险行为，并对这种冒险行为产生迟疑。迟疑可能会表现为拒绝讨论问题、改变话题、保持沉默或滔滔不绝。心理咨询师不仅可以通过给他们示范自我暴露或邀请他们进行自我暴露来帮助他们克服这种恐惧，还可以通过探索他们关于心理咨询的消极情绪，与他们约定只讨论某一特定的话题，或在必要时对来访者要逃避某一话题的原因进行面质。

| 案例 | 德拉的暴露 |
| --- | --- |

坎迪斯（Candace）是德拉（Della）的一个来访者，她不太愿意说话。她被迫去见德拉是因为她从事色情表演，而她的妈妈不寻求一些帮助的话无法处置她。德拉尝试了她所知道的一切办法来让坎迪斯说话。最后，她向坎迪斯自我暴露说："我 18 岁的时候不能忍受我的母亲或是任何长辈。我觉得他们都太循规蹈矩。那些规矩与我的生活和我想做的事情都无关。我想知道你是不是也是这样觉得的呢？"

你相信德拉的自我暴露对坎迪斯有帮助吗？为什么有或为什么没有？

### 即时化

在心理咨询中,"即时化……也是重要的技巧之一"(Wheeler & D' Andrea,2004,p. 117)。它从来访者和心理咨询师双方感受的角度关注"此时、此地的治疗关系"(p. 117)。即时化的核心涉及来访者和心理咨询师对他们之间这段帮助关系中所发生的事情进行着的理解与交流,尤其包括情感、印象、期望方面的(Turock,1980)。即时化有以下三种基本方法:

(1)整体关系上的即时化——"我们现在进行得怎么样?"

(2)针对咨询过程中一些特别事件的即时化——"我们接下来要做什么?"

(3)自我表述(例如,立刻对来访者做出个人反应,有时这很有挑战性)——"我喜欢你在那样的情形下管理生活的方式"。(Egan,2007,pp. 180-181)

162

伊根(2007)认为即时化是有难度的,要求也很高,它比其他任何的人际沟通技巧更需要勇气和魄力。

图若克(Turock,1980)列举了三种心理咨询师对运用即时化技术的担心。首先,他们担心来访者会曲解他们的信息。即时化需要心理咨询师对来访者的即时想法和感受做出试探性的猜测或解释,错误的猜测会让他们失去来访者的信任。

其次,即时化可能会产生意想不到的结果。许多咨询技巧,如反馈,其结果是可以预期的,而即时化却不行。它的使用可能会打破来访者与心理咨询师之间已有的熟悉模式。在这个过程中,心理咨询师与来访者之间的关系可能会受到影响。

最后,即时化可能影响来访者做出终止咨询的决定,因为他们不再能掌握和控制与心理咨询师的关系。有些来访者推卸责任,如说"这难道不可怕吗",希望心理咨询师能做出相应的反应(Berne,1964)。如果心理咨询师的反应不是他们所预期的,他们就会考虑结束这段关系。伊根(2007)认为即时化最好在下列情况下使用:

● 在没有方向的咨询关系中;
● 在有压力的地方;
● 在有信任问题的地方;
● 当来访者与心理咨询师存在极大的社会差

异,如存在文化差异时;
● 当来访者存在依赖时;
● 当来访者存在反依赖时;
● 当心理咨询师与来访者相互吸引时。

### 幽默

幽默是指对一个问题或情境做出不协调或意想不到的反应。这要求心理咨询师既要有敏感性,又要抓准时机。在心理咨询中使用幽默绝不能是为了贬低某人(Gladding,1995);相反,使用幽默是为了在来访者与心理咨询师之间架起一座桥梁。如果使用得当,这就是"一个可以用于治疗的临床工具"(Ness,1989,p. 35)。幽默可以防止来访者产生阻抗,以建立融洽关系,消除紧张,帮助来访者远离心理上的痛苦,还能增加来访者的自我效能感(Goldin et al.,2006;Vereen,Butler,Williams,Darg & Down-ing,2006)。心理咨询师的"哈哈"通常会引出来访者的"啊哈",并可以使之对情境产生更清晰的感知(如洞察力)(Kottler,1991)。例如,当心理咨询师与一名不确定自己是否想要进行咨询的来访者一起工作时,他可能会主动开始如下的对话:

163

*心理咨询师:乔,你认为换一个电灯泡需要多少个心理咨询师才能做到?*

*来访者:(迟疑地说)我不确定。*

*心理咨询师:只要一个就够了,但前提是那个电灯泡真的需要换了。*

*来访者:(微笑)我想我就是那个还没决定是否需要更换的电灯泡。*

*心理咨询师:没有决定好也没关系。我们可以一起来解决这个问题。不过,如果你能想一想自己希望生活发生些什么变化,或者我们可以一起做些什么,我们的咨询将会更有成效。那样的话,我们讨论的重点也将更加清晰。*

总之,幽默有助于创造性地思考问题,保持对事物的正确看法,并能将对生活的困难、棘手、荒谬方面的探索变得更加容易(Bergman,1985;Goldin et al.,2006;Piercy & Lobsenz,1994)。不过,"心理咨询师得记住,想有效地使用幽默,必须要知道什么是幽默,在什么情况下才是幽默的"(Erdman & Lampe,1996,p. 376)。因此,心理咨询师在尝试使用幽默之前必须确定幽默的使用对于来访者与心理咨询师在此时的咨询环境中都感到舒适，作为一种方式，幽默的使用要有目的，使用前，来访者与心理咨询师已经建立了信任关系并尊重对方，所使用的幽默也必须根据来访者的文化信仰和文化独特性而量身设计（Maples et al.，2001）。心理咨询师可以用幽默挑战来访者的信仰，将他的不合理信念放大成荒谬，甚至进行一次似是而非的干预（Goldin & Bordan，1999）。如果使用得好，幽默完全可以改善咨询关系。

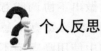 **个人反思**

> 我有一位心理咨询师朋友，他的一名来访者与他没有任何相似之处。但是，他并没有对来访者说"我们看上去真的一点儿也不一样，"而是漫不经心地说，"如果我没有更好地了解的话，我可能会说你一定是那另外半个我，因为我们从来没有达成一致或者用同样的方式看待事物。"你觉得这个幽默反应能打多少分（从1分到10分）？在这种情况下，你还能想出其他更幽默的回答吗（除非你刚刚打了10分）？

## 面质

面质，同即时化一样，常常被误解。有时低水平的心理咨询师觉得面质会涉及对来访者的攻击，是一种"当面"的斥责。恰恰相反，面质是受欢迎的。面质达到的最好效果是能够迫使来访者检查、修正或控制自己某一方面的行为，这些行为目前可能不存在或使用得不恰当。有时，面质包括对元信息传递的反馈，这种反馈随着来访者愿望或期待的改变而改变，有时可能与来访者对自我的或环境的认知不一致（Wilcox-Matthew et al.，1997）。

面质帮助"人们更清楚地认识到正在发生什么，结果如何，他们如何负责任地采取行动来让自己的生活更高效，与他人的关系更平等、更融洽"（Tamminen & Smaby，1981，p.42）。一次好的、尽责的、谨慎且恰当的面质可以促进来访者的成长并鼓励他对自身进行一次坦诚的审视。有时，如果心理咨询师面质失败了，可能对来访者是有害的。避免对来访者的行为使用面质技术，称为沉默效应（mum effect），这将降低心理咨询师的咨询效果（Rosen & Tesser，1970）。

然而，面质的使用也有一些确定的范围（Leaman，1978）。心理咨询师需要确定咨询关系足够牢固，来访者可以承受面质。面质的时机要适当，动机要真诚。面质来访者的强项比面质他的弱项要有效果（Berenson & Mitchell，1974）。

心理咨询师应当让来访者运用他们原本具有却没有利用的资源来挑战自己。

不管面质针对的是强项还是弱项，心理咨询师都使用"你说……但是，你看"的句型来进行面质（Cormier & Hackney，2008）。例如，在面质的第一部分，心理咨询师可能这样说："你说你想多到外面走走，结识更多的人。"在第二部分，心理咨询师强调来访者所说的话与实际行动不一致甚至矛盾的地方——比如，"但是你现在每晚都要看4~6个小时的电视"。

## 订立合同

心理咨询师与来访者之间有两种类型的合同：一种是针对每一阶段所要达到的目标，另一种则侧重最终的结果。在目标设置时，心理咨询师的理论基础会引导他的行为。来访者通过学会改变思考方式、感情和行为模式来达到咨询目标。心理咨询师与来访者订立合同是很自然的事。古德伊尔和布兰得利（Goodyear & Bradley，1980）指出，所有的人际关系都是契约性质的，只不过其中有一些更明确而已。因为一般咨询过程至少有5~6个阶段，来访者与心理咨询师根据合同体系针对咨询目标进行工作是很有用、很省时的。这一体系让双方共同参与咨询方向的决定，并共同对变化进行评估。它使得咨询方向和变化都变得具体化了（Brammer et al.，1993）。

在心理咨询中使用合同还有如下好处：

第一，合同提供了一份书面记录，包括来访者和心理咨询师达成一致的目标和将要采取的措施。

第二，合同的正式性和时限性对有拖延行为的来访者起到了推动的作用。

第三，如果将合同分解为几个特定部分，来访者就能清晰地认识到问题是可以解决的。

第四，合同规定了来访者对任何改变所应负的责任，这样使得来访者变得能力更强，能对他周围的环境和自己的行为担负起责任。

第五，合同体系具体说明了咨询阶段的步骤，从而确保来访者能按时咨询（Thomas & Ezell, 1972）。

有几种途径可以订立合同。古德伊尔和布兰得利（1980）为最大限度地提高合同效力提出了以下几点建议。

● 心理咨询师有必要向他们的来访者表明心理咨询的目的在于能获得实际的效果。在开始时，应这样询问来访者："你想处理什么问题？"而不是"你想说什么"，这一点很重要。

● 心理咨询合同中至关重要的一点是，应当关注来访者的改变而不是无关的人的改变。当来访者是想检视他人的行为时，比如一个孩子突然发脾气，那么心理咨询师就充当了顾问的角色，但是这种类型的工作是有限度的。

● 心理咨询师在订立合同时，一定要坚决避免来访者使用模棱两可的词语，如"尝试"、"可能"，因为这些词语很不具体。使用这样的词语通常会导致来访者无法达成咨询目标。

● 心理咨询师必须谨防来访者的目标是直接为了取悦他人，包括使用诸如"应该"、"必须"之类的词。这样的表述意味着实现目标的动力是外在的。例如，来访者最初设立的目标包括"我应该让我的配偶更高兴"。这样的目标只起到暂时作用，因为从长远来看，它并不是由内在动力所驱使的。为了避免这种类型的目标，心理咨询师需要问问来访者究竟想要什么。

● 具体界定来访者想通过咨询获得什么是非常重要的。来访者说他希望变得开心，与来访者说他愿意减掉 10 磅体重或每天至少和三个陌生人说话，这两者是有很大差别的。后者的目标更为具体，而且，来访者与心理咨询师通常都能意识到咨询目标是否达成了。

● 心理咨询师必须坚持合同的关注点在于来访者的改变。来访者也许想知道他们做某些事的原因，但是单纯只是理解几乎不能付出实际行动。因此，心理咨询师必须强调合同促进了来访者行为、思想或情感上的变化。

另一种描述合同所应包含内容的简单方法称之为"SAFE"。其中 S（specificity）代表"具体"（例如，治疗目标），A（awareness）指"了解"（例如，对心理咨询的程序、目标和副作用的了解），F（fairness）指"公平"（比如说关系是平衡的，心理咨询师与来访者双方都有足够的信息开展工作），E（efficacy）是指"效能"（例如，保证来访者是有权利做选择或者决定的）（Moursund & Kenny，2002）。

尽管合同可以帮助来访者定义、理解并解决他生活中的某些特定方面，但是合同也有其弊端。奥肯（Okun）和坎特罗威茨（Kantrowitz）（2008）强调，合同对于双方都应是可以自由会商的。这个过程通常耗时耗力。托马斯和埃泽尔（Thomas & Ezell，1972）列举了合同体系的其他几个不足。

首先，心理咨询师不可能保证来访者始终履行合同，合同中并没有心理咨询师可以用于强制来访者履行合约的外在奖励或惩罚手段。

其次，来访者的某些自身问题可能无法让他们很好地履行合同。例如，想要结交新朋友的来访者可能在合同中约定会去一些地方，在那里他们可以遇见自己想结交的人。然而，合同却没有办法确保他们可以结交到新朋友。

再次，用合同的方式处理问题，其关注点在外部行为。即使来访者成功履行了合同，他们可能也并没有产生深刻见解或增加洞察力。

最后，合同最初表现出的吸引力是有限的。来访者刚开始觉得这很新鲜很吸引人，很愿意做出改变，但随着时间的推进，他们就会对这个体系感到厌烦。

在决定拟订正式合同的时候，心理咨询师必须要考虑到来访者的背景和动机水平，其所陈述问题的性质以及来访者为确保合同得以成功完成而可以利用到的资源。古德伊尔和布兰得利 (1980) 建议心理咨询师询问来访者多大程度上可能会毁约。这个问题可以帮助来访者了解他们自己在履行协议时是否具有阻抗。

### 预演

一旦订立合同，心理咨询师可以让来访者预演或练习指定的行为，从而帮助来访者将履行合约的可能性最大化。古语有云"熟能生巧"，这句话不单对于运动员或演员来说是真理，对想要达成目标的来访者来说也一样。来访者可以通过公开的或隐蔽的两种方式进行预演 (Cormier & Cormier, 1998)。公开预演 (overt rehearsal) 要求来访者说出或表现出他将要做的事。例如，一个女人想要约一个男人出去，在她实际见到那个男人之前，她要预演怎么说、怎么做。隐蔽预演 (covert rehearsal) 是对所渴望的目标进行想象或思考。例如，一名要发表演讲的学生可能首先想象他发表演讲的新环境，然后思考如何组织自己的材料。事先想象演讲环境可以减少不必要的焦虑并帮助他发挥得更好。

来访者在预演阶段有时需要心理咨询师的指导。指导可以采取提供临时帮助的形式来帮助来访者牢记下一步该怎么做 (Bandura, 1976)。这样可以简要地对来访者该如何去做予以反馈。反馈意味着帮助来访者认识和更正他在控制某一行为时所存在的问题，比如过分夸大某一行动。反馈的使用只要不过度都可以收到很好的效果 (Geis & Chapman, 1971)。为了使其达到最大效果，不仅要有口头形式的反馈，还要有书面形式的。

心理咨询师还能给来访者布置家庭作业 (有时被称为"赋权作业"或"课间任务")，从而帮助来访者练习他们在咨询过程中学到的技能，并同时使这些技能推广到他们生活的相关方面。家庭作业是在咨询之外的时间里对某个特定技能或某些技能做出额外的练习。它存在着大量的优势，比如：

- 让来访者在咨询期间保持对相关行为的注意；
- 让他们清楚地认识到自己所取得的是何种进步；
- 激发来访者改变自身行为；
- 帮助他们评估和修正自己的行为；
- 使来访者对自我控制更负责；
- 庆祝在咨询过程中取得的突破 (Hay & Kinnier, 1998; Hutchins & Vaught, 1997)。

认知行为学派的心理咨询师最有可能重视家庭作业的运用。例如，有这一背景的心理咨询师可能会让来访者使用练习簿来扩充咨询期间的认知行为任务。练习簿要求来访者积极参与并对自己的行为提供切实的记录。有两个极佳的针对儿童认知行为的练习簿，一个是弗农 (Vernon, 1989) 的《思考、感受和行为》 (*Thinking, Feeling and Behaving*) 一书中的"决定和结果"，这个练习簿通过让心理咨询师完成诸如把鸡蛋丢到碗里这样的事情，来探索事情的原因和结果。另一个是肯德尔 (Kendall, 1990) 的《猫应对手册》(*Coping Cat Workbook*)，这本练习簿让孩子从猫的视角来观察生活，从而理解思考与感觉之间的联系。

当然，只要你愿意的话，任何理论派别的心理咨询师都可以通过布置家庭作业来帮助来访者使其自助。为了使家庭作业发挥最大效能，它应该同可测量的行为改变相联系 (Okun & Kantrowitz, 2008)。同时它还必须与来访者的处境相关，这样才会有意义、有帮助 (Cormier & Cormier, 1998; Young, 2005)。另外，如果来访者希望通过家庭作业的方法来获益的话，就得完成心理咨询师所布置的家庭作业。

"心理咨询师和来访者有多少创造力就有多少种家庭作业" (Hay & Kinnier, 1998, p. 126)。布置的家庭作业类型通常包括以下几种：矛盾练习 (尝试创造相反的结果)、行为练习 (练习一种新技能)、冒险练习 (做某些令自己害怕的事)、思考练习 (对一个想法反复思考)、写作练习 (坚持写日志)、阅读疗法 (阅读、聆听或欣赏文学作品)、不作为 (打破自身以往的习惯)。

*167*

| 案例 | 暗中破坏合同的康拉德 |

康拉德（Conrad）因为社交障碍去看心理咨询师。他无法理解非言语暗示，也不能和别人进行持续会谈，无论多长时间都不行。他的心理咨询师佩内洛普（Penelope）为他详细制订了一份合同。首先，他试着看无声电视并识别人物表达的情感。接着，他每天要在公园里询问三个人的近况如何，并尽可能长时间地和他们谈话。

康拉德第一个星期履行了他们之间订立的合同，但是随后就放弃了，他说："那太困难了。"

如果你是佩内洛普，你将怎样帮助康拉德重新履行合约？

## 移情与反移情

在心理咨询过程中，如果想要避免循环咨询（circular counseling），即同样的问题反复出现，那么心理咨询师拥有促进发展的技能是重要的。咨询中还有一个同样重要的方面，会影响咨询结果的质量：心理咨询师与来访者的关系。心理咨询师与来访者是否能够与对方展开有效的工作在很大程度上受到双方发展关系的影响。心理咨询可以是一段强烈的情感体验过程（Cormier & Cormier，1998；Sexton & Whiston，1994）。在少数情况下，心理咨询师与来访者确实不喜欢对方或是双方有着不相容的人格特征（Welfel & Patterson，2005）。不过，通常他们都能够而且必须克服他们之间的移情与反移情现象。移情与反移情是由他们思考、感觉并向对方表达时产生的想法和情感。尽管一些咨询理论强调移情与反移情比其他的理论多一些，但这两个概念在一定程度上几乎出现在所有的咨询关系中。

### 移情

移情（transference）是来访者把自己过去或现在的感觉、态度或愿望投射到心理咨询师身上（Brammer et al.，1993；Brammer & MacDonald，2003）。移情有两个用途。首先，移情反应可以帮助心理咨询师更好地理解来访者。其次，它是解决来访者问题的一种方式（Teyber，2000）。移情这一概念来源于精神分析的著作。最初，移情强调的是来访者将早年的情感转移到治疗师身上，而这种早年情感恰是双方应该要解决的问题。如今，移情不再局限于精神分析治疗，它既有可能基于过去的经历，也可能是基于现在的经验（Corey et al.，2007）。

所有的心理咨询师都具有盖尔索和卡特（Gelso & Carter，1985）所描述的移情引力（transference pull）。移情引力是通过心理咨询师个性的表现和所使用的特定理论方法在来访者头脑中形成的一种影像。来访者会根据个人背景和目前的状况对头脑中心理咨询师的形象做出反应。心理咨询师的言谈举止或看待问题的方式都可能引发来访者的反应。比如来访者对心理咨询师说："你说话的声音听起来就像我的妈妈。"这就是一个移情反应的例子。这种来自并反映内心的陈述是可观察的。但是如果来访者的行为表现得好像心理咨询师就是自己的妈妈，那么移情就发生了。

在心理咨询中有五种常见的移情模式，即来访者认为心理咨询师是典范、先知、养育者、阻挠者、无足轻重的人（Watkins，1983，p.207）。起初，心理咨询师可能会享受这种把自己置于积极地位的移情现象，但是这种享受的感觉很快就会有所减弱。为了克服所有由移情体验带来的影响，沃特金斯（Watkins，1983）提出了表7—2中所示的一些方法。

卡瓦纳（Cavanagh，1990）指出移情既可以是直接的也可以是间接的。直接移情可以用一个很好的例子来说明，即来访者把心理咨询师当做自己的母亲。间接移情比较难以识别，通常是从来访者的陈述或动作中泄露出来，而这些陈述或动作与心理咨询师并没有明显关系（例如，"谈话是廉价而且无效的"，或"我觉得心理咨询是我一直想体验的"）。

不管移情的直接程度如何，它都既可以是负性的，也可以是正性的。如果来访者指责心理咨询师忽视他或心理咨询师对他做出了消极意味的举动，那就是负性移情（negative transference）。

虽然负性移情在处理之初是很痛苦的，但是为了使咨询关系回到现实并最终有益，这个问题就必须解决。这对咨询关系有着直接的影响。正性移情（positive transference），特别是比较轻微的移情，比如来访者对心理咨询师的钦佩，可能不会被欣然承认，因为它的出现一开始是为了给这段关系增加点什么（Watkins，1983）。间接的或轻微的正性移情对心理咨询师与来访者的工作伤害性最小。

*169*

**表 7—2** **移情模式及其干预**

| 移情模式 | 来访者的态度/行为 | 心理咨询师的体验 | 干预方法 |
|---|---|---|---|
| 把心理咨询师视为典范 | 毫不吝啬地赞美和赞同<br>向他人夸奖心理咨询师<br>模仿心理咨询师的行为<br>穿相似的衣服<br>渴望心理咨询师的出现<br>理想的化身 | 骄傲，满意，充满力量<br>觉得自己是全能的<br>紧张，焦虑，慌乱<br>沮丧，生气 | 关注：来访者的期望，这些期望的影响，内在惩罚的表达，转向自我否定，趋于放弃自己 |
| 把心理咨询师视为先知 | 把无所不知、力量归因于心理咨询师<br>把心理咨询师看做"专家"<br>要求答案、解决方法<br>恳求建议 | 感觉自己是无所不知的专家、"上帝情结"<br>自我怀疑，自问<br>自我醒悟<br>无能感 | 关注：来访者对建议的需求<br>缺乏决断<br>缺乏对自己的信任<br>开放选择权 |
| 把心理咨询师视为养育者 | 情感丰富，爱哭<br>依赖性，无助感<br>不能决断，恳求建议<br>渴望肢体接触，希望被支持<br>虚弱感 | 悲伤感、同情感<br>渴望给出安慰、宠溺、接触<br>挫折体验，不称职体验<br>沮丧，绝望<br>耗尽 | 关注：来访者的依赖需求<br>依赖感<br>不愿为自己的行为—态度的转变负责 |
| 把心理咨询师视为阻挠者 | 防御，谨慎，警惕<br>怀疑，不信任<br>"入口—出口"现象<br>考验心理咨询师 | 不安，烦躁，紧张<br>"如履薄冰"的体验<br>增加反应监控<br>退缩、不可用<br>不喜欢来访者<br>敌意与仇恨的感觉 | 关注：建立信任，加强咨询关系，移情模式的意图，信任他人的结果，修正早期经验 |
| 把心理咨询师视为无足轻重的人 | "转换话题"，缺乏中心<br>口若悬河，思想压力<br>东拉西扯，没有目的的聊天 | 被压垮、被征服<br>吃惊<br>感觉未受重视，无关紧要<br>缺乏认可<br>"微不足道"的感觉<br>愤怒感、挫折感<br>觉得自己无用的体验 | 关注：订立合约<br>打破来访者的言语障碍<br>来访者沉默反应的影响<br>移情的隔离作用 |

资料来源：Reprinted from "Countertransference: Its Impact on the Counseling Situation", by C. E. Watkins, Jr., 1983, *Journal of Counseling and Development*, 64, p. 208. © 1983 by ACA. Reprinted with permission. No further reproduction authorized without written permission of the American Counseling Association.

卡瓦纳（1990）认为无论是正性移情还是负性移情都是阻抗的表现形式。只要来访者让心理咨询师的注意力放在移情问题上，那么在咨询目标的设置和达成方面就几乎无法取得进展。

*170* 为了解决移情问题，心理咨询师可以直接与来访者相互交流，而非一味分析。例如，如果来访者抱怨心理咨询师只关心自己是否被钦佩，心理咨询师可以这样回答："我同意有些心理咨询师的确有这样的要求，但是这其实没有什么帮助。另外，一直以来我们所关注的都是你的目标，让我们回到这上面来。如果心理咨询师想得到钦佩的需求（如你所观察的那样）变得与你的咨询目标相关时，我们再去探讨这个问题。"

科里（Corey）和同事们（2007）发现修通移情具有治疗价值。他们认为一旦来访者修通了对心理咨询师的歪曲认知，咨询关系就会获得改善。

如果这种情况处理得谨慎得当，咨询关系的改善将会体现为来访者增强了对心理咨询师的信任和信心。此外，通过修通移情，来访者可以对其过去有更深刻的理解，并且不论现在还是将来都将可以不受约束地改变行为。

### 反移情

反移情（countertransference）是指心理咨询师将情感反应或行为投射到来访者身上（Fauth & Hayes，2006；Hansen et al.，1994）。这种反应是非理性的、人际关系紧张的和神经质的，它来自于心理咨询师自身未解决的问题。此外，反移情对心理咨询师拥有的应对资源来说，通常是"有害的，产生威胁、挑战和（或）消耗的"（Fauth & Hayes，2006，p. 431）。这里有两个反移情的例子：一是一名心理咨询师把自己成长过程中对妹妹的行为用在她的来访者身上；二是一名女性心理咨询师对一名饮食紊乱的来访者表现出过度认同（DeLucia-Waack，1999）。这种交互作用会破坏心理咨询师的治疗和保持客观的能力。除非恰当地解决反移情，否则它将会破坏咨询关系。

科恩伯格（Kernberg，1975）主要采用了两种方法解释反移情这一概念。在传统解释中，反移情被认为是消极的，并被看做心理咨询师对来访者直接或间接的无意识反应。较全面地解释和看待反移情就显得更为积极。从这个角度来说，反移情是一个理解来访者无意识动机的诊断工具。布兰克和布兰克（Blanck & Blanck，1979）用第三种方法描述了反移情。这种方法认为反移情既是积极的也是消极的。沃特金斯（1985）认为这种解释比前两种更为符合实际。

反移情有多种表现形式（Corey et al.，2007）。最普遍的是：（1）有不断取悦来访者的愿望；（2）在判断来访者的问题时失去客观性；（3）对来访者产生性的想法或浪漫的感觉；（4）情不自禁地给来访者提建议；（5）希望和来访者发展社会关系。

沃特金斯（1985）认为反移情有无数种表现。其中有四种形式即过度保护、和蔼、拒绝和敌意他认为特别值得提出。前两种是过度认同（overidentification）的表现形式，心理咨询师失去了与来访者在情感上保持距离的能力；后两种是认同不足（disidentification）的表现形式，心理咨询师在情感上疏远来访者。认同不足在心理咨询师的行为上体现为疏离、无共情、敌意、冷淡或对抗。

心理咨询师需要克服任何消极的或者无益的反共情，这是至关重要的。否则，来访者的进步将受到阻碍，而且不论是心理咨询师还是来访者都会在这个过程中受到伤害（Brammer & MacDonald，2003；Watkins，1985）。心理咨询师意识到自己正经历着反移情同样很重要。一旦意识到了这种情感，心理咨询师就需要揭示这一现象背后的原因。寻求一些稳定的方法监控这种自我理解是很关键的，其中一种方法就是接受督导（Delucia-Waack，1999）。心理咨询师和来访者一样存在一些盲点、隐藏区域以及自己生活中不为己知的方面。

督导（supervison）是心理咨询师与另一位更有经验的心理咨询师建立一种专业关系，从而可以在接受督导的同时提高自己，提高自己咨询的服务质量（Bernard & Goodyear，2004）。在督导过程中使用的方法有：在单向玻璃后观察心理咨询师与来访者的互动行为、监听咨询过程的录音、点评咨询录像（Borders，1994）。分析心理咨询师在咨询过程中扮演的角色是督导的一个关键内容。

**个人反思**

你见到某人时有当即会感觉好像喜欢或者不喜欢的情况吗？你是怎样对待他们的？和他们互动的时候你感觉如何？它和反移情有何相似之处？又有何不同之处？

## 真实的咨询关系

本章强调了咨询技能和人际交往的品质，这些技能和品质有助于促进来访者与心理咨询师之间的工作关系，并最终可以加深来访者对自身的理解，促进咨询目标的实现。通过引导、共情、面质、鼓励和订立合同，识别移情和反移情等专业方法解决自身问题都对心理咨询过程有帮助。根据盖尔索（Gelso）和卡特（Carter）（1985）所言，如果帮助技能使用得当，一种真实的关系（一种以现实为导向的、恰当的、没有被曲解的关系）将会出现。这种关系从心理咨询师与来访者第一次见面开始就以一种双向体验的方式出现。心理咨询师通过真诚体现真实（拥有自己的思想和感情），努力帮助来访者变得真诚，并试着用现实的态度来观察、理解来访者。来访者通过真诚和现实地看待自己的情况来促进真实咨询关系的建立。

心理咨询中的真实关系大多是从心理咨询师的视角来定义的，而且这种定义不够完整或是被误解。在盖尔索和卡特（1985）的定义中，关于真实关系的性质有一些独特的主张。其一

是在心理咨询过程中，这种关系在不断增长和加深。其二是心理咨询师和来访者对于什么是真实的关系以及如何实现这种关系有不同的见解。

通过对咨询关系临床文献的研究，塞克斯顿和惠斯顿（Sexton & Whiston，1994）对盖尔索和卡特的研究进行了评价。在其他结果中，他们发现"来访者与心理咨询师之间的联结是一种复杂的互动现象"（p.45）。心理咨询是动态、互动的过程，心理咨询师和来访者的关系强度随着时间的变化而变化。

对真实关系的研究正朝着一个很有前景的方向——社会建构学的角度（social construction perspective）——发展，即"人们用于描述、解释或者说明自己身处的这个世界（包括他们自己）的过程"（Sexton & Whiston，1994，p.60）。真实和成长，虽然目前还没有准确的定义，但却是心理咨询关系的重要方面，并将继续受到人们的关注和重视。

## 本章内容小结

本章着重讨论了心理咨询的理解和行动阶段，这一阶段始于来访者与心理咨询师建立咨询关系并确立咨询目标。这一阶段的发展通过个体间的相互作用来实现。心理咨询师可以通过恰当引导、认知质疑、多焦点反应、准确共情、自我暴露、即时化、面质、订立合同及预演来帮助来访者。这些技能关注的是来访者，但它们同时帮助心理咨询师获得自我洞察力。

来访者和心理咨询师必须解决移情和反移情

问题，它们在心理咨询关系中有多种表现形式。有些来访者和心理咨询师与其他来访者和心理咨询师相比所遇到的移情和反移情要少一些，但是，对于每个人来说，能够识别出自己进入了这种交流模式是非常重要的。人们越是能够清晰地认识到这些联系模式，就越小损害自己和重要他人的关系，并越可能获得自我洞察力。这些问题的成功解决提升了真实性，而对世界真实体验的能力是我们获得成长和达成目标的基础。

## 问题讨论

1. 三人一组，讨论在本章中学到的咨询技能的使用方法。例如，你如何知道何时该沉默，何时该面质？

2. 同前一章一样，在本章中，劝说是一种恰

当的咨询技能。三人角色扮演以下情境：（1）一个害怕所有狗的小男孩；（2）一个有高度考试焦虑的学生；（3）一位上了年纪的孤僻老人，（4）一个不能与配偶平等争论的人。在这些不同的情境下

你将怎样进行劝说？你所使用的劝说技巧效果如何？和全班同学一起讨论你的感受。

3. 四人一组，其中两人分别扮演来访者和心理咨询师，另外两人在旁边观察。心理咨询师表演不同的情境，表现不同的共情水平。在表演完之后让来访者和一旁的两名观察者对每一个表演的印象给以反馈。

4. 保持练习 3 的分组，练习面质和即时化技能。先小组讨论再班级讨论这两种技能的相同点和不同点。

5. 移情与反移情至今仍是心理咨询的热点话题。全班分为两方进行辩论：一方认为在心理咨询中确实存在移情与反移情的现象，另一方则认为在心理咨询中只应该出现真实关系。在班级中挑选同学组成三人主席团评判这场辩论的胜负，并对双方观点进行点评。

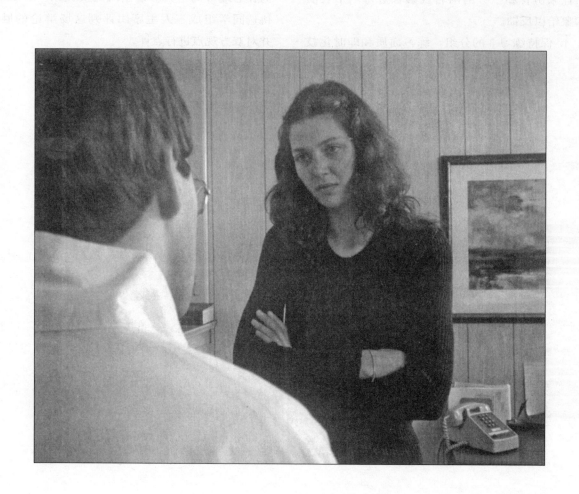

# 第8章
## 咨询关系的终止

像我在会谈中一样积极
和你一起进入情感的骨髓，
我们的共享之旅终有尽头。
今夜，当你恋恋不舍地离开我的办公室，
走进黑暗的冬夜，
寒冷的腊月夜，
你独自前行。
然而，这个飘零冰花的季节
变了，慢慢地，
我们在一起的时间和言语
会成为一段记忆，
在你的生命里播下一颗新的种子。
不是多年前的创伤，
而是清醒的意识
带来了重生的机会，
让时间盈溢着不同的感情，
当你孤身而立时，
静静地品尝。

From "Memory Traces," by S. T. Gladding, 1977, *North Carolina Personnel and Guidance Journal*, 6, 51. © 1977 by S. T. Gladding.

*176* 　　终止咨询意味着停止咨询。这可能是单方面的决定，也可能是共同的决定。不管怎样，终止咨询可能是心理咨询中研究得最少、最被忽视的部分。许多理论家和心理咨询师都认为咨询的终止是自然而然的，而且来访者与心理咨询师都会对这样的结果感到愉悦和满意。古德耶（Goodyear，1981）说：“我们对终止咨询的一个误解是，心理咨询师保持着超然的态度，而来访者在那里独自述说。”（p. 347）

　　但是咨询关系的终止对各个方面都有影响，而且通常是复杂和困难的。对来访者和心理咨询师而言，终止很有可能会产生混合的感情（Kot-tler，Sexton & Whiston，1994）。例如，一名来访者可能对一次特别的心理咨询感到既满意又遗憾。除非处理得当，否则咨询关系的终止非但不能解决来访者的问题，反而会对来访者造成伤害。

　　本章把咨询的终止当成一个多维的过程，它可能有多种表现形式。我们将会讨论个体面谈的终止和咨询关系的终止的一般作用，也会讨论咨询终止的策略、终止的阻抗、过早终止、心理咨询师提出的终止、终止咨询关系给予积极暗示的重要性。本章中还将包括咨询中的随访、转介、循环等相关领域。

## 终止的功能

　　以往，出于多种原因，人们避免直接提出终止咨询。沃德（Ward，1984）曾暗示了两个最突出的原因。第一，终止与损耗联系在一起，这是社会各个阶层的传统禁忌，人们通常认为终止与注重成长与发展的心理咨询并无关系。第二，终止与那些促进咨询关系发展的小技巧没有直接关系。因此，终止在心理咨询中通常是不被强调的一个过程。然而，随着社会的发展，比如美国人口的老龄化（Erber，2005）、生命阶段的概念被广泛接受（Sheehy，1976），人们把死亡作为生命过程的一部分给予更多的关注（Kubler-Ross，1969），失去也可能与再造、超越、更好的自我理解以及新发现相联系，这样终止的意义才开始显现（Hayes，1993）。

　　终止有几点重要作用。首先，终止标志着某件事结束了。生命由一系列的“你好”和“再见”组成（Goldberg，1975；Maholick & Turner，1979；Meier & Davis，2008）。“你好”始于出生，“再见”终于死亡。在出生和死亡之间，每个人都经历了一系列体验，包括各种工作、各种关系和生命的各个阶段。一个人能否成长和适应取决于他充分利用这些经历并从中吸取经验的能力。要开始新的体验，旧的经验就必须得到完善和解决（Perls，1969）。无论是在个人层面还是在专业层面，终止都是一个恰当的结束学习体验的机会（Hulse-Killacky，1993）。在心理咨询中，终止不仅仅是一个意味着治疗结束的行为；它还是一个促进因素（Yalom，2005）。

　　心理咨询的时间是有限的，这一意识激发 *177* 了来访者和心理咨询师的积极性（Young，2005）。这就像一个年轻人意识到自己不可能永远年轻一样，人们通常在30岁生日的时候出现这种想法，鞭策自己在还能做些有意义的事情的时候努力工作。有些心理咨询师，比如那些运用策略性、系统性和焦点解决家庭疗法的心理咨询师，他们会刻意限制咨询的次数，这样来访者和心理咨询师就能够意识到时间的有限性，充分地利用好每一次会谈（Gladding，2007）。限制咨询次数在个体咨询中也同样有效（Munro & Bach，1975）。

　　其次，终止意味着保持在咨询中已经发生的改变和推广已掌握的解决问题的技能（Dixon & Glover，1984）。成功的心理咨询会引起来访者的思想、感觉和行为方式发生明显的改变。这些改变在心理咨询中已经有预演，但是必须在现实生活中不断练习，而终止刚好为在实践中的练习提供了机会。来访者虽然可以在需要随访的任何时间去咨询心理咨询师，但是终止是来访者进行独立练习的起点。它潜在地将经验授权给来访者，让来访者能够以一种全新的或修正过的方式来处理目前的问题。终止阶段会创造一个“将想法变为行动”的机会（Gladding，1990，p. 130）。换言之，就是把出口变成了入口。

　　最后，终止意味着来访者变得成熟了（Vickio，1990）。除了给来访者提供新的技能或自我思考的新方法，有效的心理咨询终止标志着来访者能更少地被之前那些困扰他的个人问题所困扰，并能更好地处理事情，与人交往。这种处理外部环境的能力让来访者与他人建立相互支持的关系，这种关系会让来访者拥有"更独立更令人满意的生活"（Burke，1989，p. 47）。获得成功解决问题的办法后，来访者就在记忆中存储了洞察和解决问题的新能力，在今后需要的时候可以使用。

**个人反思**

　　想一想你主动结束问题事件或关系的时候。你对于终止有什么感觉？你从过往的经验中学到了什么？你觉得结束一段经历有什么价值？

## 终止的时间

　　关于何时终止咨询关系没有确切的答案。不过"终止应当是有计划的，不是突然的"（Meier & Davis，2008，p. 16）。如果关系结束得太快，来访者可能会失去他们在咨询中获得的支持，倒退到原来的行为方式。然而，如果终止永远不被提及，来访者会变得依赖心理咨询师而不能解决个人成长中的问题。终止的时机应考虑以下几个实际问题（Cormier & Hackney，2008；Young，2005）。

　　● 来访者是否达到了合约中规定的行为、认知或情感交流方面的目标？若来访者和心理咨询师对特定目标是否达到都有了清晰的认识，那么终止时机的问题就很容易解决。达成这种认识的关键是在咨询开始之前订立一个双方都同意的合同。

　　● 在希望取得的进展方面，来访者是否可以具体地列出已经获得的进步？在这种情况下，具体的进步是决定是否终止的基础。

　　● 心理咨询关系是不是有帮助的？如果来访者或者心理咨询师中的任何一方觉得心理咨询会谈没有任何帮助，那么终止就是合适的。

　　● 初次咨询安排的内容是否发生改变？如果病情改变或是延长了，那么就应该考虑终止（或是转介）。

　　总之，何时终止咨询没有一个准确的固定时间。"何时"必须根据情境的独特性并结合伦理和专业指导原则综合考虑。

## 终止的问题

### 单次会谈的终止

　　在单次会谈咨询中，终止会谈是一个争论的焦点。初次会谈中应当对咨询的时间限制有明确规定（Brammer & MacDonald，2003；Cormier & Hackney，2008）。每次咨询的时长为 45～50 分钟，这通常被认为是比较合适的。心理咨询师通常要花 5～10 分钟来调整自己以适应来访者和他的问题。心理咨询过快结束与拖得过长一样，都会产生消极的咨询效果。

　　本杰明（1987）提出了两个关于结束一次会谈的重要因素。第一，来访者和心理咨询师都应该意识到会谈即将结束。第二，在结束时不应该提出或讨论新的问题。一旦来访者提到了新的问题，心理咨询师需要努力把它变为下次会谈的焦点问题。在极少数情况下，心理咨询师需要把新问题当做紧急情况来处理。

　　心理咨询师可以通过多种途径来有效地结束会谈。一是做一个简单说明以暗示时间到了（Benjamin，1987；Cormier & Hackney，2008）。例如，可以简单地说："好像我们今天的时间到了。"说明越简单越好。如果来访者在会谈快结束时还在滔滔不绝地谈论很多问题，那么心理咨询师应该提醒他只剩5～10分钟了。例如，咨询师说："莉莉（Lily），我们这次会谈好像只有几分钟了，你愿意总结一下你今天有什么收获以及下次会谈时准备讨论什么问题吗？"这样来访者就会注意目前需要关注的问题和以后需要解决的问题。二是作为对直接语言陈述的一种选择或补充，心理咨询师可以使用非言语手势，比如看手表或站起来等表明会谈结束了。非言语动作最好和言语表示结合起来，两者可以相互强化。

在会谈即将结束时，总结本次会谈的内容是很有益的。来访者或心理咨询师都可以最先提出总结。好的总结应当是简短的、切中要害而且不做任何解释，它能够将会谈的关键点联结起来。如果来访者和心理咨询师都进行了总结，他们就会了解自己和对方在这次会谈中得到了什么，这种总结可以提供一个澄清误解的方法。

单次会谈的终止中有一项重要内容就是预约下次会谈的时间。随着时间的推移，大部分问题都会得到解决。来访者和心理咨询师需要知道何时再见面来继续目前的工作。在本次会谈结束时确定下次会谈的预约比之后再进行电话预约要更简单，也更高效。

---

**案例**　　　　　　　　　　　**蒂娜终止了会谈**

蒂娜（Tina）对她的来访者莫莉（Molly）逐渐失去了耐心，因为莫莉对她的悲惨生活的诉说滔滔不绝。蒂娜同情她，对她产生了共情，不过只有一点点。之后她便厌烦了，并意识到自己并没有做好一名心理咨询师应该做的工作——对自己或是来访者有所帮助。所以，即使50分钟的会谈才过了35分钟，蒂娜也决定结束此次会谈。她告诉莫莉自己很难跟上她的谈话，她还问莫莉是否可以概括一下试图要表达的内容。莫莉感到很惊讶，但是当她仔细思考之后，便用简短的几句话表达了这次会谈的关键内容。

你觉得蒂娜的策略如何？她还能做些什么让她和莫莉的会谈更富有成效？

---

### 咨询关系的终止

各种咨询关系在咨询时间长短和目的上有所差异。尽早提出终止这个话题对每个人的健康和幸福都至关重要，这样来访者和心理咨询师可以充分利用他们在一起的时间（Cavanagh，1990）。个体需要时间为这种有意义的关系的结束做准备。即便咨询关系是在积极的氛围中结束的也可能会产生伤感。因此，应该尽量避免在咨询体验达到顶点时提出终止咨询。科米尔和哈克尼（2008）强调，最好是降低终止的重要性而不是提高其重要性。

来访者和心理咨询师必须在一个问题上达成一致意见，这个问题就是何时终止咨询关系是恰当并有益的（Young，2005）。一般来说，他们会在言语中表达自己做好终止准备的信息。例如，来访者可能说："我真的觉得在过去的几个月里取得了很大的进步。"或者心理咨询师可能这样说："似乎你现在用自己的方式做得很好，不再需要我的服务了。"诸如此类的陈述暗示了咨询关系结束的开端，这些话里通常包含着对成长和问题解决的认可。还有许多行为也是咨询终止的标志，如工作强度的降低，更加幽默，应对能力得到持续提高的报告，对未来的口头承诺，更少的否定、退缩、愤怒、悲痛和依赖（McGee，Schuman & Racusen，1972；Shulman，1999；Welfel & Patterson，2005）。

科米尔和哈克尼（1999）认为，在一段已经持续了三个月以上的咨询关系中，最后的3～4周应该用于讨论终止的影响。例如，心理咨询师可以询问来访者当他们在没有咨询关系支持的情况下会如何应对问题。心理咨询师还可以让来访者谈谈咨询关系的意义，以后将如何使用在咨询中学到的东西。舒曼（Shulman，1999）建议，根据一般规则，用于咨询关系的时间中，其中有六分之一应该花在关注咨询的终止上。

马奥里克和特纳（Maholick & Turner，1979）在决定何时终止咨询的具体方面进行了讨论：

● 检查来访者最初的问题和症状是否减轻或消失；

● 判断让来访者前来咨询的压力感觉是否已经消除；

● 评估来访者应对问题的能力和对自身及他人的理解水平；

● 判断来访者是否能与他人建立更好的关系，

能否去爱与被爱；

● 检查来访者是否获得了让计划和工作更富有成效的能力；

● 评估来访者是否能更好地娱乐、享受生活。

对所有的来访者而言，这些方面并不是同等重要的，但有一点是必需的，即在咨询终止之前，来访者要相信，即使没有了咨询关系也可以有效率地生活（Huber，1989；Ward，1984；Young，2005）。

还有至少两种方法可以促进咨询关系的结束。其中一种方法涉及消退的使用。迪克森和格洛弗（Dixon & Glover，1984）把消退（fading）定义为"在非自然结构中逐渐减少以产生所期望的改变"（p. 165）。换言之，来访者以特定的行为方式逐渐停止接受来自心理咨询师对他的强化，预约的间隔时间就会延长。所有心理咨询的目标都是

帮助来访者更少地依赖心理咨询师和心理咨询，增强对自己的依靠和与他人的相互依靠。通过心理咨询，来访者还应该学会从日常琐事中获得积极强化。为了促进消退，可以简单地缩短单次会谈的时间（如从 50 分钟到 30 分钟），间隔加长（如从每周一次到隔周一次）（Cormier & Cormier，1998；MacCluskie & Ingersoll，2001）。

另一种促进咨询终止的方法是帮助来访者发展成功解决问题的技能。同其他人一样，来访者也会不断遇到问题。如果心理咨询师可以帮助来访者学会更多有效的应对这些难题的方法，来访者就不再需要咨询关系了。这是一个把咨询经验推广到生活中的过程。为使其发挥最大效能，这个过程应该重视教育和预防，同样还要重视在日常生活和紧急情况下做出抉择的技能。

**个人反思** ———————————————————————————

正式的教育或是自学，什么时候帮助过你停止做某些事（如吸烟、咬指甲、神经抽搐、侃大山）？你是如何做出与停止与这些行为相关的新行为的？

## 终止的阻抗

来访者与心理咨询师都可能产生终止的阻抗。韦尔弗和帕特森（2005）特别指出，当咨询关系持续了很长一段时间或是有了很高程度的亲密感时，阻抗特别容易出现。其他可能导致阻抗的因素有：早年丧失的痛苦、孤独、未解决的伤心事、需求的满足、害怕被拒绝、害怕不得不自力更生。这些因素中有些在来访者中普遍存在，有些则更有可能与心理咨询师的特点有关。

### 来访者的阻抗

来访者的终止阻抗有多种表现形式。其中两种易被识别的阻抗表现是：（1）在单次会谈结束时要求更多的时间；（2）一旦达到某个目标就要求更多的咨询预约。另一种更为棘手的来访者阻抗的表现形式是提出一些与他起初关心的问题无关的新问题，比如沮丧或焦虑。所有这些症状的表现都使得咨询的终止更加困难。在这种情况下，来访者可能会让心理咨询师确信，只有他才

能帮助自己，如此一来，心理咨询师觉得自己不论是从个人角度还是伦理角度都有义务继续帮助来访者。

不论采取何种策略，咨询终止的过程最好逐渐并缓慢地进行。会谈频率随着时间的推移而不断降低，同时，可以突出来访者的技能、能力和可利用的资源。有时，当来访者对咨询的终止特别犹豫时，心理咨询师可以"开处方"——继续几次数量有限的咨询，关注来访者如何才能自立，如何才能不故态重现（Anderson & Stewart，1983）。这些步骤让秘密变得公开，并能帮助心理咨询师和来访者认清终止一段有益关系所涉及的内容。

维基欧（Vickio，1990）发展了一种独特的方法，这种方法通过实施关注策略来帮助那些需要应对丧失和终止的大学生。在《再见指南》（*the Goodbye Brochure*）中，他描述说再见的意义，以

及为什么要说再见。他还讨论了五种成功处理离开和丧失的不同方式，以及五种处理同样问题的失败方式（Vickio，1990，p.576）。

处理丧失的成功方法：

（1）确定能保证转变是逐步进行的方法。

（2）发现你生活中已经存在的不同行为的重要意义。

（3）向他人述说这种意义。

（4）对已经获得和即将得到的事物感到高兴。

（5）明确生活中需要继续努力的领域。

处理丧失的失败方法：

（1）否认失去。

（2）因为过度赞美而扭曲了自己的体验。

（3）贬低自己的行为和各种关系。

（4）分散注意力，不要老是想着离开。

（5）突然使自己从现在的行为或关系中离开。

勒娜和勒娜（Lerner & Lerner，1983）认为，来访者的阻抗通常来源于对改变的恐惧。如果来访者对咨询关系进行评估，他们也许会担心自己没有咨询关系就不能正常生活。例如，那些在不稳定或是嘈杂环境（如酗酒或离异）中长大的人，可能尤其倾向于进行稳定的心理咨询并与心理咨询师保持稳定的关系。心理咨询师识别出不同个体的特殊需要和他们在应对孤独和亲密情感时遇到的困难是非常关键的（Loewenstein，1979；Weiss，1973）。更重要的是，心理咨询师可以采取措施帮助这种来访者发现其他治疗措施的优点，比如支持或自助团体，这样一步一步地帮助来访者提高自助能力。对于这样的来访者，心理咨询可以潜在地使他们成瘾。如果他们想以健康的方式生活，他们就必须找到可替代的支持性资源。

### 心理咨询师的阻抗

虽然"心理咨询的最终目标是让心理咨询师成为对来访者来说是已经过时的或不必要的"，但是有些心理咨询师在该说再见的时候却仍不情愿（Nystul，2006，p.36）。那些有特殊的、异乎寻常的需要或是特别有效果的来访者会特别吸引心理咨询师。古德耶（1981）列举了对心理咨询师而言特别难以终止咨询的八种情况。

（1）终止标志着一段重要关系的结束。

（2）终止引起了心理咨询师对来访者能否独立生活的担忧。

（3）终止引起了心理咨询师对没有与来访者展开更有效的工作的内疚感。

（4）来访者带着愤怒突然离去威胁了心理咨询师的职业自我概念。

（5）终止意味着心理咨询师一次学习体验的结束（例如，心理咨询师可能正在向来访者学习更多关于身心失调的动力学因素或某种特定的文化）。

（6）咨询中，心理咨询师根据来访者的冒险生活经历产生了丰富的刺激体验，而终止意味着这种刺激体验的结束。

（7）终止成为心理咨询师生活中其他的告别（尤其是那些没有解决）的象征性重演。

（8）终止引起了心理咨询师自身的个性冲突。(p.348)

意识到在让来访者离开时会遇到各种困难对心理咨询师来说是很重要的。心理咨询师可以和同事一起商议如何解决这些问题，或是经历自我咨询来解决这个问题。如果心理咨询师有分离、孤独或过度的情感恐惧的经历，那么后一种解决方法则尤为有价值。科瓦奇（Kovacs，1965，1976）和盖伊（Guy，1987）报告说那些需要职业帮助的人通常具有以上特征。

 **个人反思**

几乎所有的人在生活中都曾有过结束很快或没有达到理想状态的情况，你可能会想去探究你生活中的这些时刻。

当你不想终止咨询关系时，你能识别出那些帮助你与来访者工作的情感或行为吗？

## 过早终止

来访者是否过早终止咨询并不是以其已经完成会谈的次数来衡量的。相反，衡量的标准是，来访者在咨询开始时所设定的目标的达成情况如何，以及来访者的社会功能正常与否（Ward，1984）。

有些来访者显示出很少（如果有的话）的承诺或很低的动机来改变他们目前的状况，或是在第一次会谈后就要求终止咨询。其他一些来访者在认识到咨询工作需要进行改变后也提出了终止的想法。还有一些来访者通过失约或是迟到间接表示了这种意愿。不管来访者是如何表达过早终止的意愿的，都很有可能促使心理咨询师产生必须要处理这个问题的想法和感受。汉森、沃纳和史密斯（Hansen，Warner & Smith，1980）建议，如果在特定目标达成之前来访者提出了终止咨询或是心理咨询师觉得过早终止可能会发生，那么心理咨询师可以把过早终止这个话题提出来并与来访者开诚布公地谈一谈。通过讨论，可以检查来访者和心理咨询师的想法和感受，防止过早终止的发生。

有时来访者没有按时来访，也没有打电话来重新预约。在这种情况下，心理咨询师应该试着用电话或电子邮件联系来访者。还可以给来访者寄一封信表示可以给他更多的"空间"考虑是否继续咨询（MacCluskie & Ingersoll，2001）。下面是一封"没有修饰"的信件的模板。

亲爱的＿＿＿＿＿＿：

我们在上次咨询之后就再也没有见面。我非常希望我们能够继续开展工作，当然是否继续咨询由您决定。如果您真的愿意重新预约的话，请在 30 天内联系我可以吗？否则，我将把您的咨询档案进行封档，并认为您对我的服务不再有兴趣。

您忠诚的心理咨询师玛丽

如果心理咨询师发现来访者想退出，那么就可以进行一次退出会谈。

沃德（1984）列举了这种会谈可能有的四种好处。

（1）退出会谈可以帮助来访者消除在咨询经历中引起的消极情感。

（2）如果来访者愿意的话，退出会谈还可以作为一种邀请其继续咨询的方式。

（3）如果来访者有要求的话，退出会谈还可以作为治疗的另一种形式或考虑转介给其他心理咨询师。

（4）退出会谈增加了来访者在下次需要帮助时前来寻求心理咨询的可能性。

如果过早终止发生了，下面两个错误之一是心理咨询师经常会犯的。一是将所发生的事归咎于自己或来访者。心理咨询师归咎于来访者的可能性更大一些。不论是哪种情况，都有人受到斥责，而且情况因此变得复杂。如果心理咨询师不把发生的状况视为任何一方的过错，那么这种想法将更有成效。使用这种策略的前提是来访者和心理咨询师之间是相匹配的，相互匹配的双方的工作成效优于另一些来访者和心理咨询师。

二是心理咨询师对这种情况采取放任自流的态度。例如心理咨询师说："很遗憾这名来访者没有选择继续咨询，不过我还有其他的来访者呢。"为避免这两种错误的任何一种，卡瓦纳（1990）建议心理咨询师找出来访者过早终止的原因。其可能的原因有以下几种。

● 来访者想看看心理咨询师是否真的关心他；

● 来访者试图从心理咨询师那里获得一些积极情感；

● 来访者为了惩罚或者伤害心理咨询师；

● 来访者为了消除焦虑；

● 来访者为了向心理咨询师显示他已经在别处获得了治疗；

● 来访者为了向心理咨询师表明自己感到没有被理解。

心理咨询师要明白，无论他怎么做，总有些来访者会过早终止咨询。意识到这一点，心理咨询师就可以让自己不必追求完美，摆脱束缚，让自己在治疗关系中表现得更可信。这种意识还可以让心理咨询师公开承认，不论自己多么有能力，技能多么熟练，有些来访者还是会遇到帮助更大的心理咨询师。理想的情况是，心理咨询师了解终止的产生过程（见图 8—1）。有了这方面的知识，他可以更有利地从实际出发来处理与来访者终止有关的状况。

并不是所有前来咨询的人在这样的工作关系中都有同样的准备，准备程度随着咨询的开展情况而变化。有些来访者有很好的理由来提早终止咨询，没有必要因为他们的行为对心理咨询师的能力产生怀疑。在心理咨询关系中，心理咨询师能够控制的变量因素是有限的。

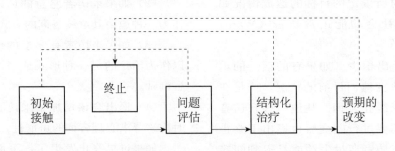

**图 8—1　对终止的分析**

资料来源：From *Contemporary Approaches to Psychotherapy and Counseling*（p. 37），by J. F. Burke，1989，Pacific Grove，CA：Brooks/Cole. Copyright 1989 by Brooks/Cole Publishing Company，Pacific Grove，CA 93950，a division of Thomson Publishing Company Inc. Based on Gottman and Leiblum's *How to Do Psychotherapy and How to Evaluate It*：*A Manual for Beginners*（p. 4）. Copyright by Holt，Rinehart Winston. Adapted by permission.

*185*

以下列举了可以有效防止过早终止咨询的一些变量（Young，2005）：

● 预约。两次来访预约的间隔时间越短、越规律越好。

● 控制咨询方向。来访者对心理咨询过程了解得越多就越有可能继续咨询。

● 心理咨询师的一致性。来访者不喜欢在咨询过程中从一个心理咨询师转到另一个心理咨询师。因此，最初介入的心理咨询师应尽最大可能继续咨询。

● 提醒以激发来访者的参与意愿。写卡片、打电话、发电子邮件都是有效的提醒方式。不过，鉴于咨询的敏感性，心理咨询师应该得到来访者的允许再给他发送预约提醒。

## 心理咨询师提出的终止

与过早终止相反的是心理咨询师提出的终止。心理咨询师有时需要与一些或所有来访者终止咨询关系，原因可能包括疾病、克服反移情、迁移到新的住所、人际关系或见习期的结束、长期旅行、意识到其他心理咨询师可以更好地满足来访者的需要等。以上这些心理咨询师的终止理由都被卡瓦纳（1990）归于"好理由"。

当然心理咨询师提出终止时也会有一些烂借口，包括心理咨询师感到愤怒、厌烦或焦虑。如果心理咨询师以这些理由终止咨询，来访者可能会感到被拒绝，这使得他的情况可能比开始时更坏。对来访者而言，受到同辈的拒绝是一回事，受到心理咨询师的拒绝又是另一回事。即使心理咨询师可能对来访者产生了一些消极情绪，这种情绪也可以被心理咨询师识别并克服，不应该以极端或有害的方式表现出来。

伦敦（London，1982）和塞里曼（Seligman，1984）都提出了一种模式，以帮助来访者应对心理咨询师暂时缺失的状况。这些研究者强调，来访者和心理咨询师都应事先尽早为暂时终止做准备，这些准备可以通过开诚布公的方式进行，讨论眼下将发生的事情，并克服因分离而产生的各种强烈情感。当来访者意识到心理咨询师也是常人，也可以被别人取代时，他就会从心理咨询师提出的终止中真正获益。他还将理解人们对于如何处理人际关系可以有不同的选择。此外，他还可以对以前的一些感受和人生的重大决定进行探索，从而更清楚地认识到新行为将延伸到他其他的生活经历中（London，1982）。在终止过程中还可以重新审视以前的问题，从而帮助来访者知道哪些问题需要去弄明白。

塞里曼（1984）介绍了一种可以帮助来访者应对心理咨询师提出终止的方法，这种方法比伦敦提出的方法结构化更强——这两种模式都是有效的。还有一点也非常重要，那就是确保来访者手头有其他几位心理咨询师的姓名和联系方式，以防止诸如此类的紧急情况发生。

当然也存在着心理咨询师提出永久性终止咨询的问题。在当今变化的社会中，"比以往变化得更频繁，心理咨询师将会一去不复返"（Pearson，1998，p.55）。在这种情况下，来访者会更痛苦，心理咨询师也面临着极大的挑战。心理咨询中期待的时刻也不存在了。

回顾来访者的咨询过程、在具体的时间终止咨询并制订咨询后计划，这几点在心理咨询师提出的永久性终止咨询中仍然是关键的。还有其他一些任务也必须要完成（Pearson，1998），在这

其中，心理咨询师要克服因为终止咨询产生的一些消极情绪，如悲伤、忧虑、愤怒和害怕。此外，心理咨询师还要从不同角度来考虑来访者的缺失，根据不同来访者对咨询关系缺失的不同应对方式来制订相应的计划。心理咨询师既要关注来访者们的物质需要，也要关注他们对寻求专业和人际支持的需要。

在心理咨询师自己对终止做准备的过程中，应该让来访者知道心理咨询师将要去哪里、做什么。心理咨询师有必要及时告知来访者这些信息，并许可来访者自然地做出反应。"高级共情是帮助来访者表达和克服情绪变化的强有力的手段。"（Pearson，1998，p.61）如果来访者有相关需要，心理咨询师对其做转介的安排也是很重要的。最后，就是说再见并结束咨询关系。这个过程可以通过直接说出来和（或）用仪式表达出来。

## 以积极暗示来终止

终止的过程同咨询一样也包含一系列需要检查的地方。来访者和心理咨询师可以一起讨论评估他们所取得的进展，并决定是否进入下一个阶段。如果有可能，双方就终止达成共识是很重要的，这将使所涉及的问题可以更有效地推进。但是双方通常很难达成一致。韦尔弗和帕特森（2005，pp.124-125）列举了心理咨询师可以使用的、能以一种积极的方式结束紧张的咨询关系的四条方针。

（1）"了解来访者的需求和愿望，并给他们时间表达出来。"在咨询关系的结束阶段，来访者可能需要时间表达对获得帮助的感激之情。心理咨询师应该接受这种谢意，"不要低估自己工作的价值"。

（2）"回顾咨询过程中重要的咨询经历，并把这些经历与自己的现状相联系。"这一做法的目的在于帮助来访者与他咨询之初的状态相比较，从

而认识到自己已经获得的全面成长。这一过程既包括对过去在这段关系中的重要时刻和转折点的回顾，也包括个人总结。

（3）"支持性地承认来访者所做出的改变。"在这一点上心理咨询师要让来访者明白自己知道他获得了哪些进步，并积极鼓励来访者继续保持。如果因为咨询中出现的某些事件使得"来访者选择不实施行动计划"，那么"在终止过程中还应该含有这些事件的详细清单，以及这些事件在未来咨询中的讨论"。

（4）"要求随访接触。"咨询关系最终结束了，但是心理咨询师对来访者的关心、关注和尊敬并不会在最后一次会谈时自动停止。来访者需要知道，心理咨询师仍然对他生活中发生的事是有兴趣的。这对于来访者保持在咨询过程中产生的改变是一个额外的激励。

## 与终止有关的问题：随访和转介

### 随访

随访是在咨询结束以后，看看来访者做的如何，在各个方面有什么麻烦，咨询终止后发生了

什么（Okun & Kantrowitz，2008）。从根本上来说，这是一个鼓励来访者成长的积极监控过程（Egan，2007）。随访是有些心理咨询师会忽视的

步骤。其实这一步骤很重要，因为它可以强化来访者在咨询中的所得，并有助于来访者和心理咨询师对咨询经历的重新评价。随访注重的是心理咨询师对来访者真诚的关心和关注。

随访既可以是长期的，也可以是短期的。短期随访通常在咨询终止后持续3～6个月，长期随访则持续至少6个月。

随访有很多种形式，最常用的有四种（Cormier & Cormier，1998）。第一种是心理咨询师邀请来访者谈谈他在达成预期目标的道路上又取得了哪些进步。第二种方式是心理咨询师给来访者打电话。这让来访者可以向心理咨询师汇报自己的近况，不过这种方式只有言语上的互动。第三种方式是心理咨询师向来访者寄一封信，询问他的近况。第四种方式也是更为客观的方式，就是心理咨询师向来访者邮寄一封问卷，以了解他目前的生活状况。很多公共机构都使用这种随访方式表现自己的责任心。这些方式并没有阻碍心理咨询师使用其他更为私人化的随访方式。虽然耗时，但是个人的随访方式可能是评估过去的咨询经历的最有效的方式。这让来访者确信，心理咨询师是将他作为一个人来关心的，而不仅仅是统计数据。

有时不管心理咨询师使用何种随访方式，只要来访者采用了图表或图解监督自己取得的进步，都将是有效的。这样，当来访者向心理咨询师汇报的时候就会更具体、更客观。如果心理咨询师和来访者在最后一次会谈时就随访时间达成共识，这种自我监控的形式将会特别有意义，可以让来访者更直观地看到自己的进步，更清楚地了解自己当下的需要。

### 转介和重新开始

心理咨询师不可能帮助所有需要帮助的人，当心理咨询师意识到继续下去收效不大的时候，知道是否该终止咨询或是进行转介就非常重要了。转介是在原先安排对来访者没有帮助或帮助不大的情况下为来访者安排其他的帮助（Okun & Kantrowitz，2008）。转介的原因有很多，包括以下几点（Goldstein，1971）：

● 心理咨询师不知道如何处理来访者的某个问题。

● 心理咨询师在某一特定领域没有经验（如物质滥用、精神障碍），没有可以帮助来访者所必需的相关技能。

● 心理咨询师知道附近有位专家对来访者更有帮助。

● 心理咨询师与来访者个性特点不相容。

● 心理咨询师与来访者的关系一直固着在咨询的初始阶段。

转介涉及如何转、何时转、转给谁的问题。如何转的问题包括知道如何与他人取得联系并获得帮助，如何对待来访者使他最大可能地接受转介程序的安排。如果来访者觉得受到了心理咨询师的拒绝，那么他很有可能会抵制转介。韦尔弗和帕特森（2005）建议心理咨询师与来访者至少花一次会谈的时间为转介做准备，有些来访者可能需要多次会谈。

何时转则涉及时间问题。来访者与心理咨询师一起工作的时间越长，就越不愿意去见其他心理咨询师。因此，时机很重要。如果心理咨询师怀疑自己与某一来访者陷入了僵局，那么他应该尽早将该来访者转介。不过，如果心理咨询师已经与来访者一起工作过一段时间，那么他应该对关于给来访者足够的时间来适应与其他心理咨询师一起工作很敏感。

转给谁，就是你将要把来访者交给谁。如果要转介有效，那么对方专家的人际交往能力与他的专业技能同样重要。当要转介时，可以问自己一个很好的问题：如果我把家人转介给这个新的心理咨询师，我会放心吗？（MacCluskie & Ingersoll，2001）

重新开始是一种选择，这种选择是心理咨询师认为之前咨询并没有起到作用，同时他们又认为通过继续咨询可以起到作用。这意味着将要对所有咨询阶段进行重新检查。或许是目标确立得不合适，或许是选择了不合适的治疗策略，不论是什么情况，通过对咨询过程的重新检查，心理咨询师和来访者可以决定如何或是否对它进行修正。心理咨询同其他的事情一样，第一次尝试并不一定就会取得成功。重新开始给了心理咨询师和来访者第二次机会，使得双方可以获得各自所想要的积极改变。

### 本章内容小结

终止是心理咨询中非常重要但却常常被忽视和误解的一个阶段。在心理咨询中丧失和结束的主题通常不像成长和发展那样受重视，因此，关于终止的主题通常不是被忽视就是被想当然。然而，成功地终止咨询对来访者或是心理咨询师的健康和幸福都很重要。这是心理咨询中的一个可以决定之前所有阶段成败的阶段，处理好这个阶段需要各种技巧。否则，咨询关系中的每个人都可能在回顾那些没有多少用处的信息上停滞不前。此外，终止作为一种激励因素，还可以给来访者提供尝试新行为的机会。

本章着重讨论了在单次会谈的终止和终止整个咨询关系时所涉及的步骤。这个步骤可以推广到团体或家庭咨询的终止上去。来访者和心理咨询师都必须对终止做好准备。促进这种准备的方法之一是结构化的使用，如时间结构、言语或非言语符号。来访者必须在咨询关系结束之前掌握问题解决的技巧，这样当他们在面对生活难题时才可以依靠自己而不是依赖心理咨询师。尽管如此，允许来访者在需要时与心理咨询师再次接触也是很重要的。开放原则对降低焦虑很有用。

有时，来访者和心理咨询师中的一方甚至双方都会对终止咨询关系产生阻抗。在多数情况下，这种阻抗都与没有解决的情感（如悲伤、分离）有关。一旦来访者产生了这种情感，他就可能会选择提早终止咨询关系。心理咨询师也有可能会先提出终止咨询，但通常都是有很充分的理由的。不管是哪一方首先提出终止咨询，关键是要让双方都知道发生了什么事并做出相应的准备。如果可以的话，尽可能通过积极的暗示来终止咨询。一旦完成了咨询终止，在随后一年内进行各种形式的随访是有好处的。有时会使用转介或重新开始，这都是为了保证来访者可以获得所需要的帮助。

### 问题讨论

1. 两人一组，讨论自己生活中最重要的终止经历，诸如所爱的人的死亡、毕业，或是由一个人生阶段步入到另一个阶段，和你的同伴说说你当时感受到的痛苦和从中获得的积极的东西。

2. 在小组内轮流进行角色扮演，表演在终止咨询关系时所产生的不同形式的阻抗。让一个人扮演来访者，一个人扮演心理咨询师，再让一个人扮演旁观者或评估者。在所有人都扮演过心理咨询师后，讨论你对来访者或是心理咨询师的不同阻抗感受和你用来克服阻抗的策略。

3. 写下你认为可以辨别心理咨询师或来访者是否做好准备终止咨询关系的方法，如使用幽默、乐观地谈论即将发生的生活事件或是表现出厌烦。之后在同学面前无声地表演动作，让大家说出对你的动作做出怎样的反应。

4. 心理咨询关系结束时一定要用积极的暗示吗？你的回答的理由是什么？来访者或心理咨询师可能从终止咨询时使用的消极暗示中获得什么益处？

5. 你对重新开始有什么感受和想法？你有多大可能会把一名棘手的来访者转介给其他心理咨询师？你会怎样跟他介绍你之前的来访者？

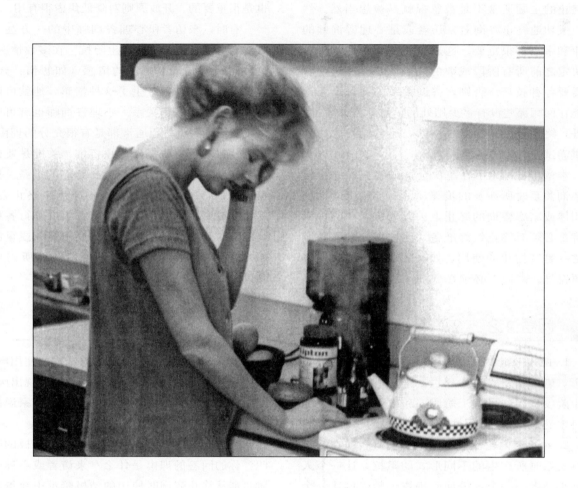

# 第 *9* 章

# 精神分析、阿德勒学派和
# 人本主义心理咨询理论

在你的金属茶壶世界里
我知道压力在其中是怎样产生的，
偶尔你对我吹口哨，
但有时候你对我咆哮！
在你吵闹的表面下可能存在着
某些东西（可能是静谧的）
感觉可能充满着速度和力量，
就像丹（Dan）或者山纳多河一样，
但它们现在在你脑海里沸腾，
充满着黑暗的阴影和令人窒息的阴谋。

Reprinted from "Tea-Kettle Song," by S. T. Gladding, 1974, *School Counselor*, 21, p. 209 . c1974 by ACA. Reprinted with permission. No further reproduction authorized without written permission of the American Counseling Association.

*194*　　　从定义上说，心理咨询是一个致力于改善人际关系的过程（Patterson，1985）。通常，心理咨询在心理咨询师与来访者相互信任的个体水平上进行，从而确保双方的沟通、病因探索、计划制订、行为改变和成长的顺利进行。在心理咨询过程中，心理咨询师对来访者的行为、情感、咨询计划、进展情况进行及时反馈，来访者可以从中获益。

　　在任何一种类型的心理咨询中，成长和改变的整体效果取决于以下四个因素：

　　（1）心理咨询师；

　　（2）来访者；

　　（3）咨询环境；

　　（4）理论取向。

　　我们已经从成功的心理咨询师和心理咨询过程中总结了一些共同特质。这些心理咨询的情况可以被某些特质区分开。例如，成功的心理咨询师应准确了解自己和他人，对文化的影响有自己的评估，还需要有扎实的知识背景。他们基于一个共同的目标相互理解、共同合作，他们知道彼此的人格特质会对双方及整个咨询过程产生巨大的影响。咨询的环境同样是一个重要的影响因素。心理咨询师根据来访者在不同咨询环境中的需要采用不同的咨询方式，例如，学校心理咨询中心、一般的咨询中心和心理康复中心。咨访关系的进展情况在心理咨询过程中同样扮演着重要的角色。

　　本章重点介绍三个心理咨询的理论取向：精神分析、阿德勒学派和人本主义。精神分析理论和阿德勒学派的理论间有差异，但也存在着一个共同的基础。而在人本主义方向上有三个分支理论——以人为中心、存在主义和格式塔理论——它们之间有较大的区别。本章所介绍的理论是这个领域最早和最著名的理论。然而在介绍这些理论之前，我们先讨论一下咨询理论的本质以及它在心理咨询过程中的重要性。

## 理论

　　理论（*theory*）是一种模式，帮助心理咨询师假定解决问题的可能方法。"对理论的了解是有效心理咨询实践的一个必不可少的部分。理论能够帮助心理咨询师组织临床数据，使复杂的心理咨询过程得以连贯，并为干预提供概念上的指导。"（Hansen，2006，p. 291）心理咨询师会根据来访者的教育背景、人生观、需求来选择使用哪种或哪些理论。并不是所有的咨询方法对所有心理咨询师或来访者都适用。表现出众的心理咨询师在自身的经验和观察的基础上形成了自己的观点，并发展了大部分的咨询理论。然而大多数理论家

*195*　都做过某些尝试，并意识到没有一种理论能适用于所有的情况和来访者（Tursi ＆ Cochran，2006）。事实上，在一个长期的咨询过程中，对一些来访者仅使用一种理论是不合适的。心理咨询师必须谨慎地选择他们的理论并定期对它们进行系统的评估。

　　有些理论模式比其他理论更加全面，而且"所有理论与文化、政治以及语言联系较少"（Hansen，2006，p. 293）。有效力的心理咨询师应意识到哪种理论出于何种原因更全面。他们知道理论决定他们拥有怎样的咨询视野以及选用何种咨询手段，并且理论可以根据大量方法而被分成现代和后现代的类别。汉森、斯特维奇、沃纳（Hansen，Stevic，Warner，1986）列出了一个完善的咨询理论必备的五个条件：

　　（1）清晰易懂并且容易交流。理论连贯，无内在矛盾。

　　（2）理论全面。它能够解释各种现象。

　　（3）理论明确并具启发性。由于自身的设计，所以它产生了大量的研究。

　　（4）相关的方法产生期望的结果。它指一种方法可以获得某种预期的结果（例如，它是实用的）。

　　（5）对打算开业的心理咨询师有所帮助。它能为研究和实践提供指导。

　　除了这五种品质，对于心理咨询师来说，一个好的理论要符合他们助人的原则。舍茨尔和斯通（Shertzer ＆ Stone，1974）认为，一个好的咨询理论必须适合心理咨询师，这就像一组套装一样。一些理论，像一些套装一样，需要裁剪。因此，有效力的心理咨询师应意识到改变的重要性。心理咨询师想要变得多才多艺且有效力，那么他们就必须学习各种各样的咨询理论，而且要知道如何在不破坏内部一致性的情况下正确地运用它们（Auvenshine ＆ Noffsinger，1984）。

**个人反思**

*对于如何踢球或画图，在你得到了别人的传授或指导后，你就可以成为一名运动员或艺术家吗？你怎样看待经验和好的心理咨询理论之间的关系？*

### 理论的重要性

理论是一个好的心理咨询的基础。在为成长和反思而构建的高度个人关系中，心理咨询师应富有爱心并具有创造性（Gladding，1990b）。在如何使来访者的交流概念化、如何发展咨询关系、如何履行职业伦理以及如何使心理咨询师把自己看成专家等方面，咨询理论有着重要的影响。没有理论背景，心理咨询师用试误法来进行尝试，这种冒险行为不会有效果并且是有害的。布拉默和他的同事们（Brammer et al.，1993）强调，对于心理咨询师来说，拥有坚实的理论基础是有实用价值的。理论可以用来解释在咨询关系中发生的事情，也能够帮助心理咨询师预测、评估以及提升咨询效果。咨询理论为心理咨询服务的科学观察提供了一个框架。理论促进心理咨询中思想的统一以及新观念的产生。因此，除了心理咨询师的观察外，咨询理论也可以产生有意义的实践作用。

博伊和派因（Boy & Pine，1983）详尽阐述了理论的实用价值，他们认为理论能够解释心理咨询师扮演了怎样的角色，并提供了一个框架结构以供心理咨询师咨询操作。心理咨询师在理论的指导下更能满足他们的角色要求，因为他们有了这样操作的依据。博伊和派因指出理论在实践中的六个指导作用：

（1）理论帮助心理咨询师找出存在多样性之间的统一与联系。

（2）理论促使心理咨询师察觉一些可能被他们忽视的联系。

（3）理论为心理咨询师提供工作上的指导方法，并帮助他们评价自己作为专业人员的成长。

（4）理论帮助心理咨询师关注有关的数据，并告诉他们应寻找什么。

（5）理论帮助心理咨询师有效地帮助来访者改善他们的行为。

（6）理论帮助心理咨询师评估咨询过程中的

新旧咨询方法。这是形成新的咨询方法的基础。

"评价所有咨询理论的最终标准是如何合理解释咨询过程中发生的事情。"（Kelly，1988，pp. 212-213）作为一种信息的组织形式，理论的价值"在于它在多大程度上是以人们现实生活为基础的"（Young，1988，p. 336）。

### 理论用于实践

截至 2008 年，全世界范围内共有 400 多种适用的心理治疗和咨询的理论（Corsini，2008）。因此，心理咨询师可以选择的咨询理论很多。有效力的心理咨询师会结合个人信仰、人的天性以及变化，来仔细地鉴别不同的理论以验证其有效性。

但是，正如奥肯（1990）所说，目前心理咨询的重点不在理论的创新上，而在各理论间的联系上。这个重点建立在"没有任何一种理论观点能解释我们现在遇到的来访者的所有问题"这样一个基本假设之上（p. xvi）。更进一步说，心理咨询师并不会完全照搬理论观点，他们会灵活而又符合实际地运用咨询技术以及在工作中协调不同的理论方法。这种实践看来是必要的，因为心理咨询师在帮助来访者时必须要考虑到他们个人内心、人际关系和各种外部环境因素，然而只有很少的理论能够将这些因素完美地结合在一起。

如今，大多数（大约 60%～70%）专业的心理咨询师认为自己在使用理论和技术时是折中主义者（eclectic, Lazarus & Beutler，1993）。也就是说，他们根据来访者的不同需求采用不同的理论和技术，"在帮助来访者的治疗过程中平均使用了 4.4 种理论"（Cheston，2000，p. 254）。一旦来访者的需求改变，心理咨询师就需从当前使用的理论转而使用其他的理论（这种现象被称为风格转变咨询，style-shift counseling）。"心理咨询师所做的改变与来访者的心理发展水平密切相关。"（Ivey，Ivey，Myers & Sweeney，2005）皮亚杰说过，心理咨询师为了确保心理咨询的有效性，必须考虑来访者人格结构的发展水平。例如，对于一个无法意识他周围环境变化的来访者，他需要的治疗应注重于"情绪情感、身体结构以及当下的体验"；而对于一个发展水平较高的来访者，最好使用"正式咨询操作"的方法，这种方法重点考虑来访者的行为（Ivey & Goncalves，1988，p.410）。这个观点要求心理咨询师和咨询理论必须适合来访者的水平，并帮助他全面发展自己。

折中主义者的优势是他们有能力运用各种理论、技术和实践经验来满足来访者的需求，然而这种方法也有其弊端。例如，如果心理咨询师对理论涉及的所有方面并不熟悉，那么这种方法对整个咨询而言是非常危险的。在这种情形下，心理咨询师可能会由于不理解为什么特定的方法在特定的时间以特定的方式对特定的来访者有效，而成为一名技术人员（Cheston，2000）。这种经验不足的心理咨询师所采用的没有经过检验的方法，有时被讽刺为"电器"；也就是说这些心理咨询师像"打开电器开关"一样地尝试这些方法。折中主义的问题就是，如果心理咨询师只了解一些或根本不了解用什么方法来帮助来访者，那么他们给来访者带来的伤害将远远大于他们能够提供的帮助。

为了解决这个问题，麦克布赖德和马丁（McBride & Martin，1990）提倡实施一个有层次的折中主义方法，并且讨论了有牢固的理论基础做指导的重要性。折中主义的最低的或第一个层次是简单的概念融合，这是一个将没有联系的临床概念草率汇总在一起的缺乏系统性的过程。建议那些没有经历过检验理论模型的研究生在形成自己的咨询理论时使用这种方法。第二个层次的折中主义是传统折中主义。"它来源于不同的文献，并把具有一致性的资料合并成一个有条理的和谐的整体。"（English & English，1956，p.168）它比简单的概念融合做了更多的思考，而且该理论也接受了更深层次的检验。

第三个层次的折中主义被描述成专业的或理论的整合，或是理论整合主义（theoretical integrationsim）（Lazarus & Beutler，1993；Simon，1989）。这种类型的折中主义要求心理咨询师在进行任何整合之前应至少掌握两种理论。这种方法

的难点在于要假设两种理论有一定的相似（其中一种可能不真实），并且要有一个标准来"决定每种理论该保留或该删除的部分"（Lazarus & Beulter，1993，p.382）。与传统折中主义有所不同的是它对理论的掌握没有明确要求。

在阿诺德·拉扎勒斯（Arnold Lazarus，2008）的著作中提到了折中主义的第四个层次，叫做技术折中主义（technical ecleticism）。来访者的经历被阿诺德·拉扎勒斯用七个元素加以描述，并且能够用他的多模型的咨询方法进行评估。这些元素用缩略词 BASIC ID 加以概括：

> 行为
> 情感
> 感觉（例如，视觉、听觉、嗅觉、触觉、味觉）
> 意象
> 认知（例如，信念和价值观）
> 人际关系
> 药物（即与健康有关的事，包括药物的使用、身体健康或日常饮食）

在这种方法里，不同理论中的治疗程序被筛选出来并应用于治疗中，"然而也并不必拘泥于理论"（Lazarus & Beutler，1993，p.384）。这种观点认为真正给来访者进行治疗的是技术，而非理论。因此，心理咨询师在准确地评估来访者之后，应根据条件允许的情况，运用存在主义的技术（如面对生命意义）对来访者进行行为治疗（比如决断训练）。

这个方法和卡瓦纳（1990）提出的咨询中完整的折中法是一致的。它要求心理咨询师必须具备：（1）牢固的知识以及深刻理解所使用的咨询理论；（2）对人类行为、综合的哲学素质有一个基本的认识，能够将不同理论中完全不同的部分整合成一个有意义的整体；（3）灵活地调整咨询方法以适应来访者，而不是相反的。遵循该模式的心理咨询师能够在折中主义的框架中进行实用而有效的咨询。成为一个有效的折中主义心理咨询师的最关键因素是要熟练掌握理论，并对何时、何地、如何使用何种方法有灵敏的洞察力（Harman，1977）。

折中主义的最后一个类型是关于变化的跨理论模型（transtheoretical model，TTM）（Norcross & Beutler，2008；Prochaska & DiClemente，1992）。

这个模型源于发展，并随着时间的发展从经验中衍生出来。它是"从反对技术性折中方法中将各种成分'粗略'地结合起来的产物"（Petrocelli，2002，p. 23）。这个模型直接关注并提出了从预期到保持的五个变化阶段。它包括五个变化水平：

- 症状/环境问题；
- 适应不良的认知；
- 当前的人际冲突；
- 家庭系统冲突；
- 个体内心的冲突。

"持变化的跨理论模型观点的心理咨询允许更宏观的方法（包含一个广泛而又全面的理论结构）和个人适应（包括更多批判的、合理的、准确的

而又科学的思考），而不是简单的个人调节"（Petrocelli，2002，p. 25）。该模型主要的不足之处在于它的难以理解性和复杂性，而且事实上，变化的跨理论模型仅在有限的群体中获得了验证（例如，成瘾人群）。

撇开纯理论观点和折中主义方法，现在的咨询理论正进入一个后现代主义的视角。他们被看成是一种预先的叙述，来帮助来访者创造新的有意义的系统，"而不是客观地发现旧有的系统"（Hansen，2006，p. 295）。这个观点的本质被认为是一种社会性的建构方法。在本章及下一章中将阐明一直以来广受欢迎的 13 种主要的理论。

---

| 案例 | 蒂姆的理论 |
|---|---|

蒂姆（Tim）是一个新锐的心理咨询师。他很机敏，能迅速地觉察出各种形式的相关治疗方法间的细微差别。但是，蒂姆很困惑。他喜欢他所了解的大多数理论，然而有段时间他很难抉择应采用哪一种理论。一般他以闲聊开始咨询，之后他发现一位经验丰富的治疗专家能够很好地运用大部分的理论——而且他至少勤奋工作了 10 年。

在认识了蒂姆的困境，以及他不愿仅仅运用技术的事实后，你对他如何选择使用治疗方法有何建议？折中主义是否对某些人有效而对蒂姆无效呢？为什么会有效，又为什么会无效？

---

## 精神分析理论

精神分析理论作为最先获得公众认可和接受的一种理论在历史上具有非常重要的地位。在这一部分，将会介绍西格蒙德·弗洛伊德（Sigmund Freud）所创建的精神分析理论。不管是将其做部分的修改或是完全的反对，许多其他的理论都是在弗洛伊德的概念和精神分析的基础上发展而来的。

### 精神分析

*创始人/发展者*

西格蒙德·弗洛伊德（1856—1939），维也纳精神病学家，首先创立了精神分析学，特别是经典精神分析学派。他的天赋成就了他最初的思想。他的女儿安娜·弗洛伊德（Anna Freud）进一步详细阐述了他的理论，尤其是将其与儿童相联系并发展了各种防御机制。后来，海因茨·科胡特（Heinz Kohut）通过将他的客体关系理论概念化而将其扩展到发展性问题上，特别是依恋的问题。

*人性观*

人格中动力的转换和能量的交换是弗洛伊德关于人性的观点（Hall，1954）。人们拥有意识（conscious mind，与外部世界的注意相协调）、前意识（preconscious mind，包括能够记起的却被隐藏起来的回忆和遗忘的经历）和潜意识（unconscious mind，包括本能的、压抑的和强烈的冲动）。弗洛伊德认为，人格包含三个部分：

（1）本我（Id，由无道德的基本天性组成，按照快乐原则活动）；

（2）自我（Ego，包括意识，"意识的执行者"做出的决策，按照现实原则活动）；

（3）超我（Superego，含有父母价值观的道德感，按照道德原则活动）。

本我和超我受潜意识控制；自我主要在意识的层面活动，但也包含前意识和潜意识成分。

弗洛伊德认为精神分析同样也建立在性心理

发展阶段（psychosexual development）理论之上。每个阶段都关注于那段时间的主要兴奋中心：

口唇期（oral stage）：口唇是主要的快感区域，儿童通过吮吸和咬来获得满足；

肛欲期（anal stage）：快感来自于强忍或排除粪便；

生殖器期（phallic stage）：主要的快感中心是性器官，且儿童必须合理地解决自己的性欲望；

潜伏期（latency）：能量聚焦于同伴活动和个体对认知学习以及身体技能的掌握；

生殖期（genital stage）：如果前几个阶段都发展得很顺利，个体就会在异性身上投入更多的兴趣，正常恋情的互动模式就会出现。

在前三个阶段中，最主要的问题是遭遇过多的挫折和过分的沉溺，并一直贯穿于这三个阶段。这样个体可能会固着（或停滞）于某个发展水平

或过分依赖于心理防御机制（例如，在潜意识水平上，通过否认或歪曲现实来减轻焦虑）（见表 9—1）。

心理咨询师的角色

心理咨询师应像专家一样运用经典的精神分析理论。他鼓励来访者讨论所有想法，尤其是童年经历。精神分析师要营造出一种自由的氛围让来访者表达他痛苦的想法，在几次面对面的会谈后，他会让来访者躺在长沙发上，同时分析师会保持沉默（通常会坐在靠近来访者头部的后面）。分析师在交谈中的角色是通过让来访者重新体验并解决过去经历中未完成的事情而获得领悟。移情帮助来访者用潜意识的手段来处理现实的问题。精神分析不同于一些别的方法，它提倡心理咨询师向来访者进行解释。

| 表 9—1 | 心理防御机制 |
|---|---|
| ● 压抑 | 作为最基本的防御机制，压抑运用潜意识排除悲伤和痛苦的思想和记忆。其他的防御机制都或多或少地运用了压抑。 |
| ● 否认 | 在这个过程中，人们拒绝面对或接受生活中某些困难和棘手的问题。否认在意识或前意识的水平上进行。 |
| ● 退行 | 压力下的个体往往退回到不太成熟的行为方式上。 |
| ● 投射 | 个体并不表现出自己真实的想法和感觉，他将自己不能接受的想法、感觉或动机归结于他人。 |
| ● 合理化 | 这种防御机制以"理性的理由"来解释行为。某种特定的行为完成后，人们才会在大脑中建立原因和行为之间的联系。 |
| ● 反向形成 | "反向形成"是个体的行为与其实际的想法完全相反。这类行为通常比较夸张，如对自己非常讨厌的人却特别友善。 |
| ● 移置 | 这种防御机制是一种将情绪反应转移到一个"安全的靶子"上的重新定向。情绪会投向替代的个体或物体而不是自身。 |

资料来源：Gladding, S. T. （2008）. *Group work*：*A counseling specialty*. Upper Saddle River, NJ：Prentice Hall.

目标

精神分析的目标会因来访者的不同而有所不同，但它主要强调来访者的自我调整，通常会引发个体内部力量的重组。在大部分实例中，咨询的主要目标是帮助来访者更好地意识到他人格结构中的潜意识部分，以处理当前可能存在的功能失调的反应（Tursi & Cochran，2006）。

与第一个目标紧密相连的第二个主要目标，就是为了帮助来访者经历以前没有完成的发展阶段。如果目标完成了，来访者就会变得更加轻松并能更加充实地生活。来访者可能需要基本的人格重组来完成以前没有完成的发展阶段。

精神分析的最后一个目标是帮助来访者处理

他所处社会对其提出的要求。精神分析理论认为，感到不快乐的人们都与他们自己或社会不协调。精神分析家强调对环境的适应，尤其是工作环境和私人环境。其焦点在于加强自我，从而使知觉和计划更加现实。

技术

精神分析的技术大多数运用于特定场所，比如心理咨询室或医院的会谈室等。其中自由联想、梦的解析、移情分析、阻抗分析和解释是最重要的部分。尽管现在是单独讨论每种技术，但是在实际操作中必须将它们结合起来运用。

● 自由联想（free association）。在自由联想中，来访者应抛弃那些通过正常方式思考的、被

意识压抑的想法，脑海中出现什么想法都报告出来，不管这些想法看起来多么愚蠢、不合理、有暗示性或痛苦。在这种技术中，本我处于活跃状态，而自我则处于安静状态（Freud，1936）。当潜意识的内容进入意识后，心理咨询师再对其进行解释。

● 梦的解析（dream analysis）。弗洛伊德认为理解潜意识的主要途径是梦，甚至将它们称为"通向潜意识的捷径"。他认为梦的作用是尝试满足童年愿望或表达未被认可的性欲。在释梦过程中，来访者被鼓励去做梦并记住梦境。心理咨询师对梦的两个方面即显梦（表面的含义）和隐梦（隐藏却真实的含义）要特别敏感（Jones，1979）。精神分析师通过解释这两方面的意义来帮助来访者。

● 移情分析（analysis of transference）。移情是指来访者把心理咨询师当做自己过去经历中的某些重要人物，一般是父母的形象。精神分析师鼓励这种移情，并且解释了移情的积极作用或消极作用。感情的释放具有治疗意义，是一种情绪的宣泄。但这种体验的真正价值在于来访者通过心理咨询师对移情的分析，不断增加对自我的知觉。那些曾经经历过移情并且理解所发生的事情的来访者将顺利地进入另一个发展阶段。

● 阻抗分析（analysis of resistance）。有时候一些来访者在刚开始接受精神分析时会有进步，后来就逐渐减慢甚至停滞。如失约、约会迟到、不支付费用、持续性的移情、在自由联想时停止思考或拒绝回忆梦境和早期记忆等，这是他们在治疗过程中表现出来的多种形式的阻抗。心理咨询师对阻抗的分析能帮助来访者深刻理解这种行为和其他行为。如果阻抗问题没有处理好，咨询过程将可能被暂时终止。

● 解释（interpretation）。我们所讨论的咨询技术中需要考虑的部分是解释，它也是对心理咨询的补充。心理咨询师在解释的过程中要帮助来访者理解过去和现在发生在他身上的事情的意义。解释包含对来访者的思想、感情和行为的解释和分析。心理咨询师必须把握好解释的时机。如果在咨询关系中过快地使用解释，很可能把来访者赶走。然而，如果没有使用这种技术或频繁地使用它，来访者可能就不能深刻地理解自己。

优点和贡献

经典精神分析疗法的优点和贡献如下。

● 该理论强调性欲和潜意识在人类行为中的重要性。在这个理论形成之前，性欲（尤其是童年时期的性欲）是被否认的，而且也很少关注潜意识。

● 精神分析属于经验性的研究，具有启发性。弗洛伊德的观点引发了大量研究。

● 该理论为大量诊断工具提供了一个理论性的支持基础。一些心理测验都起源于精神分析理论，如主题统觉测验或罗夏墨迹测验等。

● 精神分析持续发展，近来关注于人的适应过程和社会关系。

● 该方法对那些遭受了各种障碍，包括癔症、自恋、强迫—冲动行为、人格障碍、焦虑、恐惧和性问题的人似乎特别有效。（Luborsky，O'Reilly-Landry & Arlow，2008）

● 该理论强调发展阶段的重要性。

局限

精神分析疗法的局限如下。

● 这种方法耗时间，且费用较高。接受精神分析的患者往往要在数年的治疗中每周进行三到五次的治疗（Bankart，1997；Nye，2000）。

● 该方法不适合年长的来访者或大量的来访者。"从精神分析中获益最多"的人是"那些被无价值感压抑以及正在寻找生活意义的中年人和妇女"（Bradley & Cox，2001，p.35）。

● 这种方法曾被精神科医生所主张，他们并没有考虑到弗洛伊德的意愿（Vandenbos，Cummings & Deleon，1992）。没有医学学位的心理咨询师和精神分析师在接受广泛的精神分析培训时会有一段困难的时期。

● 这种方法通常以许多不容易被传递或理解的概念为基础，如本我、自我和超我等。精神分析的术语也似乎过于复杂。

● 该方法是宿命论的。例如，弗洛伊德将女人的某些特定的局限归结于性别的结果，也就是说她们之所以有某些局限是因为她们是女性。

● 该方法对于大多数寻求专业心理咨询需求的个体并不适用。它适用于那些有较严重的适应问题或需要探索潜意识的人。

*203*

### 个人反思

　　有时，经典精神分析具有以下特点：超我过多，你就是对一切冷漠的人；本我过多，你就是一个野蛮的人。

　　这些描述特质对于一个想实现健康自我的人而言是否公正？说说在心理咨询过程中实施精神分析方法会有什么治疗挑战？

## 阿德勒学派理论

　　阿德勒学派的理论主要关注社会兴趣理论、行为的目标理论和发展健康生活模式的重要性。从这个理论中衍生出来的治疗方法在国际上很受欢迎。

### 阿德勒学派的咨询理论

#### 创始人/发展者

　　阿尔弗雷德·阿德勒（Alfred Adler，1870—1937）是阿德勒学派咨询方法的创始人，也因个体心理学（Individual Psychology）而闻名（强调人的整体性和人的不可分割性）。他与弗洛伊德处于同一时代，也是维也纳精神分析学会的一员。然而，阿德勒不同意弗洛伊德把本能驱力作为生活原始动力的重要性的观点，而强调个人主观情感和社会兴趣的重要性。他的理论更加充满希望。个体心理学的影响力在他去世后减弱了，但后来又被鲁道夫·德瑞克斯（Rudolph Dreikurs）、曼福德·宋斯德卡（Manford Sonstegard）、奥斯卡·克里斯滕森（Oscar Christensen）、瑞蒙·柯西尼（Raymond Corsini）、唐纳德·丁克迈耶（Donald Dinkmeyer）、托马斯·斯威尼等人振兴发展了。

#### 人性观

　　阿德勒关于人性的中心观点是人们受社会兴趣（social interest）的驱使。社会兴趣，即个体作为整个社会的一部分并与社会相联系的感觉，对他人的积极关注和移情作用以及能为整个社会做贡献的需求和愿望（Mosak & Maniacci，2008）。拥有社会兴趣的人会对自己和他人负责任，并在解决他们关注的心理健康问题时变得合作和积极。"像神经质、精神病和有犯罪倾向的个体之所以失败，是因为他们缺乏社会兴趣"（Daugherty，Murphy & Paugh，2001，p. 466）。

　　阿德勒的理论更关注行为中意识的部分，而不是潜意识，这是他人格发展理论的核心。阿德勒理论的主要信条是人们有成功的追求（例如，他们可以做到最好）；追求完美或完满的过程（Adler，1964）。起初，每个人都有与别人相比感到自卑的倾向。如果这种感觉不能被克服，人们就会产生一种自卑情结（inferiority complex）。如果这种情结一成不变，就会形成自卑的人格特质；相反，如果人们过度补偿这种自卑感的话，则会产生优越情结（superiority complex）。阿德勒将这种情结描述为无价值的神经质谎言（neurotic fiction）。

　　阿德勒认为人们同时受到未来目标（目的）*204*和以前事件的影响。他的理论也强调儿童出生的顺序：两个出生顺序相同的儿童（例如，都是家中的长子）之间的共同点会比他们与自家兄弟姐妹间的共同点多（Dreikurs，1950）。在阿德勒的著作中，提到了家庭中的五种出生顺序位置：长子、次子、中间的孩子、最小的孩子和独生子（Dreikurs，1967；Dreikurs & Soltz，1964；Sweeney，1998）。

　　除了出生顺序外，家庭环境对一个人的发展同样重要，尤其是出生后的五年。阿德勒的理论强调个体在五岁的时候通过与其他家庭成员交往而形成一种生活风格。一个消极的家庭氛围可能是专制的、排外的、压抑的、现实的、过分保守的或令人同情的（Dreikurs & Soltz，1964），而一个积极的家庭环境可能是民主的、接纳的、开放的、面向社会的。尽管如此，与其他因素相比，对家庭环境的知觉对一个人生活风格的发展起着更为重要的作用（Adler，1964）。个体的行为好像是按照一个确定的模式运行的，并且对自身和环境的主观评价受它们的指引。

总之，阿德勒学派认为在人的一生中有三个主要的生活任务：社会任务、工作任务和婚姻及爱情任务。正如前面所提到的，阿德勒理论特别强调发展社会兴趣和对社会的贡献。这种理论强调工作对于人类生存的重要性，我们必须学会相互依存。而且，一个人必须在考虑自己和他人的情况之后定位自己的性别角色，并时刻保持合作的精神而不是与人竞争。他也提到了其他两种生活挑战，尽管他并没有完全发展它们：精神和自我合作（Dreikurs & Mosak，1966）。依据阿德勒的理论，至关重要的一点是，在面临生活任务时，勇气（在不知道结果的情况下勇于冒险的意愿）是必需的。

### 心理咨询师的角色

阿德勒学派的心理咨询师主要是作为一个诊断者、教育者以及与来访者建立平等咨询关系的模范。他们尝试着去评估为什么来访者总是按特定的方式思考和行动。心理咨询师通过搜集来访者家庭信息及其对来访者早期的印象来形成一种评估。然后，心理咨询师与来访者共同分享印象、观点和感受，并且集中精力去促进治疗关系。鼓励来访者通过发展社会兴趣来检验和改变错误的生活方式（Adler，1927，1931）。

阿德勒学派的心理咨询师会经常积极地与来访者分享自己的预感和猜测，并且经常直接地给来访者布置家庭作业，例如要求来访者扮演自己想成为的角色。阿德勒学派的心理咨询师经常会借鉴其他学派的方法而使用不同的咨询技术。

### 目标

阿德勒咨询理论的目标是为了帮助人们形成健康、完整的生活方式。这就意味着需要教育或再教育来访者对生活风格的认识以及帮助他们克服自卑心理。阿德勒将帮助来访者改变错误的生活风格（faculty style of life）作为心理咨询的一个主要目标。这种错误的生活风格以自我为中心，它是以错误的目标和与自卑感相联系的不正确的假设为基础。这些自卑感可能源于先天的生理或心理缺陷，之后又因父母的溺爱或忽视而产生。这种自卑感必须加以矫正，并且不当行为必须被制止。心理咨询师为了达到目的，需要承担教师

和解说员的角色。阿德勒理论涉及完整的人格（Kern & Watts，1993）。最终来访者需要决定是追求社会兴趣还是个人兴趣。

### 技术

咨询关系的确立对于是否达到阿德勒咨询理论的目标是至关重要的。合适的咨询技术可以促成这样的目标。阿德勒学派的心理咨询师试图与来访者建立一种温暖的、支持性的、共情的、友好的和平等的关系。心理咨询是需要咨询双方共同努力的（Adler，1956）。心理咨询师积极主动地倾听和反馈的做法与以人为本的心理咨询师一样（James & Gilliland，2003）。

心理咨询师在咨询关系确立之后需要集中精力分析来访者的生活方式，包括分析其家庭情况、早年记忆、梦和家中的排行。正如前面提到的，儿童生长的家庭情况和环境极大地影响了儿童的自我认知和对他人的认知。每个孩子都生活在独特的环境中，但是他们的出生顺序和对家庭气氛的评估对他们的成长和行为有着重要的影响。来访者通常需要通过回忆小时候尤其是10岁以前的事情来了解自己。阿德勒（1931）认为，人们回忆童年的经历与现在对自己、他人和世界的评价是相一致的。阿德勒学派的心理咨询师需要在这些早年记忆中挖掘到相关主题和特殊细节（Slavik，1991；Statton & Wilborn，1991；Watkins，1985）。过去的人物常被视为原型，而不是特殊的个体。最近和过去的梦也是分析生活方式的一部分。阿德勒的理论认为，梦境可能是未来行为过程的预演。反复出现的梦境尤其重要。来访者在家中的排行有助于理解他的生活风格。来访者可能会坚持一种主要的生活方式，比如说总令自己感觉舒适的生活方式，除非需要尝试改变。

心理咨询师接下来需要尝试通过问一些开放性的问题和做一些解释来帮助来访者发展自我洞察力。开放性的问题允许来访者探索一些被他们忽视的生活模式。解释通常需要做一些直觉性的猜测。在这个过程中共情是很重要的，因为心理咨询师需要觉察出以前什么样的事件导致来访者现在行为的产生。在其他时候，解释要以心理咨询师对出生顺序和家庭状况的全面了解为基础。

　　心理咨询师需要运用一些特殊的咨询技术来促进来访者行为模式的改变：

● 面质（confrontation）。心理咨询师通常要质疑来访者的个人逻辑性。当来访者了解了自己的逻辑性后，他通常会认识到他可以改正这种错误的逻辑和行为。

● 提问（asking the question）。心理咨询师会问："如果你感觉良好，现在会有什么不同？"来访者会在初次会谈中被提问，但提问在咨询的任何阶段都适用。

● 鼓励（encouragement）。鼓励对人的信念具有暗示作用（Dinkmeyer ＆ Losoncy，1980；Dreikurs ＆ Soltz，1964）。心理咨询师鼓励他的来访者对自己和他人产生好感（Adler，1931）。只有当来访者表明了自己的信念，他的行为才有可能发生改变。帮助来访者选择积极向上的学习和生活方式的关键是进行鼓励。

● 角色扮演（acting "as if"）。心理咨询师指导来访者扮演他们想要成为的角色，比如，扮演他们梦中见到过的理想的人物（Gold，1979）。阿德勒的角色扮演源于汉斯·威辛格（Hans Vaihinger，1911）的理论，他认为人们依据他们对世界的一些假设来创造他们生活的世界。

● 故意刺激来访者的困境（spitting in the client's soup）。心理咨询师指出来访者的某种特定行为，从而破坏这种行为的后果。例如，一位母亲经常炫耀自己来显示自己高于女儿一等的行为被指出后，她可能继续这种行为，但却不再有优越感了。

● 发现自我（catching oneself）。来访者需要通过学习意识到自己的自毁行为或想法。首先由心理咨询师帮助来访者发现自我，但最终还是由来访者承担这个责任。

● 任务设定（tasking setting）。来访者最初要设定一个短期的可实行的目标，最终逐渐建立一个长期的现实的目标。一旦来访者的行为得到改变并意识到自己能够控制自己的生活，那么咨询就可以结束了。

● 按钮（push button）。心理咨询师鼓励来访者去选择生活中需要注意的现象。他们学习集中他们的思想而产生特定的情绪。这种技术就像按按钮一样，因为来访者可以选择记住那些消极或积极的经历（Mosak ＆ Maniacci，2008）。

### 优点与贡献

阿德勒学派咨询的优点和贡献如下。

● 这种方法通过心理咨询师运用积极的技术，促进一种平等氛围的形成。和谐和承诺在咨询过程中得以加强，来访者改善的机会也增加了。心理咨询师的鼓励和支持也是很有帮助的。阿德勒学派的心理咨询师通过教育的方法让来访者积极地看待生活。

● 这种方法对各个年龄阶段都通用。"阿德勒理论发展出了适用于儿童、青少年、父母、整个家庭、教师队伍和其他社会组织的咨询模式。"（Purkey ＆ Schmidt，1987，p.115）对于治疗4～9岁的儿童似乎特别有效。

● 这样方法能有效地解决各种心理障碍，包括儿童期和青春期的行为异常、反社会行为、焦虑症，以及一些情绪问题和人格障碍（Seligman，1997）。

● 这种方法对其他的一些理论和公共知识以及对人际互动的理解很有帮助。很多阿德勒学派的观点被融入进其他咨询方法中。

● 这种方法可以被选择性地运用于不同文化背景之中（Brown，1997）。例如，对传统上强调合作精神的西班牙裔和亚洲裔美国人，就可以适当地强调团体工作中"激励"的概念，而对于提倡竞争的传统北欧国家则突出"兄弟姐妹之间的竞争"的概念。

### 局限

阿德勒学派咨询的局限如下。

● 这种方法缺少稳固的、支持性的研究基础。只有少数相关的实验性研究清楚地描绘出了阿德勒学派咨询理论的有效性。

● 这种方法的某些术语和概念模糊不清。

● 这种方法可能对人性过于乐观，尤其是社会合作和社会兴趣。一些批判者认为他的观点忽略了生活的其他方面，比如潜意识的力量和地位。

● 这种方法的基本原则，例如民主家庭结构方法，不太适合于强调世袭社会关系文化背景下的来访者，如传统的阿拉伯人等（Brown，1997）。

● 这种方法主要依靠来访者的口头表达能力、逻辑性和洞察力，对智力不好的人不是很适用（James ＆ Gilliland，2003）。

安斯莉（Ansley）总是好与人争嘴。她的语言和表达方式有时犀利，有时刻薄。她能够迅速使其他女生哑口无言。因此，她既受人钦佩又令人憎恨。

在一个朋友的建议下，安斯莉拜访了一位阿德勒学派的心理咨询师。她喜欢她所学到的强调社交方面的理论，因此她决定尝试改变自己的行为方式。安斯莉认为变成她想成为的人的捷径是进行角色扮演。

安斯莉的这种关于进行角色扮演就能帮助自己实现目标的想法是否天真？从阿德勒学派理论观点出发，你有什么其他建议让她去做或去尝试？

## 人本主义理论

人本主义（humanistic）是描述心理咨询的一个术语，强调个体的潜力，即积极地选择并有目的地处理与自己有关的事情和周围环境。持人本主义理论的心理咨询师通过帮助来访者体验他们的感受而增加自我了解。这个术语很广泛，并涉及将人看做他们成长和发展过程中的决定者和发起者这个理论。这里包含三种理论：以人为中心的、存在主义和格式塔理论。

### 以人为中心的心理咨询

#### 创始人/发展者

卡尔·罗杰斯（1902—1987）是以人为中心的心理咨询理论的创始者。的确，在他 1942 年的著作《心理咨询和心理治疗》（*Counseling and Psychotherapy*）中以非指导式疗法的形式最先创立了这种理论。这种理论后来发展成为以来访者为中心和以人为中心的心理咨询理论，并对团队、家庭、社会和个体有着多重的适应性。

#### 人性观

以人为中心的心理咨询理论蕴涵着一种对人性的独特看法：人在本质上是好的（Rogers，1961）。人们都具有"积极的、向前的、建设性的、现实的和可以信任的"的特点（Rogers，1957，p. 199）。每个人从幼年开始就有意识，受内部指引向自我实现发展。

罗杰斯认为，自我实现是最普遍的激发动力，促使影响整个人格的行为发生。"有机体总是趋向和努力去实现、维持和增强生物体验。"（Rogers，1951，p. 487）以人为中心的理论家认为每个人都有找到个人生活意义和目的的能力。"事实上，功

能失调是学习和改变的一个失败案例。"（Bohart，1995，p. 94）

罗杰斯从现象学的角度（phenomenological perspective）来观察个体：他认为个体对现实的感知更为重要，而非事件本身（Rogers，1955）。这种看待人的方式类似于阿德勒的理论。罗杰斯和阿德勒共同享有的另一个观点是"自我"这个概念。但是由于自我概念在罗杰斯的理论中占有重要地位，所以他的理论又被称作自我理论（self theory）。自我是自我体验的结果，自我认识可以帮助人们将自身与其他人区别开来（Nye，2000）。

个体需要积极关注（positive regard）——爱、温暖、关心、尊重和被接纳——来形成健康的自我。但是在童年以及后来的生活中，个体经常受到来自父母或其他人的有条件的关注（conditional regard）。个体的价值观在以特定的方式做出反应后得到发展，因为有条件的接受让人们懂得只有当行为顺应其他人的需要时才能感受到自己的价值。因此，当个体对一种情况有不同的观点时，个体可能要否认或歪曲自己的感知来赞同他。陷入困难的个体会意识到自我感知和体验之间的不协调。如果他不顺应其他人的愿望，那么他将不会被接受和重视。但如果顺应了，他就会割裂了理想自我（ideal self，个体努力想成为的）和现实自我（real self，现实中的个体）。理想自我与现实自我相差越远，个体将与现实越疏远，而不能适应环境。

#### 心理咨询师的角色

心理咨询师的角色具有整体性。他建立并促成一种环境，使来访者能够自由地、受鼓舞地探

208

索自己的各个方面（Rogers，1951，1980）。这种氛围关注心理咨询师和来访者的关系，且该关系被罗杰斯描述成一种特殊的"我—你"私人身份。心理咨询师应意识到来访者的言语或非言语的信息，并且把自己的所见所闻反馈给来访者（Braaten，1986）。来访者和心理咨询师都不知道咨询会谈方向会走向哪里或咨询过程中将出现什么样的目标。在咨询过程中，来访者"有权监督他们治疗的方法"（Moon，2007，p.277）。因此，心理咨询师相信来访者会在其想做的方面制定一个进程表。心理咨询师的工作是扮演促进者而不是指导者的角色。在以人为中心的咨询方法中，心理咨询师是一个过程专家和专门的学习者（对于来访者来说）。耐心是心理咨询师所必备的（Miller，1996）。

### 目标

以人为中心的心理咨询的目标围绕着来访者自身，而非他的问题。罗杰斯（1977）强调人们在学习如何处理各种情况时需要得到帮助。其中达到目标的一个主要方式是帮助来访者成为一个功能健全的人，而不需要在每天的生活中使用防御机制。这样的个体会十分愿意去改变和成长。他对经验更加开放，更加相信自我并积极自我探索和评估（Rogers，1961）。此外，一个健全的人会进一步发展对自我和他人的接纳，并且能更好地做出决策。最后，在确定、使用和整合来访者自身的资源和潜力时应给予他们帮助（Boy & Pine，1983；Miller，1996）。

### 技术

以人为中心的心理咨询师认为，咨询关系比技术更加重要（Glauser & Bozarth，2001）。罗杰斯（1957）认为心理咨询中有三个充要（即核心）的条件：

（1）共情；

（2）无条件积极关注（接纳、奖赏）；

（3）真诚一致（真诚、开放、真实、透明）。

共情也许是主观的、人际的或是客观的（Clark，2004；Rogers，1964）。通常，它是以上三者的结合。在治疗中，共情是心理咨询师感知来访者并向其反馈的一种基本能力。表达共情的方式多种多样，但是本质上，共情是试图与来访

者共同思考并领会来访者传达的信息、意图及含义，而不是单方面地为来访者思考（Brammer et al.，1993；Clark，2007；Moon，2007）。罗杰斯（1975）指出，"不断的研究强有力地表明，在咨询关系中高度地共情是最有效的，也可能是引起改变和启发学习的最有效的因素之一"（p.3）。无条件的积极关注（unconditional positive regard）也被称为接纳，即深入地、真诚地关心来访者，也就是只要来访者存在就应珍爱他（Rogers，1961，1980）。真诚一致（congruence）是通过放弃心理咨询师的角色和正面引导而形成透明的治疗关系的前提条件（Rogers，1980）。"心理咨询师已准备将自己的担忧和个人关注放在一边，与来访者在咨询关系中努力做到开放"（Moon，2007，p.278）。

以人为中心的心理咨询师自1980年以来就曾尝试用一些其他的方法来治疗来访者，比如限制自己的感觉、想法和价值观的流露（Corey，2005）。然而，来访者通过感受自己和他人的关系而获得发展（Cormier & Cormier，1998）。因此，罗杰斯（1967）认为，"人格重大的积极的改变"不可能脱离咨询关系而发生（p.73）。

促进心理咨询师和来访者关系的方法包括：主动和被动地倾听、对想法和情感的准确反映、澄清、总结、面质和一般或开放的引导，而尽可能地避免提问题（Tursi & Cochran，2006）。

### 优点和贡献

以人为中心心理咨询理论的优点和贡献如下。

● 该方法革命性地将心理咨询同心理治疗联系起来，通过制作和公开实际会谈的磁带和公开副本而使心理咨询不再那么神秘（Goodyear，1987；Sommers-Flanagan，2007）。

● 以人为中心的心理咨询方法广泛地适用于人类的问题，包括制度的改变、劳资关系、领导才能的发展、生涯规划及国际外交等。例如，科尼利厄斯-怀特（Cornelius-White，2005）已经发现以人为中心的心理咨询方法能有效地促进跨文化的心理咨询。同样地，莱莫尔和陈（Lemoire，Chen，2005）曾表明，"以人为中心的方法似乎有潜力去创造消除偏见的必要条件，允许那些与性别偏见群体有关系的青少年以更具建设性的方式

来认同他们的性别角色"（p. 146）。

● 该方法已引起广泛研究（Tursi & Cochran，2006）。它最先为研究中的咨询变量设定标准，尤其是那些罗杰斯（1957）认为能够带来治疗性改变的"必要的和充分的"条件。

● 这种方法在许多情况下都有效。以人为中心的心理咨询帮助来访者提高心理调整能力、自学能力、对挫折的容忍以及减少防御机制的运用。它适合治疗那些轻、中度的焦虑，以及适应障碍和无法归因的精神障碍状况，比如简单的丧亲之痛或人际关系（Seligman，1997）。

● 以人为中心的心理咨询方法对于那些经历过人间悲剧的来访者也许特别有效，因为该方法允许来访者"与情绪进行抗争，并通过了解与悲剧相关联的感觉而受到较少的影响"（Tursi & Cochran，2006，p. 395）。

● 这种方法关注心理咨询师与来访者之间建立的开放的、可接纳的关系以及短期心理咨询的性质。

● 学习该方法的基本原则只需相对较少的时间。由于其重视倾听技术的掌握而使以人为中心的心理咨询成为培养专职助手的基础。而且，它也是一些新兴的治疗方法的基础，且经常与其他理论方向如认知心理学和行为主义联合起来用于心理咨询服务（Prochaska & Norcross，2007；Seligman，2006）。

● 该方法对人性持积极的态度且它还在不停地发展。

**局限**

以人为中心的心理咨询理论的局限如下。

● 该方法可能过于简单、乐观、从容，而没有重视那些处于危机中或需要更多组织和监督的来访者（Seligman，2006；Tursi & Cochran，2006）。

● 该方法的应用受到限制，原因在于其理想的结果是建立在来访者聪明、有悟性和勤奋的基础之上，它很少用于有严重伤残的病人和儿童（Thompson & Henderson，2007）。

● 该方法忽视了诊断、潜意识、发展理论以及先天的性和攻击性驱力。许多批判者认为这种方法过于乐观。

● 该方法仅仅解决表面问题，而不激发来访者去探索其更深层次区域的问题。因为以人为中心的咨询是短程的，所以它也许并不能对来访者产生持久的影响。

● 与其说该方法是以技术为基础的，不如说它是建立在态度的基础上。它没有能够引起来访者改变的具体技术（Moon，2007）。 211

## 个人反思

你认为以人为中心的咨询方法最具吸引力的地方是什么？为什么？你认为其最没有吸引力的是什么？为什么？

### 存在主义心理咨询

*创始人/发展者*

存在主义心理咨询领域中最具影响力的两位专家是罗洛·梅（Rollo May，1909—1994）和维克托·弗兰克尔（Viktor Frankl，1905—1997）。梅广泛地讨论焦虑问题，特别是关于他自己的生活以及与结核病的生死搏斗的问题。而在二战时，弗兰克尔被囚禁在纳粹死亡集中营，但即使在最可怕的集中营里，他仍集中思考生命的意义。

*人性观*

"存在主义的方法否认了人性决定论并强调人们有权去选择建设他们的环境"（Fernando，2007，p. 226）。作为一个群体，存在主义者们认为人们通过他们所做的选择来构建自己的生活，甚至在纳粹死亡集中营这种最糟糕的条件下，人们也有机会做出生或死的抉择，即是否为生存而斗争（Frankl，1969）。存在主义者关注选择的自由意志及其所伴随的行动。他们认为人们就像是自己生活的主导者。他们声称，人们会为人生中自己做过的决定和那些更重要、更有意义的抉择负责任。

弗兰克尔（1962）认为，"生命的意义一直在变化，并且永远不会停止"（p. 113）。他的理论被称为意义疗法（logotherapy）。陈述生命的意义超出了自我实现的范围，它以三种水平形式存在：（1）最根本的意义（例如，整个世界运行的规则）；（2）时间的意义；（3）普通的、日常的意义（Das，1998）。我们发现生命的意义主要有以下三种途径实现

（1）通过实践行动，即通过完成或实现某件事；

（2）通过经历有意义的事情，比如阅读关于自然、文化或爱的作品；

3. 通过经受磨难，即寻找一种适当的态度以适应不可改变的命运。

存在主义者相信，精神病理学不能使人做出有意义的决定以及发挥人的最大潜能（McIllroy，1979）。由于人们活动中伴随着焦虑，他们可能避免选择，也意识不到自己的潜力。焦虑通常与无能联系在一起，但梅（1977）却认为，适度的焦虑可能是健康和动机的体现，并可帮助人们发生改变。

### 心理咨询师的角色

存在主义的心理咨询师没有固定的角色要求。每一个来访者都被认为是独特的。因此，心理咨询师对来访者的各方面都要敏感，"如声音、姿势、面部表情甚至包括衣着和偶然出现的躯体动作"（May，1939，p. 101）。基本上，心理咨询师很关注来访者是否信任自己，并努力和他们发展更深一步的咨询关系。"心理咨询师努力争取时空的统一以了解和体验来访者正在经受的情感与精神状态。为了达到这个目标，心理咨询师需要表达他自身的感受。"（Fernando，2007，p. 231）因此，存在主义心理咨询师通常会与来访者一起分析个人经历以便深化咨询关系，并帮助来访者实现人性和努力的共享。布勒和艾伦（Buhler & Allen，1972）指出，存在主义心理咨询师强调互动、整体性以及成长的人际关系。心理咨询师从弗兰克尔理论的角度来实践苏格拉底（Socratic）所认为要与来访者对话的理论（Alex Vesley，June 19，2007，人际交流）。

然而，所有存在主义的心理咨询师在怎样实现个人潜能和做出决定上的做法就像出自同一个模板。他们关注于帮助来访者体验个人的感受，获得清晰的自我认识并朝着正确的生活方向努力。努力的关键在于现在富有创造性地生活，而不是恢复以前的生活。他们"也关注人类最终关心的事物（死亡、自由、孤独和无意义感）"（May & Yalom，2000，p. 289）。

### 目标

帮助来访者认识意义、责任、意识、自由和潜力的重要性是存在主义的目标。在心理咨询过程中，存在主义者希望来访者能对他们的生命更加负责。"使病人能够真实地认识到他们自身的存在是治疗的目标。"（May，Angel & Ellenberger，1958，p. 85）来访者在此过程中不是一个事件的观察者，而是一个有意义的个人行为的塑造者，以及创造有意义生活方式的个人价值观的拥有者。

### 技术

"存在主义理论并不把心理咨询师限制在特定的技术与干预手段上。"（Fernando，2007，p. 230）与其他大部分形式的心理咨询相比，存在主义的心理咨询拥有的可用技术比较少。存在主义允许心理咨询师借鉴他人的观点，同时也可以使用大量的个人和专业的技术，这种表面的劣势（例如，缺乏理论技巧与专业术语）又似乎变成一种荒谬的优势。"仅仅用技术来解决来访者的问题，这似乎在操纵他们，"而这种操纵与存在主义的观点是相反的（Frankl，1967，p. 139）。因此，存在主义者可以自由运用各种技术，就像运用与脱敏法和自由联想法一样的技术，或者完全背离习惯用法（Corey，2005）。

与来访者建立关系是存在主义的心理咨询师所拥有的最有效和最有影响的技术手段。心理咨询师在观念上应超越自己的需要而关注来访者自身。心理咨询师在咨询过程中可以开放性地进行自我暴露以帮助来访者更深入地体验个人的感受和经历。真实、坦诚和自发性是咨询关系的重点（Mendelowitz & Schneider，2008）。

存在主义心理咨询师也使用面质技术。每个人都要对自己的生命负责任，这是来访者需要面

对的一个现实。存在主义心理咨询师还从其他形式的心理咨询中借鉴一些技术，比如对意识练习、意象、矛盾、纠正、目标设置活动的运用。

### 优点和贡献

存在主义心理咨询的优点和贡献如下。

● 这种方法强调每个个体的独特性以及有意义生活的重要性。与他人合作是一种非常人性化的方式（Alex Vesley，June 19，2007，人际交流）。

● 这种方法认为焦虑并不只是一种消极状态。焦虑是人类生活的一部分，能激发个体做出健康和积极的选择（Fernando，2007）。

● 这种方法使得心理咨询师有机会接触到大量的哲学和文学理论，这些都能有助于增进和启发人们对人性的认识（Mendelowitz & Schneider，2008）。

● 这种方法强调人类的成长与发展，通过心理咨询师指导来访者阅读并给予治疗，使来访者看到了希望。

● 这种方法在处理多元文化的心理咨询中特别有效，因为它关于人类存在的全面化观点允许心理咨询师以"我—你"的方式关注来访者本身，而且不考虑种族或文化背景（Epp，1998；Jackson，1987）。

● 这种方法有助于把个体和人类要面临的全部问题结合到一起，例如追求和平和缺乏同情心的问题（Baldwin，1989）。

● 这种观点可以与其他的观点、方法（例如，以学习原理和行为主义为基础的方法）结合起来以解决特别困难的问题，比如酗酒（Fernando，2007）。

### 局限

存在主义心理咨询的局限如下。

● 这种方法没有提出一种充分发展的咨询模式。强调咨询发展阶段的专业心理咨询师尤为激烈地批评了这一点。

● 这种方法缺乏教育性和训练性的程序。每一个实践者都是独特的。虽然独特性很有价值，但它破坏了理论的系统性。

● 这种方法很难超出个体的心理发展水平进行咨询，这是由主观本性的限制导致的。存在主义与大多数的其他方法相比，缺少相应的方法类型和验证过程。简而言之，就是缺乏能够让初学的心理咨询师有效理解的一致方法。

● 与其他心理咨询理论相比较，这种方法与存在主义哲学的联系更为密切。这种差异限制了它在某些情境中的有效性。

---

**案例** | **内德的虚无主义**

内德（Ned）是一个存在主义者，他相信不存在的状态。他认为生活是没有意义和不合理的，并且这种观点是与生俱来的。有时他的强硬立场会使他与他人疏远，但是内德一般会尊重他的哲学推理。

为了寻找支持其观点的证据，一天，内德号召当地的私人练习团队与吉姆（Jim）见面，吉姆是一个有名望的存在主义心理咨询师。内德期待吉姆和他谈论哲学并支持他的虚无主义。然而，吉姆却告诉内德他在每天的生活中都能发现意义的存在，内德很惊讶。

内德对吉姆的评估怎么会是这样的不准确？如何对内德和吉姆之间的分歧进行有效地讨论？

---

### 格式塔疗法

格式塔疗法是伴随着格式塔心理学理论出现的，它是强调知觉完整性的一个学派。格式塔（gestalt）意味着完形。格式塔心理学和疗法的兴起是对其他学校心理学和心理咨询学派，比如精神分析理论与行为主义理论的理论重点的简化。格式塔理论强调人作为一个整体是怎样运作的。

### 创始人/发展者

弗雷德里克·皮尔斯（Frederick Perls，1893—1970）创立了格式塔理论，并通过他炫耀的个性及其著作使格式塔理论得以流行。皮尔斯最初的观点在劳拉·皮尔斯（Laura Perls）（他的妻子）和保罗·古德曼（Paul Goodman）的帮助下得到发展和完善。一些其他的理论家，特别是乔恩·法根和厄玛·李·谢菲德（Joen Fagan，

Irma Lee Shepherd，1970）又进一步发展了这个理论。

### 人性观

格式塔学派认为人们都努力寻求生活中的完整性。每个人都有自我实现的趋向，它出现在人与环境的互动之中和自我意识萌芽时。自我实现关注于现在的状态，它是"一个人现在的状态，而不是其想达到的状态"（Kempler，1973，p.262）。格式塔对人本性的看法是相信人内在的智慧，这与以自我为中心的心理咨询理论很类似。每个人都在努力将自身的各个部分合成一个健康的统一整体，而寻求一种整体的创造性的生活。格式塔的观点认为一个人的整体远远大于各部分之和（Perls，1969）。

格式塔的理论反对宿命论：每个人都能够改变，并变得有责任心（Hatcher & Himelsteint，1997）。个体是所有事件的参与者，而不只是反应者。总之，格式塔的观点是建立在存在主义、经验主义和现象学的立场上的：目前的状况才是事件的核心。一个人不是通过言论而是通过个体的实践显示出自己的与众不同，在特定的时刻个体对自己生活的评估和阐释才是最重要的。

格式塔疗法认为，许多心理有问题的个体都过分依赖于理性的经验（Simkin，1975）。这种做法就减弱了个体情感和感觉的重要性，并限制了个人在各种环境中的反应能力。另一个普遍的问题是他们不能分辨和解决未完成事件，即仍然影响着个体现在的活动和生活的早期思想、感觉和反应。不能够原谅自己父母的过错就是其中一件最典型的生活未完成事件。格式塔学派并没有把这些难题归因于任何内心潜意识的力量，而是关注意识的作用，"来访者获得完整的心理和感觉的能力"与"现在的经历"相联系（James & Gilliland，2003，p.49）。每个人都在特定的意识水平上活动，从清楚的意识到潜意识状态。心理健康的个体能清楚地意识到自己。

格式塔理论认为，一个人可能会在多个方面遇到困难。第一，他可能与环境及其资源失去联系。第二，个人可能会过分依赖于环境，而无法触及自己内心。第三，他可能无法抛开那些未完成事件。第四，他可能在不同的方向迷失自己。

第五，个体陷于强者（认为自己应该做的）和弱者（自己想做的）之间的矛盾冲突。第六，个人可能在处理生活对立面时存在困难，比如爱/恨，男子/女子气，愉快/痛苦。

### 心理咨询师的角色

创造一种氛围以促进来访者探索自身成长需要什么是格式塔学派的心理咨询师的角色。心理咨询师通过热情、真诚、坦率来提供这样一种氛围。波尔斯特和波尔斯特（Polster & Polster，1973）强调心理咨询师必须处于兴奋、精力充沛和完全人性化的状态。此刻的互动是一个持续的过程（Perls，1969）。通过与来访者的即时互动，心理咨询师帮助来访者关注被阻塞的能量，并通过积极和适合的方式来利用这些能量（Zinker，1978）。心理咨询师与来访者深入互动，也可以帮助来访者认识他的生活模式（Fagan，1970）。

### 目标

格式塔疗法的目标已经被很好地阐述了。一个目标立足于此时此刻并对直接的经验有一定的认识（Bankart，1997）。进一步的目标包括关注语言和非语言的表达以及生活的概念，包括做出决定（Fagan & Shepherd，1970）。格式塔理论在于帮助来访者解决过去的问题而变得更加整合。这个目标包括心理成长的完整性，强调个人的情感、认知和行为方面的整合。对人的正反两面的接受是其最基本的焦点（Gelso & Carter，1985）。

作为一个群体，格式塔治疗师强调来访者的行动，以推动他们的体验感受和行为。他们也强调"现在"（now）这个概念。皮尔斯（1969）发展了一个解释世界本质的公式："现在＝体验＝意识＝事实。过去和未来都不重要，仅仅强调现在。"（p.14）

### 技术

格式塔疗法发展出了许多最具有革命性的咨询技术（Harman，1997）。这些技术分为两种形式：练习（exercises）和实验（experiments）。练习是现成的技术，比如白日梦、角色扮演和心理剧（Coven，1977）。练习可以引起来访者的某些反应，如愤怒或探索。从另一方面来讲，实验是心理咨询师和来访者之间的互动。实验之前不需要计划，而来访者和心理咨询师会对所学习到的东西感到吃惊。大多数格式塔疗法的技术都采用非计划实验的方式（Zinker，1978）。然而，格式塔理论在这里主要关注的是练习取向的咨询技术。

一种最普遍的练习是对梦的工作。皮尔斯将梦描述为一种信号，重现人们在某个特定时间段的处境（Bernard，1986）。格式塔理论的心理咨询师与精神分析学家不同，他们不进行解释说明而是让来访者陈述梦境，然后指导他们对梦境中每个部分重新体验，这是一种戏剧化的自由联想。来访者可以通过这种方式更多地了解自己的多个方面。

另一种有效的技术是空椅子技术（见图 9—1）。来访者在这个过程中需要对他人格的各个部分进行讨论，如处于支配地位的部分和消极被动的部分。空椅子是这个疗法的重点。来访者可以仅仅和椅子谈论自己最典型的一面，或者不断地换椅子，而在每个椅子上表现不同的方面。在这

场对话中，来访者理性和非理性的部分显现出来，他们不仅仅能够看到这些不同的方面，而且能够处理自身存在的矛盾。这种方法对于有严重的心理障碍问题的人不适合（Bernard，1986）。

在格式塔疗法中，面质是最有效力的练习技术之一。心理咨询师指出来访者行为和感受中的矛盾之处，比如一个来访者承认自己紧张不安的时候却还在笑。真正紧张的人是不会微笑的。面质需要向来访者询问"什么"和"怎样"的问题，而避免问"为什么"的问题，因为这需要理智的回答。

另一些有效的个体取向的格式塔疗法也经常用于小组治疗（Harman，1997）。

（1）绕圈子。当心理咨询师觉得这是一个特殊的话题，或者来访者需要将个人的感受展示给大家时，就可以使用这个练习。

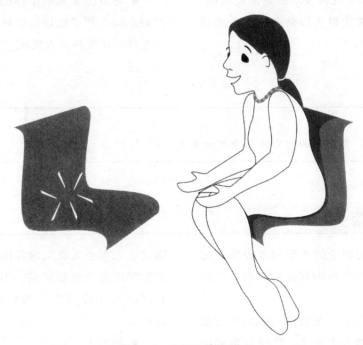

**图 9—1　空椅子技术图示**

例如，来访者可能会说，"我不能忍受任何一个人"。然后心理咨询师让来访者将这句话讲给小组的每个成员听，并加上对每个成员的评价意见。这个围成圈的练习方式很灵活，可能包括非言语的和积极的感受。来访者通过参加这个练习能更好地意识到自己内心的感受。

（2）我来承担责任。在这个练习中，来访者需要

围绕"我来承担责任"这句话陈述自己的看法。这个练习可以帮助来访者进行自我感觉和行为的整合。

（3）夸张。来访者需要夸大自己不经意间的动作或姿势。这样做可以使这些行为内部意义变得更加明显。

（4）你能让我说一句话吗？心理咨询师能够意识到来访者所说的话反射的态度或信息，然后

询问来访者是否愿意用一句话来总结，从而使他们的想法更加明确（这句话由心理咨询师提出）。如果心理咨询师对来访者的潜在信息的判断是正确的，那么，来访者就能从重复这句话中获得领悟。

**优点和贡献**

格式塔疗法的优点和贡献如下。

● 该方法强调帮助人们整合并接受生活的各个方面。如果个体选择了适应当前的环境，那么仅仅从个体的外在表现是不能被理解的（Passons，1975）。

● 该方法关注于未完成的事件。如果来访者能解决这些事件，他的生活将变得更加丰富多彩。

● 该方法更重视行动，而不只是说说。有很多活动可以帮助来访者体验改变的过程并取得更快的进步。

● 该方法并不局限于几种技术而更富灵活性。任何一种能帮助来访者变得更加整合的活动都被应用到了格式塔疗法中。

● 该方法对于一些心境障碍、焦虑状态、心因性障碍、适应障碍和美国《精神障碍诊断和统计手册》修订版诊断中的问题，如职业问题和人际关系问题（Seligman，1997）都很适用。简而言之，格式塔疗法是可以广泛运用的。

**局限**

格式塔疗法的局限如下。

● 该方法缺乏坚实的理论基础。一些评论家把格式塔学派的咨询看做所有经验和技巧的集合，也就是说，太哗众取宠了（Corey，2005）。他们坚持认为格式塔学派是反理论性的。

● 该方法严格地处理当前的状况和经验（Perls，1969）。这种方法两极分化的原则不允许对自己消极的洞察和改变，而这却是一些来访者所喜欢运用的。

● 该方法缺少了对来访者的诊断和测试。

● 该方法太重视个体的发展，并因自我中心的观点而受到了批评。这种咨询的焦点完全集中于个体的感受和自我发现。

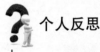

**个人反思**

在你的生活中，哪些东西比它的部分之和更大？

## 本章内容小结

这一章介绍了咨询理论的本质和重要性。另外，它还重点介绍了当今咨询理论的运用，尤其是不同形式的折中主义。

本章中介绍和讨论了三种咨询的取向——精神分析、阿德勒学派和人本主义。精神分析和阿德勒学派心理咨询在实践中有一些区别，但如果不考虑它们所强调的部分，它们的核心基本上是一致的。以人为中心、存在主义和格式塔理论是人本主义取向上的三种不同理论的分支。当每一种理论在帮助来访者做出正确的抉择、体验自己感受的时候，就显出了与其他理论明显的不同。

因此，人本主义取向的咨询理论比精神分析和阿德勒学派理论更加多变。不管怎样，我们都是以相同的方式介绍这五种咨询理论观点的大致情况的：

● 创始人/发展者；

● 人性观；

● 心理咨询师的角色；

● 目标；

● 技术；

● 优点和贡献；

● 方法的局限。

## 问题讨论

1. 跟你的同学讨论一下，如果没有咨询理论，那么咨询将变成什么样？然后和班上同学讨论一下作为一种缺乏理论基础的心理咨询有哪些优点和缺点？

2. 比较一下精神分析理论的优点和局限。你会怎样向一个不熟悉该理论的人解释它的优缺点？

3. 阿德勒强调将勇气（一种不知道结果的情况下甘冒风险的意愿）作为他的理论的一部分。和你的同学谈谈你在什么时候具备了勇气以及勇气给你的生活带来了什么不同？

4. 你对本章介绍的人本主义的哪个分支的理论最感兴趣？根据不同的意见将全班同学分组，谈谈它是怎样引起你们的共鸣的，并谈谈它的优点和不足。

5. 不考虑理论的取向，你对本章中的哪种理论最感兴趣？试着分析它为什么会吸引你，换句话说，是它更感性、更理性还是更实用？和你的同学谈谈你最喜欢的理论，并说明理由。

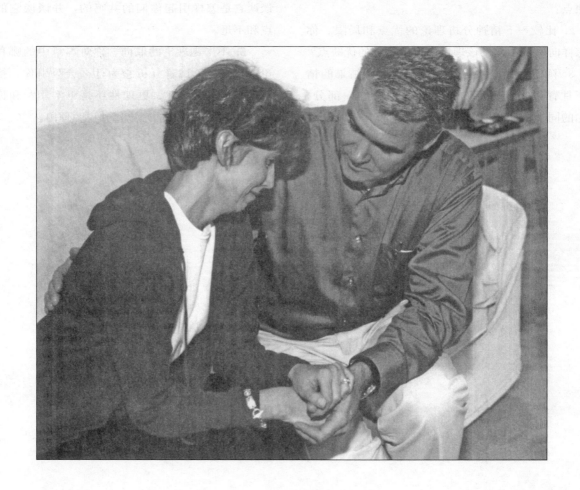

# 第10章
# 行为、认知、系统、短程和危机心理咨询理论

她依偎

在他宽厚的臂弯中，

悲痛地哭泣着。

几乎躺倒在他的肩头上，

就像一片树叶

在夏末风中的树枝上摇曳。

他试着安慰她，

静静地温柔地诉说着，

偶尔轻拍她的头。

他低声说"会好起来的"。

话从他口中说出，

但他知道自己在撒谎。

他们的世界已经坍塌了，

就像世贸中心的南塔一样

在那儿他们失去了唯一的儿子。

---

Reprinted from "Reflection on Counseling After the Crisis", by S. T. Gladding. In G. R. Walz & C. J. Kirkman (Eds.), (2002). *Helping People Cope With Tragedy & Grief* (p. 9). Greensboro, NC: CAPS Publication. Reprinted with permission. No further reproduction authorized without written permission of the ERIC Counseling and Student Services Clearinghouse and the National Board for Certified Counselors.

222　本章涵盖了咨询领域中许多最新的流行的理论。这些理论建立在以下五种基本流派之上：行为咨询、认知咨询、系统咨询、短程咨询和危机咨询。这些流派都有不同的方法来帮助来访者，并强调各自流派与众不同之处。在本章中，行为主义咨询被看成一个整体，其中包括认知和行为取向的专家。在认知咨询中，理性情绪行为疗法（Rational Emotive Behavioral Therapy，REBT），作为一种更具认知倾向的理论，将和现实疗法（Reality Therapy，RT）以及艾伦·贝克的认知

疗法（Aaron Beck's Cognitive Therapy，CT）一起介绍。而且这些理论可以被简单地统称为认知行为理论。接下来将要介绍的是系统理论、短程理论和危机理论，以及这三种理论在咨询中的独特的方法。

本章也会运用以前章节中的规范对这些理论进行描述，特别是注重创始人/发展者、人性观、心理咨询师的角色、目标、技术、优点、贡献和局限的理论描述。

## 行为主义咨询

行为主义咨询理论关注于广义上的来访者的行为。一个人通常由于自身的不足或错误的行为而带来麻烦。行为主义心理咨询师帮助来访者学习新的、合适的行动方式，或者帮助他们调整或消除不当的行动。这样，适应性的行为将会取代那些不适当的行为，对来访者来说，心理咨询师发挥着学习专家的作用（Krumboltz，1966a）。

行为主义咨询方法在公共机构情境例如精神病院或者收容所中特别流行。对有进食障碍、物质滥用和心理性功能紊乱等特殊问题的来访者，行为主义咨询方法有一定的帮助作用。行为主义疗法对于处理焦虑、压力、教养和社会互动等问题也十分有效（Cormier & Hackney，2008；Seligman，1997，2006）。

### 行为疗法

#### 创始人/发展者

斯金纳（B. F. Skinner，1904—1990）对于行为疗法的流行做出了巨大的贡献。"斯金纳（1953）极端行为主义的直接产物"（Wilson，2008，p. 224）是应用性的行为分析，它建立在操作性条件作用的基础上。行为疗法阵营中的其他著名的历史人物有伊凡·巴甫洛夫（Ivan Pavlov）、约翰·华生（John B. Watson）、玛丽·琼斯（Mary Cover Jones）。当代人物有阿尔伯特·班杜拉（Albert Bandura）、约翰·克伦伯尔茨（John Krumboltz）、尼尔·雅各布森（Neil Jacobson）、斯蒂芬·海耶斯（Steven Hayes）、玛莎·莱恩汉（Marsha Linehan）等，他们都为帮助来访者做出了巨大的贡献。

### 人性观　223

行为主义者，作为一个群体，关于人性观有着以下共同的观点（Rimm & Cunningham，1985；Seligman，2006）。

● 注重行为的过程，即这个过程与外显行为紧密相连（认知行为学家除外）；

● 关注此时此刻的行为，而不是那时那刻的行为；

● 存在着一种不管行为适当与否，都可以通过学习获得的假设；

● 它们持有一种通过学习可以有效改变不当行为的信念；

● 关注与来访者建立一种有效的、明确的治疗目标；

● 否认人格是由特质组成的这一观点。

此外，在使用任何一种技术时，行为主义者都强调实验证据和科学支持的重要性。一些赞同社会认知学习形式的行为主义者强调人们通过观察他人和事件来获取新的知识和行为，而不是亲自参与其中，这样就不会造成任何直接的影响（例如，模仿）。这种学习方式不需要主动参与。

### 心理咨询师的角色

一个心理咨询师可能会依照他的行为取向以及来访者的目标而扮演多重角色。一般来说，行为主义心理咨询师在咨询过程中应当是积极的。这样，来访者就可以学习、不学习或者再学习某些特定的行为方式。心理咨询师在这个过程中，就可以像顾问、教师、建议者、强化者和协助者一样发挥着作用（James & Gilliland，2003）。他甚至可能指导和监督来访者周边环境中的人，这

些人对来访者的变化过程起着一定的协助作用。一个有效力的行为主义心理咨询师可以从广泛的角度开展工作，从而使来访者参与到咨询的每一个阶段。

### 目标

行为主义心理咨询师的治疗目标与其他很多咨询流派的治疗目标相似。基本上，行为主义心理咨询师想要帮助来访者更好地适应生活环境，并实现个人和职业的目标。因此，调整或者消除来访者所有的不适当行为，帮助来访者获得健康的、建设性的行为方式是行为疗法的关注点。仅仅消除某种行为是不够的；不适当的反应方式必须被富有成效的反应方式所取代。心理咨询师和来访者达成共同的治疗目标是行为疗法主要的一步。

### 技术

行为主义心理咨询师对一些最佳的研究结果和有效的咨询技术的利用有着自己的取舍标准。

基本行为技术。尽管在指定时间或特定的情景中，一种指定的技术更加合适，但一些基本的技术在所有的行为理论中都是可以运用的。这里将简单地介绍一些最基本的行为技术。

（1）强化的使用。强化（reinforcers），发生于一个行为之后，并使这种行为重复发生的可能性增加。强化可能是正强化，也可能是负强化。

（2）强化方案。当某个行为第一次被习得时，每当它发生都应给予强化，换句话说，就是不断地强化。然而，当某种行为建立起来以后，它就不应该被频繁地强化，换句话说，即进行间断强化。强化方案的制订应依据反应的量（比率）或者时间的长度（间隔）。比率强化和间隔强化既可以是固定的，也可以是多变的。

224

### 个人反思

当你制订一个多变的计划时，请多次反思。你会倾向于选择哪个？为什么？

（3）塑造。通过不断地接近而一步一步习得行为的过程称为塑造（shaping）。当来访者学习新的技能时，心理咨询师要帮助他将行为分解成多个便于管理的单元。

（4）泛化。泛化（generalization）是指行为由原先习得的环境（如在家中或者在工作中）向其他的环境中迁移的现象。这表明行为在向其他环境发生转移。

（5）保持。保持（maintenance）被定义为行为不依赖于其他任何人的支持而持续地表现着。保持特别强调的是要增加来访者的自我控制和自我管理能力。当来访者学习塑造自身行为的时候，一种方法可能是自我控制。这个过程包含了两种控制，即自我观察和自我记录（Goldiamond，1976）。自我观察（self-observation）需要注意自身的某些特殊行为；自我记录（self-recording）则着重于记录这些行为。

（6）消退。消退（extinction）是指由于强化物的消失而使某种行为消除。很少有人会继续做那些没有回报的事情。

（7）惩罚。惩罚（punishment）是指通过呈现不愉快的刺激而减少或消除某些行为。

特殊行为技术。特殊行为技术是经过精炼的行为方法，它更为细致地融合了一些基本技巧，在不同的行为方法中都有所呈现。

（1）行为排练。行为排练（behavioral rehearsal）指的是对期望的行为进行练习，直到这种行为以来访者所希望的方式展现出来（Lazarus，1985）。

（2）环境规划。环境规划（environment planning）是指建立局部环境以促进或者限制来访者的某些行为。

（3）系统脱敏。系统脱敏（systematic desensitization）可以用于帮助来访者克服在某些特定环境中的焦虑情绪。它要求来访者描述一些引起焦虑的情境，并对这些情境和有关事件进行等级排列（见表10—1），从不能引起焦虑（0）到极度焦虑（100）。为了帮助来访者克服焦虑和面对现实，心理咨询师要教会他们进行生理放松或者心理放松。然后回顾焦虑等级表，从最低焦虑开始，当来访者的焦虑开始增加时，来访者就需要再次放松，这个过程要被重复，直到他们即使想到曾经让自己极度焦虑的事情也能够完全平静下来。

225

**表 10—1　　乔（Joe）的焦虑等级表**

| 焦虑的程度（%） | 事件 |
| --- | --- |
| 90 | 婚姻关系 |
| 85 | 姻亲关系 |
| 80 | 与自己新生儿有关的事 |
| 75 | 与父亲有关的事 |
| 70 | 与母亲有关的事 |
| 65 | 基本的家庭关系和责任 |
| 60 | 在工作中担任项目经理 |
| 50 | 工作 |
| 40 | 去咨询 |
| 35 | 个人财政 |
| 20 | 寻找乐趣（自发的） |
| 10 | 睡觉 |

（4）决断训练。决断训练（assertiveness training）的主要原则是让人在没有焦虑的情况下自由地表达想法和感情（Alberti & Emmons, 2001）。这种技术包括对抗条件反射性的焦虑和增强决断感。告知来访者每个人都有权利表达自我（而不是义务）。然后来访者需要了解攻击行为、消极行为和决断行为之间的区别。

（5）后效契约。后效契约（contingency contracts）说明了那些需要完成的、需要改变的或者不需要继续的行为，完成这些目标的奖励，以及获得这些奖励的条件（Corey, 2005）。

（6）冲击和暴露。冲击疗法（implosive therapy）是一种先进技术，它通过来访者想象可能带来某种可怕后果的焦虑情境来实现脱敏。来访者不会一开始就被要求进行放松（如同在系统脱敏中一样）。暴露（flooding）危害性较小，这是由于想象时的焦虑情景不会造成痛苦的后果。

（7）间歇。间歇（time-out）是指一种温和的令人厌恶的技术，来访者没有接受正强化的机会。这种方法在短时间内有效，例如在5分钟内。

（8）过度纠正。过度纠正（overcorrection）是这样一种技术，即当来访者首次将环境恢复到它的原始状态时，然后继续操作使其"比正常状态更好"。

（9）内隐致敏法。内隐致敏法（covert sensitization）是指将不期望的行为与不愉快的感觉联系起来、消除这些行为的一种技术。

226

**优点和贡献**

行为疗法的优点和贡献如下。

● 这种方法直接处理症状。由于大部分来访者会因一些特殊问题而寻求帮助，直接处理症状的心理咨询师能够给予来访者即时的协助。

● 这种方法关注此时此刻。来访者在得到现实的帮助时不需要回顾过去。行为疗法同时节省了时间和金钱。

● 这种方法为心理咨询师提供了多种技术。

● 学习理论是这种方法的基础，而学习理论是获得新行为的一种良好方法（Krumboltz & Thoresen, 1969, 1976）。

● 这种方法得到了行为认知疗法学会（Association for Behavioral and Cognitive Therapies, ABCT）的支持，并推动了行为主义咨询方法的实践。

● 这种方法在行为技术是如何影响咨询过程的方面已得到了有效研究的支持。

● 这种方法在界定和处理问题以及阐明咨询过程这两个方面是客观的。

**局限**

行为疗法的局限如下。

● 这种方法治疗仅仅关注人的外在行为，而不是治疗整个人。有批评家认为行为主义者忽略了人的个性。

● 这种方法的运用有时显得机械化。

● 这种方法在控制条件下能得到最好的展示，但在正常咨询环境中却很难重复。

● 这种方法忽视了来访者过去的背景和潜意识的动力。

● 这种方法没有考虑到发展阶段性。

● 这种方法规范了来访者的行为自主性或行为的耐受水平，强化了一致性，抑制了创造性，并忽视了他们的自我满足、自我实现的需求以及对自我价值感的体验。（James & Gilliland, 2003）

| 案例 | 比尔成为一个行为主义者 |
| --- | --- |

比尔（Bill）喜欢咨询理论，尤其是行为主义，因为他把它定义为"行动"的一个分支。比尔不是心理咨询师，而是一个大学教师，他把他的理论很好地运用于他的课堂，以至于他有一个有秩序的课堂环境。

他的学生的机敏、行为礼貌、按时完成家庭作业行为和合适的餐桌礼仪会受到奖励。没有人抱怨他处理方式的不公平。

作为一名教师，或者是像比尔一样的义务教育者，你可以恰当和有效地运用行为主义理论吗？为什么可以或不可以？

## 认知和认知行为咨询

认知（cognitions）是人们对生活中事件的想法、信念和内在印象（Holden，1993，2001）。认知咨询理论关注的是人内心的过程以及这些过程对个体的心理健康和行为的影响。人们的想法在很大程度上决定着他们的情绪和行为，这是所有认知疗法的一个共同前提条件（Beck & Weishaar，2008）。

作为一种理论准则，认知疗法能够成功地帮助那些有以下特征的来访者（Cormier & Hackney，2008）：

- 他们的智力高于平均水平。
- 他们有中到重度的功能障碍。
- 他们能够识别自己的想法和情绪。
- 他们不是精神病或无能力应对当前的问题。
- 他们希望并能够完成系统的家庭作业。
- 他们拥有一套行为技巧和反应模式的规则。
- 他们可以处理言语水平和听觉水平上的信息。
- 他们的心理机能通常会受到抑制，如抑郁等。

这里所要讨论的是认知咨询的三种疗法，它们都以认知为基础，分别是理性情绪行为疗法（REBT）、现实疗法（RT）和认知疗法（CT）。在实际操作中，这三种方法又由于强调认知和行为而具有认知行为的本质，并且具有人本主义性质。

### 理性情绪行为疗法

#### 创始人/发展者

艾伯特·埃利斯（Albert Ellis，1913—2007）是理性情绪行为疗法的创始人。他的理论与艾伦·贝克的认知疗法（同一时期被开创）及戴维·伯恩（David Burn）的新情绪疗法相似。理性情绪行为疗法的一个有趣的变化是理性行为疗法（Rational Behavior Therapy，RBT），它由马克西·莫尔茨比（Maxie Maultsby）创立，但它更加注重行为。

#### 人性观

埃利斯（2008）认为人同时具有自我兴趣和社会兴趣。而理性情绪行为疗法也假定人们天生具有"合理和不合理的、有意识的或疯狂的倾向"（Weinrach，1980，p.154）。埃利斯（2008）认为，二元现象中的后者具有内在生物本性，并会持续存在直到一种新的思维方式被习得（Dryden，1994）。不合理的想法（irrational thinking）埃利斯将其定义为不合理信念（irrational beliefs，iBS），可能也包括失落和烦恼想法的衍生物。

尽管埃利斯没有考虑到个体的发展阶段，但他认为儿童比成人更易受到外界的影响和不合理信念的危害。事实上，他认为人类容易受骗，具有很高的受暗示性并容易被人左右。总之，人们需要依据内心的想法去控制他们的思想、情绪和行为，但是他们必须首先认识到他们告诉自己的话（自语，self-talk），再明白是什么指导着他们去控制生活（Ellis，1962；Weinrach，et al.，2001）。这是一种个人有意识的觉察。那种无意识的思维并不包含在埃利斯的人性观中。埃利斯更进一步说明了人们存在着一种错误的想法，即偏离内部思维而将他们自己评价为很容易犯错的人。

#### 心理咨询师的角色

心理咨询师在运用理性情绪行为疗法时是活

跃的、直接的，他们是教授并改正来访者不合理认知的指导者。"修正一个根深蒂固的信念需要的不仅仅是逻辑分析。它需要持续不断的重复。"（Krumboltz，1992）因此，心理咨询师必须仔细倾听来访者非理性或错误的陈述，并对其信念进行挑战。埃利斯（1980）、沃伦（Walen）、迪克伊斯皮（DiGuiseppe）和德莱顿（Dryden，1992）已经明确界定了一位理性情绪行为疗法咨询师需要具备的一些性格特征。他应当聪明、富有才识、有同理心、受人尊敬、真诚、关注、持之以恒、有科学精神、乐于助人，且自己也在使用理性情绪行为疗法。

### 目标

理性情绪行为疗法最主要的目标是帮助人们认识到他们可以更理性、更富有创造性地生活。它帮助来访者停止做过多的要求或者避免由于"灾难化"的观点而变得沮丧。在理性情绪行为疗法的过程中，来访者可以表达一些负性情感，但其主要目标是帮助来访者避免对某一事件做出过分的情绪反应（Weinrach et al.，2001）。

帮助人们改变自我挫折的思维和行为习惯是理性情绪行为疗法的另一个目标。这种方法通过教给来访者理性情绪行为疗法的 A - B - C - D - E 模式来实现：

A 代表活动的经验；

B 代表个体如何思考这些经验；

C 是对 B 的情绪反应；

D 代表通常在理性情绪行为疗法咨询师的帮助下对不合理信念进行挑战并取代它们；

E 代表有效的思维方式以及充满希望的新的人生哲学将帮助来访者获得最大的生活满意度（Ellis，2008）。

通过这个步骤，理性情绪行为疗法可以帮助人们了解一种情绪结构（emotional anatomy），即情绪与思维是如何联系的。经验情绪可以分为四种类型：积极的、消极的、中性的和混合的。

理性情绪行为疗法也鼓励来访者能够对自己和他人更加宽容以实现个人目标。来访者能够通过学习理性思考去改变自我挫败的行为以及帮助他们学习新的行为方式，从而实现这些目标。

---

**案例**       **喝醉了的德洛丽丝**

一天晚上德洛丽丝（Delores）参加了一个社区的聚会并且喝得酩酊大醉。这个社区的主席基萨（Kissa）走近她，从她手中拿走了啤酒，并且告诉她喝多了，不允许再喝。德洛丽丝作为理性情绪行为疗法的追寻者，知道她可以用四种方法思考，最简单的是消极的："基萨应该只管她自己，而不该不让我喝酒或责备我！"

如果是积极的，德洛丽丝会怎么对自己说？她会给自己怎么样的混合信息？这些信息又会怎样影响她的感受？

---

### 技术

理性情绪行为疗法包含了大量的技术，其中两种基本的技术是教学和辩论。教学是让来访者学习理性情绪行为疗法的基本观点以及这些观点是如何影响情绪和行为的。这个过程被称为合理情绪教育（rational emotive education，REE），它是说教的、直接的。

对思想和信念的辩论有认知的、想象的和行为的三种形式。当这三种形式全部被使用时，这个过程是最有效果的（Walen et al.，1992）。认知辩论（cognitive disputation）会涉及直接提问、逻辑推理、说服三种技术的运用。想象辩论（imaginal disputation）是让来访者想象并使用合理情绪想象技术（rational emotive imagery，REI）（Maultsby，1984）。而行为辩论（behavioral dis-

putation）则通过让来访者角色扮演或让来访者完成以前自己认为无法完成的任务这两种形式来做出与平时相反的行为。有时可能运用阅读疗法的方式来进行行为辩论，如让来访者阅读自助书籍《理性生活的指导》（*A Guide to Rational Living*）或《在不合理的世界中保持理性》（*Staying Rational in an Irrational World*）。

面质和鼓励是理性情绪行为疗法的另两个有用的治疗技术。运用理性情绪行为疗法的咨询师会明确地鼓励来访者抛弃那些无用的思维过程而使用理性情绪行为疗法。同时，要挑战那些声称自己思考合理，而实际上却存在错误的来访者。

### 优点和贡献

理性情绪行为疗法的优点和贡献如下。

● 这种方法清晰、易懂且十分有效。大部分来访者在理解理性情绪行为疗法的原则或术语时所遇到的困难很少。

● 这种方法很容易与其他行为技术联系起来，共同帮助来访者更充分地体验他们所学的东西。

● 这种方法是一个相对短程的疗法，来访者可以在自助的基础上使用这种方法。

● 这种方法形成了大量的适用于来访者和心理咨询师的文献和研究资料，而很少有其他理论流派会提供这么多文献资料。

● 这种方法随着时间不断进步，已成为一种非常准确的方法。

● 这种方法在治疗主要的心理健康失调例如抑郁症和焦虑症方面十分有效。（Puterbaugh，2006）

**局限**

理性情绪行为疗法的局限如下。

● 这种方法对于有心理问题或缺陷的个体，如患有精神分裂症和严重思想障碍的个体不能有效地发挥作用。

● 这种方法可能与其创立者艾伯特·埃利斯紧密联系，而使大部分个体难以区别开他的理论与古怪个性。

● 这种方法较为直接，且心理咨询师有过于热心的倾向，从而达不到理想的治疗效果的可能性也是存在的（James & Gilliland，2003）。

● 这种方法强调改变信念，可能不是帮助来访者改变他们情绪的最简单的方法。

## 现实疗法

### 创始人/发展者

威廉·格拉瑟（William Glasser，1925— ）在 20 世纪 60 年代中期开创了现实疗法。罗伯特·伍伯尔丁（Robert Wubbolding）又通过自己对现实疗法的解释和研究发展了这一疗法。

### 人性观

现实疗法不包括对人类发展的全面解释，这与弗洛伊德的理论体系相同。然而它为从业者提供了有关人生和人性的一些重要方面的集中看法。现实疗法的一个主要原则是关注人的意识：人类活动是由意识层面控制的，且不受潜意识力量或者本能的驱动（Glasser，1965，1988，2005）。

每个个体都有一种维持健康/成长的动力是其第二个信念（Glasser & Wubbolding，1995），它们在生理和心理两个层面上发挥作用。从生理层面上来讲，人类存在一种自我繁衍的需要，如对食物、水、庇护所的需要，以及对它们的使用。格拉瑟认为，人类的行为曾经被满足生存的生理需要所控制（例如，呼吸、消化和出汗等行为）。他将这些行为与生理或旧脑的需要联系起来，这是因为它们被身体机能控制着。而在现代，大部分重要的行为是与心理或新脑的需求相联系的。以下是四种基本的心理需要：

（1）归属（belonging）——对朋友、家庭和爱的需求；

（2）权利（power）——对自尊、认同和竞争的需求；

（3）自由（freedom）——对做出选择和决定的需求；

（4）乐趣（fun）——对游戏、欢乐、学习和休闲的需求。

与满足这些心理需要相联系的是自我认同（identity）的需要，即对自我的心理健康意识的发展的认同。自我认同感的需要是通过他人对个体的接纳而获得实现的。

现实疗法认为人类的学习是终身学习的过程，是建立在自我选择的基础上。如果个体在早年没有学习怎样跟他人交往，他可以选择在稍后的时间段去学习。在这个过程中，他可能会改变自我认同和行为方式（Glasser，2000，2005；Glasser & Wubbolding，1995）。

### 心理咨询师的角色

心理咨询师首先要像老师和榜样那样，运用温和的、专注的方式来接纳来访者，同时还要营造一种能够使咨询得以进行的环境。心理咨询师要通过友善、稳定和公正的方式与来访者建立一种信任的关系（Wubbolding，1998）。心理咨询师要使用动词的进行时态来描述来访者的想法和行为，如生气或者威吓等。这里的重点就在于做出选择，来访者将如何去选择。来访者想要改变的行为以及让这些想法变得真实可行的方法是心理咨询师与来访者互动的重点。它强调的是积极的、建设性的行为（Glasser，1988，2005）。心理咨询师需要特别关注来访者言语中的隐喻与主题。

### 目标

现实疗法的最基本目标是帮助来访者变得更为坚强和理性化，并使他认识到其有机会去改变对待自己以及他人的方式。紧接下来的是第二个

231 目标：帮助来访者看清他们对生活的期望。如果来访者想要有责任地行动，那么能够意识到生活目标是非常重要的。在评估目标时，现实治疗师可以帮助来访者审视对自己而言有用的东西、环境的支持以及障碍。为满足个人需求而选择行为方式是来访者自身的责任。现实疗法的第三个目标是帮助来访者制定一个能够实现个人需求和愿望的计划。

现实疗法的第四个目标是心理咨询师与来访者建立一种有意义的互动关系（Glasser，1980，1981，2000）。这种关系建立在相互理解、接受、共情以及心理咨询师对来访者有能力改变自己的信任的基础上。第五个目标关注于行为以及现在的情况。格拉瑟（1988）认为行为（即思想和行动）与情感和生理息息相关。因此，一个行为的改变也会带来其他积极的改变。

最后一点，现实疗法旨在减少来访者生活中的惩罚和借口。通常来访者会为自己不执行计划找借口，这是因为心理咨询师或外在环境中的人会因为他的失败而惩罚他。如果旧的计划无效了，现实疗法会帮助来访者制订一个新的计划。

## 个人反思

当你的旧计划无效时，你什么时候会制订一个新的计划？什么时候你会完全放弃它？是什么使它们的差别很大？

### 技术

现实疗法一般会使用动作导向技术帮助来访者认识到，他们在对事情和他人做出反应时有机会进行选择，而且别人对他们的控制并不比他们对别人的控制多（Glasser，1988；Onedera & Greenwalt，2007）。现实疗法回避外部环境对心理的控制以及格拉瑟（2000）所称的七个致命习惯（即"批评、责怪、抱怨、唠叨、威胁、惩罚和贿赂"）（p.79）。教育、使用幽默、面质、角色扮演、提供反馈、制订特别计划和订立合同是一些相对更为有效和积极的技术。

WDEP 系统作为现实疗法的一种技术，帮助心理咨询师和来访者制订计划和选用技术。在这个系统中，W 代表愿望（wants）；在咨询的开始阶段，心理咨询师就需要找出来访者想要什么以及他曾经做过什么（Wubbolding，1988，1991）。相反地，心理咨询师也要与来访者分享他的愿望以及对来访者处境的认知。D 代表着来访者对生活方向（direction）的进一步探索。有效的和无效的自我谈话会被讨论，甚至面质。在两个阶段中，一些基本步骤，包括建立良好的关系和关注当前的行为将被有策略地进行整合。

WDEP 中的 E 代表着评估（evaluation），并作为现实疗法的基础。来访者将会在帮助下评估自己的行为及其对个人行为的负责程度。那些没用的行为不会满足来访者的需求，通常会使他与自我以及重要的他人分离。只有当来访者意识到他的行为是无用的，他才可能有动力去改变。如果没有这种认识，那么现实疗法将会受到破坏。这就是说来访者自己评估比心理咨询师评估更为重要。在这个过渡阶段，幽默、角色扮演和提供反馈也会起到辅助的作用。

紧接评估之后，WDEP 系统中的 P 代表着计划（plan），这成为焦点。来访者专心于做出一个行为改变的计划。计划强调将被执行的行为而非他们将消除的行为。一个好的计划应该是简单的、可行的、量化的、即时的和连贯的（Wubbolding，1998）。来访者也控制着这些计划，有时会以权责分明的合同文本形式规范出来；之后会要求来访者对行动计划做出承诺。

232

### 优点和贡献

现实疗法的优点和贡献如下。

● 这种方法比较通用，能够在不同的人群中运用。对于那些有管理障碍、物质滥用、冲动控制障碍、人格障碍和反社会行为的人群特别适用。针对儿童、青少年、成年人和老年人的个体咨询以及团体咨询、婚姻和家庭咨询也可以运用这些方法。

● 这种方法是具体的。心理咨询师和来访者都能够评估自己分别在哪个方面取得了怎样的成绩，特别是当制定了一个明确的目标合同时。

● 这种方法强调短程治疗。现实治疗关注于当前的行为，通常会要求在较短的咨询时间内完成。

● 这种方法已经有了全国性的训练中心，在全球范围内也可以学习到这种方法。

● 这种方法能够促进个体内在责任感和自由感，而不会对整个人的个性进行责怪、批评以及尝试去重建。

● 这种方法成功地挑战了来访者的医学治疗模式。这种方法与以理病学为中心的治疗模式有差别，这种强调理性和积极性的模式为我们带来了令人欣喜的改变（James & Gilliland，2003）。

● 这种方法致力于解决冲突。

● 由于这种方法强调现在，所以现在的行为最能够被来访者控制。它对过去不感兴趣，这与行为主义者、格式塔主义者和理性情绪行为疗法主义者一样（Wubbolding，2000）。

### 局限

现实疗法的局限如下。

● 这种方法太过关注于此时此刻的行为，而有时忽视了其他的观念，例如潜意识层面或者个人历史。

● 这种方法认为所有形式的心理疾病都是由于外部事件处理不当引起的（Glasser，1984）。

● 这种方法缺少理论构建，尽管它现在与选择理论相联系，这就意味着它将变得更加复杂。

● 这种方法忽视了人类生活的所有复杂性，并忽略了人的发展阶段。

● 这种方法容易变得过分说教。

● 这种方法依赖于心理咨询师与来访者之间的良好关系的建立。

233 ● 这种方法依赖于言语的交流和双向沟通。对于那些因各种原因而不能清楚表达他们需要、意愿和计划的来访者存在限制（James & Gilliland，2003）。

● 这种方法不断改变着它的关注重点（Corey，2005）。

## 认知疗法

### 创始人/发展者

精神病学家艾伦·贝克（1921— ），是认知疗法（CT）的创始人。他最初的工作和埃利斯一样，也是要被培养成精神分析学家，但当他发现精神分析理论对抑郁症的治疗作用不明显时，就开始发展他的认知疗法理论。

### 人性观

贝克认为知觉和经验是"对注意和反省信息的积极准备"（Tursi & Cochran，2006，p. 388）。更进一步说，"一个人如何表达自己的处境能明显地反映他的认知（思想和视觉的想象）"（p. 388）。因此，不正常的思维引发了功能失调的行为。如果信念得不到改变，那么一个人的行为和症状是得不到改善的。如果信念改变，那么症状和行为也会得以改变。

### 心理咨询师的角色

认知疗法的心理咨询师在治疗过程中要积极活跃。他要帮助来访者克服内在的观念，而非外显的，因为它对那些可能会变为自动化的认知过程的检验是十分重要的，例如"每个人都认为我很厌烦"。

### 目标

认知疗法的中心在于检验和修正那些未经检查的消极的信念。认知疗法心理咨询师要特别深入地了解一些过度的认知曲解，如全或无的观念、消极预测、过度概括、贴标签、自我批评和个性化（即认为事件与自己有关，而使其有意义；"只要我想打网球，天就下雨"）。

通常心理咨询师还要帮助来访者克服动机缺乏的现象，来访者总倾向于认为问题是无法克服的。

### 技术

认知疗法拥有大量的技术。

● 挑战个体加工信息的方法；

● 抵制错误的信念系统（例如，推理能力）；

● 做一些自我控制的练习帮助改变消极的"自动化思维"；

● 提高交流技能；

● 增强积极的自我评价和经验；

● 做家庭作业，包括摒弃不合理信念。

### 优点和贡献

认知疗法的优点和贡献如下。

● 认知疗法对大多数的失调症状包括抑郁症和焦虑症比较适用（Puterbaugh，2006）。

234 ● 认知疗法作为一种社会心理学的治疗方法，能帮助有自我伤害危险的个体，例如被诊断为边缘性人格障碍（BPD）的人。它与认知—行为疗法、辩证行为疗法（dialectical behavior therapy）同时产生和发展。它的目标在于帮助来访者变得更加警觉，接受生活中不容易改变的事情，以及过上有意义的生活（Day，2008）。

● 认知疗法适用于不同的文化背景。例如，贝克的认知模型在 1989 年被介绍到中国，从那以后它的变化的形式也开始流行（Chang，Tong，Shi & Zeng，2005）。

● 认知疗法是一种以研究实证为基础的疗法，对于有多重背景的来访者十分有效。

● 认知疗法已产生了大量的有用的和重要的咨询工具，包括《贝克焦虑量表》、《贝克自助量表》和《贝克抑郁量表》（Beck & Weishaar，2008）。

● 认知疗法在美国和欧洲有一系列训练中心，包括在宾夕法尼亚州的巴拉辛威德的贝克学会（Beck & Weishaar，2008）。

**局限**

认知疗法的局限如下。

● 认知疗法理论是有结构的，并且要求来访者必须灵活积极，这意味着来访者要积极地完成家庭作业。

● 认知疗法理论对于那些寻求非正式的和领悟疗法的来访者来说，并不是一个合适的方法。认知疗法不要求来访者更多地参与（Seligman，2006）。

● 认知疗法本质上是认知的，对于那些有智力缺陷和无改变动机的人并不是一种好的疗法。

● 认知疗法要求来访者和心理咨询师都必须积极并富有创造性。这种方法比从表面上看的要复杂得多。

## 系统理论

系统理论（system theory）是用于定义一个群体的一般术语，这个群体包括作为一个整体（例如，家庭或团队）相互作用的相关因素（例如，人）。系统理论作为一个概念，更多的是指一种思维方式，而"不仅仅是一种前后连贯的、标准化的理论"（Worden，2003，p. 8）。生物学家冯·贝塔朗菲（Ludwig von Bertalanffy，1901—1972）是一般系统理论的最初创立者。一般系统理论认为，任何有生命的组织都是由彼此相互影响的成分构成的。有三个基本假设可以将系统理论与其他咨询方法区别开来：

（1）因果关系存在于人与人之间；

（2）"社会心理系统可以作为一种人际互动的重复形式而被很好地理解"；

（3）"症状的行为必须……从交互作用的角度去认识（Sexton，1994，p. 250）"。

因此，一般系统理论的重点在于各个部分的互动将会如何影响整个系统的运行。

235　这种理论的一个主要观念是循环因果关系：事件是由一系列交互反馈圈联系起来的；而寻找替罪羊（选出一人作为造成问题的原因）和线性因果关系（把某种行动看做是另一行动的原因）被排除在外。

基于系统理论的咨询方法也很多。一个是鲍恩主义系统理论，它帮助个体将自己与原生家庭区别开来。第二个方法是结构派家庭疗法，它关注建立健康的边界。第三种方法是米尔顿·埃里克森（Milton Erickson）研究的策略派疗法，它有多种形式并应用广泛。

### 鲍恩主义系统理论

**创始人/发展者**

最早的系统疗法由默里·鲍恩（Murray Bowen，1913—1990）创立，该疗法特别考虑了家庭成员的因素。鲍恩认为与自己原生家庭存在矛盾的个体不能察觉和纠正代际传承下来的模式，并在自己的家庭中重复这种模式（Kerr，1988）。因此，了解现在的处境对审视过去显得尤为重要。鲍恩乔治城家庭中心的继承者是米歇尔·克尔（Michael Kerr）。埃德温·弗里德曼（Edwin Friedman）对鲍恩主义系统的研究也做出了巨大的贡献。

**人性观**

鲍恩认为在所有的生命过程中都存在着一种长期的情感上和身体上的焦虑。"由于家庭中的祖先将焦虑遗传给了他们"，所以有些个体比另一些个体更容易受到这种焦虑的影响（Friedman，1991，p. 139）。如果焦虑程度低，个体或家庭会存在较少的问题；然而如果焦虑水平升高，人们会更容易"倾向病态化"，而且可能演变为慢性功能紊乱（Greene，Hamilton & Rolling，1986，p. 189）。因此，鲍恩系统理论关注于分化（differentiation），即区分开个体的理智系统和情感系统及自我独立于他人之外（Kerr & Bowen，1988；Kim-Appel，Appel，Newman & Parr，2007）。

例如，夫妇双方是因相同的情感成熟程度而结婚的，而与相对成熟的个体相比，那些相对不成熟的个体在他们的婚姻中会遇到更多的困难。当婚姻中存在大量摩擦时，不够成熟的一方会表现出高度的融合（未定型的情感集中）或者中断（生理或者心理逃避），而不能将自己与原生家庭以一种健康的方式区别开来，也不能建立起一种稳定的自我概念。当这些人在婚姻中面临压力时会倾向于建立一种三角关系（关注于第三方）

（Papero，1996）。关注的第三方可能是婚姻本身、孩子、机构（如教堂或学校），甚至生理疾病。无论怎样，这些都不会带来建设性的夫妻互动。

### 心理咨询师的角色

心理咨询师的角色是训练和教授来访者进一步认识自己与他人的相处之道。其最有效的咨询过程是"像苏格拉底那样的对话，老师或者'教练'镇定地提出问题，直到学生能够进行自我思考"（Wylie，1991，p. 27）。为了促进这个过程，心理咨询师可以为来访者建立跨代家谱图（见图 10—1）。

236

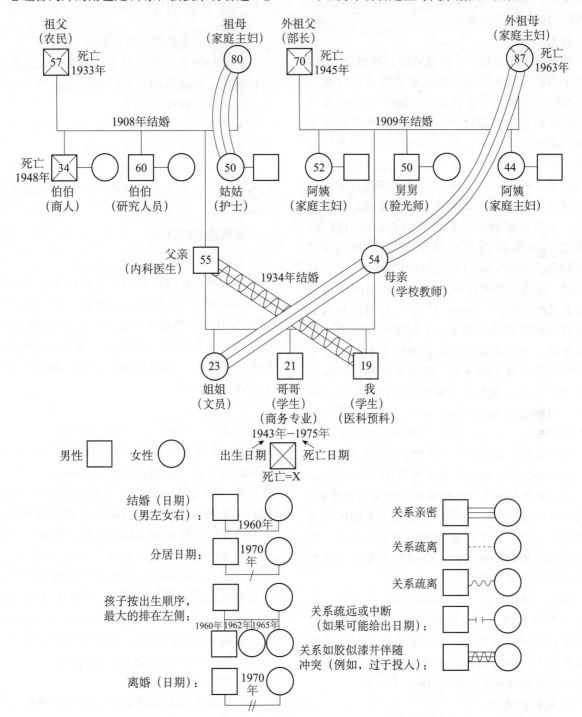

**图 10—1　家谱图：史密斯（Smith）家的三代家谱图（1965 年）**

资料来源：*Community and Agency Counseling*，by Samuel T. Gladding（p. 132）. © 1997 by Prentice-Hall, Inc. Reprinted by permission of Pearson Education, Inc., Upper Saddle River, NJ.

**目标**

如果心理咨询是成功的，那么来访者将理解和修正他们的应对策略，以及代际相传的处理压力的模式。他们在日常生活中将会展现出一种没有焦虑的状态，并能够将自己的思想和情感，以及自己与他人区分开来。

**技术**

这种技术注重建立一种健康的自我概念方式，这样个体能与他人交往，即使在关系紧张时也没有不当的焦虑体验。实现这个目标需要通过各种方法对自我和家庭进行评估。其中一种方式是建立跨代家谱图（generation genogram），用家族关系中的人、线条和文字将家庭关系用视觉的方法表现出来（Sherman，1993）。"家谱图包括家庭及其成员彼此的关系，而且至少是三代以上相关的信息。家谱图能够帮人们搜集信息、做出假设，并在过去和现在的事件中追踪关系的变化"（Gladding，2007，pp. 143，145）。

另一项技术是关注认知过程，如询问个体与家庭有关的问题（Bowen，1976）。其目的是为了在没有任何情感的影响下，了解某个家庭中所发生的事情。一位来访者可能会返回家中再次看望家人以便更好地了解他们。这个程序不但在双向水平上推动了人与人之间的关系（person-to-person），对中心事件的提问（asking of questions）也对家庭中的生、死、婚姻之类的问题产生了影响。提问是鲍恩研究中一个特别重要的工具。

另外需要关注的是三角关系解体（detriangulation），它指与他人"保持联系，但又情感分离"的过程（Kerr，1988，p. 55）。三角关系解体在两个层面上发生。一是在家庭情境中解决焦虑，而不再将感受投射给他人。二是避免成为可能战胜焦虑者的靶子或替罪羊。

最后，自我分化（differentiation of self），即一个人有能力将主观情感和客观思维区别开来。为了使自我分化有效果，即使不运用先前所涉及的所有技术，也要用到其中的大部分，而且还要加上心理咨询师和来访者之间的一些面质。

**优点和贡献**

鲍恩主义系统理论的优点和贡献如下。

● 这种方法关注跨代的家庭历史以及处理旧有模式的重要性，从而避免在人际关系中重复这些行为。

● 这种方法在建立历史联系时使用了家谱图，它是鲍恩方法的一种特殊工具。在今天它成为其他许多治疗方法的借鉴工具。

● 这种方法的独特之处在于强调认知、自我分化以及三角关系的解体。

**局限**

鲍恩主义系统理论的局限如下。

● 这种方法广泛而复杂。这个理论无法与治疗相分离，而这种相互间的联系使这种方法比其他治疗方法更具有渗透性。

● 从鲍恩的理论中受益最多的是那些严重的功能紊乱或低自我分化的来访者。

● 这种方法可能在很多层次上都要求大量的投入，而一些来访者可能不愿意这么做或者无法这么做。

## 结构派家庭咨询

**创始人/发展者**

结构派家庭咨询的创立者是萨尔瓦多·米纽庆（Salvador Minuchin，1921—  ）。他在20世纪60年代担任费城儿童指导诊所主任期间创立了该理论。布朗里奥·蒙塔夫（Braulio Montalvo）和杰伊·黑利（Jay Haley）对这一理论的发展做出了杰出的贡献。

**人性观**

米纽庆（1974）认为每个家庭都有一种结构。结构是一个家庭组织自身和家庭进行互动的一种非正式的方式。结构会影响家庭的好坏。如果家庭存在等级分明的结构，人们就能很好地相处。然而，如果不具备这样的结构或者结构更小，那么发展性的事件或情境性的事件将增加家庭的压力，导致僵化、混乱，并将家庭推入危机之中。此时，联合（coalitions，例如，家庭中某些特定成员组成联盟来反对第三方）或跨代联盟（cross-generations，不同的两代家庭成员之间的联盟）就在这种情况下出现了。而对健康成长的个体或家庭，这两者都不能很好地发挥作用。

**心理咨询师的角色**

结构派家庭心理咨询的实践者在通过干预去修正和改变深层家庭结构时，既是观察者，也是专家。他们提倡家庭组织中的结构改变，并特别关注改变家庭子系统中的交互作用模式，如婚姻二重性的改变。他们也会在家庭成员中建立起清晰的界限（Minuchin, Montalvo, Guerney, Rosman & Schumer, 1967）。

结构式家庭心理咨询师在进行家庭治疗的过程中，会以领导者的姿态加入这个家庭。他们在头脑中勾画出家庭的结构，确认这种功能紊乱模式的僵化程度，以及如何帮助它改变。

### 目标

在结构家庭疗法中，为了改变和重组一个家庭，使之能更好地发挥作用和效果，行动比洞察力更为重要。更贴近现在家庭实际的方案取代了不合时宜的规则。在父母管教孩子时也会强调子系统的特性及它们之间的差别。如果所有的方面都进展顺利，那么一个家庭的文化环境就可以改变了。

### 技术

结构疗法运用大量技术，目的在于推动家庭改变运行方式（Minuchin & Fishman, 1981）。一项基本技术是通过家庭互动（family interaction）进行的。当家庭成员重复一组没有效果的行为或在家庭结构中处于孤立的或受牵制的位置时，心理咨询师将重组物理环境以使他们必须以不同的方式去行动。这种技术可以简化为让人们面对面地谈话。

239　　　结构派家庭心理咨询师也使用重新架构（reframing）技术，这种技术帮助家庭从不同的、更为积极的角度去看待问题。例如，如果一个孩子行为不端正，那么这种行为就可能被贴上"淘气"而不是"疯"的标签。这样，这个孩子和他的行为就不会显得那么病态了。

其他的结构技术有：

● 标注（punctuation）——"对某事进行选择性的描述"（Colapinto, 2000, p.158），例如在某一特定时刻及时宣布某人很有能力。

● 打破平衡（unbalancing）——这是心理咨询师支持个体或子系统反对家庭其他成员的过程（例如，一个女儿为向父母争取晚点回家而斗争）。

● 制定规则（enactment）——这个过程包括整个家庭将他们有问题的行为带入治疗中，并展示它们。心理咨询师在这个过程中通过挑战整个家庭现存的模式和规则，帮助来访者实现对现在行为方式的深度认识。

● 设定界限（boundary making）——为了使个体和团体的发展和功能得到最充分的发挥，从每个人的心理上划分出人与人、子系统与子系统之间的界限。

● 集中强度（intensity）——通过使用强烈影响、重复干预或延迟压力的方式来改变适应不良的交往方式，以帮助个人和家庭采取不同的方式达成目标的结构化（Minuchin & Fishman, 1981）。

● 重建（restructuring）——通过转变现存的等级或互动模式来改变家庭结构使问题不再继续（例如，一直拒绝服从某一特定要求或以某种特定方式行动）。

● 增加认知结构（add cognitive construction）——基本行动取向方法采用的语言成分包括建议、信息、实用的文章（即能够帮助人们改变的声明）和悖论（一个模糊的信息，如"不要改变"意味着阻止和鼓励个体或团体去寻求可供选择的行动）。

### 优点和贡献

结构派家庭咨询的优点和贡献如下。

● 这种方法相当通用，社会经济水平低的家庭和社会经济水平高的家庭都适用（Minuchin, Colapinto & Minuchin, 1999）。

● 这种方法对青少年犯罪、酗酒和厌食等方面问题的处理是很有效的（Fishman, 1988）。

● 这种方法具有文化敏感性，并适合多元文化环境。

● 这种方法对它的术语和步骤做出了清晰的界定，并易于应用。

● 这种方法强调症状的可消除性以及通过现实的方式对家庭进行重组。

### 局限

结构派家庭咨询的局限如下。

● 批评者认为结构派家庭疗法不够复杂，有时会呈现出性别歧视，并过于关注现在。

240　● 另一项指责是结构派疗法受到策略家庭疗法的影响，有时在两者的区分上存在困难。

● 由于心理咨询师控制着变化的整个过程，因此家庭不可能变得足够有力，而这将限制他们总的调整情况，并影响到将来的改变（Friesen, 1985）。

**？ 个人反思** —————————————————————————————

　　每个家庭都有一个"家庭模式"，即在面对情境时家庭的一系列重复模式，如面对压力时他们尖叫然后离开。

　　在你的成长过程中，你的家庭模式是如何变化的？你的家庭曾经有能力去重塑一个不同的模式（即创造一个新的模式）吗？

### 策略派咨询

#### 创始人/发展者

策略派咨询的杰出领袖有约翰·维克兰（John Weakland）、保罗·瓦兹拉威克（Paul Watzlawick）、杰伊·黑利（Jay Haley）、克劳叶·麦德尼斯（Cloe Madanes）、米兰·格罗普（Milan Group）（Selvini-Palazzoli, Boscolo, Cecchin & Prata, 1978）。这一流派及其组成者被划分为好几个分支——心理研究所（加利福尼亚州）、米兰系统理论方法（意大利）和家庭治疗所（华盛顿特区）。尽管如此，由于有共同的主线贯穿于咨询方法中，所以人们通常将几个侧重点不同的策略咨询分支方法视为一个整体。

#### 人性观

策略派理论以这样一种信念为基础，即当功能紊乱的症状发生时试图帮助人们去适应改变。这种方法认为问题在家庭生命周期的发展框架中发生，如婚姻问题是由夫妇双方所处的系统造成的。因此，出现的症状将有助于维护他们的婚姻系统（Todd，1986）。

作为一个群体，策略心理咨询师对家庭生活具有发展意义的若干维度尤为关注，例如：

● 家庭规则（family rules）——家庭用于自我管理的公开的或潜在的规则。

● 家庭的自我平衡（family homeostasis）——家庭有保持原有功能模型的趋势，除非受到其他因素的挑战。

● 补偿（quid pro quo）——家庭成员依据他们被对待的方式对他人做出反应（例如，一报还一报）。

● 循环因果关系（circular causality）——凡事都是相互联系的，而某种行为背后的因素是复杂的。

#### 心理咨询师的角色

策略派心理咨询师对问题行为持一种系统的观点，并关注行为的过程而非功能紊乱的交互作用的内容。策略心理咨询师会因来访者的行为方式无法发挥作用，而帮助他们尝试建立新的行为方式。这里需要改变的一般是一种特殊的行为方式。如果这种行为可以被修正，那么就可以假设漫溢效应（spillover effect）的发生；也就是结果也会带来其他行为的变化。

因为策略派心理咨询师想努力解决来访者现在的问题，而较少关注内部洞察力，所以为了带来变化，心理咨询师需要积极、直接、以目标为导向，关注问题本身，注重实效和简洁（Snider, 1992；Todd, 1986）。他们通常将接见家庭的次数限制在10次以内。

#### 目标

策略派方法的理念是解决、消除和改善咨询中的问题行为。在这个过程中，新的有效的行为方式会被习得以帮助来访者个人、夫妻和家庭实现一个特殊的目标。通过在治疗阶段限制会谈的次数，策略派心理咨询师希望增加来访者获得成功的动力和决心。这种方法的另一个目标是帮助参与咨询的人们学习新的技巧以解决未来的冲突。

#### 技术

策略派心理咨询师作为一个团体是相当有创新性的，对特定的个体和问题都有一套量身制定的干预方法。这种专用化使得策略咨询成为系统疗法中最有技术含量的方法之一。策略派心理咨询师不会责备和避开病理学标签，承认家庭中当前存在的问题，并将症状看成是为实现积极交流的目标服务的。

重标（relabeling）（以新的角度去看待某种行为）会经常使用（例如，约翰尼多次寻求再次的帮助而将他的行为重标为"武断"而非"粗鲁"），也会经常使用自相矛盾（paradoxing）（坚持某人期望的相反面）和描述症状（prescribing the symptom）

（使夫妻或家庭自由地表现先前不自主的控制，例如打架）。心理咨询师可能会使用假装技术使来访者做出改变或者完成在其他情况下无法完成的家庭作业（Madanes，1984；Minuchin，1974）。

在治疗的过程中，有时会要求个人或家庭经历一些严酷的考验，如旅行或受苦。这种观点认为，如果个体为变得更好必须做出牺牲，那么就能提升之后长期的治疗效果。在两次治疗之间完成指定的家庭作业任务（通常以描述或指导的形式给出）是策略家庭咨询的一个主要内容。

#### 优点和贡献

策略派咨询方法的优点和贡献如下。

● 大部分的治疗师是团体合作。

● 注重实效和灵活性是这种方法的本质。

● 实践者注重革新和创造，这是由米尔顿·埃里克森强调的，他擅长运用新颖的方式帮助来访者。

● 这种方法强调通过改变内心的观点来促成新行为的形成。

● 审慎地尝试一次只解决一个问题，以及限制来访者治疗次数，以此来激发他们采用不同应对方式的兴趣和动机。 *242*

● 这种方法可以改进，运用于其他机构，例如学校，在那里可以被系统地运用，服务于整个人群，比如个人和家庭。（Nelson，2006）

#### 局限

策略派咨询方法的局限如下。

第一，在一些深层的基础和技术上，策略派方法与其他系统和短程咨询方法有重叠之处。因此，心理咨询师在策略方法和其他结构疗法的选择上存在困惑。

第二，引导策略方法的实践者的有些观点是相互矛盾的，如杰伊·黑利，他认为精神分裂症不具有生物基础。

第三，在策略派咨询阵营中，对专家和心理咨询师力量的强调可能意味着，与其他情况相比，来访者可能不能获得足够的独立性和能力。

## ■ 短程咨询法

这些年来，短程咨询法的发展规模和影响是巨大的。如从心理研究所（Mental Research Institute，MRI）的方法到加利福尼亚州帕洛阿图市的策略疗法（Watzlawick，Weakland ＆ Fisch，1974），这些老牌的系统方法基本上都是短程的，并被命名为短程疗法。同样，尤其是焦点解决咨询和叙事疗法的一些新的咨询方法，也因其疗法而被明确地归为短程疗法。无论如何，短程疗法在人们需要快速而有效的心理健康服务的年代里显得尤其重要。对那些福利机构中的治疗师和那些公共机构中被期望在很短的时间里就能解决问题的心理咨询师而言，这些方法的运用显得至关重要（Presbury，Echterling ＆ McKee，2002）。

强调关注点和对时间的限制使短程咨询呈现出一定的独特性。大多数短程咨询本质上是不系统的。然而，正如以前所提到的，策略派咨询既是系统的又是有时间限制的。短程咨询的技术是具体的且以目标为导向的。另外，在帮助来访者促成和引入改变这两个方面，心理咨询师发挥着积极的作用。短程咨询的重点在于有明确解决的方法和资源，而并不关心病因、病理和紊乱的功能，因此，会限制咨询会谈的次数，来增强来访者的关注点和动机。

### 焦点解决咨询

#### 创始人和发展者

焦点解决咨询出现于中西部地区，也以焦点解决短程疗法（solution-focused brief counseling，SFBT）著称。史蒂夫·德沙舍（Steve de Shazer）和比尔·奥汉隆（Bill O'Hanlon）于 20 世纪 80 年代发展出了现在的形式，两者都受到了米尔顿·埃里克森的直接影响，他是 20 世纪 40 年代 *243* 短程疗法的创立者。米歇尔·韦纳－戴维斯（Michele Weiner-Davis）和茵素·金·伯格（Insoo Kim Berg）是与焦点解决咨询相关联的著名实践者和理论家。

#### 人性观

焦点解决咨询并没有对人性提出全面的看法，但它关注来访者的健康和优点（Fernando，2007）。像本章中所提及的其他理论一样，它源自于米尔顿·埃里克森（1954）的著作，特别是埃里克森的观点，来访者自身也具备解决自己的问题的资源和能力，即使人们对自己没有一种因果式的认识。埃里克森还认为，"在问题情境中个体行为中的一个小的变化经常是导致更为深刻的变化所需要的"（Lawson，1994，p. 244）。

除了继承埃里克森的观念，焦点解决咨询还认为人的本性具有建设性，这意味着现实是一种对观察和经验的反映。最后，焦点解决咨询建立在人们确实想要改变，而改变也是不可避免的这样一种假设基础之上。

### 心理咨询师的角色

焦点解决心理咨询师的第一个角色就是决定来访者在改变过程中的积极程度和一致程度。来访者通常可以分为三类：

（1）游客型（visitors）——没有问题也不需寻找解决之道。

（2）抱怨型（complainants）——虽然抱怨自己的处境，但能很好地观察和描述问题，即便没有能力解决问题。

（3）消费型（customers）——不仅能描述问题及受问题困扰的程度，而且希望找到解决办法。（Fleming & Rickord，1997）

除了达成一致的决定外，焦点解决咨询师还要成为改变的促成者，帮助来访者"使用他们已经拥有但尚未意识到或没有使用的资源和力量"（Cleveland & Lindsey，1995，p. 145）。他们鼓励、挑战来访者，并为改变给予期望。他们不责怪，也不问"为什么"，他们对问题是如何产生的也不是十分感兴趣。他们很关注与来访者一起找到解决问题的方法。他们总是让来访者成为自己生活的主人（Helwig，2002）。

### 目标

244　　帮助来访者触及内在的资源、关注自身状态的良好时刻是焦点解决咨询的一个主要目标。接下来的目标是引导他们采用设想中的方法解决问题（West，Bubenzer，Smith & Hamm，1997）。因此，治疗和家庭作业主要着眼于现在或未来的积极因素和可能因素（Walter & Peller，1992）。

### 技术

焦点解决咨询是心理咨询师和来访者之间一个合作的过程。心理咨询师除了鼓励来访者审视那些没有遇到问题的时刻，还经常用到另外几种技术。一种是奇迹型提问（miracle question），即关注于问题完全消失的假设情景。下面是其中的一些形式："让我们假设今晚你睡着的时候有个奇迹发生了，你来到了这里，所有的问题都解决了。你会怎么想？会有什么不同吗？"（deShazer，1991）。

另一种技术是评量技术（scaling），这要求来访者使用一个从 1（低）到 10（高）的量表，评估某个问题的严重程度。评量能够帮助来访者认识到他们问题的严重程度，以及为了实现目标自己还要往哪里前进。

给来访者赞美是另外一种干预方式，用来赞扬他们长处的赞美会被写下来，在他们的内心建立一种"认可的环境"（例如，建立一种他们能够解决困难的信念）。通常在给来访者布置任务之前进行赞美。

最后两种技术是：

（1）线索（clues）——提醒来访者意识到他身上存在的某些行为将会继续下去，而且不需要为此担心；

（2）万能钥匙（skeleton keys）——是经证明有效的一些流程，对解决各类问题都普遍适用。

### 优点和贡献

焦点解决咨询的优点和贡献如下。

● 这种方法强调简洁以及对来访者家庭的授权（Fleming & Richord，1997）。

● 这种方法显出了灵活性，并且有出色的研究支持。

● 这种方法揭示了其可以帮助各类来访者的积极本质。

● 这种方法关注变化，以及强调微小的变化在行为中的重要作用的假设。

● 这种方法可以与其他咨询方法联合使用，如存在主义咨询方法（Fernando，2007）。

### 局限

焦点解决咨询的局限如下。

● 这种方法不关注来访者的过往经历。

● 这种方法对洞察力缺乏深入认识。

● 这种方法使用团队，至少对某些实践者来说是这样，从而造成了治疗成本的提高。

| 案例 | 索尔沉迷于问题解决 |
|---|---|

索尔（Saul）在阅读和研究焦点解决的治疗理论。他甚至打算继续学习它。他喜欢它的哲学思想，最重要的是，他喜欢它给予来访者的力量和有效性。

一天，一个家庭来找索尔，因为他们的女儿一直在乱跑。当索尔问他们对她的这个行为有什么期望时，他们每个人都说没有。索尔震惊了。

索尔的咨询理论除了继续探查和询问期望外，还能做什么？（提示：讨论这个令人困惑的问题。）

## 叙事咨询

### 创始人/发展者

来自澳大利亚和新西兰的心理咨询师米歇尔·怀特和戴维·爱普斯顿（Michael White & David Epston，1990）创立了叙事咨询。这是一种后现代的和社会构造理论式的方法。米歇尔·杜兰特（Michael Durrant）和杰拉尔德·蒙克（Gerald Monk）也是这一领域中的实践者和理论家。

### 人性观

叙事心理咨询师强调"意义或知识是通过社会互动构建起来的"（Worden，2003，p.8）。几乎不存在一个绝对的事实，除非作为社会产品出现。人们通过创造自己生活的故事来内化和评判自己。其中大部分的故事强调个人或他们所生活环境的消极品质以及麻烦或失望。来访者通过治疗可以重新改写生活，并以积极向上的方式改变自己的观点。

### 心理咨询师的角色

旨在引起改变的叙事方法把心理咨询师当做合作者和提问的专家（Walsh & Keenan，1997）。持叙事取向的心理咨询师像其他传统观念中的心理咨询师一样，会运用关注、解释、澄清、概括和核对等基本的交往技术来确认他们是否正确地理解来访者的故事或问题（Monk，1998）。他们假定症状并不会产生效用，而实际上却起着压制的反作用。因此，心理咨询师应尽可能快速地指出并消除问题。总体来说，心理咨询师使用一种以故事、意义和生动为特征的叙事推理（narrative reasoning）技巧，以帮助来访者通过新的叙事来重新定义他们的生活和关系。

### 目标

叙事咨询的观点认为，"人们在自己的故事中生活"（Kurtz & Tandy，1995，p.177）。因此，这种方法的重点就转移到一种将世界概念化和释义化的叙事方式上。如果他们成功了，接受叙事疗法的来访者将学会珍惜他们自己成功的生活经验和生活故事，还将学会在生活中创造新的故事和新的生活意义，并在这个过程中为自己创造出一片新的现实环境。

### 技术

叙事方法强调人们生活中发展的独特性以及个体生活中可供选择的故事，以期望来访者对生活更具有自主性和策略性。为了做到这一点，需要将咨询所涉及的问题形象化。在这个过程中，问题就是问题。进一步说，将问题形象化是把人从问题和客观困难中分离出来，这样来访者的资源就可以集中到如何处理某种情境如混乱，或者某种情绪如抑郁上。通过询问问题对人的影响和人对问题的影响这两个方面的问题，使来访者的自我知觉和客观性得以提高。

另外一种叙事治疗师工作时采用的方法是增加两难情境（raising dilemma），这样来访者就可以在需求出现之前审视问题的可能方面并预测挫折，以至于来访者可以思考在遇到困难时如何采取措施。重新改写（reauthoring）也是治疗的主要手段之一。从一个新的角度对自己的生活和关系进行定义，改变将成为可能（White，1995）。通过改变他们的故事，来访者能够感受到一个不同的世界，并且自如地以一种不同于以前的方式进行思考与行动。

心理咨询师会写信祝贺那些取得进步的家庭。他们也会在治疗结束时举办正式的庆祝会，并对那些克服诸如冷漠或抑郁等外在问题的来访者颁发荣誉证书。

### 优点和贡献

叙事咨询的优点和贡献如下。

● 当个体致力于解决一个共同的问题时，避免指责而鼓励对话（Walsh & Keenan，1997）。

● 为来访者创造一个新的故事和新的行动可能。

● 对问题的例外情况应给予重视，就像焦点解决疗法一样。

● 通过心理咨询师的提问使来访者提前做好遭遇挫折或困境的准备。

**局限**

叙事咨询的局限如下。

● 这种方法特别伤神，对于那些头脑不够灵敏的来访者来说，其效果不好。

● 对来访的疗效没有统一的标准。

● 没有涉及问题的任何发展史。

## 危机咨询法

危机（crisis）是"将超出个体资源和应付机制的事件或情境知觉为一个难以忍受的威胁"（James，2008，p.3）。为了帮助个人发现自身的资源以对付危机，危机咨询（crisis counseling）使用了各类直接的和行为—取向的方法。在所有形式的危机咨询中，快速和有效的服务被以特别的方式提出。

### 危机咨询

#### 创始人/发展者

危机咨询领域最杰出的两位先锋人物是埃里希·林德曼（Erich Lindemann，1944，1956）和杰拉尔德·卡普兰（Gerald Caplan，1964）。林德曼帮助专家们认识了由于丧失带来的正常哀伤以及个体经历哀伤解决的阶段。卡普兰将林德曼的概念拓展到了整个创伤事件领域。他将危机看做一种由情境性的或发展性的生活目标受挫折而引起的状态。

#### 人性观

丧失是生活中不可避免的一部分。健康的人在发展和境遇中成长和前进，由于事件，或者由于成长有意无意地将一些事件抛在身后。他们在离别的过程中，可能会哀伤，这是一种对丧失的自然反应。哀伤的程度和深度与丢失什么或怎么丢失以及丢失的价值相联系。在一些案例中，痛苦是很轻的，这是由于个体与丧失物关系不大，或者是投入不多，或者是对丧失已有准备。但在另一些案例中，一些人会悲痛欲绝，那是由于某些人、事件或地位在其生命中有相当大的价值，或者是在突然之间/痛苦之中失去这些珍贵的人和事。在这些案例中，危机便出现了。

人们可能遇到各种类型的危机。以下是最为常见的四种类型：

（1）发展性危机（developmental）——发生在正常环境背景下的人类正常的成长与发展过程中（例如，生孩子、退休）。

（2）境遇性危机（situational）——个人无法预料或控制的一些不寻常的事件和重大事件（例如，车祸、绑架、失去工作）。

（3）存在性危机（existential）——"伴随着重要人生话题的内在冲突和焦虑，如目标、责任、独立、自由和承诺等"（James，2008，p.13）（例如，在自己50岁时意识到自己已经虚度了此生，不能再回到过去的岁月）。

（4）生态性危机（ecosystemtic）——"一些天灾人祸突然发生在个体或团体身上，他们发现自己并没有过错，但淹没在某个事件的阴影之中，而这可能会在精神上给他们周围生活的每一个人带来可怕的影响"（James，2008，p.14）（例如，"卡特里娜"飓风、暴风雪、恐怖行动）。

#### 目标

大多数的危机都具有时限性，一般持续6～8周。危机咨询的目标需要运用多种形式给予危机人群及时的援助（如心理、经济、法律）。"危机事件发生后随即出现的后果决定着这个危机能否扩散，发展为慢性还是长期的症状。"（James，2008，p.5）最初，心理咨询师运用基本理论去帮助处于"危机中的人认识并纠正由于创伤性事件引起的情感、行为以及认知方面的危机"（p.11）。这项服务与短程咨询方法是不一样的，短程咨询试图帮助个体寻找到更多解决当前问题的治疗方法。来访者的长期调整和健康维护可能需要危机心理咨询师或其他援助专家随访追踪。

#### 心理咨询师的角色

处于危机事件中的心理咨询师需个性成熟且

247

具有丰富成功的生活经验。他们也应精通基本的助人技巧，拥有充沛的精力和快速的心理反应能力，在具有高度挑战性的情境中能镇定自若，富有创造性并能灵活应对。

在危机情境中，心理咨询师常常要积极主动且具有指导性。这一角色与普通咨询中心理咨询师的角色不同。

### 技术

根据前面所提到的危机种类及潜在损害程度的不同，心理咨询师使用着不同的危机咨询技术。然而，詹姆斯（James，2008）认为，危机咨询工作者所进行的工作以及在何时开展工作均依赖于对个体经历的危机持续性和流动性的评估（见图10—2）。

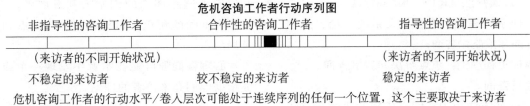

**评估**

各种繁杂、持续、动态变化贯穿在危机中；评估来访者现在与过去所面临的危机情境是以个人能力、个体所遭遇的威胁、灵活度为依据的，并判断危机咨询工作者所采取行动的类型（见下面的危机咨询工作者行动序列图）。

| 倾听 | 行动 |
|---|---|
| 倾听：参与、观察、理解、共情反应、真诚、尊重、接纳、非批判性。 | 行动：根据对来访者需求以及环境支持的有效性的评估，在非指导性、合作性或指导性层面上进行干预。 |
| 1.定义问题。从来访者的角度探索并定义问题。使用积极的倾听技术和运用开放式的提问技术。与来访者进行言语和非言语的交流沟通。 | 4.检验性选择。协助来访者探索目前对其有效的选择，对即刻情境支持、应对机制以及积极思维进行探索。 |
| 2.保障来访者的安全。对于可能对来访者身心安全带来伤害的致命性、危险性、顽固性和严重性的事件进行评估。对来访者内心事件和外在境遇进行评估。如果需要的话，应确定来访者以用建设性的行为取代原本的冲动或自伤行为。 | 5.制订计划。帮助来访者制订一个现实的短期计划以充分认识到额外的资源，并提供应对机制和部署来访者可接受和理解的行动步骤。 |
| 3.提供支持。与来访者充分沟通，使其认识到危机咨询工作者能有效地支持他们。（通过言语、声音、体态）向来访者展示一个温暖、积极、非支配性、非评判性、富有接纳性的人际氛围。 | 6.获得保证。帮助来访者说服自己采取可以接受的相应的积极行动步骤，并且在现实中切实可行。 |

**危机咨询工作者行动序列图**

非指导性的咨询工作者　　　合作性的咨询工作者　　　指导性的咨询工作者

（来访者的不同开始状况）　　　　　　　　　　（来访者的不同开始状况）

不稳定的来访者　　　较不稳定的来访者　　　稳定的来访者

危机咨询工作者的行动水平/卷入层次可能处于连续序列的任何一个位置，这个主要取决于来访者灵活程度现实而有效的评估

**图 10—2　危机干预六步骤模型**

资料来源：From *Crisis Intervention Strategies* （6th ed.）by R. K. James. Copyright © by Thomson Brooks/Cole Publishing Company. Reprinted by permission of Wadsworth Publishing Company.

在评估后，这里还有三个必要的倾听活动需要执行：

（1）界定问题（defining the problem），尤其是从来访者的角度。

（2）保障来访者安全（ensuring client safety），这意味着要把对来访者或其他人的身体和心理伤害降到最低。

（3）提供支持（providing support），意味着与来访者的真诚交流和无条件的关注。

然后，在评估期间，倾听技术需要采取的一些行动策略包括：

（1）检验新计划（examining alternatives），

即认识到新选择计划是可以利用的并意识到一些选择比其他更好）。

（2）制订计划（making plans），即在咨询过程中使来访者感受到控制的意识和自主性，以致他们不再依赖。

（3）获得来访者的承诺（obtaining commitment），以保证采取行动、执行计划。

如果可能的话，心理咨询师应跟随来访者以确保他们的计划能顺利完成，并进一步评估他们是否延迟了对他们所经历危机的反应，例如创伤后应激障碍。

在以上描述的技术中最常见的咨询方法是危机事件集体减压法（Critical Incident Stress Debriefing，CISD）以及一对一的危机咨询（Jordan，2002）。在有两名心理咨询师控制的环境中，用危机事件集体减压法的七步骤团体治疗来帮助个体处理他们的思想和感受（Roberts，2000）。这种方法强调介绍、事实、思想、反应、症状、教育和再进入。危机事件集体减压法团体治疗活动持续 1～3 小时，一般在"严重违纪发生 1～10 天内或重大灾难性事件发生 3～4 周内进行"（Roberts，2000，p. 86）。一对一咨询运用与危机事件集体减压法相同的技术，但治疗持续时间从 15 分钟到 2 个小时不等，并只包含 1～3 个阶段（Everly，Lating & Mitchell，2000）。

**优点和贡献**

危机咨询的优点和贡献如下。

● 这种方法以其简洁和直接而获益。

● 这一方法采用最直接明确的目标，这是由于危机具有突发的和创伤性的本质。

● 这种方法对于强度的依赖性超过了其他常规形式的咨询。

● 这种方法更具有过渡性。

**局限**

危机咨询的局限如下。

● 这种方法处理的是自然中的紧急情形。

● 这种方法在解决问题的深度上不如其他咨询方法。

● 相比于其他治疗干预方法，这种方法有更多的时间限制和更强的创伤性取向。

## 本章内容小结

本章涵盖了丰富的咨询理论，特别是：

● 行为主义咨询；

● 三种认知行为理论：理性情绪行为疗法（REBT）、现实疗法（RT）和认知疗法（CT）；

● 三种系统理论：鲍恩主义系统理论、结构派家庭咨询和策略派咨询；

● 两种短程理论：焦点解决和叙事咨询；

● 危机咨询。

所有这些方法因为它们有依据的假设和有效的练习而被广泛地运用，并得到认可。事实上，影响其受欢迎程度的积极因素是它们各自不同的时间承诺。如前面的章节所述，我们详细地描述和讨论了这些理论的创始人和发展者、人性观、心理咨询师的角色、目标、技术、优点和贡献及其局限。

心理咨询师可能在本章中发现一个或多个能够帮助他们和来访者的理论。

## 问题讨论

1. 本章中的咨询理论哪一个最吸引你？你可以设想一下让它们形成一个折中的研究方法吗？和你的同学讨论一下你的想法，尽可能具体化。

2. 思考一下艾伯特·埃利斯和艾伦·贝克的理论。如果你是来访者，你会倾向于选择哪个理论？列出一些具体的理由。

3. 你认为行为主义咨询理论的主要优势是什么？你愿意在哪里运用或不运用行为主义咨询理论？

4. 在本章及其以后的章节中危机咨询理论与其他主要流派的咨询方法有什么不同？它们的相同点是什么？

5. 认知行为理论就绝大部分而言已经被认为是最有效的理论。这个理论的哪个方面让它如此有潜力？你认为认知行为理论比人本主义咨询理论更有影响力和有用吗？为什么或为什么不？

# 第三部分　不同情境中的核心心理咨询活动

专业心理咨询师在不同的情境中针对不同的人群开展咨询工作。然而，有些活动是带有重复性的。这种活动的共同核心是以一种相同的方式把心理咨询师联结在一起，它也是这个职业的历史基础，这是在第一部分所阐述的内容。心理咨询师的一般活动包括：管理团体，提供会商，参与评估与研究，利用测验和评估方法进行会诊及治疗来访者。

这一部分的四章（第11章～第14章）涉及了这些主要的活动，绝大部分心理咨询师认为从事这些活动是他们应该承担的一些责任，因此他们会在专业会议和继续教育研讨会上对这些主题表现很感兴趣是习以为常的。心理咨询师的任务是要做好团体领导者，为团体提供咨询，对他们所提供的服务进行评估，对他们的工作对象进行评定，以便给每个人提供其所需要和应该得到的服务。

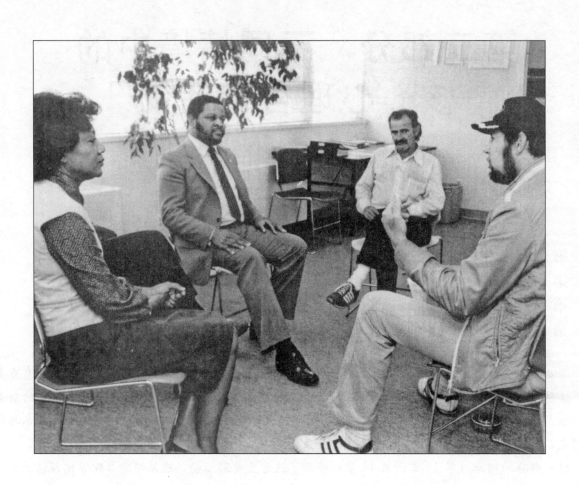

# 第11章
## 团体咨询

在这个圣洁的团体中，我处在什么位置？

团体每个成员的观点都是如此不一致。

我是如此羞怯，犹如《迈尔斯·斯坦狄什求婚记》①中的主人公迈尔斯，

让别人去评价我吧，

因为失败的经历是有变数的，

如果每个失败者的经历都相同，

那么我更像约翰·亚当一样，

大声地赞美身边的人吧，

但不要迷失自我。

或许我比某些人更优秀，

或许我是个两面人！

在独处或别人面前，我总能表达新的观点。

---

Reprinted from "A Restless Presence：Group Process as a Pilgrimage，" by S. T. Gladding，1979，*School Counselor*，27，p. 126. © 1979 by ACA. Reprinted with permission. No further reproduction authorized without written permission of the American Counseling Association.

① 《迈尔斯·斯坦狄什求婚记》是 1858 年美国诗人朗费罗写的一首求爱诗，是美洲殖民地最早的爱情诗之一。主人公迈尔斯·斯坦狄什船长爱上了漂亮的普丽希拉，但没有勇气说出来，只好请他的好朋友约翰（约翰是"五月花"号船上最年轻的男子）去见普丽希拉并恳求她嫁给他，这让约翰很为难，因为他也爱上了普丽希拉……最后，迈尔斯参加了约翰和普丽希拉的婚礼。——译者注

254 　　团体活动是一种能有效地帮助人们解决他们个人的和人际关系的咨询活动。团体的组建是利用人的自然倾向，这种倾向就是人们喜欢聚在一起，互相分享感受想法，喜欢一起工作、玩耍。"团体的价值在于其成员可以体验到一种归属感，可以就常见的问题进行交流，观察别人的行为过程和行为结果，并在自我探索和改变中获得支持。"（Nims，1998，p. 134）通过参加团体活动，人们建立社会关系，联结情感并从中获得启迪（Posthuma，2002）。

　　本章从以下几个方面对团体咨询进行分析：历史背景及在心理咨询中的地位，常用的团体类型，理论基础，团体的主题和不同阶段，有效团体领导者的品质。全国性团体和地方性团体的建立都离不开专业人士在领导小组中担任要职。其中一个影响最广泛的组织（多数团体心理咨询师都从属于这个组织）是团体工作专家学会（AS-GW；http：//www.asgw.org/），它是美国心理咨询学会的一个国家级分会。在1974年，美国心理咨询学会给这个拥有不同风格会员的组织颁发了许可证（Carroll & Levo，1985）。在这个组织中领导者建立了最好的实施方案、训练标准以及针对风格迥异的工作者的工作原则。团体工作专家学会也出版了季刊：《团体工作专家杂志》（*Journal for Specialists in Group Work*）。此外还有一些比较杰出的组织如：美国团体心理治疗学会（American Group Psychotherapy Association，AGPA）、美国团体心理治疗和心理剧学会（American Society of Group Psychotherapy and Psychodrama，ASGPP）、美国心理学会的团体心理学和团体心理治疗分会（Group Psychology and Group Psychotherapy division of the American Psychological Association，第49分会）。

## 团体咨询简史

　　在咨询工作中，团体咨询有着漫长而引人注目的历史。约瑟夫·赫塞·普拉特（Joseph Hersey Pratt）是一位波士顿医生，他在1905年开创了心理治疗/团体咨询。他的团体成员是由马萨诸塞州总医院的结核病门诊病人组成的。在他们看来，在一起有规律地度过一段时光是让人受益匪浅的，有支持和治疗作用。虽然这个团体是成功的，但是一直到20世纪70年代在其他背景下不同类型团体的发展都是坎坷的、零星的。以下便是和普拉特一起开创团体运动的先锋者：

● 雅各布·L·莫雷诺（Jacob L. Moreno）于20世纪20年代把"团体心理疗法"这一术语引入到咨询文献中。

● 库尔特·勒温（Kurt Lewin）所创立的场论为20世纪30年代和40年代的英国泰维斯托克小组学习和美国T小组奠定了基础。

● 弗雷德里克·皮尔斯（Fritz Perls）的格式塔疗法在团体中通过强调意识的重要性和个体一致性来激发新的兴趣。

255 ● W·爱德华兹·戴明（W. Edwards Deming）定义并实施了优良工作团体的观念，从而改进了人们的生产过程和产品质量并鼓舞了企业中工人们的士气。

● 威廉·舒茨（William Schutz）和杰克·吉布（Jack Gibb）强调把个人成长作为有效目标的T小组的人文主义观点。

● 卡尔·罗杰斯（Carl Rogers）于20世纪60年代提出基础会心团体，这成为成长导向的团体方法的原型。

　　除了有影响力的个人外，有不少类型的团体也只是被提及，在此之前，团体的发展和分类与今天的是一样的。从时间顺序来看，它是以心理剧为开端，接下来就是T小组、会心团体、马拉松式的团体和自助/支持性团体。每种不同类型的团体都需要简单了解一下，因为在现在的团体中它们都发挥着作用。

### 心理剧

　　雅各布·L·莫雷诺是一位维也纳精神病学家，他被誉为心理剧的发起者。在20世纪初期该类型的团体经验被用于奥地利维也纳莫雷诺村的普通市民，在之后的几十年里，被运用于华盛顿伊丽莎白医院的精神病人身上。在心理剧中，团体成员随机扮演着不同角色，团体领导者作为导演，其他团体成员作为演员，而观众则给剧中主角予以反馈，或者一起参与表演（Blatner，

2000）。这种形式的团体在行为主义者、格式塔主义者那里很常见，对于情感取向的团体领导者来说它是帮助病人体验事件情感特征的一种手段。

### T 小组

第一个 T 小组（T 代表着训练）于 1946 年诞生于美国缅因州教堂的一个国家训练实验室（National Training Laboratories，NTL）。这种团体比其他的团体咨询和团体治疗都要超前，事实上，它可以被看做当代团体小组的开始（Ward，2002）。库尔特·勒温的团体动力学理论为团体的建立奠定了基础。从那时起，T 小组的关注点从之前任务完成演变为主要强调人际关系。尽管以一种方式对 T 小组进行归类是很困难的，但是这种团体都是从团体成员的相互影响中学习的。在这一方面，T 小组和一些家庭咨询有着相同的形式，它们都强调一个系统是怎样运行的以及系统功能对个体的影响。

### 会心团体

相对 T 小组而言，会心团体更注重团体成员的个人成长而不是团体本身。会心团体是为那些功能正常的但是想要成长、改变和发展的人所准备的（Lieberman，1991）。这些团体在全盛时期（20 世纪 70 年代）以多种方式存在，如卡尔·罗杰斯（1970）的最低程度结构性团体、威廉·舒茨（1971）的高度结构性的非限制性的团体。不考虑结构因素，这些团体主要强调个体的表达及其对影响的认可。

### 马拉松式团体

马拉松式团体打破了个体可能使用的防御性措施，是一种延时的一次性的团体形式。马拉松式团体一般持续至少 24 小时。弗雷德里克·斯托勒（Frederick Stoller）和乔治·贝奇（George Bach）于 20 世纪 60 年代率先提出这个概念。马拉松式团体成功运用于帮助物质滥用者的恢复性工作中，同时在其他团体咨询情境中也对个体产生了明显效果。工会与和平谈判通常会在马拉松式团体环境中进行，从而取得各种突破。

### 自助团体/支持性团体

自助团体（self-help groups）和互助团体（mutual help groups）在形式上是相同的（Klaw & Humphreys，2004，p. 630）。它有两种形式：一种是由专业的助人组织或个人（支持团体）建立的，另一种则是关注自由和团体内部资源的自发组织（自助团体有着真实的情感）。一个自助团体通常是围绕某个独立的主题自发形成的，而这一团体的领导者虽然是一个受过很少正式团体训练的外行，但他却有一种在压力情景下增强团体凝聚力的经验（Riordan & Beggs，1987）。例如，在一场自然灾害后，附近的居民会互相帮忙收拾一些东西或一起打扫现场，或者在一些直接影响其生活质量的问题诸如有毒废物污染等方面联合起来以引起政府的关注。自助团体可能是短期的，也可能是长期的，但从根本上来说它们都是为了帮助其团体成员最大限度地主导自己的生活。在美国大约有超过 1 000 万人组成了约 50 万个这样的团体，与此同时，这个数字还在持续增长。

显然，支持性团体和自助团体比较相近，它们都集中关注某一问题或事件，但支持性团体是一个由组织或个人成立的可以提供专业帮助的组织（如匿名戒酒者学会、点灯人组织，或者减肥小组）（Gladding，2008）。有一些支持性团体需要付费，有一些则是免费的。那些外行作为领导者参与其中的形式也是多种多样的。与自助团体一样，支持性团体也是围绕着生理、情感和社会性等主题而存在的（L'Abate & Thaxton，1981）。

自助团体和支持性团体从不同方面满足了不同人群的需要，这些人在团体中得到较好的发展；相反，如果失去了团体的力量，他们或许会变得无所适从。这些人相聚在教堂、娱乐中心、学校和其他心理健康场所等公共区域。

利伯曼（Lieberman，1994）认为自助团体和支持性团体有益于大众的身心健康，科里（Corey，2008）认为这样的团体是对其他心理健康服务的补充。然而，像其他团体一样，"凝聚力一直是成功的一个至关重要的特性"，因此必须建立恰当的指导原则，以确保一个团体所起的作用是积极的而不是破坏性的（Riordan & Beggs，1987，p. 428）。

257

 **个人反思**

你认为自助团体是由哪些部分组成的，如何发展？你认为大部分的自助团体都是成功的吗？说说你的理由。

## 关于团体的错误认识和现状

由于团体的历史发展是坎坷的，对团体的误解也随之产生。在 20 世纪 60 年代，由于团体的不规范性以及其作为流行文化的一部分，使得这种错误认知兴起了，《纽约时报》甚至宣称 1968 年是"团体年"。在这期间，大量不适当的行为出现在团体中，一些被众口相传的故事影响了人们的一生。正是这些残留的故事使得一些人对团体持有怀疑态度，并拒绝加入其中（Gladding，2008）。大部分被误解的团体是心理咨询和心理治疗团体（如反对心理教育团体和任务/工作团体）。一些关于团体的广传的流言如下（Childers & Couch，1989）：

● 它们是虚假的、不真实的。

● 它们对问题的解决是不入流的。

● 它们通过冲垮心理防线迫使人们迷失自我。

● 它们让人们变得情绪化，任意倾诉。

● 它们是邪恶的、对抗的、不怀好意的；它们对参与者进行洗脑。

以上的流言都不真实，至少在运行良好的团体内不会出现。事实上，实际情况与流言所说的恰好相反。因此，一个想参加团体的个人如果对这个团体不甚了解，参加前的询问工作是非常必要的。这样，他们的疑惑与错误认知能被纠正，焦虑也许会减少，因此他们才可能在一个团体的环境下获得最大的收益。

## 团体在咨询中的地位

团体是由两个或两个以上成员组成的，他们为了共同的利益相互交往而努力去实现目标。他们当中的每个人在一天的某一时段参加团体活动（例如与同学和同事在一起）。人们天生喜好群居，而且人类的许多专业技能都是通过团体交互作用而习得的。那么，对于心理咨询师而言，利用人类这种最基本的人际交往方式是一件再自然不过的事情了。

大多数心理咨询师必须做出在何时、何地与何人一起来使用团体咨询这样的重要决定。在一些情境下是不提倡使用团体咨询的。例如，一个被公司雇用的心理咨询师使用团体咨询为那些在公司中不同身份等级和资历的员工的个人问题进行咨询是不明智的。同样地，一个学校心理咨询师想使用团体咨询的方式来解决那些有破坏行为的学生的问题也是愚蠢的。但团体对于帮助那些不太捣乱的、身份差别不大，并有着共同关心的问题的人，可能是一种理想的方式。在这种情况下，心理咨询师通常会为人们制订一个一致的时

间表，让他们在一个安静的、不受打扰的环境下相互交流。

不同的团体在各自的目标、组成和时间长度上是不同的。总的来说，它们都围绕着工作展开，正如盖兹达（Gazda，1989）所描述的："它们是一种个体集团间的动态互动，是以预防、解决问题为目的的，并促进个体成长的过程。"（p.297）因而"团体工作"这个术语经常被用于描述团体内发生的事情。团体工作专家学会（2000）将团体工作定义为它是一种广泛的专业实践，包括在团体促进作用中使用知识和技能来帮助一个独立个体达到他们共同的目标，这些目标也许与内心的、人际的以及工作相关。团体目标可能包括完成与工作、教育、个人发展、解决个人和人际问题相关的任务，或矫正精神和情绪上的失调。（pp.329－330）

团体在帮助个人成长中有着共同的优点。雅罗姆（Yalom，2005）将这些积极的力量称之为团体治疗因素（therapeutic factors）。咨询团体和

258

心理治疗团体的团体治疗因素包括：

- 希望的注入（如确保这些治疗工作有效）；
- 普遍性（如使个人不再孤单，不再另类，不再异常）；
- 传授知识（如对心理健康、心理疾病以及如何处理生活问题进行指导）；
- 利他主义（如与别人分享经验和想法，助人自助以达成共同的目标）；
- 最初的家庭团体的矫正性重演（如重新体验早期家庭冲突并解决它们）；
- 发展社会技能（如与他人交流，学习社会技能，更多地了解在社会环境下的自我）；

- 模仿行为（即以其他团体成员的积极行动为榜样）；
- 人际学习（即通过过去的经验来获得洞察力和有效的工作）；
- 团体凝聚力（即联结团体的其他成员）；
- 宣泄（即体验和表达情感）；
- 存在性因素（即承认自己的生命在根本上独立于他人，认识到自己会死亡的命运和存在的无常性）。

团体也可以作为一种催化剂而存在，以帮助人们实现自己的咨询愿望和需要，或帮助人们完成自己的个人目标。

---

**案例** | **杰拉德参加的团体**

杰拉德（Gerard）搬到了一个大城市，在那里，他举目无亲。他孤独地做着计算机编程工作。因此，当得知当地的一些教堂准备开办一系列的小型学习团体活动的时候，他决定参加。他找到了与自己情况相符的团体。那是一个带有激励性质的关注社会问题的团体。他期盼着每周的会面。这个团体也是城市中的一个提升邻居关系的计划，成员们彼此愉悦地交谈。大约一个月后，杰拉德告诉他的朋友他开始感觉好多了，并且也觉得自己已经融入了新环境。

尽管这个团体不是咨询团体，但你认为它对杰拉德真的有帮助吗？雅罗姆提到的哪些因素在那个过程中发挥着重要的作用？

---

## 团体的优点和缺点

在帮助个体解决各种问题和事件上，团体独具特色的优势就显现了。有几百项描述团体方法的研究支持了各种各样团体的有效性。团体经验的文献以极快的速度增长，然而，保持最新近的增长是一件不容易的事情。一些该领域的研究者会定期地撰写有关团体活动选择方面的全面综述，用来帮助参与者更好地获得有关知识。

下面是最近关于团体的一些发现。

- 团体咨询可用来帮助九到十年级的学生学习如何解决社交问题，并为他们做好职业选择提供必要的帮助（Hutchinson，Freeman & Quick，1996）。
- 总的来说，团体可以促进职业发展（Pyle，2000），并能够有效地应用到弱势群体如被毒打和虐待的妇女的职业规划中（Peterson & Priour，2000）。
- 在恰当的条件下，团体治疗能帮助成年女性提高她们自身的能力和主观幸福感（Marotta & Asner，1999）。
- 团体咨询和心理教育项目能帮助心脏病患

者更好地适应来自生活中的压力（Livneh & Sherwood-Hawes，1993）。

- 对青少年犯罪者进行的团体干预，可以让他们尽快成熟，尤其在持续工作能力上能更有效地起作用，同时也能让他们与他人达到一种和谐的状态（Viney，Henry & Campbell，2001）。

然而，团体并不是对所有人、所有问题都有效，它们也有着明显的缺陷和不足。例如，一些来访者的问题和个性特征不适合进行团体咨询。同样，一些人的问题不会在团体中得到深入的解决。另外，来自团体的压力会使来访者采取一些相关行动，如在团体咨询准备工作之前就自我封闭。团体也会陷入团体思维（groupthink）的陷阱，使得刻板印象、防御性和思维僵化充斥其中，而创造性和问题解决能力被压制。团体的另一个不足是个体在团体活动中会试图利用其逃避责任或达到自己的私人目的，从而破坏团体的进程。另外，团体可能与个体所处的社会环境并不相称，因此，从团体中学到的经验或许无法运用到现实生活当中。最后，如果团体不能在其成员冲突或发展阶段成功地发挥作用，人们就有可能会退化并无事可干，甚至会做出破坏性的行为，如寻找替罪羊、团体自恋以及投射（McClure，1994）。

260

 **个人反思**

> 在失败的团体中存在着许多令人震惊的案例，它们中的大多数以团体失败而告终，例如吉姆·琼斯（Jim Jones）和他的"人民圣殿"宗教团体。另一方面，还有一些典型团体，它们与其他社会环境下的团体的成员不同（例如，"9·11"事件中的消防队员和警务人员）。就你所知的团体列一个清单并根据它们的功能性进行排序（1表示最小，10表示最大）。

## 团体的类型

团体可以分为多种类型，其中有一种是"特地为那些寻求心理治疗、个人成长或希望得到他人的简单支持和相伴的人专门打造的团体"（Lynn & Frauman，1985，p. 423）。尽管有许多团体模型适合各式各样的情形，但关于团体应该如何分类的生动争辩依然存在，特别是在目标和过程上的争论尤为激烈（Waldo & Bauman，1998）。下面的团体类型是依据团体工作专家学会（2000）所制定的训练标准来划分的。

### 心理教育团体

心理教育团体（psychoeducational groups）有时也可称为指导性团体或教育团体，这种团体具有预防性和指引性（Brown，1998；Pence，Paymar，Ritmeester & Shepard，1998）。它们的工作是以教授团体参与者学习如何处理潜在的威胁（如艾滋病）、面对生命中的事件（如衰老），或者应对眼前突发的生活危机（如爱人死亡）为目标的。这些类型的团体通常出现在教育机构如学校中，但现在也迅速地被运用于其他场景，如医院、心理健康中心、社会服务机构以及大学中（Jones & Robinson，2000）。

围绕团体展开讨论是团体进程中最重要的一部分，讨论团体成员如何将出现在团体情境下的信息为个人所运用（Ohlsen，1977）。在学校背景中，诸如未完成的故事、木偶剧、电影、语音采访等指导性的材料和客座演讲者都被运用于心理教育团体中。在成人背景中，还会使用一些其他与年龄相符的方法，如书面材料或客座演讲者。

心理教育团体的一个很重要的方面就是在大学校园中促进学生的发展。在传统的大学教育期间，"学生在各个复杂方面成长和改变"（Taub，1998，p. 197）。心理教育团体可以促进他们的发展，通过这些团体他们可以接受到一些重要的知识，如怎样压制自己的怒气、建立恋爱关系以及掌握学习技能等。这些团体持续时间短并且活动时间有限。然而，它们却为那些需要的人解决问题提供了种种准备。

### 咨询团体

咨询团体（counseling groups）也可以称做人际问题解决团体，目的是"通过人际支持和问题解决的方法帮助团体参与者解决生活中平常而又困难的问题。团体的另一个目的是帮助参与者提高他们现在人际问题解决的能力以使他们能更好地处理以后遇到的问题。程度较轻的职业问题、教育问题、个人问题、社会问题以及发展问题都是被大量提及的主题"（ASGW，1992，p. 143）。

261

咨询团体和心理教育团体有时很难区分。大体而言，在修正态度和行为上咨询团体比心理教育团体更直接。例如，团体咨询注重参与者感情方面的投入，而心理教育团体则将重心更多地放在成员的认知理解上。两者的第二个区别是咨询团体是在一个小而亲密的背景下进行的，而心理教育团体在不同空间大小的环境下都适用（Gazda，Ginter & Horne，2001）。

有时咨询团体和心理教育团体会有重叠（Taub，1998；Waldo & Bauman，1998）。比如一个简单而有效的团体咨询方法会与一个心理教育团体的辅导方法大体上一致。它是一个结构化的团体，为高中毕业生进入大学和军队而服务

（Goodnough & Ripley，1997）。这些团体是为即将毕业的高中生而设的。它们为学生提供一个处理复杂情境中所体验到的情绪的机会，也即给他们提供关于如何解决他们关注的问题的知识以帮助他们获取有益的认知观点。像这样的团体咨询，参与者获得"一些时段"（表达的机会）去讨论他们自己关注的问题。团体成员间的人际交流以及信息的个人化比心理教育团体中要多。

### 心理治疗团体

心理治疗团体（psychotherapy groups）也可以称做人格重建团体，它的目的是帮助团体中的每个成员解决深层次的心理问题。"因为心理困扰的深入和延伸是有深层意义的，它的目标是协助每个人重建主要的人格维度。"（ASGW，1992，p. 13）

有时团体咨询和团体心理治疗是重叠的，但强调重建主要人格特性这一点通常能将两者区分开来。团体心理治疗通常在病患机构（inpatient facilities）中开展，例如像精神病医院或其他由自然社区管理的心理健康机构，因为它必须对那些需要帮助的人进行近距离的管理。一些类别的个体无法成为门诊治疗和深层团体心理治疗的候选人。这些人包括沮丧的人、喋喋不休的人、偏执狂、精神分裂症患者、反社会人格患者、企图自杀者以及极端自恋者（Yalom，2005）。分辨出哪些候选人不适合接受团体心理治疗要比选择出适合的候选人容易一些。无论如何，团体心理治疗是一种美国式的治疗手段并为团体咨询提供了不少理论基础。

### 任务/工作团体（Task/Work Groups）

任务/工作团体通过帮助成员使用团体动力学的原则和步骤的方法去提高他们的实践能力，进而达到完成明确的工作目标。"任务/工作团体专家能够帮助诸如任务团队、委员会、规划团体、社区组织、讨论团体、学习小组、学习团体和其他类似的团体修正或发展它们的功能。"（ASGW，1992，p. 13）

与其他类型的团体一样，只有具备了下面的因素，任务/工作团体才能很好地运行：

- 所有参与者都应对团体的目标有明确的了解；
- 进程（动力）和内容（信息）平衡；
- 有专门用于文化建设和了解彼此的时间；
- 冲突能被确定；
- 成员间互相反馈信息；
- 领导者关心正在发生的事情；
- 领导者和成员利用足够的时间反馈正在发生的事情。（Hulse-Killacky Killacky & Donigian，2001）

团队是任务/工作团体的经典例子。在体育比赛、艺术创造和雇用背景下，人们常常会为达到个体单独不可能完成的目标而建立团队。质量圈（quality circle）是任务/工作团体的一个商业案例。它是一个由雇员运行的团体，他们每周会面检查工作进程并提出改进措施（Johnson & Johnson，2006）。然而，心理咨询师在团队中提出并实践想法的同时，也会解决内外情境问题，因此这些团体有着广泛的应用。

心理咨询师可能使用的任务/工作团体的另一种类型是聚焦小组（focus groups）（Kress & Shoffner，2007）。这些团体"最广泛使用的定义是在一个团体中立者的直接领导下，8～12 个人就一个感兴趣的特定主题讨论 1～2 小时的一种技术"（p. 190）。中立者向团体成员提出开放性问题以推进人际交流并诱导出"通过个体采访不能获取的协同效应"（p. 192）。主题在进程中慢慢浮现，并且团体建构者在此过程中可能获得关于团体成员喜爱的有价值的信息。与此同时，还能描述、评估如心理健康服务这样的项目。

---

**案例**　　　　　　　　　　**托马斯成为任务主持者**

托马斯是办公室改革团队管理者，这个团队的建立是为了提出有助于流水线工作的点子并促进团队合作精神。这样的任务是具有挑战性的。在一次周会上团队提出了一些好的想法后就再也没有提出新的想法，因此，托马斯决定利用办公室之外的环境使团队能重新迸发火花，以帮助他们将更多的注意力放在工作上同时提出更多新颖的点子。

团队在一个清新的早晨会面了，托马斯确信每个人都是受欢迎的，每个人的心情都是愉悦的。接着，他将团队分成三组并分别布置任务。

你认为托马斯的计划如何？还有其他的团体方案可用来解决团队眼下的问题吗？它们可能有哪些？你认为是整个团队一起工作有效还是分组行动有效？并说明理由。

*263*

## 管理团体的理论方法

团体咨询的理论方法和个体咨询的理论方法一样具有多样性。在许多情况下，两者的理论是相同的。例如，在团体工作内所使用的方法都是以精神分析理论、格式塔理论、以人为中心理论、合理情绪行为理论以及认知和行为理论为基础的。因为这些基础性的理论在其他章节中已有提及，在这里就不赘述了。然而，任何理论方法的实践会由于团体动力（group dynamics）（团体成员间的互动方式）的不同而有所区别。

在评估七种主要的团体理论方法时，沃德（Ward，1982）分析了每种方法对个体、人际关系和在进程中团体水平的关注程度。例如，精神分析、格式塔和行为方法往往更加关注个人，而相对弱化人际交往和团体进程中团体的水平这两个因素。然而，以人为中心的方法则将焦点放在个人水平上，其次是人际交往和团体水平。沃德指出了每种方法的局限以及考虑其他因素的重要性，如在管理复杂的团体任务时，要关注团体任务和成员整体的成熟度。

类似的是，弗雷（Frey，1972）描述了在从领悟到实践、从理性到情感的连续体中团体工作的八种方法是怎样被定义的；与此同时汉森（Hansen et al.，1980）也使团体方法在从进程到结果、从以领导者为中心到以成员为中心的过程中得以概念化。团体领导者和潜在的团体成员必须明确了解各种理论的不同点，以便做出明智的选择。总之，多样的理论模型为管理团体提供了丰富多样的选择。

除了已经提及的因素，还有三个因素值得团体领导者考虑以决定何时使用什么样的理论：

（1）我需要一个理论基础来管理团体吗？

（2）运用什么样的理论能提供最好的服务？

（3）在选择进程时，应使用什么样的标准？

一个理论好比一幅地图。在一个团体中，它为探寻关乎人类的基本假设提供方向和指南。它在决定团体目标、阐明领导者的角色功能以及解释团体交互作用上也同样有用。最后，理论也能帮助评估团体的结果。没有明确的理论原理而试图领导一个团体就好比在缺少地图和机械知识的前提下试图开飞机。这是一种愚蠢而危险的方法，而且很有可能导致危险。

*264*

一个好的理论同样会有实践作用（Gladding，2008）。例如，它能赋予一种情境下的经历和事实以意义和结构。好的理论能引导我们对所发生的事情产生逻辑感，并引导出创造性的研究。可以选择的理论有很多种，所以有潜力的团体领导者慎重地选择一种方法是明智的。

福特和厄本（Ford & Urban，1998）认为心理咨询师在选择理论时必须考虑四个主要的因素：个人经验、专家的意见一致性、名望和被证实的知识。所有这些标准都有优缺点。因此，在开始管理团体时，心理咨询师听取别人的意见、批判性地阅读专业文献来评估最具实证依据的理论，并确保这种理论适合心理咨询师的人格特性是很关键的。

## 团体发展的各个阶段

团体像其他存在的系统一样，有着不同的发展阶段。如果一个个体或团体领导者不知道这些阶段，那么团体中发生的改变可能是混乱而毫无意义的，带来的收获也非常少。领导者能够通过制造方便团体发展的环境或"使用在个体和团体水平上发展性的干预活动"来使这种认识最大化（Saidla，1990，p. 15）。无论使用何种方法，团体成员和领导者都会从中获益。

专业文献中针对团体发展经历什么阶段以及这些阶段出现在何时存在着争议。团体发展阶段的划分有很多种类型，如学习团体和训练团体，然而大多数争议是围绕着团体咨询的阶段展开的。团体咨询通常被分为四或五个阶段，但有些模型将它分为三个阶段或是六个阶段。塔克曼（Tuckman）的阶段模型一直被认为是主流。

塔克曼（1965）是第一个为团体咨询划分阶段的理论家。在他看来，团体发展阶段可分为四个：形成阶段、动荡阶段、规范阶段、完成阶段。

随后这些阶段被扩展到第五个阶段，即终止阶段（Tuckman & Jensen，1977）或悲痛/黎明阶段（Waldo，1985）。在每个阶段都有需要完成的相应任务。例如，在第一阶段，即形成阶段（forming stage），通常会就下面的问题达成共识：即将发生什么，谁归属团体，谁不归属团体。在这个阶段（团体的婴儿期），成员表达焦虑和依赖并讨论一些没有分歧的问题。使团体安全过渡到下一阶段的一种方式是使之结构化，使团体成员能放松并确认他们所期待的事情。例如，在首次会面前可以要求成员做一个 3 分钟的自我介绍（McCoy，1994）。

第二阶段，即动荡阶段（storming），这类似人的青春期，在这个阶段经常会发生重大的骚动和冲突。团体内部不时发生的冲突"迫使团体成员做出关于自己的独立程度和相互间的依赖程度的基本决定"（Rybak & Brown，1997，p. 31）。团体成员寻求在团体中建立自己的等级制度并成功处理焦虑、权力和未来期望等问题。在这个阶段团体领导者有时会受到攻击。

第三阶段，即规范阶段（norming），像人类的青年期，"那些成功经过动荡的团体通常会产生激情和内聚力。他们有共同的工作目标和达成目标的方法"（Saidla，1990，p. 16）。这个阶段有时会和动荡阶段连接在一起，但不管是否如此，它总是紧接着第四个阶段，即完成/工作阶段（performing/working），这类似于人类发展的成年期。在这一阶段，团体成员之间的联结更亲密，并且他们的个人目标和团体目标日趋一致。如果在此阶段团体运行良好，这会是团体最富有成效的一个时期。

最后，在悲痛/终止阶段（mourning/termination），团体即将结束，团体成员互相道别。在结束的时候，团体成员或许感到充实，或许感到苦涩。有时，团体在这个阶段还会举办一个庆祝仪式，其中最常用的是小而封闭的庆祝仪式。

表 11—1 是对我们讨论的五个阶段的特性进行的简单的总结概括。

总之，团体发展阶段通常没有确切的时间界限。"一个团体不一定像人的生命一样一步一步成长，而且会在总体发展过程中有所倒退或超前。"（Hansen et al.，1980，p. 476）一个团体到底处在什么阶段以及它朝向哪个阶段发展这个问题，这要通过回顾或深层次考察后才能获得最好的答案。

**表 11—1　团体五阶段的特点**

| | 形成阶段 | 动荡阶段 | 规范阶段 | 完成/工作阶段 | 悲痛/终止阶段 |
|---|---|---|---|---|---|
| 特点 | 与新经验相联系的最初的谨慎；试图避免被他人拒绝。 | 冲突和焦虑的发生阶段；团体由最初的紧张向高一级的紧张发展；试图平衡过度紧张和毫不紧张的状态。 | 个体感觉自己是团体的一员，形成"我们"的意识；发展热情和内聚力。 | 关注个体的成就、团体目标、团体行动以形成一个更具凝聚力和创造性的系统。 | 参与并更深层次地了解自己；最初的活动进入了最后的阶段——反映过去的经验、过程记忆、评估学习到的内容、了解矛盾的感觉、做出认知决策。 |
| 同伴关系 | 团体交往是表面的，而且主题围绕历史和未来的对团体无直接影响的事件。 | 团体成员之间的人际关系变得更焦虑，普遍关注权力。 | 支持团体其他成员，形成希望、合作、协助以及内聚力。 | 真诚关注深层次问题以及成员彼此之间的个人水平，团体成员更加期盼自我开放，增强对自己及他人世界的了解。 | 同情、怜悯、关心的情愫大量存在；团体成员间的关系更深，有时能达到情感水平；温暖和悲伤的情绪经常会同时发生。 |
| 任务进程 | 应对忧虑；询问成员参加团体的目的并订立合同；清晰阐明或反复强调团体规则；制定限制规范；推进团体积极转变以促使成员想继续参加。 | 减少对目标的直接关注；发生有利的"停滞"；寻找替罪羊现象时有发生。 | 成员必须对运行团体规则的建立达成一致意见；团体接受约定俗成的以及新制定的规范；这个过程强调承诺的重要性。 | 主要强调效力是否有切实可见的结果；维持人际交往必须注意平衡成员的收获。 | 主要强调推进成功的结束，增进人际交往加强团结；巩固咨询效果；找寻团体的意义，决定新的行为方式；为团体结束后新的开始做好准备。 |
| 有效程序 | 参加团体，联结团体，划分团体，提出目标，阐明目标。 | 团体稳定，反馈信息，正式和非正式的反馈。 | 支持成员，同情成员，从团体获益，自我开放。 | 团体模型，练习，团体洞察，头脑风暴，命名团体技术，集思广益，制订计划，团体进程，学习技能。 | 总结概括，循环进行，辩证对待，记录反应，分组，家庭作业，时间限制，学习技能，建立模型。 |

## 团体中的问题

运作成功的团体必须关注一系列问题。有些是涉及运行团体的步骤问题，有些是涉及训练和伦理规范问题。在一个团体建立之前，团体领导者需明确团体为何建立，团体的中期目标和最终目标是什么。只有这些问题都解决了，一个成功的团体才会产生。

### 团体成员的选择和准备

团体成员的甄别和准备是管理一个成功团体所必需的（Couch，1995）。因为成熟度、准备程度以及成员关系的组成在团体是否能成功上发挥着重要的作用（Riva，Lippert & Tackett，2000）。一些希望成为团体成员的个体有时并不适合成为团体的候选人。如果这些人都被允许参加团体，他们可能会阻碍其他成员的发展（如垄断或控制），并可能导致团体领导者麻烦上身（Kottler，1994b）。他们或许也会和其他同样低能力的人一起导致团体退化。当这些情况发生的时候，成员们会觉得心理上受到伤害，团体也不能完成目标（McClure，1990）。

组前面试和训练是对团体成员进行甄别和准备必不可少的条件，这些工作通常由团体领导者和有可能成为团体中的一员的人来完成。在组前面试（pregroup interview）期间，能否成为团体中的一员必须看候选人的需求和目标是否与团体设置的目标相符。这些成员不能阻碍团体的进程，同时他们良好的状态需要在团体活动过程中持续。研究表明，组前训练（pregroup training）可以使成员了解团体对他们的期望，学到更多关于团体的知识，还能为参与者提供重要的信息，使他们拥有减少焦虑的机会（Sklare，Petrosko & Howell，1993）。

根据为团体心理咨询师所制定的伦理规范和最佳实践指南（ASGW，1998），有些个体必须被剔除或自动退出团体。甄选是一个双向选择的过程。潜在的团体成员可能在某一特定时间与自己进入的团体的领导者有冲突。如果他们不适合某个团体，他们会得到选择性的建议，如参加另一个团体或等待更适合他们自身条件的团体的形成。在选择团体成员的过程中，一个团体领导者应该留心盖兹达（Gazda，1989）的建议，即团体中的成员至少在一些问题上能与其他团体相区别。本质上，甄别面试是"为团体进程奠定了基础"（McCoy，1994，p. 18）。

**个人反思**

对许多人来说，没有被团体选中可能会伤心。你怎样以一种真诚而委婉的方式告诉他没有被团体选中呢？

在团体形成之前，团体成员和领导者应该尽可能多地了解关于团体的进程（group process）（团体成员的交互作用是如何影响团体的发展的）。例如，在同质团体（homogenous groups）（成员间的相同点多于不同点）中，通常很少发生冲突而且承担的风险要少，凝聚力强，支持性好，并且参与率也高。相反地，在异质团体（heterogeneous groups）（成员间的不同点多于相同点）中，开始会有更多的冲突，承担风险的可能性也大，而且支持性和凝聚力滞后，团体会如一盘散沙（Merta，1995）。最终决定团体成败的是团体进程而不是团体的内容、重点或目标。在成功的团体中，过程与内容是平衡的（Donigian & Malnati，1997；Kraus & Hulse-Killacky，1996）（见图11—1）。"无论是内容还是进程，一旦变得不恰当，团体就会经历困境。"（Nelligan，1994，p. 8）有丰富团体经验的老手通常只需要很少的管理团体的信息，而初学者则需要做好充分的准备。在团体开始之前就告知成员们关于团体程序及主题，这样会让团体运行得更好。

参加一个团体时，很重要的一点是首先了解团体组织者，然后要清晰地了解各种可能性和团体经历带来的结果。科里（2008）列出了潜在参加者在加入团体前必须明确的问题。下面是其中最重要的一部分：

- 清晰说明团体目标；
- 描述团体功能、团体规则和基本程序；
- 阐明团体领导者的教育背景和训练背景；
- 组前面试来决定潜在的团体领导者和成员

是否在某个时候符合团体的要求；

- 公开团体可能遇到的风险以及成员的权利和义务；
- 讨论保密的限制以及在团体背景下团体领导者和参与者期望扮演的角色。

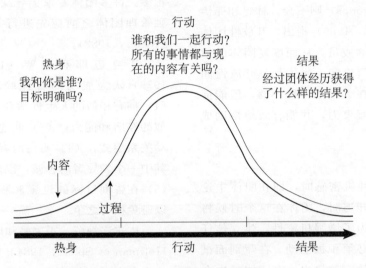

**焦点问题**

**图 11—1　平衡的过程和内容**

资料来源：From "Leadership in Groups: Balancing Process and Content," presentation at the annual convention of the American Counseling Association, April 1994, Minneapolis, MN. Reprinted with permission of Diane Hulse-Killacky, University of New Orleans.

除了需要探究一些信息外，研究还支持这样的观点：在参与者加入团体之前提出一系列的期望，最大限度地提高成员拥有成功团体经历的可能性（Sklare, Keener & Mas, 1990, p.145）。特别值得一提的是，团体领导者能通过忽略"你们"和"我们"这样的字眼、询问、以第三者的身份说话、寻求认同、援助以及分析来促进即时的团体咨询。团体领导者必须建立他们希望其他成员效仿的行为模型，如使用"我明白"，如图11—2所示（Kraus, 1994）。

最后，团体领导者必须知道如何处理领导过程中出现的挑战，以及如何面对来自部分团体成员或整个团体的阻抗。

### 团体大小和持续时间

一个团体规模的大小是由该团体的目标和喜好所决定的。大团体在个别成员的需要方面关注得较少。因此，在团体指导之外有一些理想的人群可供选择进入团体。尽管盖兹达（Gazda, 1989）认为如果一个团体运行长达 6 个月，它的成员增至 10 人也会更为有效，但一般认为团体成

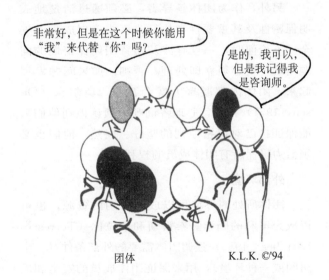

**图 11—2　团体以及"我"在团体中的作用**

资料来源：© 1994 by Kurt Kraus. Used with permission.

员以 6～8 人为最佳。团体大小和持续时间两者相互影响。科里（2008）指出："对于正在运行的成人团体而言，团体大小以 8 名成员和 1 位领导者为最佳。儿童团体则以 3～4 人为最佳。总之，团体应该有足够的人进行充分的互动，使它不会滞

后；与此同时团体也应该保持较小的规模以使每个人都有机会充分参与活动而不会失去"团体"的自身意义（p.72）。

### 开放性团体和封闭性团体

开放性团体（open-ended groups）是指在它们开始运行后还会接受其他人的加入；而封闭性团体（closed-ended groups）则不会。林恩和弗伊曼（Lynn & Frauman，1985）指出，开放性团体能很快重新补充失去的成员，从而恢复团体的最佳大小。很多长期的门诊病人团体都是开放性团体。尽管封闭性团体在大小上弹性不够，但能促使团体成员有更强的凝聚力，并能有效地帮助成员达成既定的目标。

*270*

### 保密性

当团体成员有一种机密感时，即在团体中论及的问题不会被外人知道时，团体在这个时候将能呈现最好的功能。为了增强机密性，建立信任感，一个团体领导者必须积极主动。在甄别面试时，保密性这个主题就应该提出。在团体首次会面期间，保密性的重要性需要反复强调，在此之后还要定期进行强调（Corey et al.，2007）。

另外，作为团体领导者，必须通过清楚地表明保密性及其重要性和执行难度来确保成员的安全。不论何时，一旦有涉及违背团体保密性的问题出现，就必须立即处理。否则，如果问题发展起来，团体内部凝聚力就会瓦解。奥尔森（Olsen，1971）指出，心理咨询师必须认识到他们只能保证自己对保密原则的坚守。当然，他们也必须努力确保所有团体成员的权利。

### 外部环境

团体所处的环境可以成为有用的资源，也可以成为不利的因素。泰雷斯和莱拉比（Terres & Larrabee，1985）强调团体需要的外部条件（一个房间或一种环境），用来保证团体成员的安全和成长。在学校和社区机构建立的团体需要在促进其良好运转状态的场所进行运作。空间的家具摆设（吸引力）和组织团体的方式（最好可以围成一圈）有利于团体功能的发挥。

### 协同领导者

团体设立协同领导者（co-leader）（两个领导者）不是必需的，但这样的设置对团体和领导者都是有益的，尤其是较大型的团体（超过10人）。当团体拥有协同领导者时，一个领导者可以在另一个领导者管理团体进程时指导团体。协同领导者的安排对缺乏经验的领导者和经验丰富的领导者的共同工作也是有益的。通过这样的设置，缺乏经验的领导者能从经验丰富的领导者身上学到很多。许多团体专家倡导缺乏经验的领导者在单独管理团体之前应先进行共同领导团体的训练（Ritter，1982）。

丁克迈耶和穆罗（Dinkmeyer & Muro，1979）认为成功的有经验的协同领导者应该：（1）拥有相似的人生哲学和行为方式；（2）有相似的经历和能力；（3）能建立一种有效的人际互动关系模式；（4）明白两者的分歧和团体成员对其中一个领导者的忠诚，以此帮助团体处理问题；（5）在咨询目标的设置和程序运作中达成共识，以避免权力之争。

皮尔诺福萨、霍夫曼和斯普利特（Pietrofesa，Hoffman & Splete，1984）建议协同领导者在团体中坐在对面的位置以使领导者的责任和注意力最大化。他们指出团体协同领导者没有必要有性别差异，能力才是最重要的，而不是性别。

### 自我开放

*271*

舍茨尔和斯通（Shertzer & Stone，1981）将自我开放（self-disclosure）定义为"即时的感觉、态度和信念"（p.206）。较大的自我开放的过程依赖团体成员的彼此信任（Bunch，Lund & Wiggins，1983）。如果有高度的信任，自我开放就会随之发生。这种现象的一个有趣的方面是自我开放是自发形成的。在团体的第一个阶段，必须对自我开放进行鼓励。莫兰（Morran，1982）认为，领导者在团体会面开始时，运用自我开放通常会成为其他成员的一个榜样并促进团体过程的发展。正如斯托克顿、巴尔和克莱恩（Stockton，Barr & Klein，1981）记录的那样，很少进行言语自我开放的团体成员与其他成员相比更有可能脱离团体。

### 反馈

反馈是一个多维度的过程，它包含团体成员对其他成员的言语信息和非言语行为反应。它是所有团体经历中很重要的部分之一，也是极易被滥用的部分。当真诚而又谨慎地给予反馈时，团体成员能估计他们的行为对其他成员的影响并试图建立新的行为。

科里（2008）区分了团体终止时期的反馈和团体中期的反馈。在后面的过程中，科里鼓励团体成员清晰、简明、稳定地对待其他人。团体成员必须对他们在团体经历中的改变进行反馈。在处理反馈信息之后，团体成员应该记录一些在最后的反馈阶段所涉及的东西，以使他们不会忘记，并能利用这段经历来评估实现目标的过程。

为了促进有益的反馈，皮尔诺福萨等（1984）给出了反馈评估的标准。下面是推荐的一些重要的标准。

● 反馈必须对于接受者是有益的，而不是为提供反馈者的需要所服务的。

● 反馈在可描述的行为基础上更有效。

● 在团体发展的早期阶段，积极反馈比消极反馈更有益且更易接受。

● 反馈在刺激行为发生之后立即进行是最有效的而且也最能让其他人信服。

● 反馈在接受者处于开放状态并相信反馈给予者时效果最好（p.376）。

### 随访

在团体中进行随访是为了在团体工作结束之后与其他成员保持联系，此外也可用来了解他们在个人和团体目标实现过程中的进展情况。通常，团体领导者没有进行适当的随访。这样的失败在短期咨询团体或由外部领导者领导的团体中尤其普遍（Gazda，1989）。团体工作专家学会的《最佳实践指南》（*Best Practice Guidelines*，1998）（该指南阐明了美国心理咨询学会制定的伦理规范在团体工作领域的应用）表明，为了适当地评估结果或为了团体成员的需求，团体工作者应在团体终止后进行随访。随访帮助团体成员和领导者评估他们在团体经历中的收获，并允许领导者在恰当的时候向团体中的成员求助（Gladding，2008）。随访阶段使团体经历的效果最大化并鼓励团体成员不断追求最初的目标（Jacobs，Harvill & Masson，2006）。

科里（2008）认为一个短期团体的随访应在团体终止之后三个月左右进行。他指出，在这个阶段，相互反馈的过程和来自其他团体成员的支持是很有价值的。如果团体成员在团体终止阶段意识到他们会在随访时再会面，他们就更可能继续追求他们的目标。除了对整个团体的随访，对领导者和团体成员间的个人随访也很重要，即使这些阶段是通过电话进行的。

## 有效团体领导者的品质

有效团体和无效团体的领导者素质是有区别的。例如，独裁的、攻击性的、对立的或情感上脱离团体的领导者都是无效的领导者，而且会使团体产生伤害（成员脱离或在团体经历后变得更差）（Yalom & Lieberman，1971）。然而，如果没有过度的使用，以下四个领导素质会对团体效能产生积极的影响（Yalom，2005）：

（1）关心（caring）——越多越好；

（2）意义归属（meaning attribution）——包括阐明、解释和提供改变的认知结构；

（3）情感刺激（emotional stimulation）——涉及活动、挑战、承担风险、自我开放；

（4）行政功能（executive function）——包含发展规范、结构化和建议程序。

为了使团体运行良好，团体领导者在情感刺激和行政功能两个极端之间找到一个平衡点是至关重要的。领导者不应允许成员经历太多的情感以致他们不能处理在团体内发现的问题，或僵化地构造情境，以致缺乏情感的表达。

科特勒（Kottler，1994a）规定有效的领导者应理解团体运行的动力，并认识这些动力是否具有疗效。如果没有，他们应该在其他成员的协助下采取措施来更好地管理团体。他对团体领导者能力的评价是对雅罗姆（Yalom，2005）和奥斯本（Osborne，1982）观点的补充，他们两者认为好的团体领导者应表现得意图明确，因为他们能对团体进程向何处发展和团体的需求有所预见。这种现象的一个例子就是，当需要处理团体中的紧张气氛及保护内部成员时，团体领导者要对团体成员一视同仁；在团体成员变得太安逸而不再工作时，要对团体成员区别对待。

另外，科里（2008）认为有效的团体领导者将致力于自我发展和完善。他列出了许多与有效的团体领导有关的个人品质，包括仪表、个人力量、勇气、自我挑战的意愿、诚实、真实、热情、认同感以及独创性/创造性。

273　　　有效的团体领导者的最后一个品质是在团体理论、实践和技术上得到良好的教育。例如，在团体咨询和心理治疗上，"团体领导者的任务是将症状转化为人际的问题"（Pistole，1997a，p.7）。通过这样的行动，领导者帮助团体参与者学习如何发展不畸变和愉快的人际关系。不论团体是何种类型，领导者要使用许多诸如积极倾听、澄清、总结、询问、支持、共情、评估、给予反馈、模型化、中断和终止的技术。

---

**案例　　　　作为一个领导者的莉迪亚**

　　莉迪亚（Lydia）是一个关心他人、充满活力的心理咨询师。她喜欢她所做的事情并在个人工作上取得了很大的成功。

　　一天，莉迪亚的上司苏珊（Susan）让她去领导一个团体，这个团体中所有成员都经历过各种不同类型的精神创伤。莉迪亚很想领导好这个团体，但是她从未经历过创伤，并不确定要做什么。当她将担心表达给苏珊时，苏珊回答说："使用你已经具备的心理咨询师的个人技能，这样团体就能运行好。"

　　苏珊给莉迪亚的建议很有帮助吗？为了领导这个团体，莉迪亚还需要哪些技巧和能力？

---

## 团体咨询的未来

　　团体工作的未来难以预测，发展方向也很多。团体工作的焦点之一是由理论带来的团体工作新方式的发展。例如，以解决方法为核心的咨询和短程治疗团体开始很受欢迎，通过研究发现它们是有效的（LaFountain, Garner & Eliason, 1996；Shapiro, Peltz & Bernadett - Shapiro, 1998）。这些团体不同于"以改变信念、诉说不满和创造解决办法为焦点"的问题解决团体（LaFountain et al.，1996，p.256）。

　　团体工作变得越来越具有预防性。团体生存技能的训练是预防重点强调的一个例子。这种方法的四个方面包括：（1）人际交往和人际关系；（2）问题解决和决策制定；（3）身体状态和保持健康；（4）同一性的发展和生活目标。但团体预防最显著的表现还是开展医疗保健，因为财政费用的支出与帮助个体保持良好状态或对未来困难的预防这两个方面息息相关。

　　总之，团体工作的未来很宽广并朝向理论和实践多样性方向发展（DeLucia-Waack，1996）。文化多元问题，尤其是关于他人、自我、训练和研究的知识备受关注（Merta，1995）。例如，科里（1998）开发的"多元文化感应器"，与汉森（1972）最初的团体进程关注指南一起来帮助学生和其他受训人员变得更加关注团体工作中的多元文化问题。同样地，与特殊文化中的少数族裔一起工作的团体指南已经被设计出来。例如，非洲裔美国妇女在团体中工作的方式已经编辑并出版了（Pack-Brown, Whittington-Clark & Parker, 1998）。在21世纪团体咨询将有更大的发展。

274

---

## 本章内容小结

　　团体活动是一个令人振奋的、必需的、有效的助人方式。它可以采用教育性、预防性或治疗性方式。团体工作专家学会已经制定了关于心理教育团体、咨询团体、心理治疗团体和任务团体的标准。团体中使用的理论和一些技术通常与那些个体咨询使用的理论和技术相同。然而它们在运用上存在差异。

　　为了使效用最大，团体领导者必须有处理个人问题和团体问题的能力。学习如何做到这一点是一个发展的过程。有效的团体领导者知道他们领导的团体类型并与潜在成员分享这个信息。领导者遵守专业团体内的道德伦理、法律和程序指南。他们关注团体整体和团体成员的良好状态。他们在问题发生之前做出展望并提前采取措施纠正它们。他们在团体终止后系统性地对团体成员进行随访，他们关心有关团体的专业文献并不断努力提高自身水平和专业水平。

总之，团体是一个以阶段为基础的、帮助人们达成个人和团体目标的不断发展的方式。如果专业心理咨询师想要变得更加全面和多才多艺，就必须要掌握团体技能。

## 问题讨论

1. 回顾本章所提到的团体类型。讨论你最了解和使你感到最舒服的团体，为你未来领导的团体类型做出展望。

2. 分组讨论你在领导团体时存在的问题和隐藏的潜能。假使你被要求领导一个自己选择的团体，对即将发生的事情你有何感想？你如何看待自己在团体发展各阶段的行为和想法？

3. 阅读最近五年的专业咨询期刊。向全班报告你特别感兴趣的关于团体的文章，并与其他同学的发现相比较。

4. 想象你是一个没有任何团体技巧的心理咨询师。在分别面对一所学校、一项职员援助计划、一个私人实践时，你会发挥怎样的作用？与班级同学讨论你关于心理咨询师从事各种类型团体的想法。

5. 选择一个能够吸引大量不同类型个体的主题（如恰当饮食或控制怒气），并以你研究的信息为基础为你的同班同学开展一个心理教育团体课程。一旦完成就立即与其他同学分享经验。这个项目是怎样的困难或怎样的容易？

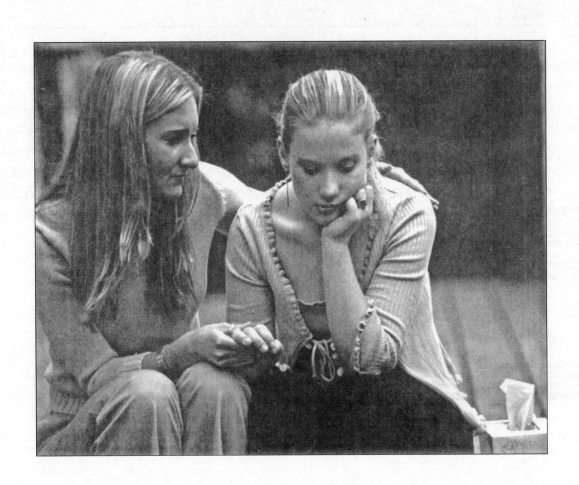

# 第12章
# 会商

曾经她想要亲吻青蛙的梦想
现在已经实现了。
当每个亲吻变成期待，
青蛙黏滑的绿色就变成了爵士白。
当每天变成现实，
那反复鸣叫、以游动的东西为食、呱呱发声的生物
不要想象它能瞬间变成王子。
在快速的亲吻过后，
花言巧语会帮助它变得美丽。
带着悔恨，她从充满生机的百合池中回到
令人清醒的乡村书堆中。
她再一次畅游在美丽的故事里，
也知晓她所明白的真实只存在于故事中，
无论多么美丽的年轻女性或拥有多么大的希望。
有些时候她们会爱上青蛙，甚至待在它身边。

---

From "Of Frogs, Princes and Lily Pond Changes," by S. T. Gladding, 1976, in *Reality Sits in a Green Cushioned Chair* (p. 17). Atlanta: Collegiate Press. © 1976 by S. T. Gladding.

尽管心理咨询师在各种不同工作背景下提供"一些作为他们专业职责一部分的咨询服务，但直到 20 世纪 60 年代末和 70 年代初才出现将会商作为心理咨询师职能的正式文献"（Randolph & Graun，1988，p. 182）。最初，会商心理咨询师被定义为拥有特殊知识并与来访者一起分享这种特殊知识的专家。因此，一些咨询流派（如阿德勒疗法、认知疗法和行为疗法）被认为是与这个活动最合适的，因为它们强调教导的重要性和实际的应用。情感性的理论则很少受到关注，因为它们强调亲密的人际关系同时缺少精确的结构。然而，时间已经证明，根据来访者或团体需要而兴起的各种各样的治疗观点都可以成为会商的前提。

不论是何种咨询流派，会商是所有心理咨询师必备的功能，并正逐渐受到人们的广泛关注。有时，在行使会商职能的心理咨询师被称为"咨询顾问"（Randolph & Graun，1988）；在另一些时候，仅仅使用"心理咨询师"这个词。"首先也是最重要的，会商是一种人际关系"过程（Dougherty，2005，p. v）。如果想要发挥它的功效，不仅需要私人关怀，也需要专业的知识。同样它也需要对文化的细微差别和多元文化问题保持敏感（Jackson & Hayes，1993）。

## 会商：对一种多层面活动的定义

人们多年以来试图对会商（consultation）下一个确切的定义，但至今仍没有对定义达成共识。卡普兰早在 1970 年就将它定义为"两个专业人士的交谈过程，一个是作为专家的心理咨询师，一个是就当前工作的问题需要专家咨询师提供帮助的咨询师"（p. 19）。在 20 世纪 70 年代末，相关的两期特刊出版了——《人事和辅导期刊》（1978 年 2 月和 3 月），七年后，相同主题的又一期特刊——《咨询心理学家》（1985 年 7 月）出版了。八年后，《心理咨询和发展》（*Journal for Counseling and Development*）的两期（1993 年 7/8 月刊和 11/12 月刊）以多种方式又一次探讨了会商这个主题。以上五种期刊以及其他类似的期刊将会商推向咨询领域的前沿，并帮助专业人士阐明会商过程的共同方面：

- 以问题解决为中心；
- 本质上由三个方面构成；
- 强调改进。（Dougherty，2005）

尽管会商受到多方面的关注，但许多心理咨询师都不能很好地理解这一概念，他们经常不能领会到它的确切本质（Drapela，1983）。因此，一些心理咨询师误解了这个概念，或在从事会商活动中感觉不舒服，或者两者均存在（Goodyear，1976）。布朗（Brown，1983）提到了一个故事，故事中心理咨询师对这个人的描述是"吹大牛，自吹自擂的家伙"（p. 124）。虽然这个想法不准确，但却暗示了这个行业无法体现出精确性。

自 20 世纪 70 年代早期开始，会商"突飞猛进地增长"，然而"理论和研究远远落后于"实践活动（Gallessich，1985，p. 336）。这种落后的原因包含以下几个方面：

- 有一种与理论无关的态度抑制着会商的发展。会商起源于许多不同背景下的各种团体并有多种形式，因此组织会商是很难的（Gallessich，1982）。另外，很多从事咨询的心理咨询师并没有将会商作为一种特殊的专业过程加以概念化或实践。

- 会商不是所有专业人士或任何专业团体从事的基础活动。它缺乏"组织支持、领导、进行理论建构和研究的必需资源"（Gallessich，1985，p. 342）。

- 会商实践已经有了很大的变化。会商对社会、政治或技术变革的反应迅速，这是它与其他大部分的帮助形式不同的一点。例如，20 世纪 60 年代末的人本主义会商实践在更加传统的 20 世纪 80 年代没有被广泛地应用。

其他一些抑制会商成长和发展的困难因素涉及：（1）难以定义变量并获准在机构设置的背景中来进行专业研究；（2）难以理解在会商过程中目标性质在不断地变化。换句话说，最初的目标可能会发生改变。

**个人反思**

在你看来，为什么立志成为咨询师的人首先进行实践是很重要的？缺少这样的经验会有哪些不利？

一些关于会商的确切定义的争论依然存在（Kurpius & Fuqua，1993）。其中，科毕斯（Kurpius，1978）所下的定义是最好的，他将会商定义为"专业帮助者与需要帮助的个体、团体或是社会单位之间的一种自愿关系，在这种关系中，会商为来访者们提供帮助，来确定和解决与来访者工作相关的问题或者存在于来访者个人或系统中的潜在问题"。

总之，会商的方法存在以下共同特征（Gallessich，1985；Kurpius & Fuqua，1993；Newman，1993）：

● 会商是以实际内容为基础的（被一个可认知的知识结构支持）。

● 会商是目标指向型的，它有一个通常与工作有关的目标。

● 会商受多重角色和关系法则的支配。

● 会商是过程指向型的，包括搜集资料、提出解决方法以及提供帮助。

● 会商是三元组合体。

● 会商以意识形态、价值体系和道德伦理为基础。

科毕斯（1986a，1988）也强调会商是系统指向型的。它旨在帮助改变系统的各个方面，如结构或人员，来改变系统本身。系统的内部力量可能会促进或抑制对会商过程的接受（Kurpius，Fuqua & Rozecki，1993）（见图 12—1）。

*280*

|  | 系统拒绝改变 | 系统接受改变 |
|---|---|---|
| 平衡 | 1.不接受合同——几乎没有机会帮助。 | 2.接受合同但要告诉成员改变也许是很慢的。 |
| 不平衡 | 3.接受合同但会有很大的冲突且改变缓慢。 | 4.成功进行帮助的最好机会。 |

**图 12—1　系统开放度和力量平衡**

资料来源：Reprinted from "The Consulting Process: A Multidimensional Approach," by D. J. Kurpius, D. R. Fuqua, and T. Rozecki, 1993, *Journal of Counseling and Development*, 71, p. 602. c1993 by ACA. Reprinted with permission. No further reproduction authorized without written permission of the American Counseling Association.

由于心理咨询师这个角色的重要性，"许多心理咨询师培训计划中都会包括通用的会商课程，会商经历也已经纳入咨询及相关教育项目资格认定委员会（CACREP）的认证中……并给出相关的认证标准"（Randolph & Graun，1988，p. 182）。

## 会商和咨询

经施密特和奥斯本（Schmidt & Osborne，1981）调查发现，在实践活动中大部分心理咨询师并没有对会商和咨询活动进行区分。这些研究者总结"两者的最终目标很相似，以至于在将它们作为一般过程学习时，很难将两者区分开来"（p. 170）。确实，它们的许多法则和过程是相似的，如会商和咨询都是在初级（预防性的）水平上提供服务的，两者都是人际交往过程。然而，两者也是有所不同的。

会商和咨询的差别之一是"对心理咨询师而言，会商面谈的内容与咨询不同，它是一个来自外部的因素"（Stum，1982，p. 297）。大多数会商发生在自然的情境（通常是心理咨询师的工作环境）下，而大多数咨询发生在心理咨询师指定的场所（Kurpius，1986b）。

会商和咨询之间进一步的区别是会商服务通常出现在一个"系统处于衰退或危机中"（Nelson & Shifron，1985，p. 301）。一些人前来寻求咨询帮助，是因为他们处于压力或痛苦中；另一些会由于初级的预防、期望情境性的或发展性的问题能够解决而寻求咨询。

沟通技巧是另一个让两者具有可比性的领域。*281* 在会商中使用的沟通技巧与那些在咨询中使用的沟通技巧并没有太大的差别（Kurpius，1988；

Schmidt，2007）。咨询师和会商者都需要聆听、关注、询问、澄清、面质和总结。但开始时，会商更多地将焦点放在内容而不是感受上，因为会商过程主要关注的是问题和结果。

会商和咨询的另一个不同是从业者扮演的角色。不论是哪一个领域的专业人士都尝试着改变他们工作的对象。然而，会商心理师更多地扮演着催化剂的角色，因为他们没有"直接控制来访者或寻求会商的咨询师"（Kurpius，1986a，p.58）。

最后，即便会商和咨询有着相近的目标（"使个人变得更有能力，更有影响力，更独立和更有资源，帮助他们解决面临的问题"），会商活动也是间接而非直接地发挥作用（Nelson & Shifron，1985，p.298）。通常提供会商的咨询师教给来访的咨询师在第三群体中应用的技巧，而咨询技巧大多关注和直接作用于心理咨询师面对的独特的个体、团体或系统。

---

| 案例 | 卡蒂的会商 |
| --- | --- |

卡蒂（Katie）是一名从业多年的心理咨询师。她发现这个工作有很高的报酬。然而，她想在全球社会化水平上做得更多。她的一个朋友肖恩（Shawn）建议她做会商心理咨询师。卡蒂并不确定这个工作是否真的会有所不同。

当你读到这里，你认为会商者会有哪些不同呢？你认为会商心理咨询师产生的作用会和心理咨询师一样强大吗？你会怎样将会商和咨询联系起来？

---

## 四种会商模式

会商模式的表现形式有多种，但只有少部分模式在咨询中具有综合性和实用性。四种最具广泛性的会商模式由一系列的专家详细做了以下说明（Keys，Bemak，Carpenter & King-Sears，1998；Kurpius，1978；Kurpius & Brubaker，1976；Schein，1978）：

（1）专家或预备模式（expert or provision model）。在专家模式中，会商心理咨询师为其他咨询师提供直接的察觉技巧服务，这些咨询师往往是没有时间、意愿或处理特定领域问题的。这种会商模式是第一个发展起来的（Kurpius & Robinson，1978）。它在20世纪40年代和50年代初被广泛应用。这个模式的优点是专家能着手处理困难的问题并预留时间给来访的心理咨询师完成他们自己的而与工作不相冲突的其他职责。而最主要的缺陷是，如果特定的问题没有得到改善，会商心理咨询师会受到责备。

（2）医患或处方模式（doctor-patient or pre-scription model）。在处方模式上，会商心理咨询师给来访心理咨询师提供建议，说明在指定的第三方中所遇到的问题是什么以及该怎么应对。定义这个模式的一个好的方式是将它与传统医学模式进行对比。在处方模式中，病人的问题得到诊断并会得到一个解决问题的处方。这个模式通常在来访心理咨询师对他们自己的干预措施缺乏自信时实施。它不像预备模式那样要求会商心理咨询师提供改变或治愈。

（3）调解模式（mediation model）。在调解模式中，会商心理咨询师充当协调者的角色。他们主要的作用是面向想要解决同一问题的不同心理咨询师，并将他们提供的服务整合起来（Baker & Gerler，2008）。他们通过协调已经提供的服务和创建一种可以选择的服务计划达成目标——这个计划代表了一种互相接受的几种解决办法的集合。会商心理咨询师可以将这种方式运用在学校系统中，由于学校里的残疾儿童会接受各种不同类型的服务。当然该服务也给儿童和学校双方带来不便。通过调解，服务可以被系统化地呈现，进而减少破坏性的结果。

（4）过程会商或合作模式（process consultation or collaboration model）。在合作模式中，参加会商的心理咨询师在问题解决的过程中起着促进作用。他们的主要任务是使寻求会商的心理咨询师在当前环境中能更好地应对他们的来访者所遇到的困难。因此，在学校环境下的心理咨询师（如父母、教育者、年轻人、心理咨询师以及社

*282*

区机构专家）将清晰地界定他们的问题，透彻地分析，制定有效的解决方案，然后实践并评估他们自己的行动计划。这种方法并不是说任何一个人都有足够的能力去发展和实施，而且团体组成后必须互相依赖着进行工作（Keys et al.，1998）。

为促使过程会商的进行，合作型会商心理咨询师需要建立一种融洽氛围，这也是他们的一项主要任务。它要求运用一系列人际交往的咨询技巧，如共情、积极倾听和结构化（Baker & Gerler，2008）。另外在这些情况下进行会商的心理咨询师必须拥有高智商和逻辑思维，能够激发他人的热情、乐观和自信。他们也必须能够整合并运用情感上、行为上和认知上的各个方面的知识来解决问题。

### 个人反思

刚才介绍的四种会商模式你最喜欢哪种或感觉哪种最有用？利用发生在你身上的事件以及你已经拥有的经验来试着说明某种特定的模式吸引你的原因。

## 会商的层次

会商服务可以划分为几个水平。在会商实践过程中最常见的是：个体水平的服务、团体水平的服务以及组织/社区水平的服务（Kurpius，1988）。

### 个体会商

基希（Kisch，1977）已经讨论了一对一会商的各个层面。他使用"角色倒置"（role-reversal process）的方法，即寻求会商的心理咨询师扮演主动或被动的心理咨询师，而提供会商的心理咨询师扮演寻求会商的心理咨询师。针对角色的不同，咨询师所处的椅子的位置也不同。当作为扮演被动的会商者时，寻求会商的心理咨询师在回答当前的问题中提供的仅仅是熟悉的、安全的、无威胁性的建议，并且这期间也没有面质发生。当作为扮演主动的会商心理咨询师时，寻求会商的心理咨询师则提供"肯定的、有面质的、可能新颖并令人惊讶的想法、感受和策略"（p.494）。在每一个案例中，来访者都会被问及在咨询中所提供的改变的想法会有哪些益处和风险。

个体会商的另一个形式是教授自我管理技能。卡恩（Kahn，1976）指出外部维持的治疗模式并不十分奏效。为了取代它们，他提出了一个由四部分构成的相互依靠模式，以下是提及的要求：

- 自我监督：个体观察自己的行为；

- 自我权衡：个体确认存在问题的程度；
- 自我调解：个体发展并实践改变的策略；
- 自我维护：个体不断监督并权衡自我管理过程中要求达到的效果。

卡恩提供了通过这个模式可以处理的一些行为过度或行为缺失的例子，其中含有吸烟、肥胖、自负以及抑郁。他指出当个体学会自我管理的步骤后，他们就能够进行预防性和矫正性的行动。

科毕斯（1986a）强调在个体会商水平上"相互信任和尊重是最根本的"（p.61）。例如，在福戈（Fogle，1979）看来，使个体领会到一个建设性的思考过程，有时会对减轻焦虑、恢复动力、增加风险承担有帮助，甚至会将个体的注意力转移到当前问题上。在这个过程中，咨询师引导来访者对未来指向的问题进行消极思考，并在最坏情形发生时做出临时打算。只有他们相信提供的建议将会起作用时，他们才会跟随会商心理咨询师的指导前进。

总之，在个体会商水平上，一个咨询师经常要求去做技巧榜样或提出一种解决方法。如果心理咨询师有一个清晰的私人问题，在个体水平上进行会商是适当的，这时想要进行系统干预则是不合适或是不可能的。这样个体改变会更有益、更有效（Fuqua & Newman，1985）。最近的一个个体会商形式，即总裁教练术（executive coaching），变得越来越受欢迎，尤其是在商业领域（Sears，Rudisill & Mason-Sears，2006）。

### 团体会商

当几个个体讨论一个共同的问题时，团体会商会被使用（如在同一个工作环境下）。科毕斯（1986a）认为在工作情境下使用团体会商，团体会将焦点放在问题解决或是人际交往上。在问题解决团体中，会商心理咨询师就会充当催化剂和推动者的角色。在人际解决团体中，会商心理咨询师能帮助团体成员成立团队去理解和解决交往问题（Sears et al.，2006）。

C 小组是最早的有效的合作型会商模型之一（Dinkmeyer，1971，1973b；Dinkmeyer & Carlson，1973，2006）。这个方法因所有方面都是以"C"开头而得名：合作（collaboration）、会商（consultation）、澄清（clarification）、面质（confrontation）、关注（concern）、保密（confidentiality）、承诺（commitment）。它最初的目的是给团体成员展现关于人类行为的新知识。它鼓励团体成员以平等的态度共同工作（合作）；给予和接受每个人的观点（会商）；理解信念、感觉和行为之间的关系（澄清）；与他人公开地分享自己的经验（面质）；将焦点放在一个人身上（关注）；保护团体内的信息（保密）；为具体的改变制订计划（承诺）。尽管 C 小组能潜移默化地起到干预亲子间的交互作用，但团体一直都是由成人组成的，因为阿德勒学派认为成人能更好或更深地控制父母与孩子的交互作用。另外，它从来不会为咨询目标服务，仅仅是分享信息并相互支持。

沃伊特、劳勒和福克森（Voight，Lawler & Fulkerson，1980）已经发展了一个项目——帮助正在制定中年决策的妇女的计划。这个项目与 C 小组有一些相似之处，因为它的目标是提升自助的能力，并向组内成员提供有用的信息。这个项目从妇女现存的社会关系网络出发使得她们的心理承受力有了很大的提高，并获得更多的关于社区资源和机会的信息。最后一个优点是参与者不仅能受到更好的教育和自我指导，而且会继续从她们生活环境中的他人那里获得支持和帮助，因为这些环境中的个人都有过相同的经历。同样地，一个青少年服务中心已经被设计出来了，它将以团体会商的形式发挥作用（O'Brien & Lewis，1975）。这个中心最初是为了那些物质滥用者设立的，来访者有权获得帮助自己和他人的相关信息和方法。

### 组织/社区会商

从范围上来看，组织和社区会商比个体或团体会商大得多，因此会商心理咨询师必须拥有丰富的系统性的知识经验，这样才能在这个水平有效地发挥作用。与个体或团体会商不同的是，组织或社区会商心理咨询师是这个计划的外来因素，尽管他们的大部分活动涉及个人或团体（Sears et al.，2006）。例如，会商心理咨询师可能会像政治会商者一样发挥作用，因为他们"处在关键的位置，能与一些来自地方、省市以及国家的各级政府部门的政治策划者进行有效的沟通"（Solomon，1982，p.580）。这些活动包括游说个人代表，以及向特别委员提出建议然后对此进行证实。

柯妮恩（Conyne，1975）提及了在社区或组织水平中进行会商的其他咨询方式。他强调环境中的个体以及环境映射（environmental mapping）。换言之，他认为当会商心理咨询师发现个体处在不乐观的心理健康状态下时，他可作为变革者来改善目标群体的生存环境。关注社会行为和社会正义可以改善来访者的处境以及他们的心理健康状态，同时减少他们对咨询的需求（Lee，2006a；Lea & Walz，1998）。

巴罗和普罗森（Barrow & Prosen，1981）也说明了会商心理咨询师作为环境因素的重要性，但他们倡导一次全面变化的过程。会商心理咨询师不仅要帮助来访者寻找处理压力的技术，还要帮助来访者改变产生压力的环境。这个过程是通过改变系统结构而非通过团体中的个体改变去达成。阿普林（Aplin，1985）阐明了一个描述内容和过程的模型以使会商者明白什么时候以组织或社区为基础展开工作（见图 12—2）。

285

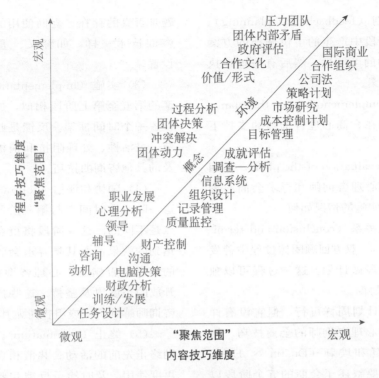

图 12—2 阿普林模型

资料来源：From "Business Realities and Organizational Consultation," by J. C. Aplin, 1978, Counseling Psychologist, 13, p. 400, copyright © 1978 by Sage Publications, Inc. Reprinted by permission of Sage Publications, Inc.

**案例**　　　　　　　　　　　　**丽贝卡的行动计划**

丽贝卡（Rebecca）作为参加会商的心理咨询师被邀请来帮助一个心理健康中心的首席主任罗伊（Roy），使他在工作中变得更有效率。当她与罗伊一起工作时，她发现他不遵循自己所做的行动计划。相反，他告诉她要做一件事实际上却去做另一件事。罗伊通过告诉自己他比丽贝卡知道更多关于组织的信息来合理化自己这样的行为。

随着时间的流逝，很明显，罗伊的行为并没有发生变化，而且健康中心雇员之间的士气开始减弱。丽贝卡对此感到很沮丧，罗伊却坚持自己的方法，健康中心的工作效率急剧下降。

你认为丽贝卡下一步应该采取什么样的行动？为什么？

286

## 会商的阶段和态度

发展阶段是许多会商活动的一个重要组成部分（Wallace & Hall，1996）。两个著名的理论清楚地划分了会商的发展阶段，第一个是斯普利特（Splete，1982a）的九阶段法，它的前提是来访者与参加会商的咨询师按事先预定的事项一起工作。以下是这种方法的顺序：

（1）预约（precontract）。会商心理咨询师澄清个人在会商过程中使用的技能及专业领域。

（2）约定并探索关系（contract and exploration of relationship）。会商心理咨询师讨论与寻求

会商心理咨询师应建立的一个比较正式的计划。寻求会商心理咨询师的准备状态和会商心理咨询师反应的能力必须被确定。

（3）定合同（contracting）。双方达成提供何种服务及怎样服务的协议。

（4）确定问题（problem identification）。会商心理咨询师与寻求会商心理咨询师双方共同决定并明确需解决的确切问题和期望达到的结果。

（5）问题分析（problem analysis）。问题焦点放在回顾相关信息上并提出可能的解决方案。

（6）反馈和计划（feedback and planning）。这一阶段要对第五阶段中产生的可供选择的方案进行评估并确定成功的可能性，然后有条理地执行一个或多个解决方案。

（7）实施计划（implementation of the plan）。寻求会商心理咨询师在会商心理咨询师的支持下执行目标计划。

（8）评估计划（evaluation of the plan）。从期望的结果来看，会商心理咨询师和寻求会商心理咨询师共同确定策略实施的情况如何。

（9）总结和终止关系（conclusion and termi-nation of relationship）。双方回顾团体过程中曾发生的事情并为下一阶段做计划。这一过程可以独立完成或是与会商者协商。

尽管斯普利特的计划周详可行，但它没有详细阐述在整个过程中心理咨询师的会商技巧。第二种模式是由达斯廷和埃莉（Dustin & Ehly, 1984）设计的，它简要叙述了会商的五个阶段以及完成各阶段会商心理咨询师所用到的技巧和行为表现。这个模式认为会商是在学校背景下与父母或老师合作发生的，但在学校以外的环境如在商业、政府、教育和复职等领域它也有潜在的作用。它的阶段如下：

（1）设定语调（phasing in）。这个阶段聚焦于关系的建立，与斯普利特（1982a）的预约阶段相对应。会商使用的技巧有积极倾听、自我开放、共情以及增进信任感。

（2）确定问题（problem identification）。与斯普利特的第二至第四阶段相对应，这个阶段关注于判定寻求会商心理咨询师所预想的第三方问题是否真的存在。会商使用的重点技巧和其他的咨询技术一样，如释义、重述、真诚以及目标设置。

（3）实施（implementation）。与斯普利特方案的第五至第七阶段相似，这一阶段确定策略并设置一个时间框架。反馈是此过程的一个重要环节。灵活性、处理阻抗和消极情绪、耐心都是涉及的其他咨询的技巧。

（4）随访和评估（follow-up and evaluation）。这一阶段在时间上与第三阶段是相同的，但侧重点是不同的。这一阶段将重点置于在会商过程中达到的效果，尤其是寻求会商心理咨询师对改变的结果是否满意。心理咨询技巧包括承担风险、开放的态度以及坚持。这些技巧在寻求会商心理咨询师感到不满或沮丧时尤其重要。

（5）终止（termination）。会商心理咨询师帮助终止先前的活动。共情和真诚等关系技巧会被再度使用。及时给予反馈和要求反馈的时间也很重要。至关重要的是，会商心理咨询师和寻求会商心理咨询师评估双方在整个过程中感受到的哪些是最有效的，哪些又不那么有效。

斯普利特（1982a）还列出了四种对会商心理咨询师有重要作用的态度：第一，他们必须要有专业的态度，必须为帮助来访者处理近期和长期问题负责。第二，会商心理咨询师必须展现成熟的一面，他们自愿坚持自己的观点、承担风险以及具有处理敌对或拒绝的能力。第三，会商心理咨询师需要思想开放并且不能过早地屏蔽一些观点或提出问题解决的方法。第四，他们需要相信个体的重要性并把人的地位放在技巧之上。

## 特定的会商领域

会商通常发生在学校和机构，但这个过程可以发生在任何环境下。在这部分，学校和社区机构开展的会商工作将作为不同会商项目种类的例子加以阐述。

### 学校会商

自 20 世纪 50 年代末开始，康威勒（Kahn-weiler, 1979）已经将学校心理咨询师概念化为会商心理咨询师。他指出，随之而产生的文献已经开始将这个概念运用于理论和实践中。学校会商的发展状况已经由邦迪和波彭（Bundy & Pop-pen, 1986）进行了总结，28 年以来，他们通过对《初级学校辅导和咨询》（*Elementary School Guidance and Counseling*）和《学校心理咨询师》（*The School Counselor*）上的相关文章进行研究分析发现，在学校中进行会商对学校问题的预防和干预效果显著。学校心理咨询师的会商也提高了全校的成就，提升了学生的自我概念，减少了特定群体的压力，指引学生掌握更好的班级管理技巧，并推进了学生的道德成长（Carlson & Dinkmeyer, 2001; Cecil & Cobia, 1990; Conoley & Conoley, 1992; Kampwirth, 2006)。作为一个过程，"会商是影响学生健康和个人发展的有效方法，且其影响学生的数量远比一个心理咨询师直接接触的多"（Otwell & Mullis, 1997, p. 25）。

一般而言，学校心理咨询师是处于扮演会商心理咨询师和变革者的最好的位置（Baker & Gerler, 2008; Podemski & Childers, 1980）。在大多数学校组织构图上，心理咨询师是处在全能专家而不是单方面专家的位置上。扮演全能专家角色的人们一般要有专业知识，如熟悉本地、州和联邦的法律（McCarthy & Sorenson, 1993）。因此，他们能以咨询的和支持的方式为他人服务。通过发挥这种方法的作用，学校心理咨询师可帮助带来一些环境性的和系统性的改变（Schmidt, 2007）。他们给学校中拥有权力的人提供建议——关于什么地方需要修正，然后提供支持和努力来加以改进。

乌曼斯基和霍洛韦（Umansky & Holloway, 1984）将会商的许多方面看做服务学生以及学校社区中更大群体的一种方式，这种方式又不会增加消耗。他们倡导学校会商中的四种方法：阿德勒式、行为式、心理健康式以及组织发展式。

以阿德勒理论为基础（Adlerian-based approach）的方法是一个心理教育模型，它假设个体、团体和社区缺乏一定的信息。会商心理咨询师在学校的组织框架内进行教学并强调推进儿童积极行为的方式（Carlson, Watts & Maniacci, 2006）。

行为式方法（behavioral approach）也是与教学匹配的活动，它将重点放在指引会商心理咨询师如何运用行为疗法的原则为学生工作和收集经验性数据上来使每一种干预策略取得良好效果（Kampwirth, 2006）。

心理健康式（mental health approach）方法是从卡普兰的观点（1970）发展出来的更广泛的社区心理健康方法为基础的。心理健康会商以心理动力学理论为基础。这个方法的目标是帮助教员和其他在学校中有权的教职工获得对自己和学生的新看法。

最后，组织发展式（organizational develop-ment approach）强调问题产生的背景。因此，如果学生和教师有问题，学校的气氛就变成关注的焦点。为了变得更有帮助，会商者必须在不断变化的学校气氛和结构下工作（Baker & Gerler, 2008）。有时任务的完成需要管理层的支持，尽管他们可能并不服务于这样的目标。在其他案例中，它涉及要求学校心理咨询师设立这样的一个环境——主要是教师感到"在自然的情境下进行心理咨询并与心理咨询师一起工作"（Edgemon, Remley & Snoddy, 1985, p. 298）。

一般来说与教师会商是为教师和学校提供服务的一种有效的方法。在这个系统化的过程中，学校心理咨询师能使用一个发展性心理咨询和以治疗为基础的模式来评估教师如何定义学生的行为。另外，他们可以对教师感知到的特定行为的压力进行回应。就重要性而言，通过他们的会商努力，他们会对班级系统的改变起到间接影响的作用（Clemens, 2007; Kampwirth, 2006）。

为课程发展者和社区组织者提供会商也是学校心理咨询师提供服务的另一种方法。这种广泛的会商类型虽然消耗时间和精力，但却很有价值。以这种团体会商过程为基础的理论包括那些以个人为中心的学派、阿德勒学派以及行为主义学派。

学校心理咨询师还能从父母—咨询师的会商模式角度出发进行工作，这个模式将关注点放在解决学生问题（行为、态度或社会的）上，也教育父母帮助他们的孩子如何处理特殊问题（Campbell, 1993a; Ritchie & Partin, 1994）。在为父母提供会商服务时，心理咨询师可能会面临下列的一些阻抗：

● 找借口（"那些天我不能去了"）；

● 消极的心态（"我的孩子做得很好，你为什么还要打扰我？"）；

● 否认（"我的孩子在学校中的人际关系没有任何问题"）。

为了克服这些阻抗，学校心理咨询师需要对他们共情，安排父母观察他们的孩子，帮助父母重新关注或重建情境以及分享经验（如相似境遇的故事）。

**？ 个人反思** ────────────────

> 摇滚歌手布鲁斯·斯普林斯汀 (Bruce Springsteen) 有一段这样的歌词："有太多的牵绊，你就会无法到达远方。"显然，正如刚才提到的，在会商的背景下会有阻抗。你会认为有哪些表现是借口、消极的思维模式以及拒绝呢？

利用同伴也是学校会商的一个方面（也可以在机构会商中使用）。一个同伴会商团体能"为学校心理咨询师提供合适的监管和反馈"（Logan，1997，p.4），同时可以增强学校心理咨询师的自信心、自我指向和独立性。同伴会商也是具有时间效率的。它可以提供"（1）案例会商。（2）以问题解决为主旨的会商。（3）同伴支持。（4）建设性的反馈。除非成员选择去做，否则不涉及对改变的评估或需要。（5）获取需要的材料和资源"（p.4）。在针对学校心理咨询师的结构化同伴会商模型（SPCM-SC）中，每隔一周就会举办一次为时 90 分钟的例会，在这里，心理咨询师"利用他们基本的助人技巧"帮助他们朝向专业人士的下一阶段发展（Benshoff & Paisley，1996，p.314）。这样的模型使小组内一些水平相近的心理咨询师施展了才华，而且可以如同更正式的督导例会一样有用且富有建设性。

学校会商的最后一个模型是聘用外部的专业人士作为合作会商心理咨询师，他们会与学校机构在一个行动研究方法的项目上共同工作（Lusky & Hayes，2001）。这样的方法应用范围很广，并以这样的一个事实为假设前提：许多学校心理咨询师由于各种原因不能为他们的学校提供全面的会商服务。然而，他们能在学校环境中与他人一起参与类似的研究和评估，并对该过程产生的结果予以完善。这种类型的合作会商包括五个主要的部分：计划、分析、设计、实施和评估。在这个过程的开始阶段，一个外部的会商心理咨询师与学校项目的资金持有者，包括主要监管者和学校委员会面，目的是引进会商干预，探讨学校的现状和未来目标。学校的全体职员、父母和学生通过提供想法、给予即时反馈以及与会商心理咨询师合作帮助形成和完善整个过程。这样的一个程序要取得成功需要花费时间和很多努力，不过它需要将焦点放在学校的独特性上并营造一种学校氛围：为实现所需的改变时刻准备着。

### 机构会商

沃纳（Werner，1978）指出，机构会商起源于 1963 年的社区心理健康中心法案的颁布。在该法案中暗含着这样的理念，即心理健康应该从当地社区的视角出发并以预防为重点。

卡普兰（1964）提出了预防的三级定义。第一级是初级预防（primary prevention），也就是要降低心理疾病的发病率。这个目标"通过积极地改变环境和教授生活技能"在大众群体中得以实现（Goodyear，1976，p.513）。会商是这个层次预防的主要活动之一。下一个重点是二级预防（secondary prevention），即减少心理疾病的持续时间。这个目标的实现是通过对个体进行咨询，来预先阻断或减轻问题的波及面，并尝试尽早察觉出严重心理危机，使之转变。最后，三级预防（tertiary prevention）是减少可能由心理疾病引起的损害。对这个层次预防的另一个定义就是治疗。初级和二级预防越成功，对三级预防的需要就越少。

在机构情境中的初级预防的例子很多。沃纳（1978）、卡普兰和卡普兰（1993）提出了社区心理健康会商的六个水平：

（1）以来访者为中心的案例会商。其目标是使寻求会商者能更有效地处理现状和未来可能发生的相似状况。

（2）以寻求会商为中心的案例会商。其目标是通过合作辨认出寻求会商心理咨询师对某种类型来访者工作时出现的难题，同时协助寻求会商心理咨询师发展有效处理当前及未来可能发生的类似状况的技能。

（3）以项目为中心的管理会商。其目标是帮助寻求会商心理咨询师更有效地处理一个心理健康项目的具体环节，并提高他处理未来相似的项目问题的能力。

（4）以寻求会商心理咨询师为中心的管理会

290

商。其目标是通过推进心理健康项目，来确定寻求会商心理咨询师在实施过程中遇到的问题，并在合作关系中帮助他们提升处理类似问题的技能。

（5）以社区为中心的专题会商。其目标是使专题的寻求会商的心理咨询师在发展一个临时的心理健康服务项目时，能更加有效地处理所遇见的社区问题。

（6）以寻求会商的心理咨询师为中心的专题会商。其目标是通过合作来确定寻求会商心理咨询师在提供临时心理健康服务中产生的问题，并逐步采取措施帮助他们提升处理这些问题的技能。

阿普琳（Aplin, 1985）指出，那些与公共机构、政府或大学等机构合作的会商心理咨询师必须对一些影响会商过程本身的趋势有所了解。他列出了五个仍继续影响机构会商的趋势：

（1）精简机构；

（2）通过兼并所带来的工作的半自主性；

（3）恢复管理者的独立领导权；

（4）基于进程处理的技术（如机器人和计算机技术）；

（5）平均主义的社会观和组织价值观。

随着机构的迅速改变，对会商技能的需求也日益增多，但"想要成功实施系统改变项目的关键点是提升会商心理咨询师在会商改变过程中的基本技能"。阿普琳（1985）强调会商心理咨询师的需求"将与组织机构的复杂程度及下层社会经济的改变所带来的混乱程度成正比"（p. 401）。

291

---

**案例**　　　　　　　　　　　　　　　**普雷斯顿的预防**

普雷斯顿（Preston）已经为一家咨询机构工作很多年了。有一天他顿悟了，他意识到他将持续不断地遇见拥有相同类型问题的来访者。他发现自己被固着在治疗——三级预防——上。因此，他找到自己的督导弗雷德里卡（Fredrica），询问如何才能使机构如同三级预防模型一样朝二级或初级预防方向发展。弗雷德里卡很有同情心且思想开放，但她非常忙。她告诉普雷斯顿如果他能提出一个相关计划，她将考虑这个问题。

你认为有哪些大众化的策略是普雷斯顿会使用的，以使他的机构更贴近二级与初级预防？这样的变化将如何影响机构职员？如果机构在会商活动中做得太有效，人们会终止活动吗？做计划时需要考虑结果吗？

---

## 会商培训

从 20 世纪 70 年代末开始，多种培训个体会商技能的模型被提出并得到发展（Brown, 1993; Brown, Pryzwansky & Schulte, 2005; Conoley, 1981; Kampwirth, 2006; Sears et al., 2006）。大多数模式都是以能力为基础的，并强调会商心理咨询师的各种类型，如说教、实验、现场调查以及督导（Gallessich, 1974）。

斯托姆（Stum, 1982）的指导个体反应的教育咨询技术（directed individual response educational consulting technique, DIRECT）是一个极好的例子，它试图整合先前的知识并帮助学生学习在咨询中应该做什么以及该如何做（见图 12—3）。斯托姆将会商看做一个连续步骤的系统过程。一个结构化的模型可以让处于入门阶段的学生逐渐对会商的发展过程形成概念。它包括以下几个步骤：（1）建立咨询关系；（2）辨认和澄清问题情况；（3）确定预期结果；（4）提出想法策略；（5）做计划；（6）详细说明计划；（7）巩固咨询关系。指导个体反应的教育咨询技术模型还把这七个发展性程序的每个阶段细分为四个有序的引导。在系统化的人际关系培训的基础上，这些引导为会商心理咨询师和寻求会商的心理咨询师提供了指南，使他们融入、启动、理解并评估咨询过程的每个阶段。在咨询过程中的每个阶段和水平上都有指导语提供给会商学员。有一个评估表——《技术和关系评估表》（Technique and Relationship Evaluation Chart, TREC）——可以用来评估会商学员能力达到的水平。

布朗（Brown, 1985, 1993）也提出了培训那些从事人类服务的会商心理咨询师的发展阶段。他强调他们必须掌握说教、实验和现场调查能力。另外，他详细阐述了某些问题（例如，阻抗）以及克服这些问题的策略（例如，选择合适的干预方法）。他的模型要求指导者通过分析案例故事在讨论案例中形成认知策略模型以及使用苏格拉底式的询问方法来帮助受训者掌握咨询技能。

*292*

---

**步骤A——建立会商形式**

| 行为 | 引导 |
|---|---|
| 第一步<br>会商心理咨询师倾听、观察、重复和释义。<br>关注和反应以促进理解。 | "你说的是＿＿＿＿＿＿。"<br>"这个问题似乎＿＿＿＿＿＿。"<br>"所以，现在的情况是＿＿＿＿＿＿。" |
| 第二步<br>会商心理咨询师在有关共同工作中使用"会商"或"合作"这两个术语。<br>解释系统过程的使用，为会商设置基调。 | "我们可以就＿＿＿＿＿＿共同会商吗？"<br>"在我们的工作中，将使用问题解决程序。" |
| 第三步<br>会商心理咨询师简要解释问题解决的最初步骤。<br>这是模型中首次提到"教授"，并进一步为会商谈话建立方向。 | "我们将一起经过几个步骤。"<br>"首先，阐明问题，我们将＿＿＿＿＿＿。"<br>"然后，我们将尝试设立关于＿＿＿＿＿＿的一些目标。" |
| 第四步<br>会商心理咨询师"检查"关于这个步骤的情况，然后建议进入下一个阶段。 | "我们能沿着这个计划一起工作吗？"<br>"让我们进一步进入并澄清问题。" |

**步骤B——确认—澄清问题**

| 行为 | 引导 |
|---|---|
| 第一步<br>会商心理咨询师澄清历史、环境、起因以及问题情境的影响。 | "告诉我更多关于＿＿＿＿＿＿的背景。"<br>"从＿＿＿＿＿＿的影响中你看到了什么？"<br>"所以，你在此的位置是＿＿＿＿＿＿。" |
| 第二步<br>会商心理咨询师总结问题情境中出现的主要因素。<br>一个中心"主题"建立。 | "主要因素似乎是＿＿＿＿＿＿。"<br>"然后总结，＿＿＿＿＿＿。" |

**图12—3 指导个体反应的教育咨询技术图示**

资料来源：Reprinted From "DIRECT—A Consultation Skills Training Model," by D. Stum, 1982, *Personnel and Guidance Journal*, 60, p. 300. © 1982 by ACA. Reprinted with permission. No further reproduction authorized without written permission of the American Counseling Association.

*293*

布朗强调那些训练有素的会商者应该掌握咨询的五个清晰阶段中的概念以及人际交往技能：（1）建立关系，（2）评估或问题确认，（3）目标设置，（4）选择和实施改变策略，（5）评估和终止。

加里西希（Gallessich, 1985）倡导未来会商模型和培训是以三个互不排斥的模型之一为基础的：

（1）科学/技术会商（scientific/technological consultation）。这个模型将焦点放在知识的缺失上，会商心理咨询师主要的角色是信息和技术的专家。

（2）个人发展会商（human-development consultation）。在这个模型中，会商心理咨询师主要的角色是在情感和认知过程中作为一个教育者和促进者，从而在一个组织中影响专业和私人关系。

（3）社会/政治会商（social/political consultation）。在这个模型中，会商心理咨询师以某种带有政治倾向的身份来帮助改变组织，以至于他们能遵循特定的价值观，如民主。这个模型中培训会商心理咨询师的方法至今仍然在发展。

除了培训会商心理咨询师，金斯（Zins, 1993）强调培训寻求会商心理咨询师技能的必要性，如问题解决、人际交往以及在实际会商前的干预技术。一旦寻求会商的心理咨询师掌握了这些技能，他们就能在具体的环境下更好地利用会商服务。

## 本章内容小结

会商是一个有一系列技能的系统概念（Parsons，1996）。尽管它变得越来越重要，但依然处在被定义的进程中。会商的好几种定义都强调它是初级的间接服务；通常是三元的；自愿的并以角色、法则、价值和目标为基础。会商和咨询有显著的不同，如活动的直接性、进行活动的场合以及沟通交流的方式。当心理咨询师作为为人类服务的会商心理咨询师时，他所从事的职业就是一个理想的职业，但事先他必须接受专门训练。

相关文献中提到全面会商的四种模型（例如，专家/供给式、医患/处方式、调解式以及过程/合作式）强调会商的多维度。他们有明确的会商水平（个体、团体和组织）和不同的阶段（如分阶段进入、确认问题、实施计划、随访、终止）。重要的技能和态度构成了完整的过程。会商在学校和机构下实施，而培训模式正用来教授会商技能。咨询师作为会商心理咨询师这样一个概念，至今仍处于发展中。

## 问题讨论

1. 你如何区分会商和咨询？与你的一位同学讨论你的想法，然后与全班同学分享。

2. 在这四种全面会商模型中，你认为哪一种是你将来工作计划中最适合来访者的？为什么？哪一种最不适合呢？与另一位同学讨论你的观点，然后与全班同学分享。

3. 你认为会商过程中哪一阶段最重要？哪一个最难实现？它们相同吗？与其他三位同学讨论你拥有哪些让你成为有效的会商者的技能，确定哪些技能是你要在这个领域内立足而必须提炼或发展的。

4. 你认为什么样的理论方法最具有吸引力，并可作为会商服务的基础？把喜欢相同理论的同学分组，每组首先进行组内讨论，然后与其他同学分享他们的想法。

5. 你认为是否有一些活动，它们不能被归类于会商或咨询的一部分，但心理咨询师可以从事这些活动？在这类活动中，你会采取怎样的具体行为？四人一组讨论然后与全班同学分享。

294

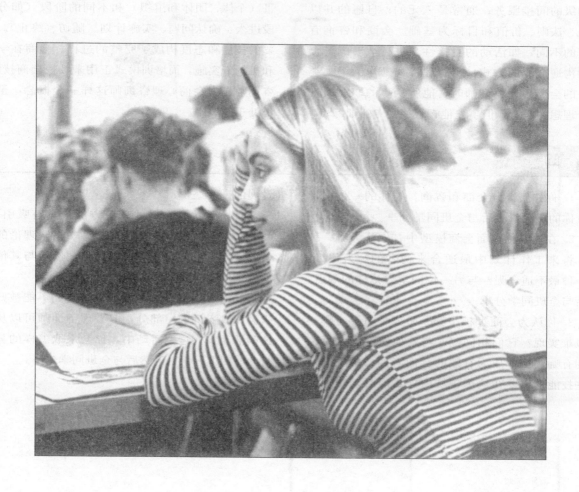

# 第13章
## 评估和研究

在一个周三中午的闲谈中，

你如童话中的爱丽丝一般，坐在有长窗户的教室中间靠后的位置。

你努力地使自己适应讲座的声音，

你的手支撑在一张冰冷的蓝色塑料桌上。

你想象着一个充满着轻轻的文字、硬摇滚乐、

长发飘逸的麦当娜、短暂的回忆和变化中的世界，

但梦像蓝色牛仔裤一样逐渐褪色。

你知道自己还要回到这学期的书本中来，

继续学习直到夏天到来……

Reprinted from "Thoughts on Alice Average Midway through the Mid-day Class on Wednesday," by S. T. Gladding, 1980/1986, *Humanist Educator*, 18，p. 203. © 1980，1986 by ACA. Reprinted with permission. No further reproduction authorized without written permission of the American Counseling Association.

*298*　　　评估和研究是咨询和咨询相关的活动中不可或缺的重要组成部分（LaFountain & Bartos, 2002）。对于心理咨询师而言，仅仅使用那些从咨询理论、方法以及技巧实施中体验到的温暖、关注和共情是不够的。此外，咨询师还必须是评估者和研究者，他们通过评估和研究来理解和提升咨询技术（Hadley & Mitchell, 1995; May, 1996）。评估和研究技术的缺乏将会威胁心理咨询师自身以及整个咨询行业，更有甚者会对那些依法享有知情权的民众、第三方支付者以及来访者的利益造成危害。如果不对咨询中的方法进行评估和研究，心理咨询师将会处于缺乏伦理的境地，因为他们不能证明他们提供的咨询服务如专业咨询机构所要求的伦理规范那样是有效的（Heppner, Wampold & Kiv-

lighan, 2008; Sexton & Whiston, 1996）。

　　因而，评估和研究是心理咨询师用以保证来访者的咨询效果和带来正面影响的一种方法（Herman, 1993）。同样，评估和研究还会有助于心理咨询师暂停并反思自己的咨询活动。在这个阶段，心理咨询师的"所思和所行可能与在咨询阶段中的有所不同"，进而不断自我促进，提高自身专业水平（Watkins & Schneider, 1991, p. 288）。

　　要成为一位评估者、研究者以及评估研究的使用者，除了需要大量的实践时间，还需要了解该领域普遍采用的一些方法技巧（Sexton, 1996）。本章将探讨心理咨询中评估和研究的过程，并假设心理咨询师可以通过学习本章的内容来提升自己在这个领域中的技能。

## ■ 评估和研究的性质

　　虽然评估和研究两者之间有很多相似的地方，但它们还是有不同之处的。惠勒和勒施（Wheeler & Loesch, 1981）指出，评估和研究这两个词语大多会被同时使用，并可以相互替代。在劳斯科普夫（Krauskopf, 1982）看来，"这两者之间本质上是相同的，它们有相同的基于经验的观点，同时所需要的工具也是一样的"（p. 71）。然而，伯克和彼得森（Burck & Peterson, 1975）则区分了评估和研究这两个概念。他们认为，评估"更多以任务为导向，更少受控制，更多地关注决策者提供的信息，通常不太严格和繁杂，并且主要聚焦于解释事件以及事件与既定目的和目标之间的关系"（p. 564）。比如，心理咨询师在准备方案时，学员在学习的过程中要提供一份可用做评估的材料（如获得分数）。教官和学员依据这个分数来判断他们进步多少以及是否需要继续他们的课程。不管是理论上还是临床实践中，"优质服务、细致评估以及评估时良好的沟通技巧"是有效咨询过程中的三个基本成分（Ohlsen, 1983, p. 357）。如果没有进行评估或者

评估的积极成果没有被广泛推广，那么咨询方案的效果可能受到影响。

　　然而，研究"更倾向于以理论为导向，以原则为准绳，严格控制活动的实施，产生很多但未能直接采用的结果，这个过程的设计更为精确与复杂，包括研究者的部分主观思想，更关注解释和预测现象"（Burck & Peterson, 1975, p. 564）。例如，心理咨询师可能会展开研究以评估几种理论运用于患相同心理疾病的来访者时哪种理论的效果最显著。在这样的情形中，应该尽可能地控制一些变量如年龄、性别、文化背景等，只有这样，研究人员才能清楚地知道哪种理论可行以及对哪一类人群更有效，从而使研究成果得以推广，研究发现得到恰当的解释。在咨询工作中，大多数心理咨询师是应用型研究人员（applied researchers）：他们把从研究工作中领会到的知识运用到自己的工作中。*299*

　　在接下来的章节中，我们将探讨评估和研究在专业咨询的实践领域是如何运作的。

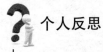

**个人反思**

　　在你看来，评估和研究二者有什么不同？它们是怎样互补的？

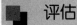　　**评估**

　　评估通常包括搜集在咨询工作中多方面有意　　义的材料从而对资源的分配进行指导，进而确保

最有效的咨询效果（Gay, Mills & Airasian, 2006；Wheeler & Loesch, 1981）。评估具有一种即刻的效用。在临床工作中，评估为心理咨询师的服务提供直接的反馈，让心理咨询师反省自己在已有的服务基础上还需要做什么改进。此外，评估还能促使来访者更系统地、积极地投入到咨询方案中。无论在哪种工作情景中，任何一个咨询方案都必须接受某种类型的评估（Hosie, 1994；Oetting, 1976）。

### 错误的评估方法

虽然可以利用多个可靠的评估模型，但是仍有一部分外行使用一些错误的评估方法（Daniels, Mines & Gressard, 1981）。这些构想拙劣的评估方法缺乏信效度，或多或少存在以下缺陷（Burck & Peterson, 1975）：

- 它们限制意见抽样。
- 它们在不等价的团体之间进行比较。
- 它们强调的是服务，而不是评估。
- 它们在没有任何明确的目标时，就试图对咨询方案进行评估。

### 评估步骤

方案评估应当具有系统性，且有一系列循序渐进的过程。评估程序会因评估方案的不同而不同，但是伯克和彼得森（Burck & Peterson, 1975）提出的用来实施评估方案的程序是可以遵循的可靠程序。

根据伯克和彼得森的观点，评估方案的第一步是需要评估（needs assessment）。如果心理咨询师想变得更有责任心，首先要明确他们方案中的聚焦点和问题。需要是"某个特殊团体成员中的一种要求……这种要求反映了现实中的一种缺失或者是意识领域中（感知）一些东西的缺乏"（Collison, 1982, p. 115）。需要被假定是基于以下因素而存在的，例如社会机构、个人的哲学观、政府的授权、可利用的资源、历史因素、传统观念和专家意见。"需要评估技术包括明确调查目标、明确联系方式、解决与测量相关的问题。"（Cook, 1989, p. 463）

评估的第二步是"陈述目的和执行目标"。此时，定期方案结果（terminal program outcomes）（那些最显而易见的结果）以及最终方案结果（ultimate program outcomes）（那些最持久的结果）两者的描述都依照可测量的工作目标进行。"每一个目的陈述通常包含数个工作目标。"（Burck & Peterson, 1975, p. 567）

评估的第三步是设计方案。当一个方案的实施是用来实现既定目标时，这个活动就可以被精确地设计规划了。评估的第四步是修订和改进方案。此时，会对既定的活动和互动方式是否适宜进行评估。

评估的第五步，也是最后一步，"记录和报告方案结果"（Burck & Peterson, 1975, p. 567）。该环节的主要工作是将方案评估的结果公之于众。如果潜在的来访者需要做知情决策，那么这个步骤的信息对他们来说至关重要。此外，在临床实践方案中，心理咨询师也需要借助这样的反馈来提升他们自身的技能和服务。

由于研究结果对方案会产生种种直接的影响，因此，评估者在评估的过程中必须确保其他人全身心地投入到这一方案中去。与那些没有参与的人相比，参与者要求最大限度地帮助心理咨询师满足既定的需要，并建立方案目标。

### 选择评估模式

由于评估在咨询领域里是一个持续的过程，因此心理咨询师必须做好相应的准备工作（Wheeler & Loesch, 1981）。部分准备工作包括留出时间用来实施评估。另外值得提到的一点是让自己和他人学习并运用不同种类的评估模式。豪斯（House, 1978）提出了一系列的模式以及对每一个模式起决定作用的维度（见表 13—1）。这些评估模式分别是系统分析模式（systems analysis）、行为目标模式（behavioral objectives）、决策制定模式（decision making）、目标自由模式（goal free）、艺术评判模式（art criticism）、鉴定模式（accreditation）、对手模式（adversary）以及相互作用模式（transaction）。

丹尼尔斯和他的同事们（Daniels, 1981）研究和批判了这些主要的评估模式的维度，进而提出了一些比较这些模式的实用方法，以便评估者在特定的情景下选择最佳的评估模式。他们指出，内在外在的两种限制"表明了每一种模型在有效运用中都存在一定的局限"（p. 580），并提出了一个指导框架用来帮助心理咨询师判定在特定情境下选用何种评估模型（见图 13—1）。

相对于评估完成后（比如事后问题）提出的问题，评估前提出问题（例如，先前问题）更能得到满意的回答。在一些案例中，例如对来访者进行对自杀行为看法的调查，研究人员不得不选择询问那些自杀未遂者，让他们在采取自杀行动后对自己的行为有所反思（Paulson & Worth, 2002）。

**表 13—1**　　　　　　　　　　　　　　　　　　　　主要评估模式的比较

| 模式类型 | 主要的实施人 | 结果 | 一致性假设 | 方法学 | 典型问题 |
|---|---|---|---|---|---|
| 系统分析 | 经济学家，经理人 | 方案效率 | 目的，已知的原因和结果，量化的变量 | 规划—设计—预算系统模式，成本—效益分析 | 达到预期效果了吗？什么是最有效的方案？ |
| 行为目标 | 经理人，心理学家 | 效率，有责任 | 预先制定目标，量化的变量 | 行为目标，成就测试 | 学员达到目标了吗？是教师创作的吗？ |
| 决策制定 | 管理者 | 效果，质量管理 | 总体目标，评估标准 | 调查，问卷，访谈，自然变化 | 方案有效吗？是哪部分有效？ |
| 目标自由 | 消费者 | 消费者的选择，社会效用 | 结果，评估标准 | 偏见控制，逻辑分析 | 方案的总体效果如何？ |
| 艺术评判 | 鉴赏家，消费者 | 改进的标准 | 批判，批判的标准 | 评论 | 批判能够为这个项目提供证据吗？ |
| 鉴定 | 专业人士，公众 | 专业性接纳 | 同等人群，评估标准和程序 | 小组回顾，自学 | 专业人士对此方案如何评定？ |
| 对手 | 陪审团，公众 | 判决 | 程序，判定 | 准法律性程序 | 支持和反对方案的依据是什么？ |
| 相互作用 | 来访者，执业者 | 理解 | 协商，活动 | 个案研究，访谈，观察法 | 方案对不同的人意味着什么？ |

资料来源：Reprinted from "A Meta-model for Evaluating Counseling Programs", by M. H. Daniels, R. Mines, and C. Gressard, 1981 (adapted from House, 1978), *Personnel and Guidance Journal*, 59, p. 579. © 1981 by ACA. Reprinted with permission. No further reproduction authorized without written permission of the American Counseling Association.

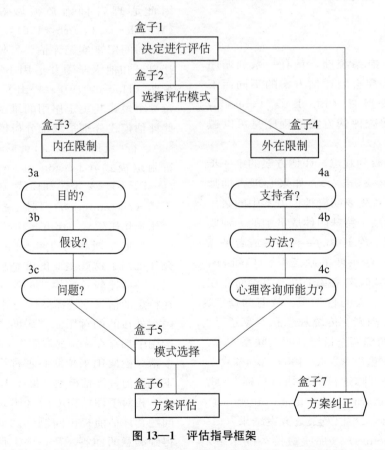

**图 13—1　评估指导框架**

资料来源：Reprinted from "A Meta-model for Evaluating Counseling Programs", by M. H. Daniels, R. Mines, and C. Gressard, 1981, *Personnel and Guidance Journal*, 59, p. 581. © 1981 by ACA. Reprinted with permission. No further reproduction authorized without written permission of the American Counseling Association.

对参与者经历现象的基本结构进行研究的一种方法论取向被称为"概念构图法"（concept mapping）（Kunkel & Newsom，1996）。无论怎样，评估者在一开始就要询问自己想要评估什么以及如何采取措施进行评估（Davidson，1986）。有三种模式包含这些概念：方案 ＋ 个体 ＝ 结果的模式（the program plus personnel equal results model，P ＋ P ＝ R）（Gysbers & Henderson，2006b）、规划—设计—预算系统（the planning, programming, budgeting systems，PPBS）和背景—输入—加工—产出模式（the context-input-process-product model，CIPP）（Humes，1972；Stufflebeam et al.，1971）。

*303*

## 案例　　爱德华的评估

爱德华（Edward）在他的学校有一个新的职务——学生生活指导老师。上一位生活老师因为不懂得根据学生的需求进行服务被解雇了，爱德华不想出现同样的错误，他渴望自己能做好这份工作，因此，他决定做一个需求评估。爱德华计划让学生投票选择由附近一个州大学提供给学生的活动项目。尽管他工作的学校是一个很小的文科艺术学校，但在他看来如果学生需要的话，这个设计将会流行并被加入学生的生活课程中。爱德华还想在这个计划的进程中淘汰一些不受欢迎的项目，投资一些其他可行的活动项目。

爱德华计划的根据在哪里？有哪些不足之处？

方案＋个体＝结果的评估模式是吉斯伯斯和汉德森（Gysbers & Henderson，2006b）为校园心理咨询师设计的，并在此提供了一个校园案例。然而，这种评估模式仍可以在修改后应用于一系列其他机构环境。根据吉斯伯斯和汉德森的观点，自2001年《不让一个孩子掉队法案》（No Child Left Behind Act，PL107－110）（McGannon，Carey & Dimmitt，2005）发表之后，人们越来越强烈地要求校园心理咨询师在学生成才道路上提供帮助，尤其是帮助学生取得学业进步。校园心理咨询师可以运用三种评估模式展示出自己设计的咨询方案如何帮助学生取得整体进步。个体评估（personnel evaluation）是校园评估的第一种方式，描述了学校心理咨询师被监督和评估的方式。方案评估（program evaluation）是校园评估的第二种方式。这种评估用以检测一个特定方案而不是已制订的方案的状态，从而确定正在实施方案的程度。最后一点，结果评估（results evaluation）侧重于方案活动和服务对于学生、学校和社区产生的影响。尽管每一种评估模式都是很重要的，但是所有评估模式的相互联系及相互作用是至关重要的。个体评估加上方案评估就等于结果评估。

规划—设计—预算系统模式（PPBS）在制订方案时特别强调根据既定目的、目标和评估标准来进行。情境、人以及涉及的治疗都属于这个模式中的主要关注点。休姆斯（Humes，1972）指出，来自规划—设计—预算系统的信息属于标准参照（criterion referenced）（直接涉及所测的维度）信息而不是常模参照（normative referenced）（涉及团体的其他成员，如使用标准化测试的案例）信息。因此，如果心理咨询师按正确的规划和设计执行，那么评估者就可以证实在来访者的进步过程中，有效的咨询发挥着重要作用。此外，当预算结果被核实时，咨询所带来的影响以及支出—收益情况便一目了然，与此同时，方案的优缺点也得到核实。在这种情况下，咨询服务的领导者借此好的机会来争取目前未给提供的资金，用以发展和巩固咨询服务。由此可以看出，方案分析中的预算起着重要的作用。

背景—输入—加工—产出模式（CIPP）呈现出四种评估类型。第一，背景评估（context evaluation），比较方案计划中要做的事情与已经完成了的事情。第二，输入评估（input evaluation），进行信息搜集，明确为了实现方案的目的，哪些资源是必需的以及目前可以利用的资源有哪些。该部分的评估显示了支出—收益状况，同时还呈现了附加的资源需要。第三，加工评估（process evaluation），该类型将焦点放在方案设计的优缺点上，如果出现不足，譬如沟通设计上的不足，就应当采取适当的措施进行调整。第四，产出评估（product evaluation），该类型更关注整个方案的最终结果，在这个过程中，评估者可以质疑方案的实用性，还可以制订计划来决定是继续使用

*304*

这一方案，还是再利用和发展这一方案，或者是放弃这一方案。无论使用哪一种评估类型，大多数评估过程都会借助于研究去得出它们的结论。

## 心理咨询师和研究

咨询业与研究一直以来都存在着"漫长而矛盾的关系"（Sprinthall，1981，p.465）。"研究"一词总是具有一定的神秘性（Leedy & Ormrod，2001）。研究意味着排外的、令人难以捉摸并远离人们的生活。一些心理咨询师之所以热衷于研究，是因为研究所具有的神秘色彩以及他们自己对调查的强烈兴趣。然而，"在有些心理咨询师中间，研究往往会让他们产生害怕和焦躁的情绪甚至是不屑的态度"（Fall & VanZandt，1997，p.2）。在这些心理咨询师看来，大多数研究工作与咨询的实践联系并不密切。更有甚者，他们还认为研究工作枯燥无味、情感淡漠（Krauskopf，1982）。

一些执业者指出，自己大部分时间都与来访者在一起，只有很少的时间进行调查，更谈不上跟上最近的研究进展了（Sexton，1993）。因此，大多数心理咨询师与研究工作是脱离的，研究工作和咨询的实际操作两者之间似乎存在着一条不可逾越的鸿沟（Sexton & Whiston，1996）。实际上，确实存在一大批心理咨询执业者对研究本身以及研究者"表现出明显的抵触和怨恨情绪"（Robinson，1994，p.339）。

心理咨询师对研究工作的态度冷淡以及不愿对此投入时间和精力的主要因素有以下这些：

- 对研究方法缺少认知；
- 在他们的咨询工作中目标不明确；
- 意识不到研究在规划有效治疗工作中的重要性；
- 担心结果被否定；
- 得不到同行和督导的鼓励；
- 缺乏财政支持；
- 不具备实施调查的才智和能力。（Heppner & Anderson，1985；Sexton，1993）

此外，许多咨询理论并不把实证研究放在重要位置上。

然而，尽管有些心理咨询师对研究持排斥的态度，但实际上，咨询工作和研究结果之间有着许多相通之处，它们的过程都可以分为六个阶段（Whiston，1996）（见表13—2）。

*305*

**表13—2　咨询工作和研究过程相似的阶段**

| 咨询的阶段 | 研究的阶段 |
| --- | --- |
| 1. 确定问题或困难 | 1. 确定研究问题 |
| 2. 形成咨询目标 | 2. 形成研究目的 |
| 3. 提出干预模式 | 3. 提出确保治疗完整性和结果评定的方法 |
| 4. 实施咨询 | 4. 搜集数据 |
| 5. 对进展过程进行评估分析 | 5. 数据分析 |
| 6. 终止咨询 | 6. 解释和结论 |

资料来源：Reprinted from "Accountability through Action Research：Research Methods for Practitioners," by S. C. Whiston, 1996, *Journal of Counseling and Development*, 74, p.617. © 1996 by ACA. Reprinted with permission. No further reproduction authorized without written permission of the American Counseling Association.

例如，在咨询和研究的第一阶段都涉及确定问题。在咨询中主要识别来访者的困惑和困难，同样研究也关注于确定一个或多个问题。与此同时，在第二阶段中，咨询目标的形成和研究设计的规划也有相似之处。在之后的决定环节中，咨询是决定干预方式，而研究则是选择合适的方法以确保治疗的完整性。第四阶段是行动的实施阶段，分别表现为咨询工作的开展和数据的搜集。随后，是对咨询过程的评估分析与数据分析阶段。最后，它们分别以结束咨询和解释研究结论告终。

 **个人反思**

当了解了咨询工作和研究工作在开展步骤上的相似点时，对于后者，你是否有与以往不同的感受？如果是，请描述一下。

## 研究

对于"研究"一词，有很多种解释，但是巴克利（Barkley，1982）给出的解释是最好的："所谓研究是对观察对象的系统收集、组织和解释，以达到对问题尽可能明确的回答。"（p. 329）对研究而言，最大的困难是回答那些难以证实的问题。研究的质量取决于克服阻力的程度，以及是否能找到一种方法将干扰研究的因素最小化而将回答问题的可靠性程度最大化。

### 研究的步骤

从字面意思来看，好的研究应该具有科学性。正如之前所提及的那样，首先对特定的人群、变量或问题进行系统的、集中的观察（Gay et al.，2006；Heppner et al.，2008）。这一全面系统的观察试图说明变量与变量之间的联系以及特定现象发生的原因。解释能帮助我们更好地理解，并在一定程度上对问题做出预测和控制。

目前有多种实施研究调查的指导方针。例如，坎贝尔和卡托纳（Campbell & Katona，1953）发展出了一套流程图来表明调查实施的经过。此外，艾瑞（Ary，1996）还设计了研究的八步方针，它既适用于临床工作的开展，也对咨询研究的其他领域奏效。

（1）陈述问题。问题陈述的时候必须做到清晰而具体。如果在这一步表达模糊，那么在研究中付出的努力可能付诸东流。一个明确陈述问题的例子是"本研究旨在证明心理咨询师与来访者之间的眼神交流与咨询效果有着密切的关系"。

（2）确定解决问题所需的信息。该步骤可能包含各种来源不同的信息，如来自心理或教育实验以及包含实验信息在内的系统的观察。有些研究者需要的资料可能难以搜集，他们必须决定是否需要对问题陈述进行修改或终止此项研究。

（3）选择或建构数据搜集的方法。在数据搜集时常用的方法有调查法、测验法、观察报告法。如果研究人员不能在现存的方法中找到一个合适的，他就不得不自己研发一个，并对其信度、效度进行检验。

（4）确定目标人群以及取样程序。如果是一个规模很小的群体，那么就可以把整个群体视为研究对象。否则，筛选样本就得严格按照标准化的取样程序进行。

（5）构思数据搜集步骤。这一步骤包括决定何时、何地、由谁、如何收集资料。

（6）搜集资料。采用系统的方法来搜集所需要的信息。通常这一过程需要细致的监控及投入大量的时间。

（7）分析资料。这一步中要使用有意义的方法来搜集数据，同时要决定它们是否能为正在探究的问题提供答案。

（8）准备研究报告。研究结果必须以期刊文章或专业讲座这样有意义的形式呈现给他人。

### 研究的实用性

咨询研究的读者最关心的一个问题是研究结果对咨询实践者的实用性。许多研究结果毫无用处，其结论并不能用于实际问题中（Goldman，1976，1977，1978，1979，1986，1992）。很多研究缺乏远见，往往关注于一些小细节。以这种模式开展工作的研究者常常因为过于推崇自然科学和生物科学的实验研究设计，在研究过程中受到限制而创造不出合适的咨询研究模式。他们通过研究得以传承的东西通常是微乎其微的。

研究实用性聚焦于这样一个事实，即不是所有的知识对于心理咨询师而言都发挥同样的功效（Krumboltz & Mitchell，1979）。因此，有限的资金和精力应该直接使用到那些最有可能使得心理咨询师的工作得以改善的研究中。一种确认研究是否具有实用性的方法是关注那些个体寻求咨询的原因的研究，比如个体目标、意图和决心（Howard，1985）。另外一种重要的方法是确认"研究和咨询室里所做的工作有多接近"（Gelso，1985，p. 552）。我们把这种探究称之为经验—贴近研究（experience-near research），因为它的实用性而被心理咨询师广泛地阅读和运用。

行动研究（Action research）是经验—贴近研究中的一种形式。行动研究的关注点是对心理咨询师在日常工作中遇到的实际问题进行解答，比如说如何给予一个有学习障碍的儿童提供帮助或者研究评估一个儿童团体中自尊方案的成效（Gillies，1993）。行动研究包括诊断性研究、参与性研究、经验性研究以及实验性研究。从推广面来看，一些行动研究因缺乏严密的控制，不如设计较严密的研究更易推广。为了更好地解决研究的实用性问题，盖尔索（Gelso，1985）提议心理咨询师把疑问带到研究性报告的阅读中去，比如"这个研究是怎样展开的"以及"这个研究将怎样影响我的咨询工作"。

### 研究方法的选择

尽管咨询研究存在着不可避免的问题，但是心理咨询师在咨询中可以有规律地采用一些研究方法。卡普兰（1964）将方法（method）定义为适合于多门学科运用的一个程序。相反，技术（technique）是指适用于特定学科的程序。大多数咨询研究运用像控制组研究这样的程序，而这些程序在其他领域也普遍适用。因此，当提及咨询研究所采用的方式时，用"方法"这一词比用"技术"这一词来表达更为准确。在这些方法中，

没有一种方法被看做"最适合用于咨询过程的检验"（Hell，1982，p. 16）。相反，研究方法会随着研究问题的不同而变化（Watkins & Schneider，1991）。最后，研究方法通过控制那些影响咨询过程的特定变量为研究问题提供答案（Kerlinger & Lee，2000）。

每一种研究方法都包含盖尔索（1979）所描述的"气泡"或不足。盖尔索指出研究方法的选择好比在汽车挡风玻璃上贴膜，总会有气泡出现，即便有人想尽一切办法尽可能地去消除气泡，也往往于事无补，还会有少量气泡存在。唯一使气泡消除的方法便是彻底将薄膜揭除。研究中，做到毫无缺陷的唯一方法是不要进行研究。迄今为止，没有哪种研究方法是完美的，因此，对于研究方法这一专业领域，很有必要进行不断的提升和发展。另一种可能的选择是对咨询效果的了解一直处在停滞不前的状态，并放弃对新的研究方法和新技术的开发。

---

**案例** | **奥斯卡的观察**

奥斯卡（Oscar）注意到在他的机构中有不少的来访者，当他们离开机构前准备进行回访预约时，往往会感到悲伤。这个发现使他反思是否有一种更好的方式来进行再次预约。其中一种方式是咨询前在来访者的计划表中添加"再次来访"这一条，这种方式会使来访者在退出咨询后减轻自身的紧张和压力感。

奥斯卡将他的这种想法告诉了其他治疗师和同事，他们虽然对此表示怀疑，但是仍然愿意一试。

你认为奥斯卡将如何做来确认他的研究领域有价值，并能够产生有效的结果？

---

*308*

### 研究的侧重点

咨询研究包含几个不同的侧重点，最突出的四个侧重点能够以下列对照形式表示：

（1）实验室研究对现场研究；

（2）基础性研究对应用性研究；

（3）过程研究对结果研究；

（4）定量（团体）研究对定性（个体）研究。

每一个侧重点都着重强调两个研究维度的比较。不同的维度之间并不是互相排斥的；许多研究如那些对在实验室环境中运用的咨询技术的结果的定量研究，就包含不止一个维度（Greswell，2002）。

研究的第一个侧重点是实验室研究对现场研究。实验室研究（Laboratory research）的工作环境是受限制的，如在实验室里，尽可能地对一些随机变量进行控制（Dobson & Campbell，1986）。在这种环境中，实验者认为他们可以获取准确的

信息。事实上，研究者约翰·格特曼（John Gottman）发现他的"爱心实验室"（love lab）产生了很多关于夫妻关系质量的中肯信息。然而，现场研究（Field research）的实践者认为，在实验室研究中人为控制的成分太多，他们深信咨询理论和技术只有在实际情境如在咨询中心和诊所中才可以得到最好的观察和记录。他们主张研究的环境设置应该具有真实性，只有这样，研究结果才能被其他实践者所运用。

研究的第二个侧重点是基础性研究对应用性研究。基础性研究（basic research）是以理论为导向的，那些从事基础研究的工作者"对研究理论上存在的一些难点或疑问非常感兴趣"（Forsyth & Strong，1986，p. 113）。基础性研究的范例是对于罗杰斯治疗取向的心理咨询师使用投射和面质技术的次数进行研究。相反，应用性研究

(apllied research) 的焦点是对实际问题检验，同时把研究结果用来解决当前存在的问题。应用性研究的一个范例是对心理咨询中心的服务信息进行方案评估，这些信息都来自服务的接受者，从而分析其效率及社区所提供服务的效力和影响力（Astramovich & Coker，2007）。特雷西（Tracey，1991）提供了一种方法用于区别基础性研究与应用性研究（见图 13—2）。

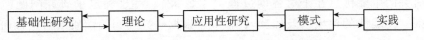

图 13—2　基础性研究、应用性研究与实践之间的关系

资料来源：From "Counseling Research as an Applied Science", by T. J. Tracey, 1991, in C. E. Watkins, Jr., and L. J. Schneider (Eds.), *Research in Counseling* (p. 27), Hillsdale, NJ: Erlbaum. ⓒ 1991 by Larence Erlbaum Associates, Inc. Used with permission.

研究的第三个侧重点是过程研究对结果研究。希尔（Hill，1991）认为，过程研究（process research）将重点放在"发生在咨询和治疗过程中"的事情（p.85）。她声称要掌控咨询过程中的变化"是非常让人受挫的"（Hill，1982，p.7）。过程研究中有些变量，如心理咨询师对来访者的反应是需要投入大量的时间和精力的。过程研究者的职业倦怠率比较高，然而这样的研究对于启发咨询师来理解咨询关系的动力学原理发挥了不可替代的作用。来自艾伦·艾维（Allen Ivey，1980）的研究工作可以说是过程研究的一个典型案例，他评估了咨询师在不同咨询阶段中运用技术的重要性。与此不同，结果研究（outcome research）则是"针对咨询对来访者产生的影响而进行的实证研究"（Lambert，Masters & Ogles，1991，p.51）。结果研究"以对咨询前后特定因变量的测定为代表"（Hill，1982，p.7）。对以人为中心的心理咨询在抑郁患者身上产生的影响进行研究，就是结果研究的一个范例。与产生结果的因素相比，结果研究更强调结果。

第四个侧重点是定量研究对定性研究（也就是自然调查）。定量研究（quantitative research）具有推理性和客观性，通常涉及数据资料，使主观理解更为清晰、精确，同时具有客观现象的重现性。定量研究方法基于正性—还原概念系统（positive-reductive conceptual system）。正性—还原概念系统"重视下列因素"：客观性（values objectivity）、线性关系（linearity）、因果关系（cause and effect）、可重复性（repeatability）、重现性（reproductivity）、预测性（predictability）以及资料的量化（quantification of data）"（Merchant & Dupuy，1996，p.538）。定量研究两个最基本的设计是实验和调查研究（Rosenthal，2001）。定量

研究的一个例子是产生了关于心理咨询师能做什么的实际研究成果，它是由全国范围的实践研究网络（Practice Research Network，PRN）通过对心理健康工作者日常实践工作的调查所产生的（Smith，Sexton & Bradley，2005）。

相反，定性研究（qualitative research）是归纳性的、自然主义的、控制论的、现象学的研究。他主要侧重于人在认识自己以及周围环境时的独特模式。这种研究方法在理论和研究缺乏的条件下非常有帮助（Merriam，2002）。定性研究关注在缺少预先定义参数的情况下来理解复杂的社会情境（Greswell，2002；Jencius & Rotter，1998）。此外，"定性研究还强调个体此时此刻的活动，以及他们对变化如何解释，而不是追求控制条件下的因果关系模式"（Merchant & Dupuy，1996，p.537）。在很多方面，定性研究都特别适合咨询专业，"因为人际关系中的集中性确定了咨询专业中的重点"（Berrios & Lucca，2006，p.175）。从整体上来说，"咨询领域中的定性研究需要服务提供两方的双重的承诺，又能确保在服务中进行科学的调查"（p.181）。

经常使用的定性研究方法有现场研究、案例研究、叙述、深度访谈，以及生活历史法。马克·萨维克斯（Mark Savickas，2005）已经证明了一位掌握定性研究的专家可以使用叙事心理咨询的方法来帮助来访者使其工作适应于他的生活，而不是使他自己适应于其工作。他的方法是将来访者的生活看做一本还未完成的小说。它强调生活主题的重复性从而揭示如何让来访者运用他的工作来促进他的生活规划。

基于定量研究和定性研究有着不同的研究目的，因此这两种研究方法的侧重点也相应地有所不同（May，1996；Merchant & Dupuy，1996）。

但是，实质上这两种研究方法各有所长。当然，每一种研究方法的选择取决于提出的问题是什么以及为什么提出这一研究问题。定量研究的主要优点在于它侧重于对大量数据资料进行清晰准确的分析，而定性研究的主要优点在于对咨询过程中微妙的、个别的、发展性的现象以及体验性陈述给予报道（Greswell，2002；Denzin & Lincoln，2000；Mertens，1998）。

*310*
　　咨询研究的研究方向正逐步趋于向定性研究（相对于定量研究）和现场研究（相对于实验室研究）这两种形式发展（Goldman，1992；Watkins & Schneider，1991）。来访者在咨询过程中更加积极主动而非被动（Gelso，1985；Howard，1985）。总之，目前咨询研究更关注多个侧重点的整合（Froehle，1985）。

### 主要的研究方法

研究方法的选用取决于在研究中心理咨询师试图回答的问题、研究者的个人兴趣和他们在研究过程中可利用的时间和资源的状况（Heppner et al.，2008）。方法为研究服务，而不是去操控研究（Smith，1981）。没有哪种研究方法是万能的。实际上，如奥尔森（Ohlson，1983）所陈述的，"一个研究问题的形成和陈述是一个缓慢和痛苦的过程"（p.361）。研究问题一开始就为选用何种研究方法提供了参考依据。在多数情况下，研究问题（research question）是针对咨询过程中的一些具体事件（LaFountain & Bartos，2002）。一旦确定了研究问题，研究者也就可以根据研究问题的性质来对定性研究或定量研究做出选择。

针对个体咨询、团体咨询、婚姻咨询或家庭咨询这些不同的咨询形式，在资料搜集时的方法和途径也不尽相同。所谓的研究策略是指"指导一个研究项目的准则或潜在的力量"，其宗旨在于将研究者尽可能地放在一个最佳的位置（Husband & Foster，1987，p.53）。一些首选的研究方法主要来自历史法、叙述法和实验法（Galfo & Miller，1976；Vacc & Loesch，2001）。这些方法中所采用的步骤并非互相排斥的。例如，特雷西（Tracey，1983）的单被试研究（N of 1 research）——将焦点放在一个质量实体的研究上（如一个人）——可能会被用于历史性研究、个案研究以及深入设计研究。这种研究或是联想的，或是实验的。各种不同的研究方法的灵活变通的事实给研究者以更多的自由来设计他们的研究策略并执行研究工作。

 **个人反思**

　　从目前你对心理咨询的了解来看，你对回答什么样的问题最感兴趣？你是否认为通过定性或定量的研究也许能为你的问题提供最佳答案？

### 历史研究法

在心理咨询中，历史研究法一直被研究者所忽视（Goldman，1977），引起这种状况的原因有多种，但其中最显著的原因是历史研究和心理学之间的关系（Frey，1978）。心理学历史与精神分析理论联系密切，而人们一直在质疑精神分析理论作为认识人和事物的一种方式的有效性（Thoresen，1978）。然而，就如弗雷（Frey，1978）所言，埃里克·埃里克森（Erik Erikson，1958）和维尔福利特（Wellfleet）小组［其小组成员包括肯尼斯·肯尼斯顿和罗伯特·科尔斯（Kenneth Keniston & Robert Coles）］所研究的心理学历史涉及两个方面：第一，发现和报道那些对专业发展产生影响的早期历史事件及其过程。第二，对当前的理论予以完善并形成新的研究假设。

*311*
咨询杂志对于历史研究仅仅局限于刊登某位杰出心理咨询师的讣告或对业界中一些杰出人物进行特写（Heppner，1990a and b），这在很大程度上使得历史研究法不被重视。尽管历史研究方法的使用与其他研究方法相比较没有那么严格，并且在研究中更多地使用定性研究，但是它能得出更加有趣和启发性的结论。它在对人的理解的研究中占据着重要地位，如戈登·奥尔波特（Gordon Allport）关于特质和人格的专题研究。显然，这种研究取向在未来有着广阔的发展空间。

### 叙述法

叙述研究主要对目前专业领域的一些因素进行了描述，可分为三个子范畴：调查、个案研究以及比较研究。

**调查法**。在收集有关行为事件的信息及描述一些难以理解的事物特征的方法中，调查（surveys）是使用最为广泛的一种方法（Fong，1992；Heppner et al.，2008）。和其他的研究方法相似的是，调查首先是确定研究问题，接着提出假设，选择研究设计方案，最后搜集和分析数据（Kerlinger & Lee，2000）。调查资料可以由个人访谈、邮寄问卷、电话访谈和如现存的记录或档案这样的四种非反应类测量（Hackett，1981；Marken，1981；Moser & Kalton，1972）方式来搜集。对于数据可以进行结构化或非结构化的搜集，它所针对的人群是横截面（cross-section）人群（即在一个时间点上对不同的人进行调查）或纵向（longitudinally）人群（即在两个或两个以上的时间点对相同的人进行调查）。

如果调查研究得以恰当实施，它可以为心理咨询师提供大量的信息，这些信息包括来访者如何理解心理咨询师及其咨询方案（Heppner et al.，2008；Hosie，1994）。调查研究同样能提供关于来访者需求的信息。然而，以下四个主要的问题在调查研究中经常出现。

● 首先，调查工具的构建效度很低。

● 其次，调查回收率低。

● 再次，调查研究是非随机性地选择样本，因此代表性不强（Hackett，1981；Marken，1981）。遇到上述三种情况，由于调查研究的设计和研究方法不够严谨，因此调查结果基本上都是无效的（Fong，1992）。

● 调查研究（或几乎所有研究）面临的最后一个问题是费用支出太大（Robinson，1994）。

在金西（Kinsey）进行的男女性行为的调查研究中，精妙的构想和有效实施的调查研究所产生的社会影响表现得相当显著。最初由霍利斯（Hollis）发起的由美国心理咨询师认证委员会对咨询师培训课程进行调查是咨询业中有效使用这种方法的一个例子。每隔几年，霍利斯和现在的美国心理咨询师认证委员会就要为心理咨询师培训课程指导教材搜集信息。这一调查在研究中的侧重点是使用定量研究，它能搜集相关数据资料，从而为国家级咨询课程的设置趋势提供信息。

**个案研究法**。个案研究（case studies）是指通过进行系统化的调查来达到理解一个实体（例如，一个人、一个团体或一个项目）的目的，它是一种深入系统的纵向研究。基本上所有的现象都可以使用个案研究法来进行分析（Leedy & Ormrod，2001）。有些个案研究使用自陈式报告（self-report method）的结果进行分析研究，然而自陈式报告并不十分可靠，还有一些个案研究则使用时间跨度较长的自然观察法（Smith，1981）。采用自然研究法时也会遇到许多困难，这些困难包括如高质量研究的构成要素、较高的劳动力成本、建立因果关系的问题以及推广研究结果中的局限性。另外，个案研究在观察问题时经常存在偏见和晕轮效应（balo effect，将某一美好的观察结果推广到某个人或某个群体上）（Goldman，1977）。为了使这些问题的影响最小化，安东（Anton，1978）和哈伯（Huber，1980）为此专门设计了一些适合个案研究的深入实验。受限于时间和资源的心理咨询师也许能发现这些实验在跟踪时间跨度的变化上很有帮助。我们在随后对实验方法的介绍中将会对试验设计进行深入的讨论。

**比较研究法**。比较研究（comparative studies）［又叫相关研究（correlational studies）］在历史法/个案研究法与实验研究和准实验研究三者之间起着衔接的作用。比较研究对数据资料进行定向的和定量的比较。这些研究是非操纵性研究（Cozby，2001），因此，它们只需说明多个因素间变异的相似性，而不需要分辨出各因素之间的因果关系。关于比较研究的一个典型例子是宗教信仰测验分数与心理健康不同方面的指标得分间的关系研究（Gladding，Lewis & Adkins，1981）。该研究的一个主要发现是在宗教信仰测验中得分较高的人同时也在心理健康测验的指标中得分较高。但该结果并不能显示出宗教信仰能使一个人拥有良好的心理健康水平。实际上这个研究仅仅对所得的测验分数进行定向的比较。任何以这种方式来对研究结果进行比较的研究都属于比较研究的范畴。

### 实验法

实验研究法（experimental research methods）指的是在控制条件下对数据资料进行描述、比较和分析（Galfo & Miller，1976；Heppner et al.，2008；Mcleod，1995）。咨询研究中所用的实验方法源于自然科学。使用实验调查的目的在于通过控制额外变量（一些可能产生影响的变量）来确认一个变量受到另一个变量的影响而变化。换句话说，研究人员通过使用这种方法来尝试确定因果关系。为了达到这个目的，研究人员必须先确定自变量和因变量。自变量（independent variable）是指受研究者操控的变量，如治疗。因变量（dependent variable）则是因操控自变量而引起的变化反应，如来访者的行为。实验者假定额外变量得到有效的控制，那么因变量的任何变化都将是自变量作用的结果。咨询中的自变量可能是心理咨询师的年龄、性别、个人魅力、外表等，而因变量则可能是来访者对心理咨询师特质的反应，如在咨询过程中放松和合作的程度以及总体的反应等。可以用多种手段对这些反应进行测评，如录音带或录像带的分析、咨询结束后的访谈或问卷调查。

科恩（1990）为那些研究自变量和因变量实验者提出了两条总则：以少胜多，以简胜繁。研[313]究中被调查的对象越少，报告越简明（如图表形式的报告），研究者和来访者就越容易理解咨询研究的显著性结果。

心理咨询师在实验研究的过程中对一些干扰变量（contaminating variables）（即那些在研究过程中无效的变量，如一组来访者比另一组来访者更为健康）进行严格控制是非常有必要的。使得实验组和对照组尽量保持同质是一种最常用的操控潜在干扰变量的方法。当操控实验组的自变量，同时对照组保持恒定时，通过实验组和对照组试验后的数据资料的对比，就可以了解到自变量的作用。坎贝尔和斯坦利（Campbell & Stanley，1963）详细地记录了实验和准实验研究所涉及的问题，他们的著作可以推荐给那些想要深入了解这一主题的读者。

传统的实验研究包括小组对照研究，然而，从20世纪70年代开始，单被试研究（single-subject research），通常也被称为 N of 1 研究（即，$n=1$），已经在咨询领域越来越受欢迎，但却未被咨询师充分利用（Sharpley，2007）。"事实上，单被试研究的资料来自于单个被试（而不是一个团体），这是该研究设计的关注点"。（p.350）单一对象研究设计具有许多优点，主要有以下几个方面：

● 它的理论使用是自由的，也就是允许咨询师有任何理由来使用单被试研究。

● 它的操作灵活，同时适合运用于实际情境中。

● 它可以提高咨询效果。

● 它不需要使用统计方法。

● 它能为专业可信度提供科学有效的证据。

● 它与咨询及相关教育项目资格认定委员会的标准相一致，都提倡在心理咨询师预备阶段的科学家—实践家模式（scientist-practitioner model）上要加强对研究、责任心以及不同研究方法的重视（Lundervold & Belwood，2000，p.100）。

米勒（1985，p.491）总结了单被试研究优于传统的小组研究的六大优势〔他的研究主要来自于希尔、卡特和奥法雷尔（Hill，Carter & O'Farrell，1983）以及苏（1978b）的著作〕。

（1）它允许对心理咨询师和来访者之间发生的情况进行更充分的描述。

（2）从过程资料中能了解咨询产生的积极或消极后果。

（3）结果评定的方法可根据来访者的具体问题来进行调整。

（4）可以对罕见的现象进行研究。

（5）可以将新颖的程序灵活地运用到诊断和治疗方面。

（6）它可用来评估某种干预策略对单个来访者产生的效果。

单被试研究可能存在这样的潜在问题，即"单个对象研究被运用于一段时期的标准化治疗时并未起到作用，此时来访者在总体上的一些改善与被使用的标准化治疗毫无关系，它仅仅是趋均数回归（regression toward the mean）的一种现象"〔也就是指"极端值在被重复测量时有靠近平均数的趋势"（Aldridge，1994，p.337）〕。为了解决这一难题，特别是涉及药物治疗方面，研究者可能允许有一段清洗期（washout period）：在一[314]段没有任何治疗干预的时间内，让机体自然而然地脱离先前的治疗作用（如药物治疗）。

聚焦于个体的深入实验设计可以分为三类：简单时间序列、轮换设计以及多重基线设计。

**简单时间序列。**简单时间序列（simple time series）也被称为 AB 设计（AB *design*），它是最常用的深入实验设计中的方法（Sharpley，2007）。

首先，通过让来访者观察和记录自己每天的靶行为的频数，从而确定靶基线（A）。接着，引入一个干扰策略（B），此时，来访者继续用先前的方式来记录靶行为。最后，通过比较前后两个时间段的靶行为，就能发现靶行为的变化趋势。心理咨询师将结果制成图表后，就能够确定干预策略（如果有效）产生了哪些效果。

**轮换设计。**轮换设计（reversal design）比简单时间序列设计要复杂。它涉及一次轮换——AB-AB 设计（ABAB design）。轮换设计的第一部分与简单时间序列实验设计一样，但干预策略（B）在一段时间后就需要中断。随后接着进行第二次基线和干预。"如果在第二次干预期间产生了与第一次干预中相称的结果，那么就可以有把握地认定导致了不同时期的行为改变的原因是干预策略本身。"（Huber，1980，p. 212）

**多重基线设计。**多重基线设计（multiple baseline design）是深入实验设计中最复杂的实验设计，其结果更具有推广性。多重基线设计可以分为跨个体、跨情景以及跨行为的多重实验设计三种类型（Schmidt，1974）。虽然每一种类型的实验设计都有各自不同的侧重点，但在心理咨询师开始对特定个体、情景或行为进行干预时，研究人员仍然继续不断地搜集其他个体、情景或行为的基线数据，这是它们所共有的一个特征。当对于基线人群使用干预策略时，心理咨询师就能够更清晰地看到干预的效力。与其他的设计一样，将研究结果制成图表是很重要的。

总体上，对个体进行深入实验设计包括以下五个步骤：

（1）确定一个可以观察到的问题，它可以通过操纵而引起相应的变化；

（2）搜集基线数据；

（3）确定被研究的干预措施；

（4）选取三种实验设计中的任何一种实施干预策略；

（5）对靶行为的改变进行评估。

---

**案例**　　　　　　　　香农和她的单被试研究

香农（Shannon）想做一个单被试的研究。她认为那比任何量化形式的方法都要简单和容易，特别是在阅读过一些欧文·雅洛姆（Irvin Yalom）有关心理治疗中的人们的小说后，她对来访者和咨询师是如何意识到在咨询中所发生的变化很感兴趣。

香农想知道她能否有自己的研究主题。毕竟，她是敏感的、洞察力强、聪明的和有意愿的。她知道她也可以为这个实验写一份很棒的报道。

香农想有自己的研究主题是不符合职业道德的吗？这是明智的吗？有什么有利的和不利的地方？

---

### 使用研究的指导方针

如果心理咨询师想利用研究作为其实践的基础，他们可以遵守确定的指导方针。这包括认识到实验法的优缺点、对概念下定义时需谨慎、避免将特定研究结论的推广范围过度扩大。这些指导步骤帮助使用者尽可能客观地对研究进行评估，这样他们便可以更有技巧、更符合伦理地利用研究成果。

一直以来，许多作者对有关性别差异是否能进行公正评价这一问题十分关注（McHugh，Koeske & Frieze，1986；Wakefield，1992）。对于这一问题，埃尔特梅尔（Altmaier）、格雷纳（Greiner）和格里芬-皮尔森（Griffin-Pierson，1988，p. 346）提供了一些重要建议。

（1）读者必须注意到特定的研究所基于的价值观。

（2）心理咨询师必须寻找那些与他们自身经验相一致，并且可以在不同情景及不同研究中得出相似结论的研究结果。

（3）研究的使用者（consumer）不应忽视那些对女性来说十分重要的研究主题，如分娩。

（4）像笼统地认为男女性别差异是落在一个连续体的两个极上的假设，是不应该做出的。

（5）在阅读有关性别差异的研究报告时，必须考虑其有效性程度。换句话说，读者必须注意到被观察者行为的改变中有多少是性别差异的影响所导致的。

在最后的分析中，心理咨询师在使用研究时必须结合自己在毕业时和从继续教育项目中所学到的技术。临床医生必须学好研究方法学。只有这样，最先进的专业知识才能在他们的工作实践中反映出来。

## 统计学

统计学和统计检验最早兴起于 20 世纪初（Thompson，2002），从那时起，统计学成为帮助心理咨询师这样的专业人员的生命源，它也为专业人员的助人工作埋下了祸根。不管心理咨询师是否对开展统计显著性研究有兴趣，所有的心理咨询师都应该熟悉如图书馆及其可利用资源、计算机及其软件、测量技术和统计学这样的研究工具。统计并不是评估和研究中不可或缺的部分，使用统计也并不意味着"造就"或"破坏"一个高质量的研究（Leedy & Ormrod，2001）。相反，统计只是研究者用以分析和解释结果，并将研究结果呈现给他人的一种方法（Wilson & Yager，1981）。正如巴克利（Barkley，1982）强调的，"对复杂统计知识一无所知的人可能成为一个优秀科研人员，而对统计知识了如指掌的人也有可能仅仅是一个平庸或差劲的科研人员"（p. 327）。因此，区分研究和统计之间的差异颇为重要。

### 统计概念

每一位心理咨询师都必须掌握一些统计学概念，这样才能有效地阅读和评价研究报告。其中一个统计学中的概念是集中趋势度量（measures of the central tendency），包括中数（median）、平均数（mean）、众数（mode）。所有这些统计量都包含着"平均"（average）这一概念不同的含义（LaFountain & Bartos，2002）。中数是指在一组数据中，位置处于较大一半和较小一半中间的那个数。平均数是一组数据的算术平均数。众数是在次数分布中出现频率最多的那个数。在正态分布的人群中（其人口分布可以绘制成一条钟形或正态曲线），它的中数、平均数、众数是相同的，然而这种情况在现实中却极为罕见。

另外两个统计学上的重要概念是标准差（standard deviation）和取样程序（sampling procedure）。标准差"是一组数据相对于它的平均数的离散程度的度量"（Marken，1981，p. 42）。它反映的是一个数据的变异程度。更确切地说，它能度量出组内个体间的同质性程度。"标准差越大，个体之间的变异也就越大。"（Thorndike，1997，p. 41）取样之所以如此重要，其原因在于取样将决定研究结果的适用情况。如果样本并不能充分地反应总体的特征，那么研究结果就不适用于总体。相反，如果样本取样是随机的且具有代表性，其研究结果就能可靠地应用于总体。

### 统计方法

在研究中，描述统计、相关统计以及推断统计是最常用的三大统计方法（Mertens，1998）。

● 描述统计（descriptive statistics），它是从字面上对样本的特征进行描述。这种方法不仅用于数据的组织和概括，还可用来分析单被试研究以及对总体进行简单的描述（Miller，1985）。平均数和标准差都属于描述统计的范畴。

● 相关统计（correlational statistics），它描述的是关系的强度和联结度，如个体对药物的态度与他实际服药状况之间的关系强度（Creswell，2002）。

● 推断统计（inferential statistics），它允许进行小组对照（group comparisons）或者考虑从特定的样本对总体做出预测。推论统计用来确定是研究变量中的随机变量还是治疗变量导致了研究结果的产生（Cozby，2001）。

到目前为止，已经设计出了多种统计检验方法来估量实验研究设计中随机变化的概率。为了达到这个目标，可使用两大类统计检验方法：参数检验和非参数检验。

● 参数检验（parametric tests）通常更具有检验效力。参数检验的适用条件是总体被认为具有均匀分布的特征，并且这种分布呈现出钟形曲线。皮尔逊积差相关系数（Pearson product moment correlation）检验和 T 检验就属于参数检验的范畴。

● 非参数检验（nonparametric tests）的适用条件是总体假设不具有正态分布的特征，而是呈一分为二的分布状态。非参数检验需要有更大的样本量，这样才能达到与参数检验相同的显著水平。斯皮尔曼等级相关系数（Spearman rank-order correlation）检验和卡方检验（chi-square）就属于非参数检验的范畴（Leedy & Ormrod，2001）。

此外，统计方法还能对不同的研究结果进行比较分析。元分析（meta-analysis）便是最为流行的一种有实证依据的方法（Glass，1976；Will-son，1981）。在元分析形成之前，研究者只能通过陈述式方法（narrative method）来对不同研究结果进行比较分析，而这种方法往往产生各种错误。利用元分析，研究者能够对大量的统计数据进行比较和对照（Baker，Swisher，Nadenichek & Popowicz，1984）。

统计学对那些想要理解、组织、表达以及评估数据的心理咨询师来说，其价值是不可估量的（Remer，1981）。研究结果的使用者期望研究报告的作者能够提供确定他们实践和临床工作显著性的指标（如效果规模值），那是因为"统计意义上的显著性并不足以作为评估咨询研究价值的唯一指标"（Thompson，2002，p. 66）。

## 本章内容小结

这一章着重论述了评估和研究两者之间的关系。尽管这两者在定义上有相似之处，但是它们有各自的目的。评估旨在帮助心理咨询师确定设计方案是否满足了来访者的目的或目标。对需要进行评估在实施评估的过程中是很重要的一步。心理咨询师可以借助于许多理想的模式来完成评估任务。

许多心理咨询师对研究存在畏惧心理。但是，当心理咨询师逐渐了解已存在的多种研究方法之后，这种畏惧心理也就不复存在了。历史研究、叙述性研究和实验研究是三种主要的研究方法。虽然多年来实验研究一直受到的关注度最高，但目前这

种格局正在发生变化。个案研究和深入实验研究正逐渐盛行。此外，研究方法与统计学方法之间的区别也越来越受到人们的重视，人们意识到这两种方法并不一样。尽管两者都很重要，但是，对于研究者来说可能存在一个领域比另一个领域更强的现象。

心理咨询师必须不断努力来更新他们的研究方法和评估技术，这样才能紧跟当前的专业发展步伐。知识的生命周期是短暂的，心理咨询师如果不能解放头脑和探索需要改变的领域，那么他最终只能成为一堆统计数据而不能成为一位富有影响力的人。

## 问题讨论

1. 以小组的形式参观一个心理健康机构或学校，同时找出它们是运用何种程序来对服务和工作人员进行评估的。阅读该机构的年度报告，在描述机构活动时对其使用的评估方法的一致性进行评价。向班级同学汇报你的现场调查的结果并讨论你将向机构或学校提出哪些建议。

2. 从机构或学校那里以班级的形式搜集一些范例进行评估。根据本章归纳的按部就班的步骤来对这些需要评估的手段进行评估。评估手段的优、缺点是什么？如果你来负责这一评估过程，你将对此做哪些改进？选出几个同学来进行角色扮演，演示在特定情境中实施需要评估时，他们将怎样来实施评估的每一步骤。

3. 在班级中选出两个三人小组作为辩论的正反方，辩论的主题是：咨询研究必须具有实用性。双方对"实用性"这一概念做怎样的界定？对"实用性"这一概念的不同理解将怎样影响研究类型的选择？辩论完后，讨论开展基础研究和应用性研究的价值。

4. 三种主要的研究类型（历史研究、描述性研究以及实验研究）中你认为哪种最为适用？根据研究兴趣，将班级分组，各组分别讨论为什么你们选择该种类型。在小组对选择特定研究类型的理由达成一致意见后，以小组为单位向全班汇报各组的观点。

5. 你是如何看待统计学的？三人一组，讨论个人对学习统计学的感受是如何起到促进或阻碍作用的。学习用理性的方式来对待统计学。是思维（而不是感觉）对你学习统计学的态度和方法有影响吗？谈谈整个班级给你留下的印象。是否有班级同学认为存在一种咨询方法，这种方法有利于帮助个体克服在学习与统计学相关的知识时存在的焦虑情绪？该方法应该是怎样的？

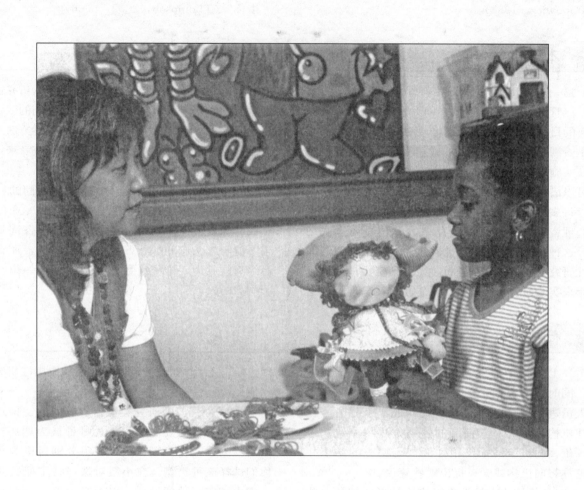

# 第14章
# 心理咨询中的测验、评估和诊断

我解读着测验的数据，
它们像纽约证券交易所里一个个自动收报机的带条。
你的神经质得分有点高，
你的韦氏儿童测验分数与常人有很大的不同。
麦尔斯-布瑞格斯得分显示你的外倾性处于中等水平，
剖面图强烈显示了你在艺术方面的兴趣。
一开始，我像个华尔街的巫师，
设法评估并预测你的未来；
但是在谈论预期的效益时，
我发现了未知的……
孤独中，你渴望着交往的温暖，
渴望抓住事实的信息。
在讨论的过程中
一个同类人出现了，
隐藏在纸上结果后面的
是一个人的独特性。

322　　　测验、评估和诊断是"心理咨询过程中完整的组成部分"，并应用于咨询过程中从治疗到随访的所有阶段（Hohenshil，1996，p. 65）。胡德和约翰逊（Hood & Johnson，2007）认为"早期的咨询和测验事实上拥有相同的意思，很多成立于20 世纪三四十年代的咨询中心都被称做咨询与测验中心"（p. 3）。如今，几乎所有的心理咨询师都会运用测验、评估和诊断，运用的程度取决于他们各自的理论背景、教育程度、价值观念以及实际状况。因此，心理咨询师了解此过程的每项步骤便显得十分必要。

　　对心理测量的使用及其步骤等活动感兴趣的心理咨询师，如果他们是美国心理咨询学会的成员，一般也属于咨询测量学会（AACE；http://www.theaaceonline.com/）——这个部门，作为美国心理咨询学会的第七分会成立于 1965 年，起初被称为辅导测量及评估学会（Association for Measurement and Evaluation in Guidance，AMEG）（Shelley & Eberly，1985），它出版了季刊《咨询和发展中的测量和评估》（Measurement and Evaluation in Counseling and Development）。几家美国心理学会的分会也参与了测验、评估和诊断的工作，其中成就最为显著的有临床心理学学会（第十二分会）、学校心理学学会（第十六分会），还有咨询心理学学会（第十七分会）。

　　此外，一个多学科专业组织已经制定出心理与教育测验的标准（AERA，APA & NCME，1999）。"这些标准以其对职业行为的影响，为规范测验、测验实践、测验使用效果的评估和发展提供了强有力的伦理准则。这些标准可视为面向三类人群：测验的研发者（即建立和验证测验的人）、测验的使用者（即管理和实施测验的人）以及测验的被试（即被施以测验的人）。"（Vacc et al.，2001，p. 218）此外，测验实施联合委员会（http://www.apa.org/science/jctpweb.html # about）已经制定并修订了教育领域中公平测验的实施标准。

　　本章主要阐述了测验、评估和诊断的性质以及它们各自是如何在专业咨询中发挥作用的。本章还包括与测验相关的基本概念，如效度、信度和标准化，并回顾了心理咨询师使用和应该掌握的一些主要的测验。最后，本章将阐述评估和诊断的性质以及它们各自的作用。

## 咨询测验简史

　　心理咨询师使用测验的历史是一段漫长、充满矛盾和争议的历史。当今的心理测验的发展起源于"19 世纪末对个体差别的研究"（Bradley，1994，p. 224）。20 世纪早期，弗兰克·帕森斯（1909）宣称职业辅导必须建立在正规的评估基础之上，自那以后，心理咨询师便开始积极参与测验运动。

323　　　一战期间，一批心理学家受雇于军队指导纸笔智力测验用来筛选入伍者（Aiken & Groth-Marnat，2006）。在阿瑟·奥蒂斯和罗伯特·耶克斯（Arthur Otis & Robert Yerks）的带领下，一些测验的先驱们在前人工作的基础上取得了成就。这些前人是阿尔弗雷德·比奈（Alfred Binet）（早期智力测验的创始人）、查尔斯·斯皮尔曼（Charles Spearman）（测验理论的一名早期贡献者）、弗朗西斯·高尔顿爵士（Sir Francis Galton），还有詹姆斯·M·卡特尔（James M. Cattell）（早期研究测验分数与成就关系的学者）（Anastasi & Urbina，1997；Urbina，2005）。这场在 20 世纪 20 年代得到巨大发展的测验运动，赋予了心理咨询师新的身份和社会地位，为他们的工作提供了更广泛的理论基础，尤其是在学校和职业服务机构方面。

　　作为一个群体，心理咨询师使用测验的程度各不相同。20 世纪 30 年代和 60 年代是两大最为显著的时期，其间心理咨询师们积极参与评估和测验工作。由于经济大萧条的影响，职业测验在20 世纪 30 年代受到人们的重视。那些年里，明尼苏达大学稳定就业研究所领导了这场职业测验运动，其人事部门开展了一系列测验以帮助失业者找到合适的工作。根据帕特森和达利（Paterson & Darley，1936）的估计，30 年代至少有 30% 的失业工人与他们自己陈述的工作偏好及接受的培训不相匹配。1957 年苏联人造卫星的成功发射提高了美国人对测验的兴趣，这是由于很多美国人认识到他们在科学方面已经落后于苏联。其后，美国议会通过了《国防教育法案》（NDEA），其中包括一项 V 条款，该条款为中学提供测验资金，从中挑选出具有突出才能的学生并鼓励他们继续接受教育，尤其是在科学方面。

1959 年，《心理咨询和发展杂志》（*Journal of Counseling and Development*），后更名为《人事和辅导期刊》（*Personnel and Guidance Journal*），开始发表关于测验的综述，以补充《心理测验工具年鉴》（*Mental Measurements Yearbook*，MMY；Watkins，1990）。这些综述在 1966 年被中断，但在 1984 年又盛行起来，之后间断性地继续出版。《心理咨询和发展杂志》回顾了新的和修订后的测验，侧重于研究理论性和时代性的主题，即测验能测到什么和测不到什么（Tyler，1984）。杂志《咨询和发展中的测量和评估》（*Measurement and Evaluation in Counseling and development*）也做了同样的工作，但它是定期地做这样的工作。

70 年代到 80 年代期间，测验遭受了猛烈的抨击。戈德曼（Goldman，1972b）在一篇文章中明确表态，宣称咨询和测验的联姻是失败的。国家教育学会（National Education Association，NEA）也于同年通过了 72—44 决议，要求终止对标准化的智力、倾向和成就测验的使用（Engen，Lamb & Prediger，1982；Zytowski，1982）。自那以后，许多法院接到反对使用测验的诉讼，一些州立法机关还通过了几项禁止使用特定测验的议案。杰普森（Jepsen，1982）观察到，70 年代的趋势使得在谨慎地选择测验和进行分数解释方面的工作比以往更具挑战性，并且他对测验的这一观察还可以推广到咨询的其他领域中去。据泰勒（Tyler，1984）记载，"反测验运动已经成为一股不可阻挡的力量"（p.48）。而具有讽刺意味的是，当今测验在学校中的使用却比以往盛行。许多不同层次的学校心理咨询师认为测验对他们的工作来说是重要的，甚至可以说是十分重要的（Elmore，Ekstrom，Diamond & Whittaker，1993），像《智力和成就测验》、《物质滥用筛选量表》、《职业调查表》这一类的评估工具就被经常用于学龄儿童（Giordano，Schwiebert & Brotherton，1997）。

通过对问题工具的修订可以解决测验在学校和其他环境中暴露出的大多数问题（Hogan，2007）。事实上，阿纳斯塔西（Anastasi，1982）观察到，"当前的心理测验并没有长久立足，而使人们对它缺少一个全面的认识"（p. v）。因此，对咨询专业的学生和接受再教育的心理咨询师来说，在使用和滥用心理教育测验方面的教育需要受到关注（Chew，1984），但是还有更多的工作要做。戈德曼（1994b）认为，"我们需要大大减少心理咨询师使用的标准化测验的数量，增加定性评估的使用，还有……（咨询测量学会更有责任）成为一个消费者的组织"（p.218）。换句话说，咨询测量学会应该让心理咨询师了解标准化测验的优缺点。

**个人反思**

你曾经接受过哪些测验和评估？你还记得当时的情景吗？测验出的结果如何？反馈如何得以改进？

## 心理测验和测验分数

阿纳斯塔西（1982）将心理测验（psychological test）（或者简称为测验）定义为"本质上是对行为的客观和标准化的测量"（p.22）。通常情况下测验的结果会以测验分数的形式报告，而数据也只有与个人相联系时才会有意义。测验分数反映的是特定时期的某个特定的行为。由于心理测验可以在投入较少的时间和精力的情况下提供别的方法所无法获得的信息，尽管有其局限性，但它在咨询中还是十分重要的。尽管测验和测验分数因各种原因受到批评，但测验仍是评估过程中必不可少的一部分。如何运用测验和测验分数取决于它的使用者（Anastasi & Urbina，1997；

Urbina，2005）。就像勒施（Loesch，1977）所说的那样，"通常在是否选择使用测验面前，我们别无选择"（p.74）。然而，我们可以选择受到良好训练、能对测验结果负责的心理咨询师。

为了了解心理测验，心理咨询师必须知道：

- 标准化样本的特征；
- 信度和效度的类型、程度；
- 测验的信度和效度；
- 评分步骤；
- 实施方法；
- 局限性；
- 优势（Kaplan & Saccuzzo，2005）。

以上大部分信息都包含在标准化测验附带的手册中，但是心理咨询师需要花几年的学习和实践的时间才能完全掌握特定测验的知识。因为心理咨询师尽可能最大限度地利用测验是十分重要的，所以对他们而言"准备本地经验表格"是很明智的，这样他们可以通过与特定社区和背景的联系而就被试的得分向被试提供更多具体的信息（Goldman，1994a，p.216）。

325　　　如今在美国每年有接近 1 000 万"受测者完成'测验'、'调查表'及其他'评估'，而且此估计还不包括学业水平测试和大学入学考试"（Prediger，1994，p.228）。一些专业咨询人员十分擅长实施和解释测验。那些以测验和评估为工作的专家被称做心理测量学家（psychometrists），而将个体的测验分数和常模进行比较的学科被称做心理测量学（psychometrics）（Gladding，2006）

［心理测量学相对应的是教育测量学，它建立在建构主义教育取向的基础上，是将受测者的成绩与他们先前以及最好的成绩作比较（Tymofievich & Leroux，2000）］。不管怎样，大多数实施和解释测验的专业人员并不以此作为全职工作，通常他们会作为心理咨询师和其他辅助的专业人员，他们有时也会对测验工具和"测验"这个词所具有的负面含义感到异常不满。测验通常与"过于强调客观性"相联系（Loesch，1977，p.74），而且测验过程可能是机械的并为测验者和来访者带来心理距离。为了克服这些障碍，实施测验的心理咨询师需要在测验实践以及最常用的测验和其他标准化工具的使用方面接受良好的训练。

很多杂志包括《咨询和发展中的测量和评估》、《咨询心理学杂志》（*Journal of Counseling Psychology*）、《心理咨询和发展杂志》和《教育研究评论》（*Review of Educational Research*）刊登了关于标准化测验的评论文章。还有很多关于测验的权威性参考书目可以利用。布罗斯（O. K. Buros）创建了一系列关于人格测验、职业测验和其他与测验相关的参考书籍，其最著名的参考书叫《出版的心理测验》（*Tests in Print*）。他创立的布罗斯心理测量研究所定期更新这本书，现在已是第七版。布罗斯还编辑了八个版本的《心理测量年鉴》（*Mental Measurements Yearbook*），这是他在这个领域中最好的著作，现在已出到第 17 版（http：//www. unl. edu/buros/bimm/index. html）。

## ■ 使用测验的问题和潜力

心理咨询师和心理学家所使用的测验之间有相似之处（Bubenzer，Zimpfer & Mahrle，1990）。然而，从成功服务受测者和普通公众的福祉方面来说，测验使用的方法比使用它们的人员的职业身份更重要（Harris，1994）。

测验可以单独使用，也可以作为一组测验（成套心理测验）的一部分。克隆巴赫（Cronbach，1979）断言，成套心理测验只有经过能胜任的、受过良好教育的心理咨询师解释后才会有意义，单个心理测验也是如此。许多相关的测验问题的产生经常是由于测验工具的选择和解释而造成的结果，而不是测验本身的问题（Hood &

Johnson，2007）。

舍茨尔和斯通（Shertzer & Stone，1980）认为，测验的反对者通常是由于以下原因不支持测验的：

- 测验鼓励来访者依赖于心理咨询师和解决问题的外部信息资源。
- 测验数据会造成心理咨询师对个体认识的偏见。
- 测验数据没有足够的信度和效度，所以价值有限（p. 311）。

326

其他对测验的批评认为测验存在文化偏见和歧视，测量技术不当，方法晦涩，操作机械化，侵犯隐私，捏造事实，引起不必要的竞争（Hood & Johnson，2007；Shertzer & Linden，1979；Talbutt，1983）。"过于依赖测验结果，特别是将它与个体的其他信息孤立开来，这是最严重的测验误用问题之一。"（Elmore et al.，1993，p.76）另一种批评指出，目前的测验正在倒退，因为它不是用来筛选或自我探索，而是过多地用于预测（Goldman，1994b）。

一个备受争议的领域是针对少数族裔运用测验，测验滥用经常发生（Suzuki & Kugler，1995；Suzuki，Meller & Ponterotto，2001）。评估工具若要有意义，就必须考虑来自不同文化和种族背景下人群的影响和经历。奥克兰（Oakland，1982）指出，测验可能是一个非人性化的经历，少数族裔文化下的学生可能因为测验分数在无效的或不适合的项目上浪费几年的时间。咨询测量学会为了避免这些文化偏见，已经建立了

多元文化评估标准（http：//aace.ncat.edu/；Prediger，1993）。《美国心理咨询学会伦理规范》（2005）中也包括了使用测验的伦理指导方针。这些标准，连同其他专业学会制定的标准，在针对少数族裔测验滥用时是必须予以考虑的（Hansen，1994）。在评估偏见问题上，必须认识到偏见行为可能来自疏忽和故意行为（Chernin，Holden & Chandler，1997）。

测验的成败与选择、实施、解释测验的心理咨询师自身的敏感性、能力和知识相关。"心理咨询师有义务采用那些被经验证明了的测验方法，要特别注意那些没有完整常模和实证效度的测验。"（Carlson，1989，p.489）如果他们不考虑在选择过程中的多重标准，心理咨询师极有可能会犯错误，给自己和来访者造成损失。有些心理咨询师为了避免这些情况会让来访者参与到测验的选择过程中。

---

**案例**　　　　　　　　　　　　　　**苏珊的选择**

迈克尔（Michael）被介绍到学校心理咨询师苏珊（Susan）那里，因为他在课堂上行事冲动。据他的老师说，他似乎不能安静地坐着。确实是这样，他一进入苏珊的办公室，就变得坐立不安，在椅子上不停地扭动。

苏珊没有选择与他交谈，而是认定他需要接受评估。她在布罗斯出版的《心理测验》中查找适用于行为障碍的测验。接着她要求学校心理学家来做一个评价。

苏珊的策略存在什么错误？正确的做法是怎样的？在对介绍到你这里的来访者进行正式评估前，你会做什么？

---

*327*　　据勒纳（Learner，1981）和奥克兰（Oakland，1982）报道，公众对测验普遍持有积极的态度，甚至在少数族裔中也是一样，这可能是因为人们相信测验能提供很多有用的目的。大众认为能帮助他们对未来做更好的决定是测验最主要的功能。测验还有以下功能：

- 帮助来访者获得自我理解；
- 帮助心理咨询师判断来访者的需求是否在他们的专业领域内；

- 帮助心理咨询师更好地理解来访者；
- 帮助心理咨询师决定最适合来访者的咨询方法；
- 帮助心理咨询师预测来访者在特定领域内未来的表现，如机械类、艺术类或某类研究所；
- 帮助心理咨询师激发来访者的新兴趣；
- 帮助心理咨询师评估咨询实施的效果。

（Shertzer & Stone，1980）

---

## 好测验的品质

并不是所有的测验都以相同的准则建立起来，但是那些效用最好的测验都有一些共同的品质。其中最重要的品质包括效度、信度、标准化和常模，这些都将有利于分数的解释（Aiken & Groth-Marnat，2006；Hogan，2007）。

### 效度

效度无疑是测验最重要的一个品质。它是"测验在多大程度上测量到了它要测验的东西，并最终对测验分数做出适当的解释"（Gay et al.，2006，p.134）。如果一个测验不能实现这个功能，那么从

根本上来说它是无用的。测验的效度是将其结果与一个独立的标准相比较而决定的。如果一个测验声称它能测量一个人在某个领域，如医学、法律或咨询等专业领域成功的可能性，那么测验分数会跟一些测量成功的标准相关，例如受测个体在完成他的教育后会得到导师给他们的评分和等级。这类测验的例子有美国医学院入学考试（MCAT）、美国法学院入学考试（LAST）、美国研究生入学考试（GRE）以及米勒类推测验（Miller's Analogies Test，MAT）等。它们像筛选机制一样允许部分学生获得更专业和更高水平的学习。如果测验得出的分数与那些独立测量的成功标准高度相关，那么就可以说这个测量工具拥有很高的效度。

测验的效度有四种分类：内容效度、结构效度、效标效度和后效效度（Anastasi & Urbina，1997；Kaplan & Saccuzzo，2005；Tymofievich & Leroux，2000；Urbina，2005）。内容效度（content validity），有时也称表面效度（face validity），是测验从表面上测量到它想要测验的内容的程度指标（Aiken & Groth-Marnat，2006）。更重要的是，内容效度关注的是测验是否包含了所要评估因素总体的代表性样本。一般来讲，内容效度常用于成就测验、能力倾向测验和能力测验。

最重要的效度类型是结构效度（construct validity），"因为它能回答效度的最基本的问题：测验真正测量到什么？"（Gay et al.，2006，p.137）。简单来说，结构效度是"测验测量到假设结构的程度"（p.137），如共情或智力的程度。大部分的测验都依赖于测验编制者对结构的定义，通常应用于人格和兴趣测验。

*328* 效标效度（criterion validity），指的是测验分数与个体某一特定技能在跨时间、跨情境内的真实表现的比较。例如，一个能够测量个体的精细运动技能的测验可能验证这个个体的打字能力。如果在测验的同时可以获得比较标准，则测量到的便是共时效度。如果测验实施之后才能获得比较标准，则测到的是预测效度（Aiken & Groth-

Marnat，2006）。两个基于建构效度的著名测验工具在咨询中经常使用，测量共时效度的《明尼苏达多相人格测验（第二版）》（Minnesota Multiphasic Personality Inventory-2，MMPI-2）（Butcher，Williams & Fowler，2001）和测量预测效度的《斯特朗兴趣量表修订版》（Strong Interest Inventory，SII）（Osborne，Brown，Niles & Miner，1997）。

最后一种最新类型的是后效效度（consequential validity），它指测验使用及其解释的社会意义或结果（Tymofievich & Leroux，2000）。测验结果的解释对于求助者有着长期和短期的影响力。不管来访者年龄大小，心理咨询师在使用任何类型的测验时都必须考虑其立场和观点。测验只是心理咨询师在做出决策或解释结果时的一种工具，心理咨询师不应过于教条和武断（Meier & Davis，2008）。

总之，效度对于大多数标准化测验都非常重要。在一个综合性的研究综述中，迈耶等人（Meyer et al.，2001）对超过 125 个心理测验效度进行了元分析，发现心理测验的效度与大多数医学测验的效度相当。在咨询实践中，特别是运用多种方法进行测验时，效度更"强大和令人信服"。

### 信度

"在日常说法中，信度指的是依赖或可信。此术语在描述测量时也具有同样的意思"（Gay et al.，2006，p.139）。因此，信度是指人们"在接受相同或等价测验时分数一致性的程度"（Anastasi & Urbina，1997；Hogan，2007；Urbina，2005）。尽管信度与效度相关，但测验可能有信度却没有效度。以下是三种传统的判断信度的方式：

● 重测信度（test-retest），即在一段时间后给予相同的测验；

● 平行信度或复本信度（parallel-form 或 alternate-form），即实施同一测验的两个等价的版本；

● 内部一致性信度（internal consistency analysis），即把一个测验随机分成两半，并将两部分的分数加以比较。

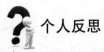 **个人反思**

你对测验分数的信度有过疑问吗？你认为外部变量会怎样影响测验的结果，如你在特殊时期的身体状况？如果你对测验结果的信度有疑问，你会怎么办？

*329*
### 标准化和常模

标准化（standardization）指的是一个测验实施和评分的标准程度（Aiken & Groth-Marnat，2006）。标准化使得同一个体在不同时间的连续分数比较以及不同个体间的分数比较成为可能。常模（norms），或特定群体的平均表现分数，使得人们对个体与期望值进行有意义的比较成为可能

（Kaplan & Saccuzzo，2005）。测验常模具有自身的局限性，并有可能被误用。例如，对一些测验的主要批评即是它们的常模建立在大部分人身上，因而测验可能会歧视少数族裔、穷人和残疾人。心理咨询师必须仔细地审查测验常模形成的过程，他们还应建立自己当地的常模标准，这样就可以减少偏见和对测验的不合理使用了。

## 心理测验的分类

测验的分类有很多种，舍茨尔和斯通（1981）列举了七种。

（1）标准化测验和非标准化测验（standardized versus nonstandardized）——前者测验的实施和评分依据特定的规则（如自我指导测验）；而后者则没有（如实验性的投射测验）。

（2）个别测验和团体测验（individual versus group）——前者一次只适用于一个人［如《考夫曼儿童评估测验》（Kamphaus, Beres, Kaufman & Kaufman，1996）］；后者可在同一时段内团体施测［（如《明尼苏达学校态度调查》（Callis，1985）］。

（3）速度测验和难度测验（speed versus power）——前者必须在规定的时间里完成（如大多数成就测验）；后者是在一段时间内完成对自己所拥有知识的示范（如很多个体智力测验）。

（4）操作测验和纸笔测验（performance versus paper and pencil）——前者要求操作实物完成［如韦克斯勒儿童智力测验（WISC-IV）的排列分测验］；而后者需要被试者标出答案或做书面反应（如形容词检核表）。

（5）客观测验和主观测验（objective versus subjective）——前者不要求评分者做主观判断（如简答、对错判断题、匹配题、多项选择题）（Aiken & Groth-Marnat，2006）；后者需要评分者做出判断［如《韦克斯勒成人智力测验的词汇分测验》（WAIS-Ⅲ；Wechsler，1997）］。

（6）最高行为测验和典型行为测验（maximum versus typical performance）——前者要求被试尽最大努力完成（如智力测验和特殊能力测验）；而后者测量被试最可能或通常会做什么（如 *330* 兴趣和态度测验）。

（7）常模参照测验和标准参照测验（norm versus criterion based）——前者是把个人的分数放在一个群体内比较（如智力测验和成就测验）；后者是把个人的分数与一个特定的水平或标准比较（如阅读测验；Aiken & Groth-Marnat，2006；Hogan，2007）。

另一种对心理咨询师来说更为重要的分类方法是"依据设计测验的目的或其行为样本来分类"（Shertzer & Stone，1981，p.242）。舍茨尔和斯通在这种分类中将心理测验分为六种：心理能力测验、能力倾向测验、成就测验、兴趣测验、职业发展测验和人格测验。另一种分类系统包括以下类别：教育类测验、职业类测验和个体咨询类测验（Elmore & Roberge，1982）。由西尔维尼亚（Sylvania，1956）创立的第三种分类模式是根据测验的使用频率分组的：智力/学术能力倾向测验、职业（和其他倾向）测验、成就/诊断测验。所有这些分类都各有长处和缺陷。心理咨询师通常会用到四种不同的但有时又重叠使用的测验：智力/能力倾向测验、兴趣/职业测验、人格测验和成就测验。

---

**案例**　　　　　　　　　　　　　卡尔的编码

卡尔（Carl）很难找到他想要用的测验，他可以按字母顺序排列它们，但希望能有一个更好的辨识系统，所以卡尔决定使用他在医生办公室中使用的色彩编码的方法。他用绿色标记所有的智力测验，用蓝色标记所有的人格测验，等等，然后把用颜色标记过的测验按最常使用到最少使用的顺序放置。测试过被试后，卡尔就在他们的档案里加上颜色标签，有的人就只有一个而有的人有很多个。

你认为卡尔的方法怎么样？你会怎么标记你使用的测验工具？

### 智力/能力倾向测验

那些最受争议但也最流行的测验类型是那些尝试测量一般智力和特殊能力倾向的心理测验。智力（intelligence）有很多种定义而又没有一种绝对的意义（Gardner，1993）。事实上，阿纳斯塔西（1982）报道大多数智力测验"通常过于强调某些特定功能，比如言语能力，而完全忽视了其他能力"（p.228）。她指出很多智力测验"验证了对学业成就的测量"以及"常被设计为测量学术能力倾向的测验"（Anastasi，1982，p.228）。与她一脉相承的是艾肯和格罗斯（Aiken & Groth-Marnat，2006）的观点，他们把智力测验定义为可用于测量个体学业成就或多种职业所需的推理性和言语性能力的一种工具。很多智力测验在咨询中主要被用做筛选工具，其后发展成为可以评估在特殊领域中的特殊能力倾向的测验，如音乐或机械能力。

大多数现代的智力测验起源于 20 世纪早期由法国的阿尔弗雷德·比奈（Alfred Binet）建立起来的量表。《比奈—西蒙量表》的修订版《斯坦福—比奈量表》（Stanford-Binet Intelligence Scale）是由特曼（L. M. Terman）制定的，于 1916 年出版，它是美国智力测验的鼻祖。该测验为个体测验，多用于儿童而不是成人。到 2000 年，它经过了第 5 次的修订（SB5），变得更加现代化，此时的这个量表也适用于成人和那些有言语缺陷的人。另一套流行的个体智力测验由戴维·韦克斯勒（David Wechsler）编制，它们是：《韦克斯勒学前和幼儿智力测验》（Wechsler Preschool and Primary Scale of Intelligence-III，WPPSI-III）为 2 岁零 6 个月至 7 岁零 3 个月的儿童设计；《韦克斯勒儿童智力测验（第四版）》（The Wechsler Intelligence Scale for Children-IV，WISC-IV）为 6~16 岁零 11 个月的儿童设计；《韦克斯勒成人智力测验（第三版）》（Wechsler Adult Intelligence Scale-III，WAIS-III）为 16~89 岁的成人设计。韦克斯勒智力测验提供了言语智商、操作智商和总智商分数。对于所有的韦克斯勒智力测验都已做了大量的验证研究，它们经常被选作评估智力的工具（Piotrowski & Keller，1989；Thorndike，2005）。

还有很多其他受到广泛重视的个体智力测验，如《贝里婴幼儿发展量表》（Bayley Scales of Infant Development）、《威尼兰社会成熟量表》（Vineland Social Maturity Scale）、《考夫曼儿童评估测验》（Kaufman Assessment Battery for Children，K-ABC）、《麦卡锡儿童能力量表》（McCarthy Scales of Children's Abilities）、《皮博迪图画词汇测验》（Peabody Picture Vocabulary Test，PPVT-IV）、《考夫曼青少年和成人智力测验》（Kaufman Adolescent and Adult Intelligence Test，KAIT）。

同样，大量的智力量表也可以适用于实施团体测验。作为目前团体测验最著名的先驱测验最早发展于一战期间，那是由美国军队发明的甲种和乙种智力测验（Alpha and Beta Intelligence tests）。这些测验最初是用来筛选应征入伍者，根据其能力水平来对其进行分类并接受相应的训练。《奥的斯－列侬学校能力测验》（Otis-Lennon School Ability Test）、《认知能力测验》（The Cognitive Abilities Test）和《认知技能测验》（The Test of Cognitive Skills）也是团体测验中使用最广泛的和最受重视的测验。

能力倾向测验与智力测验在很多方面都很相似，但能力倾向测验是为更窄范围的能力测验而设计的。艾肯和格罗斯（Aiken & Groth-Marnat，2006）把能力倾向（aptitude）定义为完成任务的能力和技巧，能力倾向测验（aptitude test）是对个体从进一步训练中获益的能力或从事某一职业的经验和技巧的能力的测验。能力倾向测验通常分为两类：（1）多种能力倾向测验，即通过实施一系列测验测量多种技能；（2）单一能力倾向测验，即评估一种能力或技能，如音乐或机械能力（Bradley，1984）。一些著名的多种能力倾向测验有《学业能力倾向测验》（Scholastic Aptitude Test，SAT）、《美国大学入学考试》（American College Testing，ACT）、《米勒类推测验》（Miller Analogies Test，MAT）、《不同能力倾向测验》（Differential Aptitude Test，DAT）和《职业能力倾向成套测验》（Armed Services Vocational Aptitude Battery，ASVAB）（Anastasi & Urbina，1997；Hood & Johnson，2007；Urbina，2005）。

### 兴趣/职业测验

尽管在测验能力时有观点认为能力与兴趣有一个预期的关系，但能够测验兴趣最好的工具还是那些专门用于测量兴趣的测验。艾肯和格罗斯

*331*

（2006）把兴趣测验（interest inventory）定义为一种对活动和主题的偏爱进行评估的测验或检查表。从这些测验中得到的反应结果被用来与具有相似发展水平的个体（如教育水平）或在特定领域（如一个工作情景）工作的他人的测验分数进行比较。阿纳斯塔西（1982）指出，由于个体的兴趣会在很大程度上受到个体在学习和职业情境中成就的影响，所以对兴趣的研究可能会从教育和职业中获得最大的推动力（p. 534）。事实上，"在职业生涯咨询中，对兴趣测量的解释是职业生涯咨询中使用最频繁的干预措施之一"（Savickas，1998，p. 307）。

*332*　　　测验职业兴趣的工具以系统的和标准化的方式开始出现于 1927 年出版的《斯特朗职业兴趣量表》（The Strong Vocational Interest Blank，SVIB），之后这个量表又历经六次修订，最新的一版《斯特朗兴趣量表》（SⅡ）包括了 207 种职业。测验的首创者斯特朗（E. K. Strong, Jr.）最早只为测验设计了 10 种职业（Donnay，1997）。《斯特朗兴趣量表》（SⅡ）以三种形式来解释其结果：一般职业主题量表、基本兴趣量表和职业量表。因此，心理咨询师可以通过一般测验和特殊测验两个方面帮助来访者来了解自己。这个测验另一个有趣的特征是它与约翰·霍兰德（John Holland）职业发展理论的联系。霍兰德理论将人与环境的关系分为六种类型：实际型（R）、调研型（I）、艺术型（A）、社会型（S）、企业型（E）和常规型（C）（RIASEC；Holland，1997）。人与环境联系越紧密，两者关系的满意度就越高（Spokane & Catalano，2000）。总之，《斯特朗兴趣量表》（SⅡ）提供了一种其他单个测验无法比拟的、更有广度和深度的职业兴趣的测量工具。配套的指导手册还建议了关于该测验运用于成人、跨文化群体以及特殊人群的方式（Drummond & Jones，2006）。另外，这个测验的主要的优势还有其强大的理论基础、检验性的构建和悠久的历史。

　　另一个受欢迎的职业测验是《自我指导探索》（Self-Directed Search，SDS；Holland，1994），它也是基于霍兰德六种人格/环境类型的职业发展理论的。这一测验由受测者自己施测、自己记分，有时还需自己解释。它包括 228 个项目，分成三个维度：活动（activities）、能力（competencies）和职业名称（occupational）（Krieshok，1987）。评

分之后，受测者可以查找《职业编码手册》（Occupational Code Finder，SDS 里配套的小册子）获得三个字母的职业编码，并将其与《职业大辞典》（Dictionary of Occupational Titles，DOT）中的职业编码相比较。该测验已有四个版本，包括了为阅读能力差的人群所设计的 E 版。适用于 15～70 岁的《职业编码手册》很受受测者的欢迎，他们认为这很有用。

　　第三种流行的兴趣/职业测验是《库德职业兴趣量表》（Kuder Occupational Interest Survey，KOIS），出版于 1939 年，此后持续发展（Kuder，1939，1977）。该职业兴趣量表的最新版本于 1991 年出版（Betsworth & Fouad，1997）。这种以活动和主题为类型的、施测又不受时间限制的测验共有六个版本，但每一个版本中都有迫选的三选一题项（Zytowski，1992）。某些版本由电脑计分，其他的则由受测者自己计分。受测者要在每题的选项中选出最喜欢的和最不喜欢的活动。库德测验的得分与所选的职业人群和大学专业的一般兴趣高度相关（Zytowski & Holmberg，1988）。以下是该测验包含的 10 个职业领域（Zytowski，1992，pp. 245－246）。

　　（1）社会服务（social services）——"偏爱帮助他人"，与霍兰德的"社会型"分量表类似；

　　（2）游说（persuasive）——"偏爱与人会谈、会商，推进事情发展或销售物品、想法"，与霍兰德的"企业型"分量表相类似；

　　（3）文秘（clerical）——"偏爱要求精密、准确的任务"，与霍兰德的"常规型"分量表相类似；

　　（4）计算（computational）——"偏爱与数字打交道"，与霍兰德的"常规型"分量表类似；

　　（5）音乐（musical）——"偏爱听音乐会，弹奏乐器、唱歌，研究音乐和音乐家"，与霍兰德的"艺术型"分量表相类似；

　　（6）艺术（artistic）——"偏爱涉及流行设计、颜色、构造和材料的创造性工作"，与霍兰德的"艺术型"分量表相类似；

　　（7）写作（literary）——"偏爱阅读和写作"，与霍兰德的"艺术型"分量表相类似；*333*

　　（8）机械（mechanical）——"偏爱使用机器和工具类的工作"，与霍兰德的"实际型"分量表相类似；

　　（9）户外活动（outdoor）——"偏爱长时间

户外活动，常与动植物打交道"，与霍兰德的"实际型"分量表相类似；

（10）科研（scientific）——"偏爱发现新的真相和解决问题"，与霍兰德的"调研型"分量表相类似。

《生涯信念量表》（Career Beliefs Inventory，CBI）是第四种职业测验工具（Krumboltz，1991）。"当职业测验工具被一个专业人士有意识地使用时，他们就可以帮助人们认识到可能阻碍自身的信念。"（Krumboltz，1992，p. 1）该测验在职业咨询会谈的初期应用最有效，这使得探索受测者深层次的态度和假设成为可能。

其他知名的兴趣/职业测验包括《加利福尼亚职业偏爱系统量表》（California Occupational Preference System）、《杰克逊职业兴趣量表》（The Jackson Vocational Interest Survey）、《俄亥俄职业兴趣量表》（The Ohio Vocational Interest Survey）、男女皆宜版的《美国大学入学考试兴趣量表》（The Unisex Edition of the ACT Interest Inventory）以及《职业偏爱量表》（The Vocational Preference Inventory）。

布兰得利（Bradley，1984）针对没有接受过大学教育的学生报告了三种兴趣调查量表，旨在用来"测量不需要经过大学训练而获得的职业兴趣"（p. 7），包括：（1）《明尼苏达职业兴趣量表》（The Minnesota Vocational Interest Inventory），（2）《职业评估量表》（The Career Assessment Inventory），（3）《关于贸易、服务和技术的职业指导量表》（The Career Guidance Inventory in Trades，Services，and Technologies）。更多有特殊用途的兴趣测验有《贝姆性别角色量表》（The Bem Sex-Role Inventory）、《詹金斯行为量表》（The Jenkins Activity Survey）、《个人定位量表》（The Personal Orientation Inventory）、《价值量表》（The Survey of Values）以及《学校态度量表》（The Survey of School Attitudes）。

在选择合适的兴趣/职业测量工具时，"你（必须）知道自己在寻找什么……想要获得什么"（Westbrook，1988，p. 186）。有两本很好的资源丛书描述了职业决策与测量工具方面的信息：《职业心理学手册》（*Handbook of Vocational Psychology*）（Walsh & Savickas，2005）和《心理咨询师的职业评估工具指导》（*A Counselor's Guide to Career Assessment Instruments*）（Kapes & Whit-

field，2001）。后者回顾了 52 种主要的职业评估工具，并对其他的 250 种进行了评注，以及描述了它们各自的适用人群。

### 人格测验

人格（personality）有多种定义，在一种文化中被认可却有可能在另一种文化中不被接受。然而，在人的生物、社会和环境方面有着大量的人格理论研究。亨利·默里（Henry A. Murray）是20 世纪最受欢迎的人格评估理论者，他深谙人的需要（或环境的力量/压力）以及它们是怎样决定行为的（Drummond & Jones，2006）。

人格测验（personality test）可被定义为任何分析人格的方法，如调查清单、人格问卷和投射技术（Aiken & Groth-Marnat，2006）。这些测验可分为两大类：客观性的和投射性的。一些最为著名的客观测验有《明尼苏达多相人格测验-Ⅱ》（MMPI-2），《梅尔斯—布里格斯类型指标》（the Myers-Briggs Type Indicator，MBTI）、《爱德华兹个人偏好测验》（the Edwards Personal Preference Schedule，EPPS）。像所有的客观测验一样，这些测验产生的分数独立于评分者的主观意见和判断。投射测验包括《罗夏墨迹测验》（Rorschach Inkblot Test）、《主题统觉测验》（the Thematic Apperception Test，TAT）和《房—树—人测验》（the House-Tree-Person Test，HTP）。这些类型的测验提供的测量在不同程度上依赖于测验实施者/评分者的判断和解释。

人格测验的原型是自我报告问卷，是由伍德沃斯（R. S. Woodworth）在一战期间发展起来的《个人资料记录表》（Personal Data Sheet，Kaplan & Saccuzzo，2005）。第一个有影响力的投射测验是 1921 年出版的《罗夏墨迹测验》（Erdberg，1996）。由于客观评分的人格测验在咨询中的广泛运用，因此我们先来对它们作一番讨论。

《明尼苏达多相人格测验-Ⅱ》（MMPI-2）是世界上运用最为广泛的心理学测验（Butcher，1994），它是《明尼苏达多相人格测验》的修订版。《明尼苏达多相人格测验-Ⅱ》适用于美国各种不同地域和种族的代表性人群，而不像第一版只能用于有限的人群。同样，重新标准化的《明尼苏达多相人格测验-2》还有用于盲人、文盲、半文盲或残疾人的录音带版本（Drummond &

334

Jones，2006）。它有多种版本，包括适用于青少年的《明尼苏达多相人格测验-A》，但最受欢迎的版本有 567 道题目，受测者要对是、否、无法回答三选一做出反应。《明尼苏达多相人格测验-Ⅱ》有 10 个临床量表（见表 14—1）和三个主要的效度量表：《说谎量表》（L）、《诈病量表》（F）、《校正量表》（K）。除此之外，还有《疑问量表》，它反映了测验中所有没有做出回答的题目的总数。为了区分出个体是否有精神病性问题，《明尼苏达多相人格测验-Ⅱ》还能辨别一些重要特征，如愤怒、疏远、A 型行为，甚至是婚姻困扰。心理咨询师需要经过广泛的培训和拥有丰富的经验以准确和恰当地使用这些工具。总之，《明尼苏达多相人格测验-Ⅱ》是一个很精准的测验（Austin，1994）。

**表 14—1　《明尼苏达多相人格测验-Ⅱ》的临床量表**

| 分量表 | 题数 | 题目内容 |
|---|---|---|
| 疑病（Hs） | (32) | 对身体健康不恰当的关心。 |
| 抑郁（D） | (57) | 抑郁，否认快乐和个人价值，缺乏兴趣，退缩。 |
| 癔病（Hy） | (60) | 特殊的身体抱怨，否认有心理和情绪问题，在社交情境中不适。 |
| 精神病态（Pd） | (50) | 反社会行为冲动，妨碍社会规则。 |
| 男性化-女性化（Mf） | (56) | 认同文化习俗中的男子气和女子气的选择，审美兴趣，主动—被动。 |
| 偏执（Pa） | (40) | 有迫害妄想和牵连观念，人际关系敏感多疑，道德观念上的自以为是。 |
| 神经衰弱（Pt） | (48) | 包括对生活的不满意，集中精力有困难，犹豫不决，自我怀疑，强迫等。 |
| 精神分裂（Sc） | (78) | 感觉与人不同，被隔离感，奇异的思维过程，家庭关系差，性别认同问题，有退缩倾向。 |
| 轻躁狂（Ma） | (46) | 能量水平高，思维奔逸，心境高涨，活动增加，乱花钱，夸张。 |
| 社会内向—外向（Si） | (69) | 内向—外向；社会性不安。 |

资料来源：From *Appraisal Procedures for Counselors and Other Helping Professionals*（2nd ed.，p.181），by R. J. Drummond，Upper Saddle River，NJ：Prentice Hall. © 1992. Reprinted by permission of Prentice Hall, Inc.，Upper Saddle River，NJ.

《梅尔斯—布里格斯类型指标》（MBTI）是反应卡尔·荣格（Carl Jung）的人格类型理论的一个测验（Myers，1962，1980）。这个测验"被广泛运用于不同的情境，包括职业咨询、婚姻和家庭治疗

以及团队建设等（Vacha-Haase & Thompson，2002，p.173）。《梅尔斯—布里格斯类型指标》包括关于个体感觉以及行为偏好和倾向的 166 个二选一的题目（Aiken & Groth-Marnat，2006）。它提供了四种指标：外向与内向（EI）、感觉与直觉（SN）、思维与感受（TF）、判断与知觉（JP）。《梅尔斯—布里格斯类型指标》包括四个双向分量表：

● 外向与内向（extroversion or introversion，EI）——知觉和判断是指向外部的（E）还是内部的（I）世界；

● 实感与直觉（sensing or intuitive，SN）——个体需要感知时偏向哪种知觉方式；

● 思考与情感（thinking or feeling，TF）——需要做决定时会信任哪种判断方式；

● 判断与认知（judgment or perception，JP）——在应对世界时使用判断的态度（思维或情感）还是知觉的态度（感觉或直觉）。

这四种指标结合就产生了 16 种可能的人格类型。清晰地理解人格类型，心理咨询师就会了解受测者是怎样感知环境并与之互动的（Lynch，1985）。研究表明不同的《梅尔斯—布里格斯类型指标》可会更倾向于某些特定的职业和生活方式（Healy & Woodward，1998）。例如，76％的在感觉/直觉分量表上得分较高的受测学生会表现得内省、热情，能够运用个人热情处理富有挑战性的事件（Myers，1980）。除《梅尔斯—布里格斯类型指标》外，同样源于荣格的人格类型理论的测验包括《凯尔西气质分类量表》（The Keirsey Temperament Sorter，Keirsey & Bates，1984）和《个人偏好自我描述问卷》（The Personal Preferences Self-Description Questionnaire，PPSDQ；Thompson，1996）。

《爱德华兹个人偏好测验》（EPPS）是以亨利·默里（1938）发展起来的需要—压力人格理论为基础的。它包括 225 个必选题，用以检验与个体其他需要相关的 15 种主要的个人需要（Anastasi & Urbina，1997；Urbina，2005）。测验的得分是通过运用基于大学生和成人群体的常模所制定的标准分换算表得来的。其他客观评分、自我报告形式的人格测验还有《加利福尼亚心理调查量表》（California Psychological Inventory，CPI）、《吉尔福特—齐默尔曼气质测验》（Guilford-Zimmerman Temperament Survey）、《穆尼问题检查清单》（Mooney Problem Check List）、《十

六种人格因素问卷》（The Sixteen Personality Factor Questionnaire，16PF）以及《状态特质焦虑量表》（State-Trait Anxiety Inventory，STAI）。

投射性人格测验没有客观测验结构严谨，也很难评分，但受测者更难作假。其支持者认为，投射测验比其他工具更能测量受测者人格的更深层部分。一些研究者和临床医学家，如艾克斯诺（Exner，2003），试图建立标准化的方法来使投射测验更容易执行和评分。尽管一些测验已经取得成功，但其他的很多投射测验，如主题统觉测验的评分还存在问题。除了上面介绍的几种投射测验，还包括《霍茨曼墨迹技术》（The Holtzman Inkblot Technique）、《班达完形测验》（The Bender Gestalt）、《画人测验》（The Draw-a-Person Test）、《儿童统觉测验》（The Children's Apperception Test）以及《罗特填句表格》（The Rotter Incomplete Sentences Blank）。

### 成就测验

成就测验（Achievement test）是对个体完成某项任务或从中学习的水平的测量（Aiken & Groth-Marnat，2006）。作为测量工具，它比其他任何类型的测验都更为直接。它们的结果能告诉受测者他们从特定环境中学习到什么并与其他人的收获相比较，也能够提供给受测者合理的教育和职业决策的信息（Bradley，1984）。如果一个个体偏向选择某一职业并对其感兴趣，或人格倾向也适合，但是缺乏相应的知识和技能，那么他/她就可以采取积极的步骤来弥补这些缺陷了。

成就测验可以是教师制成的，也可以是标准化的。教师制定的成就测验好处在于可以测量教育中强调的特定的学习单元，易于更新，并反映现时的重点和信息。然而标准化的成就测验测到的是更一般化的教育目标，通常更结构化，能够使受测者了解到在一个特定主题上与一个较大样本的其他人比较的结果。教师制定的和标准化的成就测验互为补充，都可以很好地应用于助人的过程中。

测验者要依据不同的目的使用不同的成就测验。在学校里，教师制定测验和标准化测验的结合要考虑到学生的年龄和年级水平。一般的成就测验可以运用于小学和中学来测量学生的基本技能，包括泰拉诺瓦测验（The TerraNova Tests）、艾奥瓦基本技能测验（The Iowa Tests of Basic Skills）、SRA系列成就测验（The SRA Achievement Series）、都市成就测验（The Metropolitan Achievement Tests）、广泛成就测验（The Wide Range Achievement Test）以及斯坦福成就测验（the Stanford Achievement Test）（Anastasi & Urbina，1997；Urbina，2005）。学校心理咨询师必须熟知这些工具以确保教师、父母、学校的管理者、学生和教育专家能有效地认识它们。

还有一些测量成人成就的工具，如成人基本学习考试（Adult Basic Learning Examination）和一般教育发展测验（The Tests of General Education Development，GED）。职业定向的成就测验包括国家教师考试（National Teacher Examination），律师资格考试（Law School Admissions Test）以及国家心理咨询师考试（National Counselor Examination，NCE）。职业定向的成就测验保护它们所代表的公众和专业人员，确保通过测验的人都达到了所需能力的最低水平。

 **个人反思**

在美国大多数州，要想取得国家资格和执照，心理咨询师必须通过国家咨询师考试（NCE）。你认为你要怎样才能通过这项考试呢（在读本书之前）？这项测验与你接受过的其他类型的测验有什么相似之处和不同之处？

提示：需要查询美国心理咨询师认证委员会的主页，网址是 http：//www.nbcc.org/。

### 测验的实施和解释

一项测验最主要的批评之处在于它的实施和 解释。每个测验配套的指导手册里都会说明测验实施的过程，而且大多数测验都会给出每一个具体和独特的步骤，从准备测验场地到给出指导语。一些测验有特殊的用法，如果心理咨询师想要获得准确的测验结果，那么他们必须严格按照程序来进行。

在指导手册中通常有一个没有被提及的问题，那就是受测者是否应该参与到测验的选择过程中；如果可以，那么应该在多大程度上参与其中。在一些情况下，如在小学的成就测验中让受测者参与测验的选择过程是不恰当的。但在其他情况下参与则是有益的。戈德曼（1971）列举了受测者参与测验选择的几个好处，其中的一些参与测验选择的原因包括：

● 促使受测群体乐意接受测验的结果；

● 促进独立性；

● 做决定的经验价值可以推广到其他做决定的机会中去；

● 提供基于受测者面对不同测验的反应而做出诊断的机会；

● 选择的测验最适合受测群体的需要。

在测验被选择、实施、评分之后，心理咨询师需要用受测群体可以理解的方式将受测群体的测验结果解释出来（Tymofievich & Leroux，2000）。基于测验结果的四种解释会对受测者有益（Goldman，1971；Hanna，1988）：

（1）描述性解释（descriptive interpretation），提供受测者目前状态的信息；

（2）原因性解释（genetic interpretation），侧重于是什么原因导致个体的现状；

（3）预测性解释（predictive interpretation），集中于预测未来；

（4）评估性解释（evaluative interpretation），包括测验解释者提供的建议。

不幸的是，一些心理咨询师并不懂如何实施和解释测验。"错误时常发生于三个基本的测验领域：职业、教育和临床。"（Azar，1994，p. 16）错误源于一个好的测验以错误的方式实施和解释，或是出于一个错误的理由而运用于错误的受测者。不管怎样，当一个测验被错误地使用时，受测者可能就不会理解"那些代表他们的数字和图表"的意义（Miller，1982，p. 87），并可能在离开时还是像刚开始接受咨询时一样对自己一无所知。

通过在测验的实施过程中保持标准化的条件不变，通过了解特定工具的常模、信度和效度的优势和局限，通过把测验得到的原始数据转化为有意义的对现实的描述或行为的预测，心理咨询师就可以使用这些测验来增加受测者的福利了（Harris，1994，p. 10）。

修正测验解释的缺陷有几种方法，例如，除了确保施测者都接受过良好的教育并且具有敏感性外，汉纳（Hanna，1988，p. 477）还建议使用百分等级（percentile rank，"在参考群体中得分比某人低的人数的百分比"）来作为一种提供清楚、简明的描述性解释的途径（见图 14—1）。

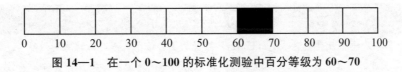

图 14—1　在一个 0～100 的标准化测验中百分等级为 60～70

另一种校正解释缺陷的方法依赖于心理咨询师和受测者对解释过程的准备情况。第一，心理咨询师必须深知测验的理论和结构，除非他们对使用的工具非常熟悉，否则他们不能去解释测验的结果。

第二，泰勒（1984）指出测验的分数只是并且只能是一种线索。得分情况必须要和受测者的其他情况一起考虑。所有信息的整合可以为心理咨询师和受测者之间进行有意义的建设性的对话打下基础。戈德曼（1971）指出，如果一个测验是基于受测者个人的，那么心理咨询师会注意到

很多被别人忽视的有关信息。这些额外的信息与测验分数的结合可以为受测者提供更加全面的评估。

第三，廷斯利（Tinsley）、布兰得利（Bradley，1986）、米勒（Miller，1982）、斯特拉恩和凯利（Strahan & Kelly，1994）提出了处理测验结果的具体途径。廷斯利和布兰得利相信，心理咨询师在会见受测者之前必须为测验的结果准备一个清晰的准确的解释，而不是不正规的解释。一个合理的解释计划应从具体信息的解释开始，如受测者的兴趣、成就分数等，然后是抽象的信

息，如人格或能力的结果。如果想使信息解释变得有意义，那么心理咨询师必须考虑受测者的情感需求，并在头脑中保持这些信息的持续更新。有一种方法可以同时达到这两种目标，即针对受测者的需要来解释测验的结果——也就是说，在某一时间只解释受测者需要知道的分数（Goldman，1971）。如果按照这种方法，较少的信息需要被处理，那么受测者和心理咨询师会更加容易记住测验的结果，而结果解释可能片面是其最大的问题。

廷斯利和布兰得利（1986）提议，受测者应通过心理咨询师和受测者之间和谐的咨询关系来准备接受解释。然后测验的信息会依照受测者的需要被传递。受测者的反馈进步了，谈话才能更进一步。

米勒（1982）在他对受测者解释结果的五点计划中也提到了相似的评论。首先，他要求受测者记住测验当天的感受，提出对测验的印象。然后他和受测者一起回顾测验的目的，以及测验分数的呈现方式（如百分数）。其次，他和受测者一起检验测验的结果，讨论分数的意义，意义的获得是通过询问受测者开放性的问题而来的。然后受测者就可以把分数与自我了解整合到一起。最后一步包括将所有的认识结合起来，促进受测者进一步的自我探索。心理咨询师可以帮助受测者形成一个计划，但计划本身应来源于受测者。

最后一种让测验结果具体化的方法是通过图表的方式来呈现其结果（Strahan ＆ Kelly，1994）。图表数据可以帮助受测者看到一个简单明

了有趣的测验结果。例如，如果数据来源于《斯特朗兴趣量表》中的 RIASEC 编码，那么可以通过图示来表现喜爱的最高和最低程度，其结果的剖面图可能如图 14—2 显示的那样。

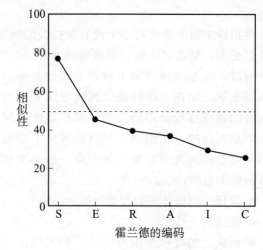

图 14—2　一个简单的图示

资料来源：Reprinted from "Showing Clients What Their Profiles Mean," by R. F. Strahan and A. E. Kelly, 1994. *Journal of Counseling and Development*, 72, p. 330. © 1994 by ACA. Reprinted with permission. No further reproduction authorized without written permission of the American Counseling Association.

总之，对测验结果的解释可能是评估过程中最敏感的部分。"当它被恰当地完成后……测验的结果——可能加强咨询的过程并帮助受测者改变。研究表明很多受测者从测验结果的反馈中获益良多。"（Hanson ＆ Claiborn，2006，p. 349）

**案例　　伊内兹尝试解释**

当伊内兹（Inez）第一次尝试就受测者哈利（Harry）接受的测验给予反馈时，她感到困惑了。她过去习惯沉思，充分授权给她的受测者。因此，她首先给出哈利的测验结果，然后询问他对测验结果有什么样的看法。不用说，哈利对这个测验的解释并不熟悉，对使用的测验工具的某些方面还存在疑问，如《疑问量表》是否意味着他没有说实话，还有在男性化—女性化量表上得分高究竟是什么意思。值得赞扬的是，伊内兹变得更直接了，和哈利也有互动。

如果你是一位心理咨询师，哈利的经历让你学习到什么？你给出解释的方式是怎样的？如果你需要就测验的结果给予求助者反馈，这种方式需要被修改吗？

## 340　　■　评估

评估（assessment）作为对测验的补充，是搜集信息和测量测验数据之外的人类行为的程序和过程。科米尔等人（Cormier ＆ Cormier，1998，p. 151）认为评估有六个目的：

（1）"获得来访者呈现的以及与之相关的问题的信息。"

（2）"辨别与问题相关的控制或混淆变量。"

（3）"确定来访者对咨询结果的目标和期望。"

（4）"将基础数据与之后的数据进行比较以评估来访者的进步和治疗策略的效果。"

（5）通过分享心理咨询师处理问题的观点来"教育和激励求助者"，增加求助者对治疗的接受性以促进治疗性的改变。

（6）利用从求助者那里获得的信息来计划有效的治疗干预策略。来自评估过程的信息应该能帮助解答这个慎重考虑后的问题："什么样的治疗，谁实施的，在何种环境设置下对个体的特殊问题最有效？"（Paul，1967，p.111）

评估可以"通过一系列正式和非正式的技术来获得，包括标准化测验、诊断性访谈、投射性人格测验、问卷、精神状态检查、检查清单、行为观察及重要他人的报告（医学上的、教育上的、社会上的、法律上的等）"（Hohenshil，1996，p.65）。通常评估是多种手段的综合体而不是仅仅使用一种方法（Hood & Johnson，2007；Wall & Walz，2004）。"评估"一词强调了咨询的人性化。这里的"人性化"指的是要对整个人做全面的评估。根据阿纳斯塔西的观点（1992b），"在涉及个体的研究中评估被越来越多地利用到，这也导致了在解决特定问题时对某些行为的倡导"（p.611）。

正如前文已经提到的，评估过程的目的是对个体作综合性的评估，通常指个体的现在状态，一般包括会带来积极的、可预测结果的治疗计划的构想（Groth-Marnat，1997；Kaplan & Saccuzzo，2005）。为了帮助心理咨询师构建这样的治疗计划，商业性的和当地的治疗计划者需要提供一些帮助。例如，琼斯玛和彼得森（Jongsma & Peterson，1995）设计了一个指导手册，包括问题行为的定义和长时、短时目标，此外还给出了治疗干预和精神分析读书疗法等方面的建议。

使用病史和行为测量也是实施评估的一种方法。大量的结构性临床访谈（structured clinical interviews）可以适用于搜集这种类型的信息。"一个结构性访谈一般会包括一系列相关行为、症状、事件的清单、进行访谈的指导方针、记录和分析数据的步骤。"（Vacc & Juhnke，1997，p.471）访谈中的问题是按照一定顺序提出的；由访谈的结果可以获得一个评估，它可能是诊断性的〔针对

《精神障碍诊断和统计手册》（DSM）〕，或是描述性的（表明现时精神病理问题的程度，或给出一个非诊断和统计手册的功能失调性描述）。

精神状态检查（mental status examination，MSE）尽管不是一个正规的心理测量工具，但是它被"心理咨询师越来越多地运用于评估、诊断和治疗心理障碍的工作中"（Polanski & Hinkle，2000，p.357）。精神状态检查的分类为：

● 外观（即来访者的生理特征），态度（即来访者对访谈的态度以及与测试者的互动），活动（即身体活动）；

● 心境（即内部主要的感受状态）和心情（即来访者情绪状态的外在表现）；

● 言语和语言（即表达自己的能力和领会文字意思的能力）；

● 思维过程（即思维的组织、运行和产生），思维内容和知觉（即错觉、幻觉、焦虑症状、恐惧）；

● 认知（即思维能力、逻辑性、智力、推理和记忆的能力）；

● 内省和判断（即对自己人格特质和行为的觉察，自知力，能够考虑到长远的效果和可能的结果的能力）。

精神状态检查"提供给心理咨询师一种整合来访者客观信息（心理咨询师对来访者的观察）和主观信息（由来访者自己提供的数据）的方式"（Polanski & Hinkle，2000，p.357）。这种模式被运用于许多精心设计的治疗计划之中，包括精神健康中心和精神病院的计划。现在甚至还有电脑辅助的精神状态检查程序以帮助心理咨询师书写报告。

总之，评估（无论是否使用精神状态检查）由于能够帮助心理咨询师明了来访者的问题所在并定位问题解决的方向而变得十分重要。评估能够帮助心理咨询师和来访者避免抱怨，共同合作寻找解决方法并带来积极的改变，而不是重复过去的模式。在咨询中通过评估形成的干预措施是很有意义的（Egan，2007）。在临床情境中，评估是一个持续的过程，因为一个先前的问题被解决了，新的问题又会产生并成为咨询的重点。

## ■ 诊断

"诊断（diagnosis）……是评估的意义和对评估的解释，通常会转化为某种类型的分类系统。"（Hohenshil，1993，p. 7）因此，诊断是对个人状态的一种描述而非对个体价值的判断（Rueth et al.，1998）。例如，《精神障碍诊断和统计手册（第四版修订版）》［DSM-Ⅳ-TR，美国精神病学学会（American Psychiatric Association，2000）］提供了美国描述大多数症候学和功能性失调的标准术语，建议将来访者视做：

> 有特殊类型精神障碍的人，如"一个患有精神分裂症的人"或"一个患有精神发育迟滞的人"，而不是使用"弱智"或"神经病"这样的术语……以这种方式来强调精神障碍只是个人的一个特征，而不是对整个人的描述。（Hohenshil，1996，p. 65）

*342*　　"所有疾病症状的人仍有基本的功能和复杂的应对技能。"（Harris et al.，2007，p. 5）因此，诊断是一时的测量，并不是固定不变的实体。

像测验的解释一样，一些诊断可以适当地与来访者分享。然而，来自《精神障碍诊断和统计手册》分类的大多数诊断并不能告诉来访者，因为他们可能会被吓到或误导（Moursund & Kenny，2002）。此外，消极的诊断会导致一种自我实现的预言，即来访者开始表现得像他们诊断的那样。相反，诊断是为了指导心理咨询师形成治疗计划的。

当合理地运用诊断时，可以达到以下目的：

● 描述个人现在的机能；

● 为临床医生在讨论来访者的时候提供一种统一的语言；

● 引导持续和稳定的关心；

● 帮助指导和聚焦于治疗计划；

● 帮助心理咨询师在治疗的范围内选择适合的来访者（Rueth et al.，1998）。

诊断非常重要，至少还有两点原因。首先，一些保险公司只有在来访者被诊断的情况下才偿还咨询服务的费用。其次，为了和精神病学家、心理学家、一些医学家以及健康管理专家、政府机构一起工作，心理咨询师必须有能力说出、理解或报告来访者的诊断（Hamann，1994；Hinkle，1999）。

要做出合理的诊断，心理咨询师必须接受专业的培训和督导。他们需要知道诊断的分类，特别是《精神障碍诊断和统计手册（第四版修订版）》中的分类，还需认识到诊断是一个动态的过程，而非静态的事件（Hohenshil，1996）。"诊断和治疗计划是心理咨询师合乎标准的咨询实践的组成部分。"诊断水平不够或缺乏专业的诊断训练可能会被视为不符合职业伦理道德（Sommers-Flanagan & Sommers-Flanagan，1998，p. 189）。

心理咨询师在做诊断时必须要观察来访者的症状，倾听他们的抱怨，并寻找到他们的机能性失调（Lopez et al.，2006）。这样心理咨询师就必须考虑来访者生活的文化、发展状况、社会经济和宗教方面，以及应对机制、应激源和习得性行为（Rueth et al.，1998）。有时来访者生活中的一个行为仅仅是情境性问题的表现，而其他时候却可能是严重精神障碍的表现，因此，需要解决的问题的难度是处在一定的范围内的，心理咨询师既不能过度诊断也不能低估诊断。因为诊断只有具有信度和效度才能提供帮助（Sherry，Lyddon，& Henson，2007）。"当做出一个正式的诊断时，必须存在特定的症状，而且它们严重到已经明显影响了来访者的生活。"（Hohenshil，1996，p. 65）在一些情况下，要会做出双重诊断（dual diagnosis），一般就意味着来访者同时符合物质滥用和心理健康的诊断。

明智的心理咨询师为了做出合理的诊断会推迟决定的时间，这样就可以有充足的时间考虑来访者生活中更多的因素（Hill & Ridley，2001）。好的临床判断和决定需要时间和反思。作为一个团体，精确的临床医生得出的最后诊断比那些不怎么准确的诊断要晚（Elstein，Shulman & Sprafka，1978）。

最后，在做诊断时，心理咨询师应该考虑来 *343* 访者行为的替代概念，包括发展的意义（Ivey et al.，2005）、人格维度的统一性（Oldham & Morris，1995）、康乐的程度（即一个人是否"活跃"或"日趋衰弱"；Keyes & Lopez，2002）。

《精神障碍诊断和统计手册》的替代分类目前还没有被广泛接受，但是它们还是有希望的，因为扩充后的《精神障碍诊断和统计手册》包括：

● 重新设定了 V 轴，包括健康和最佳的功能以及受损的功能（Lopez et al.，2006）；

● 创造了 Ⅵ 轴，包括个人成长的优势和便利条件，从而得以给出来访者更全面的描述（Lopez et al.，2006）；

● 发展了一个基于心理学优势的新的诊断分类系统，如优势系统的 Ⅵ A 分类（Peterson & Seligman，2004），这是《精神障碍诊断和统计手册（第四版修订版）》的对照版本。

## 本章内容小结

本章涵盖了咨询中的测验、评估和诊断的详细内容，尤其强调了有用的测量工具的品质和心理咨询师使用的测验类型。测验几乎和咨询专业有一样长的历史，但是不同年代咨询中使用测验的频率不同。不管怎样，测验始终是咨询中不可缺少的一部分。因此，心理咨询师必须熟悉各种测验类型的有效性及其适用范围。拥有了这方面的知识，心理咨询师才可以获得更加专业的能力，并帮助来访者更健康、更富建设性地生活。心理咨询师必须很好地了解使用工具的效度、信度、标准化和常模。使用有信度但没效度的测验是不恰当的。同样，一个歧视少数族裔文化的测验工具也是没有价值的，因为它的常模建立在主要人群的基础上，事实上是十分有害的。

心理咨询师通常会遇到四种主要类型的测验：智力/能力倾向测验、兴趣/职业测验、人格测验以及成就测验。每一类中都有很多可用的测验工具。使用这些测验的心理咨询师必须经常检查目前的研究结果以保证所使用的工具是恰当的。他们还需要和来访者进行讨论以确保测验可以给予来访者想要的信息。

最后，心理咨询师必须对测验结果的解释十分敏感。根据测验的解释和其他对数据的分析，如行为数据和言语抱怨，心理咨询师可以做出评估和诊断。在他们评估和诊断的基础上继而制定出治疗计划以帮助来访者改变不需要的、破坏性的、没有收益的行为、想法和感受。因此，要成为一位负责的和有能力的心理咨询师，必须掌握测验、评估和诊断这三个过程，这样才能提供最好的服务以使来访者获益。

## 问题讨论

1. 上网寻找主要测验出版商那里的教育和心理测验。检查你所获得的心理测验和出版商提供的信息。尝试按照本章中给出的四大分类把这些测验分组。哪些测验容易分类？哪些最困难？向全班报告你的结果。

2. 两人一组，就本章提到的或指导老师推荐的某一测验做一份深度的报告。注意该测验工具的效度、信度、标准化和常模。当你向全班报告结果时，解释你认为这个工具在咨询中何时使用最恰当。

3. 一些心理咨询师认为咨询中不应该使用测验。把全班分为两个辩论组，一方的立场是咨询中不可使用测验（参见 Goldman，1972b，1994a），另一方支持在咨询中使用测验（参见 Tinsley & Bradley，1986）。讨论你们的结论。

4. 三人一组，讨论当你获得一个测验的解释时的情景。当测验的解释者向你解释时，你是怎样想的？这次经历你记忆最深刻的是什么（如数据、你的感受或你的行为）？这次经历对你以后对测验、测验的解释和评估过程的反应有什么影响？

5. 四人一组，讨论诊断的伦理和法律问题。你的小组认为哪个问题更敏感？查阅专业学会关于诊断的伦理规范和指南，在全班分享你们小组的发现和观点。

# 第四部分　特殊心理咨询

　　心理咨询师通常都非常擅长他们所熟悉的人群的治疗工作，对于这些人群来说心理咨询师拥有最多的专业知识。这种专业性使心理咨询师和大众都有所受益，这是由于这些专业人员可以深入钻研咨询的某一特殊部分而了解失调和痛苦之间的微妙之处。因此，心理咨询师可以抓住那些求助者所传达的被别人所忽视的信号和症状，从而为求助者提供从其他人那里无法得到的帮助。就像在医药学领域一样，心理咨询师需要掌握独特而精深的知识来让他们的角色更有价值。

　　心理咨询并不像医药学那样有很多专业，然而，一些最值得关注的专业将会在第 15 章至第 20 章中被提及。这一部分将以第 20 章的一个讨论作为结束，讨论的是关于作为一位心理咨询师个人实践的可能性以及缺陷。

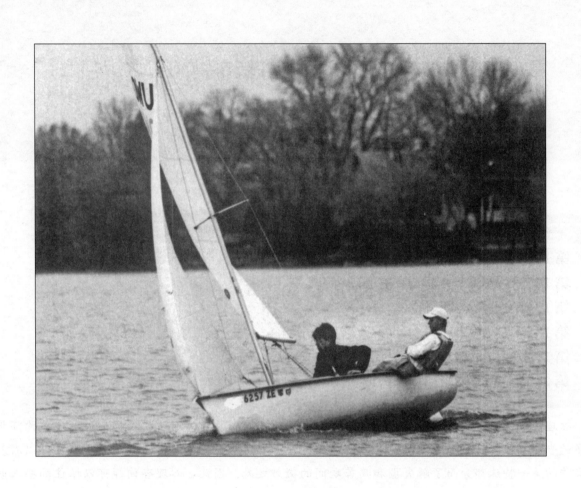

# 第15章
# 职业生涯心理咨询

他深深地隐藏着思绪，
像一只宁静港湾中的小舟，
时刻准备着扬帆起航。
我坐在小舟的右舷，
聆听着风的变幻，
等待与他一同提起船锚，
探索前方那波涛汹涌的人生风浪。
咨询需要极度的耐性，
就像海上的水手和航海家，
待潮高风息之时前程将会被绘制。

Reprinted from "Harbor Thoughts," by S. T. Gladding, 1985, *Journal of Humanistic Education and Development*，23，p. 68. c1985 by ACA. Reprinted with permission. No further reproduction authorized without written permission of American Counseling Association.

自弗兰克·帕森斯（1909）描绘出选择职业的过程和发起职业辅导运动之后，心理咨询专业开始发展起来。帕森斯认为选择一种职业要比仅仅寻求一份工作要好。当他的观点受到重视后，大量的研究和理论开始涌现于职业发展和咨询的领域之中。

选择一份职业远远不是为了生计而谋求一份工作那么简单。职业影响着个体整个人生的生活方式，这包括心理的和身体的健康。"工作角色和其他生活角色有着内在的联系。"（Imbimbo，1994，p.50）因此个人收入、压力、社会认同、生存意义、教育、衣着、爱好、兴趣、朋友、生活方式、居住地甚至是人格特征都与其工作紧密相连（Herr，Cramer & Niles，2004）。定性研究表明，那些遵循兴趣工作的人会更加开心地工作，能够在工作中展现个人能力和长处，能够在充满挑战、富有意义、积极自由的社会氛围中发挥自己的作用（Henderson，2000）。

然而尽管已证明了个人选择自己的工作很重要，但系统地对选择个人职业的探究还很少。在美国，接近 1/5 的个体称他们是通过偶然的机会得到现在的工作，超过 60% 的工人认为如果可以

再次计划职业生涯，他们将会更仔细地研究职业机会（Hoyt，1989）。因此，对个人来说，重要的做法是提前获得职业信息，并按照自己的计划、带着知识和机动性进入工作市场。

每个个体选择职业的过程都是不同的，这源于多方面的因素，包括个人风格、发展阶段以及所扮演的生活角色等（Drummond & Ryan，1995）。影响职业选择的还有意外和偶然（Guindon & Hanna，2002）、家庭背景（Chope，2006）、性别（Hotchkiss & Borow，1996）、天赋（Maxwell，2007）和年龄（Canaff，1997）等。同时经济全球化也是一个影响因素（Borgen，1997）。在工业化时代，成功地完成工作的技能需要守时、顺从和刻板的品质；而在当代的技术服务经济的时代则强调"竞争性团队工作、顾客的满意度、再学习和创新的能力"（Staley & Carey，1997，p.379）。

由于存在大量可利用的职业文献，本章只提供了这个领域的一个研究视角，即重点从整体的、终身的角度来探讨职业生涯的发展和咨询（由诺曼·吉斯伯斯第一次提出）。在这一过程中，适用于不同类型求助者的理论和实践也会被提及。

## ■ 职业生涯咨询的重要性

尽管职业生涯咨询有着较长的历史和多种模式的构想，但它仍无法像其他咨询或精神疗法那样拥有相同的地位和荣誉。这对于职业生涯咨询行业和需要此类咨询服务的人来说是非常不幸的。一项关于初、高中学生和大学毕业生的调查显示，他们最喜欢的一项咨询服务就是职业生涯咨询。布朗（Brown，1985）认为，职业生涯咨询是一种针对那些由于没有支持或在重压环境下产生情绪问题的求助者的切实可行的干预方式。职业生涯咨询对于个体成长和发展的贡献也被很好地证明了（Imbimbo，1994；Krumboltz，1994）。事实上，赫尔和他的同事们（Herr，2004）认为，正是由于人们对职业或工作的不满意才会导致各种各样的生活困难和精神问题的产生。

克莱兹（Crites，1981，pp.14-15）列举了职业生涯咨询的几个重要方面，包括：

（1）"职业生涯咨询比心理治疗更被人们所需要。"职业生涯咨询涉及个体的内在和外部世界，

而大多数其他咨询只处理个体的内在问题。

（2）"职业生涯咨询是有治疗效果的。"职业与个人适应之间存在着正相关（Crites，1969；Hinkelman & Luzzo，2007；Krumboltz，1994；Super，1957）。那些成功做出职业决定的来访者有能力和信心去有效地处理其他领域的问题，因为他们有了清晰的职业目标，可以投入更多的精力去解决非职业的问题。布朗（1985）提出一系列的评定策略去有效地帮助求助者决定是否需要个体或职业生涯咨询，而克鲁姆伯尔兹（Krumboltz，1994）认为职业生涯咨询和个人咨询必须结合在一起考虑，不能分离。事实上，研究数据反驳了这个观点。"职业帮助寻求者获得的东西不同于非职业帮助寻求者获得的。"（Dollarhide，1997，p.180）例如，那些失去工作并担心将无法找到其他工作的人会有职业问题和个人焦虑问题，这就需要心理咨询师从整体上来帮助这些人，向他们提供寻找工作的理性方面的信息，并帮助他们面

对和克服寻找工作以及决定人生方向时产生的情绪问题。

（3）"职业生涯咨询比心理治疗更加困难。"克莱兹指出，要成为一位有效的职业生涯心理咨询师，他必须处理好个人和工作的变量的问题，以及了解两者是如何互动的。"想要在职业生涯咨询中变得知识丰富、技能精通，职业心理咨询师就需要能从一系列的个人和职业的发展理论和技能中获取更多，并能够不断地搜集和提供最新的相关信息。"（Imbimbo，1994，p. 51）同样的法则不适用于其他的心理咨询，他们往往更多地关注于求助者的内心世界。

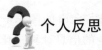 **个人反思**

你是怎样对你所寻求的职业产生兴趣的？你接受过职业生涯咨询吗？如果有，那咨询有用吗？如果没有，你可能希望它有什么样的效果？

## 职业生涯咨询联盟和认证

美国国家职业发展学会（NCDA）（前身是美国国家职业辅导学会，NVGA；http：//ncda. org/）和国家职业心理咨询学会（NECA，http：//geocities. com/employmentcounseling/neca. html）是美国心理咨询学会的两个分支组织，它们主要从事职业生涯发展和咨询。作为美国心理咨询学会最早的机构的美国国家职业发展学会可以追溯到 1913 年（Sheeley，1978，1988；Stephens，1988），学会包括了很多来自于工商业、康复中心、政府、私人诊所以及教育机构的专家，他们隶属于美国国家职业发展学会的特别兴趣组，例如工作和心理健康组、工作场所的物质滥用组、员工扶助计划组等（Parker，1994；Smith，Engels & Bonk，1985）。美国国家职业心理咨询学会的成员也很分散但更加专业。在 1966 年以前它就是美国国家职业发展学会的一个兴趣组（Meyer，Helwig，Gjernes & Chickering，1985）。两个学会都出版季刊：分别是《职业发展季刊》［*The Career Development Quarterly*，原名《职业指导季刊》（*The Vocational Guidance Quarterly*）］和《就业咨询季刊》（*The Journal of Employment Counseling*）。

## 职业生涯咨询和职业生涯的范围

职业生涯咨询是一个混合的学科，经常被很多专家、商人、公众和政府误解且得不到尊重（Hoyt，2005）。美国国家职业发展学会将职业生涯咨询（career counseling）定义为："一种帮助个人在人生职业上得到发展的咨询，目标在于关注工作角色的定义和这个角色是怎样与其他生活角色互动的。"（p. 2）

纵观历史，职业生涯咨询有着一系列不同的名称，如就业辅导（vocational guidance）、职业生涯咨询（occupational counseling）、就业咨询（vocational counseling）等。克莱兹（1981）强调"career"一词比"vocation"更加现代化且内涵更广。赫尔等人（2004）指出，"career"也比"oc-cupation"所指更多，"career"是指在不同产业和组织中相似职位的群体。工作"job"仅仅是为获得经济报酬而从事的一种活动（Fox，1994）。

职业生涯心理咨询师在帮助他人做职业选择时必须清晰地考虑到多方面的因素，包括职业兴趣、年龄和人生阶段、成熟度、性别、家庭责任和公民角色等。其中的一些因素会通过多样的方式表现出来，比如麦克丹尼尔斯（McDaniels，1984）提出的公式"C＝W＋L"就展示了在一个人的职业生涯中，工作和休闲是相互结合和相互影响的，其中 C（career）代表职业生涯，W（work）表示工作，L（leisure）则表示休闲（Gale，1998，p. 206）。

尽管在帮助个人进行职业选择时，所有的心理咨询理论都有其潜在的可利用之处，但人们往往是通过教育方法和咨询关系来获得对自身以及他们如何适应工作世界的理解。受过很好教育的人比其他人需要相对较少的咨询服务，他们能够更加积极地利用这种形式的帮助。

## ■ 职业生涯信息

美国国家职业发展学会（当时的美国国家职业辅导学会）将职业生涯信息（career information）定义为：对职业生涯发展有用的有关工作领域的信息，包括教育的、工作的、心理学的相关工作信息以及培训的效能、工作的本质和不同职业中工作者的地位等（Sears，1982，p. 139）。职业生涯信息另一个更为现代的定义为"职业生涯数据"（career data），即"关于就业和教育机会的事实总汇"（Niles & Harris-Bowlsbey，2005，p. 176）。数据变为信息的条件为"数据被来访者了解，能帮助他们做出决定从而选择其中的一个"（p. 177）。

"辅导"一词正如前面章节中所讨论的，经常被用于教育活动，职业生涯辅导（career guidance）则涉及传播关于目前和将来工作信息的所有活动，这样个体会变得更博学并能意识到在工作领域中自己到底是怎样的人。指导活动有以下形式：

● 职业展览会（邀请很多领域的从业者解释他们的工作）；

● 图书馆活动；

● 外部会谈；

● 计算机辅助的信息体验；

● 职业追踪（追踪某些人的日常工作）；

● 理论类演讲；

● 实践练习，如角色扮演。

职业生涯辅导和职业生涯信息的传播在传统上被认为是一项学校活动。但这个过程却又经常在政府机构、工厂、图书馆、家庭或私营企业等教室外环境中进行（Harris-Bowlsbey，1992）。帕特森认为，职业生涯辅导是"通过发展一种合理的方法对那些正常的没有感情问题的人进行干预，使其做出职业选择"（Freeman，1990，p. 292）。许多政府机构和教育机构［如俄勒冈州尤金市的国家职业信息系统（NCIS）］将有关就业的信息计算机化并通过图书馆进行传播。总之，有关职业生涯信息传播的方式越来越多。

并不是所有的学习方法都那么有效，那些没有获得特定环境下的职业生涯信息的个体通常会在做职业选择时存在着困难。结果也许就成了不切实际的渴望，其目标超出了个人的能力（Salomone & Mckenna，1982）。因此，向那些正在选择职业的个体提供定性和定量的信息是至关重要的，包括了解职业抉择过程的本质，如"职业决策是随时间而变化的"和"职业决策过程是复杂的而非简单的"（Krieshok，1998）。有关职业生涯信息和职业选择过程的知识并不能保证个体在职业发展中的自我探索，但正确的职业选择又离不开这些信息。个体做出错误的或不明智的职业选择的一个重要原因就是没有足够的或拥有超前的就业信息。

在寻找有关职业及其趋势的深入的和最新信息时，有几本著作被认为是其经典的参考书。它们包括政府出版的《职业大辞典》（Dictionary of Occupational Titles，DOT）——它现在被称为美国职业信息网络（O* Net），并被美国劳工部发布在互联网上（http：//www. doleta. gov/programs/onet），替代《职业大辞典》。职业信息网络是一个提供了 975 种职业信息、工作者技能和职业培训需知的综合型数据库；同样地，《职业展望手册》（Occupation Outlook Handbook）（http：//www. bls. gov/oco/home. htm）和其他主要的劳动部门的著作也被发表在互联网上。职业心理咨询师还可以利用政府之外的一些应用技术，例如电子职业搜索器（Bratina & Bratina，1998）。

*352*

| 案例 | 马格西·博格斯和篮球 |
| --- | --- |

马格西·博格斯（Mugsy Bogues）身高 5 英尺 3 英寸（约 1.6 米），体重 136 磅（约 62 公斤），他大学时坚持打篮球，之后又在 NBA 打了 14 年，他是一个特殊的人才，他的传球、断球很出色，也是球场上跑得最快的运动员之一，他出身贫穷但却在 20 世纪末赢得了荣誉和财富。

马格西·博格斯这样的案例带给我们关于职业生涯咨询以怎样的思考（几乎没有一位职业心理咨询师在他高中和大学时期建议他努力成为一位职业篮球手）？

计算机职业生涯规划系统（computer-based career planning systems，CBCPSs）和计算机辅助职业生涯指导系统（computer-assisted career guidance systems，CACGS）可以提供大量的职业生涯信息来帮助个人根据自己的价值观和兴趣选择职业或是寻找工作信息。这两个系统的好处之一就在于它们的可接近性：它们在很多情况下都可以使用，适用于跨文化、跨年龄的不同人群（Harris-Bowlsbey，1992；Niles & Harris-Bowlsbey，2005；Sampson & Bloom，2001）。一些高级程序包括互动式指导信息系统修订版（SIGI-Plus，system of interactive guidance and information，互动式指导信息系统，"plus"体现了对该系统的改良）、在线职业测评软件 DISCOVER 和库德职业规划系统（the Kuder Career Planning System，Maples & Luzzo，2005）。

互动式指导信息系统修订版（http://www.valparint.com/sigi.htm；Katz，1975，1993）包括五个组成部分，每个部分都有一个关键点：

（1）自我评估（价值观）；

（2）识别职业变动（定位）；

（3）回顾职业信息（对比）；

（4）回顾准备程序的信息（计划）；

（5）做出尝试性的职业选择（策略）。

查找者通过使用互动式指导信息系统修订版，可以明晰自己的价值观，定位和分辨职业机会，对比选择并学会计划技巧，提高理性的职业选择技能。

在线职业测评软件 DISCOVER（http://www.act.org/；ACT，1998）包括九个模块：

（1）开始职业旅程；

（2）学习职场世界；

（3）了解自己；

（4）寻找职业；

（5）了解工作；

（6）选择教育机会；

（7）计划下一步；

（8）计划职业；

（9）做出变动。

大多数 DISCOVER 的使用者都按顺序完成这个模式，但这个模块可以依据需要而有所增加。

库德职业规划系统（http://www.kuder.com/）会为所有职业发展阶段的职业规划者提供综合性的解决方案，它包括库德在线职业文件夹（the Kuder Online Career Portfolio）和基础研究评估（Research-Based Assessments）。在线职业文件夹为人们提供一生的职业规划，它储存了个人信息和学术信息，可以搜寻和保存受教育和就业的数据、创建个人简历，也可以从任何网络连接来访问评估的进度和结果。基础研究评估可以使用英语或西班牙语，它能帮助系统用户发现他们的兴趣、技能、工作价值观并了解这些特长如何运用于工作领域之中。

*353*

增强计算机职业生涯规划系统和计算机辅助职业生涯指导系统的方法是不断地使用它们，包括对交互式的程序的使用（Niles & Harris-Bowlsby，2005；Zunker，2006）。不论程序如何精细，利用受过培训的职业心理咨询师去帮助那些将这些程序应用于生活但仍有问题的人的做法是非常明智的（Walker-Staggs，2000）。

除了这些工具，还有一种由国家职业信息委员会（National Occupational Information Committee，NOICC）发展的职业选择课程可以被用于教育环境之中，如在中学，它能向学生提供与学生的英语、数学和社会课程有关的职业信息。

另外，一些自助书籍，如波勒和纳尔逊（Bolles & Nelson，2007）的《你的降落伞是什么颜色？》（*What Color Is Your Parachute?*）和凯（Kay，2006）的《生活使人厌烦，所以你改变工作：九步让你远离害怕走向未来》（*Life's a Bitch and then You Change Careers*）都是非常有用的。这些书籍提出了一些实际的步骤，大部分从青春期后期开始的个体都可以依照它们去定义个人价值观并成功地完成寻找工作的任务，如写一份简

历；同样，书籍也可以为怎样定位特殊爱好提供

宝贵的信息。

## 职业发展理论和咨询

职业发展理论试图去解释人们选择职业的原因以及处理个体随时间的推移做出职业调整带来的问题。现代的职业发展理论对于个人和职业的发展的研究更为广泛和全面，这最初出现于 20 世纪 50 年代的文学作品中（Gysbers, Heppner & Johnstone, 2003）。接下来所要陈述的理论（如特质—因素论、发展理论及社会认知理论）和咨询过程是其中最重要的也是被广泛运用的职业生涯咨询领域中的理论。

### 特质—因素论

特质—因素论最早起源于弗兰克·帕森斯，该理论强调顾客的特质首先要被评估，然后再系统地与不同职业的内在因素进行搭配。由于威廉姆森（E. G. Williamson, 1939）的拥护使得该理论在大萧条时期产生了广泛的影响。到 20 世纪 50 年代和 60 年代它逐渐散失了热度，但之后又以更现代的形式重新出现。"结构化"是其最明显的特征，并反应在约翰·霍兰德（1997）等研究者的工作中。特质—因素论总是强调个人的独特性。该理论最初的拥护者假设一个人的能力和特质可以被客观的、定量地测量。个人的内部动机被认为是相对稳定的。因此，在特定岗位上获得满足感就得依赖于个人能力与工作需求之间的合适的匹配。

特质—因素论的现代形式强调了工作中的人际特性、与生活方式的结合以及工作职位的绩效要求。霍兰德（1997）将人格类型和工作环境分成六种类型：实际型、调研型、艺术型、社会型、企业型和常规型（RIASEC）（见图 15—1）。按照职业声望水平，调研型（I）排位最高，其次是企业型（E）、艺术型（A）和社会型（S）职业，这三者声望水平持平。最低位次的是实际型（R）和常规型（C）职业（Gottfredson, 1981）。

通过使用霍兰德编码对人口统计数据进行分析，里尔登、布洛克和迈耶（Reardon, Bullock & Meyer, 2007）等人证实了霍兰德的六种类型的分布是不对称的。他们发现从 1960 年到 2000 年"实际型职业的从业者人数最多，而艺术型人数最少"（p. 266）。近 50 年来实际型和企业型岗位的就业者数量之间的鸿沟逐渐收缩，到 2000 年两者几乎人数相同。有趣的是，调研型职业的从业者人数增长了两倍，而其他四个领域保持相对稳定。不考虑年龄因素，75%～85% 的男性工作者进入了实际型和企业型的工作岗位；女性职业则更加多样化，并且集中于常规型、实际型和社会型的职位，现在女性更多的是进入企业型的工作领域。

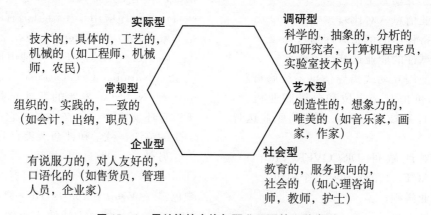

**图 15—1　霍兰德的人格与职业匹配的六种类型**

多种因素影响着个体对工作的满意度，但人格类型、工作环境和社会等级之间的匹配程度是

其中最重要的因素（Gade, Fuqua & Hurlburt, 1988；Holland & Gottfredson, 1976；Savickas,

1989；Trusty，Robinson，Plata & Ng，2000）。一种具有代表性的观点认为，"女性更擅长与语言相关的工作，男性则侧重与数学有关的工作"（Trusty et al.，2000，p.470）。还有一些如经济和文化影响等非心理学的因素都能解释为什么许多专业和非专业工作人员接受并坚持他们的工作（Brown，2007；Salomone & Sheehan，1985）。

然而，霍兰德强调在做职业抉择时一种十分重要的做法是对自己和工作需求有充分的了解。他认为用三个字母的代码就能代表一个人与其工作环境类型相匹配的个人特质。这三个字母代码最早从高中开始就保持相对稳定并贯穿人的一生（Miller，2002）。代码 SAE 可能会建议个体最适合从事社会型工作，其次是艺术型，最后是企业型。但是，字母代码之间的相互作用会影响个性的构成以及个性与工作环境的匹配程度。因此，米勒（1998）提议替代霍兰德六边形三项最高得分代码的使用而搭配呈现六边形的顶端两个代码、中间两个代码和底端两个代码，从而使顾客了解

他个人的完整的人格轮廓以及在所定的职业中与他人的相似度。按照第一个呈现标准，苏伯（Dandd Supery）类型可能是 S/I/R，而霍兰德类型应是 A/E/IRS。而第二个呈现标准苏伯类型应归为 SI/RA/EC，而霍兰德类型应是 AE/IR/SC（Weinrach，1996）。

有时候特质—因素论被不恰当地讽刺为"三段谈话和一堆垃圾"。第一次谈话是为了了解来访者的背景并进行相应的测试。然后来访者带着一系列的测试返回第二次谈话中，由心理咨询师分析他的测试结果。在第三次谈话中，来访者会根据数据回顾职业选择，并被要求出去寻找更多的在特定职业上的信息。威廉姆森（1972）最早应用该理论去帮助来访者学会自我管理的技巧。但正如克莱兹（1969，1981）所说，特质—因素论的职业心理咨询师可能会忽视求助者在做决定时的实际心理而并不能提高求助者的自助技能。这样的心理咨询师可能会过分重视来访者遗忘或者歪曲的测试信息。

| 案例 | 汉娜和铁锤 |
| --- | --- |

汉娜（Hannah）从小就喜爱各种工具。现在她 11 年级了，在犹豫是应该进入一所自由的艺术学院还是商业学院时，她看到了两种学校的优势。她爸爸是一名木匠，妈妈是一名教师。他们告诉汉娜不管她如何决定他们都会支持她。她的霍兰德测试有点不寻常：SR/CA/IE。她对此举棋不定。

如果你是一个特质—因素论职业生涯心理咨询师，你会对汉娜的职业抉择给出什么样的建议？

## 发展理论

苏伯和伊莱·金斯伯格（Eli Ginzberg）提出了两个著名的职业发展理论，两者都基于个人的发展。由金斯伯格和他的同事们（Ginzberg，Ginsburg，Axelrad & Herma，1951）提出的最初的发展理论有着巨大的影响力，并已被重新修订（Ginzberg，1972）。然而苏伯的理论在这里将被详细论述，因为他的理论得到更广泛的验证并使其他的职业发展理论黯然失色。

发展理论与其他理论概念相比更为概括化，更关注职业行为的纵向表现，更倾向于强调自我概念的重要性。苏伯（1957，1990）认为职业选择是与个体实现职业的自我概念相联系的（Hinkelman & Luzzo，2007，p.143）。人们对于自己的看法反映在他们所做的工作之中。苏伯建议职业发展可以体现为五个阶段，每个阶段都包

含了一个发展性任务需要被完成（见表 15—1）。第一阶段是成长阶段（growth）（从出生到 14 岁），包括幻想（4～10 岁）、职业兴趣（11～12 岁）和能力（13～14 岁）三个分阶段，此时儿童在与他人交往中形成一种对自己的心理图式。对苏伯理论这个阶段的多个维度的肯定已被证实（Palladino Schultheiss，Palma & Manzi，2005）。在成长阶段，儿童通过各种方式开始逐渐定向于工作世界（如探寻、收集信息、发现兴趣等）。

第二阶段为探索阶段（exploration）（14～24 岁），其三个分阶段为：试验期（14～17 岁）、过渡期（18～21 岁）和尝试期（22～24 岁）。这个阶段主要任务是对工作世界以及职业偏好进行一般性的探索。

第三阶段被称为确立阶段（24～44 岁），它有两个分阶段：尝试期（24～30 岁）和前进期

（31～44岁）。该阶段的主要任务是确立自己的喜好和合适的职业。一旦确立，人们就能专注前进直到对工作感到厌烦或者达到事业的高峰。

第四阶段是维持阶段（44～64岁），主要任务是持续个体所达到的状态。最后阶段是衰退阶段（65岁至死亡），这是个体从工作中脱离并寻找其他娱乐源的阶段，它有两个分阶段：衰退期（65～70岁）和退休（71岁到死亡）。

发展性职业生涯咨询最主要的贡献在于它强调了在职业选择时生命周期的重要性以及职业选择易受其他过程和事件的影响。这种"生活模型范式的职业生涯咨询鼓励咨询师考虑来访者生活矩阵中的能力倾向和兴趣，而不仅仅与标准化群体做比较"（Savickas，1989，p.127）。

发展观的方法可以被概念化为职业生涯咨询模式（Super，1954a）。尽管该方法由于其历史性和描述性的重点受到批评，但其特点和理论的概念深度都被认为是很有影响力的（Herr，1997）。总之，苏伯概念化的发展性职业生涯咨询理论有着广泛的应用空间。"比如，它曾被作为职业发展计划的框架运用于帮助儿童和青少年。"（Brown，2007，p.54）另外苏伯晚年提出的综合性"彩虹理论"（rainbow theory）仍然吸引着研究者的兴趣（Super，1990；Super，Thompson & Lindeman，1988）（见图15—2）。最后，该理论不仅被当做职业生涯咨询的基础，也被作为理解职业发展成熟度的基础。苏伯理论的其中一个缺点是它对非欧洲背景的人群如更注重合作的社会价值观的亚洲裔美国人缺乏适用性。

*357* 表15—1 苏伯的阶段

| 成长阶段 | 探索阶段 | 确立阶段 | 维持阶段 | 衰退阶段 |
|---|---|---|---|---|
| **出生到14岁**<br>自我意识通过对家庭和学校中的重要任务的识别得到发展；在这个阶段早期，需要和幻想占优势地位；随着社会参与和现实检验的增加，职业兴趣和能力变得越来越重要；学习行为与自助、社会互动、自我定位、勤奋、目标设定、维持相联系。 | **14～24岁**<br>在学校、休闲活动和业余工作中发生自我检查、角色尝试和职业探索。 | **24～44岁**<br>发现一个合适的领域，并努力在其中确定一个持久的地位。以后所产生的变化都与岗位、工作或雇用者的变化相联系，不再是职业本身的变化。 | **44～64岁**<br>已在工作世界中建立地位，关注点为如何维持这个地位，很少开拓新的领域，继续已建立的模式。关注维持已有地位的同时被前进阶段的年轻竞争者推动。 | **65岁以后**<br>随着生理和心理能量的减弱、工作活动变化，应得物质减少。必须发展出新的角色；首先是选择性的参与者，然后是观察者。个体必须寻找其他的满意源以取代退休工程中所丧失的东西。 |
| **分阶段**<br>幻想（4～10岁），需要占主要地位；在幻想期间的角色扮演十分重要。<br>职业兴趣（11～12岁），喜爱是渴望和行为的主要决定因素。<br>能力（13～14岁），能力被赋予更重要的地位，开始考虑工作的需要（包括培训）。 | **分阶段**<br>试验（15～17岁），开始考虑需要、兴趣、能力、价值观和机遇；在幻想、讨论、课程、工作等过程中做出实验性选择。确立可能的合适的工作领域和水平。 | **分阶段**<br>尝试提出和稳定（25～30岁），在已选择的职业中保持一个较为持久的岗位。在明确岗位或者在做一系列与岗位不相关的工作之前，一到两次的变化中也许会有不令人满意的结果。<br>过渡尝试（31～44岁），努力保持工作稳定，在工作领域中获取一个持久的岗位。对大多数人来说，这是一个创造性的阶段。获得资历，培养客户，证明优越的表现，证明资格。 | | **分阶段**<br>衰退（65～70岁），工作地位逐渐降低、责任转移，工作本质被改变以适应自身能力的减弱。大多数人去寻找兼职工作来取代全职工作。<br>退休（71岁以后），工作全部停止或转变为兼职、志愿者或休闲活动。 |

358 续前表

| 成长阶段 | 探索阶段 | 确立阶段 | 维持阶段 | 衰退阶段 |
|---|---|---|---|---|
| **任务** 形成对自我的认识。形成对工作世界的定位以及对工作意义的理解。 | **任务——将职业选择具体化** 过渡期（18～21岁），随着个体进入劳动力市场或接受专业培训并尝试形成个人概念，一般性选择被特定的选择替代。 **任务——明确职业偏好** 小任务的尝试（22～24岁），找到一个看上去合适的职业，选定第一份工作，并将其作为潜在的职业生涯。但这种任务依然是临时的，如果工作不合适，个体将再次经历明确、细化和执行职业偏好的工程。完成职业偏好。形成符合实际的自我概念。学习掌握更多的机会。 | **任务** 找机会做自己想做的工作，学习与别人相处，稳固并前进。为就业岗位建立保障，在一个持久的岗位上驻扎下来。 | **任务** 接受自身的局限，确定并致力于解决新问题。掌握新技术。将注意力集中在关键行动上。维护已取得的地位和所得。 | **任务** 发展非职业角色，寻找一个良好的退休目标，做一些自己一直想做的事。减少工作时间。 |

资料来源：From Edwin L. Herr，Stanley H. Cramer，and Spencer Niles，*Career Guidance and Counseling Through the Life Span: Systematic Approaches*，6/e. Published by Allyn and Bacon，Boston，MA. Copyright © 2004 by Pearson Education. Reprinted by permission of the publisher.

359

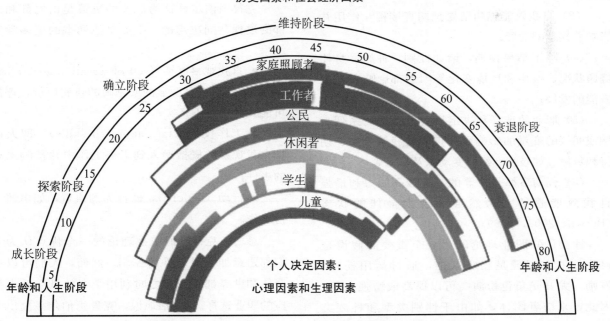

**图 15—2　苏伯的彩虹理论：图解生活空间中的六种生活角色**

资料来源：From "A Life-Span, A Life-Space Approach to Career Development," by D. E. Super，1980，*Journal of Vocational Behavior*，16. pp. 282–298. Copyright 1980 by Academic Press. Reprinted by permission.

**个人反思** ───────────────────────────────

> 苏伯的发展性职业生涯理论是否与你自身的经验相匹配？随着时间的发展，你是否发现你的专业发展遵循着某些模式？

### 社会认知职业理论

社会认知职业理论（Social cognitive career theory, SCCT）最早在 1994 年被提出来，并对职业决策研究有着深远的影响。它起源于阿尔伯特·班杜拉（Albert Bandura）最初的研究"因果关系的三合一的互惠模型"，即假设个人特质、环境和外在行为三者之间以连锁双向的方式相互作用着（Niles & Harris-Bowlsbey，2005，p. 87）。三个元素中最重要的部分是自我效能，即"个体关于成功完成某件特殊任务的能力的信念"（Maples & Luzzo，2005，p. 275）。

社会认知职业理论的中心命题如下：

（1）个体与环境间的互动是动态的（如个体间的相互影响）；

（2）个体的职业行为受四个方面的影响：行为、自我效能、结果预期、目标，另加生物决定性的特质；

（3）自我效能感和结果预期直接相互作用并影响着兴趣的发展；

（4）除了结果预期，诸如性别、种族、身体健康状况、残疾和环境变化等因素都影响着自我效能的发展；

（5）职业的选择和决定事实上受到一系列直接或间接的变量的影响而非仅仅自我效能感、期待和目标（如歧视、经济变动以及机遇等）；

（6）任何事都是平等的，有最高能力和最强自我效能感的人必然会表现出最佳的状态（Brown，2007，p. 69）。

社会认知职业理论的另一个重要的假设是自我效能和兴趣是相联系的，通过运用榜样、鼓励，尤其是角色扮演，可以提高或增强兴趣。因此，来访者团体，如由于性别类型和种族类型而缺乏参与工作机会的女性和少数族裔，就可以从这个理论的适用性中获益（Brown，2007，p. 70）。

社会认知职业理论可以运用于多种情境。比如，它可以被用于帮助阿巴拉契亚山脉的乡村青年提高、改变并追寻职业兴趣（Ali & Saunders，2006），也可去帮助家族第一代大学生获得抵制不良信念的信息（Gibbons & Shoffner，2004）。总之，以社会认知职业理论为基础的干预理论可以使用于不同的群体。"社会认知职业理论的另一个长处是在职业发展中同时考虑到个体的内部因素和外部变量。"（Niles & Harris-Bowlsbey，2005，p. 91）

克鲁姆伯尔兹（1979，1996）提出了一个同样全面但相较而言不太成熟的职业发展的社会认知理论。他列举了四个影响个体职业决策的因素：

- 遗传天赋；
- 环境状况和事件；
- 学习经验；
- 工作技能（如价值观、工作习惯等）。

克鲁姆伯尔兹认为职业的决策是由内部和外部的过程共同决定的。下面是他列举的更多学习结果：

- 自我观察概括（self-observation generalizations），即对自己明显的或隐晦的自我评价，评价可能真实抑或不真实；
- 工作技能（task-approach skills），即人们把自我观察的概括融入到未来工作中并预测未来的事件；
- 行动（actions），即行为的执行，如申请一份工作。

总之，克鲁姆伯尔兹理论的一个优点认为人们都愿意加强对事件的控制。然而，人们可以在个体和世界都在变化之时利用学习的机会做出相应的职业选择。"概括地说，克鲁姆伯尔兹提出了一个动力性的职业生涯咨询方法，它可以被用于男性和女性，同样可以被用于有着不同观念的少数族裔和种族。"（Brown，2007，p. 68）

## 不同人群的职业生涯咨询

*361*　　职业生涯咨询和教育可以应用于不同环境下的各种不同的个体。布朗（1985）发现职业生涯咨询可经常被运用于高校咨询中心、康复机构、职业介绍所和公共学校中，同样也可以在许多其他地方发挥作用，如心理健康中心和私人实践机构。杰瑟（Jesser，1983）认为有必要给潜在的使用者提供职业生涯信息和咨询，比如失业者、学习能力缺失者、犯人和从精神病院康复出来想重新进入职场的人。提供赔偿是给传统人群和环境之外的人群提供职业生涯咨询的最大的问题。职业赔偿关注并没有包含在《精神障碍诊断和统计手册（第四版修订版）》之内，大多数健康保险金也将此类赔偿排除在外。

保险金的缺少是很不幸的，因为很多人在做职业选择时都存在困难。这些困难源于在做职业决策之前和过程中的三个因素：

- 缺少准备；
- 缺少信息；
- 信息不一致。

这些影响职业决策困难的因素已被很好地分类和规划了（Gati & Saka，2001）。尽管这个分类（和图表）最初是用于青少年学校咨询的，但也可以被用于人生的整个阶段（见图 15—3）。

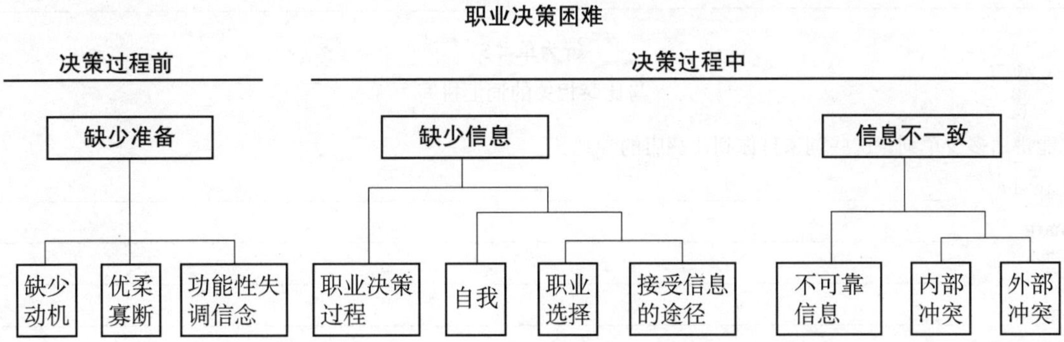

**职业决策困难**

**图 15—3　职业决策难题的分类**

资料来源：Reprinted from "High School Students' Career-Related Decision-Making Difficulties ," by I. Gati and N. Saka, 2001, *Journal of Counseling and Development*, 79, p. 333. © 2001 by *ACA*. Reprinted with permission. No further reproduction without written permission of the American Counseling Association.

*362*　　因为职业的概念围绕着人的一生，从事这一领域的心理咨询师会发现他们咨询的对象横跨了整个年龄段，从儿童到八九十岁的年老者。因此，不同的咨询方法和技巧被发展起来用于有效地帮助不同的选择群体。

### 针对儿童的职业生涯咨询

这个年龄段的职业发展过程开始于学前阶段，并且在小学阶段变得更加直接。赫尔和他的同事（2004）引用了很多研究来说明在学校的前六年中，很多儿童就已形成一种相对稳定的自我概念并对一种职业做出尝试性的承诺。无论职业生涯咨询和指导活动是否被提供，这些行为都会被发现。然而，如果学校有一个系统的职业生涯咨询和指导计划，那么对于儿童尤其是那些居住在只有较少就业机会的地区的儿童来说是十分有益的。这种计划在于培养一种意识而非真正做职业选择。计划组织者应尽可能地向儿童提供更多的经验活动以帮助儿童意识到他们有就业的选择机会。随着小学年级的上升，儿童将收到关于职业的更详细的信息，并认识到可能超出现有社会经济水平和性别的职业机会（Bobo, Hildreth & Durodoye, 1998）。

杰瑟（1983）认为可以通过多种活动来提高小学生的职业意识水平，比如到当地企业、面包房、生产工厂或银行等地方实地考察。"因为比萨饼对于小学儿童来说是一个直接的诱惑，那么去一个比萨店实地参观会让孩子们得到更多的学习经验。"（Beale & Nugent, 1996, p. 294）（见图 15—4）如果这种参观能够被认真地提前计划、实施，并随后进行适当的课堂学习（如班级讨论），那么儿童将会对相关的职业、工作的价值以及团队协作的重要性等有一个广阔的印象。

邀请父母走进小学课堂，并鼓励父母邀请学生到他们的工作环境中，是拓宽儿童职业意识的另一种方法（Wahl & Blackhurst, 2000, p.372）。这个方法利用了父母作为角色模式的影响力，特别是对于那些父母处于失业或待业情况下的儿童有很大的帮助。还可以邀请从事非传统职业的人来做演讲以打破孩子们对职业的刻板印象。同样很有帮助的做法为通过阅读描述父母和他们在工作中的典型行为的故事或观看此类录像。比如，《儿童职业词典》（*Children's Dictionary of Occupations*）（Paramore, Hopke & Drier, 1999）和其他一些类似的包含学生活动的书籍都是儿童学习精确信息的绝好来源。

斯普利特（1982b）提出一个包括由教师和心理咨询师共同参与制订的、能够帮助儿童的父母教育和班级讨论的综合性计划。他强调了在小学水平上有三个关键的职业发展区域：自我意识（如个人独特性）、职业意识和探索、职业选择。在幼年时完成职业指导和咨询计划的设计并贯穿教育系统的各个水平阶段，对于消除不合理的或阻碍职业发展的谬论大有益处，如对于"职业选择只是发生在某个特殊时刻的一个事件"这样的荒谬观点（Lewis & Gilhousen, 1981, p.297）。

363

---

姓名＿＿＿＿＿＿＿＿＿＿＿＿＿＿＿＿＿＿＿＿＿ 日期＿＿＿＿＿＿＿＿＿＿＿＿＿＿＿＿＿＿＿

**行为单♯5**
**与比萨相关的词汇拼写**

看看你能拼出多少单词，这些词来自你到比萨店的参观。

1. risdhawshe ＿＿＿＿＿＿＿＿＿＿＿＿＿＿＿＿＿＿＿＿＿＿＿＿＿＿＿＿＿＿＿＿＿

2. eanmarg ＿＿＿＿＿＿＿＿＿＿＿＿＿＿＿＿＿＿＿＿＿＿＿＿＿＿＿＿＿＿＿＿＿

3. norew ＿＿＿＿＿＿＿＿＿＿＿＿＿＿＿＿＿＿＿＿＿＿＿＿＿＿＿＿＿＿＿＿＿

4. tinjoar ＿＿＿＿＿＿＿＿＿＿＿＿＿＿＿＿＿＿＿＿＿＿＿＿＿＿＿＿＿＿＿＿＿

5. oshetss ＿＿＿＿＿＿＿＿＿＿＿＿＿＿＿＿＿＿＿＿＿＿＿＿＿＿＿＿＿＿＿＿＿

6. tisasrwe ＿＿＿＿＿＿＿＿＿＿＿＿＿＿＿＿＿＿＿＿＿＿＿＿＿＿＿＿＿＿＿＿＿

7. fhec ＿＿＿＿＿＿＿＿＿＿＿＿＿＿＿＿＿＿＿＿＿＿＿＿＿＿＿＿＿＿＿＿＿

8. tawire ＿＿＿＿＿＿＿＿＿＿＿＿＿＿＿＿＿＿＿＿＿＿＿＿＿＿＿＿＿＿＿＿＿

9. ihcsrea ＿＿＿＿＿＿＿＿＿＿＿＿＿＿＿＿＿＿＿＿＿＿＿＿＿＿＿＿＿＿＿＿＿

10. uertntraas ＿＿＿＿＿＿＿＿＿＿＿＿＿＿＿＿＿＿＿＿＿＿＿＿＿＿＿＿＿＿＿＿＿

11. ezpaziri ＿＿＿＿＿＿＿＿＿＿＿＿＿＿＿＿＿＿＿＿＿＿＿＿＿＿＿＿＿＿＿＿＿

12. psbuoerns ＿＿＿＿＿＿＿＿＿＿＿＿＿＿＿＿＿＿＿＿＿＿＿＿＿＿＿＿＿＿＿＿＿

**答案：** (1) dishwasher；(2) manager；(3) owner；(4) janitor；(5) hostess；(6) waitress；(7) chef；(8) waiter；(9) cashier；(10) restaurant；(11) pizzeria；(12) busperson.

**图15—4　与比萨相关的词汇拼写**

资料来源：Reprinted from "The Pizza connection：Enhancing Career Awareness," by A. V. Beale and D. G. Nugent, 1996, *Elementary School Guidance and Counseling*, 30, p. 301. © 1996 by *ACA*. Reprinted with permission. No further reproduction authorized without written permission of the American Counseling Association.

 **个人反思**

认真想一想在你孩童时向往的职业（12岁前），至少列举五个。根据霍兰德代码，它们之间有多高的相似度？从职业生涯咨询专业上来讲它们有什么相似之处？

### 针对青少年的职业生涯咨询

在处理青少年的职业事项时，美国学校心理咨询师学会发展了一种美国学校心理咨询师学会国家模式（ASCA National Model，2002）。这个模式强调了学校心理咨询师应该在学校范围内提供职业生涯咨询并在其传递过程中同时考虑到校内和校外的因素。

科尔（Cole，1982）强调，在初中阶段职业辅导活动应该包括对工作机会的探索和让学生依据他们以后可能从事的职业来评估他们自己的优势和劣势。他认为学生从一开始就应该重视并评价自己的才能、技术、一般智力、动机水平、朋友、家庭、生活经验、外貌和健康等（Campbell，1974）。"工业艺术（应用技术）、家庭经济（家庭生活教育）和计算机文化课程等应用艺术课程为整合职业教育提供了理想的机会。图书馆或职业中心应该有中等水平计算机化的职业生涯信息传递系统（Career Information Delivery Systems，CIDS）以供学生使用。"（NOICC，1994，p.9）大部分职业生涯信息传输系统中包括四项内容："评估、职业搜索、职业信息和教育信息。"（Gysbers et al.，2003，p.135）总之，"职业探索是中学生智力和社会性发展的重要补充"（Craig，Contreras & Peterson，2000，p.24）。

在高中阶段，职业辅导和咨询活动与学生的成熟度有关。职业发展计划在这个阶段面临着最大的挑战和需要，尤其是在获得基本技能的领域中（Bynner，1997）。一般来说，激励职业发展、提供咨询、帮助定位是高中阶段职业生涯咨询的三个重点。更明确的是，心理咨询师应根据学生的需要和功能的水平向学生提供保证、信息、情感支持、现实测试、计划策略、态度澄清和工作经验（Herr et al.，2004）。

一些技术在帮助青少年明确职业观念上被证明是非常有效的。这些技术主要是认知性的，另外还有一些是经验性或综合性的。其中一种认知性技术是想象指导，如想象未来特定的某一天、一个获奖仪式、一个中期职业的变化或者退休（Morgan & Skovholt，1977）。另一项认知性技术提供了关于职业进入和发展的基础性信息。比如，一个职业日或一个职业展览，"以来自不同职业领域的工作人员和专家为特色，允许学生就每一种

职业的主要职责、日常的活动和训练需知做现实性的比较（Wahl & Blackhurst，2000，p.372）。最后一个可能有用的认知性方法是让学生完成一个职业家族树（图15—5），从而去发现自己当前的兴趣与家庭成员的职业的对比状况（Dickson & Parmerlee，1980）。

我更喜欢的职业选择 _____

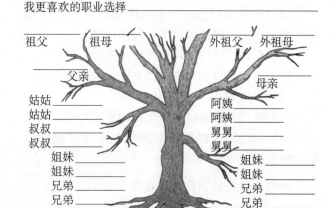

我的家庭更喜欢的职业选择 _____

**图 15—5　职业家族树**

资料来源：Reprinted from "The Occupation Family Tree：A Career Counseling Technique," by G. L. Dickson and J. R. Parmerlee，1980，*School Counselor*，28，p.101. © 1980 by ACA. Reprinted with permission. No further reproduction without written permission of the American Counseling Association.

向年轻人提供学徒实习机会是一种更有经验的、更综合性的技术。这些实习是一种可以为青少年提供与职业有关的基础学习的非常受欢迎的方法，同时也可以促使那些没有接受高等教育的学生有一个从中学到最初工作环境的平稳的转变。尽管实习收到很多效果，但仍然给职业生涯心理咨询师带来了一些挑战：（1）帮助来访者学习到合适的技能以适应变化；（2）帮助来访者掌握不同工作的方法（政府报告认定的工作）；（3）帮助来访者建立一种有个人意义的工作价值观，从而使他们将工作环境人性化，并能体会到来自真实工作的个人满意感（Hoyt，1994，p.222）。

除了帮助在学校的年轻人之外，职业生涯心理咨询师必须尽最大努力帮助那些即将毕业离校的中学生（Rumberger，1987）。这些学生将面临着以后人生失业或转业的危机。作为一种具有教育意义的且经验丰富的计划，曼（Mann，1986）

的"4C"（four Cs）模型——金钱（cash）、关心（care）、计算机（computers）、联合（coalitions）——可以帮助处于风险中的学生开始参与职业探索和发展。根据布洛赫（Bloch，1988，1989）的观点，针对有落后风险学生的一个成功的、具有教育性意义的职业生涯咨询项目应遵循以下六条原则：

（1）在学生当前和未来状况之间建立一种联系（如金钱——学生因付出而得到报酬）。

（2）提供个体性的计划并传达关心。

（3）与社区机构和企业建立成功的联合关系。

（4）整合职业发展活动的顺序。

（5）提供适应年龄和阶段的职业发展活动。

（6）利用更多媒体技术和职业发展资源，包括计算机。

*366*

### 针对大学生的职业生涯咨询

"选择职业是大学生面临的一项最主要的社会心理的任务。"（Osborn，Howard & Leierer，2007，p.365）大约有一半的大学生都经历了与职业相关的困惑（Herr et al.，2004）。"大部分大学生很少会成为他们被设想的那样"的现象是其中的部分原因（Laker，2002，p.61）。因此，大学生需要重新评价职业生涯咨询服务，比如本科生职业探索课程（Osborn et al.，2007）。即使是那些已经决定自己的主修专业和职业的大学生也需要这种服务，以便证明自己的选择和寻找补充信息。

高等教育机构中的综合性职业辅导和咨询项目为了满足大学生的需要尝试着提供了一些服务，包括：

● 帮助学生选择学习的主修领域；

● 通过心理测验提供自我评价和自我分析；

● 帮助学生了解工作环境；

● 促进应聘机会，如招聘会、实习和校园面试；

● 教授职业决策技巧；

● 满足特殊人群的需要（Herr et al.，2004）。

除了上述提供的选择，学生们还需要"职业生涯发展咨询"（Engels，Jacobs & Kern，2000）。这种更为广泛的方法能够帮助他们计划未来职业并以合理的方式来"平衡和整合生活—工作的角色和责任"，如成为一位劳动者、一位家庭成员、父母或城市居民（p.192）。一项重要的大学生职业生涯咨询服务是提前预见与工作、私人关系和责任相关的问题。否则，工作—家庭冲突（Work-Family Conflicts，WFC）会升级，并会对个人的行为、情绪和健康带来消极的影响（Frone，2003）。

接触并访问与他们所考虑职业的成功人士是一种能够帮助大学生避免问题并对特定工作进行现实性的工作预期的方式（realistic job previews，RJPs）。现实性的工作预期可以通过降低员工跳槽比率、提高员工满意度而最终令潜在的求职者受益（Laker，2002）。学生们还需要完成计算机职业生涯规划系统（computer-based career planning systems，CBCPSs）以补充这些类型的访谈，如DISCOVER，因为这些系统灵活、及时并已被授权，同时由于其刊载的结果可以提高个体的自我效能，并能帮助个体完成其他职业探索行为而受到褒奖（Maples & Luzzo，2005）。

### 针对成年人的职业生涯咨询

职业兴趣模式在大学阶段之后更趋向于稳定。然而很多成年人仍然需要职业生涯咨询（Swanson & Hansen，1988）。事实上，成年人都经历了贯穿生活的稳定与变动交替循环的时期，职业变化在人生的这一阶段则成为一种发展性和情境性的预期（Borgen，1997；Kerka，1991）。从发展的角度看，一些成年人在进入 40 岁之后会有一个中期职业变动的时期，埃里克森称这个阶段为繁殖与停滞对抗的阶段。成年人可能会在这个阶段因为变得更加内省并努力赋予生活更丰富的意义而变动工作。从环境变化的角度看，一些成年人可能在经历创伤如死亡、失业和离异等后更换工作（Marino，1996）。

*367*

成年人可能会经历职业和职业选择的艰难时期，他们发现自己在工作中并不开心但又对是否更换工作举棋不定（Lowman，1993，p.549）。他们在这种情况下很可能产生一些荒谬的或混乱的职业信念以致自我应验或弄巧成拙（Krumboltz，1992）。其中一个信念是"我再也找不到自己真正喜欢的工作了"，而此时正是帮助这些人改变思考方式并变得现实的关键时期。

在职业生涯咨询中有两种主要的方法可以帮助成年人：区别法和发展法。区别法（differential

approach）强调"在处理职业生涯问题时，个人和环境的类型匹配会比任何生命阶段的策略都有用"（Holland & Gottfredson, 1976, p.23）。它避免了与年龄有关的刻板印象、性别和少数族裔的问题以及在处理生命全程问题上的科学性和实践性的困难。"在任何一个年龄段，个体处理职业的水平和质量是人格类型与环境类型以及个体一致性和区别性相互作用的结果。"（Holland & Gottfredson, 1976, p.23）

根据这个观点，那些知道类型构想的职业生涯心理咨询师（如霍兰德）就可以预测到人们处理职业问题的固有的典型方式。比如，一个被认为是典型的社会型/艺术型人格的人（很多这类人做了心理咨询师），咨询师会预期他们具有高等教育经历并有高的职业志向，有良好的决策能力、强烈的终身学习的兴趣，具有中等程度的个人能力，并且在创造性和高水平的表现上有更强烈的兴趣，而非对领导力的兴趣（Holland, 1997）。这类人在面对困境时会趋向于改造或离开现在的环境。区别法最大的优点是能够很容易解释在任何年龄段上的职业变化。那些在人生任何时段更换工作的人都是想寻求个人和环境之间更多的一致。

发展法（developmental approach）要检验大量个体和环境变量。"个体经历的事件、情境和他人的经验在很大程度上决定了他们的身份认同（如他们的信念和价值观、如何回应别人以及他们的自我形象如何）"。（Gladstein & Apfel, 1987, p.181）发展性职业生涯咨询理论认为成人总是处在受到外部世界影响以及自己是如何影响这些变量而不断评价自己的过程中（如配偶、家庭、朋友等）。奥肯（1984）、格拉德斯坦（Gladstein）和阿普费尔（Apfel, 1987）认为他人和事件的相互作用会对成年期的职业选择产生巨大的影响。

格拉德斯坦和阿普费尔（1987）认为，针对成年人职业生涯咨询的重点应综合考虑六点因素：发展性、综合性、群体中的自我、纵向发展、相互责任、多重方法论。这些因素共同作用于该阶段的改变过程中。这个模式考虑到个人跨时间的整体同一性，并在罗彻斯特大学的成人咨询中心试验生效。在一个相关的模型中，丘斯米尔（Chusmir, 1990）强调在选择非传统职业（non-traditional careers）（某种性别的人在该职业中很少被雇用）时人们会受到多重因素的相互影响（见图15—6）。无论职业是不是传统型，事实是在做职业选择时需要考虑很多因素。

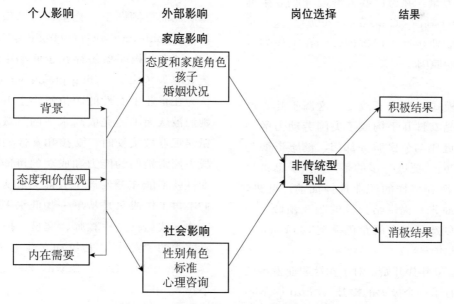

图 15—6　影响成人适应非传统职业的因素

资料来源：Reprinted from "Men Who Make Nontraditional Career Choices," by L. H. Chusmir 1990, *Journal of Counseling and Development*, 69, p.21. © 1990 by *ACA*. Reprinted with permission. No further reproduction authorized without written permission of the American Counseling Association.

| 案例 | 迪克的变化 |
|---|---|

迪克 (Dick) 已与工作斗争很多年了。他从一个职位换到另一个职位，做过厨师、公共卫生设施工程师、保安和庭院设计师。但他对任何一份工作都不满意。在他 29 岁时他去见一位叫苏珊 (Susan) 的职业生涯心理咨询师。

苏珊给了他几个项目测试，包括美国职业信息网络 (O*Net) 中的一些测试。从迪克的结果中她发现迪克具有显著的艺术型与社会型人格，这些正好与他厌烦的实际型和常规型工作格格不入。苏珊和迪克一起探索在不同的教育阶段具有这种显著人格的迪克能做些什么，以及借助《职业展望手册》预测在各个阶段可以怎样提高工作。

迪克决定进入当地的社区大学进行继续教育，为他在娱乐性企业找到一份工作奠定基础。他现在很愉快。离开时他对苏珊说："这种类型的职业才是我真正想要的。"

*369*

### 针对女性和少数族裔的职业生涯咨询

"很多传统的职业生涯发展理论假设在针对女性和少数族裔群体进行咨询时缺乏适应性。"(Luzzo & McWhirter，2001，p.61) 女性和少数族裔群体从一开始就比欧洲美国男性接受到更少的合适的职业生涯咨询，她们也在追求职业时面临更多的阻碍 (Brown，2002)。其原因通常来源于对这两个群体的刻板印象和习惯性思维 (Herr，Cramer & Niles，2004)。比如，社会一般会假定女性会为了家庭的需要而间断工作；同样，认为少数族裔群体只会对有限的个别工作感兴趣。在女性和少数族裔群体中逐渐发展起来的社会激进派结合了逐渐增多的研究，旨在帮助这些人群挑战压迫的负面力量，并为这些人群设计职业生涯咨询模式 (Peterson & Gonzalez，2000)。这就是在众多原因中职业生涯心理咨询师能在工作领域促进社会公平的原因。

#### 女性

女性职业模式已发生了改变，这源于几点原因。一个原因是女性几乎构成了美国劳动力的一半人数（美国健康与公民服务部门，健康资源与服务部门，2006)。更进一步的是，"孩子已被呈现于越来越广泛和多样的职业选择面前。此外，女性已进入了原先只提供给男性的职业领域，因此他们为女性创造了更多的角色模型"(Bobo et al.，1998，pp.40-41)。

自 20 世纪 70 年代开始，对于女性职业发展的研究和关注就有了一个极大的提升 (Luzzo & Mc-Whirter，2001；Whitmarsh，Brown，Cooper，Hawkins-Rodgers & Wentworth，2007)。"有关女性职业生涯发展的研究认为女性在职业发展过程中存在着内部和外部的双重障碍，也证明了女性在做职业抉择和维持工作的过程中要比男性更

为复杂和严格。"(Sullivan & Mahalik，2000，p.54) 不幸的是，由于大多数的职业生涯发展理论是为男性设计的或者还不完善从而对女性缺乏适应性 (Cook et al.，2002；Gottfredson，2005；Jackson & Scharman，2002)。

因此，心理咨询师在帮助女性时需要意识到她们正进入一个新的领域，必须要小心和抵抗职业性别角色的刻板印象 (occupational sex-role stereotyping)，即使对只有小学水平的女性 (Mc-Mahon & Patton，1997)。最普遍的观点认为女性首先是母亲的角色（培育）、要照顾孩子（依靠）、绝对无经验者（难以推动）和性对象 (Gysbers et al.，2003)，或者错误地把女性看做一个群体，这个群体排斥实际型、调研型和企业型职业而更倾向于社会型、艺术型和常规型的工作 (Tomlinson & EvansHughes，1991)。

还有刻板印象是存在于职场中的"玻璃天花板效应"(glass ceiling phenomenon)，这种现象认为在企业中女性的职位不会上升得很高，因为她们被认为不能完成高水平的行政工作。当这些错误观点被接受时，女孩和女性们就不能进行挑战去探索她们的能力和成功的可能性，结果一些女性就不能充分发展个人能力和天赋。因此，她们不再工作或只是从事一些低水平的和较温和的工作，或是只关注教师、文员、护士或社会服务者之类的"安全"、传统和女性主导的工作 (Betz & Fitzgerald，1987；Bown，2002；Walsh & Osipow，1994)。

*370*

在针对女性的职业生涯咨询中还必须同时考虑到这些错误观念之外的其他障碍。例如一些公司的企业文化会期待比规定上班时间要长的工作时间，如参加特定的活动或是成为"公司那群人中的一员"。因此，女性们必须要克服这些现实以

及周围的偏见才能达成职业目标（Luzzo & Mc-Whirter，2001）。心理咨询师建议这些想找一份男性主导职业的女性要善于与男性交往而非与女性交往（Mencken & Winfield，2000）。克服障碍和错误观念以寻求平衡是女性职业生涯咨询过程中最基本的内容。

杰克逊和沙尔曼（Jackson & Scharman，2002）为了理解女性是如何兼顾职业和家庭的，他们研究了一个全国性样本发现："26 名被认为创造性构建她们职业的女性会花更多的时间给予家庭。"（p.181）于是八种不同的关于这些女性是如何创建家庭与职业间的友好关系的主题便呈现了，她们的策略范围从"和平权衡"到"伙伴职业灵活性"。无论怎样，"每一个参加者都找到了兼顾职业和家庭的满意的解决办法，而不是在两者间选择其中的一个。"（p.184）总之，这些女性都表现出了显著的自我效能感（例如自己能处理复杂困难状况的自信），而这种效能感也成为女性职业发展中一个日益重要的影响因素。职业自我效能可以通过与群体里的女性一起考察效能的构成因素如绩效的完成、旁人的经验、情绪唤起和口头说服等而不断增加（Sullivan & Mahalik，2000）。

另一种有用的女性职业生涯咨询策略，特别是针对处于职业沮丧和犹豫不决状态下的女性是

提供"职业加生活咨询"，也就是通过关注于（女性）个人和关系间的问题而明晰职业问题"（Lucas，Skokowski & Ancis，2000，p.325）。按照生态学的观点，职业心理咨询师在与女性一起探讨职业发展问题时要关注于她们生活环境的内容和复杂性，这也成为帮助女性变得更有能量以更好地塑造她们未来的一种共识（Cook et al.，2002）。

未来的人口统计学及其发展趋势是一个能引起女性职业心理咨询师的关注的领域。劳动力市场已由商品型产业转变为服务型产业（Van Buren，Kelly & Hall，1993），类似售货员和计算机操作员。当从事这些工作的年轻女性有能力去追求更高收入、非传统型的技术性工作时往往会更受制于经济因素，如贫穷、社会福利、对男性的依赖或社会最大的利益等。因此，这时就十分需要通过现场或录像等模式为女性提供职业生涯咨询和干预，从而鼓励年轻的女性考虑选择具有经济效益的非传统型的职业或仅依据她们真实的兴趣而做职业选择（Van Buren et al.，1993，p.101）。有趣的是现在越来越多的女性正开始追寻她们的职业兴趣并进入进取型职场领域，这样她们赚得更多，生活收益也更多（Reardon et al.，2007）。

 **个人反思**

通过阅读这一章和你自己的发现，为什么针对女性的职业生涯咨询需要不同的咨询理论和方法，并且是十分重要的？你认为某些咨询理论和方法会同时适用于男性和女性吗？

### 文化少数族裔

"职业生涯咨询必须整合不同的变量和程序从而对来自不同文化背景的职业咨询者都有效。"（Fouad & Byars-Winston，2005，p.223）然而文化少数族裔的多样性使得职业生涯心理咨询师在对他们进行个体或集体咨询时不能考虑到所有的因素。

很多文化少数族裔由于雇用者的歧视的现实，缺乏适合市场的技能，以及利用网络信息寻找工作受限而在寻找有意义的工作时存在一定的困难（Leong，1995）。因此，大部分文化少数族裔"集中于较低水平的缺乏技能的职业领域中"（Fouad

& Byars-Winston，2005，p.223）。另外，文化少数族裔（作为一个群体）的兴趣模型不同于霍兰德（1997）提出的适合欧美人的六边循环模型，这样就给那些想帮助他们的职业生涯心理咨询师提出了很大的挑战（Osipow & Fitzgerald，1996）。但是，在美国有约 27% 的成年人认为他们需要有关工作信息方面的帮助，而这个比率在特殊的少数族裔人群中更高：非洲裔美国人为 44%；亚洲/太平洋岛国人为 36%；西班牙裔/拉丁美洲人为 35%（国家职业发展学会，1990）。

心理咨询师必须记住文化少数族裔在构建自我时的特殊需要。心理咨询师需要对此保持敏感，

并帮助他们克服那些阻碍他们发挥最大潜能的人为的和现实的障碍。例如，与白人学生相比，黑人学生在做职业决策时会对未来的收入和地位更感兴趣（Daire，LaMothe & Fuller，2007）。同样，那些长期生活在贫困中的黑人年轻人常会存在就业障碍，因为"他们缺乏积极的工作经验，受教育的机会有限并且缺少积极的工作角色模型"（Dunn & Veltman，1989，pp. 156 - 157）。针对这些个体的结构性计划就需要用积极的工作角色模式和经验去肯定其文化或种族的传统和能力，这样就可以突破和克服传统的限制（Drummond & Ryan，1995；Locke & Faubert，1993）。心理咨询师在这个过程中要像帮助其他人一样对待这些年轻人，帮助他们区分那些他们能控制的障碍以及有责任超越那些他们没有能力去克服的障碍（Albert & Luzzo，1999）。

针对美籍华裔和韩裔父母建立的职业意识程序被证明是有益处的（Evanoski & Tse，1989）。在亚洲文化中的父母通常会无视孩子的兴趣而为孩子做出职业选择。通过阶段性邻里间的讨论，向父母介绍美国的职业机会，这样大量的职业选择将展现在他们的面前。这种讨论会的成功源于双语角色模型的使用和以参与者言语书写的职业指导资料的运用。

<sup>372</sup> ### 针对同性恋者、双性恋者、变性人的职业生涯咨询

一些特殊的群体如同性恋者、双性恋者和变性人通常不被考虑在职业生涯咨询之内。这些个体不仅面临着其他团体共同面对的问题，还需要面对一些特殊的问题。很多同性恋者、双性恋者和变性人需要面对的一个特殊的问题是能否在工作场合中公开其性倾向（Chojnacki & Gelberg，1994）。这些少数有性别倾向的个体如果公开表明其观念和行为的话，那么他们将会面临更多个人和专业发展的关注，包括歧视（Degges-White & Shoffner，2002）。那些在男性主导职业中的男性同性恋者会比其他职业群体中的男性更具抗拒性，这种情况可能是真实的（Jome，Surething & Taylor，2005）。

尽管传统的职业生涯咨询方法对所有性别的个体都适用，但为了帮助这些特殊的群体则需要通过评估他们的生活方式喜好和工作环境之间的匹配而给予特殊的关注。如果想要使职业生涯咨询具有建设性，那么性倾向就应当作为一个重要的因素而不能被忽视（Croteau & Thiel，1993；Degges-White & Shoffner，2002）。

职业生涯心理咨询师在针对这个群体开展工作时，必须要对同性恋者、双性恋者和变性人自身和周围人群对他们的刻板印象进行评估。心理咨询师在这样的评估中必须要测量存在于这些非异性恋群中的个人的、专业的和环境的偏见。同样，他们还需要使用无性别倾向的语言，并熟悉存在于这些群体成员之间的支持网络。更进一步，他们必须意识到工作场所中公开的和隐蔽的歧视，如黑色邮件、排斥、折磨、孤立和断绝。心理咨询师还需要与这些人群讨论"熏衣草天花板"效应（lavender ceiling），这种效应与针对女性的"玻璃天花板"效应一样，会阻碍他们的职业生涯发展。早期的职业高原期的出现是由于高层管理者抵触性观念异常的人群而导致的谨慎的歧视（Friskopp & Silverstein，1995；Zunker，2006）。

## ■ 本章内容小结

本章涵盖职业生涯咨询的多方面信息，包括职业生涯咨询的重要性、咨询机构以及机构的发展，如美国国家职业发展学会和美国国家职业心理咨询学会；回顾了主要的职业生涯咨询理论：特质—因素论、发展理论和社会认知理论。另外也提到了针对特殊人群的职业生涯咨询——特别是处于不同发展年龄和阶段的个体、女性、文化少数族裔和特殊性倾向的人群的职业生涯咨询。

总之，内在需要和驱力与外在环境（经济、性别、受教育水平、种族和社会背景）等多种因素共同影响着职业决策。世界在发展，特别是技术的发展同样冲击着职业领域。"信息时代持续地改变着工作的开放程度以及多种职业的工作方法。"（Walls & Fullmer，1996，p. 154）当先进的技术产生新的工作或改变旧工作的种类时，以前曾被重视的技术或整个职业也许会减少或消失。

因此，职业生涯咨询变得越来越重要。要想贴近来访者，心理咨询师必须要了解该领域中跨年龄的咨询过程和实践。

*373*　　职业生涯心理咨询师的职责为：
- 实施并解释测试和问卷；
- 进行个人咨询会谈；
- 发展个人职业计划；
- 帮助来访者整合职业和非职业的生活角色；
- 促进决策技能；
- 为经历工作压力、失业或职业变动的人提供支持。

## ■ 问题讨论

1. 回想你童年时期的职业梦想。最早的职业梦想（12 岁前）与现在的专业抱负相关联吗？和同学们讨论你的记忆以及它是如何影响你并持续影响你的。

2. 与其他同学讨论关于在选择职业时休闲时间的重要性。与其他变量（如年龄、生命阶段、成熟度、性别、家庭责任）相比你是怎样评估休闲的重要性以及它将怎样影响你的职业抉择？与全班分享你的观点。

3. 阅读并评价一项你感兴趣的任一年龄阶段群体的职业信息指导的技术。以口头报告的形式与全班分享你的信息。

4. 利用你所认识的已经工作的一个人来评价苏伯的职业选择理论。如果可能的话访问那个人。与同学们讨论你获得的信息是否证实了苏伯的理论。

5. 本章中关于职业生涯咨询的哪一个特殊年龄段和种类的群体最使你感兴趣？依据全班的兴趣分组，关注于你认为职业抉择时最重要的年龄段和群体，向全班报告你的结果。

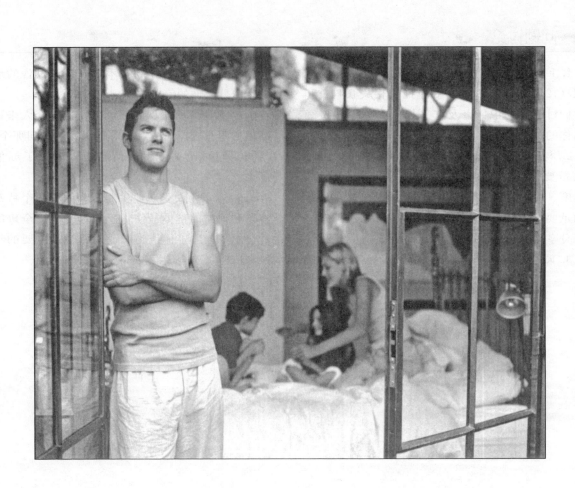

# 第16章
## 婚姻、夫妻与家庭心理咨询

他风华正茂，成家立业，怀揣鸿鹄之志，如仲夏之满月，

他自我完善，盼未来之美，经岁月之变，明世事之理，

如此，不做众人眼中之小人物，一夜平步青云；

而却坦然自若，一路旅途，

如人秉烛，照黑夜而给人光明。

如此，他饱经风霜，长途跋涉，

与家人相亲相爱，人丁兴旺，

已是熟技之演员，虽忘其词，冷其场，

无需他人之助，却能信心满满，登上舞台。

*376* 婚姻关系和家庭生活源远流长。几千年来男女双方不管是以家庭包办的还是自由恋爱的形式而形成的婚姻都是在宗教和社会认可下为经济、社会和繁衍后代的目的而结合的。在不同的社会中，婚姻、夫妻和家庭的内涵是截然不同的。婚姻一般被看成男女双方以经济或繁衍为目的而产生的具有社会性和宗教性的组合。夫妻关系则更加非正式化和意义广泛，我们能够辨认出两者的关系是结婚或者未婚、亲密或者疏远，而他们的结合则是由于一种或多种因素的关系。另一方面，家庭则是"具有生理上或心理上相关的人……通过历史、情感或经济纽带结合而成……自认为是家庭的一分子"（Gladding，2007，p.6）。这些关于婚姻、夫妻和家庭的定义考虑到最大限度的灵活性，可以包含其他多种多样的定义形式。

对心理咨询师来说，婚姻、夫妻和家庭心理咨询是一项热门的咨询话题。原因至少有三点：

其一，认识到家庭的运作机制会对人们产生直接的影响（Goldenberg & Goldenberg，2002）。例如，混乱家庭中的孩子通常由于缺乏秩序或处理事件的经验而导致难以与他人交往，而过度卷入型家庭中的孩子由于过度依赖父母或家庭其他成员而很难走出家门。

其二，婚姻家庭心理咨询具有吸引力是由于人们出于经济因素的考虑。当夫妻双方共同接受咨询时，家庭问题通常能够比较经济地解决。

其三，婚姻、夫妻和家庭心理咨询内在的魅力让它颇具吸引力，这要考虑多方面的因素。心理咨询师在处理婚姻、夫妻和家庭心理咨询时要时刻保持心理上甚至是身体上的持续活跃，当咨询过程中出现好转时，咨询师会产生成就感并为之兴奋。因此，婚姻、夫妻和家庭心理咨询吸引着大量想致力于愿意运用各种有效方式去解决错综复杂问题的临床医师。

本章通过回顾婚姻、夫妻和家庭心理咨询组织机构和相关研究来探究婚姻、夫妻及家庭心理咨询的起源和发展，同时也介绍了家庭的生命周期、家庭咨询与个体咨询和团体咨询的区别，以及从初次访谈到结束咨询的整个咨询过程。

## *377* ■ 家庭生活的变换形式

目前，社会对婚姻、夫妻和家庭心理咨询的强烈兴趣部分是由于第二次世界大战以来美国家庭生活的快速变化。在战前出现的、现在依然存在的两种家庭形式，仍主导美国的家庭文化生活：

● 核心家庭（nuclear family），包括一对夫妇及其子女。

● 多代家庭（multigenerational family），包括子女、父母及其祖父母至少三代以上的成员。有时也包括未婚的亲属，如叔叔和阿姨。

在战后，日益上升的离婚率使得两种家庭形式得以流行：

● 单亲家庭（single-parent family），包括父母（亲生父母或养父母）中的一方以及孩子，他（她）要单独照看自己和养育孩子。

● 再婚家庭（如混合、继父母）（remarried family），双方组建的家庭，其中至少有一方结过婚或育有孩子。

除了上述的几种家庭形式外，自1950年以来由于社会形态和人口统计学的变化而催生了一些新的家庭形式的产生，这些形式得以发展并得到认可，尤其是：

● 双职工家庭（dual-career family）——夫妻双方都尽职地工作并拥有高度的责任感。

● 丁克家庭（childless family）——夫妻双方考虑不生育孩子或双方由于偶然或生理因素而无法生育。

● 老龄化家庭（aging family）——一家之主中的一个或双方达到65岁或以上。

● 同性恋家庭（gay/lesbian family）——夫妻双方是同性，他们有或没有孩子。孩子是早期家庭婚姻生活中带来的，或通过人工授精或领养的方式获得。

● 多元文化家庭（multicultural family）——夫妻双方来自不同的文化背景，有或没有孩子。

在21世纪夫妻和家庭已发生很大的变化。选择走入婚姻的人们每天都面临着干扰他们注意力的一系列的经济、社会和急速发展的冲击，他们也可以从中获得些许回报，如满足生理需要、获得物质和精神支持等。婚姻、夫妻和家庭生活中的问题和影响纷繁复杂，专业的婚姻家庭心理咨

询师必须了解其问题的难度及其解决的可能性，同时还必须准备好去处理家庭面临的持久性的或

暂时性的极其难处理的变故（Napier，1988）。

 **个人反思**

　　你生长在什么类型的家庭中？这种家庭类型的优势和劣势是什么？如果可以选择，你会选择上述哪种家庭类型，为什么？

## 婚姻、夫妻与家庭心理咨询的开端

*378*

　　婚姻、夫妻和家庭心理咨询专业出现相对较晚（Framo，1996）。它的真正起源可追溯至 20 世纪 40 年代和 50 年代早期，真正发展于 20 世纪七八十年代（Nichols，1993）。有趣的是，随着婚姻、夫妻和家庭心理咨询的兴盛，紧接而来的是美国早期家庭形式、结构和焦点的巨大变化（Markowitz，1994）。在这一部分，我们将介绍影响其发展的几大趋势和代表人物，包括一些当代的领袖人物。

### 趋势

　　第二次世界大战后，美国政府经历了从战争到和平的重整，这次重整除了使美国家庭的类型增多，也表现出了对美国家庭产生重大影响的三大趋势（Walsh，1993）。第一个趋势是离婚率的急剧上升，几乎与 1946 年开始的婴儿潮同步。在当时离婚率仍然很低，之后就急剧上升直到 1990 年才趋向平稳，它带来的影响至今仍未解决。如今有 50% ～ 65% 的已婚夫妇最终会选择离婚（Maples & Abney，2006；Whitehead，1997）。

　　第二个影响婚姻、夫妻和家庭心理咨询兴起的趋势是女性角色的变化。第二次世界大战后，更多的女性外出求职，她们不再只是家庭主妇而且成为家庭的支柱，60 年代的女权运动也促进了针对女性的新机会的发展。随着女性角色的传统期望被打破，就像任何重大社会巨变带来了难以处理的问题一样，所以在适应调整的过程中的夫妇双方都应该得到帮助。在 2007 年美国仍有 51% 的女性未婚。

　　第三是人们的寿命不断延长，这也使得婚姻、夫妻和家庭心理咨询与美国大众关系更密切。夫妇双方会发现他们比历史上任何一个时期与同一

伴侣生活的时间都长（Maples & Abney，2006）。因为以前无例可鉴，所以很多人不确定如何与他们的配偶、伙伴或子女相处。

　　由此，为了帮助受到这些变化所影响的家庭、夫妻和个人，将研究者、心理咨询实践者和理论家联合起来就显得尤为必要，他们致力于开辟一条新的道路以帮助众多夫妇和家庭。

### 家庭治疗的先驱与当代领导者

　　从第二次世界大战后期到现在，众多的专业人士致力于推进婚姻、夫妻和家庭领域的发展，这里只能介绍其中的一部分。他们包括具有说服能力的个人风格的内森·阿克曼（Nathan Ackerman）和弗吉尼亚·萨提亚（Virginia Satir），其他的像萨尔多瓦·米纽庆（Salvador Minuchin）和约翰·戈特曼（John Gottman），也因其进行的研究而受人关注。

*379*

　　纽约的精神分析师内森·阿克曼（1958）尤其重视将疗法、精神分析和家庭完美结合。在阿克曼之前，精神分析师有目的地排除了在个体治疗中的家庭成员的因素，因为害怕治疗会受其干扰，而阿克曼将精神分析的理论应用于家庭治疗中，使得家庭治疗在精神病学专业领域受到尊重。

　　与阿克曼同时出现的还有另外两位先驱：弗吉尼亚·萨提亚和卡尔·惠特克（Carl Whitaker），他们都富有个人特色并且引人注目。萨提亚是一位思维清晰的作家和主持人，而惠特克则是一位批评家，他不拘泥于固定的咨询形式而富有创造性，例如在会谈中他可能会引导来访者睡觉和做梦，以此来激发来访者和家人就婚姻和家庭领域的问题进行深入的思考和讨论。

　　杰伊·黑利（Jay Haley）可能算做早期的家

庭治疗中的主要人物，然而他的观点大多来自于米尔顿·埃里克森（Milton Erickson），并且又加入了自己的理解，并坚持不懈地增强这一领域中早期家庭心理咨询师间以及各种发展观点间的交流。黑利也在发展策略派家庭治疗和影响结构派家庭治疗方面发挥着重要作用。

其他的先驱者进行团体研究，他们主要就家庭动力学和精神分裂症病因学领域进行了一系列探索性研究，例如其中一个是加利福尼亚帕诺阿尔托的格里高利·贝特森（Gregory Bateson）研究小组（Bateson, Jackson, Haley & Weakland, 1956），另一个是在美国国家精神卫生研究院（National Institute of Mental Health, NIMH）的莱曼·温（Lyman Wynne）研究小组（Bowen, 1960; Wynne, Ryckoff, Day & Hirsch, 1958）。他们发现当一个家庭成员被诊断为精神分裂症时，夫妻和家庭将会如何运作。贝特森研究小组提出了一些有趣的概念，例如双重束缚（double bind），即当一个人同时接受两个相互矛盾的信息，而且不能两个同时接受时，就会产生一些身体和心理的症状以缓解紧张和逃避冲突。鲍恩以代际的相互影响为基础发展了他的系统家庭治疗法，创造了一个当今广泛流行的临床工具——家谱图（运用数字、线条和文字描述一个家庭三代的谱图，使家庭成员之间的关系清晰明了）。

特别是 20 世纪 60 年代的团体运动，对夫妻和家庭心理咨询的出现产生了重要的影响。一些实践者像约翰·贝尔（John Bell）（例如，Bell, 1975, 1976）开创了以团体的形式进行家庭治疗（Ohlsen, 1979, 1982）的方式。从 60 年代起，一些其他国家的治疗师也对婚姻、夫妻和家庭心理咨询产生了重要的影响，其中包括结构派家庭治疗的创始人萨尔多瓦·米纽庆、策略派家庭治疗形式之一的米兰模型的创始人马拉·萨尔维尼·帕拉佐里（Mara Selvini Palazzoli）、当代叙事疗法的创始人迈克尔·怀特（Michael White）和戴维·艾普斯顿（David Epston）。

近年来这个领域又受到史蒂夫·狄沙舍（Steve deShazer）和比尔·奥汉隆（Bill O'Hanlon）引导的中西部潮流的影响。他们发展了短程家庭治疗，强调了家庭问题解决的方法和可能性。另外，莫尼卡·麦戈尔德里克（Monica McGoldrick）（McGoldrick, Giordano & Pearce, 1996）强调了在家庭治疗中多元文化因素和背景的重要性，包括遗传性文化（inherited cultures，如种族、民族、宗教、生育高峰出生者群体）和习得性文化（acquired cultures，习得的习惯，如如何作为一位心理咨询师）（Markowitz, 1994）。贝蒂·卡特（Betty Carter）与其他一些研究者关注于性别因素，如权力结构的重要性，在心理咨询中的觉醒。最后一些杰出的研究者如约翰·戈德曼和尼尔·杰克逊（Neil Jacobson）试图帮助来访者理解婚姻、夫妻和家庭中的动力学的问题，特别是关于家庭暴力以及婚姻关系的相关因素（Peterson, 2002）。

## ■ 学会、教育和研究

### 学会

四大主要的专业学会吸引着从事婚姻、夫妻和家庭心理咨询的临床医师。

● 美国婚姻和家庭治疗学会（American Association for Marriage and Family Therapy, AAMFT）创建于 1942 年，是目前最大、历史最悠久的心理学会。

● 作为美国心理咨询学会的一个分会，国际婚姻及家庭心理咨询师学会（IAMFC）是第二大组织，建立于 1986 年。

● 第三大学会是美国心理学会的一个分会，第四十三分会（家庭心理学），创建于 1984 年，包括从事夫妇和家庭治疗方面的心理学家。

● 第四大学会叫做美国家庭治疗学会（American Family Therapy Association, AFTA），成立于 1977 年，被称为高级人士学术交流的殿堂（Gladding, 2007）。

### 教育

美国婚姻和家庭治疗学会与国际婚姻及家庭心理咨询师学会都为培训夫妻和家庭心理咨询的专业人员制订方案。美国婚姻和家庭治疗学会的标准由婚姻和家庭治疗培训质量鉴定委员会（Commission on Accreditation for Marriage and Family Therapy Education, CAMFTE）制定并接受其监管，国际婚姻及家庭心理咨询师学会准则由咨询及相关教育项目资格认定委员会制定并通过。尽管在具体内容和课程顺序上存在争议，但要成为一位婚姻、夫妻和家庭心理咨询师或治疗师，必须达到硕士水平（见表 16—1）。

### 研究

不考虑专业机构和课程背景，专业人员对婚姻和家庭心理咨询如此感兴趣，主要是由于社会对本专业的需求以及该领域本身的基础研究。戈尔曼和尼斯肯（Gurman & Kniskern，1981）报告说，心理咨询师处理的案例问题中大约有 50% 是婚姻和家庭问题。失业、不良学业表现、配偶虐待、抑郁、反叛及自我概念等问题，只是众多问题中的一部分。个体的发展与家庭和职业密切相关并相互影响（Okun，1984）。任何一方面都会以一种系统的方式影响另一方面问题的解决。布拉彻（Bratcher，1982）通过评论家庭发展和职业之间的关系来建议那些专业的心理咨询师要将家庭系统理论运用于个体寻求工作方面的咨询。

**表 16—1　咨询及相关教育项目资格认定委员会认证与美国婚姻和家庭治疗学会认证硕士学位课程举例**

| CACREP 课程 | AAMFT 课程 |
| --- | --- |
| 人类成长与发展 | 家庭儿童发展简介 |
| 社会和文化基础 | 婚姻与家庭系统 |
| 助人关系 | 家庭/儿童发展导论 |
| 团体 | 婚姻/家庭功能失调 |
| 生活方式和职业发展 | 超常儿童发展 |
| 评定与评价 | 婚姻/家庭评估 |
| 研究与评估 | 儿童/家庭研究方法 |
| 专业定位 | 家庭专业问题 |
| MFT 的理论课程 | MFT 理论 |
| MFT 的技术与治疗 | 婚姻/家庭咨询前实习 |
| 临床实习/实践 | 临床实习 |
| 物质滥用治疗 | 人类性行为 |
| 性 | 论文 |
| 选修科目 | 选修科目 |

资料来源："The Training of Marriage and Family Counselors/ Therapists: A 'Systemic' Controversy among Disciplines," by Michael Baltimore, 1993, *Alabama Counseling Association Journal*, 19, p. 40. Copyright 1993, Alabama Counseling Association. Reprinted with permission.

一些专家包括多赫提和西蒙斯（Doherty & Simmons，1996）、戈尔曼和尼斯肯（Gurman & Kniskern，1981）、哈伯（Haber，1983）、皮恩索夫和温（Pinsof & Wynne，1995）、沃尔曼和斯蒂卡尔（Wohlman & Stricker，1983）的研究报告了一些有趣的发现。

第一，对于多数求助者的问题，家庭心理咨询干预会和个体心理咨询干预同样有效，而且会使治疗变化的效果更长久和稳固。

第二，咨询的方法（如运用结构—策略派家庭疗法来治疗物质滥用者）会比其他的方法更为有效。

第三，父母双方，尤其是不抱怨的父亲的参与会大大提高咨询成功的可能性，同样，夫妻双方共同参与咨询的效果是只有一方到场的近两倍。

第四，如果婚姻和家庭心理咨询不是夫妻双方或整个家庭共同参与，那么效果会大打折扣，还会使问题更加严重。

第五，接受婚姻、夫妻和家庭心理咨询服务的当事人对咨询抱有很高的满意度，有超过 97% 的来访者认为服务在好与优之间。总之，关于婚姻和家庭心理咨询争论的结果认为咨询是有效的，这种形式的治疗有其自身的逻辑性、高效、满意度高且经济适用。

| 案例 | 沙斯塔（Shasta）寻求婚姻咨询师的帮助 |

沙斯塔生活在一个单亲家庭，经常身无分文。因此她学会了储藏食物和任何有价值的东西。之后，她嫁给了非常有钱的麦克斯（Marcus），但她仍然在屋子里储藏物件以至于家庭人际关系紧张。沙斯塔最后意识到她需要一位婚姻和家庭心理咨询师的帮助。你认为这样的心理咨询师能帮助她解决问题吗？如果可以，那怎么帮助？如果不可以，为什么？

382

## ■ 家庭生活和家庭生命周期

家庭生活以及家庭生命周期的成长发展是婚姻、夫妻和家庭心理咨询的核心。家庭生命周期（family life cycle）是指一个家庭随着时间的推移所经历的各个阶段。这些阶段有时与个人的生命周期是平行同步的，但通常具有独特性，这是由于涉及家庭人口数量以及需要完成的任务不同。贝克瓦和贝克瓦（Becvar, 2006）总结了家庭从独立到退休的九个发展阶段（见表16—2）。

表16—2　　　　　　　　　　　　　　　　　　家庭生命周期阶段

| 阶段 | 情感 | 阶段—关键任务 |
| --- | --- | --- |
| 1. 独立 | 接受父母—子女分离 | a. 与原生家庭分化<br>b. 发展人际关系<br>c. 开始职业生涯 |
| 2. 新婚 | 对婚姻的承诺 | a. 建立婚姻系统<br>b. 接纳配偶的家庭和朋友<br>c. 调整职业要求 |
| 3. 养育孩子 | 对新成员的接纳 | a. 为孩子调整婚姻系统<br>b. 扮演父母角色<br>c. 接纳祖父母角色 |
| 4. 孩子上学前 | 接纳新人格 | a. 调整家庭满足孩子需求<br>b. 处理家庭资源紧张和隐私减少的问题<br>c. 抽时间享受夫妻生活 |
| 5. 学龄儿童 | 允许孩子在家庭之外建立人际关系 | a. 拓展家庭/社会互动<br>b. 鼓励孩子学业进展<br>c. 处理增加的事情和时间分配的问题 |
| 6. 青少年 | 增加家庭的灵活性<br>包容孩子的独立性 | a. 保持父母和孩子间的关系平衡<br>b. 调整中年期的职业和婚姻事件<br>c. 给予老人更多关心 |
| 7. 聚散中心 | 接受家庭人员离开和进入 | a. 接受成年孩子工作、上学和结婚<br>b. 维持家庭基础来源<br>c. 接受成年孩子偶尔回家 |
| 8. 中年期 | 孩子离开家庭<br>独立面对生活 | a. 重新协调婚姻关系<br>b. 欢迎孩子的配偶及其孩子回家<br>c. 处理自己父母年老的问题 |
| 9. 退休 | 接受退休和年老 | a. 维持自己和配偶的社会功能<br>b. 支持中年—代子女<br>c. 处理父母及配偶的死亡<br>d. 结束或适应家庭生活 |

资料来源：From *Family Therapy：A Systematic Integration*（pp. 128-129），by Dorothy Stroh Becvar and Raphael J. Becvar. ©1993 by Allyn & Bacon. All rights reserved. Reprinted with permission.

*383*　　　一些家庭和家庭成员大部分会"准时"完成每个阶段的关键性任务，遵循家庭生命周期和自身的生长周期。如果是这样，一种幸福感就会实现（Carter & McGoldrick，1999）。不考虑时间的问题，所有的家庭都必须处理好家庭凝聚力（family cohesion，情感联系）和家庭适应力（family adaptability，灵活应对及适应变化的能力）这两方面的问题。奥尔森（Olson，1986）在婚姻家庭系统的环形模型中又把这两个维度各分为四个层次（见图16—1）。"这两个维度呈曲线形，如果两个维度得分很高或很低就意味着家庭机能失调，而平衡型的家庭机能则会正常运作。"（Maynard & Olson，1987，p.502）

　　　运作正常、幸福美满、有凝聚力的成功的家庭不仅生活和谐，家庭成员还能够承担责任、欣赏对方、共同协作、有效交流，这还需要高水平的宗教和精神取向，能够有效处理安乐生活中的突发事件

（Stinnett，1998；Stinnett & DeFrain，1985）。

　　　威尔科克森（Wilcoxon，1985）认为婚姻、夫妻和家庭心理咨询师应该意识到个体发展的任务应与家庭周期的发展阶段相适应。只有心理咨询师意识到个体和家庭是一个整体，他们才能真正认识到一些个体的症状，如抑郁（Lopez，1986）、生涯犹豫者（Kinnier，Brigman & Noble，1990）和物质滥用（West，Hosie & Zarski，1987），是与他们的家庭结构和运作机制紧密相连的。因此，以上的这些分析都应该包含在治疗计划之中。

　　　在评估家庭模式和个体心理健康状况时，基于家庭形式和发展阶段的评估是至关重要的。为了促进这个过程，卡特和麦戈尔德里克（1999）为传统型家庭和非传统型家庭提出了多套发展任务，如单亲家庭或混合家庭。需要指出的是，不能因为非传统型家庭特殊而将其视为病态的模式，它们只不过遵循着一种不同的成长发展模式。

*384*

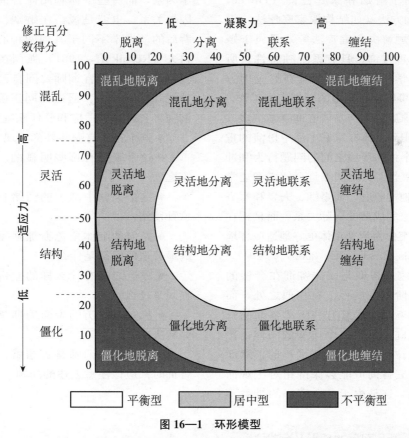

**图 16—1　环形模型**

　　资料来源：From Prepare/Enrich，Inc.，David H. Olson，president，Minneapolis，MN. © 1979（rev. 1986）. Reprinted with permission.

　　　鲍恩（1978）建议，任何类型的家庭都可以用诸如缠结关系（enmeshment）和三角关系（tri-

angulation）来描述家庭功能的失调（缠结关系是指成员之间过分依赖或成员未分化成独立的自我

主体。三角关系是指由于第三人的卷入而导致家庭联盟情况，即处在三角关系中的个体被另外两个人拉向两个不同的方向）。资深的心理咨询师都能明确在家庭治疗中应该如何、在哪里、何时和

是否进行干预，而很少错失机会（如忽视家庭成员参与咨询的过程）和过分热情（过度表达自己）（Gladding，2007）。

 **个人反思**

在原生家庭中你最亲近谁？最疏远谁？是什么让你们亲近？是什么让你们疏远？

## 婚姻、家庭咨询与个体、团体咨询

婚姻和家庭咨询与个体或团体咨询之间存在着相似点和不同点（Gladding，2007；Hines，1988；Trotzer，1988）。最大的相似之处体现在理论上，有些运用于个体或团体心理咨询的理论（如个人中心疗法、阿德勒疗法、现实疗法及行为主义疗法）也可用于婚姻和家庭咨询（Horne，2000）。另一些咨询方法（如结构派家庭疗法、策略派家庭疗法、问题解决家庭疗法等）只属于婚姻、夫妻和家庭心理咨询，具有系统独特性。所以心理咨询师必须学习这些理论及其新的应用方法，从而更好地从事婚姻和家庭的心理咨询工作。

婚姻、夫妻和家庭咨询与个体咨询有着很多共同的假设。如都认识到个体在家庭生活中扮演的重要角色，共同关注个体与环境之间的问题行为和冲突，两者都具有发展性。其不同点是个体咨询通常只关注个体而忽视他的家庭，而婚姻、夫妻和家庭咨询通常要考虑到家庭成员的人际关系，而且把在家庭中解决个人冲突作为帮助个体更好地适应环境的一种方式（Nichols & Schwartz，2006）。

婚姻、夫妻和家庭咨询与团体咨询在会谈的组织、基本动力和阶段发展性上有相似之处，而且两者都强调人际互动。尽管有些团体咨询的知识非常有用，但家庭并不是一个典型的团体，比如说家庭成员在地位和权力上是不平等的。然而在处理事件上，家庭咨询可能会保持相对主观而团体咨询更加客观，这是由于一个家庭的维系不

仅限制在时间上，而且因性别角色和历史性的关联导致家庭成员比任何团体成员背负更多的情感负担（Becvar，1982）。尽管家庭是个团体，但只运用团体咨询理论来工作是远远不够的。

最后，婚姻、夫妻和家庭咨询主要强调动力学因素，而一些个体和团体咨询则强调的是线性因果关系。也就是说，在婚姻、夫妻和家庭咨询背后的动力学不同于其他两种心理咨询。雷斯尼科夫（Resnikoff，1981）强调在个体咨询转向家庭咨询时，心理咨询师要问自己是否理解了家庭功能和家庭动力。通过询问正确的问题，心理咨询师将会越来越适应和胜任家庭咨询这份工作。

● 这个家庭有哪些外部表现？

● 这个家庭有哪些明显的、重复的、无效的家庭秩序？

● 这个家庭中基本的情绪状态是什么？谁有这种情绪？

● 是何种个体角色在加强家庭阻抗？这个家庭最普遍的防御是什么？

● 成员之间有什么样的差别？亚群体之间的界限是什么？

● 家庭正经历的生命周期是哪个阶段？有哪些解决的方法？

无论心理咨询师是否结婚，在处理家庭心理咨询时都应该注意上述的问题。

## 婚姻、夫妻和家庭心理咨询概述

### 婚姻和夫妻心理咨询

婚姻和夫妻心理咨询的先驱者不仅强调夫妻双方的共同参与，也注重夫妻双方的关系。新的观点认

为在这种关系中三个实体需要被考虑：两个独立个体和一对夫妇。因此，心理咨询师要让夫妻双方共同参与会谈，这是从开始一直延续到现今的做法。

一对夫妻进行婚姻和夫妻方面咨询的原因是多方面的，包括经济、孩子、忠诚、夫妻间交流及宽容等（Long & Young，2007）。任何一种原因都能充当夫妻双方来寻求帮助的动力。无需考虑是谁最初提出咨询，心理咨询师都应该尽可能从一开始考虑到让夫妻双方共同参与。惠特克（1977）指出，如果心理咨询师无法建构这种思想，他就不可能帮到求助者甚至会给他们带来危害。如果仅在一次或两次会谈中只接待配偶中的一位，也会增加另一位的阻抗和他的焦虑情绪。如果夫妻中的一方没有另一方的知识和支持而进行改变，冲突和矛盾必然还会发生。

威尔科克森和费奈尔（Fenell，1983）发展出一种独特的由治疗师写给来访者的信，此信件是向未参加咨询的一方解释婚姻心理咨询的过程，并且强调如果接受咨询时参与者只有一方时的危险。这封信由参与者带给未参与的一方，让他认识到夫妻双方共同参与治疗，成功的可能性会有所增加（见图 16—2）。

如果夫妻双方决定参与婚姻和夫妻心理咨询，心理咨询师可采用多种治疗方法。其中主要有五种方法：心理动力学疗法、认知—行为疗法、鲍恩系统疗法、结构—策略派疗法和理性情绪行为疗法（Jacobson & Gurman，2003）。这些咨询理论都有其长处，但是相对于家庭心理咨询而言，夫妻和婚姻心理咨询的基础理论就比较薄弱了。产生这种现象是有一些原因的，其中最主要的原因是：一直以来夫妻和婚姻心理咨询师只是实践者而不是研究者或作家。作为实践者的他们无法花太多时间和兴趣去定义和建立独特的心理咨询

---

（日期）

*387*

约翰·琼斯先生

史密斯路 111 号

某市，美国 000000

尊敬的琼斯先生：

正如您所知，您的妻子吉尔（Jill）就与您的婚姻关系中存在的问题向我们寻求心理咨询服务，然而据她所说您并不愿意参与此次的婚姻咨询的会谈。

作为一位专业的婚姻心理咨询师，我有义务告知你们只有一位参与咨询会带来的可能性后果。有研究显示，单方参与咨询会增加婚姻生活中彼此的压力和不满意度。换种说法，很多参加婚姻心理咨询的夫妻认为在咨询时夫妻双方的共同参与会减少婚姻的压力，增加婚姻的满意度。

这些发现只代表婚姻心理咨询研究的一般趋势而非绝对的，但对于您和吉尔来说，认识到只有吉尔参与咨询所带来的潜在的影响力是非常必要的。知晓了上述信息，您最好依据您心中所想做出一些行为。

待您郑重考虑后，我将会询问您和您的妻子吉尔关于以后会谈的选择，这样你们夫妻双方都会对对方的意愿有一个清晰的了解。

作为吉尔的家庭作业，我将要求你们在阅读这封信后在下述的空白处写下你们关于婚姻咨询中只有一方参与可能带来的潜在影响的理解。如果您有兴趣参与治疗，除了填写下面信息外，请联系我说明您的意愿。如果没有兴趣，请只填写信息，下次会由吉尔交还。感谢您的合作。

您最忠实的

治疗师×××

我们核实我们的签名，已讨论和理解了继续单方参与婚姻治疗可能带来的不良影响。

_____  _____
参与方　　　　　　时间

_____  _____
未参与方　　　　　时间

**图 16—2　致未参与配偶的信**

资料来源：From "Engaging the Non-Attending Spouse in Marital Therapy through the Use of a Therapist-Initiated Written Communication," by A. Wilcoxon and D. Fennel，pp. 199 – 203. Reprinted from Vol. 9，No. 2 of the *Journal of Marital and Family Therapy*. ©1983 by American for Marriage and Family Therapy. Reprinted with permission.

理论，而是去借鉴和修正已有的个体和家庭理论，到目前为止，婚姻和夫妻心理咨询都被认为是家庭心理咨询的分支。尽管如此，如今婚姻和夫妻心理咨询也逐渐成为一门重要的学科，而且关于这一领域的特殊的咨询方法也在研究之中（Jacobson & Gurman，2003）。

388

## 家庭心理咨询

有很多原因使得家庭心理咨询兴盛起来。通常，家庭中会有一个被确认的病人（identified patient，IP）即被看成家庭结构中问题的制造者，这就成为进行家庭心理咨询的原因。大部分的咨询实践者不认为问题源自家庭中的个人而认为应考虑整个家庭系统。偶尔，家庭心理咨询也会从个体咨询入手以期望个体的变化会对家庭产生影响（Nichols，1988）。

自 20 世纪 70 年代中期以来，家庭心理咨询迅速扩展，其中也包括了夫妻心理咨询的很多方面的发展。尽管少数家庭心理咨询师仍从因果线性或建构主义视角来从事工作，如行为主义治疗师、叙事或问题解决治疗师，但绝大多数心理咨询师并非如此。相反，大多数心理咨询师在一般系统框架内认为家庭是一个在特定的社会文化环境中随着家庭生命周期演变的开放式的系统。运作良好的家庭遵循着规则但又灵活地满足了家庭成员和外在社会的需求。家庭系统咨询师需要着重了解循环性因果关系，他们同时还强调下列概念：

● 非总和性（nonsummativity）。家庭总体大于各部分之和，这就需要检查整个家庭的动作模式而非特定个体单独的行为。

● 等效性（equifinality）。一因多果，一果多因。因此，一个经历着自然灾害的家庭会变得更加强大或虚弱，而健全家庭的背景可能各不相同。因此，治疗应该关注互动式的家庭模式而非特定的情境或事件。

● 交流（communication）。所有的行为都具有交际性，这就需要注意个人信息两个方面的作用：内容（content，实时信息）和关系（relationship，信息被怎样理解），即什么样的信息被怎样传递了。

● 家庭规则（family rules）。家庭功能的发挥是基于显现出来的和潜在的家庭规则之上的，家庭规则传递着对个体角色的期望以及指导家庭生活的方式。大部分的家庭都有一套可预测规则，即冗余度原则（redundancy principle）。为了帮助家庭改变功能失调的运作方式，家庭心理咨询师应帮助他们确定和扩展其家庭运作的规则。

● 形态变化（morphogenesis）。家庭有能力为适应内外因素的变化而调整家庭功能，这个过程被称为形态变化。形态变化通常需要第二层的变化（做出全新反应的能力）而不仅是第一层次的变化（继续做更多先前从事的工作）（Watzlawick et al.，1974）。仅仅去谈论希望改变的愿望是不够的，还需要家庭成员尝试一些新的行为方式。

● 自我平衡（homeostasis）。像生物有机体一样，家庭总有一种保持稳固平衡的趋势，除非有外力强迫它变化。当一个家庭成员打破了这种平衡时，其他成员就会很快以负反馈的形式恢复这种平衡。就像暖气锅炉一样，当室内低于一个设定的温度时，它就会自动供暖；一旦温度达到，它又会停止供暖。有时自我平衡可以帮助家庭完成生命循环的目标，但在通常情况下它会阻碍家庭过渡到下一个发展阶段。

389

那些使用家庭系统理论方法的咨询师通常会依据上述列举的概念工作。例如，如果家庭规则比较隐蔽并且会引起混乱，心理咨询师就需要帮助家庭制定一些明朗而清晰的规则。所有的家庭成员都需要参与这个过程，这样交流渠道才会被打通。通常家谱图可以帮助家庭成员和心理咨询师探究给现在的家庭带来影响的家庭功能代际模式（McGoldrick，Gerson & Petry，2008）。

家谱图应该包括三代家庭系统，除包括一些基本信息，如当前的年龄和职业外，还包括成员的姓名、出生日期、结婚、分居、离婚等情况。家谱图还可以被用于多元文化背景下，用来估计影响家庭成员行为的世界观和文化因素（Thomas，1998）。总之，"家谱图是促进家庭系统思维的一种有效的且对个人有意义的策略"，尤其是对于那些刚进入咨询的家庭和刚参加家庭心理咨询工作的心理咨询师来说更有意义（Pistole，1997b，p. 399）。

## 婚姻、夫妻和家庭心理咨询过程

进行婚姻、夫妻和家庭心理咨询有一些前提条件。一是从事咨询工作的人员自身心理健康并且能够很好地理解他们的原生家庭。这样心理咨询师可以更加关注来访者的家庭而不会受到自己未被解决的家庭问题的干扰。

第二个前提是心理咨询师在治疗过程中不能过分强调或低估一些可能的方面和干扰（Gladding，2007），也就是说心理咨询师必须时刻保持行为的平衡。这个过程意味着心理咨询师不必过分关注于让家庭成员开心而应该运用委婉的方式邀请成员参与治疗。

第三个前提是心理咨询师要制订治疗计划（battle for structure，即建立使咨询顺利进行的参量），同时还需激起家庭成员的主动性（battle for initiative，即有做出改变的动机）（Napier & Whitaker，1978）。一旦制订治疗计划，心理咨询师就要告知来访者咨询的一些事项，包括一些重要而琐碎的问题，如咨询的时间安排、多久一次、谁应参加咨询等。一份好的计划还应包括心理咨询师和参加咨询的夫妻或家庭共同签订的公开声明。治疗过程必须由夫妻和家庭发起，一旦心理咨询师在倾听之后，并概括了一些可能完成的任务，夫妻双方和家庭成员通常会齐心协力去完成共同的目标。

第四，家庭心理咨询师应能从问题产生的背景来看待当前家庭中出现的问题。因此，心理咨询师要熟知生活的多样性，拥有一些生活经验，包括在逆境中处理中毒或对抗状况的经验。心理咨询师可以带着这些技能和洞察力去更好地理解当一对夫妻或一个家庭面对不同的生命阶段、文化规范或特定情境时，他们为何会变得齐心协力或分崩离析。

### 会谈前准备

在进行夫妻或家庭会谈之前需要做一些准备工作。一是通常要了解来访者对会谈和治疗的意愿。打电话来寻求治疗的来访者所说的理由是或不是其他成员想或不想咨询的原因。不管怎样，心理咨询师都必须仔细倾听来确认重要临床信息，如来访者对问题的简要描述和一些事实信息，如

来访者姓名、地址和电话号码。在搜集信息时，心理咨询师应掌握传递来的信息及其隐含的信息，这样心理咨询师就可以对一些问题做出初步的假设，这些问题是与来访者家庭相关的并正处在某一特定家庭生命阶段和文化背景下的一般性家庭问题，如有青少年的家庭一般会存在边界问题；然而处理传统的意大利家庭事件和传统的英国家庭事件的方式大不一样。但无论如何，在初次电话访谈后，心理咨询师应对咨询工作进行下一步的安排。

### 初期访谈

研究表明，初期的几次会谈对于心理咨询师是否能够成功地与咨询对象建立良好的关系至关重要（Odell & Quinn，1998）。因此，好的开始尤为重要。其中一个有效的方法是心理咨询师与咨询中的每一个个体、每对夫妻和每个家庭建立良好和谐的咨询关系。这种相互信任、彼此分享的工作关系被称为治疗联盟（therapeutic alliance）。治疗联盟可以通过以下的方式发挥作用：

● 维护（maintenance）——心理咨询师肯定或支持夫妻或家庭成员的立场；

● 追踪（tracking）——心理咨询师通过一系列清晰的问题来追踪事件发生的前因后果；

● 模仿（mimesis）——心理咨询师采用来访的夫妻或家庭所用的交流方式，比如对气氛轻松的夫妻或家庭采用愉快的方式交流，对气氛沉重的夫妻或家庭采用严肃的方式。

在建立治疗联盟时，对于心理咨询师来说，努力使夫妻、家庭成员就现在的问题、人物或情况发表看法是非常重要的，这种个人观点被称为架构（frame）。心理咨询师可以挑战他们的个人观点以使他们更清晰地了解在家庭关系中正在发生着什么或使他们就当前的情境做出不同的选择（即重新架构）。

在初次会谈中，心理咨询师也是一位观察者。他会发现一种现象叫家庭舞蹈（family dance），这是家庭成员在言语或非言语水平上的一种交流方式（Napier & Whitaker，1978）。如果心理咨询师开始并没有发现也不必太担心，因为这种方

式会重复出现。在观察家庭舞蹈时一定要注意是否有某些成员和某位成员一直在做替罪羊（即应对家庭问题负责的人），例如家庭总是指责青少年孩子是个懒惰的问题制造者，原因是他总是起床很晚，而外出和朋友玩耍又被指责为顽皮。尽管孩子真会制造一些麻烦，但他很可能不是家庭问题产生的主要原因。因此，心理咨询师要深入追问和对峙关于问题来源的看法。

391　　对于家庭中正在发展的事件进行明确界定或澄清的一种方法是问一些循环问题（circular questions）。问题的重点关注于家庭间的人际交流以及成员间的不同点。例如在处理家庭问题中，父亲会被问到当女儿和母亲有言语冲突时，女儿的反应情况、家庭成员及父亲本人的反应情况。这个策略能够帮助心理咨询师和家庭成员更好地看清家庭生活中的动力学，从而减轻被认为是麻烦制造者的压力，同时也可以帮助心理咨询师及家庭

看到家庭中是否出现了三角关系（即第三者和团体介入两者之间的冲突，如当母亲与女儿争论时，母亲会列举其丈夫对她的支持）。

除了上述内容之外，还有一个重要的方面是心理咨询师应不断发展对夫妻和家庭行为方式做初步判断的能力（如谁跟谁讲话，谁坐在谁的旁边），这样心理咨询师就可以判断家庭边界的维度了（即区分那些要求亲密和给予关心的成员与具有侵犯行为的成员，就像父母会为孩子说话，也会为自己说话）（Worden，2003）。家庭中的亲密和权力问题也可以被确立了。最终，通过会谈的观察和交涉，心理咨询师变得习惯于夫妻或家庭的内部动力学，这种内部动力学通常与会谈的内容同等重要，从长远来看会更甚于会谈的内容。

总之，在初次会谈中，心理咨询师评估了家庭的运作方式，明确如何帮助家庭顺利地运作，还制定了暂时的目标以及约定下一次会谈的内容。

| 案例 | 克莱欧接到一个来访电话 |
| --- | --- |

克莱欧（Cleo）已经在家庭服务中心工作一段时间了。下午两点时她接到一位发狂的母亲的来电，这让她意识到抓住细节的重要性。那位母亲海伦娜（Helena）边哭边告诉克莱欧，由于家庭中出现了虐待，她想为她的家人预订会谈。克莱欧经仔细询问后发现在她的家庭中并没有出现直接的危险，但仍感觉到有什么地方不对劲。然后克莱欧记录了这个家庭成员的姓名、家庭住址、家庭成员间的关系及其他的一些细节，最后她告诉海伦娜："明天上午9点可以在办公室接见你的家庭。"而海伦娜回答："我希望你可以帮助我修理他们。"克莱欧意识到发生了什么，海伦娜并不打算参与会谈，而只是想让她的家人来接受心理咨询师的"修理"。

基于海伦娜的做法你会做何反应？你期待这样做会带来什么？如果家庭的其他成员不参加会谈会带来哪些问题？

## 中期咨询

392　　中期的心理咨询包括从初次会谈到结束会谈中的一系列会谈。如果家庭成员有意愿做出改变，那么中期的治疗就是他们最可能改变他们自己的时机。

在这一阶段，夫妻双方和家庭会做出一些表面上的改变，这一改变称为初级变化（first-order change）。举例来说，父母未经过讨论就自作主张将晚上睡觉的时间向后推迟一小时，而没有考虑到女儿能否对自己的行为负责。次级变化（second-order change）是与前者不同的一种结构性变化，是在咨询指导下所期望发生的变化。举例来说，让一个苛刻专制的家庭变成民主的家庭，这就需要通过公开的讨论、考虑到每个成员的意见后再让家庭接受这个新的家庭互动的规则（Wat-

zlawick et al. ，1974）。

在促进夫妻关系和家庭的转变时，心理咨询师要时刻在心理上、言语上和行为上保持积极的态度（Friedlander，Wildman，Heatherington & Skowron，1994），同时要确保家庭成员能意识到只改变认知是无法产生变化的，还需要通过实际的行动。另外，在心理咨询中期过程中，如果有必要，心理咨询师要将家庭与合适的机构联系起来。例如，在处理家庭事件时，如果其中一位或几位家庭成员为酗酒者，那么心理咨询师就要让他们了解匿名戒酒者学会（Alcoholics Anonymous，AA）（个体间相互帮助远离酗酒的组织）、成年人匿名戒酒者学会（AL-Anon，成年人解决酗酒问题的自助组织）和青少年匿名戒酒者学会（Alateen，匿名戒酒者学会为青少年开设的相似的自助组织，

成员年龄通常在 12～19 岁）的有关信息。

在心理咨询的中期，咨询师要时刻关注夫妻关系或家庭正在发生的变化。通常家庭成员会先做出一些简单的变化，因此，如果治疗对家庭成员产生了任何效果，那么心理咨询师就必须敦促他们做出更大的改变，主要是在认知、情感反应和行为上的改变（Worden，2003）。有时候，可以通过直接的方式敦促求助者，而有时候需要借助心理咨询师运用幽默的方式来完成，当然这要建立在心理咨询师在早期已获得家庭成员信任的基础上。下面是一则在处理母亲和女儿关系咨询时运用幽默方式的案例。

> 母亲对女儿：如果再那样做我会被气死的。

> 女儿对母亲：你不会的，你只是想让我感到内疚。

> 心理咨询师：听起来你的做法曾经有效过。

> 女儿：是的，但她从未被气死，而每次都是我要疯了。

> 母亲：我告诉你，你再做一次，我真会被气死。

> 心理咨询师对母亲：您的女儿真的很厉害，她的一个行为就能让您结束掉生命呢。

> 母亲（戏剧性地）：是的。

> 心理咨询师对女儿：你说过你很爱你的母亲。

> 女儿：是的，但我很厌烦她对我所做之事的反应，真是太夸张了。

> 心理咨询师对女儿：但是你的母亲说你厉害到气死她呢，你爱你的母亲，我知道你不会那样做的。然而既然你有这么大的能力，我想你是否考虑到稍稍温和一点就可以麻痹她的一只胳膊。

> 母亲：什么？

> 女儿（笑了）：好主意，这样她就不会唠叨而给我们谈话的机会了。

> 心理咨询师（对母亲和女儿）：或许现在有一个机会，如果我们能够处理得当，就不会有人要忍受身体上的痛苦了。

在这个案例中，心理咨询师通过严肃又稍带点幽默的方式来应对需要解决的权力问题，这种方式吸引了两位参与者的注意，打破了功能失调的模式，为真正的对话和互动创造了新的机会。

除了上述的方法外，心理咨询师还必须寻找到稳定变化的证据，如夫妻双方或家庭成员能够通过一些微妙或明显的方式来协调彼此，例如坐座位的方式、家庭成员互相的称呼，甚至在与他人交流中的声调的变化。这些都意味着某些永久性的变化对于这对夫妻或这个家庭来说正在发生，而这些变化是与治疗初期的表现截然不同的，如在与他人交流中他们的语调会由生硬锋利变为亲切温和。

### 个人反思

现在许多人都在使用手机，从他们的电话铃声中你注意到了什么？是愉快动人的铃声居多吗？能否将此与这个人和家庭成员的交流方式联系起来？如果你的铃声晦涩难听，接下来你会怎样做？

在婚姻、夫妻和家庭心理咨询的中期，心理咨询师不应该让咨询的进度超过来访者接受的程度。如果过快，咨询过程将会停止，因为来访者无法参与进来。因此，心理咨询师要时刻锁定任务和目标，以便保证平稳渐进地进行治疗。其中一种能帮助咨询夫妻和家庭时刻保持参与并取得进步的方式是让他们合作完成家庭作业（homework，在咨询会谈之外完成的一个任务，如开家庭会议）和心理教育任务（psychoeducational assignments，即阅读书籍或观看录像），这样他们就会学到更多的东西，促进互动。例如，咨询师可能会让家庭成员观看 20 世纪 60 年代的一部喜剧电影《亚当斯一家》（*The Addams Family*）中的某些片段，然后让他们就可怕的家庭现状来说出他们为何喜欢或不喜欢这部电影。这种方式会比其他方式给这个家庭带来更多的东西，会拉近家庭成员的心理距离，帮助他们看清他们是谁以及他们的所作所为。

### 咨询的终止

咨询的终止可能有些用词不当，因为"从

家庭系统的视角来看，心理咨询师和家庭的治疗关系确实结束了，但家庭系统仍在持续着"（Worden，2003，p. 187）。不管怎样，咨询的终止（包括随防）是夫妻和家庭治疗的最后一个阶段。

夫妻或家庭、心理咨询师，或者双方都可以最先提出终止咨询。并不是由一个人来开始这个过程，也不是只有一种方式来终止这个过程。然而，终止咨询不应太突然，也不能认为是治疗过程中的高潮部分（Gladding，2007）。相反，咨询的终止是心理咨询师与来访者之间咨询关系的结束，意味着咨询的目标已经完成。

因此，在终止咨询关系的开始阶段，心理咨询师和来访者都应问自己为什么要终止咨询。一个原因可能是这对夫妻或这个家庭已取得了足够大的进步，已经能够自行运作得比以前要好了，而且，每个人都同意咨询的目标已完成，继续下去会是一件浪费时间和精力的事。

无论为何种目的终止咨询，心理咨询师应确保对来访者完成的工作进行总结和庆祝（如果合适这样做的话），这样来访者会因为认识到自己的成绩而感到自己更加强大。除了总结以外，另一方面需要制定长期目标（long term goals），如建立一种和谐的家庭氛围，家庭中每位成员都能敞开心扉。这一过程可以使家庭成员思考一些东西并制订计划（有时需要心理咨询师的帮助）。很多时候终止会谈也包括可预见的反复（presicting setbacks），所以来访者不要因为未按计划达成目标而感到失望。

终止咨询的最后一部分是随访（follow up）（即在治疗之后会再观察一段时间）。随访传递着关心，让来访者知道他们可以重新回来咨询未完成的事情或其他的问题。受随访的夫妻或家庭会做到更好，因为他们意识到在家庭生活的内外他们取得的进步都会被一直关注着。

## 本章内容小结

美国家庭随着时间的推移已由几种主要的家庭形式转变为多种家庭并存的局面。这些变化是由一系列因素，诸如女权运动、全球区域战争和联邦立法等引起的，这些因素对已婚或未婚人士以及家庭都带来了巨大的影响。20世纪50年代以来，婚姻、夫妻和家庭心理咨询专业发展迅速，原因包括其理论的发展和咨询研究的有效性，同时也得益于大力的倡导和大量特殊而有效的治疗方法运用于不同的夫妻和家庭形式之中。进行婚姻、夫妻和家庭心理咨询领域的专业人员会被列入四大学会，大部分心理咨询师会加入国际婚姻及家庭心理咨询师学会（IAMFC），因为它隶属于美国心理咨询学会，还有一些心理咨询师会加入美国婚姻和家庭治疗学会（AAMFT）——它是最大的婚姻与家庭治疗学会。无论在哪种组织中，心理咨询师都应了解家庭生命周期以判断这个家庭问题是发展性的还是情境性的。除此之外，心理咨询师还要了解有关的系统理论（见第10章）以及夫妻和家庭系统运作的方式。

婚姻领域的咨询有时合并于家庭心理咨询模式之中，但专业人士要注意到咨询理论和咨询过程两者的不同。他们还需要认识到怎样运用个体或团体理论来补充家庭理论，有时还要将家庭心理咨询转为个体或团体咨询。最后心理咨询师要很好地掌握家庭心理咨询的过程——准备期、初期会谈、中期咨询、终止咨询以及各个阶段常用的技巧和重点。

总之，婚姻与家庭心理咨询是一种动力学的令人兴奋的助人方式。由于其咨询过程的复杂性，并不是每个人都适合从事这类心理咨询，但它确实是一件令人享受的事，并使社会上的人们获益。

## 问题讨论

1. 你最熟悉哪种家庭形式（如核心家庭、双职工家庭、混合家庭或多元文化家庭）？对家庭形式的了解会如何帮助或阻碍你从事夫妻或家庭心理咨询？

2．确定你处在家庭生命周期的哪个阶段？和你的同学谈谈依据家庭生命周期需要接下来的几年你会有何改变？

3．在家庭心理咨询中从事个体咨询或家庭心理咨询各有什么优劣？你认为只针对夫妻或家庭成员中的一个会有效吗？全班分成两组进行讨论。

4．你最喜欢咨询过程中的哪个阶段并觉得能够胜任？你所做选择的原因是什么？班级按相同观点分组，并向其他组说明你的理由。

5．研究一位婚姻、夫妻和家庭心理咨询领袖的贡献，他为后代留下了什么？他曾经倡导的咨询方法和技术今天是否仍在使用？

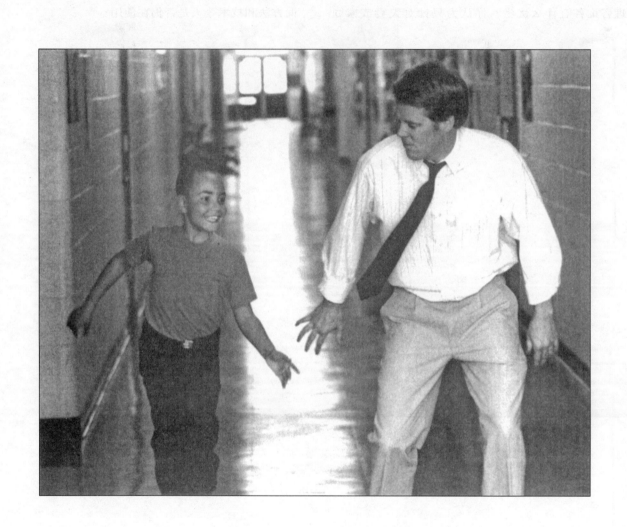

# 第17章
## 学校心理咨询

夏季来临的第一天，
放学铃响起之前，
我像一个七岁的男孩那样蹦跳着穿过大厅，
我的常春藤盟校领带飘扬在沉闷的空气中，
在我奔跑的时候带起了微风。
旁边触手可及的地方，
一个留着大卷发的一年级男孩
紧紧地追随着我的步伐，
他的身影铺在
清洁工刚打过蜡的地板上。
当我们停下来时，我要求他
"画一个绅士给我看"，
没有考虑蜡笔和纸张，
他害羞地来到我身边，
静静地给了我一个拥抱。

398  学校心理咨询涉及的领域很广，包括年龄、发展阶段、背景经历和问题类型（Baker & Gerler，2008；Cobia & Henderson，2007）。在美国，每年有 350 万儿童开始接受正规的学校教育，而更多的儿童会继续他们的学校生活。在这些儿童中，一部分是心理发育正常的孩子，他们做好了上学准备，他们有能力并愿意接受教育；而其他的儿童则由于生理、心理、文化或者社会经济等因素处于劣势。还有第三类儿童群体背负着创伤的负担，而这些创伤并不是他们自己的过错所造成的，如各种形式的物质滥用（Fontes，2002；Richardson & Norman，1997）。

同别的国家的学生一样，美国学生也要面对一系列会给他们造成暂时或永久性影响的复杂事件。酒精或其他物质滥用、家庭结构变更、自卑感、无望感、艾滋病、种族压力、犯罪和暴力、未成年怀孕、性别歧视以及知识爆炸等都会对孩子产生消极影响，其影响不分年龄和环境（Keys & Bemak，1997；McGowan，1995）。

学校心理咨询就是要解决这些问题。30 多年的研究得出的结论是，在学校中"心理咨询干预在学生的教育和个人成长方面起着巨大的实质性作用"（Borders & Drury，1992，p.495）。确实，研究结果表明，学校心理咨询师对孩子的生活和教育环境产生了积极的改变（Gysbers，2001；Whiston & Sexton，1998）。学校心理咨询师及综合辅导和咨询课程能通过以下几个方面来帮助儿童和青少年更好地学习和发展：

- 有安全感；
- 和教师建立更好的关系；
- 相信他们受到的教育对自己的未来有重要作用；
- 在学校里问题减少；
- 取得更好的成绩。　（Lapan，Gysbers & Petroski，2001）

本章内容讨论了学校心理咨询师的相同和不同之处，它将涉及小学、初中、高中三个不同的层次；讨论的内容包括不同年龄层次的学生会遇到的特殊情况和促进他们成长的方法，并强调学校心理咨询师必须对孩子的文化背景和不同的世界观保持敏感（Baker & Gerler，2008；Hobson & Kanitz，1996；Lee，2001）。心理咨询师要把特殊的注意力放在学校学生问题的预防和治疗，以及美国学校心理咨询师学会（The American School Counselor Association，ASCA）的国际标准上。

## 美国学校心理咨询师学会标准

历史上的专业学校心理咨询师需要完成多种任务并将其作为日常工作的一部分。"有些任务符合学校心理咨询程序的国家标准中的描述，但有些并不符合。"（Wilkerson & Bellini，2006，
399  p.440）部分学校心理咨询师需要努力向主管、校长、教师、学生及父母证明他们的价值，因为咨询师的行为常常被误解（Guerra，1998）。为了解决这个问题并且明确学校心理咨询师应当承担的责任，美国学校心理咨询师学会（ASCA；801 N. Fairfax Street，Suite 310，Alexandria，VA 22314）发布了一套关于学校心理咨询的国际标准（ASCA，2002）。它明确了学校心理咨询师的含义，并说明了专业和公共的学校心理咨询师的角色定位。

美国学校心理咨询师学会的国际标准通过促进以下几个方面来支持学校的工作：

- 学术成就；
- 职业规划；
- 个人和社会的发展。

它通过以下四个组成部分来实现目标：

- 理论基础（信仰和人生观，使命）；
- 供给系统（课程辅导，学生个体规划，反馈服务，系统支持）；
- 管理系统（意见，顾问咨询会议，日期的使用，行动计划，时间的使用，日程表的使用）；
- 说明（结果报告，学校心理咨询师绩效标准，程序审核）。

总之，美国学校心理咨询师学会的国际标准要求学校心理咨询师和父母、学生、教师及支持的学校教职工合作，把焦点放在全体学生的发展上，而不仅仅是那些有高成就或高风险的学生。此外，这个标准要求学校心理咨询师应该把 80% 的时间花在与学生直接的交流上，应当抛弃学校心理咨询师不合适的任务，以便他去承担合适的

任务（见表 17—1）。

### 不同层次的学校心理咨询

在学校心理咨询的领域中，专业文献集中在三个不同年级的学生群体：小学生（K～5 年级）、初中生（6～8 年级）和高中生（9～12 年级）。每个年龄层次的群体都有特殊的关注重点和普遍性的需要。

 **个人反思**

你成长过程中关于学校心理咨询师最深的印象是什么？他们进行怎样的工作？他们对待不同年级学生的方法不同吗？你认为美国学校心理咨询师学会的国际标准对他们和你的学校有什么样的帮助？

*400*

**表 17—1                                              合适与不合适的咨询任务**

| 不合适的（非咨询类）活动 | 合适的（咨询类）任务 |
| --- | --- |
| 注册和安排全体新生 | 规划个别学生的学习程序 |
| 管理认知、能力和成就水平测试 | 分析认知、能力和成就水平测试 |
| 给迟到或缺席的学生签署意见 | 给经常迟到或缺席的学生进行心理咨询 |
| 维持纪律 | 给难以保持纪律的学生进行心理咨询 |
| 把穿着不当的学生送回家 | 给穿着不当的学生进行心理咨询 |
| 给缺席教师代课 | 同别的教师合作来开展课堂辅导 |
| 计算年级平均成绩 | 分析年级平均成绩和成就的关系 |
| 管理学生档案 | 分析学生档案 |
| 管理自习室 | 给教师提供建议以便更好地管理自习室 |
| 文书记录 | 确保学生记录与国家和州标准保持一致 |
| 承担校长办公室的杂活 | 协助校长识别并解决学生的争论、需求和问题 |
| 每次用临床治疗方法对一个学生开展工作 | 与教师合作来呈现前瞻性的、以预防为基础的指导课程 |

资料来源：American School Counselor Association（2002）. Executive Summary, ASCA National Model. Alexandria, VA: Author. p. 4.

## 小学学校心理咨询和指导

小学心理咨询和指导相对来说是最近才发展起来的。20 世纪 50 年代出版发行了这个领域的第一本书，1965 年之前并不存在这个学科（Dinkmeyer, 1973a, 1989）。实际上，在 1964 年开设有小学心理咨询相关课程的大学不到 10 所（Muro, 1981）。

有三个方面的因素使得小学心理咨询发展缓慢（Peters, 1980; Schmidt, 2007）。首先，许多人认为小学教师可以做学生的心理咨询师，是因为他们与学生们整天相处在一起，可以有效地识别出一些特殊问题。其次，当时的心理咨询主要关注的是职业发展，这不是小学生关注的焦点。最后，多数人还没有意识到给小学生做心理咨询的必要性。某些高中学校会聘请心理学家和社会工作者来诊断那些高年级孩子的情绪和学习问题，同时为复杂的家庭问题提出一些解决的方法和建议，但全职的小学心理咨询师在这个时期是不存在的。

尽管 20 世纪 50 年代末就出现了第一位被正式聘用的小学心理咨询师，但小学心理咨询直到 20 世纪 60 年代才开始得以缓慢的发展（Faust, 1968）。1964 年，《国防教育法案》的 V-A 章得到议会的认可，咨询服务范围才延伸到包括小学生在内（Herr, 2002）。两年后，小学心理咨询师联合委员会（The Joint Committee on the Elementary School Counselor, 由美国心理咨询师教育与辅导学会与美国学校心理咨询师学会合作）发表了一篇报告，内容是定义小学心理咨询师的角色及功能，同时强调咨询、会商和协调（ACES-AS-CA, 1966）。1968 年，政府正式成立了专门的小

*401*

学心理咨询师的培训机构；到 1972 年，已有超过万名的小学心理咨询师被聘用（Dinkmeyer，1973a）。

在 20 世纪 70 年代，由于学校生源的下降和经济问题，进入小学心理咨询专业的心理咨询师数量由处于平稳的趋势转为临时下降（Baker & Gerler，2008）。到了 20 世纪 80 年代后期，授权机构和州公共辅导部门开始对学校提供小学的心理咨询服务提出要求，大大提高了对小学心理咨询师的需求；而对这个特殊行业的兴趣的恢复是源于一些书籍的出版，这些书籍是由国家教育荣誉授权机构发行的，例如《危险中的国家》（*A Nation at Risk*）（Schmidt，2007）。虽然这本书中并没有提到小学心理咨询，但是报告强调了各个水平的学校所应有的责任和效力。

### 重点和角色

小学心理咨询师在教育体制的精神健康活动中起到了先锋作用（Gysbers & Henderson，2006b），除此之外没有任何一种职业会从预防和发展的视角去工作。小学心理咨询师需要经常开展的活动有：

- 提供有效的课堂辅导方法；
- 提供个人和小团体咨询；
- 帮助学生认识到自己的技能和能力；
- 帮助特殊群体；
- 培养学生的职业意识；
- 协调学校、组织和商业资源；
- 给教师和其他专业人士提供咨询；
- 和家长/辅导员交流和交换信息；

- 参与学校改善和各学科间的团队（Campbell & Dahir，1997）。

加利福尼亚的一项关于人们理解中的、实际上的和理想中的小学心理咨询师的研究发现，大部分接受调查的心理咨询师都花费了大多数的时间在咨询、会商及帮助父母的活动上（Furlong，Atkinson & Janoff，1979）。他们的实际任务与理想任务是比较接近的。施密特和奥斯本（Schmidt & Osborne，1982）对北卡罗来纳州的小学心理咨询师所做的研究得出了相似的结果，这些咨询师最突出的成绩是对个体、团体及教师的咨询服务。摩尔斯和拉塞尔（Morse & Russell，1988）在用"k-5"法对西北太平洋的小学心理咨询师进行角色分析时也发现了他们对会商、咨询和团体工作的兴趣。这些占最高排名的咨询师中有五分之三进行会商活动，五分之二开展学生的个体咨询。这些咨询师的理想活动排名前五项的活动中有四种都是进行学生团体工作。确实，数据显示小学心理咨询师们愿意花更多的时间在和孩子们的团体活动中（Partin，1993）。

其他学校工作人员分配给小学学校心理咨询师中排名最低的、最不适合的任务包括代课、管理午餐间或操场，维持操场纪律或管理学生档案。重点是小学心理咨询师在这种非咨询类服务上的表现对他们自己、学生及他们就职的学校都有重要的影响。如果咨询师被用来从事这些工作的话，他们就失去了本身所应具有的影响力，并且也不会得到好处。

| 案例 | 帕特的晋升 |

帕特（Pat）是一位小学心理咨询师。一天他的校长丹尼尔（Daniel）来找他，并告知自己要考虑退休了。在交谈中丹尼尔注意到帕特可以成为一名优秀的校长。为了让帕特有心理准备来接受这个任务，并且成为出色的候补人员，丹尼尔建议把他的管理事务分一部分给帕特。"它不会耽误你很多时间，"丹尼尔说，"并且它很重要。何况，你可以挣很多钱。"

如果你是帕特，你会如何回复丹尼尔，为什么？

戈勒（Gerler，1985）在发表的一篇关于小学心理咨询有效性的重要论文中，回顾了从 1974 年到 1984 年间发表在《小学学校辅导和咨询》（*Elementary School Guidance and Counseling*）上的文章。他把注意力集中于那些从行为、情感、社会、意象、感觉意识的角度来帮助孩子的研究上。戈勒发现了强有力的证据来证明："小学心理咨询可以在孩子生活中的情感、行为和人际交往领域起到积极作用，并最终对孩子的成就产生积极影响。"（p. 45）基特（Keat，1990）在另一篇论文中详细介绍了小学心理咨询师是如何运用一种叫做互动（HELPING，健康、情绪、学习、人际关系、意象、认知需要的首字母的缩写，该方法对活动、行为和结果进行辅导）的方法来帮助孩子成长和发展的。

　　事实上，小学心理咨询师确实能让他们所帮助的孩子的生活发生改变，这使他们可以坚持自己的工作并不断取得进步。这是美国学校心理咨询师学会制定标准的一个原因。早期出现的困难比晚期更容易解决（Bailey，Deery，Gehrke，Perry & Whitledge，1989；Campbell & Dahir，1997）。小学心理咨询师遵循一些理念（如孩子可以自己解决问题）并坚持到底［例如俄勒冈州的克劳迪娅·范恩塔德（Claudia Vangstad）］可以改变学校的文化（Littrell & Petersin，2001）。在范恩塔德的例子中，她采用了 10 个核心价值观念（见表 17—2）来构建一个示范性的小学心理咨询项目，帮助改变学校文化。她利用作为一个人自身的力量和作为一名心理咨询师对创造的兴趣构造了一个别人可以借鉴的课程体系。

| 表 17—2 | 新旧学校文化的对比 |
|---|---|
| **旧的学校文化** | |
| 1. 成人主导 | |
| 2. 惩罚 | |
| 3. 外在的、强加的纪律 | |
| 4. 以问题为中心 | |
| 5. 竞争，非合作 | |
| 6. 被期望改变的单位：个体 | |
| 7. 同伴孤立 | |
| 8. 通过成人用纪律、威胁、鞭挞和行为矫正等手段处理问题 | |
| 9. 孩子企图通过咒骂、打、恐吓来解决问题 | |
| 10. 孩子不能改变自己，也不能帮助他人改变 | |
| **新的学校文化** | |
| 1. 学生主导 | |
| 2. 学习新的技巧 | |
| 3. 自愿接受的纪律 | |
| 4. 以问题解决为中心 | |
| 5. 合作，协作 | |
| 6. 被期望改变的单位：个体、群体和社区 | |
| 7. 同伴支持 | |
| 8. 成人用对话、积极的互动、合作和问题解决的模式来解决问题 | |
| 9. 孩子努力通过问题解决的模式和同伴支持来解决问题 | |
| 10. 孩子有能力改变自己，也能帮助他人改变 | |

　　资料来源：J. M. Littrell & J. S. Peterson（2001）. Transforming the school culture：A model based on an exemplary counselor. *Professional School Counseling*，4，313.

## 工作

　　小学心理咨询师要从事大量的工作。有些是法律所规定的，例如对儿童虐待现象的报告。"在美国所谓的所有 50 个州和哥伦比亚特区中，法律要求对于那些有嫌疑或者被指控虐待儿童的人以及忽略儿童保护的当地机构，学校和代理人需要及时报告。"（Barrett-Kruse，Martinez & Carll，1998，p.57）然而大多数小学心理咨询师的工作没有得到法律授权，包括一些预防和矫正的活动。

人们更注重预防，因为它可以在实施后及时得到心理层面的反馈。

### 预防

　　小学心理咨询活动给学生创设了一种积极的校园环境。他们强调 4 个 C：咨询服务（counseling service）、协调活动（coordination）、与他人的商讨（consultation with others）以及课程发展（curriculum development）。最后一项活动——课程发展——兼具发展性和教育性。它主要着眼于"对学生生活技能的辅导以及克服……偶然发生的困难"（Bailey et al., 1989, p. 9）。美国学校心理咨询师学会标准（2005）建议小学心理咨询师花45%的时间在班级辅导上。"班级辅导课程对学校心理咨询师来说是一种很好的方法，他们可以借此来告知学生参加全校范围的活动的机会（如咨询方面的服务）、提供分散的信息（如教育资源，高等教育机会）并满足学生的需要（如对学校适应期的准备，消除欺凌弱小现象的技能的学习）。"（Akos, Cockman & Strickland, 2007, p. 455）

404　　他们尽力使得班级辅导教学具有前瞻性并且注重预防（如预防学校暴力）及发展（如积极的

体像）。举一个积极的班级辅导教学的例子，马格努森（Magnuson, 1996）为四年级设计了一堂课，在这堂课上他把《夏洛特的网》（*Charlotte's Web*, White, 1952）中为了食物而织网的蜘蛛夏洛特和为了个人需要而"织网"的人类做了一个对比，如同蜘蛛夏洛特需要通过织网来捕捉各种昆虫保持健康一样，人类也需要通过结识各种朋友，形成人际关系网，使自己的生活充实起来。结束这个课程的方式是让孩子们讨论自己与夏洛特的相似之处，并且画出生活中由有意义和重要的人所构成的"人际关系网"（见图17—1）。

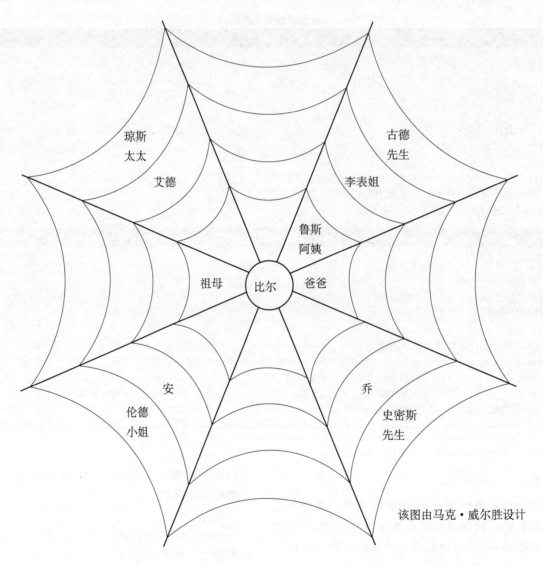

该图由马克·威尔胜设计

**图 17—1　人际关系网**

资料来源：Reprinted from "Charlotte's Web: Expanding a Classroom Activity for a Guidance Lesson", by S. Magnuson, 1996, *Elementary School Guidance and Counseling*, 31, p. 76. © 1996 by ACA. Reprinted with permission. No further reproduction authorized without written permission of the American Counseling Association.

小学心理咨询师的第一要务是让他人了解自己并与他人建立联系。"在通常情况下，小学生首先寻求帮助的对象并不是学校的职工。"（Bachman，1975，p.108）因此，小学心理咨询师有必要去说明他们是谁，他们的工作是什么，他们什么时候会用怎样的方式提供帮助。这个说明的过程最好通过专门的课程、走访教室或二者结合起来去完成。重要的是让孩子、父母、教师以及校长知道心理咨询和辅导服务是可行的，并且是整个学校环境中不可缺少的一部分。

例如，对于那些 3～5 岁的小孩子来说，他们同样是学校环境的一部分，小学心理咨询师通过对孩子的人生发展方面进行一定的监控等方法，可以为家庭和孩子提供一些特别的帮助，从而使孩子们对心理咨询师有所了解（Hohenshil & Hohenshil，1989）。这个年龄段的许多孩子都处于一些有害的环境，如贫困、家庭/社区暴力以及忽视（满足幼儿需要的卡内基工作组，1994）。小学心理咨询师对这些孩子所做的贡献包括提供集中于社会化技能的亲社会班级辅导课程（Morganett，1994；Paisley & Hubbard，1994）。同时，小学心理咨询师也可以同教师和其他的心理健康专业人士进行会商，以保证在帮助孩子方面付出的努力收效最大。

不论何种年龄层次，当孩子出现发展危机、自我概念低下或者反社会态度时，小学心理咨询师和父母、社区一起开展工作的重要性尤为突出（Capuzzi，2008）。心理咨询师在孩子的父母闲暇时与他们在其工作的地方共进午餐，是在孩子的教育问题上给家庭提供支持的一种方法（Evans & Hines，1997）。另一种方法是由学校心理咨询师提供的家庭咨询，它主要集中在三个子系统：家庭、学校以及由家庭和学校互动形成的子系统（Lewis，1996）。小学心理咨询师（初中和高中的心理咨询师同样如此）不应当假定大多数学生的问题是由于家庭功能丧失导致的，而应在必要的情况下对三个子系统进行结构性调整。

第三种与潜在危害进行斗争的方法是多重协作行动（multiple concurrent actions）。采用这种方法时，心理咨询师会在一次工作中提供多种类型的服务，例如社会服务和学习障碍专家。这种学校和团体机构间的协作行动是合作、整合的，对于心理咨询师来说需要付出努力，同时承担相应的责任（Keys et al.，1998）。

小学心理咨询师必须在学校的各种活动特别是辅导活动中表现积极，使其在宣传服务的同时能够建立起人际关系。迈里克（Myrick，2003）推荐一种积极主动的、发展性的、综合性的方法来开展辅导活动：每周举行 2～3 次大型的班级聚会和 2 次小组活动。这些活动集中于系统性的学习，例如认识自我、做决定、问题解决、建立健康的男女关系以及如何与教师相处并成为朋友（Coppock，1993；Snyder & Daly，1993）。班级辅导还应当包括冲突的解决和同龄人之间问题的调解，以便于学生学习用和平的、有建设性的方式来解决分歧，避免暴力现象的出现（Carruthers，Sweeney，Kmitta & Harris，1996）。

小学心理咨询师还提供另外一些预防服务，它包括同龄人调解计划和会商/教育活动。同龄人调解者（peer mediators）是经过特别挑选并训练过的学生，他们在为学校和心理咨询师提供服务时采用的是一种积极又独特的方式。他们能够帮助学生互相了解，营造出分享和接纳的氛围，为他人提供解决个人困难的机会，并且强化学生解决问题的能力（Garner，Martin & Martin，1989）。通过这些方式，同龄人调解者可以协助小学心理咨询师帮助更多的人，提高整个学校的合作氛围（Joynt，1993）。他们在小学水平上的影响力体现在预防和减少学校暴力方面。例如，施伦伯格、帕克斯·萨维奇和雷富斯（Schellenberg，Parks-Savage & Rehfuss，2007）在一项为期三年的纵向研究中发现，全校范围的同龄人调解计划减少了辍学现象，并且在获取冲突、冲突解决和调解相关的信息上有重要意义（p.475）。另一个类似的事例中，斯卡伯勒（Scarborough，1997）制订了一个同龄人帮助计划——叫做服务我们学校（Serve Our Club，SOS）的俱乐部，通过这个计划来培养五年级学生的社交、情绪和认知技巧。这个俱乐部的学生协助学校职员工作并承担责任。成员们也会提供跨年龄的监护，每个人都能从中受益、获得学习。

心理咨询师通过给教师、校长和父母提供会商/教育课程，给他们以普遍的关注并以一种多人合作的方式指导他们如何用新的方法来解决旧的问题（Dougherty，1986）。例如，帮助建立一个具有文化相容性的班级就是小学心理咨询师可以给学生提供的一项服务，学生的多样性可以在这种班级中得到认识、欣赏和利用（Herring & White，1995；Lee，2001）。另一项有重要意义的合作服务是提高学生和教师之间相互沟通的技巧（Hawes，1989）。小学心理咨询师提供的第三种合作服务是教给他们强调有效沟通程序和行为管理的技巧（Ritchie & Partin，1994）。

技能熟练的小学心理咨询师甚至可以把自己的咨询角色作为一种预防的方法。例如，心理咨询师通过与高危儿童（at-risk children）的定期面谈（这些孩子因为背景或当前的行为而更容易产生问题），可以评估这些孩子当前的社会功能水平并选择出能够帮助他们及相关人群的干预方法（Webb，1992）。预防性的干预在应对欺凌弱小（Bullying）的行为时也可以发挥很大作用，尽管这种行为一般被认为是"一个人并不出于某种明显的原因，就对另一个人进行威胁或者实际地给予身体上的伤害"，它包括"给人起绰号、嘲笑、写伤害性的言论、故意排斥、偷窃以及损坏私人财产"（Beale & Scott，2001，p.300）。不管怎样，心理咨询师可以对其中的任何一种行为使用预防的方法，例如同伴心理教育剧的演出，"让学生可以通过一种非个人、无威胁的方式获得间接经验，以此了解欺凌弱小这种行为所带来的消极影响"（p.302）。给孩子提供正面的成人榜样这一措施也可以对一些会在系统上产生消极作用的因素提供有帮助的预防，这些消极因素包括父母体罚、负面的同伴榜样、成人监督的缺乏以及邻居安全关注（Espelage，Bosworth & Simon，2000）。

除了欺凌弱小这样的明显问题，对于问题不明显的群体和行为，也同样需要提供预防性的咨询服务。例如具有天赋的学生也需要从预防性的视角来给予特殊帮助。尽管这一小群体的学生通常表现良好，但实际上如未能发挥学习潜能、自不量力和难以很好地处理压力等问题也会在他们身上存在（Greene，2006）。小学心理咨询师可以通过帮助他们学会处理压力、提前做计划、不对自己和自己的能力要求过高等方法，使他们保持心理平衡并使之形成健康的自我概念。

小学心理咨询师在处理孩子关于家庭离异这个问题上，可以在预防的水平上做得很好（Crosbie-Burnett & Newcomer，1989）。他们在处理离异问题上可以在班级指导课程上将其作为一个主题，作为预防性的方法。这类课程应当以人道主义为出发点，旨在减轻围绕离婚的消极刻板印象和谬论。小学心理咨询师也可以以小组形式集中了解孩子关于离异的具体问题，以此预防产生深层问题。这种小组形式对于经历过父母离异的学生来说，被证明是有效的，它减少了他们的机能障碍行为问题，尤其是如果监护人和非监护人父母都参与进来时更有效（Frieman，1994）。

小学中的小组咨询计划也可以帮助学生增加学习行为，并且缩小贫困学生、有色人种的学生与在生理及心理上有优势的学生之间的差距（Steen & Kaffenberger，2007）。整合性的理论干预和小组咨询增加了学生与学校成绩有关的行为（如提问、完成作业及坚持完成任务）。同时，它还可以引起诸如在"家庭变动、友谊及愤怒控制"等方面的个体/社会的关注（p.516）。

 **个人反思**

正如你所读到的，小学心理咨询师致力于提供精神健康方面的预防服务。你认为他们应该如何向公众介绍他们的服务，尤其是在很多人都对这些预防计划持怀疑态度的时候？

### 矫正

矫正（remediation）是一种尝试让事情回到正轨的行为。这个词表明出现了某些问题并且需要做些工作使其回到正确的方向。小学心理咨询的大量活动都是在做矫正，儿童的自尊问题就是一个例子。

儿童的自尊和自我概念（self-concept）相关，即他们如何"从知识、生理、社会性及其他一些方面认识自己"（McWhirter，McWhirter，McWhirter & McWhirter，1994，p.190）。自尊（self-esteem）的产生源于对自己和同龄人所做的比较。尽管自尊可能是情境性的并且与性格特点有关，但它是基于个体如何评估自己以及是否喜欢自己（Street & Isaacs，1998）。自尊通常是变化着的（Duys & Hobson，2004）。提高自尊是一个艰难的过程。对于这项任务，需要理解发展性的理论，例如罗伯特·基根（Robert Kegan）的理论。特别是在基根将他关于自尊进化的假设和认知、道德和社会心理发展方面融合起来之后，这类理论可以帮助心理咨询师形成自尊进化的概念。为了注重实效，心理咨询师必须重点帮助那些低自尊的儿童，这些儿童害怕失败。我们可以从下列几个方面改进：重要的学校学习能力（critical school academic competences）、自我概念（self-concept）、沟通技巧（communication skills）、应对能力（coping ability）和控制能力（control）。麦克沃特等人（McWhirter et al.，1994）称之为"五 C 能力"（p.188）。心理咨询师可以通过培训各种技能，例如改进社会技巧、问题解决技巧及应对技巧来提高自尊（Street &

Isaacs，1998）。小学心理咨询师在矫正工作中必须依靠他们的个体和团体咨询技巧及社会活动能力来改变和修正环境。

需要评定法是一种用来评定需要矫正的方面及在何种水平上运用矫正的方法。需要评定法（needs assessments）的主要构成是对一些特殊人群的问题类型、程度及范围的系统性调查（Cook，1989；Rossi & Freeman，1999），它可以采用购买、借用、修订别人的调查表或由专门机构的人员进行原创的方式。学校里的心理咨询师可以通过花费时间对学生、教师、家长及支持人员的调查来获取大量有用的信息。这些信息可以帮助他们提出特定的问题。需要评定一般涉及以下四个方面：学校、家庭关系、人际关系及自我（Dinkmeyer & Caldwell，1970）。学生关注问题调查（The Survey of Student Concerns，Berube & Berube，1997）就是需要评定法的一个不错的例子（见表 17—1）。

**表 17—1** 　　　　　　　　　　　　学生关注问题调查

| 所在年级＿＿＿ | | 性别：男＿＿＿ 女＿＿＿ |
|---|---|---|

请运用下面的量表，选择最能准确描述你对下列问题回答的选项：**非常关注**：表示你花很多时间想或者担心它；**有点关注**：表示你花一些时间想或者担心它；**不关注**：表示你很少想或者担心它，或者这个问题你已经解决了；在每一个种类后面有一个"其他"。如果有你关心但没有罗列出来的事项，就把它写下来然后选择合适的答案。注意：答案无对错之分！你的答案是保密的，因为调查是不记名的。

| | 非常关注 | 有点关注 | 不关注 |
|---|---|---|---|
| **学校和学校作业** | | | |
| 1. 分数很低/不及格 | ＿＿＿ | ＿＿＿ | ＿＿＿ |
| 2. 遇到麻烦 | ＿＿＿ | ＿＿＿ | ＿＿＿ |
| 3. 在家要做太多学校作业 | ＿＿＿ | ＿＿＿ | ＿＿＿ |
| 4. 不能集中注意力 | ＿＿＿ | ＿＿＿ | ＿＿＿ |
| 5. 学校太严格 | ＿＿＿ | ＿＿＿ | ＿＿＿ |
| 6. 不喜欢学校 | ＿＿＿ | ＿＿＿ | ＿＿＿ |
| 7. 在班里被点名 | ＿＿＿ | ＿＿＿ | ＿＿＿ |
| 8. 不能理解功课 | ＿＿＿ | ＿＿＿ | ＿＿＿ |
| 9. 其他 | ＿＿＿ | ＿＿＿ | ＿＿＿ |
| **家和家庭** | 非常关注 | 有点关注 | 不关注 |
| 1. 家庭经济问题 | ＿＿＿ | ＿＿＿ | ＿＿＿ |
| 2. 家庭关系 | ＿＿＿ | ＿＿＿ | ＿＿＿ |
| 3. 父母不理解我 | ＿＿＿ | ＿＿＿ | ＿＿＿ |
| 4. 父母告诉我该做什么 | ＿＿＿ | ＿＿＿ | ＿＿＿ |
| 5. 父母对我期望很高 | ＿＿＿ | ＿＿＿ | ＿＿＿ |
| 6. 和家庭成员争吵或争辩 | ＿＿＿ | ＿＿＿ | ＿＿＿ |
| 7. 很少讨论事情 | ＿＿＿ | ＿＿＿ | ＿＿＿ |
| 8. 被像婴儿一样对待 | ＿＿＿ | ＿＿＿ | ＿＿＿ |
| 9. 其他 | ＿＿＿ | ＿＿＿ | ＿＿＿ |

| 朋友和其他人 | 非常关注 | 有点关注 | 不关注 |
|---|---|---|---|
| 1. 交朋友 | _____ | _____ | _____ |
| 2. 我的服装 | _____ | _____ | _____ |
| 3. 别人说我的闲话 | _____ | _____ | _____ |
| 4. 被烦扰 | _____ | _____ | _____ |
| 5. 没有成为一个团体的一员 | _____ | _____ | _____ |
| 6. 有男朋友/女朋友 | _____ | _____ | _____ |
| 7. 和其他儿童的问题 | _____ | _____ | _____ |
| 8. 其他 | _____ | _____ | _____ |
| **我的未来** | **非常关注** | **有点关注** | **不关注** |
| 1. 世界上的暴力将如何影响我 | _____ | _____ | _____ |
| 2. 如何挣钱 | _____ | _____ | _____ |
| 3. 决定高中毕业后做什么 | _____ | _____ | _____ |
| 4. 我想要自己以后怎样 | _____ | _____ | _____ |
| 5. 死亡/临终 | _____ | _____ | _____ |
| 6. 污染和环境 | _____ | _____ | _____ |
| 7. 其他 | _____ | _____ | _____ |
| **现在的问题** | **非常关注** | **有点关注** | **不关注** |
| 1. 对饮酒问题做出选择 | _____ | _____ | _____ |
| 2. 对抽烟和吸毒问题做出选择 | _____ | _____ | _____ |
| 3. 对约会问题做出选择 | _____ | _____ | _____ |
| 4. 其他 | _____ | _____ | _____ |

在矫正期间，儿童一般会对需要积极参与的咨询策略有最佳的反应。游戏疗法、阅读疗法及游戏的运用是三种帮助心理咨询师与儿童建立关系并促进其自我了解的干预策略。

游戏疗法（play therapy）是一种特殊的方法，它要求受过专业培训的治疗师和儿童一起合作来解决问题。与艺术疗法一样，对心理咨询师和来访者来说，游戏疗法比其他形式的咨询面谈"更少受到文化差异的限制"（Cochran，1996，p.287）。因此，心理咨询师培训课程编入了越来越多这样的咨询形式（Landreth，2002）。总体上说，儿童会通过玩玩具这种行为来表达自己的情感。心理咨询师在与儿童一起玩游戏的过程中，通过这种交流形式了解他们的想法和感受，并以此建立起和谐有益的咨询关系（Campbell，1993b）。儿童通过这种自然的方式来表达他们的感受，从而能够对不稳定的情感有进一步的认识并能进行建设性的处理（Thompson & Henderson，2007）。在游戏疗法的多种具体方法中，荣格疗法及来访者中心疗法是两种最受欢迎的疗法。

在儿童做游戏时，最理想的状态是拥有一间设备齐全的游戏室。然而大多数学校不具备，所以心理咨询师通常会需要一个手提包来装各种游戏材料。游戏材料可以是下列三种类型中的一种：现实生活中的玩具、发泄或攻击型玩具、用于创造性表达或放松的玩具（Landreth，2002）。玩具通常有木偶、面具、绘画材料和黏土。对那些低自尊、学习成绩差、高度焦虑及轻微抑郁的儿童使用沙盘游戏是有效的（Allan & Brown，1993；Carmichael，1994）。在某些情况下，心理咨询师需要和父母一起工作以继续进行家庭游戏治疗（Guerney，1983）；在其他案例中，心理咨询师也需要对参与游戏治疗的学生进行咨询。以儿童为中心的小组游戏治疗是巴格利和帕克（Baggerly & Park，2005）发现的、一种对非洲裔美国男孩有效的、具有文化敏感性的心理咨询方法。这种方法尊重非洲人的世界观（情绪性的生命力、互相依赖、集体生存、和谐共存；

Parham，White & Ajamu，2000）并且帮助他们树立自信心。这样可以帮助非洲裔美国男孩发掘一种发自内心的力量来缓解种族歧视的压力（Baggerly & Parker，2005，p.393）。

阅读疗法（bibliotherapy）也可以运用在小学心理咨询和辅导活动中（Borders & Paisley，1992；Gladding & Gladding，1991）。阅读疗法是"运用书本（或其他媒介）帮助孩子正确认识问题并找出适当的解决方法的一种疗法"（Hollander，1989，pp.184-185）。例如像《小猪巴比》（Babe）、《风中奇缘》（Pocahontas）、《狮子王》（The Lion King）或《海的女儿》（The Little Mermaid）等强调多样性的书籍和录像，可以用于提高孩子的接纳度和容忍度（Richardson & Norman，1997）。如果心理咨询师将故事内容总结给孩子听，与孩子一起开放性地讨论故事中角色的感受，探究角色行为的结果并得出结论，那么这些咨询方法将特别有帮助（Schrank，1982）。

由于阅读疗法能够促成一种无威胁的关系，所以学校心理咨询师直接与被虐待的孩子一起工作时可以选择这种疗法。例如在处理孩子遭受性虐待的问题时就有大量的书可以借鉴，其中最好的两本是《我不能说》（I Can't Talk about It）和《我的身体是私密的》（My Body Is Private）。前者的内容是关于一个小女孩如何处理她的父亲抚摸她的私密处，后者描述了一个小女孩对自己身体的感觉以及她和母亲讨论关于保护自己身体私密性的问题。

小学心理咨询的第三种方法是游戏的运用。游戏可以"给孩子的问题提供一种安全且相对无威胁的联结"（Friedberg，1996，p.17）。孩子天生就熟悉并喜欢做游戏；而且，游戏是有趣的，有助于加深咨询关系。例如，一起玩碰碰球可以让紧张的孩子放松并且使得孩子暴露出一些行为问题。

许多游戏已经经过了专门的改进来处理一些普遍的小学生问题，诸如固执、愤怒、自我控制差、焦虑和抑郁（Berg，1986，1989，1990a，1990b，1990c；Erford，2008）。同时，心理咨询师可以自己制作一些游戏，最好是简单的、灵活的，并且与孩子正在经历的困难相关的（Friedberg，1996）。

## 初中学校心理咨询和指导

对初中学校心理咨询和指导的重视甚至比对小学的重视还要迟一些。在 20 世纪 70 年代，由于一些学生无法适应小学或高中心理咨询师的咨询服务，才发展出这样一种混合的方法为这些学生提供咨询服务（Cole，1988；Stamm & Nissman，1979）。为青春期前和青春早期的学生设置特殊课程与塑造环境的想法最初是针对初中生实施的，即将较年幼的孩子（12～14 岁，7～9 年级）从青少年群体中独立出来的一种尝试。

初中学校招收孩子的年龄一般在 10～14 岁，包括 6～9 年级。这个年龄及年级的学生经常被认为是动荡的（Cole，1988；Eichhorn，1968）或者吹泡泡的人（bubblegummers）（Thornburg，1978）。"除了经历在家庭、学校及社区中存在的一般性问题，初中的男孩和女孩需要适应身体上的变化、来自同伴的压力、学校对学习成绩的要求、父母并不一致的态度及其他在自我认同方面的问题。"（Matthews & Burnett，1989，p.122）这些问题几乎没有共性，而且大多数的普遍特性都有着较大的差别。

依据多尔蒂（Dougherty，1986）提出的观点，相对于其他年龄群体，我们对这个年龄群体的了解较少。部分原因是几乎没有初中心理咨询师来引导对于这个群体的研究，或是发表他们的相关发现（St. Clair，1989）。尽管格赛尔儿童发展机构（Gesell Institute of Child Development）及其他儿童研究中心提供了对这个年龄段的青少年在认知、生理和情感上的描述（Johnson & Kottman，1992），可是只有极少的心理咨询师能够从中获益。然而大多数初中心理咨询师还是意识到了初中孩子必须要完成的主要的生理、智力及社会发展任务。索恩伯格（Thornburg，1986）罗列出了这些问题：

- 开始意识到生理的不断变化；
- 把知识和概念运用到问题解决策略中；
- 完成具体—抽象符号的转换；
- 学习新的社会角色和性别角色；

- 认同刻板的角色模型；
- 发展友谊；

- 获得独立感；
- 发展责任感（pp. 170 - 171）。

---

**案例**　　　　　　　　　　　　　玛吉和初中学校的研究

*412*

　　玛吉（Marge）想知道作为心理咨询师，她给自己的初中学生带来了哪些改变。因此，她认为应该做一个研究。她不确定应该从哪里开始，但她觉得一个前后测设计应该有所帮助。

　　她在新学年开始发放调查问卷，要求学生核对他们遇到的困难和想关心的问题。学年末她又做了相同的事情并比较搜集到的数据。令她惊奇和高兴的是，一些问题出现的次数少了。但令她沮丧的是，一些问题反而增加了。

　　玛吉在对这些初中生的研究上所做的哪些是对的？哪些是错的？她要怎样做才能弥补研究中的缺陷呢？

---

　　埃尔金德（Elkind，1986）认为，初中生除了发展任务外还有三种基本的压力情境要成功地处理。A 型的压力情境可以预见和避免，如晚上不要走在危险的地区。B 型的压力情境既不可预见也不可避免，如意外死亡。C 型的压力情境可以预见却不可避免，如看牙医。

　　总之，初中生承受了比小学生或高中生都要多的焦虑，这使得他们可能在顺利完成发展任务方面存在很大的风险（Matthews & Burnett，1989；Schmidt，2007）。由于初中心理咨询师能够用一种不同的、有创造性的方式来给孩子提供机会去感受他们自己和外部世界，因此他们对这个压力时期的孩子是最有帮助的（Schmidt，2004）。心理咨询师还可以帮助初中生培养一种独特性的意识，以及对世界普遍关系的认同，在这样的过程中来帮助初中生克服焦虑不安、情绪化，消除由同伴和流行文化所带来的负面影响，而这种负面影响承认暴力和破坏性行为是对复杂的、令人迷惘的问题的解决方式（Peterson & O'Neal，1998）。

### 重点和角色

　　学校通常会在评估智力发展的时候忽视孩子在生理和社会上的发展（Thornburg，1986）。初中心理咨询和指导需要像小学时期一样，通过专注于孩子的全面发展来修正这种不平衡的现象。这要求心理咨询师要强调咨询的整体性，他们不仅要重视成长与发展，也要重视从童年到青春期转换的过程（Cobia & Henderson，2007；Schmidt，2007）。心理咨询师的活动包括：

- 与学生个体或团体合作；
- 与教师和校长合作；

- 与教育中介、社会服务及商业机构合作；
- 与家长合作，满足特殊儿童的独特需求。

（Campbell & Dahir，1997）

　　如果心理咨询师采用一定的方法发展能力及课程，这些任务就更容易完成。索恩伯格（1986）认为，必要的能力中包括关于初中生发展特性的信息和期望学生所要完成特定任务的信息。同时，心理咨询师必须理解特殊儿童对问题的看法并与之互动。最后，初中心理咨询师需要知道如何帮助孩子做决定，以便他们将来可以自己解决问题。

*413*

　　初中心理咨询师的理想化任务包括提供个体咨询、团体体验、同伴支持系统、教师咨询、学生评定、家长咨询及评价辅导系统（Bonebrake & Borgers，1984；Schmidt，2007）。在对堪萨斯州校长和心理咨询师进行的一个调查中，伯恩布瑞克和博格斯（Bonebrake & Borgers）发现参与者不仅在心理咨询师理想的角色上，而且在像为一个单位提供服务、管理午餐厅以及教非辅导性班级这样的对于心理咨询师最不优先考虑的事物上都达到了一致。这份调查令人激动的地方在于，它显示出校长和心理咨询师对理想任务理解的一致性。毕竟在学校里，"最终是由校长来决定心理咨询师的任务和功能"（Ribak-Rosenthal，1994，p. 158）。不过在校外，不同的人群对初中心理咨询师的目的有着不同的观点和看法。为了减少由此带来的职业压力，伯恩布瑞克和博格斯（1984）提醒心理咨询师应该就他们的功能形成文件，执行"一个看得见的、有良好的详细说明的并经过了仔细评估的程序"（p. 198）。初中心理咨询师也需要通过与不同的人群保持长期联系来使自己的工作为人们所了解。服务的公开性和传递性对初中心理咨询师来说和小学心理咨询师同等重要（Ribak-Rosenthal，1994）。

### 工作

开展初中生的工作需要注意预防和治疗这两个方法。心理咨询师想要在整体上对初中生有真正的帮助需要克服更多的障碍，除此之外和在小学生中开展的工作是相似的。

### 预防

学校的系列课程（succeeding in school）是一种最有前景的初中生预防计划（Gerler & Anderson，1986）。它由10节50分钟的班级辅导课组成，适合帮助学生与自我、教师及学校相处愉快（Gerler，1987）。此外，这个方法帮助学生关注可以引导学业成功的行为、态度及人际关系技能（Baker & Gerler，2008，p.22）。每一课程的计划都注重个人和具有机构特征生活的亲社会方面，如对于成功人士的认同、在学校舒适地生活、与同伴及教师的合作以及感受到生活的光明面（Baker & Gerler，2008；Gerler，Drew & Mohr，1990）。学校的系列课程现在可以在线上进行，网址是http://genesislight.com/web%20files/index.htm。它的内部交互程序允许学生在网上完成学校系列课程的准备及参与过程。

罗斯玛丽·斯米德（Rosemarie Smead，1995）为青少年开展的团体咨询活动是对学校系列课程的一个补充。这些活动发展了生活技能。由于她的小组活动经验在许多方面都有用，所以初中心理咨询师可以灵活地运用在愤怒、悲痛、压力、离异、固执和友谊等敏感问题的处理上。正如阿克斯、哈姆、马克和达纳韦（Akos，Hamm，Mack & Dunaway，2007）指出的，团体工作特别适合与初中生一起工作，因为他们可以自然地融入到同龄群体中（p.53）。

和小学心理咨询师一样，初中心理咨询师在除了班级辅导和团体工作之外，还可以运用个体咨询、同伴咨询和讨论活动来防止问题产生（Thompson & Henderson，2007）。发展性咨询和治疗（Developmental Counseling and Therapy，DCT，Ivey et al.，2005）就是一种在过程中进行帮助的理论性的方法。发展性咨询和治疗中融有各种个体理论的发展观念，如科尔伯格、吉里根、科干和埃里克森（Kohlberg，Gilligan，Kegan & Erikson）的理论，以及家庭理论和跨文化理论（Myers，Shoffner & Briggs，2002）。这为心理咨询师提供了一种系统的方法以促进初中生的发展性定向——感觉运动、具体、形式运算、辩证性/系统性。大部分初中生的发展水平处于第一、第二阶段，偶尔会有第三阶段的发展。

同伴指导（peer mentoring）是另一种预防性的计划。在这种安排里，由一个高年级（如八年级）的学生和一个低年级（如六年级）的学生进行组合。高年级的学生通过合作性的学习计划来接纳和教导低年级的学生。诺尔（Noll，1997）指出，在一个跨年龄的管理计划中，这种方法成功地帮助了低年级学生处理学习困难，获得社会技能。低年级的学生在社会发展方面收获显著，高年级的学生在跟父母更好地建立关系及自尊方面得到改善，具备了更好的解决冲突的能力，同时组织能力也得到了加强（p.241）。

### 个人反思

回想你的初中生活经历以及你从同伴那里学到的东西，你觉得同伴指导者给了你什么帮助（如果没有的话，假想一下）？你是如何认为作为一个同伴指导者是有帮助的（不论你曾经是或者不是）？

初中心理咨询师也可以建立教师—导师计划（teacher-advisor programs，TAPs），它是基于"辅导是每个人的责任，在没有足够的经过训练的心理咨询师来满足学校的辅导需要时，教师的辅导是对学校心理咨询的一个重要补充"这一观点产生的（Galassi & Gulledge，1997，p.56）。教师通过这个计划更多地与心理咨询师建立联系并能够更频繁地参与到学生的非学术性生活中去。这项计划的受益者是初中生以及他们所在的学校。

**矫正**

对初中生来说将矫正与预防相结合是最好的方式之一。斯塔姆和尼斯曼（Stamm & Nissman，1979）的观点是，最好将初中心理咨询师的活动看做一种"处理敏感的人（学生、教师、家长和社区的整体）的人类发展中心"（Human Development Center，HDC）的服务（p.52）。他们建议心理咨询师与这些人发展一种关系来调整初中心理咨询和指导服务，以便尽可能地提供最有效的课程。施塔姆和尼斯曼列出了他们认为重要的初中心理咨询和指导计划中关键的八个领域，这个模型基于各种服务类型，有点像美国心理咨询师学会标准，但它的重点是向全体学生提供服务（尽管对学校心理咨询师来说并不必要）（见图 17—3）。

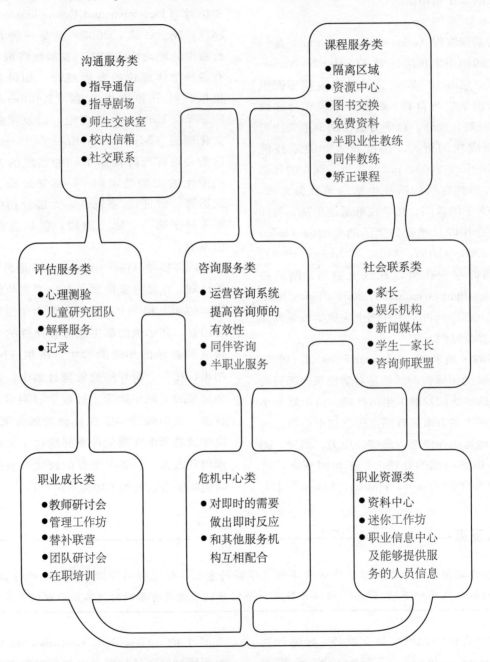

**图 17—3　初中心理咨询和辅导必须包括的领域**

资料来源：*From Improving Middle School Guidance*（p.54），by M. L. Stamm and B. S. Nissman，1979，Boston：Allyn & Bacon. © 1979 by Allyn & Bacon. All rights reserved. Reprinted with permission.

416 　　每一种服务都和其他方面有联系。但是初中心理咨询师并不能独自执行所有的相关功能，因而他们必须把责任相应地委托给他人，请求诸如学校其他职员、家长及社区志愿者的帮助。

　　心理咨询师的任务除了包括能在必要的时候提供直接的服务，还包括协调服务的活动。

　　沟通服务类（communication service cluster）主要涉及公共关系。这是心理咨询师伸出的一只手臂，可以让普通群众了解学校心理咨询正在进行的工作，这一点是至关重要的。然而，课程服务类（curriculum service）集中于课程定位及学术调整。初中心理咨询师需要帮助教师对课程进行"心理分析"，以便学生可以处理他们生活中像同伴关系和价值观等的重要问题（Beane，1986）。如果课程内容没有涉及这个年龄阶段的孩子，他们就会将精力浪费在非生产性的活动中。评估服务类（assessment service cluster）提供测试和评价服务，也常常与学生将来的目标及职业资源类（career resource cluster）相联系。

　　咨询服务类（counseling service cluster）和危机中心类（crisis center cluster）同样密切相关。咨询服务在课上及课下都在个人、同伴、团体水平上提供服务。有时咨询活动针对的是自我咨询（self-counseling），"当人们（包括初中生）相信某些想法时，这些想法会引发合理的情绪反应和身体行为"（Maultsby，1986，p. 207）。合理自我

咨询作为一种以研究为基础的方法，可以帮助学生有效地处理他们的情绪。有时，同伴助人者也可以帮助初中生结交朋友以了解他们的生活环境和学业现状（Bowman，1986；Sprinthall，Hall & Gerler，1992）。

　　施塔姆和尼斯曼的模式中设计了一个角色称为学校中的危机处理者（crisis person）。这个人接受心理咨询师的帮助以处理紧急情况，并寻找合适的方法来帮助正在经历突发悲痛的孩子。在个体水平上，一个危机及其导致的压力可能与内在或外在压力的丧失有关，它会导致孩子采取行动或产生退缩行为。在群体水平上，一个危机及其导致的压力可能涉及影响大量学生的创伤事件，如凶杀、自杀、意外死亡或严重的事故（Lockhart & Keys，1998，p. 4）。（小学和初中心理咨询师都在学校心理咨询体系中安排有危机干预计划和危机处理人员或团队，这是至关重要的。）

　　社会联系类（community contact cluster）服务关注的是与父母及其他相关人员的合作，使学校与其他机构进行开诚布公的交流。职业成长类（professional growth cluster）服务可以为学校教职工和辅助专职人员教授课程，这个最后的任务对心理咨询师的成功至关重要。如果整个学校的环境想要产生积极的影响，初中心理咨询师就必须帮助"教师发展与提升学生的自我概念和自尊有关的技能"（Baene，1986，p. 192）。

## 高中学校心理咨询和指导

　　"人生中没有比这更困难的情形了，即处理青少年子女在他们尝试自我解放时期的问题。"（Freud，1958，p. 278）青少年群体中寻求解放的变量有"用新的独立的方式与父母相处、与朋友发展新的亲密行为、形成对自己的新的认知"（Coll，Thobro & Hass，2004，p. 41）。尽管大多

417 数青少年可以通过健康的方式解决这些问题和任务，从而顺利度过这一时期，但有些人还是会遇到很大的困难。高中心理咨询师必须处理这些有困难的群体以及一些他们所独有的问题。值得欣慰的是，事实证明青少年问题比其他年龄阶段更具周期性。例如，"违法行为在青少年早期是少见

的，在青少年中期（15～17 岁）是常见的，而之后又随之减少"（McCarthy，Brack，lambert，Brack & Orr，1996，p. 277）。但与此同时，这个群体的很多其他问题具有情境性，而且难以预见。

　　高中学校心理咨询和指导源自 20 世纪早期，当时它首先强调的是能够帮助提高公民素质的指导活动（Gysbers & Guidance Program Field Writers，1990）（参见第 1 章）。弗兰克·帕森斯影响了早期的职业发展，而约翰·布鲁尔（John Brewer）在 20 世纪 30 年代真正推动了高中学校心理指导的发展（Aubrey，1979）。布鲁尔相信指导和教育能够帮助年轻人生活得更好，这个观点

在当时并不被接受，直到改用生活技巧训练（life skills training）这个名字后，才变得颇受欢迎（Gazda，1989）。

　　20 世纪 60 年代，高中心理咨询出现了引人注目的增长。从事这份工作的心理咨询师由 1958—1959 年间的 1.2 万多人翻了 3 倍多，在 1969—1970 年间达到了 4 万多人（Shertzer & Stone，1981）。根据《职业展望手册》记载，截至 2000 年公立学校配备了约 6.3 万名心理咨询师，其中高中和小学的心理咨询师比例是 3∶1。此外还有数千名心理咨询师在私立学校工作。到 20 世纪 80 年代后期学校心理咨询师的需求量开始增长，这是由于许多经过国防教育法案训练的心理咨询师开始退休，同时更多的州要求各类学校提供更好的咨询服务（Baker & Gerler，2008）。现在，大约有 10 万名学校心理咨询师，许多从事的是高中心理咨询工作。

### 重点和角色

高中心理咨询师的主要工作有：

● 作为一个整体为个体、团体和学校提供直接服务；

● 为家长提供教育和支持服务；

● 为教师和教职工提供会商和在职课程；

● 进行课堂辅导（美国心理咨询师学会国际标准建议他们在这方面花费 25% 以上的时间）；

● 促进校外机构的转介；

● 与大专院校和商业公司形成网络；

● 提供学术上的建议。（Campbell & Dahir，1997）

　　奥布里（Aubrey，1997）认为对高中心理咨询师来说存在现实的冲突，即他们同时面临两种需求：（1）参与学生咨询；（2）完成学术和行政任务，如学校管理人员常常需要对教学时间做出规划。他认为学校心理咨询师，尤其是高中心理咨询师往往会被牵扯到非专业活动中。布朗（1989）提出，本职功能失调的心理咨询师经常被校长误解或误导，认为他们受教育少，缺乏行动计划，不参与公众关系以及违反职业伦理规范。高中心理咨询师为了防止将其塑造成不合适的角色，他们为此做出抗争，公开他们正在做什么以及如何做，这不仅要对学生公开，还要对教师、

校长、行政人员公开（Guerra，1998）。他们可以通过很多方法来实现这个目标，包括"写月简讯、张贴心理咨询师时间安排表、分发美国心理咨询师学会的角色声明、制定辅导服务手册，以及出席全体教员会议"来向他人指出允许心理咨询师精确工作的成本效益（Ribak-Rosenthal，1994，p. 163）。

　　皮尔（Peer，1985）对政府官员关于咨询和指导的看法以及其他人关于高中心理咨询师所扮演角色的看法进行了报告。他发现对高中心理咨询存在着很多不同的评价。校长、主管、学生、大学教职员工、其他高中心理咨询师和心理咨询培训师对高中心理咨询的评价较高，而教师、父母、社区领导者及商业领导者则给出了较低的评价。其在政府官员的报告中指出，高中心理咨询师可能确实参与了过多的非专业活动。如果情况属实，那么校外的人对高中心理咨询师的评价不高的原因就显而易见了。

　　同伴调查也发现了高中心理咨询师在团体咨询和团体辅导方面的表现并不积极，既没有作为会商心理咨询师来提供服务，也没有对大多数学生产生影响。总之，人们认为高中水平的这种课程不如小学水平上的同等服务受欢迎。然而从积极的方面来看，受访者尤其是那些即将升入大学的学生认为，高中心理咨询师可以避免成为维护纪律的角色，高质量地完成工作对学生个体也起到了帮助的作用。很明显，受访者认为心理咨询师可以在咨询项目中实现有效的改变。

　　有些方法可以用来提高对高中心理咨询师的看法，又能使其行为得以改变，这包括强调他们所扮演的咨询角色要能真正满足学生的需求。例如，学校心理咨询师必须能够促进健康学习环境的形成，包括促成日常班级问题的解决、发展专业成长团体以及提高全体教职工之间的相互交流。在低自尊的团体中，上述心理咨询师的这些角色可以得到最大限度的体现。通过发挥学生—成人间的互动及成人—成人间的交流，心理咨询师可以为团体中有分歧的人提供一种有效的交流方法。

　　不断调整咨询计划是学校心理咨询师的一个重要功能（Gysbers & Henderson，2006b）。一个

系统的计划是这个过程的关键，它包括不仅要完成服务，还要对这些服务进行评估。可以预见的是，在学校里建立和调整指导和咨询活动会产生一些压力，但同样能得到大量令人满意的结果。高中心理咨询师如果想要保持他们服务和角色的恰当性和时效性，就必须与他们的委托人保持持续的联系。

### 工作

高中心理咨询师的工作可以分为几个领域。除了对他们自己工作的评估，还包括预防、矫正、干预、合作及促进。这些领域是相互联系的，同时每一项都包含很多具体的内容。

*419*

### 预防

高中心理咨询师像小学和初中心理咨询师一样都强调预防。这方面的努力"应该是全面、多方位和综合的"（Keys ＆ Bemak，1997，p. 257），其原因是班级以外的青少年问题和学校问题具有关联性（McCarthy et al.，1996）。因此，只考虑一种情况而忽略其他的处理方式通常是没有用的。

斯普林霍尔（Sprinthall，1984）注意到高中的初级预防手段创造了可以同时影响学生智力和个人发展的课堂教育性经验（p. 494）。学生可以通过初级预防变得更有自信而较少受同伴支配，也变得不那么目中无人，在做决定时可以坚持原则并且能够更多地理解他人。教师和心理咨询师、学生和心理咨询师间的关系也在这个过程中得到了改进。

建立初级预防计划有多种方法。高中心理咨询师所采用的一种方法是熟悉当前的流行音乐（Ostlund ＆ Kinnier，1997）。他们通过仔细聆听歌词来更好地了解青少年亚文化群，从而更有效地帮助青少年处理典型的问题（pp. 87 - 88）。

心理咨询师实施预防的第二种方法是开展团体咨询，尤其是有一个特定主题的团体咨询。心理咨询师可以把一群有相同问题的学生聚集起来，这样可以有效地利用咨询师的时间和技能（Zinck ＆ Littrell，2000，p. 51）。研究表明，在诊断和预防青少年问题的很多方面采用团体咨询会特别有效。例如，一个为期 10 周的高危青少年女生团体咨询被证明是有效的、积极的、能带来持续改变的（Zinck ＆ Littrell，2000）。

另一种心理咨询师在高中学校环境下采用的预防方法是给班级提供一些以预防为主的课程。这种方法可以用来处理学校和考试焦虑、学习技巧、人际关系、自我控制及生涯规划等。这种方法主要有两个优点：减少在矫正和干预活动中投入的时间；心理咨询师可以给师生留下一种积极工作的印象。作为提供课程的附属或整合部分，心理咨询师可以让学生参与一个互动疗法的过程，在这个过程中，学生可以阅读书籍上的某个具体的课题，并与心理咨询师讨论他们的反应（这种方法在个体咨询中也可以使用）。关于处理疾病、死亡、家庭关系、自我伤害行为、同一性、物质滥用、种族和偏见、性和性欲方面的书都是非常有用的。克里森伯里、比尔和帕奇（Christenbury，Beale ＆ Patch，1996）推荐了一些这方面的书。其他的作品在《给你的书》（*Books for you*）里可以很容易找到（Christenbury，1995）。

---

**案例**                          **莱斯利的歌唱课**

*420*

莱斯利（Leslie）发现她的高中学生整天都在听音乐。他们不只是听，还讨论歌词，偶尔有学生还会在大厅中散步时唱出来。因此，莱斯利决定在她的辅导课上利用音乐和歌词来训练人际关系的技巧。她创作了《奥林匹克之歌》，要求学生用普通的歌词填词，或者用亲社会歌词来填。每个人都充满着热情，不过这个活动很快变得很有竞争性。

莱斯利应该如何改进这项活动，从而让每个人能够获得更多的学习经验呢？

---

物质滥用、青少年自杀/凶杀、艾滋病感染/艾滋病及虐待关系是通过预防可以进行有效改变的四个问题。预防物质滥用计划在学生刚开始上学时可以收到最好的效果，它基于社会影响模式，适合这个年龄段的不同学生群，计划涉及学生、家长、教师及社区成员（Mohai，1991）。一种具体有效的模式是心理咨询师采用一种多维度的方法来帮助潜在的高危学生（Gloria ＆ Kurpius Robinson，2000）。一般来说，多维度方法可以提高自尊，减少消极同伴群体带来的影响和提供药

物信息。心理咨询师建立的学生援助计划（Student assistance programs，SAPs）同样有效（Moore & Forster，1993）。学生援助计划组和学校的多学科特殊教育组一样是由不同背景和专业的学校人员组成，不同组的本质可能不同，但都旨在给学生提供信息并帮助学生解决问题（Rainey，Hensley & Crutchfield，1997）。

自杀和凶杀预防计划中的大量方法都强调暴力的严重性和做出取舍。每年有8%的美国青少年试图自杀，自杀已经排在美国青少年死因的第三位，在加拿大青少年（15～19岁）死因中更是排到第二（Everall，Altrows & Paulson，2006）。这意味着几乎每一分钟就有一个青少年试图自杀，每年将近有775 000的人试图自杀（Carson，Butcher & Mineka，2000）。尽管女生试图自杀的人数多于男生，但男生往往更容易自杀成功。男生在青少年杀人案中通常更倾向于是唯一的犯罪者。青少年杀人犯的数目，尤其是牵涉到学校中的多重杀人案，近年来在急剧增长。"科伦拜恩"（Columbine）这个词悲剧性地与校园环境中大量的凶杀案联系在了一起。

因为反社会行为（如自杀和凶杀）是多因素决定的现象，所以需要大量的干预措施来进行预防（Dykeman，Daehlin，Doyle & Flamer，1996）。一些预防自杀和凶杀的方法是帮助学生、家长及学校人员觉察危险信号，在处理破坏保密原则的问题上警告心理咨询师和其他心理健康工作者遵循专业和法律标准（Peach & Reddick，1991；Remley & Sparkman，1993；Sheeley & Herlihy，1989）。让学校同伴、家庭成员及社区中的重要人员参与进来也十分重要（Cashwell & Vacc，1996；Ritchie，1989）。关键是学校的自杀和凶杀预防计划必须系统地设计预案而非采用反应性的方式。"环绕计划"（wraparound programs）是一种处理这类敌对行为的方法（Cautilli & Skinner，1996）。这些计划由许多心理健康专家团队提供多维服务，包括心理咨询师，他们和与青少年接触的家庭、社区/学校人员一样，给有暴力风险的青少年提供直接的援助。

抑郁和愤怒是影响青少年自杀和凶杀的一个普遍因素，因此开展像支持或团体心理教育这样的预防性课程来提高他们的自尊、社会竞争力及应对失败/拒绝的技巧是很重要的。这类课程帮助青少年在各种事件中广泛运用他们的头脑并发展适应能力（resilience）："一个适应性的处理能使人凭着对内部和外部资源的利用来克服困境或对发展的威胁。"（Everall et al.，2006）同样地，开展防止模仿自杀和群发性自杀课程及用来提供社区意识的课程也很重要（Popenhagen & Qualley，1998）。对存在自杀或凶杀风险的青少年的个体认同也同样重要。根据潜在自杀者和杀人凶手的需求和境况来制定青少年干预项目是必不可少的。一个处理潜在的自杀和凶杀的行动方案应当尽可能地包含更广泛的内容（Capuzzi，1994）。

心理咨询师在进行预防艾滋病的工作时，可能会也可能不会劝说学生改变他们的性行为，但他们可以通过一个既能提供信息又基于技巧的干预系统，使得学生避免接触艾滋病病毒和其他性传播疾病病毒（Stevens-Smith & Remley，1994）。例如，心理咨询师可以让学生了解艾滋病病毒传播的途径以及什么样的行为会使他们处于最大的危险中，这些行为包括共用静脉注射器、没有保护措施的性行为等（Keeling，1993）。此外，心理咨询师可以通过模拟潜在的危险情境来给学生提供学习及运用人际技能的机会。他们能鼓励青少年去尝试诸如改变自己的习惯或环境这样的新的积极行为。支持团体、父母及行政人员的研习会和同伴教育计划也可以运用。同伴教育是劝阻青少年参与破坏性行为、帮助他们参与有益行为的最强有力的方法之一（Wittmer & Adorno，2000）。

最后，人际暴力（也叫虐待关系）可以通过学校心理咨询师干预的方法来预防（Becky & Farren，1997；Bemak & Keys，2000）。这个计划中的心理咨询师以团体的形式对学生产生作用，向他们强调冲动、激进、情绪化的威胁语言在人际关系中是不正常的、不可存在的。同时，他们教给学生如愤怒管理、决断、负责言语及非语言交流这些暴力预防的策略。"安全约会"有其规范的形式，并且容易遵循，因而是一个可利用的模型。

总之，从以上的例子中可以看出，学校心理咨询师处在一个很重要的位置，是由于他们所具备的技能、训练及知识而能够成为"以学校和社区为基础的干预计划发展中的领导者"(Stevens-Smith & Remley, 1994, p. 182)。他们可以帮助学生掌握处理问题的技能(coping skills),这个技能指的是一种适应紧张和逆境的能力(Compass, Connor-Smith, Saltzman, Thomsen & Wadsworth, 2001, p. 87)。这种优势可以通过主动的或被动的方式体现出来,例如谨慎的思考或简单的观察(Balkin & Roland, 2007)。

矫正

高中心理咨询师创建了矫正和干预计划来帮助学生处理那些不能预防的特殊问题。这个时期可以清楚地暴露出一些儿童和青少年期的一般心理障碍,包括适应、行为、焦虑、物质滥用及进食等问题(Geroski et al., 1997)。高中心理咨询师或任何其他学校咨询师(一般通过和心理健康工作者会诊)可以提供的一种最有价值的服务就是识别、评估、转介及在某些情况下处理那些在《精神障碍诊断和统计手册(第四版修订版)》中

可以找到的障碍。高中心理咨询师由于时间和资源的关系,通常不会直接处理严重的心理障碍,而是集中处理其他在他们机构中出现的特殊的问题行为。抑郁、父母离异和青少年父母问题是三种最普遍的问题。

抑郁和青少年的消极生活压力有关(Benson & Deeter, 1992)。福利斯特(Forrest, 1983)提出,15%左右的学生因为外部压力源、个体反应和应对能力的不足而出现抑郁。他列举出了一般可能会导致抑郁的情绪、生理、智力及行为因素(见表 17—3)。另外,他强调学校心理咨询师需要运用不同的方法来处理这个问题。这些方法中以拉扎勒斯(Lazarus)的多重模式最为突出,它包括教会学生如何发展自尊,帮助学生意识到抑郁及影响它的压力因素,教会放松程序、新的应对技巧及调整消极自我认知的方法。所有这些方法都需要花费大量时间和精力。

表 17—3         引发抑郁的一般因素

| 情绪<br>(表达情感的) | 生理<br>(肉体的) | 智力<br>(认知的) | 行为<br>(做) |
|---|---|---|---|
| 悲伤 | 疲劳 | 消极的自我概念 | 说话声音轻,语速慢 |
| 焦虑 | 睡眠障碍 | 消极的世界观 | 退缩,回避正常的社会接触 |
| 内疚 | 饮食障碍 | 对未来的消极预期 | 几乎不参加使人快乐的活动 |
| 愤怒 | 消化不良 | 自责 | 很少微笑和大笑 |
| 害怕 | 便秘 | 自我批判 | 一个人吃饭 |
| | | | 一个人学习 |
| 不快乐 | 缺乏固定计划 | 缺乏兴趣 | 在班级和社交场合中不大声说话 |
| 悲观 | 月经不调 | 无法集中精神 | 避免表达敌意 |
| 情绪变化 | 表情冷漠,脉搏跳动快 | 思维贫乏 | 回避团体活动 |
| | | | 减少参加运动和游戏的次数 |
| 无助感 | 头疼 | 矛盾情感 | 穿着单调 |
| | | | 成绩急剧下降 |
| 无价值感 | 胃疼 | 犹豫不定 | 经常叹气,很容易哭 |
| | | | 做事拖延 |

资料来源:Reprinted from "Depression: Information and Interventions for School Counselors," by D. V. Forrest, 1983, *School Counselor*, 30, p. 270. © 1983 by ACA. Reprinted with permission. No further reproduction authorized without written permission of the American Counseling Association.

每年大约有 100 万的美国儿童经历父母离异,有 45%的美国儿童在他们 18 岁前可以预见到他们家庭的破裂(Whitehead, 1997)。高中心理咨询师可以通过直接或间接的服务来帮助孩子、父母、教师适应离婚现象(Cook & McBride, 1982)。直接处理离异的干预方式包括学校对孩子的个体

和团体咨询服务,结构性的、短期的团体可以在帮助高中生发现并解决由父母离异带来的感受方面起到积极的作用(Morganett, 1995)。更多的间接服务同样有效,例如向教师和父母提供关于孩子的感受这方面的咨询。教师和父母需要知道那些经历了父母离异的孩子的信息以了解他们并

明确在帮助这些孩子的过程中可以采取怎样的有效干预措施。

对社会和十几岁的孩子来说，很多情绪问题充斥于青少年父母之中。如果他们的孩子是婚外孕而出生的，那么这种情绪困扰会更为严重。学校心理咨询师面临的挑战是使用特殊的策略来在这一人群中开展工作。同时，心理咨询师必须关心年轻父母的个人及职业问题，并在必要时做出转介。这个过程一般会由学校心理咨询师及社区心理健康工作者通过共同努力来完成（Kiselica & Pfaller，1993）。防止青少年父母再有第二个孩子也是另一项基本任务。此外，还要把未婚母亲或（父亲）留在学校中，让他们通过学习来提高他们在学业、个人和人际舞台上的成功率（DeRidder，1993）。

### 合作和促进

合作和促进涉及不同社区和学校的心理咨询师，他们远不止担当照料者的角色。由于心理咨询师缺乏与社区和学校团体合作的意识和活动的参与，他们的工作效果会大打折扣（Bradley，1978）。心理咨询师的部分责任就是用各种方式与其他人合作，而不仅是提供直接服务（Lee & Walz，1998）。因此，高中心理咨询师经常需要主动与教师及其他学校人员合作。通过与教师、行政人员及外界的发起者的更多合作，心理咨询师把他们的观点融合到整个学校生活中去，"帮助创造有利于学生成长和学习的校园环境"（Glosoff & Koprowicz，1990，p. 10）。

德沃和麦克兰（DeVoe & McClam，1982）在一篇关于学校心理咨询师作为服务协调者角色的文章中强调，心理咨询师应当扮演三种角色。第一个角色是信息搜集者（information retriever），它要求心理咨询师要么自己搜集信息，要么与其他人员合作搜集那些特殊复杂的信息，如受虐及药物依赖等。第二个角色和服务协调（service coordination）有关，心理咨询师要判断自己是否具有相应的专业技术以满足学生的特殊需要。如果没有，那么心理咨询师应进行适合的转介。第三个角色是信息管理者（information administrator），它要求心理咨询师制订一个计划，方便对学校咨询机构外的个体或机构转介学生，这个活动包括计划的制订和保持与服务提供者之间持续的联系。

心理咨询师和学校社区其他人合作时较少运用但很重要的一个方法是参与个性化教育计划（individualized education programs，IEPs），这是一个适合某些孩子特殊需要的教育计划（Humes，1980）。在这个计划中，心理咨询师专门为其拟订的是对学生直接干预或支持。心理咨询师在没有特殊考虑的情况下，可以通过与其他学校社区人员的紧密合作来确保特殊的学生能得到合适的教育和支持服务。这样就很少有学生辍学，或者在他们生活的社区中迷失方向（Kushman，Sieber & Heariold-Kinney，2000）。

## ■ 21世纪学校心理咨询

作为对本章中所述的不同水平学校心理咨询的一种检验，"学校心理咨询师提供学生和家庭全面的服务，从正常的心理发展到严重功能失调的问题，他们是工作在第一线的心理健康专业人士"（Borders，2002，p. 184）。学校心理咨询师同样被鼓励参加各类教育和心理健康公开活动，这些公开活动是与他们所在学校系统和社区里的其他成员一起合作组织的，如教师、校长和家长（Colbert，Vernon-Jones & Pransky，2006；Green & Keys，2001；Paisley & McMahon，2001）。这个方向的一个创新性举措就是创立了一个学校的健康中心（school-based heath centers，SBHCs），这个中心协调各种工作来满足学生生理和心理健康的需要，涉及健康教育、护理、营养学、学校咨询和学校心理等专业（Brown，2006）。在这样的机构里，学校心理咨询师以合作的方式与其他专业工作者和来访者一起工作。

在21世纪，学校心理咨询师在学校和社会上扮演的角色不断发展的同时也颇具争议。对于学校心理咨询师来说，一个主要的任务是扮演着不放弃的角色，这对他们所服务的学校的环境健康和教学至关重要。构想并创造一些改变来加深他们对教育机构的影响和服务也是学校心理咨询师的重要工作。1997 年，一个名为教育信任（Education Trust）的社会组织以改善学校环境为目的提出一种观点，认为学校心理咨询师应该参与一种以变化为导向的活动，来让学校、学生和学校专业心理咨询师更强大（Colbert et al.，2006；Sears & Granello，2002）。同时，这个组织挑选了美国的 10 所大学和学院，在更高的教育水平上对学校心理咨询师的教育课程提出修改建议。这项工作最后的结果涉及这方面的努力，即要求学校心理咨询师"像领导者和发起者一样工作以消除所有学生获得学业成功的障碍"（House &

Hayes，2002，p. 255）。教育信任以"学校心理咨询师的新观点"为题把它做成了一个表格（见表 17—4）。这种观点在 21 世纪将会对学校心理咨询产生什么影响还尚未可知。但是，学校心理咨询与其他的公共服务的专业人士相比还需要一段时间的广泛改革和重组（Adelman & Taylor，2002，p. 235）。在 21 世纪，学校心理咨询师需要进行更清楚的自我定位，同时也要处理外界力量对他们的定位和限制，而在这个过程中确认学校心理咨询计划的有效性极为重要（Whiston，2002）。设计及完成复杂的具有综合发展性的学校心理咨询计划也很关键（Gysbers，2001）。

**表 17—4　　　　　　　　　　　　　　　　学校心理咨询师的新观点**

| 现在的观点 | 新观点 |
| --- | --- |
| ● 心理健康提供者 | ● 聚焦学业/学生成绩 |
| ● 个别学生问题 | ● 整个学校和系统问题 |
| ● 集中学生问题的临床模式 | ● 理论中心，以学生的力量为基础 |
| ● 服务提供者，一对一的和小团体 | ● 领导者、计划者、项目发展者 |
| ● 主要集中于个人/社会 | ● 集中于学业咨询、学习和成就，支持学生取得成功 |
| ● 辅助支持全体职员 | ● 整合教育团队成员 |
| ● 宽泛定义的角色和责任 | ● 聚焦使命和角色身份 |
| ● 看门的人 | ● 使用数据来有效地改变 |
| ● 课程设置过程中的分类和选择的人 | ● 准备好为所有人提供服务——尤其是贫穷学生和有色人种学生 |
| ● 单独工作或者和别的心理咨询师合作 | ● 和所有的合作者组成团队解决涉及整个学校和社区问题的学校教育者的问题 |
| ● 保持现状 | ● 为所有学生要求机构改变，尤其是教育公平问题 |
| ● 主要对学生起作用 | ● 对学生、父母、教育专业人士、社区产生作用 |
| ● 依据系统资源的使用来帮助学生和家庭成员 | ● 利用社区资源/机构以及学校系统资源为家长和学生提供服务的代理 |
| ● 给感兴趣的同学做高中以后的计划 | ● 为所有学生创造途径以实现高成就抱负 |

© The Education Trust, Inc. /Washington, DC.
资料来源：R. M. House & R. L. Hayes（2002）. *School Counselors：Becoming Key Players in School Reform*，5，249 - 256.

像早前讨论的一样，除了教育信任提供的领导力量之外，美国学校心理咨询师学会为学校心理咨询程序明确制定了国际标准（ASCA，2002）。这个标准"被用来定义学校心理咨询师制定程序的固定指导方针和一种普遍的实践交流语言"（Lewis & Borunda，2006，p. 411）。实施这个全国性的基于该模式的程序能够帮助学校心理咨询师转换工作重点，从以给一些学生提供服务为中心的方式转变为以给所有的学生做出计划为中心

的方式。

教育信任的建议和美国学校咨询师学会国际标准都强调学校心理咨询师的传统角色现在正处于过渡期，为了变得更加专业他们需要完成三个主要的转变：

● 从为了特殊群体、学生和他们的家庭服务转变为关注广泛学校范围的事务；

● 从应答式的服务方向转变为有前瞻性的、发展性的学校咨询模式；

● 从作为个体开展工作转变为发展专业的团体或联合体。（Colbert et al.，2006，p.74）

此外，马萨诸塞州立大学已经开始转向把服务作为一种资源用来宣传能力，提供学校中关于欺凌弱小、事件调解、暴力、团体咨询和建立社会技能方面的实践证据。它建立了学校心理咨询成果研究中心（Center for School Counseling Outcome Research，http：//www.umass.edu/schoolcounseling）

来给学校心理咨询师提供这些方面及相关科目的概要。这个中心"通过各种工作给资深的学校心理咨询师提供准备来开展相关研究，使他们做出有效的计划决定"（Carey & Dimmitt，2006，p.416）。中心自2003年建立以来，也为发展中的心理咨询师在研究、项目评估和数据使用方面提供了锻炼的机会。

## ■ 本章内容小结

本章介绍了职业学校心理咨询，着重介绍了学校心理咨询师的角色、学校心理咨询师和学校正在经历的转变阶段、美国学校咨询师学会国际标准的完成以及教育信任建议的出台。

本章同样覆盖了小学、初中、高中学校咨询的不同领域，并提供了如何在这些领域开展实践活动的一个简短历史。尽管都是关注个人内心及人与人之间的关系，不同水平的学校心理咨询师的任务有各自独特的发展性。在学校工作的心理咨询师必须灵活且有技巧地知道如何与来自不同环境、拥有不同的世界观的儿童、父母及其他的学校工作人员合作。他们必须知道采用何种方法（通过咨询、会商、课程发展等）才能处理好何种情境。

小学心理咨询师工作的重心是提供预防性的服务，提高学生个人需要方面的意识并用健康的、亲社会的方式对待他们。这个水平的很多工作都是强调当前的主题（如班级辅导）、建立小团体及为其他人提供建议。初中心理咨询师更为关注的是帮助学生尽可能平稳地完成从儿童向青少年的过渡。他们提供很多与小学水平平行的活动，同时尤为关注这个年龄段的孩子主

要涉及的情况，如处理焦虑、发展良好的同辈关系等。

高中心理咨询师在传统上强调对高危个体及高期望个体的咨询服务。但是现在，这个水平的咨询师由于美国学校咨询师学会和教育信任所建立的模式和措施已经变得多维化。今天的高中心理咨询师更多地参与到对整个学校环境的改变和完成预防及矫正计划中。他们支持学生实现从学校环境到工作环境或继续学习深造的改变。解决与这个转变的相关的发展性和情境性因素对他们来说同等重要。

总之，学校心理咨询师有多重任务和责任。一种新观点认为，被动的、缺乏教育的学校心理咨询师不能也不会为儿童和社会很好地工作（Cecil & Cobia，1990；Guerra，1998；House & Hayes，2002）。最大的可能是，如果基层学校心理咨询师和组织参与到这个过程中来，并且学会和机构的领导者在全国范围内开始从事学校心理咨询的伟大事业的话，那么几十年后进入21世纪学校心理咨询业将会提高到国家级水平（Baker & Gerler，2008）。

## ■ 问题讨论

1. 所有人分成三组，讨论你在小学、初中、高中与心理咨询师相关的感受和经历。他们在这章中是怎样扮演列出的角色的？他们为你或者你的学校做得最好的事情是什么？他们应该做些什么不同的事情来改善服务？

2. 阅读一些关于美国学校咨询师学会国际标准及教育信任对学校心理咨询产生影响的文章。你注意到了什么样的成果和发展趋势？你认为这些信息说明学校心理咨询在向什么方向发展？

3. 把自己当成一个中学生并反省你的生活。你当时最关心的是什么？你是怎么处理它们的？和其他同学分享你的反思（如果你觉得这样做很舒服的话）。你觉得当时和心理咨询师相关的什么活动对你有帮助？

4. 你觉得今天的高中生最关心的是什么？写下你觉得最重要的五点。分成三组和同学分享，然后把你列的顺序和整个班级的顺序做一个比较。

班级里面存在多少相同观点？全班一起就一个问题来讨论处理的方法。

5. 假设你是一位小学心理咨询师，选择一个课题设计一堂辅导课，然后向同学说明或者展示你会如何实施你的计划。你选题的基本原则是什么？你班级里的孩子最后能从这种体验中获得怎样的收益？

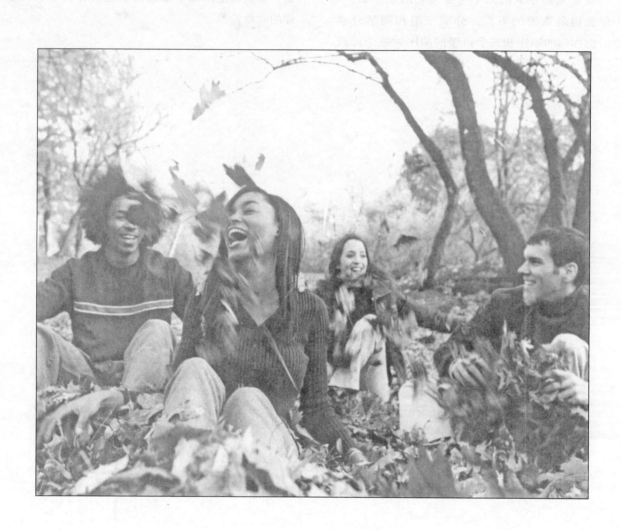

# 第18章

## 大学心理咨询和学生生活服务

你不像深秋里的枫叶让人沉醉，

也不像傍晚时的篝火让人温暖。

你只是九月里拂过心田的那片落叶。

有时你结伴而行，就像尽染校园的片片树叶；

而有时你却像灰暗的影子那样孤独。

渴望着你，就像期盼炎炎夏日里拂过的清风，

唤起我们沉睡的心灵，迈过尘世的门槛……

430     高等教育在美国是最有价值的人生经历之一，每年有 1 200 万～1 300 万的人开始他们的高校生活。21 世纪初，美国的 25～34 岁年龄段的成年人中有 25% 以上的人接受过 4 年乃至 4 年以上的高等教育。这个比例和日本相仿，加拿大的比例是 18%，英国、法国和德国是 12%（Horton，1994）。"对许多学生来说，特别是那些正处于传统意义上相应年龄段的学生，大学意味着开始增长独立性、做出决定并处理角色的转变。"（Hinkelman & Luzzo，2007，p. 144）这是"一个关键性的发展时期，因为学生在这个阶段会积极地探索他们的价值并试图给自己定位"（Jourdan，2006，p. 328）。因此大学并不仅仅是关于学习。这是大学生除了课程之外还享受学生生活服务的原因。这些服务一般是以课外活动、扶助计划及心理咨询的形式出现（Komives，Woodard & Delworth，1996）。

    20 世纪初期，美国的大学校园初次出现了学生生活服务和咨询。20 世纪三四十年代明尼苏达大学的学生部主任威廉姆森（E. G. Williamson）明确表达了后来被称为学生人事的观点（Williamson，1939）。他的学生人事服务模式为那个时代确立了标准。它大致上是一种指导和以咨询师为中心的方法。它强调"仅仅帮助受辅者成为他们想成为的人是不够的；更重要的是帮助受辅者成为他们应当想成为的人"（Ewing，1990，p. 104）。直到第二次世界大战前，有时被称为明尼苏达观点的学生人事观点都有着重要地位。第二次世界大战后，联邦政府开始向高等教育领域投入大量资金以求服务多样化，随之出现了与之竞争的观点。

    20 世纪 40 年代以来，人们逐渐接受了学生生活服务、学生发展与咨询的重要性的观点。到 20 世纪 70 年代，人们都知道这些是属于学生事务领域的一部分（Canon，1988；Winston & Creamer，1997）。有时学生生活服务和大学咨询被以一种特定的形式联系起来（Evans，Carr & Stone，1982），有时也不会。无论如何，它们有着很多相似之处（如都强调人的健康和全面发展），并由于它们之间的默契及对学生、教职员工和管理者的所有校园生活的影响，这两方面的内容都包含在本章之中。

    与大学生一起在校外工作的专业人士都有各自的背景，并且他们接受过的训练也不同（Bloland，1992；Komives et al.，1996）。这些专业人士涵盖财政支援、招生录取、职业规划与安置、健康教育、校园社团、登记、住宿、咨询及涉外活动等领域的工作人员。他们提供的服务如下（Kuh，1996；Kuh，Bean，Bradley & Coomes，1986）：

- 和学生行为相联系的服务（如成绩、摩擦、校园活动）；
- 和形容学生特征有关的服务（如才能、抱负）；
- 和学生成长相联系的服务（如认知、道德、 431 社会/情感等方面）；
- 和学术行为相联系的服务（学习技能）。

    咨询师和学生人事服务都强调服务对象的全面发展这一共同点（Brown & Helms，1986；Johnson，1985；Komives et al.，1996）。在专业机构中许多人都拥有多个成员资格。其中美国大学人事学会（American College Personnel Association，ACPA）是最具多样化的专业团体，1992 年前一直是美国心理咨询学会的附属机构。这个成立于 1924 的学会共经历了三次更名。它的成员来自很多领域，且与学生服务工作相关。美国大学心理咨询学会（American College Counseling Association，ACCA）是另一个重要的专业团体，它自 1992 年以来一直是美国心理学会的分支机构。其成员基本上都是在学院和大学里从事咨询工作的作为心理咨询师（Davis，1998；Dean，1994）。其他学生生活服务领域中的组织包括全国学生人事管理学会（the National Association of Student Personnel Administrators，NASPA）、美国心理学会第十七分会（咨询心理学分会）和美国学校咨询师学会。

    近些年来人们不断尝试使各个大学开展的学生生活服务工作能形成一个统一的组织，但是没有完全成功的（Sheeley，1983）。导致失败的部分原因是专业人士的背景与接受的训练不同（Bloland，1992）。由于与学生工作的大学工作者被雇用在不同的领域，他们趋向于将服务集中于特定的问题和人群。机构工作的重点同样也存在区别。有的大学强调研究和学术（人们称之为德国大学传统），有的大学强调人的全面教育（英国寄宿的自由的艺术传统），还有的大学强调职业或专业的准备（美国范式）（Rodgers，1989；Rubin，1990）。学生生活专家常常对于雇用他们的机构所形成或制定的项目有他们自己的观念、观点及评价（Canon，1985）。

此外，关于学生生活服务的出版物变得更加多样化，主要的期刊有《大学生发展杂志》（*Journal of College Student Development*）、《全国学生个人管理学会杂志》（*National Association of Student Personnel Administrators Journal*）和《大学心理咨询杂志》（*Journal of College Counseling*）。主题季刊系列——《学生服务新说明》（*New Directions for Student Services*）（由 *Jossey-Bass* 发行）也很有影响力并很受欢迎。

## 大学心理咨询与学生生活服务的起源

包括咨询在内的高等教育的学生生活服务，大多是在当事人没有参与的情况下进行的。"从历史上看，对于现在所称的学生服务职能，教职工们的参与从彼此关联逐渐变为相互独立"（Fenske，1989，p. 16）。这种变化是长期以来受美国高等教育成长过程中的重大发展因素影响的。这些因素包括：

● 1862 年《墨瑞尔土地许可法案》（Morrill Land Grand ACT）的通过，对美国高等教育中州立大学的建立并逐渐占主导地位形成一定的影响。

● 美国大学生多元化的意见和学生人数的增长。

● 教职工角色转变：教授和教师不再培养学生的道德品质，不再负责其个性发展，也不再坚持父母式教育（代替父母）。

● 教职工对研究和学术发展方面的兴趣有所增加（如 Hutchins，1936）。

● 教职工缺乏对机构日常管理的兴趣。

● 咨询及其他助人职业的兴起。

● 桑福德（Sanford，1962，1979）的文献认为，可以通过挑战和援助的形式促进学生在大学期间的发展，课程教育和课外活动可以"诱导、加速或者抑制发展的变化"（Canon，1988，p. 451）。

从一战末期到 20 世纪 30 年代的经济大萧条，作为一种职业的学生生活服务在高等教育领域有了迅速发展（Fenske，1989）。在此期间有很多人希望学生生活服务可以融入学术工程的主流中，但这并没有实现，关于实施学生生活项目的强大基本理论并没有形成。同时，由于缺乏资金及实践者不能准确进行自我定位，许多学生生活职业在大萧条中销声匿迹了。因此学生生活服务直到现在"不可缺少又并不重要"（Fenske，1989，p. 6）。

直到 20 世纪 40 年代末，大学心理咨询才作为一种职业开始出现。在此之前充当学生的心理咨询师的都是大学的教职工和校长（Pace，Stamler，Yarris & June，1996）。大学心理咨询延迟出现的原因是因为当时的文化流行的观点认为，大部分进入大学的学生都有良好的适应调节能力，且只有专业的精神病学家才对那些在精神上有问题的大学生有所帮助。直到二战后，咨询心理学家及心理咨询师才被允许在新建的校园咨询中心向学生展开工作，这些中心是为了给许多需要更多帮助的返校退伍老兵提供服务而开设的。而且，咨询心理学家在二战期间和二战后赢得了与一项精神病学家一样的权利，即可以开设门诊接待来访者（Ewing，1990）。

## 大学学生工作的理论基础和职业准备

大学心理咨询和学生生活服务涉及对各个年龄段大学生的学习、成长和发展方式的了解。但就像布洛兰（Bloland，1986）指出的，部分"初始水平和不少经验丰富的专业人士对学生发展的理论和实践不太了解"（p. 1）。由于对学生开展有效的工作需要这种专业知识，因此上述的状况就

成了一个不幸的事实。大学心理咨询师能区分开有轻微发展冲突问题如自主、认同及亲密关系等问题的学生和有严重或长期精神困扰的学生是很重要的（Sharkin，1997）。如果咨询师对大学人群中的发展性问题和疾病问题不熟悉的话，即使出发点是好的，道德、法律方面的问题行为也会

带来危害（Canon，1989；Kitchener，1985）。

### 理论基础

大学心理咨询和学生生活服务的专业人士可以运用一系列理论模型来指导可预测发展形势的学生工作。根据意识形态的观点，三种传统的理论占支配地位：父母替代、学生服务和学生发展（Rodgers，1989）。父母替代理论（loco parentis）赋予教职工以父母的角色来教导学生。学生服务理论（the students services）模型强调学生是消费者，并授权促进学生发展的服务。这种方法强调的是一种自助餐式的服务，即提供给学生他们需要的服务。学生发展理论（student development）的重点在于创造以研究为基础的环境来"帮助大学生学习和发展"　　（Rodgers，1989，p.120）。学生发展理论具有前瞻性，因为它可以提供机会给那些特殊的学生来利用。

在学生发展理论中，至少有四种发展性的理论即社会心理、认知结构、人文环境相互作用及类型理论来指导专业活动。社会心理理论（psychosocial theories）在阿瑟·奇克林（Arthur Chickering）的作品中基本得到了完整的体现（如 Chickering & Reisser，1993）。他认为大学生有七项具体的发展任务：能力、自主权、情绪管理、同一性、目标、整合及人际关系。这些任务与埃里克·埃里克森（1968）关于青少年发展过程的想法是相符合的。奇克林的主要精力在于阐述并具体说明埃里克森的概念，以便大学心理咨询师和学生生活专业人士能针对三个方面对其实践活动进行计划和评价：职业发展、亲密关系和形成一种成人的生活哲学。例如，大一学生和高年级学生在他们发展的具体水平方面有所区别，大一学生关注的主要是能力培养、情绪管理及发展自主权等方面。而高年级学生会更关注同一性、自由的人际关系、树立目标以及建立整合等方面（Rodgers，1989）。

认知结构理论（cognitive-structural theories）关注个体怎样形成世界观。他们处理知觉和评估的问题，并在佩里（Perry，1970）和科尔伯格（Kohlberg，1984）的道德认知模型中得到了最好的描述。这些模型是发展取向的、分级的、有序的。例如，佩里模式认为发展来自于"简单的两重性（位置 1 和 2），再由多样性（位置 3 和 4）和相对性（位置 5 和 6）发展到相对论框架内的承诺（位置 7 到位置 9）"。科尔伯格模式"描述了道德发展的三个水平：前习俗的、习俗的和后习俗的"（Delve，Mintz & Stewart，1990，p.8）。根据这些理论，每个新阶段都包含了之前的一个阶段并作为下一个阶段形成的基础。认知不当是改变的动力。这种方法明确地提出了这样一种思想，即"人们需要机会去学习如何思考、负责任地行动，以此在民主的社会中控制自己的行为"（Herman，1997，p.147）。

人文环境相互作用模式（the person-environment interaction model）指的是"关于大学生和大学环境的各种各样的概念，以及他们相互作用时的和谐度"（Rodgers，1989，p.121）。和谐可以导致"满意、稳定，或许还有发展"（Rodgers，1980，p.77）。这种模式下的理论强调发展是一个整体的过程，包括人的整体以及与之相互作用的环境。它认为生活中一方面的发展可以促进另一方面的发展，这一点和社会心理理论类似。例如，当学生主动参加学生组织并处于领导地位时，他们的生活管理技能会发展得比那些被动的学生要好（Cooper，Healy & Simpson，1994）。类似地，在社区服务活动中的学生志愿者（也称为"服务学习"）会更关心环境需要，不那么以自我为中心，还能够更好地共情（Delve，Mintz & Stewart，1990）。与社会心理理论不同的是，人文环境理论"不是意味着每个人都得到发展"（Rodgers，1980，p.77）。很多时候，他们是源于科特·勒温（Kurt Lewin，1936）公式：B=f（P，E），此处的行为（B）是人（P）和环境（E）相互作用的结果。

类型理论（typological theories）关注的是个体的差异，如脾气、人格类型、社会化模式。这些不同点永远存在，并且个人往往是许多类型的综合体。人格模式与个人的动机、努力、成就相联系，对人的发展方向产生影响。这种方法在约翰·霍兰德（John Holland，1997）的著作中得到了具体的阐述，其中研究了人格是如何适应工作环境的。

## 个人反思

　　大学生工作者以大量的发展性理论为基础，与大学生开展交流工作。上文介绍的四种理论中哪一种最吸引你？为什么？

### 职业准备

　　合适的职业准备是大学心理咨询和学生生活服务领域的一个难点。因为它在学生生活专业人士的职责方面有所差异，没有单一的职业准备计划能满足所有毕业生的需求。那些进入该专业的人"毕业时并不需要同样的工作"（Sandeen，1988，p. 21）。为此，咨询和相关项目认定委员会为这个领域提供不同特色的标准。

学生事务领域的咨询和相关项目认定委员会鉴定包括大学心理咨询及专业实践的学生事务。高等教育标准促进委员会（the Council for the Advancement of Standards for Higher Education，CAS；2006）也对毕业生所需的特殊课程和经验给予了说明。由于毕业生学习的每门课程都会产生很大变化，所以尽早确定他们的职业方向尤为重要。

## 大学心理咨询

### 重点和角色

　　依据学生特色制度吸引力的类型和资助的支持服务，大学心理咨询师的工作重点和角色是不断变化着的。大学心理咨询师的工作同样受操作模式的影响。传统上，学院/大学心理咨询中心已经使用的咨询服务有四个主要模式（Westbrook et al.，1993）。

　　（1）作为心理治疗的咨询。这个模式强调长期的小范围的学生咨询。心理咨询师处理人格的改变，学生的辅导员则处理有关职业和教育问题。这个模式的前提是"在进行传统年龄的大学生咨询工作时把同一性发展作为核心治疗问题"（Hinkel & Luzzo，2007，p. 144）。

　　（2）作为职业辅导的咨询。这个模式强调有效帮助学生处理学习和职业相关问题。心理咨询师处理尚未确定学习或职业方向的学生的问题，但对于他们的个人或情感问题应由其他机构处理。

　　（3）传统定义的咨询。这个模式强调一种广义上的咨询服务，包括短期的或长期的关系，以及那些关于个人的、学习的和职业的问题（Hinkelman & Luzzo，2007）。心理咨询师的角色是多样化的。

　　（4）作为会商的咨询。这个模式强调与不同的组织和人员合作，他们对学生的心理健康有直接的影响。心理咨询师通过策略干预来给学生提供间接的服务。

　　第五种模式，全方位的咨询（如一个互动的、相互依赖的、社区体系）也被提出来（Pace et al.，1996）。这个模式具有可塑性和灵活性。它提出咨询中心的人员应该与学院/大学的其他成员相互合作来创造一个心理健康环境，并且利用校园中的人力和其他资源。这种想法是由"立方体"概念演化而来的（Morrill，Oetting & Hurst，1974，p. 355）。像立方体一样，这个模式集中在三个主要领域：目标（个体、基础群体、附属群体、机构或社区）、目的（矫正、预防或发展）和方法（指导、会商、训练或媒体）就是心理咨询师干预的领域。全方位模型通过使中心人员变得更具灵活性和交互性，改变了心理咨询师的角色和大学心理咨询中心的关注点（见图 18—1）。

　　实际上，大多数大学心理咨询中心都提供多种多样的服务来帮助不同的来访人群，并满足当地大学校园的需要。

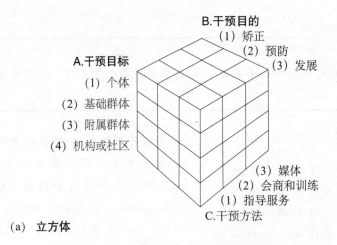

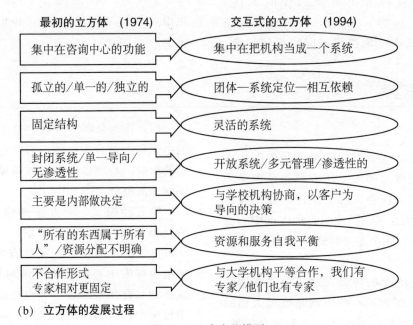

（b）立方体的发展过程

**图 18—1　全方位模型**

资料来源：（a）"Dimensions of Counselor Functioning," by W. H. Morrill，E. R. Oetting，and J. C. Hurst，1974，*Personnel and Guidance Journal*，42，p. 355. ⓒ 1972 by Morrill, Oetting, and Hurst. Reprinted with permission.（b）From "Rounding Out the Cube: Evolution to a Global Model for Counseling Centers"，by D. Pace，V. L. Stamler，E. Yarris，and L. June，1996，*Journal of Counseling and Development*，74，p. 325. Reprinted with permission. No further reproduction authorized without written permission of the American Counseling Association.

**案例　　　　　　　　　　　黛布拉指导服务**

　　黛布拉（Debra）已经在一家大学心理咨询中心工作很久了，也通过努力成为主管。她喜欢和学生们一起工作并很快建立起了一个很好的工作团队。现在只有一个问题：黛布拉不能确定什么样的服务才能最好地满足来访者的需要。然而，她的直觉告诉她根据惯例提供心理咨询是不会有错的，因此她所在的咨询中心就这样运转着。

　　黛布拉在决定咨询中心应提供什么服务时，应当考虑到别的什么服务类型？在你的机构中你认为什么模式能够起到最好的效果？为什么？

**工作**

　　大学心理咨询师的工作在理解力和多变化角度上与学生生活专业人士类似，两者的部分服务甚至是重叠的。勒温和考格（Lewing & Cowger，1982）提出通常规定的大学心理咨询议程的九个功能：

（1）学习和教育咨询；

（2）就业咨询；

（3）个体咨询；

（4）测试；

（5）督导及培训；

（6）研究；

（7）教学；

（8）职业发展；

（9）管理。

实际上，人事、职业和教育咨询这三项活动占用了大学心理咨询师 50％以上的时间。大多数本书中提到的咨询理论都被大学心理咨询中心所用。例如，瑟曼（Thurman，1983）发现，理性情绪行为疗法包括使用合理情绪想象在降低大学生 A 型行为方面（时间紧迫性，具有竞争性和敌对性）是有效的，可以帮助他们成为更健康的成就者。同样，沃特金森（Watkins，1983）发现一种以人为中心的方法能够最有效地帮助学生评估现在和将来的计划，并且决定是否在校园推广。这种方法经常被用在婚姻和家庭咨询中的系统理论，也被证明可以有效地帮助学生理解家庭动力学和互动模式，以及家庭模式如何持续性地影响关于教育的重要决定（Openlander & Searight，1983）。类似地，短程疗法作为系统理论的一种形式，已经在学校咨询中心得到推广，用来帮助扩大"包括能影响治疗过程的非家庭成员在内的治疗框架"，不管其结果会变好还是变坏（Terry，1989，p. 352）。在这个治疗过程中，大学内的有冲突的非家庭成员聚集在一起形成有意义的关系，并对存在的问题做出改变。校园内的学生相互帮助来解决问题行为，从而使周围环境更加和谐，这就是这种治疗的理念。这个过程使指责和替罪羊的行为逐渐消失了。

一个超过 88％的校园心理咨询中心都接受的授权方案有效地解决了大学心理咨询师在提供服务时所面临的困难（Kiracofe & Wells，2007）。这方面的案例很有挑战性，因为提供推荐的司法部门和管理者更加关注外在行为的变化。而实际上现在还没有关于如何处理非故意犯错学生的理论文献，所以使得这种具有挑战性的形势变得更加严峻。基拉科菲和韦尔斯（Kiracofe & Wells）提出了一套用于委托人改变方针的准备措施（见图 18—2），它是基于普罗查斯卡（Prochaska，1999）准备模式的。

沉思前期的学生缺乏动机进行改变，并对惩罚和制裁的反应较高。然而，对于那些能被带动的学生，通过动机式晤谈和心理学的意识教育活动，可以使他们接受改变并做出行动，来提高他们的生活质量。因此，只有当有迹象表明他们做好了充分准备、进入准备行动阶段时，大学心理咨询中心才能接待这些来访者。

大学心理咨询师面临的另一个挑战是学生文化的不断改变（Bishop，1992）。例如，大约 24％的大学生有过身体改造、文身、人体穿孔等可能成为新兴的文化标准（Roberti & Storch，2005，p. 15）。每一代大学生的行为都在变化（见表 18—1）。当今的学生文化与他们的前辈完全不同。确实，近些年来大学心理咨询中心的工作者们"对表现出严重心理问题学生数量的增长以及提出问题的严重性的总体增长已经表示出了一种紧迫感"（Sharkin，1997，p. 275）。

**普罗查斯卡（1999）改变阶段的准备模式**

| 沉思前期 | 沉思期 | 准备期 | 行动期 | 保持期 | 终止 |
|---|---|---|---|---|---|

惩罚制裁……

　　动机式晤谈……

　　　逻辑结果策略……

　　　　修复司法能动性……

　　　　　心理学的意识教育活动……

　　　　　　参与自我帮助式的群体……

　　　　　　　涉及咨询关系……

　　　　　　　为过去在行为不当方面的亲社会行为辩护

**图 18—2　基于学生的改变而准备采取司法行为的统一战略**

资料来源："Mandated Disciplinary Counseling on Campus," by N. M. Kiracofe and L. Wells, 2007, *Journal of Counseling and Development*, 85, p. 265. Reprinted with permission. No further reproduction authorized without written permission of the American Counseling Association.

表 18—1　　　　　　高等专科学校和大学咨询中心来访者的问题分类

| 人际和社会适应 | 职业的不确定性 |
|---|---|
| **关系困难** | 职业路线不清晰 |
| ● 愤怒/暴躁/冲动控制 | 对兴趣/能力缺乏了解 |
| ● 关系的破裂 | **压力和身心失调症状** |
| ● 关于约会 | **压力** |
| ● 重要他人的死亡 | ● 头痛/胃痛 |
| ● 交朋友的问题/孤单 | ● 失眠 |
| ● 家庭/父母/兄弟姐妹 | ● 创伤后应激障碍 |
| ● 理想的伙伴/配偶 | **焦虑** |
| **自尊** | ● 注意力无法集中 |
| ● 自我形象 | ● 表现焦虑 |
| ● 害羞 | ● 紧张 |
| ● 自信/过于自信 | ● 害怕/恐惧 |
| ● 害怕失败 | ● 惊恐发作 |
| **关于存在** | **悲痛症状** |
| ● 生活的意义 | ● 物质滥用 |
| ● 宗教信仰的作用 | ● 吸毒/酗酒 |
| ● 价值冲突 | **性功能紊乱** |
| **抑郁** | ● 唤起问题 |
| ● 自杀的感觉或想法 | ● 性无能 |
| ● 无望感 | **进食障碍** |
| ● 悲痛 | ● 厌食 |
| **性骚扰和性虐待** | ● 贪食 |
| ● 性骚扰 | ● 体像问题 |
| ● 性虐待 | **异常行为** |
| **关注学业和职业生涯** | ● 思维混乱 |
| **关注学业** | ● 妄想 |
| ● 学业成绩 | ● 社会孤立 |
| ● 拖延 | ● 偏执狂 |
| ● 缺乏学习技巧 | ● 边缘性人格 |
| ● 班级 | |
| **关注职业生涯** | |

资料来源：Appendix A from Bishop, J. B., Gallagher, R. P., & Cohen, D. (2000), College students' problems: Status, trends, and research. In D. C. Davis and K. M. Humphrey (Eds.), *College Counseling: Issues for a New Millennium* (pp. 109 - 110). Alexandria, VA: American Counseling Association. Reprinted with permission. No further reproduction authorized without written permission of the American Counseling Association.

 **个人反思**

　　在表 18—1 中列出的大学生问题中，哪些是令你吃惊的？你预期会发生哪些问题？这在你意识到学生遭遇困难和寻求帮助时有什么启发？

　　抑郁症和抑郁症状在美国大学生中特别普遍（Dixon & Reid，2000，p. 343）。大学心理咨询中心"每年在咨询会上要接待 20% 的学生，同时他们预计这个数字会继续上涨"（Geraghty，1997，A32）。因此，必须定期修改教育和干预计划来帮助学生解决目前的问题。

　　当专业水平上的服务变得多样化和普及化后，每个人都将受益匪浅。《大学适应量表》（College Adjustment Scales）是一种反映大学生一般发展性和心理性问题的方法（Anton & Reed，1991）。

它的九个量表测量了如下心理问题：焦虑、抑郁、自杀思维、物质滥用、自尊问题、人际关系问题、家庭问题、学习问题及职业问题。大学心理咨询中心在对使用何种服务和计划做出决策时，这些都是很重要的评估工具。

除了传统的大学心理咨询中心，同辈咨询师（peer counselors）也是一种影响学生的有效方式。一般地，学生在向专业的咨询师求助前，首先想到的是自己的朋友，然后是与自己有亲密关系的人，最后才转向学校教职工和心理咨询服务。拉吉尔和克朗（Ragle & Krone，1985）发现，曾经参加过得克萨斯大学奥斯汀分校的夏天集体活动的大一学生，可以通过电话就他们关心的各种问题更好地与同辈咨询者进行交谈。更进一步说，他们认为与同辈咨询师接触是有帮助的，并指出这使得大学显得并不那么冷漠。

同辈咨询师有时也扮演室友助手（resident assistants，RAs）的角色。室友助手被安排住在选定的房间。服务包括处理补救、干预和发展的问题，具有很高的透明度（Schuh，Shipton & Edman，1986）。室友助手提供的服务有危机干预、短期的咨询、冲突调解和转介（Blimling & Miltenberger，1981）。他们帮助学生对咨询和相关服务保持积极的态度，与此同时，更多地了解学校咨询中心提供的机会（Johnson，Nelson & Wooden，1985）。此外，大学校园的教员和专业人员会介绍关于居民心理和身体健康项目的室友助手援助计划。室友助手一般会接受来自校园咨询中心的专业训练和督导。这种安排由于其整体性和干预性，可以使室友助手、住在住宅区的学生及整个校园都由此获益。

大学心理咨询师同样能够和其他学生生活服务的专业人士一起提供服务和计划。最需要的四种服务分别与酒精、性虐待及暴力、进食障碍和抑郁症有关。

"大学校园中的酒精使用是个很严重的问题。"（Laux，Salyers & Kotova，2005，p.41）近90%的学生在学年中偶尔饮酒，大约20%为饮酒过量者，这些人平均每天要摄入一盎司酒水（Steenbarger，1998）。因此，出现酒精相关的问题并不奇怪，滥用酒精和相关障碍是普遍存在的（Kadison & DiGeronimo，2004）。

狂饮行为（binge drinking）（男性一次喝5杯或更多，女性4杯或更多）在逐渐增加，三分之一的大学生喝酒会喝醉（大学物质滥用委员会，1994）。此外，无责任感的饮酒可能会引发约会强暴的暴力行为、不安全的性行为、学习困难及自杀。大学管理者在某一校园内或地区禁止饮酒时，大学校园里或附近很有可能会引发骚动（Lively，1998）。

因此酗酒行为很可能会促使学生寻找心理咨询师和其他学生生活专业人士的帮助（Gill-Wigal，Heaton，Burke & Gleason，1988；Kadison & DiGeronimo，2004）。系统化的步骤通常有利于学生切断他们与酒精滥用可能产生的联系，因为在有效治疗之前，学生必须意识到他们需要帮助来改正不受控制的行为。干预有时针对个体来完成，但也常涉及团体及更广泛多样的治疗，包括洞察力和行为变化。

很多滥用酒精的学生在并不健全的家庭中成长。他们会经常遭遇一些与在这样的环境下成长有关的问题（如工作狂、抑郁、依赖性、反社会倾向、贪食症）。心理咨询师对这部分学生采取的具体干预行为包括帮助他们在自己的家庭生活中所扮演角色的定义更清晰，进而帮助他们打破那种人际交往的破坏性的模式（Crawford & Phyfer，1988）。心理咨询师打破他们的破坏性模式的一种方法是用健康的功能性的方式对学生做出回应，让他们与之前体验到的行为进行比较。从某种程度上说同辈咨询对这个过程也可能有所帮助。

性骚扰和暴力，包括乱伦和强奸，是很多学生，主要是女性，在大学期间经历且必须应对的事情。性犯罪的动力学有其相同和不同之处。在很多案例里，都有一个共同的特征——酗酒：多数的大学校园强奸案和袭击事件都与酒精有关（哥伦比亚大学成瘾与物质滥用委员会，2007）。康复过程包括至少有两个阶段：（1）急性期，特点是行为解体；（2）长期的恢复，包括处理创伤引发的痛苦及通过支持重建其生活（Burgess & Holstrom，1974；Scrignar，1997）。

| 案例 | 奥和他的酒 |
|---|---|

　　奥（Al）的亲戚告诉他在大学里可以多么快乐。大多数的故事涉及与酒精相关的事件。因此，奥决定喝啤酒并很快找到了地方。

　　奥沉醉于啤酒不去学习。他几乎每晚都去玩"架子鼓"或其他的喝酒游戏。但是某天晚上他在喝得不清醒的状态下被校警抓住了。当他被托管到学校心理咨询中心时，他显得很不情愿。他对他的咨询师夏洛特（Charlotte）说的第一句话是："难道一个男孩不能在没有人陪他一起失落的时候享受自己的一点乐趣吗？哼！"

　　想象你如果处在夏洛特的位置时，你会如何回复奥来鼓励他，并让他知道他有哪些需要努力解决的问题？

442　　　进食障碍，尤其是贪食症和厌食症，是大学心理咨询师与其他学生生活专业人士如健康教育工作者合作来提供服务的第三个领域。在大学中定位混乱进食问题是很有必要的，尽管患者中的很多女性并不相信她们的行为是有根据的（Meyer，2005）。研究表明这些问题的发生在某种程度上通常是连续的。而女性患者往往会有不当的认知或者关于体重控制方法的错误信息（Tylka & Subich，2002）。不论如何，估计有65％的女性在大学生活的第一年中出现"一些混乱进食的行为和心理特征"（Meyer & Russell，1998，p.166）。为了解决这方面的问题，进食障碍必须"被认识到是发生在一种逐渐发展的框架之下的"（Sharkin，1997，p.275）。治疗方案要强调进食障碍的特点以及患者应该在这种趋势发展成熟前与之斗争，这样才可以有效地指导那些可能出现这种问题的人。并且，治疗方案还能给参与者一个信息，即使他们自己或者他们认识的某人陷入了一个贪食—厌食的循环，他们也可以做出转变。在指导和预防中的一个要素是合适的复制策略的使用（VanBoven & Espelage，2006）。

　　抑郁是学校心理咨询师关注的第四个方面（Kadison & DiGeronimo，2004）。"据估计，大学生临床抑郁和心境恶劣的情况可能要比同年龄和相似背景的工作者高出两倍"（Dixon & Reid，2000，p.343）。大学环境下的抑郁和抑郁症状具有毁灭性，因为它们经常干扰学习并阻碍成功。心理咨询师可以通过认知方法来治疗抑郁，如贝克的认知调整过程；也可以通过行为方法，如帮助来访者参与

他们曾获得过成功的活动；还可以采用认知行为疗法，如理性情绪行为疗法。这表明抑郁可以通过积极的生活体验得以改变（Dixon & Reid，2000），所以在学校环境中与他人合作来帮助抑郁的大学生寻找成功的体验，不仅是一种治疗实践，而且有益于大学留住学生以及创造更为和谐的社会氛围。

　　能与学生生活辅导员合作的心理咨询师在解决与大学生有关的问题时，可以在三级、二级和一级的水平上采取预防措施。"三级预防（tertiary prevention）可以说是补救并且包括对受害者的直接服务。"（Roark，1987，p.369；我所强调的）它包括鼓励对攻击性行为的揭发，帮助受害者使用可利用的资源。二级预防（secondary prevention）针对的是已经存在于大学校园里的问题，如约会强暴，其目的在于提高潜在的受害者及做坏事的人的意识，并制定相关政策来阻止虐待行为。一级预防（primary prevention）的重心在于阻止问题的发展。它包括改善物理环境和寻找原因，同时提供训练来培养意识和改变价值观。例如，为了帮助学生处理压力，可能会提供一种BRIMS（呼吸、放松、形象化的描述、信息和信号、首字母的缩略）课程（Carrese，1998）。这个课程属于一种认知自我催眠，它帮助学生给予自己积极的暗示，使其建设性地回忆起他们感觉和看到的某种情景，让他们从身体和精神上进行放松。学生在这个过程中把"消极的想法转变为富有建设性的能量，以控制那些会产生不必要焦虑的情形"（p.140）。

443　## 学生生活专业人士

### 重点和角色

　　起初，帮助新生适应大学校园生活是学院/大

学学生生活服务的中心（Williamson，1961）。这一点仍然存在，但是现在包括强调对年长的返校学生的重视，以及对学院/大学社区各个方面的逐

渐增多的考虑，例如对少数族裔文化学生和学习能力欠缺学生的工作（Boesch & Cimbolic，1994；Lynch & Gussel，1996；Tate & Schwartz，1993）。选择了学生生活服务为职业的人具有一种人道主义精神：他们努力使学生的高等教育最大化、个性化、个体化，帮助他们充分利用环境以促进自身发展。这个过程的一个意外收获就是这些学生在从学校生活到职业生活的成功转变中得到了很大的帮助（Berdie，1966；Brown，1986；Kuh，1996）。因此，学生生活的专业人士是使学生更容易实现学院/大学目标的综合职业者。

大学期间（新生定位、期中考试、期末考试）学生生活专家的工作量可能会呈引人注目的增长态势（Houston，1971）。尽管某些问题在个人的发展年龄或阶段上是普遍的（包括健康、焦虑及抑郁），其他关注的问题则与特定的大学生人群直接相关。例如，大学新生入学的最初几个月可能需要特别的帮助。高中毕业后，被大学录取前的学生面临着同一性的缺失、重新定位的需要及目标认同这些困境（Hayes，1981）。此外，大学新生还要面临如何有效管理时间、确定选修课程、参加学校考试、如何与同学和睦相处以及处理好开销以及家庭和个人的种种问题的挑战（Carrese，1998）。"第一学年报道的最普遍的危机是社会关系调整的困难，表现为想家和孤独。"（Gerdes & Mallinckrodt，1994，p.281）由于过去的朋友网络断裂，大学新生经常有心痛的感觉（如"思念老朋友"），并且这种默默的悲伤会伴随着他们（Paul & Brier，2001；Ponzetti & Cate，1988）。

 **个人反思**

当你进入大学时你失去了什么？你失去的东西对你产生了什么影响？当你进入大学时你得到了什么？你得到的东西对你产生了什么影响？

另一个独特的问题是大学联谊生活的繁忙。对许多学生来说，忙碌的男女联谊活动是令人兴奋和充实的，但也会让没有机会参与其中的学生感到压抑，为了帮助处于这种情况的学生，学生工作专业人士必须对个人需求敏感，并提供必要的帮助来尽量使那些被拒绝的学生找到一个合适的同伴群体（Atlas & Morier，1994）。

和过渡期问题相符，格瑞特斯（Grites，1979）发现《社会关系再调整等级量表》（the Social Readjustment Rating Scale，Holmes & Rahe，1967）的43个项目中有12项几乎完全适用于适应新环境的大一新生。这些因素在量化为生活变化单位时可以得到250分的分值，他认为这已经处在"中级生活危机"中。作为一个群体，这类个体健康状况恶化的风险比达到或低于150分的人高51%。

格瑞特斯对大学新生深入的观察表明，那些面临着学院/大学环境外的挑战（如家庭成员或朋友死亡）的新生可能会陷入"重大生活危机"，面临身体状况恶化的更大风险。因此现在的许多学院和大学聘请专业的学生生活服务人员来帮助新生度过第一年的学校生活，促进积极的个人成长并培养群体意识（Loxley & Whiteley，1986；Whiteley，1982）。这部分的努力包括帮助有完美主义的学生评估这种倾向对他们自身发展和社会福祉的影响（Ashby & Rice，2002；Rice & Dellwo，2002）。这是个复杂并且需要细致处理的过程，但是它能有效地帮助学生在大学生涯中获得更强的自尊，并且更好地融入社会。

如果对大学生在大学阶段的情感问题不采取措施的话，近10%的大学生的学习表现会受到严重影响（Mathiasen，1984）。同时，大学生通过考试或者进入专业学校深造的压力增加了这一人群重度抑郁的发生率（Clay，Anderson & Dixon，1993）。如果不提供相应的干预措施（如适当的愤怒表达或压力管理训练），学生可能会因为情感问题、社会问题或者学习问题达到某种程度而辍学。不幸的是，四年制大学中40%～60%的学生没能毕业（Brown，1986；Gerdes & Mallinckrodt，1994）。更不幸的是，有的学生甚至结束了自己的生命。美国每年在100 000名大学生中就有约6人自杀（Chisolm，1998）。

待在学校并保持良好心理状态的有效预示是对学生生活服务负责 (Polansky, Horan & Hanish, 1993)。为了帮助学生拥有成功和富有成效的学校经历,学生生活专业人士提供跨校园的计划和个人帮助。综合计划的目标是对学生产生积极的影响,并帮助他们来确认问题或者最关心的事,这样可以使策略干预最有效。学生生活专业人士的重点和角色是帮助敏感的学生勇于面对自己多样化的问题,同时建设性地处理这些问题并进行自我调整 (Creamer & Associates, 1990; Deegan & O'Banion, 1989)。例如,许多大学生面临的一项挑战是,根据个性建立自我同一性的时候与他们的父母和家人保持某种形式的分离。学生适应大学生活和依赖父母之间有着某种程度的关联 (Rice & Whaley, 1994)。"研究表明,大学生受益于 (1) 在与父母之间安全的依恋关系中他们互相信任、彼此沟通、几乎没有冲突或疏远;(2) 在与父母相处的关系中他们得以独立、个性得到表现、被父母认可和支持" (Quintana & Kerr, 1993, p. 349)。学生生活专业人士通过帮助学生积极实现独立,并让他们与家庭保持联系来帮助学生在大学和以后的阶段进行全面调整以获得成功。

445

### 工作

学生生活专业人士的工作:管理、发展或咨询与专业领域相关。"这个管理模式 (administrative model) ……是建立在这个前提下的,学生服务在高等教育中是一个具有管理性的、以服务为导向的单位,他们为学生提供许多鼓励性的和发展性的活动和项目。"(Ambler, 1989, p. 247; 我所强调的) 这些服务包括入学、记录、食物、健康和经济援助等例子。这个发展模式 (developmental model) 强调教育,例如提供给学生参加领导阶层讨论会的机会来帮助他们学习决策制定技巧,或是鼓励他们增强大学生活的自主性。最后,这个咨询模式 (counseling model) 还强调在人际交往和职业选择上的社会性和情绪的发展,这包括开展富有个人特色的专题讨论,如约会、职业或压力 (Forrest, 1989)。

并不是所有的学生生活专业人士都采用这些模式,也不是所有的学生生活活动都由那些专业人士来开展。实际上,美国国内的一项调查发现 72% 的学院/大学的学生事务部门利用了专职人员的学生助手来实施并完成那些服务 (Winston & Ender, 1988)。这些专职人员的助手是"被挑选出来并接受了相关训练的本科生,然后为他们的同学提供服务。这些服务是事先设计好的,在调整、满足或坚持等方面去帮助同学" (p. 466)。学生助手经常出现在学生公寓和学生生活辅导计划中,他们也参与到危急热线、学生司法部、学术咨询、经济援助、国际学生计划及学生活动中。

学生生活专业人士在有学生助手参与的结构化计划中,直接或间接地提供这些助手担任领导工作的机会,从而提高大学生活的质量并完成重点工作。超过 600 所学院和大学提供给学生一些正规类型的领导训练,并且这个数字还在不断增长 (Freeman, Knott & Schwartz, 1996; Gregory & Britt, 1987)。但是,一些核心信念、潜在的规则及必要的课程主题必须在这些类似活动产生效果前处理好 (Roberts & Ullom, 1989)。学生生活专业人士的兴趣越来越多地放在提高学生的领导力上,同时他们在帮助学生方面消耗掉了业余的时间和精力 (McDade, 1989)。这种双重的重点也许可以帮助大学生变得更加主动并促进一种更强的集体意识。

## 非传统学生的心理咨询和学生生活服务

大学心理咨询师和学生生活专业人士除了从事主流学生群体的工作,还强调非传统学生的需要。这些可能是年长的学生、第一代大学生、少数族裔文化的学生,甚至是运动员学生。非传统学生的共同特性是经济独立 (51%)、兼职工作 (48%) 和登记延迟 (46%) (Evelyn, 2002)。25 岁或更大的非传统学生现在已经超过 600 万 (大约占美国大学生总数的 40%) (Chao & Good, 2004)。他们大多登记的是公立的两年制学校。

### 年长的学生

446

作为一个群体,年长的非传统学生具有很强的动机,他们更喜欢互动式的学习、有家庭和经济方面的考虑、把教育当做一项投资，并且有大量与学校无关的承诺和责任（Rither-An-tion，1986）。这个群体中有两个基本的亚群体：年龄在 25～50 岁的学生和年龄在 50～80 岁的学生。

第一个亚群体的学生由于工作改变、职业要求或家庭生活改变（如结婚、离婚）等原因而返回学校（Aslanian & Brickell，1980；Chao & Good，2004）。对这些年轻点的非传统学生来说，增强自尊、提供学习和社会支持尤为重要。第二个亚群体的学生通常会被称为年长的学生，他们因各种目的来到学校，包括获得学位和丰富个人生活。大学心理咨询师和学生生活专业人士在与年长的学生合作时必须考虑到若干因素，如环境的改变（更亮的照明或更温暖的教室）、来访者的发展阶段（如出现和整合问题的处理）、咨询进程的节奏（慢一点可能更好）、潜在的困难（如移情）以及咨询技术的使用（如阅读疗法、日记书写等）（Huskey，1994）。随着老年人口数量的增长，年长学生的人数可能会持续增长。

不论年长学生数量增长的速度有多快，非传统学生的总体数量将由于就业减少、技术的迅猛发展及专业发展机会的增加而增加。社区大学、技术性大学和公立大学可能会录取大多数的非传统学生。传统学生的情况是女生的录取数将会超过男生，兼职工作学生的数量将增加，同时少数文化和少数族裔将更多地寻求大学教育（Hodgkinson，Outtz & Obarakpor，1992）。所有这些事件将会考验咨询限度和其他学生生活服务。

### 兼职工作的学生

兼职工作的大学生，尤其是特有的兼职学生，占了高等教育中 40% 的学生人数。作为一个群体，他们与那些全职的学生相比存在明显的劣势，是因为：

- 来自少数族裔或低收入家庭；
- 并不像全职学生那样做好了大学生活的准备；
- 大多数集中在两年制大学并且没有学位或证书的计划；
- 许多人在注册的同时进行全职工作并且不是连续的注册。

因此兼职注册与坚持呈负相关，并且在广泛

控制了和这些结果相关的因素后开始二次教育，六年后可以完成学业（Chen，2007）。

为了帮助兼职工作的学生，大学心理咨询师和学生人事工作者必须进行特殊的努力，当他们在校内或校外转换的时候与之保持联系或重新联系。如果兼职的学生知道有人可以与之交谈并能挖掘信息，他们可能更会坚持自己的学业。如果是在简便且真实的情况下为这些学生提供特别的服务来克服兼职登记带来的困难也可能有所帮助。

447

### 第一代学生

第一代大学生（first generation college students）是非传统学生的第三个组成部分——他们指的是在他们的家庭中的第一个进入大学的学生。这个范围包括多种背景下的个体，例如第二代移民和为了谋求更好生活的流动贫困人口（Hodgkinson et al.，1992）。他们占全部高中毕业生的 27%，且有特殊需求，其中一项就是家庭支持（Gibbons & Shoffner，2004）。"家庭对教育的支持是第一代和第二代学生之间的关键差别。家庭支持也是在决定上大学的过程中和成功地完成大学学业的一个基本的变量"（Fallon，1997，p.385）。

因此第一代大学生有许多的需求。他们必须掌握大学环境的知识，包括具体的词汇如学分（credit hours）、GPA 及系主任（Fallon，1997）。他们还必须认同作为学生的角色，诠释第二代大学生的价值体系，同时要学着理解学生生活服务和学习技能，还必须考虑语言障碍或社会文化习俗。

### 少数族裔文化学生

在美国所说的少数族裔文化的学生主要是指非洲裔美国人、土著美国人、亚洲裔美国人、西班牙人/拉丁美洲人或更多的特殊个体。他们面临许多与其他学生不同的挑战，例如"缺乏支持和不受欢迎的学习氛围"（Ancis，Sedlacek & Mohr，2000，p.180）。在很多情况中少数族裔学生会被分到少数族裔这一类，还会被划为第一代大学生、年长的学生或运动员学生。他们会比大多数学生更为相互依赖和团结（Berkel & Constantine，2005）。

在帮助少数族裔文化学生适应校园及使之做得更好这方面，大学心理咨询师和学生生活专业人士可以给予他们鼓励和提供社会支持，同时提供可行性的方法来提升他们的民族自豪感。例如对于美籍非洲裔的学生，民族自豪感可以通过官方赞助大学活动而成为学习环境的一部分，如宽扎（Kwanzaa）文化庆祝活动和黑人历史月（Phelps, Tranakos - Howe, Dagley & Lyn, 2001）。一些小型的或大型的群体事件在促进并提高民族身份认同和自我概念方面被证明是有效的、积极的、有指导性的。例如，研究表明"那些拥有良师益友的拉丁美洲学生会把个人的或学术的兴趣当做教育经验，这些人更加容易获得成功"（Gloria & Rodriguez, 2000，p.151）。此外，一些学生如非洲裔和亚洲裔的美国女生可能会对具有欣赏依赖关系的观点的咨询有较好的反馈（Berkel & Constantine, 2005）。总的来说，要帮助提升和保护"强烈种族认同感"可以培养"少数族裔学生的自尊，并使他们在大学环境中感觉更多的整体感"（Jourdan, 2006，p.328）。

另外，要给少数族裔学生以鼓励，需要注意并进行特殊处理的是，心理咨询师和学生生活专业人士都需要理解这些学生生活的校园环境，并从这些学生的立场出发来看待问题。种族主义和刻板印象通常是需要处理的一部分（Vereen et al.，2006）。因此需要不断培养对这些负性影响做出有效反应的咨询和生活技能的策略，同时要不断提升学生的自我效能。例如，懂得富有文化特色的幽默的心理咨询师可以在遇到荒谬的情境时采取有效的措施来使少数族裔的学生笑起来，而不是感到无望甚至愤怒（Vereen et al.，2006）。

为了产生更广泛的影响，带来需求的变化，咨询师和学生生活工作者（例如教员、行政工作者、学生）可以致力于影响整个校园形势的校园计划。这类计划可以应用于特殊群体的介绍形式（如大学班级、宿舍集体、男/女学生联谊会），或者赞助者的校园健康博览会及学生服务展览会（Marks & McLaughlin, 2005）。心理咨询师和学生生活工作者在这些场合应保持积极主动，这样才可以挑战偏见并提升别人的理解力和欣赏力（Ancis et al.，2000）。

| 案例 | 兼职工作的帕特丽夏 |
| --- | --- |

帕特丽夏（Patricia）生在一个危地马拉第一代移民家庭。她的父母说糟糕的英语、拿最低的工资，但他们对女儿有很高的期望。帕特丽夏也很有志气，在高中毕业后获得了去怀特大学的奖学金，在那儿第一眼看上去她和每个人都是一样的。

然而，在她大二学年要结束时，帕特丽夏觉得离群和孤单。她的父母不明白她的感受，她的其他同学和拉丁人相处得也并不好。

帕特丽夏的咨询师艾比（Ibby）在她去寻求咨询时建议帕特丽夏的家人在下次咨询时一起来以便他们可以共同讨论。同时，她希望帕特丽夏去见学生服务中心的院长，看看能否更多地参与学校的活动。

思考你对这个咨询师在帕特丽夏的问题解决策略上有什么看法？你会怎么做？

### 运动员学生

运动员学生是非传统学生的第五个部分。这些学生比其他学生似乎更少寻求心理咨询的帮助（Watson, 2005）。但是，他们中的很多人"在与之有关的大学系统及更大的社会的理解上存在问题"（Engstrom & Sedlacek, 1991，p.189）。他们经常被其他人认为在社会功能或学习上存在问题（Burke, 1993）。此外，他们中很多来自少数族裔，并且是他们的家庭中第一个进入大学的（Kirk & Kirk, 1993）。一个以运动为中心的环境可以培养一个教练或一个团队的独立性。因此，这些学生可能会变得孤立并远离主流的大学生活，同时把扮演学生和运动员看做相同的挑战（Watson, 2005）。心理咨询师和学生生活专业人士可以通过教授时间管理和社会技能来帮助他们。

此外，当运动员学生丧失了运动员资格，或者由于受伤失去了运动员身份时，他们需要帮助以综合性的转变回到大学生活中（Wooten, 1994）。心理咨询师和学生生活专业人士需要和运动员学生合作，帮助他们确立自我身份并表达自己的情感，面对和改正不合理的思维，以此来调整他们的情绪和认知。运动员学生也需要得到帮助来认清自己大学毕业后更多的是成为非职业运动员。因此，提供职业生涯咨询和生活计划的技能也是很重要的服务。

## 本章内容小结

　　大学心理咨询和学生生活服务的专业人士有很多共同之处。他们都强调在学院或大学环境中学生的总体发展和成熟状况，并且都有一个乐观的前景，对某些环境和作为催化剂的事件的关注可以使学生更好地觉察自我并且更加充分地运用他们的能力。这些特色还有一个共同的历史相似点：他们在大专院校的影响力已经减少甚至过时。但在 21 世纪已经建立好了这两种特色，且有助于高等教育机构总体功能的改善。

　　本章涵盖了与咨询和学生生活服务相关的历史、哲学、大学生发展和成长的实用特性。与这些特色相关的活动的特性和多样化是很明显的。大学心理咨询中心的工作重心逐步向全面发展、相互作用和主动提供服务转移（Bishop，1990；Marks & McLaughlin，2005；Pace et al.，1986）。这些服务包括会商、职业咨询、危机管理、保持力、个性化、校园的人性化、自主课程的建立以及与大学校园其他单位的合作（Stone & Archer，1990）。学生生活服务也变得更加灵活、富有动态性。由于学生生活服务专业人士与学生的对话内容变得更公开，服务学生的能力和运行的系统将继续增加。

## 问题讨论

　　1. 查看你们学校图书馆里有关本章节中描述到的内容的期刊。检查这些期刊的近期问题，找出你感兴趣的一篇文章。给你的同学就这篇文章做个口头的报告。

　　2. 邀请你们学院/大学的生活助理在班上讨论他们的工作。实际的工作与你想象中的工作相比是怎样的？这些观点的哪些部分你是赞同的或是不赞同的？

　　3. 邀请你们学院/大学的学生生活服务部门的一位专家和大家一起讲述他工作的普遍的和特殊的方面。讨论学生生活服务活动和学术性活动是怎样联系的，这两者是如何能够更紧密地联系在一起的？

　　4. 学院/大学的学生更聪明、更能言善辩。你认为哪种理论对这个人群来说是有效的，而对那些受过较少教育的人来说可能不是那么有效？

　　5. 在你的大学校园里，你认为哪些问题是值得心理咨询师和学生专业人士处理的？假设让你去设计一个针对这些问题的计划，你采取的步骤哪些可能是有效的？

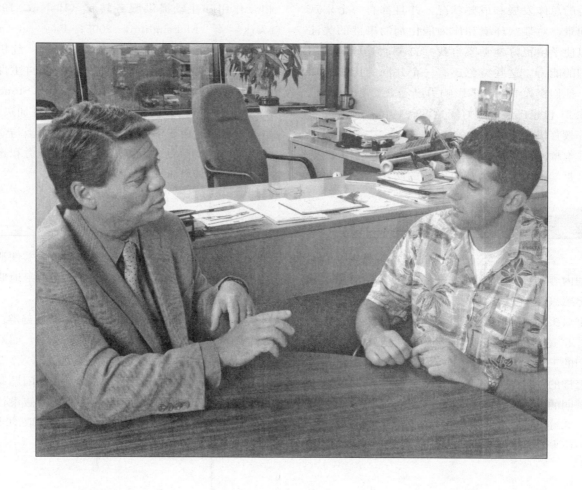

# 第19章
## 滥用和残疾人心理咨询

随着咨询的进行，你倾诉了内心的伤痛，
向我展示曾经的受伤之处。
通过你的记忆和语言
我听你倾诉着那悲痛的故事，
所有充斥着紧张的创伤性事件
打磨并塑造着你的生命。
"我期盼我是融化的钢铁，"你如是说，
"而你是那铁匠的铁锤。
可能之后在时间的铁砧中，我们能够共同塑造
一个全新的人，他拥有温柔平缓的声音，
以及发自内心的力量和洋溢的温暖。"

Reprinted from "Scars," by S. T. Gladding，1977，*Personnel and Guidance Journal*，56，p. 246. © 1977 by ACA. Reprinted with permission. No further reproduction authorized without written permission of the American Counseling Association.

454 那些从事治疗滥用或残疾问题的来访者的心理咨询师拥有着不同背景。这些治疗领域的专业心理咨询师关注很多方面，包括促进健康的生活方式、鉴别并减少压力源、改善有害的环境以及保持或恢复身心健康。治疗来访者的具体方法取决于心理咨询师的专业技能和来访者的需求。

多年来，从事滥用和残疾人康复工作的心理咨询师深受政府立法、专家和同行标准的影响，这是由于他们为这两类人群设置或授权服务。反过来，在这些特殊领域工作的心理咨询师们也积极支持承认他们专业性的联邦法规和州立法规。

## 滥用

滥用（abuse），是指个人、地点或事件的误用或滥用。滥用的本质可能是积极的或者消极的，但是对于陷入其中的人来说其最终结果通常都具有毁灭性。滥用的原因有很多，然而并不能减少或忽略其行为带来的结果。心理咨询中的滥用主要分为人际滥用（如子女、配偶、兄弟姐妹间的虐待）和自我滥用（如药物、赌博、工作狂）。

### 人际滥用

人际滥用（interpersonal abuse）包括对他人暴力的或是忽视的行为，特别是家庭内的成员（如兄弟姐妹间、配偶/伴侣和孩子）。它可能是以隐秘的形式出现的如情感虐待，又或是明显的形式，如躯体虐待。

### 情感虐待

在所有的虐待类型中，情感虐待（emotional abuse）是最为普遍的。情感虐待有时候比其他形式的虐待更为微妙，但也可能是明显的。它并不局限于某一年龄、阶段或性别。因此，情感虐待

贯穿于个人生命历程和不同的家庭中。然而，在现实中，无论人们的性别取向或婚姻状况如何，情感虐待在伴侣间更为普遍。

伯格-克罗斯（Berg-Cross，2002）提出了在伴侣之间存在着12种情感虐待的标志：

- 嫉妒；
- 过度控制行为；
- 不切实际的幻想或期待；
- 孤独；
- 因感情和矛盾而遭受谴责；
- 过度敏感；
- 言语虐待；
- 刻板性别角色；
- 个性和心情的突然转变；
- 暴力的威胁；
- 违背或打击目标；
- 争吵中使用暴力。

455

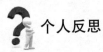

### 个人反思

由于情感虐待如此普遍，你能够在不同的场合发现它不同的表达方式。从上述所列内容中选择你看到过的情感虐待。当目睹到情感虐待时，你的反应是什么？

### 子女虐待

子女虐待（child abuse）（包括违法犯罪行为）和子女忽略（child neglect，涉及抛弃子女），是美国家庭生活的主要问题。每年有超过250万的孩子是子女虐待和忽略的受害者（美国儿科学会，2007；Skowron & Platt，2005）。这种类型的虐待包括躯体、性和心理虐待以及忽略和遗弃。值得强调的是，子女虐待几乎很少是单一的类型，而且出现虐待的家庭通常是混乱的，存在着家庭关系不良

（Mullen，Martin，Anderson，Romans & Herbison，1995）。

儿童虐待特别是情感和心理虐待的影响包括攻击、犯罪和自杀以及儿童认知的、学习的和心理上的缺陷（McWey，2004）。儿童虐待对于成年后的行为有很大影响，这可能是贯穿一生的（Elam & Kleist，1999）。儿时曾经受到过虐待的成年人将会对生活不满，并且易于出现一系列问题，包括行为、认知以及情感方面的如抑郁和缺乏自

尊等问题（May，2005）。然而，在儿童受虐待和成年后行为之间并不存在因果关系（Mullen, et al.，1995）。

儿童躯体虐待具有从轻微的躯体接触到严重虐待的连续性（Kemp，1998）。严重的儿童躯体虐待表现出从皮肤伤害到死亡的任何形式。在这之间，躯体上的损伤包括骨折、肿胀和流血。除躯体症状之外，由于躯体虐待导致的心理反应包括对他人的恐惧到创伤后应激障碍。许多受到虐待的儿童开始变得对他人失去信任，违背法律甚至变得抑郁。另外，许多儿童在与同龄人交往、建立密切持久的友谊方面存在障碍，与成人孤立开来。最后，儿童躯体虐待将导致严重的认知问题，包括认知障碍、学习困难和物质滥用（Skowron & Platt，2005）。

最为危险的儿童虐待之一就是童年性侵犯（childhood sexual abuse，CSA）。这种类型包括不情愿的抚摸（如爱抚）、有关性的评论、窥阴癖者、性行为、口述性以及色情文学（Cobia, Sobansky & Ingram，2004；Elam & Kleist，1999）。性虐待频繁发生是悲惨的。无论施虐者是男性还是女性，是同性恋还是异性恋，性虐待的后果都具有长期的破坏性（Hunter，2006）。当性虐待发生在儿童期时，通常会导致巨大的痛苦和剧烈的创伤，甚至是创伤后应激障碍（posttraumatic stress disorder，PTSD）。

456"通常认为儿童性虐待并未被充分报道，男孩性虐待报道得最少。"（Tomes，1996，p. 55）在性虐待的情况中，"大多数男孩性虐待是由于家庭之外的罪犯造成的；而女孩性虐待主要发生在家庭内部"（Hutchins，1995，p. 21）。大约三分之一的女孩性虐待发生在 18 岁时（Grespi & Howe，2000），而12％～18％的男孩性虐待发生在童年或青春期（Cobia et al.，2004；Tomes，1996）。家庭内的性虐待较难鉴别和判断，因为许多家庭否认这些行为，并没有被报道出来。

### 兄弟姐妹虐待

兄弟姐妹间可能出现虐待并且实际上"兄弟姐妹间的虐待是普遍的甚至可能会导致不幸"（Kiselica & Morrill-Richards，2007，p. 148）。据统计在美国有多达40％的儿童"曾经受到来自兄弟姐妹间的身体攻击，并且85％的儿童普遍经历了兄弟姐妹间的言语攻击"（p. 148）。兄弟姐妹间的虐待原因是复杂的，但它包括对地位的竞争和对资源的争夺。无论如何，我们已经发现当个体经历过兄弟姐妹间的虐待后，在他们以后的生活中成为虐待关系的受害者或是犯罪者的可能性会增加（Cunradi, Caetano & Schafer，2002）。

兄弟姐妹间的虐待有三种形式：有关性的、躯体的和心理的。性虐待总是发生在异性的兄弟姐妹间，他可能是一次性行为，但经常持续好几年。躯体虐待感受到的痛苦是通过身体的行为如打、踢、咬、挠，或是使用工具，例如水管、晾衣架、皮带、小刀甚至是枪。心理虐待包括：持续的、强烈的或是夸张的嘲弄；蔑视或轻视，而且可能是其他两种类型虐待的一部分。尽管兄弟姐妹间的虐待通常随年龄会消退，但那些经历过的人会留下印记。随着时间的流逝，兄弟姐妹间虐待的受害者可能会对那些没有他强壮的人施加暴力。

### 配偶和伴侣虐待

配偶和伴侣虐待（spouse and partner abuse）通常与"家庭内暴力"或者"婚姻/配偶暴力"相关联，就是指"发生在亲密关系间的争执，通常指成人间"（Kemp，1998，p. 225）。它是指个体"试图控制其伴侣的思想、信念或行为，抑或是对伴侣的抵制予以惩罚"（Peterman & Dixon，2003，p. 41）。

尽管配偶或是伴侣虐待可能发生在男性和女性身上，但现实中更多的女性是种种惨状中的受害者。据估计，成年女性中21％～39％经历了这样的虐待（Hage，2006），甚至"20％的室内紧急创伤和25％的女性杀人犯都是因亲密关系的暴力所致"（p. 83）。

"配偶和伴侣虐待可能有许多形式，包括躯体的、与性有关的、心理的以及经济的。"（Schecter & Ganley，1995）（见图 19—1）其并不局限于某一经济阶层、家庭结构、性别取向或是种族群体。配偶和伴侣虐待最糟糕的形式是暴力，"严重的躯体攻击或是重伤的危险"（Kemp，1998，p. 225）。其他形式的家庭暴力包括抓、拍、推以及向对方扔东西（O'Leary & Murphy，1999）。

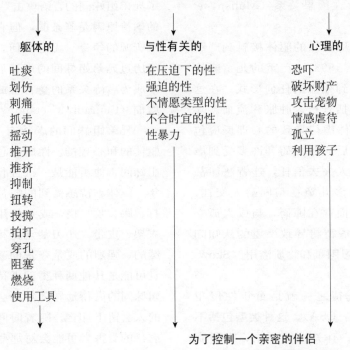

图 19—1　谢克特（Schecter）和甘利（Ganley）定义模型的图示

资料来源：This material was adapted from "Understanding Domestic Violence," by S. Schecter and A. Ganely, in *Domestic Violence：A National Curriculum for Family Preservation Practitioners*, written by Susan Schecter, M. S. W., and Anne L. Ganely, PhD. Copyright © 1995 Family Violence Prevention Fund.

毫无疑问，酒精的摄入和暴力之间关系密切。例如，魏斯图尔特（Fals-Stewart，2003）发现在

同性恋中男伴侣喝醉时，重度攻击发生率将会提高 19 倍。

---

**案例**　　　　　　　　　　　**掩饰的夏琳**

夏琳（Charlene）每天总是穿着长衣长裙去学校上班。有时候她的衣服是很时髦的，而有些衣服是很过时的。现在夏琳有时在脖子上围上围巾，有时要戴着太阳镜。

有一天夏琳最好的朋友马奇（Madge）注意到了夏琳围巾后的伤痕。几个月过去了，她也注意到其他的伤痕。终于，她问夏琳是否受到了虐待。夏琳否认了。

你认为马奇该怎么做？她能及时为夏琳提供有帮助的咨询吗？为什么或为什么不？

---

### 预防及治疗人际滥用

人际滥用的预防工作在本质上主要是教育性的，他们专注于训练倾听技巧和适宜的行为交互作用。有些是基于阿德勒学派的理论观点（Gladding，2007）。尽管预防措施存在多种形式，但都强调合作、协助和自尊。美满的婚姻就是其中的项目之一。

人际滥用的治疗是普遍存在的。最为普遍的配偶伴侣虐待治疗是婚姻疗法、愤怒管理训练、个体疗法以及家庭冲突控制程序。婚姻疗法可以

采用联合的或夫妻治疗的方式，但一般在虐待案例中，由于其潜在的暴力危险却并不施行。因此，推荐的服务大多按当事人特定的性别来制定程序。

应对兄弟姐妹间的虐待有多种咨询方法。大都要求父母/监护人、孩子及其相关人士的直接参与，并强调为孩子提供优质监护的重要性，要给予孩子适当的性教育，并且确保家庭是尽可能防止暴力的（Wiehe，2000）。

儿童虐待和忽视的预防与治疗方法是复杂的，因为它涉及法律的、发展的以及心理的等方面问

题（Pistorello & Follette, 1998；Wilcoxon et al.，2007）。所有州都要求心理健康工作者以及其他专业人士报道儿童虐待和忽视的情况。"如果不去报道儿童虐待通常会形成违反职业道德的行为，这通常会因为破坏行为而导致由监管委员会、可能的犯罪证人以及公民诉讼做出惩戒行为。"（Leslie, 2004，p. 48）因此，大多数情况下，在治疗工作开始之前，必须解决法律问题。另外，也要处理发展性的和心理上的问题。例如，当个体在生命初期受到性虐待时，这个孩子通常自责，就像父母离异家庭里的孩子在意识到自己是受害者之前会认为父母离异是自己的过错所导致的。此外，儿童性虐待通常直到成年期出现其他问题时才被治疗，如（伴侣性行为）的出现覆盖了最初的问题。

因此，在对待儿童虐待时，心理咨询师必须同时处理现存的和历史遗留的问题。虐待者必须处理愤怒以及背叛的情感，在这之前，施虐者与家庭共同纠正这个问题并防止其再次发生。更重要的是由于涉及法律事项，施虐者必须与家庭隔离，这使家庭工作更具难度和挑战性。专业机构例如美国儿童虐待预防（Prevent Child Abuse American, PCAA）以及匿名父母（Parents Anonymous, PA）机构，都有地方分会将工作重点放在促进健康的家庭关系上。

受到躯体或是性虐待的儿童并不存在一劳永逸的治疗方法可以使他们能够抚平经历到的创伤并做出适当必要的调整（Hyde, Bentovim & Monck, 1995；Oates & Bross, 1995）。相反，各种类型治疗都已经付诸行动，而后续的研究大部分还没有进行或是缺乏说服力（Greenwalt, Sklare & Portes, 1998）。

### 自我滥用

#### 物质滥用

物质滥用（substance abuse）是指习惯性滥用兴奋品或成瘾物质，例如酒精、毒品和烟草（即尼古丁）。在这个定义中，毒品（drugs）是指除食物以外的任何影响人的心理和生理运作的物质，包括兴奋剂、镇静剂和致幻剂。物质滥用损害人的心理、生理、情感和社会关系以及精神。例如，酒精的滥用常常会引起失控的、可恶的行为，从公共场所失态到强奸（Fagan, 2006）。的

确，物质滥用是"当今社会公共健康问题的一个主要方面"，并且跨越了"性别、社会经济水平、民族、宗教、职业、地域以及人类生存和背景的大多方面"（Stevens & Smith, 2005, p. iii）。心理咨询师每天都在养老院、心理健康诊所、大学和学院以及公立学校中对老年人、成人以及青少年中的酒精和毒品问题进行治疗（Hinkle, 1999）。

**物质滥用的性质**。物质滥用是美国最为频繁的心理健康问题之一。这里的"滥用"是指使用某一药物仅为了追求快感和放松（Weigel, Donovan, Krug & Dixon, 2007）。例如，"美国成年人中每 10 个就有一个存在相当严重的酒精问题"（Miller & Brown, 1997, p. 1269），而在一些文化团体中，如土著美国人、同性恋人群，这个问题更加严重（Garrett & Carroll, 2000；Matthews, Lorah & Fenton, 2006）。"住院病人中有 12%～30% 的人存在酒精滥用现象"，"并且酗酒家庭的医疗费用是非酗酒家庭的两倍"（Steenbarger, 1998, p. 81）。另外，某些中老年群体的酒精滥用容易被忽略、误诊或被归咎于老化的过程（Williams, et al., 2005）。悲哀的是，在青少年中，酒精滥用通常被低估为"只有10%"，并且接受了"各种形式的帮助……而成人的酗酒则为五分之一"（Fagan, 2006, p. 326）。总之，美国每年花在酒精滥用上的财政预算将超过 1 500 亿美元（Lam et al., 1996）。

大多数美国人，特别是青少年，普遍认为他们面临的最大问题是毒品使用的问题。实际上，对青少年来说，毒品问题远大于犯罪、社会压力、分数和性的问题对他们的发展和成长所带来的危害（成瘾和物质滥用中心，1995）。"幸运的是，大多数试用过毒品的青少年在以后的生活中没有继续发展物质滥用问题。"（Burrow-Sanchez, 2006, p. 283）酒精、烟草（如尼古丁）和大麻是最常被报道出来的青少年使用的药物，也是成年人最常使用的物质。

表面上，物质滥用表现为个人问题，并且和特定的物质相联系。然而，事实上物质滥用要复杂得多。例如，除了酗酒本人以外，估计有四倍的其他人受到了不利影响。这些人包括家庭成员、朋友或同事（Fagan, 2006；Vick, Smith & Herrera, 1998；Williams et al., 2005）。因此，看似

个人的物质滥用在本质上也是一种人际的物质滥用。

通常，人们滥用一种物质的同时也会滥用其他物质。多种物质滥用（polysubstance abuse，同时滥用两种或是多种物质）越来越普遍。此外，物质滥用通常形成了一种生活方式，这种生活方式与社会情境有关。比如，许多人对由于贫穷和无助的生活的不满驱使他们在青少年时期就开始吸烟。同龄压力、学校中差劲的表现、父母吸烟、少数族裔的地位以及失去控制都会使人对吸烟上瘾（Hilts，1996）。

成瘾（addiction）通常是由物质滥用导致的结果，它是一个复杂的、渐进的行为模式，包括生物的、心理的、社会的和行为上的成分（Scott，2000）。它被定义为"一种持续的、强烈的卷入，着重强调单一的行为模式，不管是在个人还是人与人之间都最小限度地接受甚至完全排斥他人的行为"（L'Abate，1992，p.2）。成瘾者的基本特征是他们沉迷于控制了他们行为的某个物体，因此逐步限制了其他行为。成瘾行为，甚至是社会接受的（如赌博或工作狂）持续成为美国社会的主要问题（犹太家庭服务，2002；L'Abate，Farrar，& Serritella，1992）。一些社会亚群体可能更脆弱而出现成瘾行为，或者需要特殊的治疗，这是由于他们作为少数团体中的一员而承受压力（如他们的性别取向）（Mattews，Selvidge & Fisher，2005）。

**预防物质滥用。** 物质滥用和成瘾预防计划通常与社区联合在全球范围内预防滥用。为预防物质滥用，必须考虑以下两个因素。第一个是风险因素，（risk factor）指"任何增加个体使用毒品的事物"（Burrow-Sanchez，2006，p.284）。例如，生活贫困、学习成绩低下，以及与物质滥用者交往都是风险因素。第二个是所谓保护因素（protective factor），指"任何保护或减少个体使用毒品的事物"（p.284）。这包括监督良好的、稳定的家庭，与不滥用毒品的、学习成绩好的人交朋友。触发事件、情境事件都涉及冒险行为和保护行为。

为保护和预防物质滥用，许多项目得到了开展，其中一些较为成熟和成功。例如，受到当地政府支持的"仅仅说不"运动（Just Say No），致力于帮助当儿童和青少年被给予香烟或是其他可能是成瘾有害物质时说"不"。儿童通过这样的活动学会了怎样警惕以及怎样以恰当的方式拒绝毒品。例如，他们学会可以只是忽略或远离毒品有关的环境，以及说"不，谢谢"或者找个借口拒绝提供的毒品。

另一项计划是一个统一的预防课程，即D.A.R.E.（Drug Abuse Resistance Education，抵制毒品及监管教育），常常出现在小学的高年级和中学的低年级，现在仍很受欢迎。抵制毒品及监管教育请警察作为教官并提供案例研讨，让五六年级的同学思考并回答（Ben Gladding，个人通信，May 22，1998）。

高年级有全国性的组织 S.A.D.D.（Students against Drunk Driving，反酒后驾车学生协会）和 M.A.D.D.（Mothers against Drunk Driving，反酒后驾车母亲协会）。这两个协会，加上那些大学学院的组织，帮助教育和引导年轻人了解毒品滥用的危害性和成瘾的危险性。 *461*

针对使用烟草以及潜在的或真正的可卡因成瘾的青少年，也存在有效的教育性方案（Mudore，1997；Sunich & Doster，1995）。这些方案专注于对这个年龄层的个体来说很重要的外部和内部因素。外部因素包括吸烟对于呼吸、牙齿、衣服以及经济开销的影响。内部因素包括生活方式的选择、时间管理以及营养等。对于较年轻的个体来说，外部因素可能对他们做出绝不吸烟或戒烟戒毒方面的决定影响更大；而对于年长的青少年来说，内部因素的作用更强大。

常见的物质滥用和成瘾预防方法涉及群体压力以及动态性因素。在制订预防计划的时候，心理咨询师应该明智地使用群体的知识。其原因是大多数人尤其是青少年，使用这些物质是因为他们的朋友吸毒、感觉生活无聊，或者处于很大的压力之中（哥伦比亚大学成瘾与物质滥用委员会，National Center on Addiction and Substance Abuse at Columbia University，2003）。因此，当一个群体觉察到毒品对身体健康是有害或危险的，这一群体中的成员就不太可能尝试使用这些物质了。群体规范就成为阻止成员尝试吸毒的一种方法（Serritella，1992）。因此，在预防计划中，教育和支持群体对心理咨询师来说是有价值的，他们可以规避物质滥用和成瘾行为（Gladding，2008）。

**❓ 个人反思**

地方和国家设置了许多预防方案,你认为物质滥用为什么在美国仍是主要问题?

**治疗物质滥用**。大约 25% 的咨询案例直接或是间接地涉及物质滥用和成瘾问题。正如前文所说,任何类型的物质滥用和成瘾问题都很难治疗,因为他们周围存在着很多混乱的变化。心理咨询师采取多种方法治疗物质滥用和成瘾者,但主要的三种是:门诊、住宅内和住院病人,其中门诊是最主要的(Burrow-Sanchez,2006)。

在治疗时,必须记住,开始有效的治疗时物质滥用及成瘾者都必须是"禁用"状态,或者近期没有使用成瘾物质。禁用 30 天或是更长时间可以"净化"身体和思想来做出不同的积极的努力。例如,家庭长期酗酒会导致家庭成员过度饮酒(Bateson,1971;Steinglass,1979)。责任过度或是责任不足现象(overresponsible-underresponsible phenomenon)会出现在酗酒的家庭中,责任过度者被称为相互依赖者(codependent,Berenson,1992)。"这些相互依赖者的主要特点是他们不断地把自尊建立在控制和影响自我以及他人的行为和情感上,甚至要面对负性后果,如失败后的不足感。"(Springer,Britt & Schlenker,1998,p.141)在这种情况下,与功能过强的人工作来改善现象,要比尝试改变功能不足的人更容易、更有效。

"激励、否定、双向诊断、配对、控制以及复发"(L'Abate,1992,p.11)是影响物质滥用的普遍因素。激励(motivation)是指想要改变的欲望,而大部分物质滥用者都不愿意做,这是由于他们都以自我为中心且过得舒适。否定(denial)基本是把物质滥用对自己或是他人的影响最小化,把已有的危害降到最低。双向诊断(dual diagnosis)是指滥用者在治疗中暴露的人格问题不止一种。例如,物质滥用者除成瘾外,还容易冲动或沮丧。配对(matching)是指正确治疗疾病。一些物质滥用者需要专门治疗,如过度吸食可卡因。控制(control)与行为规范有关,而这些物质滥用者常常会忽略。最后,复发(relapse)是指曾治愈的行为紊乱又再次发生。让物质滥用者通过结构性的计划结束他们之前的行为方式,效果并不好。

物质滥用的治疗策略可能是针对个体的。例如,激励访谈法(Motivational Interviewing,MI)可尝试用于降低物质滥用案例中的阻抗(Miller & Rollnick,2002)。"激励访谈法是一个短程的心理咨询干预措施,当咨询增加了来访者改变的动机时,激励访谈法可减少来访者针对改变时的矛盾心理。"(Burrow-Sanchez,2006,p.286)激励访谈法技术主要强调以个人为中心的咨询,包括主动倾听、反应、重构的技术,帮助来访者感觉被理解,促使他们的"行为朝着有利的方向改变"(p.286)。

除了激励访谈法,阅读疗法也可以针对某些个体(Hipple,Comer & Boren,1997)。在这种方法中,滥用者和成瘾者阅读或是看/听多媒体,并讨论与经历有关的想法。例如,针对青少年,物质滥用者要求阅读匿名作家著的《去问问爱丽丝》(*Go Ask Alice*),这是一本关于青少年毒品滥用的非科幻小说;或是简·奇瑞皮克(Jan Cheripko)的《模仿那只虎》(*Imitate the Tiger*),这是一本关于青少年酒精滥用的小说。然后他们和心理咨询师们讨论阅读心得,例如他们是否像主人公,以及他们从阅读中得到了什么启示。

在针对青少年的咨询工作中,特别是酒精及其他物质滥用,波洛克(Pollock,2006)警示心理咨询师需要记住的有如下事项:

● 针对青少年进行的是专业治疗。

● 为使咨询行之有效,家庭以及青少年生命中的重要他人应被列入其中。

● 青少年应被教导什么是心理咨询。

● 因为青少年并不适用许多用于成人的治疗方法,治疗技术应该量体裁衣。

● 即使关系技能是重要的,咨询师也不能追求效果而成为青少年的朋友。

● 如果其围绕"解决问题、技能训练并且只是倾听",那么咨询效果最佳(p.331)。

● 对青少年的"治疗过程"和成人相比,棘手很多。

### 专门治疗

**治疗酒精滥用**。针对酒精滥用的使用者有许多治疗方法，尤其是成人。然而，最为著名的方法是匿名戒酒协会（Alcoholics Anonymous, AA）。匿名戒酒协会是世界上最早的成功治疗酗酒者的计划，创建于 20 世纪 30 年代（AA World Services，2002）。它"既是一个协会，同时也是一个康复计划"（Warfield & Goldstein，1996，p. 196）。酗酒者存在匿名戒酒协会所描述的"性格缺陷"（AA World Services，2002）。"情感、信仰和行为决定了他们通过滥用酒精寻求一种存在感"（Warfield & Goldstein，1996，p. 197）。匿名戒酒协会会议以小组形式进行，在小组讨论中使用文学书籍——比如《大书》（*The Big Book*）（AA World Services，2002）。

匿名戒酒协会的主要成分是以精神建构为基础的 12 步方案的使用。匿名戒酒协会会议中的小组讨论专注于帮助成员意识到他们需要并且拥有别人的支持和对更高权利的依赖性。匿名戒酒协会的灵性方面强调导致成员承认他们对酒精（或是其他物质）的无能为力。戒酒或戒去酒精滥用的成员从来不会得到"治愈"；但他们正在"恢复"中。匿名戒酒协会还强调责任、宽容、痊愈（可能时）、确定、礼仪以及成员关系。

匿名戒酒协会"适用于许多其他问题，如麻醉剂成瘾、可卡因滥用、贪食症、赌博成瘾、性行为成瘾以及酗酒者子女的痛苦"（James & Hazler，1998，p. 124）。一些心理咨询师很难接受匿名戒酒协会的精神实质（Brristow-Braitman，1995），更倾向于讨论恢复所需要的认知行为或人性化语言方面的质量。合理情绪疗法引导建立本质上的非灵性康复小组。

治疗酒精物质滥用的同时，心理咨询师需要与来访者的家庭和社区合作。酒精滥用者家庭以及社区的支持或代罪有可能让他们很难有能力远离酗酒。匿名戒酒协会以及其他恢复方案都有针对家庭成员中的物质滥用者的治疗计划，例如像清醒的女性这样的团体。

在同性恋群体中，个体是处于"风险"之中的，因为酒精是一种应对被蒙上污名的方法。除此之外，最为社会所接受的同性恋者见面的地方就是酒吧（Matthews, et al.，2006）。因此，在任何坏境中，心理咨询师和这些团体中的成员工作时，需要确保让其他人进入到会谈中甚至是治疗计划当中。

**治疗尼古丁成瘾**。除酒精滥用外，尼古丁成瘾（nicotine addiction）是另一个普遍存在的问题。超过 25％的美国人（4 800 万）吸烟（Wetter et al.，1998），其中 300 万是青少年。并且，除了酗酒"大约有 80％的酗酒者吸烟"，增加了未成年人死亡或受伤的风险（Barker，1997，p. 53）。大多数依赖尼古丁的成年人和青少年都想戒烟。他们通常竭尽全力达到戒烟的目的，但不幸的是，作为一个群体，他们终究没有成功。

心理咨询师可以通过很多种方法来提高尼古丁成瘾者的戒烟成功率（Singleton & Pope，2000）。一个成功的方法是心理咨询师使用电话咨询（telephone counseling），这比戒烟小组方法更加有效。电话咨询的时间是 15～30 分钟，心理咨询师提供给正在努力戒烟的人以积极的、非判断性的反馈。此方法背后的思想是提高自我效能感。另一方法是快速吸烟（rapid smoking），吸烟者咨询以后，参加一系列的 6 秒钟小组，他们每隔 6 秒吸一次烟，直到受不了为止。其目的在于"制造一个习惯于烟味的负面反应"（p. 452）。

第三种方法是技能训练（skills training）。该方法在来访者已意识到促使他们吸烟的认知、情感和环境因素后，教授他们处理的技能，如重新架构和暂停思考。使用自我陈述是最为成功的方法，陈述停止吸烟、使用口唇替代品、加强身体锻炼以及增进友谊而带来的经济和健康上的好处。最后，简明真实的自助材料，如与吸烟有关的信息小册子都是有效的，例如《清洁空气》（国家卫生研究所出版 ♯ 95－1467，Call 1-800-4-CANCER）以及《明智之举》（美国癌症协会）。这类小册子通过戒烟和持续不吸烟的行为来引导吸烟者。

464

| 案例 | 尼古拉斯戒烟 |
| --- | --- |

尼古拉斯（Nicholas）已经有 25 年烟史。他每天吸一包烟。尽管他处于亚健康状态，但还觉得自己很健康，在进行常规的身体检查时，医生发现他的腿里有一个血栓，就命令他在床上躺 6 周，他感到十分惊讶。

起初，尼古拉斯遵循约定，他盒里的烟维持大约 10 天，随即他要求妻子露西（Lucy）再给他烟。即便尼古拉斯苦苦哀求，露西还是拒绝了。之后，尼古拉斯开始出汗并且颤抖，他乞求露西去商店给他买烟，露西再次坚定立场，拒绝在尼古拉斯接下来卧床的一个月内给他买烟。尼古拉斯最终失去了对香烟的强烈渴望。

你怎样看待露西的策略？一旦尼古拉斯的烟瘾犯了，这个方法还有效吗？

**治疗非法毒品成瘾。** 大约 50 万美国人是海洛因成瘾者，400 万人经常使用大麻。酒精或尼古丁以外的成瘾者，如可卡因成瘾者，通常也接受匿名戒酒协会模式的治疗。然而，由于社会对这些毒品的强烈反对以及它们的非法性，提供治疗的环境通常并不相同。例如，一种提供治疗非法毒品滥用的环境是监狱，因为许多非法成瘾者本身就是罪犯且被监禁。

行之有效的监狱治疗计划的前身是纽约斯泰顿岛的"待着或出去"。"它的秘密是面对的是被俘虏的听众；参与者对于给出的治疗方案没有任何选择。要么待在这里——要么离开去更破的牢房。"（Alter，1995，pp. 20-21）尽管这个计划的伦理尺度受到质疑，但再犯率仅为 25%，远低于平均值。由于成瘾者在恢复过程中需要较低的健康保健和审判费用，像"待着或出去"的物质滥用计划为社区节省了的钱可以用于其他方面。

**治疗物质滥用家庭**

家庭在推动和导致物质滥用行为方面的作用是巨大的，要想帮助物质滥用者就不能不考虑家庭中的每一位成员（Doweiko，1990）。"若父母是化学品依赖者或是酒精或其他毒品滥用者，其孩子就面临很大的发展性问题的危险。"（Buelow，1995，p. 327）很多物质滥用家庭更容易被社会孤立，而他们的孩子也因此缺乏积极的角色榜样。孩子们在长大之后似乎更容易受到家庭成员的负面影响。

这些年轻人通过物质滥用来缓解压力、减轻焦虑和消磨时间（Robinson，1995）。他们也试图保护功能失调的家庭的稳定，这是他们通过关注整体变化以及可预见的问题行为来实现的（Stanton & Todd，1982）。如果没有设计集中的社会行为方法来改变功能失调的系统，这些复杂而又相关联的因素就很难帮助人们改变物质滥用的行为模式（Lee & Walz，1998）。

治疗服务能够采取提供信息的方式，但通常心理咨询师必须面对整个家庭，了解物质滥用对整个家庭单位及家庭成员的影响。这样的干预必须要有集中的系统方法，涉及很多的个人和机构（Kaufman & Kaufman，1992；Morgan，1998）。

心理咨询师必须认识到物质滥用造成的功能失调，尤其是家庭中酒精和毒品的滥用，才能帮助来访者处理诸如愤怒这样的情绪以及如否定这样的防御机制的问题。他们也可以帮助家庭承担行为的责任（Krestan & Bepko，1998）。关键是心理咨询师通过"参与治疗过程"以及"帮助滥用成员克服成瘾……而非强制维持"，使家庭作为一个功能性的系统重新运转（Van Deusen，Santon，Scott Todd & Mowatt，1982，p. 39）。在这一过程中，家庭和家庭成员得到了帮助，同时也解决了发展性的问题。

**治疗女性和少数文化群体物质滥用**

500 万～700 万名美国女性滥用酒精，她们可能很难寻找到合适的治疗方法，这是由于社会对她们的指责和惩罚以及在治疗中遇到的问题，如需要照顾小孩、花费、家庭反对以及不充分的诊断（Van der Wade，Urgenson，Weltz & Hanna，2002）。虽然三分之一的女性加入了匿名戒酒协会，"但几乎没有证据显示她们在匿名戒酒协会和戒烟协会中受益"（Manhal-Baugus，1998，p. 82）。因此，新的理论和治疗策略日益发展，这反映了更广泛的女性尤其是酒精成瘾者所面临的困难的生活环境。与传统方法不同，这些方法源自社区。其中一个方法是"清醒的女性"，这是一个基于认知行为改变方法建立的互助小组，以帮助女性改变想法，使她们能够克服无助、无力、内疚以及依赖的情绪。在为女性提供支持的人际关系环境中，有 13 种方法可以促进她们进行积极的思考（Manhal-Baugus，1998）。

除了性别差异，文化差异在康复过程中也扮演了重要的角色。在治疗少数族裔文化背景的来访者时应该考虑到一些特殊的因素。例如，土著美国人会比非土著美国人更能意识到精神因素的不同能够起到更为重要的作用。因此，心理治疗在帮助这些个体和群体康复时，他们可能会和这些人商定进行药物治疗（Vick et al.，1998）。在寻求文化适应性的支持系统时，相同的准则也适用于其他特殊的文化群体。

### 物质滥用心理咨询师的联盟、认证及教育

国际成瘾及犯罪心理咨询师学会（International Association of Addictions and Offender Counseling，IAAOC）是一个着重预防、治疗以及阐述滥用及成瘾行为的先进组织。其成员印刷刊物，例如《成瘾犯罪咨询期刊》（*Journal of Addictions & Offender Counseling*），报道职业心理咨询师这一领域的最新进展。另一个重要的组织是一个认证成瘾心理咨询师的国家组织，即国家酒精和毒品滥用心理咨询学会（National Association of Alcoholism and Drug Abuse Counselors，NAADAC）。

有趣的是，国家酒精和毒品滥用心理咨询学会的成员大部分被公平地分为硕士和博士的成员以及没有这类学历的成员（West，Mustaine & Wyrick，2002）。不仅专注于物质滥用心理咨询师教学计划持续增加，并且从 1994 年起，美国心理咨询师认证委员会就能对物质滥用心理咨询师进行认证。然而，目前物质滥用咨询领域分为痊愈后心理咨询师（recovering counselors）和非痊愈心理咨询师（nonrecovering counselors）两种。前者曾经是物质滥用者，现已成功戒掉并接受专业课程学习，达到了国家酒精和毒品滥用心理咨询学会认证资格；后者至少获得了咨询硕士学位，通常专注于研究物质滥用。

这两类群体的工作效果几乎相同，但工作方法差别很大。痊愈后心理咨询师更倾向于参加与匿名戒酒协会所描述的 12 个步骤的活动理念相一致（Culbreth & Borders，1999）。因此，他们"倾向于参与社区教育计划、在远离工作环境区域外与来访者交往、去医院看望来访者"，而非痊愈后心理咨询师并不这样做，他们倾向于将酒精及毒品问题看做一个状态连续体，而非确定或不确定的诊断。将来很多程序会随着更多的专业心理咨询师而不是由于辅助专职人员加入这一领域而得到改变，包括管理方式的改变（Culbreth & Borders，1999）。另外，现在这一领域的心理咨询师随着这一转变的出现需要进行大量的培训，学习更多的治疗干预方法，这样他们面对不同的来访者呈现的复杂问题时才能更为有效地处理（Tombs & Osborn，2001）。

### 赌博成瘾

适度赌博就像适量饮酒，是北美社会认可的，通常不引起社会关注。但是，赌博成瘾是一个很严重的问题（Maske，2007）。在赌博成瘾中，赌博并不是放松、愉快或有趣的。这种违法的非人性化的活动被认为是病态的和悲哀的，就像案例中的迈克尔·维克（Michel Vick）和斗狗赌博一样。人群中约有 2.5％的人赌博成瘾。赌博成瘾使得家庭破裂、梦想破碎、生活空洞以及经济破产。

赌博成瘾常常以多种形式伴随着酒精及毒品滥用。赌博成瘾者对行为失去了控制。他们为了继续赌博常常撒谎欺骗。就像其他成瘾者，他们频繁戒赌，但都以失败告终。

赌博成瘾包括打赌发生的一些"活动"。在赌徒眼中这是一种被激起的、兴奋的状态，类似于吸毒者寻求刺激。伴随此过程的是脑化学物质的改变并且常常会有"高潮"，而有时出现的是汗湿的手心、剧烈的心跳以及参与过程中的呕吐反应。就像其他成瘾者，赌博成瘾者产生了"行为"的"容忍期"。因此，他们必须增大赌博量或是胜率，才能获得同等程度的兴奋。

#### 赌博成瘾的治疗

赌博成瘾像其他成瘾行为一样是可治疗的。然而，许多问题赌博者并不愿意寻求帮助，因为他们并不了解成瘾的性质，并且他们不想由于承认他们解决不了问题而丧失自尊。

一个重要的援助是匿名戒赌协会（Gambles Anonymous）（http://www.gamblersanonymous.org/）。它与匿名戒酒协会模式相同，包括 12 步治疗方案。其成功率与其他成瘾者大致相当。但是，有时治疗方案更长并且更复杂，因为许多赌博成瘾者也有其他物质成瘾，例如酒精成瘾、物质滥用、购物狂以及贪食症。

### 工作成瘾（工作狂）

工作像其他活动一样会使人们置身于其中而放弃其他有利的机会。鲁滨逊、弗朗沃和诺格（Robinson, Flowers & Ng, 2006）将"工作狂"（workaholism）定义为"渐进性成瘾的，可能导致危险的心理问题，其特征是自我强迫式要求、过度工作成瘾、不能抑制工作习惯、过度沉溺工作而忽略其伤害了亲密关系以及主要的生命活动"（p. 213）。工作狂对其家人有负面影响，并且有婚姻中的心理健康问题，包括与对配偶过度控制倾向和沟通障碍相关的婚姻不满问题（Robinson, 2001；Robinson, et al., 2006）。

468

### 治疗工作成瘾

鲁滨逊（Robinson, 1995, p. 33）针对工作成瘾者，尤其是那些正在痊愈的成瘾者推荐了下列步骤。

● "帮助他们放慢脚步。"举例说明如何通过精细的方法有意识地放慢日常生活的步伐。

● "教他们学会放松。"学习冥想或瑜伽，阅读一本有启发的书，甚至泡一个热水澡都是健康的且有助于放松。

● "协助他们评估家庭氛围。"与家庭成员交流，尤其是积极性质的，都是有意义的并有利于放松。因此，有必要促使正在痊愈的成瘾者去探索"能增强家庭纽带"的方法。

● "强调庆典的重要性。"像庆典这样的活动是家人团结的黏合剂，使得生活丰富而有价值。

● "帮助他们（来访者）重返社会。"这个策略包括发展社会生活和人际交往的计划，如果成功，它会促使人们"探索去建立工作以外的社会网络"。

● "强调活在当下。"通过珍惜现在，正在痊愈的成瘾者会更加享受正在经历的，而不会焦虑或是过度考虑未来。

● "鼓励来访者培养自我。"通常成瘾者发现自我满足是困难的，即使是以健康的方式。然而，自我培养的练习会很有用。

● "强调适度饮食、休息和锻炼的重要性。"个人的工作在体力或情感透支的情况下很难有效率，所以从饮食、休息和锻炼方面帮助来访者，平衡他们的生活，就能帮助他们从成瘾中痊愈。

● "帮助来访者感怀他们逝去的童年"以及"强调自尊。"许多成瘾者觉得过去是可耻、悲哀、愤怒，甚至绝望的。帮助他们认识到他们能够从过去的时光和经历中痊愈，从而从长远上帮助来访者。

● "告知来访者除你给予他们的治疗外，还有12步计划。"几乎所有痊愈后的成瘾者都能从12步计划中受益，强调了更高权利合作的人际关系。

 **个人反思**

鲁滨逊描述了多种方法可以降低生活节奏、享受人生。除了治疗工作狂，你认为这些方法还有哪些用处？

## 残疾人心理咨询

残疾人在美国社会中普遍存在，"5 400 万美国人（大约六分之一）在日常生活中存在躯体、感知、心理以及认知缺陷"（Livneh & Antonah, 2005, p. 12）。据统计，

（1）超过900万美国残疾人不能工作或上学；

（2）美国政府为帮助残疾人提供的每年收入支持的花费……和医疗护理大约600亿美元；

（3）残疾人比重多于老年人口、少数族裔以及低收入人群；

（4）在美国每10名死亡者中就有8人死于慢性病。

这些数据并不太坏，宗教少数族裔人群残疾比率比普通人高，因为：

（1）低收入及贫困；

（2）从事危害身体的工作；

（3）缺少健康保险意识；

（4）受教育程度低；

（5）测验评估的错误和不精确。（Wilson & Senices，2005，p.87）

各种心理咨询师都会接触到残疾人。康复咨询（rehabilitation counseling）——咨询业的一个专业领域——尤其关注残疾人。康复是指先前独立生活的残疾人的再教育。其相关领域——恢复自主（habilitation）——专注于教育早期残疾而从未自给自足的来访者（Bitter，1979）。康复咨询是一项多维度的工作，其成功取决于许多因素。"康复咨询师应该不仅是一个零碎事件的整理者，同时还是经验丰富的心理咨询师。"（Cook，Bolton，Bellini & Neath，1997，p.193）康复咨询的最终目标是使残疾人成功就业、独立生活以及社区参与（Bolton，2001）。

多年来联邦法规不断推动建立残疾人服务体系。比如，1920年国会通过了《职业康复法案》（Vocational Rehabilitation Act），主要关注有身体残疾的美国人。更近些时间的，1990年颁布的《美国残疾人法案》（Americans with Disabilities Act，ADA）是另一部重要立法。这个法案帮助美国成百上千的人提高了需要意识，并且在给有心理、行为和生理残疾人提供多种服务上，国家做出了更大的努力。另一重要举措是1997年颁布的《残疾人教育法案》（Individuals with Disabilities Education Act，IDEA），对教育特别关注。该法案要求教育机构为所有残疾学生提供免费、适当的公共教育（free and appropriate public education，FAPE）。同样，1999年的《工作券》（Ticket to Work）和《工作动力提升法案》（Work Incentives Improvement Act，WIIA）提升了残疾消费者的能力，残疾消费者可以在私人非营利的机构、国家康复机构以及私人所有机构提供的服务中做出选择（Koscluek，2000）。

### 残疾的性质

残疾（disability）是限制人活动或功能的一种身体或心理状态（美国卫生、教育和福利部门，1974）。在残疾来访者的生理、情绪以及行为中的残疾，表现包括酗酒、关节炎、失明、心血管疾病、耳聋、大脑性麻痹、癫痫、智力迟钝、毒品滥用、神经障碍、外貌残疾、精神病残疾、肾衰竭、言语缺陷以及脊髓病症。

不幸的是，残疾人常常遭受到别人对他们身体残缺的误解或是偏见。这些人甚至攻击残疾人，尤其是属于性少数取向，例如，同性恋群体（如女同性恋）（Hunt，Matthews，Milsom & Lammel，2006）。这样的遭遇是残酷的，并且很可能影响残疾人的"日常社会交往"（Leierer，Strohmer，Leclere，Cornwell & Whitten，1996，p.89）。结果，大部分残疾人趋向在主流社会交往中退缩、失业或是不能达到独立生活的标准（Blackorby & Wagner，1996）。事实上，"残疾人群体是美国社会失业率和不充分就业率最高的人群"（Clarke & Crowe，2000，p.58）。因此，残疾人可能是低自尊、没有自信、受到社会侮辱、只有有限的工作机会并且几乎没有成功的典型例子（Enright，1997）。他们可能存在有限的早期生活经历。

障碍（handicap）与残疾有关，但不同于残疾，是指"由于各种障碍而形成的可见的或是可鉴别的局限"（Schumacher，1983，p.320）。例如一个四肢瘫痪有行动障碍的残疾人被要求去没有电梯的三楼，或让一个半聋的人接收口头指令。心理咨询师帮助此种类型的来访者克服这种场合下的障碍，以有效应对他们的残疾问题。

### 残疾人心理咨询师的联盟、认证及教育

最广泛的残疾人专业治疗是康复咨询，并且是在这一联盟领域的工作者最多的行业。许多康复咨询师属于美国康复心理咨询师学会（American Rehabilitation Counselor Association，ARCA）。在美国康复心理咨询师学会成立以前，并没有专业的康复咨询组织。第二次世界大战后不久，美国康复心理咨询师学会作为美国职业辅导学会（National Vocational Guidance Association，NVGA）的一个兴趣小组而成立。1958年美国康复心理咨询师学会成为美国心理咨询学会的一部分（当时的美国人事及职业辅导学会），作为康复咨询部（Division of Rehabilitation Counseling，DRC），1961年更名为美国康复心理咨询师学会。

康复教育委员会（Council of Rehabilitation Education，CORE）授权提供康复咨询机构，康复心理咨询师认证委员会（Commission of Rehabilitation Counselor Certification，CRCC）对完成康复教育委员会授权项目的康复心理咨询师进行认证。申请者需要完成专门的课程及实践要求。

传统上，大部分康复心理咨询师受雇于联邦、州及当地机构。而很多人自 20 世纪 60 年代后期转移到了营利机构或是私人事务所（Lewin，Ramseur & Sink，1979）。从公立机构转到私人机构是诸如经济改变、重新重视商业及保险公司、国家职业资格要求以及所有心理咨询师均需要的政府许可证法规等多方面发展的结果。

### 残疾人心理治疗

与传递服务的医疗模式（medical model）的历史联系是残疾人心理咨询的一个显著方面（Ehrle，1979）。人们只要回想起第一次治疗残疾人的专家们如何接近生理残疾的患者，医疗模式的重要性就可以很容易理解。专业的康复心理咨询师们至今仍需要掌握医疗术语的知识（Emener & Cottone，1989，p.577）。

然而，帮助残疾人的不同模式已经出现（Smart & Smart，2006）。其中有四种是最主要的模式。最为普遍的是生物医学模式（biomedical model），以医疗社区著称。此模式随着医学的发展不断更新，依据这一模式，"残疾是存在于他们自身的客观条件"（p.30）。他们被认为是有缺陷的，并将问题归咎于全权负责人身上。这一模式将个人的残疾问题归于病态。鉴于这一模式最适用于急性伤病，"对心理和精神残疾作用不大"，并且"治疗躯体残疾时"更为有效（p.31）。

第二种模式是环境功能模式（environmental and functional model）。其焦点更适合于慢性疾病（如大部分残疾类型）。在这种模式下，人们给他们贴标签（如"残疾"）。这一标签可能导致一定程度的社会偏见或歧视。而它也给残疾人在外人面前带来了羞愧感。

社会政治模式（sociopolitical model）是第三种模式，有时也被称为少数者模式（minority model）。它认为残疾人是少数群体而不是病态人群。"此模式的特点包括自我鉴定、消除（或减少）歧视以及偏见（有时涉及残疾者差别主义）、否定医疗诊断及类别，以及追求完成高质量和美

国法律规定的公民权利。"（p.34）

第四种模式是同辈心理咨询师模式（peer counselor model）。它认为直接经历过残疾的人最能帮助近期有残疾的人。

心理咨询师在治疗残疾人来访者或是恢复其适应性中扮演的角色是评估来访者现有的功能水平和环境情境、阻止或加强其功能性。之后，心理咨询师使用广泛且多元化的咨询的理论和技术。实际上，所有的情感、行为、认知以及系统咨询理论都可以被运用到咨询中。近年来，在残疾人康复咨询中尤为受欢迎的就是系统理论（Cottone，Grelle & Wilson，1988；Hershenson，1996）。

实际理论和技术是依据咨询师的技巧和来访者的需要来决定使用的。比如，一个有性感受的来访者可能需要心理上的方法探讨如何处理这些情感，而另一个情绪低落的残疾来访者可能更需要认知或行为的干预（Boyle，1994）。行为导向方法如格式塔心理剧可以强有力地帮助来访者更多地参与咨询过程，并承担起对自己生活的责任（Coven，1977）。此外，角色扮演技术、幻想设定技术、心理剧技术等可以被学习和用于帮助来访者的自我调节。

治疗残疾人的心理咨询师也必须是一个有明确目标的专家（Wright，1980，1987）。对于心理咨询师，尤其是康复咨询师应该是怎样的角色，有几个富有争议的但并不相互排斥的观点。20 世纪 60 年代后期，马瑟德和萨洛蒙（Muthard & Salomone）首次对康复心理咨询师的工作活动做了系统的调查（Bolton & Jaques，1978）。他们发现有八种主要活动来定义心理咨询师的角色，并高度强调有效咨询、职业咨询和布置任务的重要性（Muthard & Salomone，1978）。调查表明，康复心理咨询师 33% 的时间用于咨询活动，25% 用于文书工作，7% 用于安置来访者。

1970 年美国劳工部列出了康复心理咨询师的 12 个主要职能，这些职能至今仍有意义（Schumacher，1983）。

（1）个人咨询（personal counseling）。这一职能在治疗单个来访者时需要一个或多个理论模

式，这在帮助来访者根据环境做出社会和情绪调整方面是非常重要的。

（2）案例搜集（case finding）。康复心理咨询师试图通过宣传教育材料让机构和潜在的来访者了解他们的服务。

（3）决定人选（eligibility determination）。康复心理咨询师通过一系列标准的指导方针决定潜在的来访者是否符合帮助标准。

（4）培训（training）。培训主要包括确认来访者技能、购买教育或培训材料来帮助来访者提升自己。在某些案例中，需要训练来访者以使他们能够胜任某些专门领域的工作。

（5）康复准备（provision of restoration）。咨询师安排需要的设备（如假肢、轮椅）和医疗服务使来访者能够胜任工作并让他们整体的独立性得到提高。

（6）支持服务（support services）。这些服务包括提供药物治疗以及为个人或群体提供咨询。心理咨询师通过培训或其他服务，帮助来访者发展个人和人际交往。

（7）工作安置（job placement）。这一职能包括直接帮助来访者就业。活动包括支持主动来找工作的来访者以及帮助不够主动的来访者准备投入更多的精力。

（8）规划（planning）。规划过程要求心理咨询师平等对待来访者。他们共同制订的计划应该是将来访者从服务的接受者变为服务策划者。

（9）评估（evaluation）。这一职能是贯穿始终并自我更正的。心理咨询师综合来访者生活各方面的信息来决定他们的需要和优先权。

（10）机构会商（agency consultation）。心理咨询师和机构及个人一起工作来建立或参加来访者服务，例如工作安置或评估。心理咨询师的很多工作都是和专业人士一起完成的。

（11）公共关系（public relations）。心理咨询师为来访者倡导和执行这一角色是通过告知社区领导者康复咨询的本质和范围来实现的。

（12）随访服务（follow-along）。这一职能包括心理咨询师要与帮助来访者的机构和个人保持长期的联系，同时也包含与来访者保持联系以确保康复过程的稳定性。

| 案例 | 乔治和游戏 |

乔治（George）是一个精力旺盛的康复心理咨询师。他乐于发现那些需要康复服务的人。他不但擅长找出这些人，也在给他们安置适当的教育和工作岗位上起到了模范作用。

乔治的问题是他并不进行随访。尽管他对帮助的人很有兴趣，但他认为随访很浪费时间。

乔治的观点对于那些需要康复服务的人来说有怎样的帮助？它有怎样的危害？他考虑了道德因素吗？

### 有特殊残疾的来访者

针对残疾人来访者的治疗模式有很多种。几乎所有心理咨询中使用到的理论都适用于这些人群。另外，赫申森（Hershenson，1992b）发现了可以帮助心理咨询师做得更好的一种方法。他想出了用一个实用的办法来界定残疾，并提供合适的服务。他认为残疾是超自然的或命运的、医疗的、自然的以及社会的这四种力量之一的结果。所以，治疗是以强调信仰（针对超自然的）、逻辑（针对医疗和自然）以及权力（针对社会的）的解释和技能为基础的。如果康复咨询师和来访者对成因和治疗的本质达到一致，就能提供更加可接受、可治疗的服务。

一份关于成因和康复方法选择的研究支持了赫申森的模式，威廉斯、赫申森和费边（Fabian）（2000）发现，如果残疾是由于命运因素导致的，人们选择接受它。但如果残疾是由于自然或医疗因素导致的，他们更愿意选择医疗和再培训的服务。最后，如果残疾是由于社会障碍造成的，则倡导移除这些障碍。

身体残疾

身体伤害，如脊髓受损或失明会给人们带来损失，从而给身体和情感带来很大影响（Krause & Anson，1997）。咨询和康复在这种情形下就需要关注来访者及家人对情境的调节能力。

里维尼和埃文斯（Livneh & Evans，1984）

指出身体残疾的来访者需要经过 12 个阶段的调整，包括震惊、焦虑、挣扎、否认、悲伤、抑郁、退缩、生闷气、外部攻击、承认、接受以及顺应/适应，这与其他人不同。每个阶段都有相应的行为，也都有相应合适的干预策略。例如，来访者在震惊阶段可能不能活动和认知错乱。安慰患者（身体上和语言上）、倾听及参与、提供支持及安慰、让患者发泄情绪，如果合适让患者求助机构照顾都是最有帮助的干预策略。

在整个痊愈过程中帮助残疾人的人也需要帮助自己，应该尽可能地参与详细的医疗、社会及心理评估过程。所以，心理咨询师应该提供精确计时的支持性咨询和危机干预措施，直面患者，还要建立为生命负责的内在调节机制来帮助脊髓受伤的患者（Povolny, Kaplan, Marme & Roldan, 1993）。治疗身体残疾的专业人士除了扮演咨询师的角色，还应该是鼓舞者、询问者和教育者。这个任务是综合的并且在工作职能中涉及复杂的关系。

### 心理残疾

心理残疾的来访者，其认知缺陷能力从轻到重不等。如果是孩子的话，心理咨询师的任务和使用的技术与那些对待身体残疾的成年人或青年人相似（支持性咨询以及生命规划活动），但是有心理缺陷的年轻来访者需要进行更多其他不同的活动。父母可以帮助心理咨询师了解孩子的感受，找到积极的干预方法，鼓励其获得最大发展（Huber, 1979）。

治疗头部受伤而有精神障碍的青少年，心理咨询师必须处理好社会事件和治疗活动（Bergland & Thomas, 1991）。在一般情况下，不管心理障碍患者的年龄或受损的原因是什么，都需要花费许多的时间和精力去关注社会心理事件，来给他们进行治疗（Kaplan, 1993）。

### 注意缺陷障碍或注意力缺陷多动障碍

注意缺陷障碍（ADD）以及注意力缺陷多动障碍（ADHD）是许多人在学习和日常生活中出现的失调障碍。这些障碍在生命的不同阶段影响力不同，也存在着不同的形式（如 ADHD，影响 3%～5% 的在校学生，其表现有三种形式：注意力不集中、过度活跃—冲动或者是前两者的结合）

（Brown, 2000）。

不管怎样，患有注意力缺陷多动障碍的人会出现像"一直存在容易分心、过度冲动、破坏和人际问题并随年龄增长而加重"的障碍这样的症状和结果（Schwiebert, Sealander & Dennison, 2002, p.5）。有这些障碍的人还会出现更加沮丧、焦虑、忧伤、绝望以及失去自我的结果。

近年来越来越多的人了解了注意缺陷障碍和注意力缺陷多动障碍，因此教育和社区工作者想出了许多方法来治疗这些障碍的患者。例如，心理咨询师可以以记忆的形式提示患有注意力缺陷多动障碍的学生在特定场合如何表现，来帮助他们准备预科教育或进入职场。这样的提示可以用来帮助在课堂上学习困难的学生，如记住 SLANT，（Mercer & Mercer, 2001, p.165）。这些字母表示：

S = "坐直"（Sit up straight）;

L = "向前倾斜"（Lean forward）;

A = "积极思考提问"（Activate thinking and Ask questions）;

N = "说出关键信息并向老师或说话者点头证实"（Name key information and Nod your head to validate the teacher/speaker）;

T = "跟上老师或说话者"（Track the teacher or speaker）。

总之，治疗注意缺陷障碍或是注意力缺陷多动障碍来访者的心理咨询师需要认识到来访者性格的形成都受到了这些疾病的影响，治疗在本质上可能是一个多方面的长期的过程（Erk, 2000）。对注意力缺陷多动障碍的孩子或青少年的干预包括以下方面，但又不局限于此：（1）家长咨询和培训；（2）来访者教育；（3）个人和团体咨询；（4）社会技能培训（Brown, 2000）。

药物治疗也可能是必要的。适当的药物治疗"常常会提高注意力，降低冲动和活跃程度"（Brown, 2000）。兴奋性药物通常是治疗注意力缺陷多动障碍的首选，比如，哌醋甲酯（Ritalin）、右旋安非他明（Dexedrine）和匹莫林（Cylert）。然而，并不是所有患注意力缺陷多动障碍的孩子都需要药物治疗。另外，如果是处方药，开始时都应该是小剂量的。心理咨询师需要不断更新使用最新的药物并使用其他治疗方法，以使来访者及其家人的生活质量得到提高。

### 艾滋病毒/艾滋病

心理咨询师服务于不同环境下的艾滋病毒/艾滋病患者（HIV/AIDS，All & Fried，1994；Glenn，Garcia，Li & Moore，1998）。现在人们认为艾滋病是一种慢性病，艾滋病人依据《美国残疾人法案》被划分为残疾人。大多数艾滋病毒阳性及艾滋病患者已默认社会对他们的歧视，因此心理咨询师在治疗这一特殊群体前必须了解他们自己的态度或想法。他们的工作是帮助来访者处理诸如保持有意义的生活质量、应对丧失的能力，以及面对存在的或精神上的问题等社会心理任务。来访者通常有震惊、愤怒、焦虑、恐惧、报复及绝望的情绪。所以，心理咨询师还需要帮助来访者面对这些情绪。除此之外，必须小心仔细地处理好对现实的考虑，如准备治疗或死亡（Dworkin & Pincu，1993）。

### 有残疾的少数群体

在治疗少数群体如女性残疾人时，心理咨询师必须意识到这一群体的典型性并且准备好适当的咨询技巧来处理每个群体的特殊问题。例如，为残疾女性咨询时涉及四个相关的因素："（1）工作或技能培训和教育；（2）家庭支持服务；（3）特质因素工作匹配和安置服务；（4）柔和的咨询支持服务。"（Hollingsworth & Mastroberti，1983，p.590）

很明显地可以看出，帮助残疾人来访者的心理咨询师必须是通才。他不仅要直接提供服务，还要协调其他专家的服务，并监督来访者在获得独立和自我控制中的进步。所以，一个心理咨询师需要具备多种理论和技术技能，以及在转换职业角色时的适应能力。

## ■ 本章内容小结

物质滥用咨询与残疾人咨询是相互独立的并且相互关联的。它们都强调心理调整、预防措施以及治疗策略背后的动态因素。

治疗物质滥用是咨询中一个重要的方面。物质滥用如酒精、烟草以及毒品会对个人、家庭和整个社会产生破坏性的影响。治疗这一人群，心理咨询师必须专注于预防和治疗。预防能够通过教育手段，尤其是对孩子和年轻人。治疗措施通常针对成人，包括系统的、精神统一的组织如匿名戒酒协会，以及专家们为禁闭中的或治疗机构中的人所采取的措施。

残疾人咨询与物质滥用咨询一样也关注预防并提供服务。这一领域的心理咨询师认为自己与众不同，因为他们主要关注残疾人。康复咨询是特殊的，一直以来与治疗残疾人联系在一起。康复教育委员会和康复心理咨询师认证委员会是授权项目和提供康复咨询认证的机构。残疾人咨询、康复咨询和其他类心理咨询类似，专业人士需要使用多种其他心理咨询师使用的理论和技术。所服务的来访者特点越多，就越需要了解更多的医疗术语，有时还需要把来访者安置于如工作或研习会的特定场合，以便与咨询分开。心理咨询师应牢记治疗残疾人不要因其残疾来定义其本人。更重要的是，他们应意识到作为心理咨询师，如果他们被授权需要关注残疾人，他们对那些残疾人有感觉和想法，并且不能将自己的价值观强加于所服务的来访者（Smart & Smart，2006）。

## ■ 问题讨论

1. 分小组讨论，思考法律是怎样影响美国以及你所在州的残疾人服务的，告知全班同学你的发现。

2. 参加匿名戒酒协会公开会议或对物质滥用心理咨询师进行采访，征求他目前提供的服务，将你在匿名戒酒协会会议上的经历或是采访物质滥用心理咨询师的结果告知同学。

3. 作为一个班级，采集你认为在接下来的10

年最有可能成为社会需求的观点。描述物质滥用和残疾人咨询师是怎样帮助缓解与这些需要有关的问题。把你的观点运用到特定的你希望运用的场合。

4. 罕和克罗斯（Khan & Cross，1984）发现三类精神健康专家之间的价值观的相同点和不同点：精神病专家、心理学家以及社会工作者。和同学讨论价值观是怎样影响物质滥用和残疾人咨询中的咨询服务的。

5. 调查康复心理咨询师的教育培训和他们所获得的认证，并与物质滥用心理咨询师进行比较。怎样区别这些群体？哪些方面是相同的？

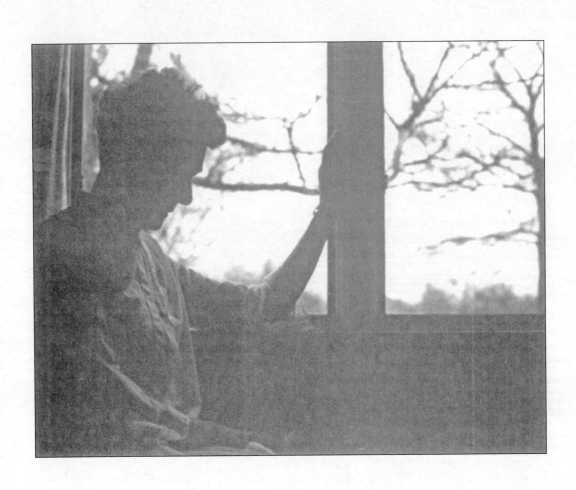

# 第20章
# 心理健康和社区咨询

缓缓的轻语
如同冬季灰暗早晨的寒冷般
让我痛彻心扉，
僵硬、沉重，
无以能动。
真想丢卸这些隐约的重荷，
让心轻跳，安静地休息；
然而我能深深地感受到
绝望无声地统治了我，
就像生命沙漏里的阴影，
用笑容
狡猾地掩饰那颗脆弱的心。

Reprinted from "Depression," by S. T. Gladding, 1978, *The School Counselor*, 26 p. 45. © 1978 by ACA. Reprinted with permission. No further reproduction authorized without written permission of the American Counseling Association.

*480*　　很多心理咨询师的目标是在一家心理健康机构或是社区咨询机构工作，包括私人执业机构。那些心理咨询师做出这样的选择是基于多方面考虑的。这些情境提供的因素使其有机会与公众和政府机构合作，来促进健康、预防和治疗心理疾病，有时也有机会成为独立的订约人或咨询师。对很多临床心理咨询师而言，有机会在这些方面做出一些贡献是令人激动和鼓舞人心的。许多心理健康咨询的执业者都属于美国心理健康咨询学会（AMHCA；http：//www.amhca.org/）。那些社区咨询师和私人执业者很少有机会附属于专业团体。他们大多数不再加入能反映他们实践特长或治疗哲学取向的学会。

本章重点介绍心理健康、社区咨询师以及私人执业者的优势和局限。重点突出了这些领域的工作重心及心理咨询者的实际工作内容。在这些领域中，要对预防、促进健康以及治疗心理障碍给予特别的关注。

## 心理健康和社区咨询的历史性观点

### 心理健康咨询

《美国外科医生词典》中将"心理健康"定义如下：

> 心理功能健康的良好表现会带来生产性活动、与他人建立社交关系、有能力适应改变和应对变化；从童年早期到人生的后期，心理健康是思维及沟通技巧、学习、情感成长、变通以及自尊的跳板。（美国卫生和人类健康服务机构，1999，p.vii）

虽然心理健康从未受到像身体健康一样多的关注和资助，但它却一直是国家在不同时期的主要关注点。

在早期联邦立法中意义最重大的是 1963 年的《社区心理健康中心法案》（The Community Mental Health Center Act），它使得心理健康与其他健康服务变得同等重要。这个法案旨在推动当地心理健康的积极性。通过此法案发起了培养心理健康咨询师的运动。这个法案为在全国建立起的 2 000 多家社区心理健康中心提供基金。它也使得地方社区可以从多个背景领域雇用心理健康专业人士，并以多种项目的方式关注心理健康教育。随着时间的推移，心理健康中心的工作重点开始从预防（最初目的）转为治疗。这种强调以治疗为重点的状况在 20 世纪 70 年代末到 80 年代初尤

*481*　为显著，这时伴随心理问题的多样化，部分特别严重的患者被挑选到心理健康中心进行治疗。

心理健康咨询在相对短暂的历史中有了多种形式的界定。最初，它被描述为一种特殊的咨询方式，这种方式表现为非教育背景、以社区为基础，或是由心理健康机构进行的（Seiler & Mes-sina，1979）。然而，多年来心理健康咨询已演化出了多种观点，包括发展性咨询（Ivey，1989）、关系取向的咨询（Ginter，1989），倾向治疗、倡导及个体与环境应对的咨询（Hershenson, Power & Seligman，1989）等。咨询及相关教育项目资格认定委员会（CACREP，2001）已经发展出了一种详尽的定义，并且规定了必须完成的学业课程、基础知识和技能要求。

专业的倡导者认为尽管咨询存在一些不足，但心理健康咨询仍会由于一些原因而成为一种独立的职业，例如：其专业课程（包括心理诊断学、精神病理学、精神药理学和治疗设定）；与美国心理咨询学会的附属合作关系；创立者、领导人、执业者的目的；出版物；职业资格的需求（如一个 60 小时的计划）（Pistole & Roberts，2002）。目前，心理健康咨询是"硕士水平、主要以实践为导向的职业。与职业心理咨询的不同之处在于它的概念和哲学观点更趋向于教育—发展—预防为主，而不是以临床治疗为主"（p.15）。

### 社区咨询

社区咨询也有一个与众不同的开端。这个术语产生于 20 世纪 70 年代早期，最早由阿莫斯和威廉（Amos & Williams，1972）提出，后来由刘易斯和刘易斯（Lewis & Lewis，1977）再次提出。不幸的是，这个词最初并非专指社区咨询，而是泛指那些在社区机构工作的咨询者（Hershenson & Berger，2001）。为了阐明社区咨询的含义，刘易斯和刘易斯定义社区心理咨询师为一个在以下假设基础上提供服务的人：

● 人们所处的环境可能促进他们的成长，也

可能限制他们的发展。

● 多种服务方法的帮助效果远胜于单一服务的方法。

● 预防比纠正更有益（Lewis & Lewis, 1989）。

遗憾的是，刘易斯等人的努力并没有帮助很多人获得对于社区咨询更清晰的概念。虽然如此，社区咨询项目还是在全国范围内大量涌现并吸引了大批的学生。1981 年，咨询及相关教育项目资格认定委员会建立，并开始委派社区和其他代理机构（CCOAS）承办硕士培养计划（Hershenson & Berger, 2001）。之后，社区咨询就成为一个至今仍受欢迎的学习项目，这可能是由于内部基金的灵活性和有时候人们对它认识不清楚。

令人惊讶的是，美国心理咨询学会却从未将其纳入分支。相反，社区咨询的财物和利益团体已经在美国心理咨询学会分支内部设立，如美国心理咨询师教育与辅导学会，其咨询指导员引导着人们定义了社区咨询的工作重点。咨询执业者更多地停留在不引人注目的地方，这是由其所从事工作和专业的多样性决定的。因此，社区咨询是"通过工作地点而非工作进程或取向"来定义的（Hershenson & Berger, 2001, p. 189）。 *482*

**个人反思**

直到现在，心理健康咨询已经逐渐形成逻辑体系并且有了立法的支持。社区咨询有很多关注焦点，并且在精确定义上是很灵活的。这两种不同的咨询，哪种专业咨询更吸引你？

## 专业心理健康咨询

显然，"心理健康咨询在其发展史、执业设置、知识技能和角色扮演上都是跨学科的"（Spruill & Fong, 1990, p. 19）。这种跨学科的特性可以产生新的观点和新的活力。与此同时，这种性质的劣势在于心理健康咨询师无法和有些与其联系密切的心理健康执业者区别开来（Wilcoxon & Puleo, 1992）。

许多心理咨询执业者自称心理健康咨询师（mental health counselor），而在如佛罗里达州这样的一些州对于这样的持证咨询员就以此来命名。作为一个团体，心理咨询师在许多机构中工作，包括心理健康中心、社区机构、精神病院、健康保持组织（HMOs）、员工扶助计划（EAPs）、健康和福利促进计划（HWPs）、老年人中心、危机控制机构、儿童监控所。有些也是私人执业者。他们接待多种来访者，包括强奸受害者、抑郁症患者以及家庭成员、潜在自杀倾向者和其他心理障碍患者。除此之外，他们做咨询、教育的工作，有时担任管理职责（Hosie, West & Mackey, 1988; West, Hosie & Mackey, 1987）。他们经常与其他专业人士密切合作，如精神病医师、心理学家、临床社会工作者及精神科护士，从而成为团队中的一员（Hansen, 1988）。因此，心理健康咨询师知晓《精神障碍诊断和统计手册（第四版修订版）》中心理病理学分类知识是非常关键的，这可以使他们机智地与其他健康专业人士对话，并熟练地治疗有机能障碍的来访者（Hinkle, 1994; Vacc, Loesch & Guilbert, 1997）。

心理健康咨询师既拥有咨询的基本技能又拥有解决特殊群体或特殊问题所需的专业技能。心理咨询师的主要职责是评估和分析来访者的成长背景和当前的信息，来诊断心理和情绪状态，进而探讨可能的解决方法，并制订治疗计划。而对于预防性的心理健康活动和心理健康与生理健康关系的重新认识也变得越来越突出。

作为一个团体，心理健康咨询师对与应用领域有关的职业发展感兴趣，例如婚姻和家庭咨询、物质滥用/药物依赖、第三方支付者、小团体咨询等（Wilcoxon & Puleo, 1992）。这种兴趣是可以理解的，因为大多数心理健康咨询师是执业者，并通过提供服务获得报酬以维持生计。

美国心理健康咨询学会（AMHCA, 801, *483*

N，Fairfax Street，Suite 304，Alexandria，VA 22314）发起了许多工作来集中帮助其成员开阔他们的视野，发展实践技能和知识。这些工作集中涵盖了商业、工业、老年和成年人发展以及多种心理障碍的治疗和预防领域。这些关注点是很重要的，因为它能让职业心理健康咨询师获得专业领域的深度知识和实践中的主要技能。

美国心理健康咨询学会也重视全面健康和健康咨询。心理健康咨询的这个方面是很重要的，因为如果人们还没有做好准备就在团体内发生改变可能会感到不安，或者引发攻击性的行为。心理咨询师可以预防更为严重的问题，这需要通过向人们提供健康信息和支持来实现（如酗酒或抑郁）（Sperry，Carlson & Lewis，1993）。在这个助人的行业中，这个重点是独一无二的，这也使其成为整个行业治疗的基础。

除此之外，美国心理健康咨询学会已经为心理咨询师设立了认证标准，使他们成为认证临床心理健康咨询师（CCMHC）。这种标准最早促使国家认证临床心理健康咨询师学会（NACCMHC）于1978年成立，并成为独立的被授予执照的组织。然而，1993年国家认证临床心理健康咨询师学会与美国心理咨询师认证委员会合并。想要得到临床认证心理健康咨询师证书的专业人员要首先成为国家认证心理咨询师（NCCs）。

### 理论与作用

心理健康咨询师在实践中运用多样的理论与技术，部分是由于他们在种类繁多的机构工作且职责很广。存在主义作为一种理论取向被认为与"心理健康咨询的基本原则相符"（Bauman & Waldo，1998，p.27），其他大量的理论也被应用到这一领域。心理健康咨询师要根据来访者的需要来选择理论。大体上，在理论应用方面心理健康咨询的文献关注于两个问题：（1）预防和促进心理健康；（2）治疗心理障碍和功能失调。这两个主题将会继续得到关注，因为它们被看做心理健康咨询师的主要职责。

### 心理健康的基础预防与促进

心理健康服务的预防与促进是贯穿整个心理健康咨询发展史的主要哲学意义的一个重点。"许多心理健康咨询师在他们工作的中学、大学、教堂、社区健康中心、公立和私立机构积极地投入到预防为主的项目中。"（Weikel & Palmo，1989，p.15）基础预防（primary prevention）具有"前瞻性"和意图性，它是团体或群体导向的而非个人导向的（Baker & Shaw，1987，p.2）。它可以直接或间接地得到实施，但都是建立在坚实的理论基础之上的（Cowen，1982）。例如，1 200多家遍及世界和网络的自杀和情绪帮助热线是处理这种问题的基础预防方法，旨在处理自杀的警告（国际援助者，2007）。如果成功的话，基础预防将会最终带来更健康、适应能力更好的个体和团体。

霍尔和托里斯（Hall & Torres，2002）推荐了适合团体范围内的青少年应用的两种基础预防模式。他们是布卢姆（Bloom，1996）的预防结构模式（configural model of prevention）和奥尔比（Albee）的突发事件处理模式（incidence formula）（Albee & Gullotta，1997）。

布卢姆的模型聚焦于三个维度：

（1）咨询师需要通过工作增加个体的能力，减少个体的局限。

（2）他们必须增加社会支持（如家长和同伴的支持），来减少社会压力。

（3）必须干涉环境变量，如贫穷、自然灾害和针对青少年的团体活动。

奥尔比的模式在全球范围内都适用，其重点在于心理咨询师必须减少生理的负面影响和压力，同时通过改变青少年的应对技巧、自尊水平和支持系统来增加积极影响。这两种模式都需要心理咨询师愿意与其他机构和个人合作。他们必须在指定的项目上投入大量的时间和精力，虽然这些项目在短期内没有回报。

| 案例 | 内德和合作网络 |

内德（Ned）对从事预防工作比治疗工作更感兴趣。然而，由于几乎没有专门为预防专业提供的职位，内德养活自己都有些困难。因此，他凑了一系列的救济金并且定期进行合同续约。

一天，内德精疲力竭地完成了工作，当他来到办公室时发现一家基金机构来调查他的经济状况和数据。起初内德是不情愿的。后来他想："我有一个专家的网络合作系统，他们知道我的工作，能为我的数据提供担保。"他们的确这样做了，而内德最终从质疑他的基金会获得了更大一笔救济金。

内德在这个案例中还能使用什么其他策略呢？你认为为什么从事预防性的工作有时候挣钱如此困难？

自杀是基础预防需要强调的一个领域。在美国，自杀在"成人死亡原因中位列第九，而 17 岁以及 17 岁以下的青少年自杀则位列第三"（Carney & Hazler, 1998, p.28）。自杀还是加拿大人第五大主要的死亡原因（Paulson & Worth, 2002）。

当评估来访者的自杀倾向时，心理健康咨询师需要意识到有很多因素影响到自杀企图的比率和致命性。例如，"女性有自杀倾向的人数是男性的三倍，而男性的自杀成功率是女性的三倍"（McWhirter, McWhirter, McWhirter & McWhirter, 2004，p.197）。悲惨的是，同性恋青少年群体的自杀率是异性恋的 2～3 倍。除此之外，不同的少数族裔比其他人的自杀风险更高。土著美国人的青少年自杀率最高，而拉丁美洲比欧美年轻人自杀率更高（McWhirter et al., 2004）。

除了性别、性取向和多元文化变量，临床诊断还需要使用测量工具去评估更精确的自杀想法。

他们可以使用《社交回避及苦恼量表》（SAD PERSONS Scale）来评估成年人（Patterson, Dohn, Bird & Patterson, 1983），用改编的《社交回避及苦恼量表》评估青少年（Juhnke, 1996），从而判断哪些个体是最可能处于高风险的。量表中的字母代表以下内容：

S—性别（男）
A—年龄（老年来访者）
D—抑郁
P—以前的自杀尝试
E—乙醇（酒精）滥用
R—理性思维丧失
S—社会支持系统丧失（孤独，与世隔绝）
O—有组织的自杀计划
N—没有配偶
S—患病（特别是慢性病或是绝症）

这些因素相互结合起来就有可能提供相关信息，以供心理健康咨询师在干预中运用。

## 个人反思

你曾认识某些企图自杀或是实施了自杀的人吗？试着站在自杀者的立场上考虑，什么使得你远离自己的生活？什么导致你做出如此行动？

强调健康发展是基础预防的另一种形式，即积极地应对和成长，以便个体有能力有效地处理他们可能面对的各种危机（Hershenson, 1982, 1992）。"由于咨询是基于健康发展的模式衍生出来的，那么就有理由希望通过咨询来实现促进来访者健康发展的目的。"（Hershenson, 1982, p.409）埃里克·埃里克森（1963）和亚伯拉罕·马斯洛（1962）提供了可以使心理健康工作者工作的基本前提。这些理论家的思想是以对人类发展的观察为基础的，他们强调促进健康的成长和发展。这两种思想系统的交融衍生出六种个体发展的趋势：生存、成长、交流、认同、控制和理解。前两个关注于自我，中间两个关注于交往的功能，最后两个关注任务的完成。心理健康咨询师

目的在于在人际关系和任务表现中提升自己。

希思（Heath, 1980）在一篇关于个体健康发展的重要文章中提出综合的健康发育成熟模式。她指出，研究证明青少年的心理成熟是成人心理健康和职业适应的主要预测因素，而且成年人的成熟程度与婚姻中性的调节和职业适应有关。后来希思提出了一些实践性的普遍原则，使得心理咨询师可以应用于促进来访者的发展。下面列举四条（Heath, 1980, p.395）：

（1）"鼓励期待中可能发生新的适应性行为的演练"，比如那些发生在工作中以及亲密关系中的适应性行为。

（2）"要求持续地通过行动使所学到的知识具体化并修正学过的知识。"从本质上说，希思相信

不断练习可以使人更好地完成所有的任务。学习也是通过反馈完成的。

（3）"允许个体经历由他的决定和行为带来的后果。"希思与阿尔弗雷德·阿德勒的观点相同。他认为不恰当或过多的报酬可能对个体发展有不健康的影响。

（4）"欣赏和肯定能力。"根据行为主义原理，强化对于学习新的内容至关重要。希思同意这一观点，并指出承认和接受人们的能力可以培养自信，帮助他们接受学习新内容所必然伴随的风险。

对于个体周围环境的关注，不管是在整体层面上还是在个体层面上，都是心理健康咨询师预防的另一个重点。哈伯（Huber，1983）总结了兴趣逐渐增长的领域中的研究，指出环境如人一般是有个性的。有些环境是支配性的、刻板的，但是另一些则更为灵活、具有支持性。为了更有效地利用"社会—生态学观点"（social-ecological perspective），心理健康咨询需要做到以下几个方面：

● 正确识别个体的问题，特别是当个体与特殊机构之间有实质性联系时。一些可能不健康的特定行为是由某些环境诱发的或助长的。

● 获得来访者和重要他人的认可，环境也被看做一种来访者。对大多数人来说，将困难看做与个体有关的简单事情要容易得多。

● 评估环境中的动态变量。穆斯（Moos，1973）发展出一些评估环境的方式。心理咨询师可以与来访者共同确定环境是如何满足或是抵制来访者需要的。

● 引发社会的改变和社会公正所需的积极性。心理咨询师帮助来访者采用特殊的方法去改善现有环境。

● 对结果进行评估。并没有单一的评估方法，但是来访者对于理想环境标准界定得越清楚，评估的可能性就越好。

与社会—生态学有关的是生态系统思想（ecosystemic thinking）："该思想承认个体、家庭、社会文化情况不可分割的相互依存的关系。"（Sherrard & Amatea，1994，p.5）这种观点认为，心理健康咨询被扩大到要考虑与人们自身和交流有关的文化内容。人们在人际和环境交互作用中的意义成为咨询中的一个考虑因素（Conyne & Cook，2004）。

婚姻能够反映个体和环境因素对个体幸福感的重要性的状况（Gladding，2007）。威金斯、穆迪和莱德勒（Wiggins，Moody & Lederer，1983）进行的一项对婚姻满意度的调查研究发现，最有意义的预测因素是配偶双方测验得出的个性相容性。他们总结出个体表达"对满足他们心理需要的环境表示满意，并寻求与其相互作用"（p.177）的结论。在美国社会和世界范围内的不断增多的异族通婚中，心理健康咨询师可以帮助配偶认识并关注他们生活中可预见的压力源，这样的压力源包括对婚姻关系形式的偏见和身份问题。在这些情况下，心理咨询师帮助夫妻寻求相互的、社区团体的或者如婚姻充实的特殊计划的支持（Solsberry，1994）。

487

---

**案例** **艾琳及其生活环境**

艾琳（Eileen）在中西部一个小镇上长大，那里的人们很友好，生活节奏缓慢。但是当艾琳嫁给乔治（George）后，她离开了小镇来到一个大都市，在这里没有人会搭理陌生人，生活节奏也非常快。艾琳讨厌这里，但是她爱着乔治并且想尽可能地融入新的环境。

由于艾琳没有完成学业，她上了最近的一所社区大学。除了慢慢被环境同化，她还发现了一个支持小组，支持与她有相同情况的年轻女性。支持小组不仅在校园里开会，而且举行携带配偶和伴侣的社交活动。第一年年底，艾琳发现她真的喜欢上了新环境。

即使艾琳可能并没有刻意去塑造环境，生态系统咨询师也会这样做。什么方法可以塑造你周围的环境并使得你更健康?

---

心理健康咨询预防将整体重心放在积极疗法（positive wellness）上（与健康相关的活动既是预防性的又是治疗性的，对持续训练的个体有治疗

价值）。这样的活动包括吃有机食物、摄入维生素、泡温泉、冥想、有规律的锻炼、寻找多种人性的和人际亲密的帮助方法（O'Donnell，1988）。

"为使个体成为完整、健康、功能良好的有机体，必须对生理、心理、智力、社会、情绪和环境进行评估。"（Carlson & Ardell, 1988, p. 383）追求健康和成长整体运动的标志随处可见，如在《人本主义心理咨询杂志》2007 年春季版上发表的问题研究，《发展与教育》杂志完全致力于研究幸福和促进健康的方法。各年龄阶段的美国人只有更清醒地认识到好习惯和坏习惯，才能增加好习惯、减少坏习惯。

研究结果为追求健康和完美运动提供了基础，并且以某些方式引领运动。广泛回顾该文化在生理健康方面对个性测量的有效性中，多恩和舍尔曼（Doan & Scherman, 1987）发现了强有力的证据，证明有规律的锻炼有益于人们的身心健康这一观点，他们支持了心理咨询师建议良好习惯伴随着有规律的咨询练习的观点。他们的发现最近也得到了佩内多和达恩（Penedo & Dahn, 2005）在这一领域的研究成果的支持。

其他积极观点咨询中的策略包括：

● 使心理咨询师强调积极的、改善生活的、个体力所能及的事情；

● 转变传统印象，以强调整体的健康；

● 进行更多的研究；

● 重点突出来访者的生理特征维度，如拉扎勒斯（Lazarus, 1989）的多模式治疗的一个方面（BASIC I.D.：行为、情感、感觉、意象、认知、人际关系和药品/生物学）。

### 二级预防与三级预防

在基础预防之外，心理健康咨询师要关注二级预防（secondary prevention，控制已经表面化但不严重的心理健康问题）和三级预防（tertiary prevention，控制严重的心理健康问题，避免发生慢性病或是威胁生命）。心理健康咨询师在这种情况下（与基础预防相比）要评估来访者的功能，合适的话就运用由罗杰斯、爱丽丝、斯金纳和格拉瑟（Rogers, Eills, Skinner & Glasser）等主要理论发展出来的理论和技术来治疗症状以及核心问题。

从事治疗工作的心理健康咨询师面临着很多挑战。挑战之一就是对大量需要和寻求心理健康的人们做出充分的回应。心理健康咨询师、精神病学家、心理专家和社会工作者等国家的心理健康服务提供者，不可能充分处理每位有轻微或严重障碍而需要治疗的人。即使对来访者给予治疗是这些专业人士唯一的活动，他们仍然无法照顾所有需要照顾的人（Lichtenberg, 1986; Meehl, 1973）。例如，大约有 7.5 万儿童，或者 12% 的美国居民，"被诊断出患有心理疾病的 18 岁以下的人，有接近一半因患有心理障碍而严重阻碍其发展。患有严重情绪和行为障碍的儿童数量急剧增加，随之伴发的社会问题也在增多，如贫穷、无家可归、物质滥用等"（Collins & Collins, 1994, p. 239）。

心理健康咨询临床医生面临的另一个挑战是严重心理疾病的来访者在精神病院住院的时间不断减少的趋势。这些时间的缩短意味着更多的心理障碍个体要么没有接受他们所需要的治疗，要么出现在心理健康咨询者工作的门诊中，通常在这些机构中很多心理健康咨询师的工作被管理医疗机制所限制（Hansen, 1998）。

20 世纪 90 年代早期《心理健康咨询杂志》（*Journal of Mental Health Counseling*）的一系列调查报告显示，心理健康咨询师更趋向于将治疗作为心理健康咨询的重点（Kiselica & Look, 1993）。之后，情况几乎没有改变，除了文书工作和条例数量的增长外，还出现了管理疗养机构和政府制定的规则，如《健康保险携带和责任法案》（HIPAA）。这样，心理健康咨询就和其他助人学科，如心理学、社会工作和精神科护理工作更加相似（Hansen, 1998; Hershenson & Berger, 2001; Waldo, Horswill & Brotherton, 1993）。心理健康咨询师的治疗关注一些普遍的领域和生命过程中特殊的心理疾病，如轻度抑郁（Kolenc, Hartley & Murdock, 1990）、戒烟（Pinto & Morrell, 1988）、强迫行为（Dattilio, 1993）和进食障碍如贪食症（Gerstein & Hotelling, 1987）。

心理健康咨询师根据《精神障碍诊断和统计手册（第四版修订版）》来评估和治疗心理疾病［见附录 C 部分中有关《精神障碍诊断和统计手册（第四版修订版）》中的一系列主要障碍清单］。一些心理健康咨询师治疗严重的疾病，但另外一些则专门处理症状较轻的患者或是大多有心理障碍的特殊人群。为了感受重度心理疾病的治疗情形，比如精神分裂症，心理咨询师新手和没有从事这方面领域的工作人员可以看一些如《心魔劫》（*Sybil*）、《三面夏娃》（*Three Faces of Eve*）、《美丽心灵》（*A Beautiful Mind*）等电影。

 **个人反思**

　　你可能非常喜欢读一些书、看一些电视节目和电影，其中的主角都患有心理障碍。你怎么认为这些角色表现出来的真实性？正如你思考第 1 章中克利福德·比尔斯折射出来的问题以及他为使大众了解心理疾病所做出的努力一样。

　　抑郁和焦虑是"心理咨询服务中最为常见的临床症状"（Hinkle，1999，p. 475）。抑郁看起来最为严重，已经增加到相当令人恐慌的比例，"人口的 10%～25%"均存在"不同形式的抑郁"，并且当前"抑郁的比例是 1960 年的 10 倍"（Paradise & Kirby，2005，p. 116）。除此之外，抑郁"可能是心理健康工作者自身最为普遍的障碍……并且研究显示，在去年一年中心理健康专业人士的比例已经从三分之一显著增加到超过 60%"（p. 116）。

　　无论准确的数据是什么，抑郁和焦虑在社会中如此常见是有一些原因的，其中很多的原因会在每晚的社会新闻或广播中报道出来。像焦虑一样，抑郁也有很多种形式。好在对于抑郁和焦虑都有很多治疗方法，如问题解决疗法和焦点解决疗法、叙事疗法及认知行为疗法。这些方法在治疗（如康复）和预防中效果良好（Dixon，2000；Gladding，2005；Paradise & Kirby，2005）。

　　除了治疗抑郁和焦虑障碍之外，心理健康咨询师如同其他机构的许多咨询师一样，呼吁去治疗那些绝望和有自杀倾向的人。对于治疗有自杀倾向的患者的模式中最为主要的有两种，即危机干预模型和持续治疗模式（Paulson & Worth，2002）。"这两种模式都强调积极的治疗关系及理解并确认患者感受的重要性。"（p. 87）他们也都强调帮助想自杀的来访者发展自我意识和构建新身份的重要性。所有的研究发现，以上这些因素对克服自杀思维和行为是必不可少的。尽管两种方法都有效，但是持续治疗更占优势，因为它为来访者和心理咨询师之间的互动提供了更长的时间设计。

　　除这两种模式外，心理咨询师还可以采用存在—建构疗法来帮助想自杀的来访者探索生命的意义（Rogers，2001）。与大多数注意时效性和技术性的特征相反，在治疗大量有自杀倾向的来访者时，这种理论方法深入地研究"从现象学角度增加对自杀个体的了解"（p. 16）。它需要心理咨询师和来访者长期致力于治疗工作，并处理个体和社区、他人的关系，还有自己的内心思想和情感。

## 专业社区咨询

　　如本章总论部分所述，社区心理咨询更多的是以工作的机构来定义的，更多的是心理咨询师在其中工作。作为一个群体，社区心理咨询师是通才，他们是由咨询专业人员整体来定义的，而不是由其他咨询特点、过程或是取向来界定。此外，社区心理咨询师的课程是多样化的，除了要完成一定的总时数和咨询及相关教育项目资格认定委员会所要求的课程学习以外，对于想要获得这个领域学位的很多人来说，也要关注那些特别有意义的或者与他们密切相关的咨询领域。

　　社区心理咨询师工作的地点和内容是多种多样的。社区心理咨询师几乎可以在所有的非学校机构工作（Hershenson & Berger，2001）。作为通才的咨询师，如社区心理咨询师，与机构或雇主之间存在着良好的匹配。

　　在员工扶助计划（EAPs）中，越来越多的社区心理咨询师被雇用（Gladding & Newsome，2004）。这类计划在美国很多机构和企业都存在。其目的是对雇员做预防性和治疗性的咨询，帮助他们避免或克服对他们工作行为有不利影响的问题。为了行之有效，员工扶助计划中的咨询师们会制订计划来处理一系列员工感兴趣的主题，例如健康或退休。他们邀请外界专家在方便的时候做报告并准备后续材料或可能需要的数据。员工扶助计划中的咨询师也为可能正处于困难之中的员工提供短期的咨询服务。这些服务通常限制时间，如三次会面。然而，作为社区资源的专家，员工扶助计划中的咨询师能够将员工介绍给提供更多知识的心理健康专家。大体上，大公司和企业在他们的经营场所提供员工扶助计划服务（即内部），而小型组织通常依赖为许多公司和机构服务的员工扶助计划咨询师（即外部）。

另一个雇用社区心理咨询师的地方是危机干预组织，如红十字会或当地紧急求助电话以及来访进入的咨询中心。在危机状况中，应对者必须考虑从生理健康到心理健康的多重需要。因此，地方社区甚至国际化社区雇用心理咨询师和其他心理健康专业人士，为自然灾害或人为灾害的受害者提供必要的咨询和支持性服务（Gladding，

2002）。在这些机构工作的个体，不同于以小时或是活动为标准的普通工作。他们也会在工作中表现出超常的兴奋和挑战。

最后，社区心理咨询师也在其他助人工作者工作的机构出现。例如，有社区咨询背景的心理咨询师可能被雇用到物质滥用、救济院、儿童指导中心、收容所、卫生中心、大学、医院和私人执业机构。他们被雇用并在如此多的机构工作的原因在于咨询及相关教育项目资格认定委员会要求的基础牢固的训练以及在帮助人们处理多种困难忧虑时能够灵活应变。除了拥有更多的经验外，社区咨询师还可以在理论和治疗模型中获得专业的培训。他们也可能成为通才。这就是说，尽管社区心理咨询师最初的起点是低层次的，只需要针对具体的人群进行特定的工作，但是对于通过这种途径进行课程学习来界定自己的心理咨询师来说，这种定位既是有限的，也是有利的。

491

## 私人执业作为一种特色

无论是与心理健康咨询还是与社区咨询相比，私人执业心理咨询都缺少正式的历史。自从咨询兴起时，这样的专业人士就已经出现了。私人执业者以个体或团体的实践方式为自己工作，而非为某个机构工作。在保险、第三方支付、医疗管理以及《健康保险携带和责任法案》出现之前，这些人的生活相对简单。他们就像外科医生一样，在获取费用—提供服务的基础上工作。20 世纪 80 年代，获取费用—提供服务的模式开始消失，情况发生了巨大的变化。

尽管现在临床开业者在医疗费用偿还式服务方面发生改变，私人执业仍然很流行。当许多学生第一次加入咨询项目时，他们渴望建立一个私人机构。事实上，咨询专业的博士生毕业时表示他们优先选择提供服务的是私人机构（Zimpfer，1996；Zimpfer & DeTrude，1990）。通常，心理咨询师认为建立私人执业机构能够使他们对生活有更多的掌控和更多的经济回报。确实，私人执业的确可能是精彩的尝试。然而，除非是一次专业性的购置，或是被邀请加入已成立的机构，通常情况下需要做大量的工作才能开始经营这样的机构。

### 私人执业的困难

想要成为成功的私人执业者，心理咨询师需要掌握除临床专业知识外的许多其他技能，其中最突出的包括：

- 必须有能力平衡商业技巧和咨询技巧，或是找一位能干的经营管理经理。

- 必须建立一种支持网络，不一定以机构的形式存在，个体身边有很多同事，他们能够提供治疗所需的信息或介绍适合的专业人士。

- 必须克服或避免使用限制性契约或是非竞争性合同，即一些机关与心理咨询师订立的合同，用来禁止他们离开后在一定的地域或是时间范围内设置私人机构（Wyatt，Daniels & White，2000）。

- 必须投入时间并努力工作，"建立市场营销"关系网（比如，让自己有魅力、通过被介绍提供服务给组织中的其他人包括单身、离异者或是丧偶者），以及与团体其他专业人士定期见面以便了解他们和介绍自己（Crodzki，2002）。

- 必须愿意提供无偿服务，努力参与到公共事业中去，从而建立声誉和机构，就像艾伦·艾维（Allen Ivey）所说的："对于私人开业者来说，

只有一扇很小的窗户来赚大钱。"（Littrell，2001，p. 117）

492

| 案例 | 西西里发放她私人执业的通知 |

西西里（Sicily）几乎等不及完成她的咨询学业了。她一直梦想着独立，她一通过国家咨询师考试就开了一个主题为"独立日"的派对。在派对上她宣布在接下来的几个月中她就要开始私人执业的新生活了。

宣布过后，她意识到直到多月后拿到执照才能成为一个私人开业者。她还意识到她并没有专业经验，因此她怀疑人们是否愿意排队找她咨询。最后，她承认她对于如何开始进行私人执业一点头绪也没有。她放弃了独自执业的梦想，去心理健康机构工作了。

你曾有过和西西里类似的梦想吗？如果有，你认为你将怎样实现呢？如果没有，你怎么看待西西里去心理健康机构工作的决定？

### 私人执业的优势

心理健康咨询师们能够有机会进入私人机构工作并取得成功。的确，心理健康机构的管理者认为"私人执业者……是在已投保的来访者中最大的竞争者"（Wyatt et al.，2000，p. 19）。私人机构的优势如下：

• 消费者对心理健康医疗管理付费制度的不满意程度在逐步增长。在这样的环境下，消费者在他们能承受时倾向于直接付费服务，而不用接受一种被控制的照顾。这样的改变使得私人执业者获益，并得到部分公共财产。

• 执业者在他们的社区充分利用这一广为人知的机会，提高服务质量并且由此获得良好的声誉。

• 咨询师有机会设定他们方便工作的时间。

• 咨询师有机会在治疗方面成为专家，特别是如果他们生活在大都市，那里有大量的特殊问题的来访者。

总之，尽管私人机构有些缺陷，但它们将继续成为心理咨询师选择工作的地方。

## 本章内容小结

心理健康咨询起源于20世纪70年代。最初是由立法的推动作用而出现的，特别是1963年颁布的《社区心理健康中心法案》，使得全国建立了很多心理健康中心。在这些中心工作的硕士心理健康咨询师由于缺少组织代表而被剥夺了选举权，从而成为美国心理健康咨询学会（AMHCA）的主要创始人。目前，心理健康咨询师在工作中治疗大量的心理疾病，同时也进行基础预防工作。他们通过美国心理健康咨询学会而隶属于美国心理咨询学会。心理健康咨询的专业资格是由咨询及相关教育项目资格认定委员会在硕士水平上认证的。

493

社区咨询同样年轻。它出现于20世纪70年代，是在心理咨询师被非教育机构雇用时产生的。社区心理咨询师在全国设立教育项目，但没有一个明确的社区咨询重点内容的界定。因此，没有任何社区咨询的组织，而且也可能不会有。

那些在这些领域工作的研究人员是天生的通才，他们中的很多人是由他们的机构而非他们服务的人群或提供的治疗进行界定。由于他们是通才，所以社区心理咨询的工作是多样的。作为一个团体，社区心理咨询师坚定地认为自己是咨询人员，随时间推移一些人通过训练会成为专业人士。

最后，机遇和陷阱同时存在于私人执业的领域中。既是专业人员又是通才的心理咨询师成立了个人或团体机构。他们要想取得成功就必须要有商业技能和咨询技能，或雇用职业经营管理人。私人执业有很多困难，例如寻找支持和督导自己的团体。但回报也很多，如设定自己的时间，如果愿意还可以按照看护管理的规则行事。总之，私人执业仍是很受咨询师们欢迎的一个选择。

## 问题讨论

1. 在一个小组与其他四位同学一起，为你社区里的弱势群体（包括贫民、老年人、受虐者）制订基础预防计划。指出让你计划成功所需要的合作资源数量，并在全班展示你的计划。

2. 对过去五年的健康发展做文献综述。最新的趋势是什么？这些趋势是怎样与心理健康或社区咨询师联系的？

3. 访问一个员工扶助计划项目中的咨询师。这个项目中的什么服务让你感到惊讶？请让你访谈的员工扶助计划咨询师评估他的工作的员工扶助计划项目的有效性。

4. 你认为社区心理咨询师的优势和局限是什么？列出来，并与你的同学讨论你的观点。

5. 邀请一位私人执业的心理咨询师到班上来讲述他工作的情形。同时，请他讲讲关于私人执业的业务方面和这个行业里的临床方面的问题。

# 附录 A

## 美国心理咨询学会伦理规范（2005）

### 导言

美国心理咨询学会是一个兼具有教育性、科学性和专业性的组织，它的成员来自多种工作背景，具备不同的专业能力。美国心理咨询学会的成员致力于促进人类生命全程的健康发展。他们重视人的多样性，秉承跨文化的视角，充分尊重不同社会和文化背景下人的价值、尊严、潜力和独特性。

遵守并发展专业价值是践行伦理承诺的重要方式，而专业价值在伦理原则中得以彰显。心理咨询师内在的价值观指导他们去选择践行某些行为而避免另一些行为。这些固有的价值观植根于心理咨询师的内心，并通过个人努力得以发展，这个过程不应该是由外在组织强迫推动完成的。

#### 美国心理咨询学会伦理规范的目的

美国心理咨询学会的伦理规范（ACA Code of Ethics）主要有以下五个目的：

1. 规范使学会向本组织当前和未来的成员及其服务对象展示了该组织成员一致认同的伦理责任。

2. 规范体现了学会的使命。

3. 规范制定了相关原则，对伦理行为和学会成员应有的最佳行为进行了界定。

4. 规范作为心理咨询师的伦理指南，规范成员的伦理行为，让前来咨询的人得到最好的服务，最大限度地提升咨询职业的价值。

5. 规范作为对该组织成员进行伦理投诉和索赔的依据。

美国心理咨询学会的伦理规范包括八个主要部分，分别针对如下领域：

条款 A：咨访关系

条款 B：保密，享有特权的沟通和隐私

条款 C：专业责任

条款 D：与其他专业人员的关系

条款 E：评估、测评和解释

条款 F：督导、培训和教学

条款 G：研究和出版

条款 H：伦理问题的解决

美国心理咨询学会伦理规范的每个部分都以内容简介为开始，主要讨论心理咨询师应有的伦理行为和伦理责任。该介绍为每个部分设定了各自的基调，有助于读者在此基础上对美国心理咨询学会伦理规范每个条款中所包含的伦理规范进行反思。

心理咨询师面临难以解决的伦理困境时，需要审慎思考才能做出决策。当价值观和伦理原则、伦理标准发生冲突时，不同的心理咨询师可能会做出不同的取舍，这种分歧是合情合理的，也是必然存在的。由于目前尚没有最有效的伦理决策模型可供参考，因此心理咨询师要熟悉一套较有公信力的决策模型。这套模型应经得起公众监督，适用性强。

只有经过细致的伦理决策过程，并对问题的背景进行充分评估，心理咨询师才能做出合理的决定，帮助人们得到自我成长和发展。

简短的词汇表可以让读者对美国心理学会伦理规范中的有关术语有简略的了解。

### 条款 A：咨访关系

#### 简介

心理咨询师以促进来访者的利益和福祉的方式鼓励来访者的成长和发展，促进双方良好咨访关系的形成。心理咨询师需主动了解来访者多元的文化背景。同时，探索自己的文化认同感以及这种文化认同对自己的咨询价值观和信念的影响。

鼓励心理咨询师贡献部分专业时间，为无力付费者提供专业服务，为社会做贡献（无偿服务大众）。

A.1. 心理咨询师服务对象的福祉

A.1.a. 首要责任

心理咨询师最首要的责任就是尊重来访者的

尊严，促进来访者的福祉。

### A.1.b. 记录

按照法律、法规以及组织机构的相关程序，心理咨询师为来访者提供专业服务时需要将服务过程记录在案。来访者的咨询记录中需要包括详细、及时的个案记录，以便于日后的继续咨询或是转介。心理咨询师有责任保证记录在案的文件准确反映了来访者的治疗进程及其接受的服务。一旦记录出错，心理咨询师必须依照机构或组织的相关政策及时纠正错误。（参见 A.12.g.7.，B.6.，B.6.g.，G.2.j.）

### A.1.c. 咨询计划

心理咨询师应根据来访者的能力和状态，与来访者共同制订完整的咨询计划，并保证咨询的有效性。在咨询过程中，咨询师需要和来访者定期回顾咨询计划，评估其可行性和有效性。要充分尊重来访者的选择。（参见 A.2.a.，A.2.d.，A.12.g.）

### A.1.d. 纳入支持系统

心理咨询师应重视社会支持系统对来访者生活的众多意义。通过支持网络，来访者可以得到其他人（例如宗教/灵性/社团领袖、家庭成员、朋友等）的支持、理解和帮助。在情况适宜并征得来访者同意的情况下，心理咨询师应考虑将社会支持系统纳入治疗中，将此作为积极的资源加以应用。

### A.1.e. 雇用需要

要成为雇用心理咨询师，需要在以下几个方面达到相应要求：综合能力、专业要求、身体要求、一般气质、兴趣和能力倾向模式、社交技能、教育背景、资格要求以及其他相关品性，咨询过程还要匹配来访者的需要。只有接受过合理的职业发展培训的心理咨询师才能够为来访者、雇主和公共福祉提供符合其利益与文化的咨询服务。

### A.2. 咨访关系中的知情同意

（参见 A.12.g.，B.5.，B.6.b.，E.3.，E.13.b.，F.1.c.，G.2.a.）

### A.2.a. 知情同意

来访者有权选择何时建立、何时继续咨访关系，他们要对心理咨询师和咨询过程有足够的了解。心理咨询师有责任用书面和口头的方式让来访者知道心理咨询师与来访者的权利和责任。知情同意贯穿于整个咨询过程，心理咨询师要将双方就知情同意问题进行的讨论作适当记录。

### A.2.b. 需要信息的类型

心理咨询师要向来访者清楚地解释其所提供的所有服务的性质。应向来访者解释以下问题：服务的目的与目标、服务中使用的技巧与过程、服务的限制、可能存在的风险、服务的益处；心理咨询师的能力、资格证书和相关的从业经历；若心理咨询师无法继续咨询或其死亡时，如何保证咨询服务能够继续等相关信息。心理咨询师要保证来访者明白诊断的含义以及咨询过程中使用的测试和相关报告的意义、收费和计费方式。要让来访者知晓自己有隐私权，同时应向其解释保密的限制（包括督导或合作治疗会如何参与到咨询中）；来访者应清楚地知晓咨询记录的所有信息；来访者可以参与咨询计划的制订；来访者可以拒绝心理咨询师中途转变咨询模式，而心理咨询师需要告知拒绝的后果。以上信息都是来访者需要知道的，但应知晓的信息并不仅限于这些内容。

### A.2.c. 发展和文化敏感性

心理咨询师要考虑到发展性和文化适应性问题。在与来访者讨论知情同意问题时，心理咨询师要使用来访者可接受的通俗易懂的语言。如果来访者对理解心理咨询师的话存在困难，心理咨询师要提供必要的服务（例如，安排合适的翻译人员进行解释），便于来访者理解。与来访者合作时，心理咨询师要考虑知情同意程序的文化内涵，如果可能，要根据来访者的具体情况进行调整。

### A.2.d. 没有能力给予知情同意

给未成年人或无法行使知情同意权的人咨询时，心理咨询师需采取必要措施得到来访者的同意，让他们自己适当地参与决策过程。心理咨询师需权衡各方面因素：来访者自己决定的伦理权利，来访者决定给予知情同意或接受咨询的能力，来访者父母或家庭成员的合法权益和责任。心理咨询师有责任保护来访者，并做出对他们好的决定。

### A.3. 与他人有咨访关系的来访者

当心理咨询师得知自己的来访者与另一位心理咨询师存在咨访关系时，则应在征得来访者同意的情况下，让另一位心理咨询师知道此事，并与之建立积极的合作关系。

#### A.4. 避免伤害，避免把自己的价值观强加给来访者

##### A.4.a. 避免伤害

心理咨询师要避免伤害他的来访者、受训练者和研究参与者，同时尽量减少、弥补难以避免或难以预料的伤害。

##### A.4.b. 个人价值观

心理咨询师应充分意识到自己的价值观、态度、信念和行为，并避免将与咨询目标不相符的价值观强加给来访者。心理咨询师应尊重来访者、受训练者、研究参与者的多样性。

#### A.5. 心理咨询师的角色和与来访者的关系

（参见 F.3.，F.10.，G.3.）

##### A.5.a. 当前的来访者

禁止心理咨询师与当前的来访者发生性关系或亲密关系，也禁止与来访者的配偶或家庭成员发生性关系和亲密关系。

##### A.5.b. 之前的来访者

心理咨询师在与来访者结束咨访关系之后的五年内，不得与之发生性关系或亲密关系，也不得与其配偶或家庭成员发生性关系或亲密关系。五年后，心理咨询师如果希望与之前的来访者或其配偶或家庭成员发生性关系或亲密关系，必须事先以书面形式证明这种关系不带有剥削性质，而且不会对来访者造成伤害。为了避免对来访者造成剥削或是伤害，建议心理咨询师不要与来访者发生此种关系。

##### A.5.c. 非专业的互动或关系（除了性接触或亲密关系以外的其他关系）

心理咨询师应避免与当前或之前的来访者及其亲密伴侣或其家庭成员之间发展出非专业的关系，除非此种关系对来访者有利。（参见 A.5.d.）

##### A.5.d. 具有潜在获益可能性的互动

如果心理咨询师与当前或之前的来访者之间存在非专业的互动，而这种互动关系对来访者有益，心理咨询师必须事先有所备案，记录这种非专业互动的合理性、可能的益处、对当前或之前的来访者及其重要他人的预期效果。该互动要在来访者事先同意的情况下才能发生。如果这种非专业的互动对目前或之前的来访者或是其重要他人造成了无意的伤害，心理咨询师必须尽力弥补，并证明自己已采取补救行为。存在潜在获益可能的活动包括：出席正式的典礼（婚礼、就职仪式或毕业典礼）；购买当前或之前来访者提供的服务或货物（无限制的交易除外）；去医院看望其生病的家人；成为同一个专业学会、组织或团体的成员。（参见 A.5.c.）

##### A.5.e. 专业关系中的角色转换

心理咨询师要在最初或最近的咨访关系中变换角色，必须事先取得来访者的知情同意，让来访者知道，如果心理咨询师的角色改变，自己有权拒绝相关的服务。角色转换的例子包括

1. 由个体咨询变为家庭咨询，或由家庭咨询变为个体咨询；

2. 由客观的评估角色变为治疗角色，或由治疗变为评估角色；

3. 由心理咨询师变为研究者，如让来访者参与研究，或由研究者变为心理咨询师；

4. 由心理咨询师变为中介者，或由中介者变为心理咨询师。

必须使来访者清楚地明白心理咨询师角色改变后可能发生的任何预期后果（如经济、法律、个人或治疗方面的潜在后果）。

#### A.6. 个体、团体、机构和社会层面上的角色和关系

##### A.6.a. 主张

如果可能，心理咨询师可以在个体、团体、机构和社会层面上进行探究，考察何种因素阻碍了来访者的成长和发展。

##### A.6.b. 保密性与主张

心理咨询师在进行探究之前，需征得来访者的同意，从而改进自己的服务，去除系统性障碍，更好地接近来访者，促进其成长和发展。

#### A.7. 多个来访者

如果心理咨询师同意为两个或两个以上彼此之间有关系的来访者提供咨询服务，心理咨询师必须在一开始就澄清哪些是来访者，以及关系的性质。如果明显存在角色冲突的可能性，心理咨询师必须适当地澄清或调整自己的角色，甚至避免充当某些角色。（参见 A.8.a.，B.4.）

#### A.8. 团体工作

（参见 B.4.a.）

##### A.8.a. 筛选

心理咨询师需对可能参加团体咨询/治疗的人进行筛选。可能的话，心理咨询师选择的来访者

要符合以下条件：来访者的需求和目标与团体目标一致，来访者不会妨碍团体的进程，来访者的福祉不会因为接受团体咨询/治疗而受损。

A.8.b. 保护来访者

在团体背景中，心理咨询师有责任采取合理的措施避免来访者受到躯体、情感或者心理上的伤害。

A.9. 对晚期绝症来访者的临终关怀

A.9.a. 临终关怀的质量

心理咨询师应努力采取措施确保

1. 让来访者获得高品质的临终服务，满足其身体上、情感上、社交和精神上的需求；

2. 尽可能让来访者自我决定；

3. 让来访者有尽可能多的机会对自己接受的临终关怀做出决定；

4. 在临终关怀方面有经验的心理健康工作者要对来访者做详细完整的评估，从而决定其是否有能力为自己做出合理、有效的决定。

A.9.b. 心理咨询师的能力、选择和转介

由于临终相关决定涉及个人、道德和胜任等诸方面的问题，因此心理咨询师要认真考虑是否与晚期绝症病人合作，一起探索他们的临终选择问题。心理咨询师要提供适当的转介信息，保证来访者接受到所需要的帮助。

A.9.c. 保密

对于那些想加速自己死亡进程的晚期绝症病人，心理咨询师要根据相关法律和具体的情境，并向相关的专家和法律机构咨询后，再决定是否帮其保守秘密。（参见 B.5.c.，B.7.c.）

A.10. 收费和交易

A.10.a. 接受工作机构中来访者的费用

对于心理咨询师所在的机构和组织推荐的来访者，心理咨询师需拒绝其私人付费或任何其他形式的报酬。有些机构会制定明确的政策，让机构中的来访者接受机构成员的咨询服务。在这种情况下，来访者要知晓，自己有权要求其他的私人咨询服务。

A.10.b. 确立收费标准

在为专业咨询服务确立收费标准时，心理咨询师要考虑来访者的经济地位以及当地的收入水平。如果确立的收费标准不适合来访者时，心理咨询师要帮助来访者在可接受的价格范围内找到合适的服务。

A.10.c. 没有支付费用的咨询

如果来访者不按之前的合同付费，心理咨询师可以委托收账机构或是采取法律手段向来访者收取费用。但心理咨询师要在采取行动之前通知来访者，使其有机会自行付费。

A.10.d. 交易

如果心理咨询师与来访者进行交易，需满足以下条件：没有剥削关系或伤害产生，不会让心理咨询师处于优势地位，由来访者提出这一要求，这种安排是同领域专业人员普遍接受的行为。心理咨询师需考虑交易的文化含义，与来访者就相关问题进行讨论并达成一致意见，然后用书面形式清楚地记录下来。

A.10.e. 接受礼物

心理咨询师需了解接受来访者礼物可能带来的风险，同时意识到，在一些文化背景下，赠送小礼物代表尊敬和感激。决定是否要接受来访者的礼物，心理咨询师需要考虑以下问题：治疗关系、礼物的经济价值、来访者赠送礼物的动机以及心理咨询师接受或拒绝礼物的动机。

A.11. 终止咨询和转介

A.11.a. 禁止放弃

心理咨询师不能在咨询过程中放弃或是忽视来访者。如有必要，心理咨询师必须做出适当的安排让治疗继续，特别是在节假日、自己生病期间或是咨询即将结束的时候。

A.11.b. 无能力帮助来访者

如果心理咨询师认为自己没有足够的能力给来访者提供专业帮助，他们必须避免与来访者建立或是继续保持咨访关系。心理咨询师需要清楚地掌握从文化和临床考虑上都适合的转介资源，并向来访者推荐。如果来访者拒绝转介，心理咨询师应该终止咨访关系。

A.11.c. 适当地终止咨询

如果有明显的证据显示来访者不再需要帮助，而且进一步的咨询不会带来任何益处，甚至会损害咨访关系的时候，心理咨询师应结束咨访关系。当心理咨询师处于危险之中，有可能被来访者伤害，或是当心理咨询师发现来访者与他人存在咨访关系，或是当来访者不再按合同的要求付费时，心理咨询师可以终止咨询。心理咨询师在咨询终止前需要提供一次咨询，如有必要，向来访者推荐其他的咨询师。

A. 11. d. 适当转介服务

如果心理咨询师将来访者转介给其他咨询师，他们要保证临床和行政程序的完整性，同时要与来访者以及其他咨询师进行公开的交流。

A. 12. 技术的应用

A. 12. a. 益处和限制

心理咨询师在咨询、其他业务或计费程序中使用信息技术时，需要让来访者知道这样做的益处和限制。这些信息技术包括：电脑硬件和软件、电话、网络、在线评估工具和其他电子交流设备。

A. 12. b. 技术辅助服务

当为来访者提供远距离技术辅助服务时，心理咨询师要判断来访者在智力、情感和身体方面是否有能力使用这种技术，另外也要看这种技术的使用是否符合来访者的需求。

A. 12. c. 不适当的服务

当心理咨询师或来访者认为不适合使用远距离技术辅助服务时，心理咨询师应考虑提供面对面的咨询服务。

A. 12. d. 电脑的使用

*499*　当心理咨询师为来访者提供远距离技术辅助服务时，要确保来访者有可使用的电脑。

A. 12. e. 法律和法规

心理咨询师要确保自己使用的技术没有违反各地方、州、国家以及国际实体的法律，同时要遵守所有的相关法规。

A. 12. f. 寻求帮助

心理咨询师在使用相关技术，特别是跨州或跨国界使用这些技术时，需要寻求业务、法律以及技术方面的帮助。

A. 12. g. 技术和知情同意

作为确立知情同意咨询进程的一部分，心理咨询师需要做到如下几点：

1. 要处理电子传输通信过程中可能出现的泄密问题。

2. 要让来访者知道，电子传输的信息可能会让咨询师的同事、督导、雇主如信息技术管理者知晓，他们中有些人可能有此权力，有些则可能是擅自行事。

3. 要让来访者知道，那些有权或无权知晓电子传输信息的人同时还包括他们的家人和同事，他们可能知道来访者采用的一切技术。

4. 要让来访者知道相关法律对跨越国界或国际边界专业权利的规定和限制。

5. 如有可能，使用加密网站或电子邮件进行通信，以保障来访者的隐私权。

6. 如果不能使用加密技术，心理咨询师要让来访者知道此事，并只用电子传输通信进行一般的交流，而不涉及来访者的私人信息。

7. 要让来访者知道是否会将谈话记录进行档案保存，以及保存的时间有多长。

8. 应讨论技术出错可能带来的后果，以及改进的服务方式。

9. 让来访者知道当联系不上心理咨询师时如何处理紧急事件，如拨打911或当地的危机热线。

10. 讨论时差、当地习俗、文化或语言的差异对咨询服务的影响。

11. 如果保险公司不负责承担远距离技术辅助咨询服务的费用，心理咨询师需要事先告知来访者。（参见 A. 2.）

A. 12. h. 互联网的网址

拥有网站的心理咨询师应做到如下几点：

1. 定期检查确认电子链接是可用的，而且网站所提供的内容具有专业适切性。

2. 确定另外一种联系方式，这样当技术出错时来访者能够联系上心理咨询师。

3. 和相关的国家认证学会和职业资格认证学会建立电子链接，以保护来访者的权利，也让来访者方便处理伦理问题。

4. 确定一种方法识别来访者的身份。

5. 对未成年人、无法律效力的成年人或是无法给予知情同意的成年人进行咨询时，需要事先获得其法律监护人或其他授权的法定代表人的书面同意。

6. 提供一个网址让残疾的人也能登录。

7. 为使用其他语言的来访者提供好的翻译，同时注意处理翻译过程可能存在的缺陷。

8. 协助来访者确认通过互联网和其他技术所获得的信息的有效性和可靠性。

**条款 B：保密，享有特权的沟通和隐私**

简介

心理咨询师应认识到信任是咨访关系的基础。心理咨询师要建立长期的合作关系，建立和维护适当的界限，为来访者保密，从而赢得来访者的信任。心理咨询师要根据来访者的文化选择一个适当的方式解释保密原则。

### B.1. 尊重来访者的权利

#### B.1.a. 多元文化/文化多样性的考虑

心理咨询师对于保密原则和隐私权的文化含义要保持警觉和敏感。心理咨询师要尊重人们对披露信息的不同看法。心理咨询师应时常与来访者讨论，如何共享信息、何时共享信息以及与谁共享信息这些问题。

#### B.1.b. 尊重来访者的隐私

心理咨询师需尊重来访者的隐私权，不能随意打探来访者的私人信息，除非是对咨询过程有帮助的信息。

#### B.1.c. 尊重保密原则

在未获得来访者同意，或没有法律传唤，或没有伦理问题的情况下，心理咨询师不能透露保密信息。

#### B.1.d. 解释保密限制

在咨询的开始以及整个咨询过程中，心理咨询师要让来访者知道保密原则的限制，以及在何种情况下需要打破保密原则。（参见 A.2.b.）

### B.2. 例外情况

#### B.2.a. 危险和法律要求

保密原则在如下情况下不适用：披露信息是为了保护来访者或是避免对别人造成可预见的伤害，法律要求必须披露信息。心理咨询师如果不能确定哪些属于例外情况，可以向其他同事请教。临终关怀问题另当别论。（参见 A.9.c.）

#### B.2.b. 传染性疾病以及危及生命的疾病

来访者向心理咨询师透露自己患有传染性疾病或是危及性命的疾病，且有证据显示有第三方被传染的可能性时，心理咨询师需让第三方了解此事。在向第三方透露信息之前，心理咨询师要证实来访者确实患有此病，同时评估来访者向第三方透露自己病情的意愿，以及他是否会做出任何伤害第三方的行为。

#### B.2.c. 法庭要求心理咨询师披露信息

当法庭要求咨询师在未征得来访者允许的情况下透露需保密的信息或资料时，心理咨询师要获得来访者书面的知情同意书，或尽力不让信息泄露，抑或是让尽可能少的人知道其信息，以免对来访者或咨访关系造成伤害。

#### B.2.d. 尽量减少披露信息

在披露保密信息之前，应尽可能让来访者知情并参与信息披露决策过程，如果客观上要求披露保密信息，则应将披露信息限定在最小的范围内。

### B.3. 和其他人分享信息

#### B.3.a. 下属

心理咨询师需尽全力保证自己的下属，包括自己的雇员、学生、被督导者、文书助理以及志愿者遵守保密协定和尊重来访者的隐私权。（参见 F.1.c.）

#### B.3.b. 治疗团队

如果对来访者的咨询是由一个治疗团队负责或是参与的，需要让来访者知道该团队的存在、成员的构成、团队共享的信息以及分享信息的目的。

#### B.3.c. 保密的设置

心理咨询师只有在可以合理确保来访者隐私的情况下才能讨论来访者的保密信息。

#### B.3.d. 第三方付费者

只有在来访者同意的情况下，心理咨询师才能将信息告知第三方付费者。

#### B.3.e. 保密信息的传输

心理咨询师需设法保证信息不会通过以下方式泄露出去：电脑、电子邮件、传真机、电话、语音信箱、答录机和其他电子或电脑设备。（参见 A.12.g）

#### B.3.f. 已故的来访者

心理咨询师在符合法律要求和机构政策的前提下，要保护已故来访者的信息。

### B.4. 团体和家庭治疗

#### B.4.a. 团体治疗

带团体时，心理咨询师需向团体的每个新成员清楚地解释保密协定的重要性以及相关的内容。

#### B.4.b. 夫妻和家庭咨询

在夫妻和家庭咨询中，心理咨询师对来访者需有清晰地界定，和来访者讨论他们对保密的期望以及保密的限制。在参与咨询的各方达成一致意见后，心理咨询师需立下书面协议。参与咨询的各方对于每个人享有的保密权以及必须遵守的保密义务要有清楚的认识，并做到知情同意。

### B.5. 没有知情同意能力的来访者

#### B.5.a. 对来访者所承担的责任

按照联邦以及州立法律、政策以及相关的伦理标准，心理咨询师给未成年人或不能独立做出知情同意的成人咨询时需对其信息保密。

**B. 5. b. 对父母和法律监护人所承担的责任**

心理咨询师需让来访者的父母或法律监护人清楚自己的角色以及咨访关系中保密协定的性质。心理咨询师要对家庭的文化多样性保持敏感性，尊重父母或法律监护人的权利和责任。按照法律规定，心理咨询师有责任保障孩子和被监护人的福祉。心理咨询师要和来访者的父母或监护人建立适当的合作关系，为来访者提供最好的服务。

**B. 5. c. 披露保密信息**

为未成年人或不能对披露信息做出知情同意的成年人咨询时，心理咨询师需征求相关第三方的同意。一般情况下，心理咨询师会让来访者在他们理解的水平上做出知情同意，并采取妥当的方式保障来访者的保密权利。

**B. 6. 记录**

**B. 6. a. 记录保密**

心理咨询师要确保记录放在安全的地方，只有授权的人才可以接触到记录。

**B. 6. b. 允许记录**

心理咨询师应获得来访者允许，才能使用电子设备或其他方式来记录咨询过程。

**B. 6. c. 允许观察**

心理咨询师需征得来访者的同意，才能在培训过程中观察咨询过程，查看咨询记录，与督导、工作人员、同事或其他人一起观看咨询过程。

**B. 6. d. 来访者查看咨询记录**

如果来访者要求查看咨询记录，心理咨询师应允许他们看到咨询记录或咨询记录的副本，除非有确切的证据表明这样做会对来访者造成伤害。心理咨询师要把来访者的要求记录在案，同时记载不让来访者看到某些记录片段或整个记录的理由。如果有多个来访者，心理咨询师只能让来访者看自己那部分的记录，不能泄露其他人的保密信息。

**B. 6. e. 协助查看咨询记录**

当来访者要求查看他们的咨询记录时，心理咨询师应提供帮助，并对咨询记录进行解释。

**B. 6. f. 信息的披露或转移**

只有获得来访者的书面同意后，心理咨询师才能将咨询记录披露或转给合法的第三方，特殊情况除外。同时，心理咨询师要设法保证咨询记录的接收方清楚保密权利的性质。（参见 A. 3.，

E. 4.）

**B. 6. g. 咨询终止后咨询记录的保存和处理**

联邦和州法令对咨询记录和其他保密材料的保存和处理都有相关规定，以保证来访者的保密权。咨询终止后，心理咨询师要按照相关法律规定将咨询记录加以保存，以便将来使用。即使咨询记录有学术价值，心理咨询师也要在征得来访者（或监护人）的允许后才能对这一记录或文件进行处理。（参见 A. 1. b.）

**B. 6. h. 合理的防范措施**

心理咨询师要采取合理的预防措施保护来访者的信息。确保在咨询终止，或者自己没有能力咨询，或是自己死亡的情况下仍能维护来访者的保密权利。（参见 C. 2. h.）

**B. 7. 研究和培训**

**B. 7. a. 机构审批**

如果要求机构审批，心理咨询师要向机构提供自己研究计划的准确信息，得到批准后才能进行研究。随后进行的研究也要严格按照经过审批的研究计划进行。

**B. 7. b. 遵守指南**

心理咨询师要了解州、联邦、组织和机构政策与规范中对保密权的规定，并在研究过程中严格遵守。

**B. 7. c. 对研究中获得的信息保密**

在把人当成研究对象的相关研究中，有可能会出现破坏研究参与者的隐私权或者泄露其保密信息的情况。研究者要妥善保管所有的研究记录。要向来访者解释可能出现的意外情况，如可能出现的破坏隐私权、泄露保密信息的情况，以及保密的限制。无论保密措施做到何种程度，研究者都必须向来访者解释可能出现的限制情况。（参见 G. 2. e.）

**B. 7. d. 研究信息的泄露**

在没有得到研究参与者同意的情况下，心理咨询师不能透露保密信息，以免参与者的身份泄露。在培训、研究过程或出版物中使用咨询中得到的数据，必须对相关信息进行加工，保证相关人士的身份不被识别。（参见 G. 2. a.，G. 2. d.）

**B. 7. e. 有关身份的协议**

只有在来访者、学生和被督导者过目并同意自己使用相关材料的情况下，心理咨询师才能在公开演讲或出版物中提到他们的身份。（参见 G. 4. d.）

B. 8. 会商

B. 8. a. 协议

当心理咨询师作为会商心理咨询师时，需要一个所有涉及方的知情同意，知情同意内容包括每一方的保密权利、遵守保密原则的义务以及保密限制。

B. 8. b. 尊重隐私

会商心理咨询师只能出于专业方面的目的，才能与跟寻求会商心理咨询师或个案有直接关系的人讨论会商过程中获得的信息。作为会商心理咨询师，只能书面或口头报告与会商密切相关的数据，同时要设法保护寻求会商心理咨询师的身份不被泄漏，避免出现侵犯寻求会商心理咨询师隐私权的不当行为。

B. 8. c. 保密信息的泄露

与同事会商时，会商心理咨询师不能泄漏寻求会商心理咨询师的保密信息，以免寻求会商心理咨询师或其他有保密协定的人的身份暴露，会商心理咨询师事先获得本人或组织的同意，或是信息的泄漏不可避免的情况除外。会商心理咨询师只能泄露对咨询有用的信息。（参见 D. 2. d.）

**条款 C：专业责任**

简介

心理咨询师在与公众和其他专业人士交流时要遵守开放、真诚和准确的原则。咨询师在专业和个人能力方面要有公正的判断，同时要遵守美国心里学会伦理规范。心理咨询师要积极加入各地、州以及国家级的专业学会以促进心理咨询的进步和发展。心理咨询师鼓励来访者在个人、团体、组织和社会层面的改变，以提高来访者个人和团体成员的生活质量，消除潜在的障碍。心理咨询师在实践过程中要严格按照科学的研究方法进行。此外，心理咨询师要进行自我保健，让自己在情绪、身体、精神和心灵上保持健康，以最好的状态承担起自己的专业责任。

C. 1. 相关标准的知识

心理咨询师有责任阅读、理解和遵守美国心理学会伦理规范并遵守相关的法律法规。

C. 2. 专业胜任力

C. 2. a. 胜任力的界限

心理咨询师只能根据自己所受的教育、培训、督导经验、获得的州或国家专业资格证书以及适

当的咨询经验，在自己的能力范围内从事咨询工作。心理咨询师对不同的来访者进行咨询，可以获得知识，提高自我觉察，变得更具敏感性，学到更多的技能。（参见 A. 9. b.，C. 4. e.，E. 2.，F. 2.，F. 11. b.）

C. 2. b. 新的专业领域的实践

心理咨询师要在新的专业领域从事咨询，需要先接受相关的教育、培训以及督导。在学习新的咨询技术时，心理咨询师要保证自己能有效地完成工作，避免他人受伤害。（参见 F. 6. f.）

C. 2. c. 受聘资格

心理咨询师能否接受特定岗位的聘任，需要根据自己所受的教育、培训、督导经验、获得的州或国家职业资格证书以及适当的咨询经验来决定。招聘某一具体岗位的心理咨询师时，需要考察他们的能力是否能够胜任此岗位。

C. 2. d. 监控有效性

心理咨询师需时刻监督自己的专业有效性，如有可能，要逐步提高自己的胜任力。私人开业的心理咨询师需设法寻找同伴督导，对自己的专业有效性进行评估。

C. 2. e. 就伦理责任问题进行会商

当寻求会商者在他们的伦理责任或专业实践方面有疑问时，要设法与其他的会商者或相关的专家进行会商。

C. 2. f. 继续教育

心理咨询师要有这样的意识，即要掌握一定的当前咨询领域最新的科学和专业信息，要巩固已掌握的技能，对于新的技术也要采取开放的态度，对于多样化的人群和前来咨询的特定人群要有一定的了解。

C. 2. g. 损伤

心理咨询师需对自己身体、心理和情绪方面的问题非常敏感，如果自己的问题有可能影响专业表现，或者对来访者或他人造成伤害，就要停止咨询服务。如果问题比较严重，就要寻求帮助，如有可能，暂时限制、停止或终止自己的咨询工作，直到康复为止。心理咨询师要帮助同事或被督导者觉察到自己专业方面的不足，如果确定他们存在不足，需要及时干预，提供会商和帮助，以避免对来访者造成伤害。（参见 A. 11. b.，F. 8. b.）

C. 2. h. 心理咨询师无力咨询或终止咨询

如果心理咨询师不再咨询，他们要事先做出

计划将来访者及其资料转交给他人。心理咨询师要事先有所准备，将来访者的个案记录转交给特定的同事或记录保管者，以应对自己无力咨询或终止咨询，或自己死亡的情况。

### C.3. 做广告吸引来访者

#### C.3.a. 准确的广告宣传

向公众推销自己的咨询服务时，需如实准确地呈现自己的资格证书，不能有虚假、欺骗或欺诈的现象出现。

#### C.3.b. 证明

心理咨询师不能要求目前或之前的来访者或其他任何人为自己做广告。

#### C.3.c. 他人陈述

心理咨询师要采取措施保证他人对于自己或自己的咨询业务的评判是真实准确的。

#### C.3.d. 利用单位招揽来访者

心理咨询师不能在工作场所或附属于某一机构的地方为自己招揽来访者、被督导者或求教者。

#### C.3.e. 相关产品和培训广告

心理咨询师出售与咨询有关的产品或开办工作坊、进行培训时，必须保证产品或工作坊的广告需准确无误，保证提供真实详尽的信息供消费者选择。（参见C.6.d.）

#### C.3.f. 向服务对象推销

心理咨询师不能采用欺诈或不正当的手段，利用咨询、教学、培训或督导关系向来访者推销他们的产品或相关的培训。不过，从事教学的心理咨询师可以出于教学目的而采用自己编写的教科书作为教材。

### C.4. 专业资质

#### C.4.a. 提供准确的资质信息

心理咨询师必须在取得专业资格后才能对外声称自己有这样的资格，如果发现他人误写了自己的专业资历，必须及时指出。心理咨询师要真实反映专业同仁的资历。心理咨询师要清楚地区分义务服务和收费服务，准确描述自己接受的继续教育和专业培训。（参见C.2.a.）

#### C.4.b. 证书

心理咨询师声称自己获得的认证或证书必须是在时效期内的，而且授权机构有良好的信誉。

#### C.4.c. 受教育程度

心理咨询师要清楚地区分自己通过学习获得的学位和自己被授予的荣誉学位。

#### C.4.d. 博士的权限

心理咨询师要清楚地说明自己在咨询领域或相关领域中学习获得的最高学位。心理咨询师不能在只有咨询或相关专业硕士学历的情况下暗示自己有博士的胜任力，如果所获得的博士学位并非咨询或相关领域的，则不能自称"博士"。

#### C.4.e. 论文项目的评审情况

心理咨询师要清楚地说明自己学位论文项目的评审情况。

#### C.4.f. 专业成员资格

心理咨询师要清楚地区分学会中现有的和之前成员资格的区别。美国心理咨询学会的成员要清楚专业会员和普通会员资格的区别。前者需要咨询硕士及硕士以上学历，而后者只要对咨询感兴趣，从事的活动与美国心理咨询学会一致就可以申请了。

### C.5. 平等

心理咨询师不能因来访者的年龄、文化、身体缺陷、种族、宗教/信仰、性别、性别认同、性取向、婚姻状况、语言偏好、社会经济地位或法律禁止的任何原因而对其存在偏见，也不能容许这种偏见的存在。心理咨询师不能歧视来访者、学生、受雇者、被督导者以及研究参与者，要避免对他们造成伤害。

### C.6. 对公众承担的责任

#### C.6.a. 性骚扰

心理咨询师不得进行和纵容对来访者的性骚扰。性骚扰是指性诱惑，身体上的接触，带有性意味的言语或非言语行为，另外，还包括以下行为

1. 不受欢迎的、冒犯的、造成工作或学习环境紧张的，以及心理咨询师知道或被告知会有影响的行为；

2. 行为的严重或激烈程度在任何一个理智的人看来都足以被视为骚扰的行为。

性骚扰行为既包括激烈或严重的行为，也包括持久或反复的行为。

#### C.6.b. 向第三方报告

心理咨询师向相关的第三方报告咨询和评估方案时，需遵守准确、真诚和客观的原则。第三方包括法庭、健康保险公司、评价报告接收方等。（参见B.3.，E.4.）

#### C.6.c. 媒体呈现

心理咨询师采用公开演讲、展示、广播或电

视节目、事先录音、技术应用程序、印刷物品、邮递资料或其他媒介方式提供建议或评论时，要保证

1. 所作的陈述基于合适的专业咨询文献和实践经历，

2. 符合美国心里学会伦理规范，

3. 不能暗示信息接受者专业咨访关系已经建立。

C.6.d. 剥削他人

心理咨询师不得利用专业关系剥削利用他人。（参见 C.3.e.）

C.6.e. 治疗模式的科学基础

心理咨询师采用的治疗技术/程序/模式都需要有理论依据或是实践/科学基础。如果心理咨询师使用的治疗技术/程序是未证实的，或是正在发展中的，必须向来访者解释使用该技术或治疗程序可能存在的风险，并采取措旅避免来访者可能受到的伤害。（参见 A.4.a.，E.5.c.，E.5.d.）

C.7. 对其他专业人士的责任

C.7.a. 个人在公共场合所做的陈述

在公共场合作个人陈述时，心理咨询师要声明其所陈述的内容为个人观点，而不代表所有的心理咨询师或整个咨询行业的立场。

**条款 D：与其他专业人员的关系**

简介

专业心理咨询师需知道，自己与同事之间的互动会影响到其为来访者提供的咨询服务。要设法结识咨询领域内部和相关领域的同行，并与之发展良好的工作关系和积极的交流体系，从而更好地为来访者服务。

D.1. 与同事、雇主及雇员的关系

D.1.a. 不同的方法

心理咨询师需尊重他人采用不同于自己的咨询方法。对于与自己合作的专业小组，心理咨询师要尊重他们的传统和做法。

D.1.b. 建立关系

心理咨询师需与其他专业的同事发展和加强跨学科关系，尽可能为来访者提供最好的服务。

D.1.c. 跨学科的团队合作

作为跨学科团队的成员，心理咨询师要为来访者提供多方面的服务，应关注如何能为来访者提供最好的服务。心理咨询师要借鉴咨询专业和其他学科同仁的观点、价值观念和实践经验，参与制定决策，保证来访者的福祉。（参见 A.1.a.）

D.1.d. 保密性

如果因为法律、机构的政策或一些意外环境要求，心理咨询师要在司法或行政诉讼程序中扮演一个以上的角色，心理咨询师要和同事商讨以澄清角色期望和保密方面的因素。（参见 B.1.c.，B.1.d.，B.2.c.，B.2.d.，B.3.b.）

D.1.e. 建立专业和伦理责任

作为跨学科团队的成员，心理咨询师要明确整个团队以及每个成员的专业和伦理责任。如果团队的决策引发了伦理问题，心理咨询师首先要解决团队内部的问题。如果在团队内部不能解决问题，则应寻求其他途径解决问题，以保护来访者的福祉。

D.1.f. 个人选择和任务分配

心理咨询师要选择与有能力的成员合作，分配给他们的任务要与他们之前的技术和经验相匹配。

D.1.g. 雇主政策

受聘于一个机构或组织，就意味着心理咨询师要认同所在机构或组织的政策和原则。心理咨询师要积极取得雇主的同意，制定一个灵活的政策以促进来访者的成长和发展。

D.1.h. 负面条件

对于机构存在的不当政策和做法，心理咨询师要及时提醒雇主。心理咨询师应通过一些建设性行为对这些不当政策和做法施加影响，使之有所改变。如果这些政策对来访者可能会造成伤害，或是让心理咨询师不能提供有效的服务，而且这些政策不能通过心理咨询师的影响而发生改变，那么心理咨询师就要采取进一步行动，比如参考合适的认证机构，或是向国家认证机构或组织报告，抑或是主动辞职。

D.1.i. 避免受报复

有些员工本着负责和符合伦理的原则，揭露雇主不当政策和做法，心理咨询师要对他们给予特别的保护，不让他们被骚扰或者被辞退。

D.2. 会商

D.2.a. 会商胜任力

会商心理咨询师有责任保证自己有足够的胜任力和资源提供会商服务。必要时，会商心理咨询师可以提供合适的转介资源。（参见 C.2.a.）

504

D. 2. b. 理解寻求会商者

提供会商时，要与寻求会商心理咨询师共同明确问题、改变的目标、以及选择的干预手段和可能的干预结果。

D. 2. c. 会商目标

在会商关系中，会商心理咨询师应坚持鼓励并培养寻求会商心理咨询师的适应能力和自我成长，从而让其能够自我引导。

D. 2. d. 会商中的知情同意

提供会商时，会商心理咨询师有责任用口头和书面方式说明自己和寻求会商心理咨询师各自的权利和责任。会商心理咨询师要用清楚、易懂的语言让所有相关人士了解服务的目的、相关的费用、可能的风险和益处以及保密原则的局限。和寻求会商心理咨询师一起工作时，会商心理咨询师要清楚地界定问题和改变的目标，选择的干预方法要符合寻求会商心理咨询师的文化和需要，并对干预的后果有所预期。（参见 A. 2. a. ，A. 2. b. ）

**条款 E：评估、测评和解释**

简介

心理咨询师在咨询过程中采用测评工具时需要考虑来访者的个人和文化背景。心理咨询师要开发和采用恰当的教育、心理和职业测评工具，增进来访者的福祉。

E. 1. 总结

E. 1. a. 测评

教育、心理和职业测评的主要目的是以相对或绝对的方式为他人提供有效、可靠的心理测量。其中包括对能力、个性、兴趣、智力、成就和表现的测量。在量化和质性的评估中，心理咨询师都有必要对测评进行解释。

505

E. 1. b. 来访者的福祉

心理咨询师不得滥用测评的结果和解释，同时他们也有责任防止他人滥用测评的相关信息。他们需尊重来访者的知情权，向来访者通告结果，并对结果进行解释，说明做出结论以及提出建议的依据。

E. 2. 使用和解释测评工具的能力

E. 2. a. 能力的限制

心理咨询师必须在接受相关培训并熟练掌握使用方法后，才能采用特定的测量和测评工具。使用技术辅助的测量工具之前，心理咨询师需要接受技术相关的培训。心理咨询师要保证自己的下属能恰当使用心理和职业测评。（参见 A. 12. ）

E. 2. b. 恰当地使用

在恰当地应用、评分、解释评价结果或者使用其他技术和服务时，心理咨询师要根据来访者的需要恰当地使用测评工具，负责任地打分，并对结果进行解释。

E. 2. c. 基于结果的决策

心理咨询师在基于测评结果做出个人和公共政策方面的决策之前，必须对教育、心理和职业评价工具有详细的了解，需要了解的内容包括其评价标准、测评研究、对测评工具的发展和使用规范。

E. 3. 测评中的知情同意

E. 3. a. 给来访者的解释

进行测评之前，心理咨询师需向来访者解释测评工具的性质、测评的目的以及相应的测评结果。对结果进行解释时，要用来访者（或来访者的法定代言人）易懂的语言，之前有其他协议的情况除外。心理咨询师需考虑来访者的个人和文化背景、来访者对结果的理解水平，以及评价结果对来访者的影响。（参见 A. 2. ，A. 12. g. ，F. 1. c. ）

E. 3. b. 测评结果的接收方

心理咨询师要考虑受测者的利益、理解能力以及之前的协议，以此来决定谁接收测评结果。心理咨询师在告知个人或小组的测评结果时，需要对结果做出准确和适当的解释。（参见 B. 2. c. ，B. 5. ）

E. 4. 向有资格的专业人员透露数据

心理咨询师只有经过来访者同意，或是法律授权后才能向他人透露测评结果。心理咨询师需确定对方有能力和资格分析、解释数据，才能告知其数据结果。（参见 B. 1. ，B. 3. ，B. 6. b. ）

E. 5. 精神障碍的诊断

E. 5. a. 恰当的诊断

心理咨询师需谨慎地对来访者做出恰当的精神障碍诊断，细心选择合适的工具（包括个体访谈）并合理地运用，以做出合适的服务决策（比如治疗场所、治疗类型以及后续的跟进）。

E. 5. b. 文化敏感性

心理咨询师需知道，文化因素会影响对来访者问题的界定。因此，在对来访者的精神障碍进行诊断时，要考虑来访者的社会经济地位和文化背景。（参见 A. 2. c.）

E. 5. c. 诊断病理学的历史和社会偏见

对特定的个人和团体进行诊断时，如果出现误诊情况，心理咨询师要意识到其中可能会存在的社会和历史偏见，并了解诊断和治疗中偏见之所以存在的原因。

E. 5. d. 不需要诊断的情况

如果心理咨询师认为诊断对来访者和其他人可能造成伤害，则不应进行诊断，或向来访者报告诊断结果。

E. 6. 工具的选择

E. 6. a. 工具的适用性

心理咨询师选择测评工具时，需仔细考虑其效度、信度、心理测评的局限性和测评工具的适用性。

E. 6. b. 转介信息

如果要将来访者转介给第三方进行测评，心理咨询师要向第三方提供具体的转介问题以及足够客观的数据，确保对方能恰当地使用测评工具。（参见 A. 9. b.，B. 3.）

E. 6. c. 文化多样性人群

心理咨询师在选择测评工具时，要考虑来访者多元的文化背景，避免测评工具失去适当的心理测量学特性。（参见 A. 2. c.，E. 5. b.）

E. 7. 测评实施的条件

（参见 A. 12. b.，A. 12. d.）

E. 7. a. 实施条件

心理咨询师需按标准化程序实施测评。如果没有在标准化的条件下实施测评，需要在解释结果时对例外情况加以说明，测评结果也应被视为无效或是有问题的。一般来说，可接受的非标准化的情况包括对有残疾的来访者进行测评时所作的调整，或是在实施测评过程中出现异常行为或是不符合规范的行为。

E. 7. b. 技术实施

心理咨询师需保证测评实施项目正常运转，使用电子方法或其他技术进行施测时要给来访者提供准确的结果。

E. 7. c. 不受监督的测评

不得在缺乏有效监督的情况下让受测者使用测评工具，用于自我施测和评分为目的而设计使用的测评工具除外。

E. 7. d. 告知有效的测评条件

在进行之前，施测者要告知受试者在何种条件下测试能得出最有效的测评结果。

E. 8. 测评中的多元文化/文化多样性问题

心理咨询师采用的测评技术必须适合大多数人，而不能只适合少数人群。在对来访者进行测量和结果解释时，心理咨询师需考虑以下因素的影响：年龄、肤色、文化、是否残疾、民族、性别、种族、语言、宗教/信仰、性取向和社会经济地位。同时还应综合考虑测试结果和其他相关因素的关系。（参见 A. 2. c.，E. 5. b.）

E. 9. 测评的评分和解释

E. 9. a. 报告结果

报告测评结果时，心理咨询师要向来访者如实说明心理测验在效度和信度方面的局限性，并向来访者解释这可能是由于测评环境或常模不恰当导致的。

E. 9. b. 研究工具

一些研究工具的测验结果可能缺乏技术方面的数据支持，心理咨询师要特别注意此类结果的解释。心理咨询师要向受测者详细说明采用此种研究工具的目的。

E. 9. c. 测评服务

为测评过程提供评分和解释的心理咨询师，要确保解释的有效性。心理咨询师应准确地解释测验的目的、标准、效度、信度、施测程序以及其他的测验要求。自动化测验服务一般是面向会商的。虽然客观上应对寻求会商心理咨询师负责，但最终还是在对来访者负责。（参见 D. 2.）

E. 10. 测评的安全性

心理咨询师需保证测验的真实性和安全性，使用的测评技术要符合法律和使用协议。心理咨询师在未经出版商同意的情况下，不得修编、抄袭、修改公开发表的测评工具。

E. 11. 不恰当的测评和过期的结果

心理咨询师不得采用过时的测评工具或测评结果，采用的工具要符合当前的测评目的。同时，心理咨询师也要采取措施避免他人误用过时的测评工具或测评结果。

E. 12. 测评结构

在设计测评结构时，心理咨询师要采用已有的科学程序、相关的标准，并参考专业方面的知识，包括正在发展或已发表的测评设计和当前使用的教育、心理测评技术。

### E.13. 法律评估：出于法律程序的评估

#### E.13.a. 主要责任

向法庭提供专业评估时，心理咨询师要基于相关的评估信息和技术提供客观真实的评估结果，这些信息包括受测者接受的检查或相关的咨询记录。心理咨询师可以根据评估过程收集的数据以及自己的专业知识和能力做出专业的评估。心理咨询师要对自己所作报告或证词的限制加以说明，特别是在没有考察过受测者的情况下更应如此。

#### E.13.b. 评估中的知情同意

进行评估之前，心理咨询师要用书面形式告知受试人，彼此之间并非咨访关系，仅仅是为了对其进行评估而建立关系。同时还要事先说明评估结果的接收人或单位。一般要得到受试人的书面同意书才能进行评估，法庭颁布法令要求对受试人进行评估的情况除外。如果受试人是儿童或弱势群体，事先要得到他们的父母或法定监护人的书面同意。

#### E.13.c. 不能对来访者进行评估的情况

心理咨询师不能因为法庭的要求对当前或之前的来访者进行评估。对由于法庭要求而对当前或之前进行过评估的个人，心理咨询师不得与之建立咨访关系。

#### E.13.d. 避免潜在伤害

心理咨询师出于法庭要求对个人进行评估时，要避免和其家人、配偶和亲密朋友建立不当的个人或专业关系，以防对他们造成伤害。

### 条款 F：督导、培训和教学

#### 简介

督导师应与被督导者建立有意义、相互尊敬的专业关系，并保持适当的界限。督导师的工作要基于理论和教育学基础，对正在接受培训的准心理咨询师的表现要做出公正、准确、真实的评价。

507

### F.1. 心理咨询师的督导和来访者的福祉

#### F.1.a. 来访者的福祉

督导师的基本责任是对其他心理咨询师和准心理咨询师提供的服务进行监督。督导师要监督来访者的福祉、被督导者的临床表现及其专业发展。为了完成这些责任，督导师要定期约见被督导者，审查他们的个案记录，临床工作的案例或

是对他们进行现场督导。督导者要对美国心理咨询学会伦理规范有清楚的了解，并严格遵守。

#### F.1.b. 心理咨询师的资格

督导师要设法让来访者了解为之提供服务的心理咨询师的资历。（参见 A.2.b.）

#### F.1.c. 知情同意和来访者的权利

督导者应让被督导者察觉到来访者的权利，包括保护来访者的隐私、咨访关系中的保密原则。被督导者要告知来访者在督导过程或其他专业活动中可能会透露他们的信息，即保密原则的例外情况。同时，被督导者还要让来访者知道能够看到咨询记录的人，以及他们会如何使用这些记录。（参见 A.2.b.，B.1.d.）

### F.2. 心理咨询师的督导能力

#### F.2.a. 督导的准备

只有经过专业的督导培训，并掌握督导方法和技术后，心理咨询师才能提供临床督导服务。提供临床督导服务的心理咨询师要定期接受再培训，以学习新的督导、咨询理论和技术。（参见 C.2.a.，C.2.f.）

#### F.2.b. 督导中的多元文化/多样性问题

督导师要在督导关系中觉察并表现出多元文化/多元性的角色。

### F.3. 督导关系

#### F.3.a. 和被督导者的关系界限

督导师与被督导者需明确彼此的专业、个人和社交关系，并保持清晰的伦理界限。心理咨询师需避免与当前的被督导师建立非专业关系。如果督导师还需承担其他角色（如临床和行政督导、导师），应尽量避免可能的冲突，并向被督导者解释双方在每种角色中的期望和责任，督导师与被督导者不得建立任何可能破坏督导关系的非专业关系。

#### F.3.b. 性关系

督导师不得与当前的被督导者发生性关系或亲密关系。

#### F.3.c. 性骚扰

督导师不能纵容或强迫被督导者进行性骚扰。（参见 C.6.a.）

#### F.3.d. 亲属和朋友

督导者不得督导亲属、配偶或朋友。

#### F.3.e. 具有潜在获益可能性的关系

督导师需意识到自己与被督导者之间存在不

平等的权力分配。如果督导师认为自己与被督导者的非专业关系对被督导者有益，他们必须采取必要的预防措施，正如心理咨询师对来访者一样。可能有益的互动关系如下：共同出席正式典礼；去医院拜访；遇到压力事件时提供支持；同为一个专业学会、组织或团体的成员。督导师考虑扮演督导、管理者之外的角色之前，要与被督导者商量。建立非专业关系之前，督导师要与被督导者讨论并记录在案，讨论的内容包括这种关系的合理性、潜在的益处和影响、被督导者的期望结果。督导师要明确自己扮演的额外角色的性质和局限。

### F.4. 督导师的责任

#### F.4.a. 督导的知情同意

督导师在督导过程中要遵守知情同意的参与原则，要让被督导者清楚他们必须遵守的政策和程序，以及对个人进行督导的基本步骤和方法。

#### F.4.b. 紧急情况和缺席情况

督导师要告知被督导者自己的联系方式，以及在无法联系自己时，可协助处理危机事件的其他督导的联系方式。

#### F.4.c. 督导的标准

督导师要让被督导者明确他们的专业标准、伦理标准以及法律责任。督导师要鼓励那些已取得学位的心理咨询师在咨询实践过程中遵守专业标准。（参见C.1.）

#### F.4.d. 督导关系的终止

在告知对方退出的理由后，督导师和被督导者都有权利结束督导关系。如果因文化、临床、或专业问题影响督导关系，督导双方要设法处理彼此的差异。确定终止督导关系后，要安排被督导者的转介。

### F.5. 咨询督导评估、纠正和支持

#### F.5.a. 评估

在督导关系中，督导师要向被督导者呈现对其目前表现的评价及其反馈，并安排定期的正式评估面谈。

#### F.5.b. 局限性

通过持续的评估和考核，督导师应对被督导者的表现有所了解，熟悉被督导者的局限性及其对表现的影响。如有必要，督导师要帮助被督导者采取补救措施。如果被督导者不能提供胜任的专业服务，督导师可以建议其退出督导培训项目，不再从事咨询服务或是退出国家或专业的志愿资格审查。督导师决定开除或转介被督导者之前应向他人咨询，并将自己的决定记录在案。应保证被督导者了解自己面对该决定时可以做的选择。（参见C.2.g.）

#### F.5.c. 为被督导者提供咨询

如果被督导者要求进行咨询，督导师可以为其安排适当的转介，但督导师本人不能为其提供咨询服务。督导师要谨慎处理人际关系方面的问题，包括这些问题对来访者、督导关系以及专业有效性的影响。（参见F.3.a.）

#### F.5.d. 支持

督导师确认被督导者有资格后，才可以证明其证书、认证、工作经历、学业和培训项目的完成情况。不论被督导者的资历如何，只要督导师认为被督导者有干扰其专业表现的行为，就不能在证明书上签署自己的名字。

### F.6. 咨询培训师的责任

#### F.6.a. 咨询培训师

咨询培训师主要负责制定、执行培训计划，并对执行过程予以监督。他们不仅要有临床实践能力，还需要有教学能力。他们要熟知伦理、法律和职业规范方面的知识，同时能够熟练运用这些知识，让学生和被替导者意识到自己的责任。咨询培训师在培训和教学过程中要遵守伦理，成为专业行为的表率。（参见C.1.，C.2.a.，C.2.c.）

#### F.6.b. 多元文化问题/文化多样性

咨询培训师在专业咨询师的培训项目和工作坊中要考虑多元文化/文化多样性的因素，并加入相关材料。

#### F.6.c. 研究和实践的整合

咨询培训师制定教育和培训项目时，要将学术研究和督导实践相结合。

#### F.6.d. 教学伦理

咨询培训师要让学生和被督导者意识到咨询专业的伦理责任和专业标准，以及学生应承担的伦理责任。咨询培训师要在课程设计中考虑到伦理问题。（参见C.1.）

#### F.6.e. 同事关系

咨询培训师要设法保证，学生或被督导者带领咨询小组或提供临床督导时，不损害同事的权利。要逐步让学生意识到自己和咨询培训师、督导者一样承担同样的伦理责任。

### F. 6. f. 创新的理论和技术

当咨询培训师教授新兴的或缺乏扎实的理论与实证基础的咨询技术和程序时，需特别强调该技术或程序是"未经证实的"，或是"正在发展中的"，并向学生解释使用此种技术程序可能存在的风险和伦理方面的问题。

### F. 6. g. 现场实习

咨询培训师要在培训计划中清楚地列明现场实习和其他临床实践的相关政策。应向学生和被督导者明确当地督导师、项目督导以及学生自身的角色和责任。应确定当地督导师有资格提供督导，并告知当地督导其应负的专业和伦理责任。

### F. 6. h. 咨询行业有关信息披露的规定

在提供咨询服务之前，接受培训的准心理咨询师要表明自己的学生身份，并向来访者解释这一身份可能会对保密性这一原则的实施有所限制。咨询培训师要让当地的来访者对学生和被督导者的资历以及他们提供的服务有所了解。学生和被督导者只有在得到来访者同意的基础上才能在培训过程中使用与咨询有关的信息。（参见 A. 2. b.）

### F. 7. 学生的福祉

### F. 7. a. 引导

咨询培训师要认识到，引导在学生的教育和临床培训中是一个不断发展的过程。咨询培训师要为将来的学生提供咨询师教育的培训目标：

1. 顺利完成培训要拥有的知识以及需要达到的技能水平；

2. 项目培训的目标、目的和任务以及培训的主题；

3. 评估依据；

4. 鼓励自我成长和自我表露，将其作为培训内容的一部分；

5. 督导环境的设置和进行临床实践的环境要求；

6. 学生和被督导者的评估、劝退政策和程序；

7. 毕业后的就业前景。

*509*
### F. 7. b. 自我成长体验

在咨询师培训项目的入学和课程介绍中，需详细描述自我暴露或自我成长的具体要求。咨询培训师在设计培训材料时，如果要求学生或被督导者进行自我成长或自我暴露，需要遵守专业标准。学生和被督导者要充分意识到自我暴露带来的可能后果。心理咨询师主要的任务是教学、培训和督导，应按照专业伦理标准行事。对学生的培训经历进行评分时，咨询培训师要明确表示评估的标准是学生的学业成绩，而非自我暴露的程度。咨询培训师可能会要求被培训者寻求专业帮助，以解决影响其专业能力的个人问题。

### F. 8. 学生的责任

### F. 8. a. 学生的标准

接受培训的心理咨询师有责任了解并遵守美国心理学会伦理规范和相关的法律、规范政策以及各地方和机构规范专业人员行为的原则和政策。和专业心理咨询师一样，学生对来访者也负有责任。（参见 C. 1.，H. 1.）

### F. 8. b. 损伤

接受培训的心理咨询师如果出现身体、心理和情绪问题，并可能对来访者或他人造成伤害时，要立刻停止提供咨询服务。应对可能的损伤保持敏感，并寻求帮助以解决问题，遇到自己不能处理的问题时要及时告知项目的督导师。另外，当遇到干扰咨询胜任力的问题时，要寻求适当的专业咨询，及时解决问题。（参见 A. 1.，C. 2. d.，C. 2. g.）

### F. 9. 对学生的评估和辅导

### F. 9. a. 评估

进行培训之前及整个培训过程中，咨询培训师要让学生明确经过培训后的预期胜任水平、相关的评估方法和时间。咨询培训师在培训过程中要对学生进行适时的评估，并及时给予反馈。

### F. 9. b. 局限性

在整个评估过程中，培训师会意识到有些学生可能不具备专业的咨询能力，而这会限制他们的专业表现。咨询培训师

1. 如有需要，帮助学生找到补救措施；

2. 需要对学生进行劝退或转介时，要寻求专业的会商，并将该决定记录在案；

3. 遵守相关机构的政策和程序，确保学生面对上述决定时能够及时得到求助。（参见 C. 2. g.）

### F. 9. c. 对学生进行咨询

如果学生要求咨询，或是需要让学生接受咨询以作为补救措施的一部分，咨询培训师要提供合适的转介。

### F. 10. 咨询培训师和学生的角色与关系

### F. 10. a. 性关系或浪漫关系

禁止和现在的学生发生性关系或浪漫关系。

F. 10. b. 性骚扰

咨询培训师不应纵容或强迫学生对其进行性骚扰。（参见 C. 6. a.）

F. 10. c. 和之前学生的关系

咨询培训师要觉察到教学人员和学生关系中存在的权力不平衡。教学人员如果想与之前的学生发生社交、性或其他亲密关系，要与之进行公开讨论。教学人员应与之前的学生讨论他们之前的关系对当前关系的影响。

F. 10. d. 非专业的关系

咨询培训师要避免与学生发生非专业的关系，或是可能给学生带来潜在伤害的专业关系，抑或是会影响培训计划或评估的关系。另外，咨询培训师不能接受学生和被督导者所在实习地提供的任何形式的专业服务、费用、任务、付费和报酬。

F. 10. e. 咨询服务

咨询培训师不能为现在的学生做咨询，除非这是培训过程中安排的短暂经历。

F. 10. f. 具有潜在获益可能性的关系

咨询培训师需对教学人员和学生之间的权力不平衡有充分的觉察。如果他们认为与学生发展非专业关系可能对学生有益，那就需要做足预防措施，就像心理咨询师面对来访者时需要采取的措施一样。与来访者有效的互动或关系包括：出席正式的仪式；去医院拜访；遇到应激事件时提供支持；同为专业组织、团体和学会中的成员。咨询培训师要与心理咨询师发展教学、督导之外的关系时，需与学生进行公开讨论，讨论与学生进行这种互动的合理性、潜在的益处、阻碍和学生期望的结果。教育者在与学生建立非专业关系之前，要澄清自己扮演的额外角色的性质和限制。与学生的非专业关系应该是短期的而且事先应征得学生的同意。

F. 11. 咨询教学和培训项目中的多元文化/文化多样性考量

F. 11. a. 教学人员的多样性

咨询培训师应尽力保持教学人员的多样性。

F. 11. b. 学生的多样性

咨询培训师要招收各种类型的学生，保持学生类型的多样性。咨询培训师要对学生的多元文化背景和各种能力有充分的认识和尊重。咨询培训师要提供宽松的氛围，促进不同背景学生的健康及其学业表现。

F. 11. c. 多元文化/文化多样性考量

咨询培训师在其培训和督导中要注入多元文化的元素。应有意识地训练学生，让他们对在多元文化背景下进行咨询有充分的认识，获得足够的知识和技能。咨询培训师可以通过角色扮演、案例督导、问题讨论和其他课堂活动来培养学生从多元文化的角度看待问题。

**条款 G：研究和出版**

简介

要鼓励从事研究的心理咨询师为推动专业知识基础的发展、更深入理解健康、公正社会而多做贡献。心理咨询师要支持研究者的工作，尽全力配合。心理咨询师在设计、执行研究项目时要尽量避免偏见，尊重被试的多样性。

G. 1. 研究的责任

G. 1. a. 以人为被试

以人为被试进行研究时，心理咨询师要依据相关的伦理原则、联邦和州法律及其所属机构的规范和科学标准来制定、设计、执行研究，并报告研究结果。

G. 1. b. 偏离标准的行为

当研究问题可能与伦理标准不符或行为有所偏离时，心理咨询师要寻求帮助，采取严格的保护措施保障研究参与者的权利。

G. 1. c. 独立研究者

对于没有加入机构审理委员会（Institutional Review Board，IRB）的独立研究者来说，应就研究的相关程序向熟悉机构审查委员会的研究者进行会商，为研究参与者提供恰当的安全保护措施。

G. 1. d. 避免伤害的防范措施

从事研究的心理咨询师在研究过程中有责任保护被试的福祉，并采取必要的措施避免对被试造成心理、情感、身体或社交方面的伤害。

G. 1. e. 研究负责人的责任

伦理研究的最终责任由研究负责人承担。其他参与研究者承担各自相应的伦理责任和义务。

G. 1. f. 最小限度的干扰

心理咨询师要采取相应措施，避免被试的日常生活因参与研究而遭破坏。

G. 1. g. 研究中的多元文化/文化多样性

在特定的研究中，需将文化因素纳入研究程

序中进行考量。如果可能，研究者可以向有关人士寻求会商。

G. 2. 研究参与者的权利

（参见 A. 2，A. 7。）

G. 2. a. 研究中的知情同意

研究参与者事先有权决定是否参与研究。在征求其同意时，心理咨询师应向其：

1. 准确解释研究目的和之后的程序，

2. 清楚地指出实验性的或相对未成熟的程序，

3. 指出研究参与者可能出现的不适或风险，

4. 指出个人或组织可以获得的益处或改变，

5. 告知被试对其可能有益的适当程序，

6. 回答研究参与者对研究程序的每个疑问，

7. 指出保密原则的限制，

8. 对研究的目标群体进行描述，以便研究结果的推广，

9. 让被试知道自己有权随时退出实验，而且不会受到任何处罚。

G. 2. b. 欺骗

心理咨询师在研究过程中不能有欺骗行为，除非没有其他适当的选择或是研究的潜在价值证明该研究是正当的。如果欺骗行为会对研究参与者造成身体或心理上的伤害，不管研究价值如何，都要立刻停止该研究。如果是出于方法学的考虑而需要隐瞒或欺骗被试，研究者要在任务报告中解释这样做的原因。

511

G. 2. c. 学生/被督导者参与研究

有学生和被督导者参与研究时，要让他们明确知道，是否参与研究的决定将不会影响对其学习成绩或督导关系的评判。还应为那些选择不参与教育研究的学生或被督导者提供其他机会以便他们完成学业要求和临床实践要求。

G. 2. d. 来访者参与研究

从事研究的心理咨询师要让来访者清楚地知道，他们有权利选择是否参与该研究。心理咨询师要采取必要的措施保护来访者不会因为拒绝参加或中途退出研究而受到伤害。

G. 2. e. 信息的保密

在研究过程中获得的有关研究参与者的信息都是保密的。如果这些信息有可能被其他人看到，在征得参与者知情同意的时候就要向其进行说明，同时还要介绍信息保密的具体方法。

G. 2. f. 没有能力给予知情同意的来访者

如果来访者没有能力给予知情同意，心理咨询师要向其法定授权人进行适当的解释，同时征得其同意，才可以进行咨询。

G. 2. g. 对研究参与者的承诺

心理咨询师要设法遵守对研究参与者的一切承诺。（参见 A. 2. c.）

G. 2. h. 数据收集之后的解释

收集数据后，心理咨询师要对研究的实质进行清楚的解释，避免参与者对研究的任何误解。如果出于科学性或人类价值观的考虑而不能向其透露这些信息，心理咨询师要设法避免对其造成的伤害。

G. 2. i. 告知研究赞助者

心理咨询师要向研究赞助者、相关机构和出版商告知研究程序和结果。心理咨询师要给相关的机构和权威部门提供真实的信息，并表示衷心的感谢。

G. 2. j. 研究文件和记录的处理

研究项目结束后，心理咨询师要把有关研究参与者信息的文件和记录（包括视频、音频、数字和书面材料）逐步销毁。如果研究记录有重要价值，研究者要在征得参与者的允许后才能保留文件或记录。（参见 B. 4. a，B. 4. g.）

G. 3. （出于研究目的，研究者需要与参与者有紧密或长期的互动时）与研究参与者的关系

G. 3. a. 非专业性质的关系

应该避免和研究参与者发展非专业性质的关系。

G. 3. b. 与研究参与者的关系

心理咨询师在进行研究时，不能和当前的研究参与者发展性关系或亲密关系。

G. 3. c. 性骚扰和研究参与者

研究者不应纵容或强迫来访者，对其进行性骚扰。

G. 3. d. 具有潜在获益可能性的互动

如果研究者与参与者之间的非专业互动可能带来潜在的益处，研究者必须在建立此种关系之前（如果可能的话）记录该互动的合理性，潜在获益，以及预期结果，并要事先征得研究参与者的同意。如果非专业关系对研究参与者造成意外

伤害，研究者必须及时弥补，并对自己的补救行为进行记录。

### G. 4. 报告结果

#### G. 4. a. 准确的结果

心理咨询师进行研究时需严谨地完成设计、执行与报告结果的工作。应讨论研究数据的局限性以及其他可能的假设。心理咨询师不能误导或采用欺骗的手段进行研究，不得误报、篡改数据或是故意歪曲结果。研究者要清楚地说明对结果或数据解释有影响的所有研究变量和条件。同时，研究者还要指出该研究结果适合推广的人群。

#### G. 4. b. 有责任报告不理想的研究结果

心理咨询师要报告任何有专业价值的研究结果，包括对相关机构、项目、服务、之前的观点或自己既得利益有不利影响的结果。

#### G. 4. c. 报告错误

如果心理咨询师发现自己公开发表的研究中存在错误，应设法用勘误表或其他方式公开改正错误。

#### G. 4. d. 研究参与者的身份

心理咨询师为他人的研究提供数据或帮助，报告研究结果或给出原始数据时，如未经授权，心理咨询师必须谨慎隐藏研究参与者的身份。如果研究参与者自愿透露曾参与研究，研究者要主动采取措施调整或改变数据的形式，保护研究参与各方的身份和利益，同时确保对结果的讨论不会伤害研究参与者。

#### G. 4. e. 重复研究

对于那些希望重复自己研究的有资质的专业研究人员，心理咨询师有责任为他们提供足够的原始研究数据。

### G. 5. 出版

#### G. 5. a. 认可他人的贡献

进行研究和报告研究结果时，心理咨询师需遵守版权法，熟知之前为研究做过贡献的人，认可他们的工作，并给予其相应的回报。

#### G. 5. b. 剽窃

心理咨询师不能剽窃别人的著作，即不能把他人的工作占为己有。

#### G. 5. c. 评论/再次发表他人的数据或想法

心理咨询师在基于前任观点或数据发表评述或出版作品时，应让审稿人知道并认可前人数据和观点的存在。

#### G. 5. d. 贡献者

对研究或研究理念的提出有杰出贡献的人，心理咨询师要通过各种方式认可他们的成就，如联合署名、鸣谢、脚注表明或其他适当的方式。主要贡献者列首位，其他提供专业或技术支持的人可以在注释或介绍中对其致谢。

#### G. 5. e. 与贡献者的协议

如果与同事、学生或被督导者共同进行研究，心理咨询师要事先与他们签订协议，就各自的工作量、版权和感谢方式达成一致意见。

#### G. 5. f. 学生的研究

如果研究是基于学生的学科论文、项目、学位论文，或是学生对研究的贡献最大，就必须把学生列为第一作者。

#### G. 5. g. 重复投稿

心理咨询师一次只能向一家出版社提交手稿。未经之前出版刊物的允许、认可，在一个刊物或出版社出版的内容不得在其他出版社再次出版。

#### G. 5. h. 专业审稿

对用于出版、研究或其他学术目的的材料进行评审时，心理咨询师要遵守保密原则和原作者的所有权。心理咨询师要依据公正而有效的标准对提交的材料进行评审从而决定是否符合发表要求。心理咨询师要按照约定时间，基于自己的研究领域和胜任力对文章的研究方法进行评价。受编辑或出版商委托对文章进行评审时，心理咨询师要在自己能力范围内对文章进行评审，不能带有个人偏见。

### 条款 H：伦理问题的解决

#### 简介

心理咨询师从事专业工作时，要遵守法律、伦理和道德标准。应认识到，保护来访者并让来访者对咨询行业产生信任在很大程度上取决于心理咨询师的专业行为。心理咨询师之间要用相同的标准相互要求，并采取合理的行动坚持这些标准。

遇到伦理困境时，咨询师要与有关各方直接、公开地讨论该问题，如有必要，向同事或督导寻求帮助。心理咨询师平时展开专业工作时，要遵守伦理原则。同时，应关注目前咨询领域中有关法律、伦理等专业发展问题。

## H. 1. 规范和法律

（参见 F. 9. a.）

### H. 1. a. 知识

心理咨询师加入某一专业机构组织时，要了解和认证机构相关的伦理规范。不了解自己的伦理责任或对其有所误解，可能会导致违反伦理行为的出现。

### H. 1. b. 伦理和法律之间的冲突

当伦理责任与法律规范或其他相关法律权威发生冲突时，心理咨询师要明确自己有遵守美国心理学会伦理规范的义务，并设法解决冲突。如果不能解决，心理咨询师应遵守法律规范或其他相关法律权威的要求。

## H. 2. 涉嫌违规

### H. 2. a. 期望的伦理行为

心理咨询师应督促其同事遵守美国心理学会伦理规范。如果心理咨询师怀疑其他同事有违反伦理的行为，可以采取适当的行动。（参见 H. 2. b.，H. 2. c.）

### H. 2. b. 非正式的解决途径

如果心理咨询师有理由认为其他心理咨询师正在或已经违反伦理标准，可行的话，可以先与该心理咨询师私下解决，但要保证这样做不会违反保密原则。

### H. 2. c. 举报违反伦理的行为

如果心理咨询师明显违反了伦理规范，其行为对他人或组织造成了巨大的伤害，而该问题不适合非正式解决或是不能非正式解决，心理咨询师就要进一步采取适当的措施。可以向州或国家专业伦理委员会、自主国家认证委员会或其他相关的专业机构报告。下列情况除外：心理咨询师的干预行动会破坏保密原则，心理咨询师对另一个存在专业操守问题的心理咨询师进行审查时除外。

### H. 2. d. 会商

当心理咨询师不能判断某种特定的情境或行为是否违反伦理规范时，可向熟知伦理和美国心理学会伦理规范的同事或相关权威部门寻求会商。

### H. 2. e. 组织冲突

如果心理咨询师所在的机构的要求与美国心理学会伦理规范相违背，心理咨询师要仔细考虑这一冲突的性质，并向所在部门的上司或其他负责人表明自己有遵守美国心理学会伦理规范的责任和义务。如果可能，心理咨询师可以调换部门，并坚持遵守美国心理学会伦理规范。对于其他有关保密的问题也应如此。

### H. 2. f. 不当投诉

对出于无意或故意无视事实而提出的伦理指控，心理咨询师不得提出、参与或鼓励此类指控的备案

### H. 2. g. 对投诉人和被访者的不公平待遇

心理咨询师不能因为有人曾经或正在遭到伦理投诉而拒绝对其提供任职、升职机会，或是禁止其参与任何学术或其他项目。对于心理咨询师违反伦理后或是考虑到其他相关信息后作出的相应处罚行为除外。

## H. 3. 和伦理委员会的合作

心理咨询师有责任协助执行美国心理学会伦理规范。心理咨询师需配合美国心理学会伦理委员会或其他正式学会或委员会的工作，协助其对有关伦理投诉进行的调查、处理，并满足其要求。心理咨询师要熟知美国心理学会处理违反伦理行为的政策和程序，并在协助执行美国心理学会伦理规范时将其作为参考。

美国心理咨询师认证委员会和认证教育中心
泰雷丝路 3 号
格林斯博罗，北卡罗来纳州 27403

本文件包含了对于各项规则的陈述，进而指导网络心理咨询实践的发展。为了给这些规则提供一个背景环境，作为技术协助远程咨询的一个基本指导原则，本文件提供了以下一些关于网络心理咨询的阐释。网络心理咨询的标准遵循下面的一些阐释。

### 面对面咨询和技术协助远程咨询的一种分类方法

技术协助远程咨询的波及范围在持续扩大和发展中。技术协助已经在一段时间里被有效、广泛地使用，它的服务形式有计算机辅助评估、计算机协助信息系统和电话咨询。一些新兴咨询的产生是网络的迅速发展及网络在传递信息中被广泛使用的结果。新的咨询形式发展过于迅速，以至于业界对这些新兴咨询实践的交流难以达成共识。

本文件试图给技术协助远程咨询下一个标准定义，这样使其能快速地进行更新，从而对科技和实践中的不断演变做出及时的反应。关于在心理咨询中运用不同技术手段的异同点，这同样在传统面对面咨询的定义中描述出来。对心理咨询服务形式进行一种分类也进一步阐述了科技与咨询实践之间的联系。

### 心理咨询的性质

和病理学一样，心理咨询是运用心理健康、心理学和人类发展的原理，通过认知、情感、行为或系统的干预和策略，致力于促进人的心身健康、个体成长和职业发展。

心理咨询的范围可能从一个短期的简单互动到长期的大量互动，这依据来访者不同的需要和咨询服务的有效性。例如，课堂讨论、研讨会报告、评估的帮助、信息以及教育资源这样简单的咨询干预措施，可能会充分满足来访者的需求。或者，为了满足来访者大量的需求，这些简单的咨询干预措施可能转变为长期的咨询干预措施。心理咨询的服务形式可以分为单个心理咨询师提供咨询服务、两个心理咨询师协作提供咨询服务、或者一个具备专业知识的心理咨询专家帮助单个心理咨询师提供咨询服务，这些都是根据来访者的需求来提供的。

### 心理咨询的服务形式

心理咨询有多种服务形式，它们都遵从上述的共同界定。不同心理咨询的服务形式在参与者、传递位置、交流媒介和互动过程方面有所区别。参与者可以是个人、夫妻或团体。心理咨询传递的场所可以是面对面咨询或在科技帮助下的远程咨询。心理咨询的交流媒介可以是从书中看到的、从音频中听到的、从个人或视频中看到和听到的。心理咨询的互动过程可以是同步的或非同步的。同步的互动是指心理咨询师与来访者间互动的间隔反应时间很短或无时间间隔。而非同步的互动指心理咨询师与来访者之间互动的间隔反应时间存在一定的时间间隔。

选择一种有效的心理咨询形式是基于来访者的需求和偏好，同时必须是在可提供的咨询服务范围之内。远程心理咨询是在以需要性或方便性为基础的原则上，通过提供更多获得咨询的机会，来对传统面对面咨询给予补充。例如，咨询服务中的咨访双方相隔很远、一对夫妇分居两地或由于身体残疾而运动受到限制等障碍，这些使得提供远程咨询变得很有必要。比如，安排咨询的时间可以超出传统咨询中的预定期限、心理咨询服务可以在住所或办公地点开展等，这些可以提供的选项使得远程咨询更为方便。

对于心理咨询实践形式的一种分类。附表 1 呈现了心理咨询实践中现行的一些分类形式。该表意在说明心理咨询形式间的关系。

**附表1** 对于面对面咨询和技术协助远程咨询的一种分类

咨询
- 面对面的咨询
  - 个体咨询
  - 夫妻咨询
  - 团体咨询
- 技术协助远程咨询
  - 电话咨询
    - 基于电话的个体咨询
    - 基于电话的夫妻咨询
    - 基于电话的团体咨询
- 网络心理咨询
  - 基于电子邮件的个体咨询
  - 基于聊天的个体咨询
  - 基于聊天的夫妻咨询
  - 基于聊天的团体咨询
  - 基于视频的个体咨询
  - 基于视频的夫妻咨询
  - 基于视频的团体咨询

## 规定

和病理学一样，心理咨询是运用心理健康、心理学和人类发展的原理，通过认知、情感、行为或系统的干预和策略，致力于促进人的心身健康、个体成长和职业发展。

个体、夫妻和团体的面对面的咨询包含了心理咨询师和来访者之间通过运用个体所见、所听来进行交流的同步互动。

个人、夫妻和团体的技术协助远程咨询包含了使用电话或计算机以使心理咨询师和来访者在一定距离上进行交流，在这种情境下，使用这种途径变得很有必要或方便。

电话咨询包含了心理咨询师和来访者之间通过运用电话一对一的形式或会议形式来进行交流，从而达到同步的远距离互动。

基于电话的个体咨询包含了心理咨询师和来访者之间通过声音来进行交流，从而达到同步的远距离互动。

基于电话的夫妻咨询包含了一位或多位心理咨询师和一对夫妇通过声音来进行交流，从而达到同步的远距离互动。

基于电话的团体咨询包含了心理咨询师和来访者通过声音来进行交流，从而达到同步的远距离互动。

网络心理咨询包含了心理咨询师和来访者通过电子邮件、聊天和视频会议的形式来进行交流，从而达到一种不同步的和同步的远距离互动。

基于电子邮件的个体网络心理咨询包含了心理咨询师和来访者通过阅读、文档的形式来进行交流，从而达到不同步的远距离互动。

基于聊天的个体网络心理咨询包含了心理咨询师和来访者通过阅读文本的形式来进行交流，从而达到同步的远距离互动。

基于聊天的夫妻网络心理咨询包含了一位或多位咨询师和一对夫妇通过阅读文本的形式来进行交流，从而达到同步的远距离互动。

基于聊天的团体网络心理咨询包含了咨询师和来访者通过阅读文本的形式来进行交流，从而达到同步的远距离互动。

基于视频的个体网络心理咨询包含了心理咨询师和来访者通过看或听视频的形式来进行交流，从而达到同步的远距离互动。

基于视频的夫妻网络心理咨询包含了一位或几位咨询师和一对夫妇是通过看或听视频的形式来进行交流，从而达到同步的远距离互动。

基于视频的团体网络心理咨询包含了心理咨询师和来访者通过看或听视频的形式来进行交流，从而达到同步的远距离互动。

### 网络心理咨询伦理实践标准

网络心理咨询伦理实践中的这些标准指导着网络心理咨询实践，它是为那些需要使用这些标准的心理咨询师、来访者和大众、咨询教育者以及从事审查和推广网络心理咨询的组织而准备的。对于网络心理咨询和网络心理咨询师来说，这些标准意图强调他们的咨询实践是独特的，而并非与传统心理咨询伦理准则完全相同。

网络心理咨询实践中的这些标准是以概括在美国心理咨询师认证委员会伦理规范中的伦理实践准则为基础的。因此，这些标准需要与最新版本的美国心理咨询师认证委员会·伦理规范一起使用。与美国心理咨询师认证委员会伦理规范中相关的内容应该在每个标准后的括号里显示出来。

当认识到重要的新技术在持续不断地出现时，这些标准应经常被回顾。同时还应认识到对于网络心理咨询伦理案例进行回顾时，需要依据当前传递系统中的这些标准，而不是采用曾经使用过的那些标准。

除了遵从与专业咨询实践相关的美国心理咨询师认证委员会·伦理准则标准外，网络咨询师还应遵守以下实践标准：

### 网络的咨访关系

1. 当网络心理咨询师难以确认来访者的身份时，应采取措施（如使用暗号或数字）以避免冒名顶替。（参考 B. 8.）

2. 当网络心理咨询师确定来访者是未成年时，必须征得其父母或监护人的同意，且应确认其父母或监护人的身份。（参考 B. 8.）

3. 作为咨询过程的一部分，网络心理咨询师应向来访提供当自己不在线上时该如何联系的方式，就不同步咨询来说，网络心理咨询师需要向来访者说明自己查看电子邮件的频率。（参考 B. 8.）

4. 作为咨询过程的一部分，网络心理咨询师应事先给来访者说明咨询中会有因网络技术而造成失误的可能性，并与来访者讨论当出现因网络技术而造成失误时，可以替代使用的一种交流方式。（参考 B. 8.）

5. 作为咨询过程的一部分，网络心理咨询师应向来访者说明当视觉线索不存在时，来访者对潜在的误解该做何种处理。（参考 B. 8.）

6. 作为咨询过程的一部分，网络心理咨询师需要和来访者一起合作，来确定来访者所居住地区的一位合适且训练有素的专业人员，如果来访者有需要时，他能提供包括危机干预在内的区域协助。咨询师和来访者也需要一起合作来确定来访者所居住地区的危机热线电话和急救电话。（参考 B. 4.）

7. 在合适的时候，网络心理咨询师有义务使来访者意识到可以通过免费的网络公共接入点，在社区内获得网络咨询或基于网络的评估、有效信息、教育资源。（参考 B. 1.）

8. 在可以使用的技术之内，网络心理咨询师有义务使那些有身体残疾的来访者可以无障碍访问他们的网站。（参考 B. 1.）

9. 网络心理咨询师应认识到一些来访者可能会在咨询交流中使用不同的语言、他们可能生活在不同的区域、有着各自独特的文化视角。网络心理咨询师也要认识到来访者居住地的情况和发生的事件可能对来访者产生影响。（参考 A. 12.）

### 网络心理咨询中的保密性

10. 网络心理咨询师需要告知来访者使用加密手段是为了确保来访者/网络心理咨询师/督导者的通信是安全的。（参考 B. 5.）

在网络心理咨询中，加密手段在任何时候都应该使用。如果网络心理咨询师没有给来访者提供加密手段，那他必须告知来访者在网络中使用不安全通信具有潜在的危险。这些危险可能包括对数据传输和咨询会谈记录未经授权的监控。

11. 网络心理咨询师告知来访者咨询会谈的数据是否要保存、怎样保存以及要被保存多久。（参考 B. 6.）

会谈数据可能包括网络心理咨询师/来访者的电子邮件、测验结果、音频/视频记录、会谈笔记、心理咨询师/督导者的通信信息。保存电子会谈数据的可能性很大，这是由于保存更容易且花费也少。因此，它在督导、研究、法律诉讼方面的潜在使用会增加。

12. 当网络心理咨询师发布信息来与其他电子设备提供商共享网络来访者的信息时，应该遵守恰当的程序。（参考 B. 5.）

由于电子邮件的信息成为正式的和非正式的参照来源比较容易，所以网络心理咨询师必须努力确保网络心理咨询关系中的保密性。

### 法律考虑，执照和认证

13. 网络心理咨询师应回顾相关法律和伦理的规范，从而指导网络咨询的实践和督导。（参考

A. 13.）

　　当地、州和国家法令和专业群体规范组织，专业认证机构和州所颁发的执照需要被回顾。同样，是否在网络心理咨询师所在地和来访者居住地进行网络心理咨询，针对这个问题各州的法规和观点各不相同，所以回顾心理咨询师和来访者所在地的规范是十分重要的。网络心理咨询师应仔细考虑来访者居住地的风俗如合法年龄、儿童虐待报告和责任保险政策，这三者需要被回顾以决定网络心理咨询实践是否是一个广泛的教育活动。

　　14. 网络心理咨询师所建立的网站网址应与所有合适的认证机构和颁发许可证的董事会的网站相互联系以促进对来访者的保护。（参考 B. 1.）

　　　　　　　　　于 2001 年 11 月 3 日被采用
　　资料来源：Reprinted with permission of NBCC。

*517*

NOS＝未加标明的

诊断编码中出现的 x 代表一个特定的编码数字。

某些障碍的名称中的括号（……）表示当记录该名称时应插入一个特定的精神障碍或躯体情况的名称（例如，293.0 表示由于甲状腺功能减低所致的谵妄）。

括号内的数字是页码。

如果目前符合诊断标准，在诊断后面可加注下列严重程度标明语之一：

　　轻度

　　中度

　　重度

如果目前已不符合诊断标准，在诊断后面可加注下列标语之一：

　　部分缓解

　　完全缓解

　　既往史

资料来源：Diagnostic and Statistical Manual of Mental Disorders（4th ed.）. © American Psychiatric Association，1994. Reprinted with permission.

*518*

519

*520*

521

292.89　镇静药、催眠药或抗焦虑药中毒（286）

292.0　镇静药、催眠药或抗焦虑药戒断（287）

　　　　标明：具有知觉紊乱

292.81　镇静药、催眠药或抗焦虑药中毒谵妄（143）

292.81　镇静药、催眠药或抗焦虑药戒断谵妄（143）

292.82　镇静药、催眠药或抗焦虑药引起的持久痴呆（168）

292.83　镇静药、催眠药或抗焦虑药引起的持久遗忘障碍（177）

292.xx　镇静药、催眠药或抗焦虑药引起的精神病性障碍（338）

　.11　具有妄想$^{I,W}$

　.12　具有幻觉$^{I,W}$

292.84　镇静药、催眠药或抗焦虑药引起的心境障碍$^{I,W}$（405）

292.89　镇静药、催眠药或抗焦虑药引起的焦虑障碍$^{W}$（479）

292.89　镇静药、催眠药或抗焦虑药引起的性功能障碍$^{I}$（562）

292.89　镇静药、催眠药或抗焦虑药引起的睡眠障碍$^{I,W}$（655）

292.9　未加标明的与镇静药、催眠药或抗焦虑药有关的障碍（293）

与多重物质有关的障碍（293）

304.80　多重物质依赖$^{a,b,c,d}$（293）

其他（或未明）物质相关障碍（294）

*其他（或未明）物质使用障碍（295）*

304.90　其他（或未明）物质依赖$^{a,b,c,d}$（192）

305.90　其他（或未明）物质滥用（198）

*其他（或未明）物质引起的障碍（295）*

292.89　其他（或未明）物质中毒（199）

　　　　标明：具有知觉紊乱

292.0　其他（或未明）物质戒断（201）

　　　　标明：具有知觉紊乱

292.81　其他（或未明）物质引起的谵妄（143）

292.82　其他（或未明）物质引起的持久痴呆（168）

292.83　其他（或未明）物质引起的持久性遗忘障碍（177）

292.xx　其他（或未明）物质引起的精神病性障碍（338）

　.11　具有妄想$^{I,W}$

　.12　具有幻想$^{I,W}$

292.84　其他（或未明）物质引起的心境障碍$^{I,W}$（405）

292.89　其他（或未明）物质引起的焦虑障碍$^{I,W}$（479）

292.89　其他（或未明）物质引起的性功能障碍$^{I}$（562）

292.89　其他（或未明）物质引起的睡眠障碍$^{I,W}$（655）

292.9　未加标明的与其他（或未明）物质有关的障碍（295）

### 精神分裂症和其他精神病性障碍（297）

295.xx　精神分裂症（298）

下列的病程分类可用于各类型精神分类症：

发作性，间歇期有残留症状（标明：具有突出的阴性症状）/发作性，间歇期没有残留症状

连续性（标明：具有突出的阴性症状）

单次发作，部分缓解（标明：具有突出的阴性症状）/单次发作，完全缓解

其他的或未能标明的病程模式

　.30　偏执型（313）

　.10　解体型（314）

　.20　紧张型（315）

　.90　未分化型（316）

　.60　残留型（316）

295.40　分裂样障碍（317）

　　　　标明：不具有预后良好特征/具有预后良好特征

295.70　分裂情感性障碍（319）

　　　　标明亚型：双相型/抑郁型

297.1　妄想障碍（323）

标明亚型：钟情妄想型/夸大妄想型/嫉妒妄想型/被害幻想型/躯体妄想型/混合型/未加标明型

298.8　短暂精神病性障碍（329）

　　　　标明：具有明显的应激因素/不具有明显的应激因素/产后起病

297.3　感应性精神病性障碍（332）

*522*

293.xx　由于……（指出躯体情况）所致的精神病性障碍（334）

　　.81　具有妄想

　　.82　具有幻觉

　　——.　物质引起的精神病性障碍（特定物质编码参见与物质有关的障碍）（338）

　　　　　标明：在中毒时起病/在戒断时起病

298.9　未加标明的精神病性障碍（343）

## 心境障碍（345）

重性抑郁障碍或双相Ⅰ障碍的目前状态在第五位数字编码：

1＝轻度

2＝中度

3＝重度，不具有精神病性症状

4＝重度，具有精神病性症状

　　标明：与心境协调的精神病性症状/与心境不协调的精神病性症状

5＝部分缓解

6＝完全缓解

0＝未能标明

下列的标明语可用于心境障碍的（目前发作或最近发作）：

[a]严重性/精神病性症状/缓解标明语 /[b]慢性/[c]具有紧张症特性/[d]具有忧郁特征/[e]具有不典型特征/[f]产后起病

下列标明语可用于心境障碍：

[g]发作间歇期完全恢复或发作间歇期未完全恢复/[h]季节模式/[i]快速循环

抑郁障碍（369）

296.xx　重性抑郁障碍（369）

　　.2x　单次发作[a,b,c,d,e,f]

　　.3x　反复发作[a,b,c,d,e,f,g,h]

　　300.4　心境恶劣障碍（376）

　　　　　标明：早发/晚发

　　　　　标明：具有不典型特征

311　未加标明的抑郁障碍（381）

双相障碍（382）

296.xx　双相Ⅰ障碍（382）

　　.0x　单次躁狂发作[a,c,f]

　　　　　标明：混合性

　　.40　最近发作为轻度躁狂[g,h,i]

　　.4x　最近发作为躁狂[a,c,f,g,h,i]

　　.6x　最近发作为混合性[a,c,f,g,h,i]

　　.5x　最近发作为抑郁[a,b,c,d,e,f,g,h,i]

　　.7　最近发作为未能标明[g,h,i]

296.89　双相Ⅱ障碍[a,c,d,e,f,g,h,i]（392）

　　　　　标明（目前发作或最近发作）：轻躁狂/抑郁

301.13　环性情绪障碍（398）

296.80　未加标明的双相情感障碍（400）

293.83　由于……［指出躯体情况］所致的心境障碍（401）

　　　　　标明：具有抑郁症状/具有类重性抑郁发作/具有躁狂症状/具有混合症状

——.　物质引起的心境障碍（特定物质编码参见与物质有关的障碍）（405）

　　　　　标明：具有抑郁症状/具有躁狂症状/具有混合症状

　　　　　标明：在中毒时起病/在戒断时起病

296.90　未加标明的心境障碍（410）

## 焦虑障碍（429）

300.01　惊恐障碍不伴有广场恐怖（433）

300.21　惊恐障碍伴广场恐怖（433）

300.22　广场恐怖不伴有惊恐障碍史（441）

300.29　特定恐怖症（443）

　　　　　标明：动物型/自然环境型/血液—注射—损伤型/情境型/其他型

300.23　社交恐怖症（450）

　　　　　标明：广泛性

300.3　强迫障碍（456）

　　　　　标明：自知力不良

309.81　创伤后应激障碍（463）

　　　　　标明：急性/慢性

　　　　　标明：迟发性

308.3　急性应激障碍（469）

300.02　广泛性焦虑障碍（472）

293.84　由于……［指出躯体情况］所致的焦虑障碍（476）

　　　　　标明：具有广泛焦虑/具有惊恐发作/具有强迫症状

——.　物质引起的焦虑障碍（特定物质编码参见与物质有关的障碍）（479）

　　　　　标明：具有广泛性焦虑/具有惊恐发作/

523

524

## 可能成为临床注意焦点的其他情况（731）

### 影响躯体情况的心理因素（731）

316　影响……［指出躯体情况］的……［标明心理因素］（731）

根据因素的性质选择名称：

影响躯体情况的精神障碍

影响躯体情况的心理症状

影响躯体情况的人格特征或应付方式

影响躯体情况的适应不良的卫生行为

影响躯体情况的与应激有关的生理反应

影响躯体情况的其他或未能标明的心理因素

### 药物引起的运动障碍（734）

332.1　神经松弛药引起的帕金森综合征（735）

333.92　神经松弛药引起的急性肌张力障碍（735）

333.7　神经松弛药引起的急性肌张力障碍（735）

333.99　神经松弛药引起的急性静坐不能（735）

333.82　神经松弛药引起的迟发性运动障碍（736）

333.1　药物引起的姿势性震颤（736）

333.90　未加标明的药物引起的运动障碍（736）

### 药物引起的其他障碍（736）

995.2　未加标明的药物不良反应（736）

### 关系问题（736）

V61.9　与精神障碍或躯体情况有关的关系问题（737）

v61.20　父母与子女关系问题（737）

V61.10　夫妻关系问题（737）

V61.8　兄弟姐妹关系问题（737）

V62.81　未加标明的关系问题（737）

### 与虐待或忽视有关的问题（738）

V61.21　儿童的躯体虐待（738）（如果注意的焦点是受害者，编码995.54）

V61.21　儿童的性虐待（738）（如果注意的焦点为受害者，编码995.53）

V61.21　儿童照管的疏忽（738）（如果注意的焦点为受害者，编码995.52）

——.　成人的躯体虐待（738）

V61.12　（如果是伴侣）

V62.83　（如果是伴侣外的其他人）（如果注意的焦点为受害者，编码995.81）

——.　成人的性虐待（738）

V61.12　（如果是伴侣）

V62.83　（如果是伴侣外的其他人）（如果注意的焦点为受害者，编码995.83）

### 可能成为临床注意焦点的附加情况（739）

V15.81　对治疗不顺从（739）

V65.2　诈病（739）

V71.01　成人反社会行为（740）

V71.02　儿童或青少年反社会行为（740）

V62.89　边缘智能（740）

注：在轴Ⅱ编码。

780.9　与年龄有关的认知能力下降（740）

V62.82　丧恸反应（740）

V62.3　学业问题（741）

V62.2　职业问题（741）

313.82　身份问题（741）

V62.89　宗教或心灵问题（741）

V62.4　文化适应问题（741）

V62.8　生命阶段问题（742）

### 附加编码（743）

300.9　未能标明的精神障碍（非精神病性）（743）

V71.09　轴Ⅰ无诊断或情况（743）

799.9　轴Ⅰ诊断或情况待定（743）

V71.09　轴Ⅱ无诊断（743）

799.9　轴Ⅱ诊断待定（743）

### 多轴系统

轴1　临床障碍

轴Ⅱ　人格障碍精神发育迟滞

轴Ⅲ　躯体情况

轴Ⅳ　心理社会和环境问题

轴Ⅴ　全面功能评估

526

**美国婚姻和家庭治疗协会**

www. AAMFT. org

112　南佛罗里达州

亚历山大市，VA 22314

（703）838 - 9808

**美国心理咨询学会**

www. counselmg. org

5999 斯蒂文森大道

亚历山大市，VA 22304

（703）823 - 9800

**美国心理学会**

www. APA. org

第 17 分会/咨询心理学分会

750 第一大街，N. E.

华盛顿区，20002 - 4242

（202）336 - 5500

**国际心理咨询学术和专业荣誉学会**

**（Chi Sigma Iota）**

www. csi-net. org

邮政信箱 35448 号

格林斯博罗，27425 - 5448

（336）841 - 8180

**咨询及相关教育项目资格认定委员会**

**（CACREP）**

www. counseling. org/CACREP/main. htm

5999 斯蒂文森大道

亚历山大市，VA 22304 - 3302

（800）347 - 5547，ext. 301

**美国心理咨询师认证委员会**

www. nbcc. org

泰雷丝街 3 号

格林斯博罗，NC 27403 - 3660

（336）547 - 0607

# 人名索引

（所注页码为英文原书页码，即本书边码）

# 主题词索引

（所注页码为英文原书页码，即本书边码）

AA World Services, Inc. (2002). *Alcoholics Anonymous: The story of how many thousands of men and women have recovered from alcoholism* (4th ed.). New York: Author.

Abudabeth, N., & Aseel, H. A. (1999). Transcultural counseling and Arab Americans. In J. McFadden (Ed.), *Transcultural counseling* (2nd ed., pp. 283–296). Alexandria, VA: American Counseling Association.

ACES-ASCA Joint Committee on the Elementary School Counselor. (1966). The elementary school counselor: Preliminary statement. *Personnel and Guidance Journal, 44,* 658–661.

Ackerman, N. W. (1958). *The psychodynamics of family life.* New York: Basic Books.

ACT, Inc. (1998). *DISCOVER.* Hunt Valley, MD: Author.

Adelman, H. S., & Taylor, L. (2002). School counselors and school reform: New directions. *Professional School Counseling, 5,* 235–248.

Adler, A. (1927). *Understanding human nature.* Greenwich, CT: Fawcett.

Adler, A. (1931). *What life should mean to you.* Boston: Little, Brown.

Adler, A. (1956). *The individual psychology of Alfred Adler: A systematic presentation in selections from his writings* (H. L. Ansbacher & R. R. Ansbacher, Eds.). New York: Norton.

Adler, A. (1964). *Social interest: A challenge to mankind.* New York: Capricorn.

Ahia, C. E. (2006). A cultural framework for counseling African Americans. In C. C. Lee (Ed.), *Multicultural issues in counseling* (3rd ed., pp. 57–62). Alexandria, VA: American Counseling Association.

Aiken, L. R., Jr., & Groth-Marnat, G. (2006). *Psychological testing and assessment* (12th ed.). Boston: Allyn & Bacon.

Akos, P., Cockman, C. R., & Strickland, C. A. (2007). Differentiating classroom guidance. *Professional School Counseling, 10,* 455–463.

Akos, P., Hamm, J. V., Mack, S. G., & Dunaway, F. (2007). Utilizing the development influence of peers in middle school groups. *Journal for Specialists in Group Work, 32,* 51–60.

Albee, G. W., & Gullotta, T. P. (1997). *Primary prevention works.* Thousand Oaks, CA: Sage.

Albert, K. A., & Luzzo, D. A. (1999). The role of perceived barriers in career development: A social cognitive perspective. *Journal of Counseling and Development, 77,* 431–436.

Alberti, R. E., & Emmons, M. L. (2001). *Your perfect right: Assertive and equality in your life and relationships* (8th ed.). San Luis Obispo, CA: Impact.

Aldridge, D. (1994). Single-case research designs for the creative art therapist. *Arts in Psychotherapy, 21,* 333–342.

Ali, S. R., & Saunders, J. L. (2006). College expectations of rural Appalachian youth: An exploration of social cognitive career theory factors. *Career Development Quarterly, 55,*

All, A. C., & Fried, J. H. (1994). Psychosocial issues surrounding HIV infection that affect rehabilitation. *Journal of Rehabilitation, 60,* 8–11.

Allan, J., & Brown, K. (1993). Jungian play therapy in elementary schools. *Elementary School Guidance and Counseling, 28,* 30–41.

Allen, G. (1977). *Understanding psychotherapy: Comparative perspectives.* Champaign, IL: Research Press.

Allen, V. B. (1986). A historical perspective of the AACD ethics committee. *Journal of Counseling and Development, 64,* 293.

Alter, G. (1995, May 29). What works. *Newsweek,* 18–24.

Altmaier, E. M., Greiner, M., & Griffin-Pierson, S. (1988). The new scholarship on women. *Journal of Counseling and Development, 66,* 345–346.

Alyn, J. H. (1988). The politics of touch in therapy: A response to Willison and Masson. *Journal of Counseling and Development, 66,* 432–433.

Ambler, D. A. (1989). Designing and managing programs: The administrator role. In U. Delworth, G. R. Hanson, & Associates (Eds.), *Student services: A handbook for the profession* (2nd ed., pp. 247–264). San Francisco: Jossey-Bass.

American Counseling Association. (2005). *ACA Code of Ethics.* Alexandria, VA: Author.

American Counseling Association. (2007, August 17). U.S. life expectancy slips in global standing. *ACAeNews, IV.* Retrieved August 17, 2007, from acamemberservices@counseling.org

American Educational Research Association, American Psychological Association, and National Council on Measurement in Education. (1999, March). *Standards for educational and psychological tests* (Rev.). Washington, DC: American Educational Research Association.

American Psychiatric Association. (1994). *Diagnostic and statistical manual of mental disorders* (4th ed.). Washington, DC: Author.

American Psychiatric Association. (2000). *Diagnostic and statistical manual of mental disorders* (4th ed., text revision), *DSM-IV-TR.* Washington, DC: Author.

American School Counselor Association. (2002). *ASCA's national model: A foundation for school counseling programs.* Alexandria, VA: Author.

Americans with Disabilities Act. (1990, July 26). Public Law 101-336. Washington, DC: Government Printing Office.

Amos, W. E., & Williams, D. E. (1972). *Community counseling: A comprehensive team model for developmental services.* St. Louis, MO: Warren H. Green.

Amundson, N. E. (1996). Supporting clients through a change in perspective. *Journal of Employment Counseling, 33,* 155–162.

Anastasi, A. (1982). *Psychological testing* (5th ed.). New York: Macmillan.

Anastasi, A. (1992b). What counselors should know about the use and interpretation of psychological tests. *Journal of Counseling and Development, 70,* 610–615.

Anastasi, A., & Urbina, S. (1997). *Psychological testing* (7th ed.). Upper Saddle River, NJ: Prentice Hall.

Ancis, J. R., Sedlacek, W. E., & Mohr, J. J. (2000). Student perceptions of campus cultural climate by race. *Journal of Counseling and Development, 78,* 180–185.

Anderson, C. M., & Stewart, S. (1983). *Mastering resistance: A practical guide to family therapy.* New York: Guilford.

Anderson, D., & Swanson, C. (1994). *Legal issues in licensure.* Alexandria, VA: American Counseling Association.

Andronico, M. P. (Ed.). (1996). *Men in groups: Insights, interventions, and psychoeducational work.* Washington, DC: American Psychological Association.

Anton, J. L. (1978). Intensive experimental designs: A model for the counselor/researcher. *Personnel and Guidance Journal, 56,* 273–278.

Anton, W. D., & Reed, J. R. (1991). *College adjustment scales professional manual.* Odessa, FL: Psychological Assessment Resources.

Aplin, J. C. (1985). Business realities and organizational consultation. *Counseling Psychologist, 13,* 396–402.

Arredondo, P. (1998). Integrating multicultural counseling competencies and universal helping conditions in culture-specific contexts. *Counseling Psychologist, 26,* 592–601.

Arredondo, P., Rosen, D. C., Rice, T., Perez, P. & Tovar-Gamero, Z. G. (2005). Multicultural counseling: A 10-year content analysis of the Journal of Counseling & Development. *Journal of Counseling and Development, 83,* 155–161.

Arredondo, P., Toporek, R., Brown, S., Jones, J., Locke, D. C., Sanchez, J., et al. (1996). *Operationalization of the multicultural counseling competencies.* Alexandria, VA: Association for Multicultural Counseling and Development.

Arthur, G. L., & Swanson, C. D. (1993). *Confidentiality and privileged communication.* Alexandria, VA: American Counseling Association.

Ary, D. (1996). *Introduction to research in education* (5th ed.). New York: Harcourt Brace.

Ashby, J. S., & Rice, K. G. (2002). Perfectionism, dysfunctional attitudes, and self-esteem: A structural equations analysis. *Journal of Counseling and Development, 80,* 197–203.

Aslanian, C. B., & Brickell, H. M. (1980). *Americans in transition: Life changes as reasons for adult learning.* New York: College Entrance Examination Board.

Association for Specialists in Group Work. (1992). Professional standards for the training of group workers. *Journal for Specialists in Group Work, 17,* 12–19.

Association for Specialists in Group Work. (1998). Best practice guidelines. *Journal for Specialists in Group Work, 23,* 237–244.

Association for Specialists in Group Work. (2000). Professional standards for the training of group workers. *Journal for Specialists in Group Work, 25,* 327–342.

Astramovich, R. L., & Coker, K. (2007). Program evaluation: The accoutability bridge model for counselors. *Journal of Counseling and Development, 85,* 162–172.

Astramovich, R. L., & Harris, K. R. (2007). Promoting self-advocacy among minority students in school counseling. *Journal of*

*Counseling and Development, 85,* 269–276.

Atlas, G., & Morier, D. (1994). The sorority rush process: Self-selection, acceptance criteria, and the effect of rejection. *Journal of College Student Development, 35,* 346–353.

Atkinson, D. R. (2004). *Counseling American minorities: A cross-cultural perspective* (6th ed). New York: McGraw-Hill.

Aubrey, R. F. (1977). Historical development of guidance and counseling and implications for the future. *Personnel and Guidance Journal, 55,* 288–295.

Aubrey, R. F. (1979). Relationship of guidance and counseling to the established and emerging school curriculum. *School Counselor, 26,* 150–162.

Aubrey, R. F. (1982). A house divided: Guidance and counseling in twentieth-century America. *Personnel and Guidance Journal, 60,* 198–204.

Aubrey, R. F. (1983). The odyssey of counseling and images of the future. *Personnel and Guidance Journal, 61,* 78–82.

Aust, C. F. (1990). Using client's religious values to aid progress in therapy. *Counseling and Values, 34,* 125–129.

Austin, J. T. (1994). Minnesota Multiphasic Personality Inventory (MMPI-2). *Measurement and Evaluation in Counseling and Development, 27,* 178–185.

Auvenshine, D., & Noffsinger, A. L. (1984). *Counseling: An introduction for the health and human services.* Baltimore: University Park Press.

Avasthi, S. (1990). Native American students targeted for math and sciences. *Guidepost, 33*(6), 1, 6, 8.

Axelson, J. A. (1999). *Counseling and development in a multicultural society* (3rd ed.). Pacific Grove, CA: Brooks/Cole.

Azar, B. (1994, June). Could "policing" test use improve assessment? *APA Monitor, 25,* 16.

Bachman, R. W. (1975). Elementary school children's perceptions of helpers and their characteristics. *Elementary School Guidance and Counseling, 10,* 103–109.

Baggerly, J., & Parker, M. (2005). Child-centered group play therapy with African American boys at the elementary school level. *Journal of Counseling and Development, 83,* 387–396.

Bailey, W. R., Deery, N. K., Gehrke, M., Perry, N., & Whitledge, J. (1989). Issues in elementary school counseling: Discussion with American School Counselor Association leaders. *Elementary School Guidance and Counseling, 24,* 4–13.

Baker, S. (1996). Recollections of the boom era in school counseling. *School Counselor, 43,* 163–164.

Baker, S. B., & Gerler, E. R., Jr. (2008). *School counseling for the twenty-first century* (4th ed.). Upper Saddle River, NJ: Merrill/Prentice Hall.

Baker, S. B., & Shaw, M. C. (1987). *Improving counseling through primary prevention.* Upper Saddle River, NJ: Prentice Hall.

Baker, S. B., Swisher, J. D., Nadenichek, P. E., & Popowicz, C. L. (1984). Measured effects of primary prevention strategies. *Personnel and Guidance Journal, 62,* 459–464.

Baldwin, C. (1989). Peaceful alternatives: Inner peace. *Journal of Humanistic Education and Development, 28,* 86–92.

Balkin, R. S., & Roland, C. B. (2007). Reconceptualizing stabilization for counseling adolescents in brief psychiatric hospitalization: A new model. *Journal of Counseling and Development, 85,* 64–72.

Bandura, A. (1976). Effecting change through participant modeling. In J. D. Krumboltz & C. E. Thoresen (Eds.), *Counseling methods* (pp. 248–265). New York: Holt, Rinehart & Winston.

Bandura, A. (1982). The psychology of chance encounters and life paths. *American Psychologist, 37,* 747–755.

Bandura, A. (2001). Social cognitive theory: An agentic perspective. *Annual Review of Psychology, 52,* 1–25.

Bankart, C. P. (1997). *Talking cures.* Pacific Grove, CA: Brooks/Cole.

Barker, S. B. (1997). Nicotine addiction: An interview with Lori Karan. *Journal of Addiction and Offender Counseling, 17,* 50–55.

Barkley, W. M. (1982). Introducing research to graduate students in the helping professions. *Counselor Education and Supervision, 21,* 327–331.

Barrett-Kruse, C., Martinez, E., & Carll, N. (1998). Beyond reporting suspected abuse: Positively influencing the development of the student within the classroom. *Professional School Counseling, 1,* 57–60.

Barrow, J. C., & Prosen, S. S. (1981). A model of stress and counseling interventions. *Personnel and Guidance Journal, 60,* 5–10.

Barstow, S. (1998, June). Managed care debate heats up in Congress. *Counseling Today, 1,* 26.

Bartlett, W. E., Lee, J. L., & Doyle, R. E. (1985). Historical development of the Association for Religious and Values Issues in Counseling. *Journal of Counseling and Development, 63,* 448–451.

Baruth, L. G., & Manning, M. L. (2007). *Multicultural counseling and psychotherapy: A lifespan perspective* (4th ed.). Upper Saddle River, NJ: Pearson/Prentice Hall.

Bateson, G. H., Jackson, D. D., Haley, J., & Weakland, J. (1956). Toward a theory of schizophrenia. *Behavioral Science, 1,* 251–264.

Bateson, G. H. (1971). The cybernetics of "self": A theory of alcoholism. *Psychiatry, 34,* 1–18.

Bauman, S., & Waldo, M. (1998). Existential theory and mental health counseling: If it were a snake it would have bitten! *Journal of Mental Health Counseling, 20,* 13–27.

Beale, A. V., & Nugent, D. G. (1996). The pizza connection: Enhancing career awareness. *Elementary School Guidance and Counseling, 30,* 294–303.

Beale, A. V., & Scott, P. C. (2001). "Bullybusters": Using drama to empower students to take a stand against bullying behavior. *Professional School Counseling, 4,* 300–305.

Beane, J. A. (1986). The self-enhancing middle-grade school. *School Counselor, 33,* 189–195.

Beaver, M. L. (1991). Life review/reminiscent therapy. In P. K. H. Kim (Ed.), *Serving the elderly: Skills for practice* (pp. 67–89). New York: Aldine de Gruyter.

Beck, A. T., & Weishaar, M. (2008). Cognitive therapy. In R. J. Corsini & D. Wedding (Eds.), *Current psychotherapies* (8th ed., pp. 263–294). Belmont, CA: Thomson Brooks/Cole.

Becky, D., & Farren, P. M. (1997). Teaching students how to understand and avoid abusive relationships. *School Counselor, 44,* 303–308.

Becvar, D. S. (1982). The family is not a group: Or is it? *Journal for Specialists in Group Work, 7,* 88–95.

Becvar, D. S., & Becvar, R. J. (2006). *Family therapy: A systematic integration* (6th ed.). Boston: Allyn & Bacon.

Beers, C. (1908). *A mind that found itself.* New York: Longman Green.

Befrienders International. (2007). *Befrienders Worldwide.* Retrieved August 7, 2007, from http://www.befrienders.org/index.asp

Beiten, B. K., & Allen, K. R. (2005). Resilience in Arab American couples after September 11, 2001: A systems perspective. *Journal of Marital and Family Therapy, 31,* 251–267.

Bell, D. A. (1985, July 15 and 22). America's great success story: The triumph of Asian Americans. *The New Republic, 3678/3679,* 24–31.

Bell, J. E. (1975). *Family therapy.* New York: Aronson.

Bell, J. E. (1976). A theoretical framework for family group therapy. In P. J. Guerin (Ed.), *Family therapy: Theory and practice* (pp. 129–143). New York: Gardner.

Bemak, F. (1998, February 13). *Counseling at-risk students.* Presentation at Wake Forest University Institute for Ethics and Leadership in Counseling, Winston-Salem, NC.

Bemak, F., & Keys, S. (2000). *Violence and aggressive youth: Intervention and prevention strategies for changing times.* Thousand Oaks, CA: Sage.

Benjamin, A. (1987). *The helping interview* (4th ed.). Boston: Houghton Mifflin.

Benshoff, J. M., & Paisley, P. O. (1996). The structured peer consultation model for school counselors. *Journal of Counseling and Development, 74,* 314–318.

Benson, L. T., & Deeter, T. E. (1992). Moderators of the relation between stress and depression in adolescence. *School Counselor, 39,* 189–194.

Berdie, R. F. (1966). Student personnel work: Definition and redefinition. *Journal of College Student Personnel, 7,* 131–136.

Berenson, B. G., & Mitchell, K. M. (1974). *Confrontation: For better or worse.* Amherst, MA: Human Resource Development Press.

Berenson, D. (1992). The therapist's relationship with couples with an alcoholic member. In E. Kaufman & P. Kaufman (Eds.), *Family therapy of drug and alcohol abuse* (pp. 224–235). Boston: Allyn & Bacon.

Berg, B. (1986). *The assertiveness game.* Dayton, OH: Cognitive Counseling Resources.

Berg, B. (1989). *The anger control game.* Dayton, OH: Cognitive Counseling Resources.

Berg, B. (1990a). *The anxiety management game.* Dayton, OH: Cognitive Counseling Resources.

Berg, B. (1990b). *The depression management game.* Dayton, OH: Cognitive Counseling Resources.

Berg, B. (1990c). *The self-control game.* Dayton, OH: Cognitive Counseling Resources.

Berg-Cross, L. (2002). *Couples therapy* (2nd ed.). Thousand Oaks, CA: Sage.

Bergin, A. E. (1985). Proposed values for guiding and evaluating counseling and psychotherapy. *Counseling and Values, 29,* 99–115.

Bergin, A. E. (1992). Three contributions of a spiritual perspective to counseling, psychotherapy, and behavior change. In M. T. Burke & J. G. Miranti (Eds.), *Ethical and spiritual values in counseling* (pp. 5–15). Alexandria, VA: American Counseling Association.

Bergland, M. M., & Thomas, K. R. (1991). Psychosocial issues following severe head injury of adolescence: Individual and family perceptions. *Rehabilitation Counseling Bulletin, 35,* 5–22.

Bergman, J. S. (1985). *Fishing for barracuda.* New York: Norton.

Berkel, L. A., & Constantine, M. G. (2005). Relational variables and life satisfaction in African American and Asian American college women. *Journal of College Counseling, 8,* 5–13.

Bernard, J. M. (1986). Laura Perls: From ground to figure. *Journal of Counseling and Development, 64,* 367–373.

Bernard, J. M., & Goodyear, R. K. (2004). *Fundamentals of clinical supervision* (3rd ed.). Boston: Allyn & Bacon.

Berne, E. (1964). *Games people play.* New York: Grove.

Berrios, R., & Lucca, N. (2006). Qualitative methodology in counseling research: Recent contributions and challenges for a new century. *Journal of Counseling & Development, 84,* 174–186.

Bertalanffy, L. von (1968). *General systems theory: Foundations, development, application.* New York: Brazillier.

Berube, E., & Berube, L. (1997). Creating small groups using school and community resources to meet student needs. *School Counselor, 44,* 294–302.

Betsworth, D. G., & Fouad, N. A. (1997). Vocational interests: A look at the past 70 years and a glance at the future. *Career Development Quarterly, 46,* 23–47.

Betz, N., & Fitzgerald, L. (1987). *The career psychology of women.* New York: Academic Press.

Beymer, L. (1971). Who killed George Washington? *Personnel and Guidance Journal, 50,* 249–253.

Birren, J. E., Schaie, K. W., & Gatz, M. (Eds.). (1996). *Handbook of the psychology of aging* (4th ed.). San Diego: Academic Press.

Bishop, J. B. (1990). The university counseling center: An agenda for the 1990s. *Journal of Counseling and Development, 68,* 408–413.

Bishop, J. B. (1992). The changing student culture: Implications for counselors and administrators. *Journal of College Student Psychotherapy, 6,* 37–57.

Bishop, J. B., Gallagher, R. P., & Cohen, D. (2000). College students' problems: Status, trends, and research. In D. C. Davis and K. M. Humphrey (Eds.), *College counseling: Issues and strategies for a new millennium* (pp. 89–110). Alexandria, VA: American Counseling Association.

Bitter, J. A. (1979). *Introduction to rehabilitation.* St. Louis: Mosby.

Blackorby, J., & Wagner, M. (1996). Longitudinal postschool outcomes of youth with disabilities: Findings from the national longitudinal transition study. *Exceptional Children, 62,* 399–413.

Blake, R. (1975). Counseling in gerontology. *Personnel and Guidance Journal, 53,* 733–737.

Blake, R. (1982). Assessing the counseling needs of older persons. *Measurement and Evaluation in Guidance, 15,* 188–193.

Blanck, G., & Blanck, R. (1979). *Egopsychology II: Psychoanalytic developmental psychology.* New York: Columbia University Press.

Blatner, A. (2000). *Foundations for psychodrama: History, theory, and practice* (4th ed). New York: Springer.

Blimling, G. S., & Miltenberger, L. J. (1981). *The resident assistant.* Dubuque, IA: Kendall/Hunt.

Bloch, D. P. (1988). *Reducing the risk: Using career information with at-risk youth.* Eugene, OR: Career Information Systems.

Bloch, D. P. (1989). Using career information with dropouts and at-risk youth. *Career Development Quarterly, 38,* 160–171.

Bloland, P. A. (1986). Student development: The new orthodoxy? Part 1. *ACPA Developments, 13,* 1, 13.

Bloland, P. A. (1992, December). Qualitative research in student affairs. *CAPS Digest,* EDO-CG-92–26.

Bloom, M. (1996). *Primary prevention practices.* Thousand Oaks, CA: Sage.

Bobo, M., Hildreth, B. L., & Durodoye, B. (1998). Changing

patterns in career choices among African-American, Hispanic, and Anglo children. *Professional School Counseling, 1*(4), 37–42.

Boesch, R., & Cimbolic, P. (1994). Black students' use of college and university counseling centers. *Journal of College Student Development, 35,* 212–216.

Bohart, A. C. (1995). The person-centered psychotherapies. In A. S. Gurman & S. B. Messer (Eds.), *Essential psychotherapies* (pp. 85–127). New York: Guilford.

Bolles, R. N., & Nelson, J. E. (2007). *What color is your parachute?* Berkeley, CA: Ten Speed Press.

Bolton, B. (2001). Measuring rehabilitation outcomes. *Rehabilitation Counseling Bulletin, 44,* 67–75

Bolton, B., & Jaques, M. E. (1978). Rehabilitation counseling research: Editorial introduction. In B. Bolton & M. E. Jaques (Eds.), *Rehabilitation counseling: Theory and practice* (pp. 163–165). Baltimore: University Park Press.

Bolton, R. (1979). *People skills: How to assert yourself, listen to others, and resolve conflicts.* Upper Saddle River, NJ: Prentice Hall.

Bonebrake, C. R., & Borgers, S. B. (1984). Counselor role as perceived by counselors and principals. *Elementary School Guidance and Counseling, 18,* 194–199.

Borders, L. D. (2002). School counseling in the 21st century: Personal and professional reflections. *Professional School Counseling, 5,* 180–185.

Borders, L. D., & Brown, L. L. (2005). *The new handbook of counseling supervision.* Mahwah, NJ: Erlbaum.

Borders, L. D., & Drury, S. M. (1992). Comprehensive school counseling programs: A review for policymakers and practitioners. *Journal of Counseling and Development, 70,* 487–498.

Borders, L. D., & Leddick, G. R. (1987). *Handbook of counseling supervision.* Alexandria, VA: Association for Counselor Education and Supervision.

Borders, L. D., & Leddick, G. R. (1988). A nationwide survey of supervision training. *Counselor Education and Supervision, 27,* 271–283.

Borders, L. D. (Ed.). (1994). *Supervision: Exploring the effective components.* Greensboro, NC: ERIC/CASS.

Borders, S., & Paisley, P. O. (1992). Children's literature as a resource for classroom guidance. *Elementary School Guidance and Counseling, 27,* 131–139.

Borgen, W. A. (1997). People caught in changing career opportunities: A counseling perspective. *Journal of Employment Counseling, 34,* 133–143.

Bowen, M. (1960). A family concept of schizophrenia. In D. D. Jackson (Ed.), *The etiology of schizophrenia* (pp. 346–372). New York: Basic Books.

Bowen, M. (1976). Theory in the practice of psychotherapy. In P. J. Guerin, Jr. (Ed.), *Family therapy: Theory and practice* (pp. 42–90). New York: Gardner.

Bowen, M. (1978). *Family therapy in clinical practice.* New York: Aronson.

Bowman, J. T., & Reeves, T. G. (1987). Moral development and empathy in counseling. *Counselor Education and Supervision, 26,* 293–298.

Bowman, R. P. (1986). Peer facilitator programs for middle graders: Students helping each other grow up. *School Counselor, 33,* 221–229.

Boy, A. V., & Pine, G. J. (1968). *The counselor in the schools: A reconceptualization.* Boston: Houghton Mifflin.

Boy, A. V., & Pine, G. J. (1983). Counseling: Fundamentals of theoretical renewal. *Counseling and Values, 27,* 248–255.

Boyer, S. P., & Sedlacek, W. E. (1989). Noncognitive predictors of counseling center use by international students. *Journal of Counseling and Development, 67,* 404–407.

Boyle, P. S. (1994). Rehabilitation counselors as providers: The issue of sexuality. *Journal of Applied Rehabilitation Counseling, 25,* 6–10.

Braaten, L. J. (1986). Thirty years with Rogers's necessary and sufficient conditions of therapeutic personality change. *Person-Centered Review, 1,* 37–49.

Bradley, L. J. (1984). Lifespan career assessment for counselors and educators. *Counseling and Human Development, 16,* 1–16.

Bradley, M. K. (1978). Counseling past and present: Is there a future? *Personnel and Guidance Journal, 57,* 42–45.

Bradley, R. W. (1994). Tests and counseling: How did we ever become partners? *Measurement and Evaluation in Counseling and Development, 26,* 224–226.

Bradley, R. W., & Cox, J. A. (2001). Counseling: Evolution of the profession. In D. C. Locke, J. E. Myers, & E. L. Herr (Eds.), *The handbook of counseling* (pp. 27–41). Thousand Oaks, CA: Sage.

Brammer, L. M., Abrego, P., & Shostrom, E. (1993). *Therapeutic counseling and psychotherapy* (6th ed.). Upper Saddle River, NJ: Merrill/Prentice Hall.

Brammer, L. M., & MacDonald, G. (2003). *The helping relationship* (8th ed.). Boston: Allyn & Bacon.

Brammer, R. (2004). *Diversity in counseling.* Belmont, CA: Thomson Brooks/Cole.

Brandt, R. (1959). *Ethical theory.* Upper Saddle River, NJ: Prentice Hall.

Bratcher, W. E. (1982). The influence of the family on career selection: A family systems perspective. *Personnel and Guidance Journal, 61,* 87–91.

Bratina, T. G., & Bratina, T. A. (1998). Electronic career search. *Journal of Employment Counseling, 35,* 17–25.

Braun, S. A., & Cox, J. A. (2005). Managed mental health care: Intentional misdiagnosis of mental disorders. *Journal of Counseling and Development, 83,* 425–433.

Brewer, J. M. (1932). *Education as guidance.* New York: Macmillan.

Brewer, J. M. (1942). *History of vocational guidance.* New York: Harper.

Brinson, J. A. (1996). Cultural sensitivity for counselors: Our challenge for the twenty-first century. *Journal of Humanistic Education and Development, 34,* 195–206.

Bristow-Braitman, A. (1995). Addiction recovery: 12-step program and cognitive-behavioral psychology. *Journal of Counseling and Development, 73,* 414–418.

Broverman, I., Broverman, D., Clarkson, F., Rosenkrantz, P., & Vogel, S. (1970). Sexrole stereotypes and clinical judgments of mental health. *Journal of Consulting and Clinical Psychology, 34,* 1–7.

Brown, D. (1985). Career counseling: Before, after or instead of personal counseling. *Vocational Guidance Quarterly, 33,* 197–201.

Brown, D. (1989). The preservice training and supervision of consultants. *Counseling Psychologist, 13,* 410–425.

Brown, D. (1993). Training consultants: A call to action. *Journal of Counseling and Development, 72,* 139–143.

Brown, D. (1997). Implications of cultural values for cross-cultural consultation with families. *Journal of Counseling and Development, 76,* 29–35.

Brown, D. (2002). The role of work and cultural values in occupational choice, satisfaction, and success: A theoretical statement. *Journal of Counseling and Development, 80,* 48–56.

Brown, D. (2007). *Career information, career counseling, and career development* (9th ed.). Boston: Allyn & Bacon.

Brown, D., Pryzwansky, W. B., & Schulte, A. C. (2005). *Psychological consultation* (6th ed.). Boston: Allyn & Bacon.

Brown, J. A. (1983). Consultation. In J. A. Brown & R. H. Pate, Jr. (Eds.), *Being a counselor: Directions and challenges* (pp. 124–146). Pacific Grove, CA: Brooks/Cole.

Brown, M. B. (2000). Diagnosis and treatment of children and adolescents with attention-deficit/hyperactivity disorder. *Journal of Counseling and Development, 78,* 195–203.

Brown, M. B. (2006). School-based health centers: Implications for counselors. *Journal of Counseling and Development, 84,* 187–191.

Brown, N. M. (1990). Men nurturing men. *Family Therapy Networker, 14,* 11.

Brown, N. W. (1998). *Psychoeducational groups.* Muncie, IN: Accelerated Development.

Brown, R. D. (1986). Editorial. *Journal of College Student Personnel, 27,* 99.

Brown, T., & Helms, J. (1986). The relationship between psychological development issues and anticipated self-disclosure. *Journal of College Student Personnel, 27,* 136–141.

Bubenzer, D., Zimpfer, D., & Mahrle, C. (1990). Standardized individual appraisal in agency and private practice: A survey. *Journal of Mental Health Counseling, 12,* 51–66.

Buelow, G. (1995). Comparing students from substance abusing and dysfunctional families: Implications for counseling. *Journal of Counseling and Development, 73,* 327–330.

Buhler, C., & Allen, M. (1972). *Introduction to humanistic psychology.* Pacific Grove, CA: Brooks/Cole.

Bullis, R. K. (1993). *Law and the management of a counseling agency or private practice.* Alexandria, VA: American Counseling Association.

Bunch, B. J., Lund, N. L., & Wiggins, F. K. (1983). Self-disclosure and perceived closeness in the development of group process. *Journal for Specialists in Group Work, 8,* 59–66.

Bundy, M. L., & Poppen, W. A. (1986). School counselors' effectiveness as consultants: A research review. *Elementary School Guidance and Counseling, 20,* 215–222.

Burch, M. A., & Skovholt, T. M. (1982). Counseling services and men in need: A problem in person-environment matching. *AMHCA Journal, 4,* 89–96.

Burck, H. D., & Peterson, G. W. (1975). Needed: More evaluation, not research. *Personnel and Guidance Journal, 53,* 563–569.

Burgess, A. W., & Holstrom, L. L. (1974). Rape trauma syndrome. *American Journal of Psychiatry, 131,* 981–986.

Burke, J. F. (1989). *Contemporary approaches to psychotherapy and counseling.* Pacific Grove, CA: Brooks/Cole.

Burke, K. L. (1993). The negative stereotyping of student athletes. In W. D. Kirk & S. V. Kirk (Eds.), *Student athletes: Shattering the myths and sharing the realities* (pp. 93–98). Alexandria, VA: American Counseling Association.

Burke, M. T., Hackney, H., Hudson, P., Miranti, J., Watts, G. A., & Epp, L. (1999). Spirituality, religion, and CACREP curriculum standards. *Journal of Counseling and Development, 77,* 251–257.

Burke, M. T., & Miranti, J. G. (1995). *Counseling: The spiritual dimension.* Alexandria, VA: American Counseling Association.

Burrow-Sanchez, J. J. (2006). Understanding adolescent substance abuse: Prevalence, risk factors, and clinical implications. *Journal of Counseling and Development, 84,* 283–290.

Butcher, J. N. (1994). The MMPI-2: A new standard for personality assessment and research in counseling settings. *Measurement and Evaluation in Counseling and Development, 27,* 131–150.

Butcher, J. N., Williams, C. L., & Fowler, R. D. (2001). *Essentials of MMPI-2 and MMPI-A interpretation* (2nd ed.). Minneapolis: University of Minnesota Press.

Butler, K. (1990). Spirituality reconsidered. *Family Therapy Networker, 14,* 26–37.

Butler, K. (1994, July/August). Duty of care. *Family Therapy Networker, 18,* 10–11.

Butler, R. N. (1998). *Aging and mental health: Positive psychosocial and biomedical approaches* (5th ed.). Boston: Allyn & Bacon.

Butler, R. N. (2001). Ageism. In G. L. Maddox (Ed.), *Encyclopedia of aging* (Vol. A-L, 3rd ed., p. 38). New York: Springer.

Bynner, J. M. (1997). Basic skills in adolescents' occupational preparation. *Career Development Quarterly, 45,* 300–321.

Calley, N. G. (2007). Integrating theory and research: The development of a research-based treatment program for juvenile male sex offenders. *Journal of Counseling and Development, 85,* 131–142.

Callis, R. (1985). Minnesota School Attitude Survey, Lower and Upper Forms. *Journal of Counseling and Development, 63,* 382.

Campbell, A., & Katona, G. (1953). The sample survey: A technique for social science research. In L. Festinger & D. Katz (Eds.), *Research methods in the behavioral sciences* (pp. 15–55). New York: Dryden.

Campbell, C. (1993a). Strategies for reducing parent resistance to consultation in the schools. *Elementary School Guidance and Counseling, 28,* 83–90.

Campbell, C. A. (1993b). Play, the fabric of elementary school counseling programs. *Elementary School Guidance and Counseling, 28,* 10–16.

Campbell, C. A., & Dahir, C. A. (1997). *Sharing the vision: The national standard for school counseling programs.* Alexandria, VA: American School Counselors Association.

Campbell, D. (1974). *If you don't know where you're going you'll probably end up somewhere else.* Niles, IL: Argus.

Campbell, D. T., & Stanley, J. C. (1963). *Experimental and quasi-experimental designs for research.* Chicago: Rand McNally.

Canaff, A. L. (1997). Later life career planning: A new challenge for career counselors. *Journal of Employment Counseling, 34,* 85–93.

Canon, H. J. (1985). Ethical problems in daily practice. In H. J. Canon & R. D. Brown (Eds.), *Applied ethics in student services* (pp. 5–15). San Francisco: Jossey-Bass.

Canon, H. J. (1988). Nevitt Sanford: Gentle prophet, Jeffersonian rebel. *Journal of Counseling and Development, 66,* 451–457.

Canon, H. J. (1989). Guiding standards and principles. In U. Delworth, G. R. Hanson, & Associates (Eds.), *Student services: A handbook for the professional* (2nd ed., pp. 57–79). San Francisco: Jossey-Bass.

Caplan, G. (1964). *Principles of preventive psychiatry.* New York: Basic Books.

Caplan, G. (1970). *The theory and practice of mental health consultation.* New York: Basic Books.

Caplan, G., & Caplan, R. (1993). *Mental health consultation and collaboration.* San Francisco: Jossey-Bass.

Capuzzi, D. (1994). *Suicide prevention in the schools.* Alexandria, VA: American Counseling Association.

Capuzzi, D. (Ed.). (2008). *Youth at risk: A preventive resource for counselors, teachers, and parents* (4th ed.). Alexandria, VA: American Counseling Association.

Carey, J. C., & Dimmit, C. (2006). Resources for school counselors and counselor educators: The Center for School Counseling and Outcome Research. *Professional School Counseling, 9,* 416–420.

Carey, J. C., Williams, K. S., & Wells, M. (1988). Relationships between dimensions of supervisors' influence and counselor trainees' performance. *Counselor Education and Supervision, 28,* 130–139.

Carkhuff, R. R. (1969). *Helping and human relations* (Vols. 1 & 2). New York: Holt, Rinehart & Winston.

Carkhuff, R. R. (1972). *The art of helping.* Amherst, MA: Human Resource Development Press.

Carkhuff, R. R. (2000). *The art of helping* (8th ed.). Amherst, MA: Human Resource Development Press.

Carkhuff, R. R., & Anthony, W. A. (1979). *The skills of helping.* Amherst, MA: Human Resource Development Press.

Carkhuff, R. R., & Berenson, B. G. (1967). *Beyond counseling and psychotherapy.* New York: Holt, Rinehart & Winston.

Carlson, J., & Ardell, D. E. (1988). Physical fitness as a pathway to wellness and effective counseling. In R. Hayes & R. Aubrey (Eds.), *New directions for counseling and human development* (pp. 383–396). Denver: Love.

Carlson, J., & Dinkmeyer, D., Jr. (2001). *Consultation: Creating school-based interventions.* New York: Brunner/Mazel.

Carlson, J., Watts, R. E., & Maniacci, M. (Eds.). (2006). *Adlerian therapy: Theory and practice.* Washington, DC: American Psychological Association.

Carlson, J. G. (1989). Rebuttal. The MBTI: Not ready for routine use in counseling. A reply. *Journal of Counseling and Development, 67,* 489.

Carmichael, K. D. (1994). Sand play as an elementary school strategy. *Elementary School Guidance and Counseling, 28,* 302–307.

Carnegie Task Force on Meeting the Needs of Young Children. (1994). *Starting points: Meeting the needs of our youngest children.* New York: Author.

Carney, J. V., & Hazler, R. J. (1998). Suicide and cognitive-behavioral counseling: Implications for mental health counselors. *Journal of Mental Health Counseling, 20,* 28–41.

Carrese, M. A. (1998). Managing stress for college success through self-hypnosis. *Journal of Humanistic Education and Development, 36,* 134–142.

Carroll, L., Gilroy, P. J., & Ryan, J. (2002). Counseling transgendered, transsexual, and gender-variant clients. *Journal of Counseling and Development, 80,* 131–139.

Carroll, M. R., & Levo, L. (1985). The association for specialists in group work. *Journal of Counseling and Development, 63,* 453–454.

Carruthers, W. L., Sweeney, B., Kmitta, D., & Harris, G. (1996). Conflict resolution: An examination of the research literature and a model for program evaluation. *School Counselor, 44,* 5–18.

Carson, R. C., Butcher, J. N., & Mineka, S. (2000). Mood disorder and suicide. In *Abnormal psychology and modern life* (11th ed., pp. 209–267). Boston: Allyn & Bacon.

Carter, B., & McGoldrick, M. (1999). *The expanded family life cycle: Individual, family, and social perspectives* (3rd ed.). Boston: Allyn & Bacon.

Carter, R. T. (1990). The relationship between racism and racial identity among white Americans: An exploratory investigation. *Journal of Counseling and Development, 69,* 46–50.

Casey, J. M. (1996). Gail F. Farwell: A developmentalist who lives his ideas. *School Counselor, 43,* 174–180.

Cashwell, C. S., & Vacc, N. A. (1996). Family functioning and risk behaviors: Influences on adolescent delinquency. *School Counselor, 44,* 105–114.

Cautilli, J., & Skinner, L. (1996, September). Combating youth violence through wrap-around service. *Counseling Today,* 12.

Cavanagh, M. E. (1990). *The counseling experience.* Prospect Heights, IL: Waveland.

Cecil, J. H., & Cobia, D. C. (1990). Educational challenge and change. In H. Hackney (Ed.), *Changing contexts for counselor preparation in the 1990s* (pp. 21–36). Alexandria, VA: Association for Counselor Education and Supervision.

Center on Addiction and Substance Abuse. (1995). *American adolescence.* New York: Columbia University Press.

Chandler, C. K., Holden, J. M., & Kolander, C. A. (1992). Counseling for spiritual wellness: Theory and practice. *Journal of Counseling and Development, 71,* 168–175.

Chang, D. F., Tong, H., Shi, Q., & Zeng, Q. (2005). Letting a hundred flowers bloom: Counseling and psychotherapy in the People's Republic of China. *Journal of Mental Health Counseling, 27,* 104–116.

Chao, R., & Good, G. E. (2004). Nontraditional students' perspectives on college education: A qualitative study. *Journal of College Counseling, 7,* 5–12.

Chauvin, J. C., & Remley, T. P., Jr. (1996). Responding to allegations of unethical conduct. *Journal of Counseling and Development, 74,* 563–568.

Chen, X. (2007). *Part-time undergraduates in post secondary education 2003–04.* Washington, DC: U.S. Department of Education.

Chen-Hayes, S. F. (1997). Counseling lesbian, bisexual, and gay persons in couple and family relationships: Overcoming the stereotypes. *Family Journal, 5,* 236–240.

Chernin, J., Holden, J. M., & Chandler, C. (1997). Bias in psychological assessment: Heterosexism. *Measurement and Evaluation in Counseling and Development, 30,* 68–76.

Cheston, S. E. (2000). A new paradigm for teaching counseling theory and practice. *Counselor Education and Supervision, 39,* 254–269.

Chew, A. L. (1984). Training counselors to interpret psychoeducational evaluations: A course model. *Counselor Education and Supervision, 24,* 114–119.

Chickering, A. W., & Reisser, L. (1993). *Education and identity* (2nd ed.). San Francisco: Jossey-Bass.

Child Abuse. (2007). American Academy of Pediatrics (Retrieved December 28, 2007 from http://www.aap.org/publiced/BK0_ChildAbuse.htm)

Childers, J. H., Jr., & Couch, R. D. (1989). Myths about group counseling: Identifying and challenging misconceptions. *Journal for Specialists in Group Work, 14,* 105–111.

Chisolm, M. S. (1998, May 15). Colleges need to provide early treatment of students' mental illnesses. *Chronicle of Higher Education, 44,* B6–B7.

Chojnacki, J. T., & Gelberg, S. (1994). Toward a conceptualization of career counseling with gay/lesbian/bisexual persons. *Journal of Career Development, 21,* 3–9.

Chope, R. C. (2006). *Family matters: The influence of the family in career decision making.* Austin, TX: Pro-Ed.

Christenbury, L. (Ed.). (1995). *Books for you.* Chicago: National Council of Teachers of English.

Christenbury, L., Beale, A. V., & Patch, S. S. (1996). Interactive bibliocounseling: Recent fiction and nonfiction for adolescents and their counselors. *School Counselor, 44,* 133–145.

Christopher, J. C. (1996). Counseling's inescapable moral visions. *Journal of Counseling and Development, 75,* 17–25.

Chung, R., C-Y. (2005). Women, human rights, and counseling: Crossing international boundaries. *Journal of Counseling and Development, 83,* 262–268.

Chung, R., C-Y., & Bemak, F. (2002). The relationship of culture and empathy in cross-cultural counseling. *Journal of Counseling and Development, 80,* 154–159.

Chusmir, L. H. (1990). Men who make nontraditional career choices. *Journal of Counseling and Development, 69,* 11–16.

Claiborn, C. D. (1979). Counselor verbal intervention, non-verbal behavior and social power. *Journal of Counseling Psychology, 26,* 378–383.

Clark, A. J. (2004). Empathy: Implications of three ways of knowing in counseling. *Journal of Humanistic Counseling, Education and Development, 43,* 141–151.

Clark, A. J. (2007). *Empathy in counseling and psychotherapy: Perspectives and practices.* Mahwah, NJ: Erlbaum.

Clarke, N. E., & Crowe, N. M. (2000). Stakeholder attitudes toward ADA title I: Development of an indirect measurement method. *Rehabilitation Counseling Bulletin, 43,* 58–65.

Clawson, T. W., Henderson, D. A., & Schweiger, W. K. (2004). *Counselor preparation: Programs, faculty, trends* (11th ed.). New York: Brunner-Routledge.

Clawson, T. W., & Wildermuth, V. (1992, December). The counselor and NBCC. *CAPS Digest,* EDO-CG-92-14.

Clay, D. L., Anderson, W. P., & Dixon, W. A. (1993). Relationship between anger expression and stress in predicting depression. *Journal of Counseling and Development, 72,* 91–94.

Clemens, E. (2007). Developmental counseling and therapy as a model for school counselor consultation with teachers. *Professional School Counseling, 10,* 352–359.

Cleveland, P. H., & Lindsey, E. W. (1995). Solution-focused family interventions. In A. C. Kilpatrick & T. P. Holland (Eds.), *Working with families* (pp. 145–160). Boston: Allyn & Bacon.

Cobia, D. C., & Henderson, D. A. (2007). *Developing an effective and accountable school counseling program* (2nd ed). Upper Saddle River, NJ: Prentice Hall.

Cobia, D. C., & Pipes, R. B. (2002). Mandated supervision: An intervention for disciplined professionals. *Journal of Counseling and Development, 80,* 140–144.

Cobia, D. C., Sobansky, R. R., & Ingram, M. (2004). Female survivors of childhood sexual abuse: Implications for couples' therapists. *The Family Journal: Counseling and Therapy for Couples and Families, 12,* 312–318.

Cochran, J. L. (1996). Using play and art therapy to help culturally diverse students overcome barriers to school success. *School Counselor, 43,* 287–298.

Cohen, G. D. (2000). *The creative age.* New York: Avon.

Cohen, J. (1990). Things I have learned (so far). *American Psychologist, 45,* 1304–1312.

Cohen, M. N. (1998, April 17). Culture, not race, explains human diversity. *Chronicle of Higher Education,* B4–B5.

Colangelo, N. (1985). Overview. *Elementary School Guidance and Counseling, 19,* 244–245.

Colangelo, N., & Pulvino, C. J. (1980). Some basic concerns in counseling the elderly. *Counseling and Values, 24,* 68–73.

Colapinto, J. (2000). Structural family therapy. In A. M. Horne (Ed.), *Family counseling and therapy* (3rd ed., pp. 140–169). Itasca, IL: F. E. Peacock.

Colbert, R. D., Vernon-Jones, R., & Pransky, K. (2006). The school change feedback process: Creating a new role for counselors in education reform. *Journal of Counseling and Development, 84,* 72–82.

Cole, C. G. (1982). Career guidance for middle junior high school students. *Vocational Guidance Quarterly, 30,* 308–314.

Cole, C. G. (1988). *Guidance in middle level schools: Everyone's responsibility.* Columbus, OH: National Middle School Association.

Coleman, H. L. K. (1998). General and multicultural counseling competency: Apples and oranges? *Journal of Multicultural Counseling and Development, 26,* 147–156.

Coll, K. M. (1993). Student attitudinal changes in a counseling ethics course. *Counseling and Values, 37,* 165–170.

Coll, K. M., Thobro, P., & Hass, R. (2004). Relational and purpose development in youth offenders. *Journal of Humanistic Counseling, Education and Development, 43,* 41–49.

Collins, B. G., & Collins, T. M. (1994). Child and adolescent mental health: Building a system of care. *Journal of Counseling and Development, 72,* 239–243.

Collins, N. M., & Pieterse, A. L. (2007). Critical incident analysis based training: An approach for developing active racial/cultural awareness. *Journal of Counseling and Development, 85,* 14–23.

Collison, B. B. (1981). Counseling adult males. *Personnel and Guidance Journal, 60,* 219–222.

Collison, B. B. (1982). Needs assessment for guidance program planning: A procedure. *School Counselor, 30,* 115–121.

Combs, A. (1982). *A personal approach to teaching: Beliefs that make a difference.* Boston: Allyn & Bacon.

Commission on Substance Abuse at Colleges and Universities. (1994). *Rethinking rites of passage: Substance abuse on America's campuses.* New York: Center on Addiction and Substance Abuse at Columbia University.

Compass, B. E., Connor-Smith, J. K., Saltzman, H., Thomsen, A. H., & Wadsworth, M. E. (2001). Coping with stress during childhood and adolescence: Problems, progress, and potential in theory and research. *Psychological Bulletin, 127,* 87–127.

Conoley, J. C. (1981). Emergent training issues in consultation. In J. C. Conoley (Ed.), *Consultation in schools: Theory, research procedures* (pp. 223–263). New York: Academic Press.

Conoley, J. C., & Conoley, C. W. (1992). *School consultation: Practice and training* (2nd ed.). Boston: Allyn & Bacon.

Constantine, M. G., Hage, S. M., Kindaichi, M. M., & Bryant, R. M. (2007). Social justice and multicultural issues: Implications for the practice and training of counselors and counseling psychologists. *Journal of Counseling and Development, 85,* 24–29.

Conyne, R. K. (1975). Environmental assessment: Mapping for counselor action. *Personnel and Guidance Journal, 54,* 150–154.

Conyne, R. K. (1998). What to look for in groups: Helping trainees become more sensitive to multicultural issues. *Journal for Specialists in Group Work, 23,* 22–32.

Conyne, R. K., & Cook, E. (2004). *Ecological counseling: An innovative approach to conceptualizing person-environment interaction.* Alexandria, VA: American Counseling Association.

Cook, A. S., & McBride, J. S. (1982). Divorce: Helping children cope. *School Counselor, 30,* 89–94.

Cook, D., Bolton, B., Bellini, J., & Neath, J. (1997). A statewide investigation of the rehabilitation counselor generalist hypothesis. *Rehabilitation Counseling Bulletin, 40,* 192–201.

Cook, D. W. (1989). Systematic need assessment: A primer. *Journal of Counseling and Development, 67,* 462–464.

Cook, E. P. (Ed.). (1993). *Women, relationships, and power: Implications for counseling.* Alexandria, VA: American Counseling Association.

Cook, E. P., Heppner, M. J., & O'Brien, K. M. (2002). Career development of women of color and White women: Assumptions, conceptualizations, and interventions from an ecological perspective. *Career Development Quarterly, 50,* 291–305.

Cooper, D. L., Healy, M., & Simpson, J. (1994). Student development through involvement: Specific changes over time. *Journal of College Student Development, 35,* 98–101.

Coppock, M. W. (1993). Small group plan for improving friendships and self-esteem. *Elementary School Guidance and Counseling, 28,* 152–154.

Corcoran, K. O., & Mallinckrodt, B. (2000). Adult attachment, self-efficacy, perspective taking, and conflict resolution. *Journal of Counseling and Development, 78,* 473–483.

Corey, G. (2005). *Theory and practice of counseling and psychotherapy* (7th ed.). Belmont, CA: Thomson Brooks/Cole.

Corey, G. (2008). *Theory and practice of group counseling* (7th ed). Belmont, CA: Thomson Brooks/Cole.

Corey, G., Corey, M. S., & Callanan, P. (2007). *Issues and ethics in the helping professions* (7th ed.). Belmont, CA: Thomson Brooks/Cole.

Cormier, L. S., & Cormier, W. H. (1998). *Fundamental skills and cognitive behavioral interventions* (4th ed.). Pacific Grove, CA: Brooks/Cole.

Cormier, L. S., & Hackney, H. (2008). *Counseling strategies and interventions* (7th ed.). Boston: Pearson/Allyn & Bacon.

Cormier, W. H., & Cormier, L. S. (1998). *Interviewing strategies for helpers* (4th ed.). Pacific Grove, CA: Brooks/Cole.

Cornelius-White, J. H. D. (2005). Teaching person-centered multicultural counseling: Collaborative endeavors to transcend resistance and increase awareness. *Journal of Humanistic Counseling, Education and Development, 44,* 225–236.

Corsini, R. J. (2008). Introduction. In R. J. Corsini & D. Wedding (Eds.), *Current psychotherapies* (8th ed., pp. 1–13). Belmont, CA: Thomson Brooks/Cole.

Corsini, R. J., & Wedding, D. (Eds.). (2008). *Current psychotherapies* (8th ed.). Belmont, CA: Thomson Brooks/Cole.

Costa, L., & Altekruse, M. (1994). Duty-to-warn guidelines for mental health counselors. *Journal of Counseling and Development, 72,* 346–350.

Cottone, R. R., & Claus, R. E. (2000). Ethical decision-making models: A review of the literature. *Journal of Counseling and Development, 78,* 279.

Cottone, R. R., Grelle, M., & Wilson, W. C. (1988). The accuracy of systemic versus psychological evidence in judging vocational evaluator recommendations: A preliminary test of a systemic theory of vocational rehabilitation. *Journal of Rehabilitation, 54,* 45–52.

Cottone, R. R., & Tarvydas, V. M. (2007). *Ethical and professional issues in counseling* (3rd ed.). Upper Saddle River, NJ: Merrill/Prentice Hall.

Couch, R. D. (1995). Four steps for conducting a pregroup screening interview. *Journal for Specialists in Group Work, 20,* 18–25.

Council for Accreditation of Counseling and Related Educational Programs. (2001). *CACREP accreditation manual.* Alexandria, VA: Author.

Council for the Advancement of Standards in Higher Education. (2006). *CAS professional standards for higher education* (6th ed.). Washington, DC: Author.

Coven, A. B. (1977). Using Gestalt psychodrama experiments in rehabilitation counseling. *Personnel and Guidance Journal, 56,* 143–147.

Cowan, E. W., & Presbury, J. H. (2000). Meeting client resistance and reactance with reverence. *Journal of Counseling and Development, 78,* 411–419.

Cowen, E. L. (1982). Primary prevention research: Barrier opportunities. *Journal of Primary Prevention, 2,* 131–141.

Cox, B. J., & Waller, L. L. (1991). *Bridging the communication gap with the elderly.* Chicago: American Hospital Association.

Cox, H. G. (1995). *Later life: The realities of aging* (5th ed.). Upper Saddle River, NJ: Prentice Hall.

Cozby, P. C. (2001). *Methods in behavioral research* (7th ed.). Palo Alto, CA: Mayfield.

Craig, M. P., Contreras, M., & Peterson, N. (2000). Multicultural career exploration with adolescent females. In N. Peterson & R. C. Gonzalez (Eds.), *Career counseling models for diverse populations* (pp. 20–35). Pacific Grove, CA: Brooks/Cole.

Crawford, R. L. (1994). *Avoiding counselor malpractice.* Alexandria, VA: American Counseling Association.

Crawford, R. L., & Phyfer, A. Q. (1988). Adult children of alcoholics: A counseling model. *Journal of College Student Development, 29,* 105–111.

Creamer, D. G., & Associates (1990). *College student development: Theory and practices for the 1990s.* Alexandria, VA: American College Personnel Association.

Crespi, T. D., & Howe, E. A. (2000, March). Families in crisis: Considerations and implications for school counselors. *Counseling Today, 42*(9), 6.

Creswell, J. W. (2002). *Educational research: planning, conducting, and evaluating quantitative and qualitative research* (2nd ed.). Upper Saddle River, NJ: Merrill/Prentice Hall.

Crites, J. O. (1969). *Vocational psychology.* New York: McGraw-Hill.

Crites, J. O. (1981). *Career counseling: Models, methods, and materials.* New York: McGraw-Hill.

Crodzki, L. (2002, May/June). Practice strategies. *Family Therapy Magazine, 1,* 43–44.

Cronbach, L. J. (1979). The Armed Services Vocational Aptitude Battery: A test battery in transition. *Personnel and Guidance Journal, 57,* 232–237.

Crosbie-Burnett, M., & Newcomer, L. L. (1989). A multimodal intervention for group counseling with children of divorce. *Elementary School Guidance and Counseling, 23,* 155–166.

Croteau, J. M., & Thiel, M. J. (1993). Integrating sexual orientation in career counseling: Acting to end a form of the personal-career dichotomy. *Career Development Quarterly, 42,* 174–179.

Culbreth, J. R., & Borders, L. D. (1999). Perceptions of the supervisory relationship: Recovering and nonrecovering substance abuse counselors. *Journal of Counseling and Development, 77,* 330–338.

Cunradi, C., Caetano, R., & Schafer, J. (2002). Socioeconomic predictors of intimate partner violence among White, Black, and Hispanic couples in the United States. *Journal of Family Violence, 17,* 377–389.

Curtis, J. M. (1981). Indications and contraindications in the use of therapist's self-disclosure. *Psychological Reports, 49,* 449–507.

Curtis, R., & Sherlock, J. J. (2006). Wearing two hats: Counselors working as managerial leaders in agencies and schools. *Journal of Counseling and Development, 84,* 120–126.

Daire, A. P., LaMothe, S., & Fuller, D. P. (2007). Differences between Black/African American and White college students regarding influences on high school completion, college attendance, and career choice. *Career Development Quarterly, 55,* 275–279.

Daniel, T., & Ivey, A. E. (2007). *Microcounseling: Making skills work in a multicultural world.* Springfield, IL: Thomas.

Daniels, J. A. (2001). Managed care, ethics, and counseling. *Journal of Counseling and Development, 79,* 119–122.

Daniels, J. A. (2002). Assessing threats of school violence: Implications for counselors. *Journal of Counseling and Development, 80,* 215–218.

Daniels, M. H., Mines, R., & Gressard, C. (1981). A meta-model for evaluating counseling programs. *Personnel and Guidance Journal, 5*(9), 578–582.

Daniluk, J. C., & Haverkamp, B. E. (1993). Ethical issues in counseling adult survivors of incest. *Journal of Counseling and Development, 72,* 16–22.

Das, A. K. (1987). Indigenous models of therapy in traditional Asian societies. *Journal of Multicultural Counseling and Development, 15,* 25–37.

Das, A. K. (1998). Frankl and the realm of meaning. *Journal of Humanistic Education and Development, 36,* 199–211.

Dattilio, F. M. (1993). A practical update on the treatment of obsessive-compulsive disorders. *Journal of Mental Health Counseling, 15,* 244–259.

Daugherty, D. A., Murphy, M. J., & Paugh, J. (2001). An examination of the Adlerian construct of social interest with criminal offenders. *Journal of Counseling and Development, 79,* 465–471.

Davenport, D. S., & Yurich, J. M. (1991). Multicultural gender issues. *Journal of Counseling and Development, 70,* 64–71.

Davidson, J. P., III. (1986, March). *Developing an effective evaluation plan.* Paper presented at the Jefferson County (Alabama) Model School Program, Birmingham, AL.

Davis, D. C. (1998). The American College Counseling Association: A historical view. *Journal of College Counseling, 1,* 7–9.

Davis, H. V. (1988). *Frank Parsons: Prophet, innovator, counselor.* Carbondale: University of Southern Illinois Press.

Davis, J. (1914). *Vocational and moral guidance.* Boston: Ginn.

Davis, T., & Ritchie, M. (1993). Confidentiality and the school counselor: A challenge for the 1990s. *School Counselor, 41,* 23–30.

Day, R. W., & Sparacio, R. T. (1980). Structuring the counseling process. *Personnel and Guidance Journal, 59,* 246–249.

Day, S. X. (2008). *Theory and design in counseling and psychotherapy* (2nd ed.). Boston: Lahaska Press.

Dean, L. A. (1994, June). Chimney building. *Visions, 2,* 3–4.

DeAngelis, T. (1992, November). Best psychological treatment for many men: Group therapy. *APA Monitor, 23,* 31.

Deegan, W. L., & O'Banion, T. (Eds.). (1989). *Perspectives on student development.* San Francisco: Jossey-Bass.

Degges-White, S., & Shoffner, M. F. (2002). Career counseling with lesbian clients: Using the theory of work adjustment as a framework. *Career Development Quarterly, 51,* 87–96.

Del Prete, T. (1998). Getting back in touch with students: Should we risk it? *Professional School Counseling, 1*(4), 62–65.

DeLaszlo, V. S. (1994). *The basic writings of C. G. Jung.* New York: Modern Library.

DeLucia-Waack, J. L. (1996). Multiculturalism is inherent in all group work. *Journal for Specialists in Group Work, 21,* 218–223.

DeLucia-Waack, J. L. (1999). Supervision for counselors working with eating disorders groups: Countertransference issues related to body image, food, and weight. *Journal of Counseling and Development, 77,* 379–388.

Delve, C. I., Mintz, S. D., & Stewart, G. M. (1990). *Community service as values education.* San Francisco: Jossey-Bass.

Denzin, N. K., & Lincoln, Y. S. E. (2000). *Handbook of qualitative research* (2nd ed.). Thousand Oaks, CA: Sage.

DeRidder, L. M. (1993). Teenage pregnancy: Etiology and educational interventions. *Educational Psychology Review, 5,* 87–103.

deShazer, S. (1984). The death of resistance. *Family Process, 23,* 11–17.

deShazer, S. (1991). *Putting differences to work.* New York: Norton.

DeVoe, M. W., & McClam, T. (1982). Service coordination: The school counselor. *School Counselor, 30,* 95–100.

Dickson, G. L., & Parmerlee, J. R. (1980). The occupation family tree: A career counseling technique. *School Counselor, 28,* 99–104.

Dingman, R. L. (1990, November). *Counselor credentialing laws.* Paper presented at the Southern Association for Counselor Education and Supervision Conference, Norfolk, VA.

Dinkmeyer, D. (1973a). Elementary school counseling: Prospects and potentials. *School Counselor, 52,* 171–174.

Dinkmeyer, D. (1989). Beginnings of "Elementary School Guidance and Counseling." *Elementary School Guidance and Counseling, 24,* 99–101.

Dinkmeyer, D., & Losoncy, L. E. (1980). *The encouragement book: Becoming a positive person.* Upper Saddle River, NJ: Prentice Hall.

Dinkmeyer, D. C. (1971). The "C" group: Integrating knowledge and experience to change behavior. *Counseling Psychologist, 3,* 63–72.

Dinkmeyer, D. C. (1973b). The parent C group. *Personnel and Guidance Journal, 52,* 4.

Dinkmeyer, D. C., & Caldwell, C. E. (1970). *Developmental counseling and guidance: A comprehensive school approach.* New York: McGraw-Hill.

Dinkmeyer, D. C., & Carlson, J. (1973). *Consulting: Facilitating human potential and processes.* Upper Saddle River, NJ: Prentice Hall.

Dinkmeyer, D. C., & Muro, J. J. (1979). *Group counseling: Theory and practice* (2nd ed.). Itasca, IL: F. E. Peacock.

Dinkmeyer, D. C., Jr., & Carlson, J. (2006). Consultation: Creating school-based interventions (3rd ed.). New York: Routledge.

Dixon, D. N., & Glover, J. A. (1984). *Counseling: A problem-solving approach.* New York: Wiley.

Dixon, W. A. (2000). Problem-solving appraisal and depression: Evidence for a recovery model. *Journal of Counseling and Development, 78,* 87–91.

Dixon, W. A., & Reid, J. K. (2000). Positive life events as a moderator of stress-related depressive symptoms. *Journal of Counseling and Development, 78,* 343–347.

Doan, R. E., & Scherman, A. (1987). The therapeutic effect of physical fitness on measures of personality: A literature review. *Journal of Counseling and Development, 66,* 28–36.

Dobson, J. E., & Campbell, N. J. (1986). Laboratory outcomes of personal growth groups. *Journal for Specialists in Group Work, 11,* 9–15.

Doherty, W. J., & Simmons, D. S. (1996). Clinical practice patterns of marriage and family therapists: A national survey of therapists and their clients. *Journal of Marital and Family Therapy, 22,* 9–25.

Dollarhide, C. T. (1997). Counseling for meaning in work and life: An integrated approach. *Journal of Humanistic Education and Development, 35,* 178–187.

Donigian, J., & Malnati, R. (1997). *Systemic group therapy: A triadic model.* Pacific Grove, CA: Brooks/Cole.

Donnay, D. A. C. (1997). E. K. Strong's legacy and beyond: 70 years of the Strong Interest Inventory. *Career Development Quarterly, 46,* 2–22.

Dorn, F. J. (1984). The social influence model: A social psychological approach to counseling. *Personnel and Guidance Journal, 62,* 342–345.

Doster, J. A., & Nesbitt, J. G. (1979). Psychotherapy and self-disclosure. In G. J. Chelune (Ed.), *Self-disclosure: Origins, patterns, and implications and openness in interpersonal relationships* (pp. 177–224). San Francisco: Jossey-Bass.

Dougherty, A. M. (1986). The blossoming of youth: Middle graders "on the grow." *School Counselor, 33,* 167–169.

Dougherty, A. M. (2005). *Psychological consultation and collaboration in school and community settings* (4th ed.). Pacific Grove, CA: Brooks/Cole.

Doweiko, H. E. (1990). *Concepts of chemical dependency.* Pacific Grove, CA: Brooks/Cole.

Doyle, K. (1997). Substance abuse counselors in recovery: Implications for the ethical issue of dual relationships. *Journal of Counseling and Development, 75,* 428–432.

Drapela, V. J. (1983). Counseling, consultation, and supervision: A visual clarification of their relationship. *Personnel and Guidance Journal, 62,* 158–162.

Dreikurs, R. R. (1950). *Fundamentals of Adlerian psychology.* Chicago: Alfred Adler Institute.

Dreikurs, R. R. (1967). *Psychodynamics, psychotherapy, and counseling.* Chicago: Alfred Adler Institute.

Dreikurs, R. R., & Mosak, H. H. (1966). The tasks of life: I. Adler's three tests. *Individual Psychologist, 4,* 18–22.

Dreikurs, R. R., & Soltz, V. (1964). *Children: The challenge.* New York: Hawthorne.

Drummond, R. J., & Jones, K. D. (2006). *Appraisal procedures for counselors and helping professionals* (6th ed.). Upper Saddle River, NJ: Merrill/Prentice Hall.

Drummond, R. J., & Ryan, C. W. (1995). *Career counseling: A developmental approach.* Upper Saddle River, NJ: Merrill/Prentice Hall.

Dryden, W. (1994). Reason and emotion in psychotherapy: Thirty years on. *Journal of Rational Emotive and Cognitive Behavior Therapy, 12,* 83–89.

Dunn, C. W., & Veltman, G. C. (1989). Addressing the restrictive career maturity patterns of minority youth: A program evaluation. *Journal of Multicultural Counseling and Development, 17,* 156–164.

Dustin, D., & Ehly, S. (1984). Skills for effective consultation. *School Counselor, 31,* 23–29.

Duys, D. K., & Hobson, S. M. (2004). Reconceptualizing self-esteem: Implications of Kegan's constructive-developmental model for school counselors.

*Journal of Humanistic Counseling, Education, and Development, 43,* 152–162.

Dworkin, S., & Pincu, L. (1993). Counseling in the era of AIDS. *Journal of Counseling and Development, 71,* 275–281.

Dye, H. A., & Borders, L. D. (1990). Counseling supervisors: Standards for preparation and practice. *Journal of Counseling and Development, 69,* 27–29.

Dyer, W. W., & Vriend, J. (1977). A goal-setting checklist for counselors. *Personnel and Guidance Journal, 55,* 469–471.

Dykeman, C., Daehlin, W., Doyle, S., & Flamer, H. S. (1996). Psychological predictors of school-based violence: Implications for school counselors. *School Counselor, 44,* 35–47.

Edgemon, A. W., Remley, T. P., Jr., & Snoddy, H. N. (1985). Integrating the counselor's point of view. *School Counselor, 32,* 296–301.

Education Trust. (1997). *The national guidance and counseling reform program.* Washington, DC: Author.

Egan, G. (2007). *The skilled helper* (8th ed.). Belmont, CA: Thomson Brooks/Cole.

Ehrle, R. A. (1979). Rehabilitation counselors on the threshold of the 1980s. *Counselor Education and Supervision, 18,* 174–180.

Eichhorn, D. H. (1968). Middle school organization: A new dimension. *Theory into Practice, 7,* 111–113.

Elam, G. A., & Kleist, D. M. (1999). Research on the long-term effects of child abuse. *The Family Journal: Counseling and Therapy for Couples and Families, 7,* 154–160.

El Nasser, H., & Overberg, P. (2002, June 5). More people identify themselves as simply 'American.' *USA Today,* p. A1.

Elkind, D. (1986). Stress and the middle grader. *School Counselor, 33,* 196–206.

Ellis, A. (1962). *Reason and emotion in psychotherapy.* New York: Stuart.

Ellis, A. (1971). *Growth through reason.* Palo Alto, CA: Science and Behavior Books.

Ellis, A. (1980). Foreword. In S. R. Walen, R. DiGiuseppe, & R. L. Wesslon (Eds.), *A practitioner's guide to rational-emotive therapy* (pp. vii–xii). New York: Oxford University Press.

Ellis, A. (1984). Must most psychotherapists remain as incompetent as they are now? In J. Hariman (Ed.), *Does psychotherapy really help people?* Springfield, IL: Thomas.

Ellis, A. (2008). Rational-emotive behavior therapy. In R. J. Corsini & D. Wedding (Eds.), *Current psychotherapies* (8th ed., pp. 187–222). Belmont, CA: Thomson Brooks/Cole

Elmore, P. B., Ekstrom, R. B., Diamond, E. E., & Whittaker, S. (1993). School counselors' test use patterns and practices. *School Counselor, 41,* 73–80.

Elmore, T. M. (1984). Counselor education and counseling psychology: A house divided? *ACES Newsletter, 44,* 4, 6.

Elmore, T. M., & Roberge, L. P. (1982). Assessment and experiencing: On measuring the marigolds. *Measurement and Evaluation in Guidance, 15,* 95–102.

Elstein, A. S., Shulman, A. S., & Sprafka, S. A. (1978). *Medical problem solving: An analysis of clinical reasoning.* Cambridge, MA: Harvard University Press.

Emener, W. G., & Cottone, R. R. (1989). Professionalization, deprofessionalization, and reprofessionalization of rehabilitation counseling according to criteria of professions. *Journal of Counseling and Development, 67,* 576–581.

Emerson, S., & Markos, P. A. (1996). Signs and symptoms of the impaired counselor. *Journal of Humanistic Education and Development, 34,* 108–117.

Engels, D. W., Jacobs, B. C., & Kern, C. W. (2000). Life-career developmental counseling. In D. C. Davis & K. M. Hemphrey (Eds.), *College counseling: Issues and strategies for a new millennium* (pp. 187–203). Alexandria, VA: American Counseling Association.

Engen, H. B., Lamb, R. R., & Prediger, D. J. (1982). Are secondary schools still using standardized tests? *Personnel and Guidance Journal, 60,* 287–290.

English, H. B., & English, A. C. (1956). *A comprehensive dictionary of psychological and psychoanalytical terms.* New York: Longman Green.

Engstrom, C. M., & Sedlacek, W. E. (1991). A study of prejudice toward university student-athletes. *Journal of Counseling and Development, 70,* 189–193.

Enns, C. Z. (1993). Twenty years of feminist counseling and therapy. *Counseling Psychologist, 21,* 3–87.

Enns, C. Z. (1996). Counselors and the backlash: "Rape hype" and "false-memory syndrome." *Journal of Counseling and Development, 74,* 358–367.

Enns, C. Z., & Hackett, G. (1993). A comparison of feminist and nonfeminist women's and men's reactions to nonsexist and feminist counseling: A replication and extension. *Journal of Counseling and Development, 71,* 499–509.

Enright, M. S. (1997). The impact of short-term career development programs on people with disabilities. *Rehabilitation Counseling Bulletin, 40,* 285–300.

Epp, L. R. (1998). The courage to be an existential counselor: An interview with Clemmont E. Vontress. *Journal of Mental Health Counseling, 20,* 1–12.

Erber, J. T. (2005). *Aging and older adulthood.* Belmont, CA: Thomson Wadsworth. Erber

Erdberg, P. (1996). The Rorschach. In C. S. Newmark (Ed.), *Major psychological assessment instruments* (2nd ed.). Boston: Allyn & Bacon.

Erdman, P., & Lampe, R. (1996). Adapting basic skills to counsel children. *Journal of Counseling and Development, 74,* 374–377.

Erford, B. T. (2008). *Therapeutic dinosaur games.* Alexandria, VA: American Counseling Association.

Erickson, M. (1954). Special techniques of brief hypnotherapy. *Journal of Clinical and Experimental Hypnosis, 2,* 109–129.

Eriksen, K., & Kress, V. E. (2006). The DSM and the professional counseling identity: Bridging the gap. *Journal of Mental Health Counseling, 28,* 202–217.

Erikson, E. H. (1958). *Young man Luther.* New York: Norton.

Erikson, E. H. (1963). *Childhood and society* (2nd ed.). New York: Norton.

Erikson, E. H. (1968). *Identity, youth and crisis.* New York: Norton.

Erk, R. R. (2000). Five frameworks for increasing understanding and effective treatment of attention-deficit/hyperactivity disorder: Predominately inattentive type. *Journal of Counseling and Development, 78,* 389–399.

Erkel, R. T. (1990, May/June). The birth of a movement. *Family Therapy Networker, 14,* 26–35.

Erwin, T. M. (2006). A qualitative analysis of the Lesbian Connection's discussion forum. *Journal of Counseling and Development, 84,* 95–107.

Espelage, D. L., Bosworth, K., & Simon, T. R. (2000). Examining the social context of bullying behaviors in early adolescence. *Journal of Counseling and Development, 78,* 326–333.

Evanoski, P. O., & Tse, F. W. (1989). Career awareness programs for Chinese and Korean American parents. *Journal of Counseling and Development, 67,* 472–474.

Evans, D. R., Hearn, M. T., Uhlemann, M. R., & Ivey, A. E. (2008). *Essential interviewing* (7th ed.). Belmont, CA: Thomson Brooks/Cole.

Evans, J. E., & Hines, P. L. (1997). Lunch with school counselors: Reaching parents through their workplace. *Professional School Counseling, 1,* 45–47.

Evans, K. M., Kincade, E. A., Marbley, A. F., & Seem, S. R. (2005). Feminism and feminist therapy: Lessons from the past and hopes for the future. *Journal of Counseling and Development, 83,* 269–277.

Evans, N. J., Carr, J., & Stone, J. E. (1982). Developmental programming: A collaborative effort of residence life and counseling center staff. *Journal of College Student Personnel, 23,* 48–53.

Evelyn, J. (2002, June 14). Nontraditional students dominate undergraduate enrollments, study finds. *Chronicle of Higher Education 48*(40), A34.

Everal, R. D., Altrows, K. J., & Paulson, B. L. (2006). Creating a future: A study of resilience in suicidal female adolescents. *Journal of Counseling and Development, 84,* 461–470.

Everly, G. S., Lating, J. M., & Mitchell, J. T. (2000). Innovations in group intervention: Critical Incident Stress Debriefing (CISD) and Critical Incident Stress Management (CISM). In A. R. Roberts (Eds.), *Crisis intervention handbook: Assessment, treatment, and research.* New York: Oxford Press.

Ewing, D. B. (1990). Direct from Minnesota: E. G. Williamson. In P. P. Heppner (Ed.), *Pioneers in counseling and development: Personal and professional perspectives* (pp. 104–111). Alexandria, VA: American Counseling Association.

Exner, J. E. (2003). *The Rorschach: A comprehensive system* (4th ed.). New York: Wiley.

Fagan, J. (1970). The task of the therapist. In J. Fagan & I. L. Shepherd (Eds.), *Gestalt therapy now* (pp. 88–106). Palo Alto, CA: Science and Behavior Books.

Fagan, J., & Shepherd, I. L. (1970). Theory of Gestalt therapy. In J. Fagan & I. L. Shepherd (Eds.), *Gestalt therapy now* (pp. 1–7). Palo Alto, CA: Science and Behavior Books.

Fagan, R. (2006). Counseling and treating adolescents with alcohol and other substance use problems and their families. *The Family Journal: Counseling and Therapy for Couples and Families, 14,* 326–333.

Faiver, C., Eisengart, S., & Colonna, R. (2004). *The counselor intern's handbook* (3rd ed.). Pacific Grove, CA: Brooks/Cole.

Fall, M., & VanZandt, C. E. Z. (1997). Partners in research: School counselors and counselor educators working together. *Professional School Counseling, 1,* 2–3.

Fallon, M. V. (1997). The school counselor's role in first generation students' college plans. *School Counselor, 44,* 384–393.

Fals-Stewart, W. (2003). The occurrence of partner physical aggression on days of alcohol consumption: A longitudinal diary study. *Journal of Consulting and Clinical Psychology, 71,* 41–51.

Fauth, J., & Hayes, J. A. (2006). Counselors' stress appraisal as predictors of countertransference behavior with male clients. *Journal of Counseling and Development, 84,* 430–439.

Faust, V. (1968). *History of elementary school counseling: Overview and critique.* Boston: Houghton Mifflin.

Fenske, R. H. (1989). Evolution of the student services professional. In U. Delworth, G. R. Hanson, & Associates (Eds.), *Student services: A handbook for the profession* (2nd ed., pp. 25–56). San Francisco: Jossey-Bass.

Fernando, D. M. (2007). Existential theory and solution-focused strategies: Integration and application. *Journal of Mental Health Counseling, 29,* 226–241.

Fiedler, F. (1950). The concept of the ideal therapeutic relationship. *Journal of Consulting Psychology, 45,* 659–666.

Fischer, A. R., Jome, L. M., & Atkinson, R. A. (1998). Back to the future of multicultural psychotherapy with a common factors approach. *Counseling Psychologist, 26,* 602–606.

Fishman, C. H. (1988). *Treating troubled adolescents: A family therapy approach.* New York: Basic Books.

Fleming, J. S., & Rickord, B. (1997). Solution-focused brief therapy: One answer to managed mental health care. *Family Journal, 5,* 286–294.

Fogle, D. O. (1979). Preparing students for the worst: The power of negative thinking. *Personnel and Guidance Journal, 57,* 364–367.

Fong, M. L. (1992). When a survey isn't research. *Counselor Education and Supervision, 31,* 194–195.

Fong, M. L., & Cox, B. G. (1983). Trust as an underlying dynamic in the counseling process: How clients test trust. *Personnel and Guidance Journal, 62,* 163–166.

Fontes, L. A. (2002). Child discipline and physical abuse in immigrant Latino families: Reducing violence and misunderstandings. *Journal of Counseling and Development, 80,* 31–40.

Ford, D., & Urban, H. (1998). *Systems of psychotherapy: A comparative study* (2nd ed.). New York: Wiley.

Ford, D. Y., Harris, J. J., III, & Schuerger, J. M. (1993). Racial identity development among gifted Black students. *Journal of Counseling and Development, 71,* 409–417.

Forester-Miller, H., & Davis, T. E. (1996). *A practitioner's guide to ethical decision making.* Alexandria, VA: American Counseling Association.

Forrest, D. V. (1983). Depression: Information and interventions for school counselors. *School Counselor, 30,* 269–279.

Forrest, L. (1989). Guiding, supporting, and advising students: The counselor role. In U. Delworth, G. R. Hanson, & Associates (Eds.), *Student services: A handbook for the profession* (2nd ed., pp. 265–283). San Francisco: Jossey-Bass.

Forsyth, D. R., & Strong, S. R. (1986). The scientific study of counseling and psychotherapy. *American Psychologist, 41,* 113–119.

Foster, S. (1996, December). Characteristics of an effective counselor. *Counseling Today,* 21.

Fouad, N. A., & Byars-Winston, A. M. (2005). Cultural context of career choice: Meta-analysis of race/ethnicity differences. *Career Development Quarterly, 53,* 223–233.

Fox, M. (1994). *The reinvention of work: A new vision of livelihood for our time.* San Francisco: Harper.

Framo, J. L. (1996). A personal retrospective of the family therapy field: Then and now. *Journal of Marital and Family Therapy, 22,* 289–316.

Frankl, V. (1962). *Man's search for meaning: An introduction to logotherapy.* New York: Washington Square Press.

Frankl, V. (1967). *Psychotherapy and existentialism: Selected papers on logotherapy.* New York: Washington Square Press.

Frankl, V. (1969). *Psychotherapy and existentialism: Selected papers on logotherapy.* New York: Simon & Schuster.

Freeman, F. H., Knott, K. B., & Schwartz, M. K. (1996). *Leadership education: A source book.* Greensboro, NC: Center for Creative Leadership.

Freeman, S. C. (1990). C. H. Patterson on client-centered career counseling: An interview. *Career Development Quarterly, 38,* 291–301.

Fretz, B. R., & Mills, D. H. (1980). *Licensing and certification of psychologists and counselors.* San Francisco: Jossey-Bass.

Freud, A. (1936). *The ego and the mechanisms of defense* (J. Strachey, Trans.). New York: International Universities Press.

Freud, A. (1958). Adolescence. *Psychoanalytic Study of the Child, 13,* 255–278.

Frey, D. H. (1972). Conceptualizing counseling theories. *Counselor Education and Supervision, 11,* 243–250.

Frey, D. H. (1978). Science and the single case in counseling research. *Personnel and Guidance Journal, 56,* 263–268.

Friedan, B. (1994). *The fountain of age.* New York: Touchstone.

Friedberg, R. D. (1996). Cognitive-behavioral games and workbooks: Tips for school counselors. *Elementary School Guidance and Counseling, 31,* 11–19.

Friedlander, M. L., Wildman, J., Heatherington, L., & Skowron, E. A. (1994). What we do and don't know about the process of family therapy. *Journal of Family Psychology, 8,* 390–416.

Friedman, E. H. (1991). Bowen theory and therapy. In A. S. Gurman & D.P. Kniskern (Eds.), *Handbook of family therapy* (Vol. 2, pp.134–170). New York: Brunner/Mazel.

Frieman, B. B. (1994). Children of divorced parents: Action steps for the counselor to involve fathers. *The School Counselor, 28,* 197–205.

Friesen, J. D. (1985). *Structural-strategic marriage and family therapy.* New York: Gardner.

Friskopp, A., & Silverstein, S. (1995). *Straight jobs gay lives.* New York: Scribner.

Froehle, T. C. (1985). Guest editorial. *Counselor Education and Supervision, 24,* 323–324.

Frone, M. R. (2003). Work-family balance. In J. C. Quick & L. E. Terrick (Eds.), *Handbook of occupational health psychology* (pp. 143–162). Washington, DC: American Psychological Association.

Fuqua, D. R., & Newman, J. L. (1985). Individual consultation. *Counseling Psychologist, 13,* 390–395.

Furlong, M. J., Atkinson, D. R., & Janoff, D. S. (1979). Elementary school counselors' perceptions of their actual and ideal roles. *Elementary School Guidance and Counseling, 14,* 4–11.

Gade, E., Fuqua, D., & Hurlburt, G. (1988). The relationship of Holland's personality types to educational satisfaction with a Native-American high school population. *Journal of Counseling Psychology, 35,* 183–186.

Gale, A. U. (1998). Carl McDaniels: A life of transitions. *Journal of Counseling and Development, 76,* 202–207.

Galfo, A. J., & Miller, E. (1976). *Interpreting educational research* (3rd ed.). Dubuque, IA: Wm. C. Brown.

Galassi, J. P., & Gulledge, S. A. (1997). The middle school counselor and teacher-advisor programs. *Professional School Counseling, 1,* 55–60.

Gallessich, J. (1974). Training the school psychologist for consultation. *Journal of School Psychology, 12,* 138–149.

Gallessich, J. (1982). *The profession and practice of consultation.* San Francisco: Jossey-Bass.

Gallessich, J. (1985). Toward a meta-theory of consultation. *Counseling Psychologist, 13,* 336–354.

Galvin, M., & Ivey, A. E. (1981). Researching one's own interviewing style: Does your theory of choice match your actual practice? *Personnel and Guidance Journal, 59,* 536–542.

Ganje-Fling, M. A., & McCarthy, P. (1996). Impact of childhood sexual abuse on client spiritual development: Counseling implications. *Journal of Counseling and Development, 74,* 253–258.

Gardner, H. (1993). *Frames of mind: The theory of multiple intelligences.* New York: Basic Books.

Garner, R., Martin, D., & Martin, M. (1989). The PALS program: A peer counseling training program for junior high school. *Elementary School Guidance and Counseling, 24,* 68–76.

Garretson, D. J. (1993). Psychological misdiagnosis of African

Americans. *Journal of Multicultural Counseling and Development, 21,* 119–126.

Garrett, M. T. (2006). When eagle speaks: Counseling Native Americans. In C. C. Lee (Ed.), *Multicultural issues in counseling* (3rd ed., pp. 25–54). Alexandria, VA: American Counseling Association.

Garrett, M. T., & Carroll, J. J. (2000). Mending the broken circle: Treatment of substance dependence among Native Americans. *Journal of Counseling and Development, 78,* 379–388.

Garrett, M. T., & Pichette, E. F. (2000). Red as an apple: Native American acculturation and counseling with or without reservation. *Journal of Counseling and Development, 78,* 3–13.

Gati, I., & Saka, N. (2001). High school students' career-related decision-making difficulties. *Journal of Counseling and Development, 79,* 331–340.

Gaushell, H., & Lawson, D. (1994, November). *Counselor trainee family-of-origin structure and current intergenerational family relationships: Implications for counselor training.* Paper presented at the Southern Association of Counselor Education and Supervision Convention, Charlotte, NC.

Gay, L. R., Mills, G. E., & Airasian, P. (2006). *Educational research* (8th ed.). Upper Saddle River, NJ: Merrill/Prentice Hall.

Gazda, G. M. (1989). *Group counseling: A developmental approach* (4th ed.). Boston: Allyn & Bacon.

Gazda, G. M., Ginter, E. J., & Horne, A. M. (2001). *Group counseling and group psychotherapy: Theory and application.* Boston: Allyn & Bacon.

Geertz, C. (1973). *The interpretation of cultures.* New York: Basic Books.

Geis, G. L., & Chapman, R. (1971). Knowledge of results and other possible reinforcers in self-instructional systems. *Educational Technology, 2,* 38–50.

Gelso, C. J. (1979). Research in counseling: Methodological and professional issues. *Counseling Psychologist, 8,* 7–36.

Gelso, C. J. (1985). Rigor, relevance, and counseling research: On the need to maintain our course between Scylla and Charybdis. *Journal of Counseling and Development, 63,* 551–553.

Gelso, C. J., & Carter, J. A. (1985). The relationship in counseling and psychotherapy: Components, consequences, and theoretical antecedents. *Counseling Psychologist, 13,* 155–243.

Gemignani, M., & Gliiberto, M. (2005). Counseling and psychotherapy in Italy: A profession in constant change. *Journal of Mental Health Counseling, 27,* 168–184.

Geraghty, M. (1997, August 1). Campuses see steep increase in students seeking counseling. *Chronicle of Higher Education,* A32.

Gerdes, H., & Mallinckrodt, B. (1994). Emotional, social, and academic adjustment of college students: A longitudinal study of retention. *Journal of Counseling and Development, 72,* 281–288.

Gerler, E. R. (1987). Classroom guidance for success in overseas schools. *International Quarterly, 5,* 18–22.

Gerler, E. R., & Anderson, R. F. (1986). The effects of classroom guidance on children's success in school. *Journal of Counseling and Development, 65,* 78–81.

Gerler, E. R., Drew, N. S., & Mohr, P. (1990). Succeeding in middle school: A multimodal approach. *Elementary School Guidance and Counseling, 24,* 263–271.

Gerler, E. R., Jr. (1985). Elementary school counseling research and the classroom learning environment. *Elementary School Guidance and Counseling, 20,* 39–48.

Geroski, A. M., Rodgers, K. A., & Breen, D. T. (1997). Using the DSM-IV to enhance collaboration among school counselors, clinical counselors, and primary care physicians. *Journal of Counseling and Development, 75,* 231–239.

Gerstein, L. H., & Hotelling, K. (1987). Length of group treatment and changes in women with bulimia. *Journal of Mental Health Counseling, 9,* 162–173.

Gertner, D. M. (1994). Understanding and serving the needs of men. *Counseling and Human Development, 27,* 1–16.

Gibbons, M. M., & Shoffner, M. F. (2004). Perspective first-generation college students: Meeting their needs through social cognitive career theory. *Professional School Counseling, 8,* 91–97.

Gibson, D. M., & Myers, J. E. (2000). Gender and infertility: A relational approach to counseling women. *Journal of Counseling and Development, 78,* 400–410.

Giles, T. A. (1983). Counseling services and men in need: A response to Burch and Skovholt. *AMHCA Journal, 5,* 39–43.

Gill, S. J. (1982). Professional disclosure and consumer protection in counseling. *Personnel and Guidance Journal, 60,* 443–446.

Gillies, R. M. (1993). Action research in school counseling. *School Counselor, 41,* 69–72.

Gilligan, C. (1982). *In a different voice: Psychological theory and women's development.* Cambridge, MA: Harvard University Press.

Gill-Wigal, J., Heaton, J., Burke, J., & Gleason, J. (1988). When too much is too much. *Journal of College Student Development, 29,* 274–275.

Ginter, E. J. (1989). Slayers of monster watermelons found in the mental health patch. *Journal of Mental Health Counseling, 11,* 77–85.

Ginter, E. J. (2001). Private practice. In D. C. Locke, J. E. Myers, & E. L. Herr (Eds.), *The handbook of counseling* (pp. 355–372). Thousand Oaks, CA: Sage.

Ginter, E. J. (2002). *Journal of Counseling and Development* (JCD) and counseling's interwoven nature: Achieving a more complete understanding of the present through "historization" (Musings of an exiting editor—an editorial postscript). *Journal of Counseling and Development, 80,* 219–222.

Ginzberg, E. (1972). Toward a theory of occupational choice: A restatement. *Vocational Guidance Quarterly, 20,* 169–176.

Ginzberg, E., Ginsburg, S. W., Axelrad, S., & Herma, J. L. (1951). *Occupational choice.* New York: Columbia University Press.

Giordano, F. G., Schwiebert, V. L., & Brotherton, W. D. (1997). School counselors' perceptions of the usefulness of standardized test, frequency of their use, and assessment training needs. *School Counselor, 44,* 198–205.

Gladding, S. T. (1990a). Coming full cycle: Reentry after the group. *Journal for Specialists in Group Work, 15,* 130–131.

Gladding, S. T. (1990b). Let us not grow weary of theory. *Journal for Specialists in Group Work, 15,* 194.

Gladding, S. T. (1995). Humor in counseling: Using a natural resource. *Journal of Humanistic Education and Development, 34,* 3–12.

Gladding, S. T. (2002a). *Becoming a counselor: The light, the bright, and the serious.* Alexandria, VA: American Counseling Association,

Gladding, S. T. (2002b). Reflections on counseling after the crisis. In G. R. Walz and C. J. Kinkman (Eds.). *Helping people cope with tragedy and grief.* (pp 9–12), Greensboro, NC: ERIC/CASS and NBCC.

Gladding, S. T. (2004). *Counseling as an art: The creative arts in counseling* (3rd ed.). Alexandria, VA: American Counseling Association.

Gladding, S. T. (2005). *Counseling theories: Essential concepts and applications.* Upper Saddle River, NJ: Pearson Merrill Prentice Hall.

Gladding, S. T. (2006). *The counseling dictionary* (2nd ed) Upper Saddle River, NJ: Pearson.

Gladding, S. T. (2007). *Family therapy: History, theory, and practice* (4th ed.). Upper Saddle River, NJ: Merrill/Prentice Hall.

Gladding, S. T. (2008). *Groups: A counseling specialty* (5th ed.). Upper Saddle River, NJ: Merrill/Prentice Hall.

Gladding, S. T., & Gladding, C. (1991). The ABCs of bibliotherapy for school counselors. *School Counselor, 39,* 7–13.

Gladding, S. T., & Hood, W. D. (1974). Five cents, please. *School Counselor, 21,* 40–43.

Gladding, S. T., Lewis, E. L., & Adkins, L. (1981). Religious beliefs and positive mental health: The GLA scale and counseling. *Counseling and Values, 25,* 206–215.

Gladding, S. T., & Newsome, D. (2004). *Community and agency counseling*. (2nd ed.). Upper Saddle River, NJ: Merrill/Prentice Hall.

Gladstein, G. A. (1983). Understanding empathy: Integrating counseling, developmental, and social psychology perspectives. *Journal of Counseling Psychology, 30,* 467–482.

Gladstein, G. A., & Apfel, F. S. (1987). A theoretically based adult career counseling center. *Career Development Quarterly, 36,* 178–185.

Glass, G. V. (1976). Primary, secondary, and meta-analyses of research. *Educational Researcher, 5,* 3–8.

Glasser, W. (1965). *Reality therapy: A new approach to psychiatry.* New York: Harper & Row.

Glasser, W. (1980). Reality therapy: An explanation of the steps of reality therapy. In W. Glasser (Ed.), *What are you doing? How people are helped through reality therapy.* New York: Harper & Row.

Glasser, W. (1981). *Stations of the mind.* New York: Harper & Row.

Glasser, W. (1984). *Control theory: A new explanation of how we control our lives.* New York: Harper & Row.

Glasser, W. (1988, November). *Reality therapy.* Workshop presented at the Alabama Association for Counseling and Development, Fall Conference, Birmingham.

Glasser, W. (1998). *Choice theory.* New York: HarperCollins.

Glasser, W. (2000). School violence from the perspective of William Glasser. *Professional School Counseling, 4,* 77–80.

Glasser, W. (2005, February). *Reality therapy today.* Presentation at the Wake Forest University Counseling Winter Forum. Winston-Salem, NC..

Glasser, W., & Wubbolding, R. (1995). Reality therapy. In R. Corsini & D. Wedding (Eds.), *Current psychotherapies* (5th ed., pp. 293–321). Itasca, IL: F. E. Peacock.

Glauser, A. S., & Bozarth, J. D. (2001). Person-centered counseling: The culture within. *Journal of Counseling and Development, 79,* 142–147.

Glenn, M., Garcia, J., Li, L., & Moore, D. (1998). Preparation of rehabilitation counselors to serve people living with HIV/AIDS. *Rehabilitation Counseling Bulletin, 41,* 190–200.

Gloria, A. M., & Kurpius Robinson, S. E. (2000). I can't live without it: Adolescent substance abuse from a cultural and contextual framework. In D. Capuzzi & D. R. Gross (Eds.), *Youth at risk* (3rd ed., pp. 409–439). Alexandria, VA: American Counseling Association.

Gloria, A. M., & Rodriguez, E. R. (2000). Counseling Latino university students: Psychosociocultural issues for consideration. *Journal of Counseling and Development, 78,* 145–154.

Glosoff, H. L., Herlihy, B., & Spence, E. B. (2000). Privileged communication in the counselor-client relationship. *Journal of Counseling and Development, 78,* 454–462.

Glosoff, H. L., & Koprowicz, C. L. (1990). *Children achieving potential.* Alexandria, VA: American Counseling Association.

Goetz, B. (1998, May 27). *An inside/outsider's view of the counseling profession today.* Paper presented at the Chi Sigma Iota Invitational Counselor Advocacy Conference, Greensboro, NC.

Gold, J., & Pitariu, G. V. (2004). Opening the eyes of counselors to the emotional abuse of men: An overlooked dynamic in dysfunctional families. *Journal of Humanistic Counseling, Education and Development, 43,* 178–187.

Gold, L. (1979). Adler's theory of dreams: An holistic approach to interpretation. In B. B. Wolman (Ed.), *Handbook of dreams: Research, theories, and applications.* New York: Van Nostrand Reinhold.

Goldberg, C. (1975). Termination: A meaningful pseudo-dilemma in psychotherapy. *Psychotherapy, 12,* 341–343.

Goldberg, J. R. (1994, June). Spirituality, religion and secular values: What role in psychotherapy? *Family Therapy News, 25*(9), 16–17.

Goldenberg, H., & Goldenberg, I. (2002). *Counseling today's family* (4th ed.). Pacific Grove, CA: Brooks/Cole.

Goldiamond, I. (1976). Self-reinforcement. *Journal of Applied Behavior Analysis, 9,* 509–514.

Goldin, E., & Bordan, T. (1999). The use of humor in counseling: The laughing cure. *Journal of Counseling and Development, 77,* 405–410.

Goldin, E., Bordan, T., Araoz, D. L., Gladding, S. T., Kaplan, D., Krumbolz, J., et al. (2006). Humor in counseling: Leader perpectives. *Journal of Counseling and Development, 84,* 397–404.

Goldman, L. (1971). *Using tests in counseling* (2nd ed.). New York: Appleton-Century-Crofts.

Goldman, L. (1972a). Introduction. *Personnel and Guidance Journal, 51,* 85.

Goldman, L. (1972b). Tests and counseling: The marriage that failed. *Measurement and Evaluation in Guidance, 4,* 213–220.

Goldman, L. G. (1976). A revolution in counseling research. *Journal of Counseling Psychology, 23,* 543–552.

Goldman, L. G. (1977). Toward more meaningful research. *Personnel and Guidance Journal, 55,* 363–368.

Goldman, L. G. (1978). Science, research, and practice: Confusing the issues. *Personnel and Guidance Journal, 56,* 641–642.

Goldman, L. G. (1979). Research is more than technology. *Counseling Psychologist, 8,* 41–44.

Goldman, L. G. (1986). Research and evaluation. In M. D. Lewis, R. L. Hayes, & J. A. Lewis (Eds.), *The counseling profession* (pp. 278–300). Itasca, IL: F. E. Peacock.

Goldman, L. G. (1992). Qualitative assessment: An approach for counselors. *Journal of Counseling and Development, 70,* 616–621.

Goldman, L. (1994a). The marriage between tests and counseling redux: Summary of the 1972 article. *Measurement and Evaluation in Counseling and Development, 26,* 214–216.

Goldman, L. (1994b). The marriage is over… for most of us. *Measurement and Evaluation in Counseling and Development, 26,* 217–218.

Goldstein, A. (1971). *Psychotherapeutic attraction.* New York: Pergamon.

Goldstein, A. P. (1973). *Structural learning therapy: Toward a psychotherapy for the poor.* New York: Academic Press.

Gonzalez, G. M. (1997). The emergence of Chicanos in the twenty-first century: Implications for counseling, research, and policy. *Journal of Multicultural Counseling and Development, 25,* 94–106.

Goodman, J., Schlossberg, N. K., & Anderson, M. L. (2006). *Counseling adults in transition: Linking practice with theory* (3rd ed.). New York: Springer.

Goodnough, G. E., & Ripley, V. (1997). Structured groups for high school seniors making the transition to college and to military service. *School Counselor, 44,* 230–234.

Goodyear, R. K. (1976). Counselors as community psychologists. *Personnel and Guidance Journal, 54,* 512–516.

Goodyear, R. K. (1981). Termination as a loss experience for the counselor. *Personnel and Guidance Journal, 59,* 349–350.

Goodyear, R. K. (1984). On our journal's evolution: Historical developments, transitions, and future directions. *Journal of Counseling and Development, 63,* 3–9.

Goodyear, R. K. (1987). In memory of Carl Ransom Rogers. *Journal of Counseling and Development, 65,* 523–524.

Goodyear, R. K., & Bradley, F. O. (1980). The helping process as contractual. *Personnel and Guidance Journal, 58,* 512–515.

Goodyear, R. K., & Watkins, C. E., Jr. (1983). C. H. Patterson: The counselor's counselor. *Personnel and Guidance Journal, 61,* 592–597.

Gottfredson, L. S. (1981). Circumscription and compromise: A developmental theory of occupational aspirations. *Journal of Counseling Psychology, 28,* 545–579.

Gottfredson, L. S. (2005). Applying Gottfredson's theory of circumscription and compromise in career guidance and counseling. In S. D. Brown & R. W. Lent (Eds.), *Career development and counseling: Putting theory and research to work* (pp. 71–100). Hoboken, NJ: Wiley.

Goud, N. (1990). Spiritual and ethical beliefs of humanists in the counseling profession. *Journal of Counseling and Development, 68,* 571–574.

Granello, D. H. (2004). Assisting beginning counselors in becoming gay affirmative: A workshop approach. *Journal of Humanistic Counseling, Education and Development, 43,* 50–64.

Grant, B. (1992). The moral nature of psychotherapy. In M. T. Burke & J. G. Miranti (Eds.), *Ethical and spiritual values in counseling* (pp. 27–35). Alexandria, VA: American Counseling Association.

Green, A., & Keys, S. G. (2001). Expanding the developmental school counseling paradigm: Meeting the needs of the 21st century student. *Professional School Counseling, 5,* 84–95.

Greene, G. J., Hamilton, N., & Rolling, M. (1986). Differentiation of self and psychiatric dialogue: An empirical study. *Family Therapy, 8,* 187–194.

Greene, M. (2006). Helping build lives: Career and life development of gifted and talented students. *Professional School Counseling, 10*(1), 34–42.

Greenwalt, B. C., Sklare, G., & Portes, P. (1998). The therapeutic treatment provided in cases involving physical child abuse: A description of current practices. *Child Abuse and Neglect, 22,* 71–78.

Gregory, R. A., & Britt, S. (1987). What the good ones do: Characteristics of promising leadership development programs. *Campus Activities Programming, 20,* 33–35.

Grites, T. J. (1979). Between high school counselor and college advisor: A void. *Personnel and Guidance Journal, 58,* 200–204.

Grosch, W. N., & Olsen, D. C. (1994). *When helping starts to hurt.* New York: Norton.

Grosse, S. J. (2002). Children and post traumatic stress disorder: What classroom teachers should know. In G. R. Walz & C. J. Kirkman (Eds.), *Helping people cope with tragedy and grief* (pp. 23–27). Greensboro, NC: ERIC & NBCC.

Groth-Marnat, G. (1997). *Handbook of psychological assessment* (3rd ed.). New York: Wiley.

Guerney, L. (1983). Client-centered (nondirective) play therapy. In C. E. Schaeffer & K. J. O'Connor (Eds.), *Handbook of play therapy* (pp. 21–64). New York: Wiley.

Guerra, P. (1998, January). Advocating for school counseling. *Counseling Today,* 20.

Guindon, M. H., & Hanna, F. J. (2002). Coincidence, happenstance, serendipity, fate, or the hand of God: Case studies in synchronicity. *Career Development Quarterly, 50,* 195–208.

Gumaer, J., & Scott, L. (1985). Training group leaders in ethical decision making. *Journal for Specialists in Group Work, 10,* 198–204.

Gummere, R. M., Jr. (1988). The counselor as prophet: Frank Parsons, 1854–1908. *Journal of Counseling and Development, 66,* 402–405.

Gurman, A., & Kniskern, D. (1981). Family therapy outcome research: Knowns and unknowns. In A. Gurman & D. Kniskern (Eds.), *Handbook of family therapy* (pp. 742–775). New York: Brunner/Mazel.

Guy, J. D. (1987). *The personal life of the psychotherapist.* New York: Wiley.

Gysbers, N. C. (2001). School guidance and counseling in the 21st century: Remember the past into the future. *Professional School Counseling, 5,* 96–105.

Gysbers, N. C., & Guidance Program Field Writers. (1990). *Comprehensive guidance programs that work.* Ann Arbor, MI: ERIC/CAPS.

Gysbers, N. C., & Henderson, P. (2006a). Comprehensive guidance and counseling evaluation programs: Program + Personnel = Results. In G. R. Waltz, J. C. Bleuer, & R. K. Yep (Eds.), Vistas: Compelling perspectives on counseling 2006 (pp. 187–190). Alexandria, VA: American Counseling Association.

Gysbers, N. C., & Henderson, P. (2006b). *Developing and managing your school guidance and counseling program* (4th ed). Alexandria, VA: American Counseling Association.

Gysbers, N. C., Heppner, J. A., & Johnstone, J. A. (2003). *Career counseling: Process, issues, & techniques* (2nd ed.). Boston: Allyn & Bacon.

Haase, R. F. (1970). The relationship of sex and instructional set to the regulation of interpersonal interaction distance in a counseling analogue. *Journal of Counseling Psychology, 17,* 233–236.

Haase, R. F., & DiMattia, D. J. (1976). Spatial environments and verbal conditioning in a quasi-counseling interview. *Journal of Counseling Psychology, 23,* 414–421.

Haber, R. A. (1983). The family dance around drug abuse. *Personnel and Guidance Journal, 61,* 428–430.

Haberstroh, S., Duffey, T., Evans, M., Gee, R., & Trepal, H. (2007). The experience of online counseling. *Journal of Mental Health Counseling, 29,* 269–282.

Hackett, G. (1981). Survey research methods. *Personnel and Guidance Journal, 59,* 599–604.

Hackney, H. (1978). The evolution of empathy. *Personnel and Guidance Journal, 57,* 35–38.

Hackney, H., & Wrenn, C. G. (1990). The contemporary counselor in a changed world. In H. Hackney (Ed.), *Changing contexts for counselor preparation in the 1990s* (pp. 1–20). Alexandria, VA: Association for Counselor Education and Supervision.

Hadley, R. G., & Mitchell, L. K. (1995). *Counseling research and program evaluation.* Pacific Grove, CA: Brooks/Cole.

Hage, S. M. (2006). Profiles of women survivors: The development of agency in abusive relationships. *Journal of Counseling and Development, 84,* 83–94.

Haggard-Grann, U. (2007). Assessing violence risk: A review and clinical recommendation. *Journal of Counseling and Development, 85,* 294–301.

Hall, A. S., & Torres, I. (2002). Partnerships in preventing adolescent stress: Increasing self-esteem, coping, and support through effective counseling. *Journal of Mental Health Counseling, 24,* 97–109.

Hall, C. S. (1954). *A primer of Freudian psychology.* New York: New American Library.

Hamachek, D. E. (1988). Evaluating self-concept and ego development within Erikson's psychosocial framework: A formulation. *Journal of Counseling and Development, 66,* 354–360.

Hamann, E. E. (1994). Clinicians and diagnosis: Ethical concerns and clinical competence. *Journal of Counseling and Development, 72,* 259–260.

Hammerschlag, C. A. (1988). *The dancing healers.* San Francisco: Harper & Row.

Hanna, C. A., Hanna, F. J., Giordano, F. G., & Tollerud, T. (1998). Meeting the needs of women in counseling: Implications of a review of the literature. *Journal of Humanistic Education and Development, 36,* 160–170.

Hanna, G. S. (1988). Using percentile bands for meaningful descriptive test score interpretations. *Journal of Counseling and Development, 66,* 477–483.

Hansen, J. C., & Prather, F. (1980). The impact of values and attitudes in counseling the aged. *Counseling and Values, 24,* 74–85.

Hansen, J. C., Rossberg, R. H., & Cramer, S. H. (1994). *Counseling: Theory and process* (5th ed.). Boston: Allyn & Bacon.

Hansen, J. C., Stevic, R. R., & Warner, R. W. (1986). *Counseling: Theory and process* (4th ed.). Boston: Allyn & Bacon.

Hansen, J. C., Warner, R. W., & Smith, E. J. (1980). *Group counseling* (2nd ed.). Chicago: Rand McNally.

Hansen, J-I. C. (1994). Multiculturalism in assessment. *Measurement and Evaluation in Counseling and Development, 27,* 67.

Hansen, J. T. (1998). Do mental health counselors require training in the treatment of mentally disordered clients? A challenge to the conclusions of Vacc, Loesch, and Guilbert. *Journal of Mental Health Counseling, 20,* 183–188.

Hansen, J. T. (2006). Counseling theories within a postmodernist epistemology: New roles for theories in counseling practice. *Journal of Counseling and Development, 84*, 291–297.

Hanson, P. (1972). What to look for in groups: An observation guide. In J. Pfeiffer & J. Jones (Eds.), *The 1972 annual handbook for group facilitators* (pp. 21–24). San Diego: Pfeiffer.

Hanson, W. E., & Claiborn, C. D. (2006). Effects of test interpretation style and favorability in the counseling process. *Journal of Counseling and Development, 84*, 349–357.

Harding, A. K., Gray, L. A., & Neal, M. (1993). Confidentiality limits with clients who have HIV: A review of ethical and legal guidelines and professional policies. *Journal of Counseling and Development, 71*, 297–304.

Hare-Mustin, R. T. (1983). An appraisal of the relationship between women and psychotherapy. *American Psychologist, 38*, 593–599.

Harman, R. L. (1977). Beyond techniques. *Counselor Education and Supervision, 17*, 157–158.

Harman, R. L. (1997). *Gestalt therapy techniques: Working with groups, couples, and sexually dysfunctional men.* Northvale, NJ: Aronson.

Harold, M. (1985). Council's history examined after 50 years. *Guidepost, 27*(10), 4.

Harper, F. D. (1994). Afrinesians of the Americas: A new concept of ethnic identity. *Journal of Multicultural Counseling and Development, 22*, 3–6.

Harris, A. H. S., Thoresen, C. E., & Lopez, S. J. (2007). Integrating positive psychology into counseling: Why and (when appropriate) how. *Journal of Counseling and Development, 85*, 3–13.

Harris, F. (1994, April). Everyday ethics. *ACCA Visions, 2,* 7–8, 10.

Harris, S. M., & Busby, D. M. (1998). Therapist physical attractiveness: An unexplored influence on client disclosure. *Journal of Marital and Family Therapy, 24,* 251–257.

Harris-Bowlsbey, J. (1992, December). Building blocks of computer-based career planning systems. *CAPS Digest,* EDO-CG-92-7.

Harris-Bowlsbey, J., Dikel, M. R., & Sampson, J. P. (Eds.). (2002). *The Internet: A tool for career planning* (2nd ed.). Alexandria, VA: American Counseling Association.

Hartung, P. J., & Blustein, D. L. (2002). Reason, intuition, and social justice: Elaborating on Parsons' career decision-making model. *Journal of Counseling and Development, 80,* 41–47.

Hashimi, J. (1991). Counseling older adults. In P. K. H. Kim (Ed.), *Serving the elderly: Skills for practice* (pp. 33–51). New York: Aldine de Gruyter.

Hatcher, C., & Himelsteint, P. (Eds.). (1997). *The handbook of Gestalt therapy.* Northvale, NJ: Aronson.

Havighurst, R. J. (1959). Social and psychological needs of the aging. In L. Gorlow & W. Katkovsky (Eds.), *Reading in the psychology of adjustment* (pp. 443–447). New York: McGraw-Hill.

Hawes, D. J. (1989). Communication between teachers and children: A counselor consultant/ trainer model. *Elementary School Guidance and Counseling, 24,* 58–67.

Hay, C. E., & Kinnier, R. T. (1998). Homework in counseling. *Journal of Mental Health Counseling, 20,* 122–132.

Hayes, P. A. (1996). Addressing the complexities of culture and gender in counseling. *Journal of Counseling and Development, 74,* 332–338.

Hayes, R. L. (1981). High school graduation: The case for identity loss. *Personnel and Guidance Journal, 59,* 369–371.

Hayes, R. L. (1993). Life, death, and reconstructive self. *Journal of Humanistic Education and Development, 32,* 85–88.

Hayman, P. M., & Covert, J. A. (1986). Ethical dilemmas in college counseling centers. *Journal of Counseling and Development, 64,* 318–320.

Healy, C. C., & Woodward, G. A. (1998). The Myers-Briggs Type Indicator and career obstacles. *Measurement and Evaluation in Counseling and Development, 31,* 74–85.

Heath, D. H. (1980). Wanted: A comprehensive model of healthy development. *Personnel and Guidance Journal, 58,* 391–399.

Heinrich, R. K., Corbin, J. L., & Thomas, K. R. (1990). Counseling Native Americans. *Journal of Counseling and Development, 69,* 128–133.

Helwig, A. (2002, Summer). New Orleans workshop highlights. *NECA Newsletter, 2.*

Henderson, D. A. (2007). School counseling. In R. R. Cottone & V. M. Tarvydas, *Ethical and professional issues in counseling* (3rd ed., pp. 241–267). Upper Saddle River, NJ: Prentice Hall.

Henderson, S. J. (2000). "Follow your bliss": A process for career happiness. *Journal of Counseling and Development, 78,* 305–315.

Hendrick, S. S. (1988). Counselor self-disclosure. *Journal of Counseling and Development, 66,* 419–424.

Henkin, W. A. (1985). Toward counseling the Japanese in America: A cross-cultural primer. *Journal of Counseling and Development, 63,* 500–503.

Heppner, P. P. (1990a). Life lines: Institutional perspectives [Feature editor's introduction]. *Journal of Counseling and Development, 68,* 246.

Heppner, P. P. (1990b). *Pioneers in counseling and development: Personal and professional perspectives.* Alexandria, VA: American Counseling Association.

Heppner, P. P., & Anderson, W. P. (1985). On the perceived nonutility of research in counseling. *Journal of Counseling and Development, 63,* 545–547.

Heppner, P. P., Wampold, B. E., & Kivlighan, D. M., Jr. (2008). *Research design in counseling* (3rd ed). Belmont, CA: Thomson Brooks/Cole.

Herlihy, B. (1996). When a colleague is impaired: The individual counselor's response. *Journal of Humanistic Education and Development, 34,* 118–127.

Herlihy, B., & Corey, C. (2006). *ACA ethical standards casebook* (6th ed.). Alexandria, VA: American Counseling Association.

Herlihy, B., & Sheeley, V. L. (1987). Privileged communication in selected helping professions: A comparison among statutes. *Journal of Counseling and Development, 64,* 479–483.

Herman, K. C. (1993). Reassessing predictors of therapist competence. *Journal of Counseling and Development, 72,* 29–32.

Herman, W. E. (1997). Values acquisition: Some critical distinctions and implications. *Journal of Humanistic Education and Development, 35,* 146–155.

Hermann, M. A., & Herlihy, B. R. (2006). Legal and ethical implications of refusing to counsel homosexual clients. *Journal of Counseling and Development, 84,* 414–418.

Herr, E. L. (1985). AACD: An association committed to unity through diversity. *Journal of Counseling and Development, 63,* 395–404.

Herr, E. L. (1997). Super's life-span, life-space and its outlook for refinement. *Career Development Quarterly, 45,* 238–246.

Herr, E. L. (2002). School reform and perspectives on the role of school counselors: A century of proposals for change. *Professional School Counseling, 5,* 220–234.

Herr, E. L., Cramer, S. H., & Niles, S. G. (2004). *Career guidance and counseling through the lifespan: Systematic approaches* (6th ed.). Boston: Allyn & Bacon.

Herr, E. L., & Fabian, E. S. (1993). The *Journal of Counseling and Development:* Its legacy and its aspirations. *Journal of Counseling and Development, 72,* 3–4.

Herr, E. L., & Niles, S. G. (1994). Multicultural career guidance in the schools. In P. Pedersen & J. C. Carey (Eds.), *Multicultural counseling in schools* (pp. 177–194). Boston: Allyn & Bacon.

Herring, R. D. (1996). Synergetic counseling and Native American Indian students. *Journal of Counseling and Development, 74,* 542–547.

Herring, R. D. (1997). The creative arts: An avenue to wellness among Native American Indians. *Journal of Humanistic Education and Development, 36,* 106–113.

Herring, R. D., & White, L. M. (1995). School counselors, teachers, and the culturally compatible classroom: Partnerships in multicultural education. *Journal of Humanistic Education and Development, 34,* 52–64.

Hershenson, D. B. (1982). A formulation of counseling based on the healthy personality. *Personnel and Guidance Journal, 60,* 406–409.

Hershenson, D. B. (1992a). A genuine copy of a fake Dior: Mental health counseling's pursuit of pathology. *Journal of Mental Health Counseling, 14,* 419–421.

Hershenson, D. B. (1992b). Conceptions of disability: Implications for rehabilitation. *Rehabilitation Counseling Bulletin, 35,* 154–159.

Hershenson, D. B. (1996). A systems reformulation of a developmental model of work adjustment. *Rehabilitation Counseling Bulletin, 40,* 2–10.

Hershenson, D. B., & Berger, G. P. (2001). The state of community counseling: A survey of directors of CACREP-accredited programs. *Journal of Counseling and Development, 79,* 188–193.

Hershenson, D. B., Power, P. W., & Seligman, L. (1989). Mental health counseling theory: Present status and future prospects. *Journal of Mental Health Counseling, 11,* 44–69.

Hetherington, C., Hillerbrand, E., & Etringer, B. D. (1989). Career counseling with gay men: Issues and recommendations for research. *Journal of Counseling and Development, 67,* 452–453.

Hetzel, R. D., Barton, D. A., & Davenport, D. S. (1994). Helping men change: A group counseling model for male clients. *Journal for Specialists in Group Work, 19,* 52–64.

Hill, C. (2004). *Helping skills: Facilitating exploration, insight, and action* (2nd ed). Washington, DC: American Psychological Association.

Hill, C. E. (1982). Counseling process research: Philosophical and methodological dilemmas. *Counseling Psychologist, 10,* 7–19.

Hill, C. E. (1991). Almost everything you ever wanted to know about how to do process research on counseling and psychotherapy

but didn't know who to ask. In C. E. Watkins, Jr., & L. J. Schneider (Eds.), *Research in counseling* (pp. 85–118). Hillsdale, NJ: Erlbaum.

Hill, C. E., Carter, J. A., & O'Farrell, M. K. (1983). A case study of the process and outcomes of time-limited counseling. *Journal of Counseling Psychology, 30,* 3–18.

Hill, C. L., & Ridley, C. R. (2001). Diagnostic decision making: Do counselors delay final judgment? *Journal of Counseling and Development, 79,* 98–104.

Hilts, P. J. (1996). *Smokescreen: The truth behind the tobacco industry cover-up.* Reading, MA: Addison-Wesley.

Hines, M. (1988). Similarities and differences in group and family therapy. *Journal for Specialists in Group Work, 13,* 173–179.

Hinkelman, J. M., & Luzzo, D. A. (2007). Mental health and career development of college students. *Journal of Counseling and Development, 85,* 143–147.

Hinkle, J. S. (1994a). DSM-IV: Prognosis and implications for mental health counselors. *Journal of Mental Health Counseling, 16,* 174–183.

Hinkle, J. S. (1994b, September). *Psychodiagnosis and treatment planning under the DSM-IV.* Workshop presentation of the North Carolina Counseling Association, Greensboro, NC.

Hinkle, J. S. (1994c). *Psychodiagnosis and treatment planning using the DSM-IV.* Greensboro, NC: Author.

Hinkle, J. S. (1999). A voice from the trenches: A reaction to Ivey and Ivey (1998). *Journal of Counseling and Development, 77,* 474–483.

Hinson, J. A., & Swanson, J. L. (1993). Willingness to seek help as a function of self-disclosure and problem severity. *Journal of Counseling and Development, 71,* 465–470.

Hinterkopf, E. (1998). *Integrating spirituality in counseling: A manual for using the experiential focusing method.* Alexandria, VA: American Counseling Association.

Hipple, T., Comer, M., & Boren, D. (1997). Twenty recent novels (and more) about adolescents for bibliotherapy. *Professional School Counseling, 1,* 65–67.

Hitchcock, A. A. (1984). Work, aging, and counseling. *Journal of Counseling and Development, 63,* 258–259.

Hobson, S. M., & Kanitz, H. M. (1996). Multicultural counseling: An ethical issue for school counselors. *School Counselor, 43,* 245–255.

Hodgkinson, H. L., Outtz, J. H., & Obarakpor, A. M. (1992). *The nation and the states: A profile and data book of America's diversity.* Washington, DC: Institute for Educational Leadership.

Hoffman, R. M. (2006). Gender self-definition and gender self-acceptance in women: Intersections with feminist, womanist, and ethnic identities. *Journal of Counseling and Development, 84,* 358–372.

Hogan, T. P. (2007). *Psychological testing: A practical introduction* (2nd ed). New York: Wiley.

Hohenshil, T. H. (1993). Assessment and diagnosis in the *Journal of Counseling and Development. Journal of Counseling and Development, 72,* 7.

Hohenshil, T. H. (1996). Role of assessment and diagnosis in counseling. *Journal of Counseling and Development, 75,* 64–67.

Hohenshil, T. H. (2000). High tech counseling. *Journal of Counseling and Development, 78,* 365–368.

Hohenshil, T. H., & Hohenshil, S. B. (1989). Preschool counseling. *Journal of Counseling and Development, 67,* 430–431.

Holden, J. (1993). *Behavioral consequences on behavior.* Unpublished manuscript, University of North Texas, Denton.

Holden, J. (2001). Cognitive-behavioral counseling. In D. C. Locke, J. E. Myers, & E. L. Herr (Eds.), *The handbook of counseling* (pp. 131–150). Thousand Oaks, CA: Sage.

Holiday, M., Leach, M. M., & Davidson, M. (1994). Multicultural counseling and intrapersonal value conflict: A case study. *Counseling and Values, 38,* 136–142.

Holland, J. L. (1994). *Self-directed search.* Odessa, FL: Psychological Assessment Resources.

Holland, J. L. (1997). *Making vocational choices: A theory of vocational*

*preferences and work environments* (3rd ed.). Odessa, FL: Psychological Assessment Resources.

Holland, J. L., & Gottfredson, G. D. (1976). Using a typology of persons and environments to explain careers: Some extensions and clarifications. *Counseling Psychologist, 6,* 20–29.

Hollander, S. K. (1989). Coping with child sexual abuse through children's books. *Elementary School Guidance and Counseling, 23,* 183–193.

Hollingsworth, D. K., & Mastroberti, C. J. (1983). Women, work, and disability. *Personnel and Guidance Journal, 61,* 587–591.

Hollis, J. W. (1997). *Counselor preparation 1996–1998* (9th ed.). Muncie, IN: Accelerated Development.

Hollis, J. W. (2000). *Counselor preparation 1999–2001: Programs, faculty, trends* (10th ed.). Philadelphia: Taylor & Francis.

Holmes, T. H., & Rahe, R. H. (1967). The social readjustment rating scale. *Journal of Psychosomatic Research, 11,* 213–218.

Hood, A. B., & Johnson, R. W. (2007). *Assessment in counseling* (4th ed.). Alexandria, VA: American Counseling Association.

Horne, A. M. (2000). *Family counseling and therapy* (3rd ed.). Itasca, IL: F. E. Peacock.

Horne, A. M., & Mason, J. (1991, August). *Counseling men.* Paper presented at the Annual Convention of the American Psychological Association, San Francisco.

Horton, N. (1994, October 10). United States has most educated population. *Higher Education and National Affairs, 43,* 3.

Hosie, T. W. (1994). Program evaluation: A potential area of expertise for counselors. *Counselor Education and Supervision, 33,* 349–355.

Hosie, T. W., West, J. D., & Mackey, J. A. (1988). Employment and roles of mental health counselors in substance-abuse centers. *Journal of Mental Health Counseling, 10,* 188–198.

Hotchkiss, L., & Borow, H. (1996). Sociological perspective on work and career development. In D. Brown, L. Brooks, & Associates (Eds.), *Career choice and development* (3rd ed.). San Francisco: Jossey-Bass.

House, E. R. (1978). Assumptions underlying evaluation models. *Educational Researcher, 7,* 4–12.

House, R. M., & Hayes, R. L. (2002). School counselors: Becoming key players in school reform. *Professional School Counseling, 5,* 249–256.

House, R. M., & Miller, J. L. (1997). Counseling gay, lesbian, and bisexual clients. In D. Capuzzi & D. R. Gross (Eds.), *Introduction to the counseling profession* (2nd ed., pp. 397–432). Boston: Allyn & Bacon.

Houston, B. K. (1971). Sources, effects and individual vulnerability of psychological problems for college students. *Journal of Counseling Psychology, 18,* 157–161.

Howard, G. S. (1985). Can research in the human sciences become more relevant to practice? *Journal of Counseling and Development, 63,* 539–544.

Hoyt, K. B. (1989). Policy implications of selected data from adult employed workers in the 1987 Gallup Career Development Survey. In D. Brown & C. W. Minor (Eds.), *Working in America: A status report on planning and problems* (pp. 6–24). Alexandria, VA: National Career Development Association.

Hoyt, K. B. (1994). Youth apprenticeship "American style" and career development. *Career Development Quarterly, 42,* 216–223.

Hoyt, K. B. (2005). *Career education: History and future.* Broken Arrow, OK: National Career Development Association.

Hubble, M. A., & Gelso, C. J. (1978). Effects of counselor attire in an initial interview. *Journal of Counseling Psychology, 25,* 581–584.

Huber, C. H. (1979). Parents of the handicapped child: Facilitating acceptance through group counseling. *Personnel and Guidance Journal, 57,* 267–269.

Huber, C. H. (1980). Research and the school counselor. *School Counselor, 27,* 210–216.

Huber, C. H. (1983). A social-ecological approach to the counseling process. *AMHCA Journal, 5,* 4–11.

Huber, C. H. (1989). Paradoxorthodox: Brief pastoral psychotherapy. *Individual Psychology, 45,* 230–237.

Hudson, P. (1998, April/May). Spirituality: A growing resource. *Family Therapy News, 29*(2), 10–11.

Huey, W. C. (1986). Ethical concerns in school counseling. *Journal of Counseling and Development, 64,* 321–322.

Huffman, S. B., & Myers, J. E. (1999). Counseling women in midlife: An integrative approach to menopause. *Journal of Counseling and Development, 77,* 258–266.

Hulse-Killacky, D. (1993). Personal and professional endings. *Journal of Humanistic Education and Development, 32,* 92–94.

Hulse-Killacky, D., Killacky, J., & Donigian, J. (2001). *Making task groups work in your world.* Upper Saddle River, NJ: Prentice Hall.

Humes, C. W., II. (1972). Accountability: A boon to guidance. *Personnel and Guidance Journal, 51,* 21–26.

Humes, C. W., II. (1978). School counselors and P.L. 94-142. *School Counselor, 25,* 192–195.

Humes, C. W., II. (1980). Counseling IEPs. *School Counselor, 28,* 87–91.

Hummell, D. L., Talbutt, L. C., & Alexander, M. D. (1985). *Law and ethics in counseling.* New York: Van Nostrand Reinhold.

Hunt, B., Matthews, C., Milsom, A., & Lammel, J. A. (2006). Lesbians with physical disabilities: A qualitative study of their experiences with counseling. *Journal of Counseling and Development, 84,* 163–173.

Hunter, S. V. (2006). Understanding the complexity of child sexual abuse: A review of the literature with implications for family counseling. *The Family Journal: Counseling and Therapy for Couples and Families, 14,* 349–358.

Husband, R., & Foster, W. (1987). Understanding qualitative research: A strategic approach to qualitative methodology. *Journal of Humanistic Education and Development, 26,* 50–63.

Huskey, H. H. (1994, April). Counseling the senior student. *Visions, 2,* 10–11

Hutchins, D. E., & Vaught, C. G. (1997). *Helping relationships and strategies* (3rd ed.). Pacific Grove, CA: Brooks/Cole.

Hutchins, J. (1995, December). Barrett calls for MFT mediation for false memory families. *Family Therapy News, 26,* 21.

Hutchins, R. M. (1936). *The higher learning in America.* New Haven, CT: Yale University Press.

Hutchinson, N. L., Freeman, J. G., & Quick, V. E. (1996). Group counseling intervention for solving problems on the job. *Journal of Employment Counseling, 33,* 2–19.

Hyde, C., Bentovim, A., & Monck, E. (1995). Some clinical and methodological implications of a treatment outcome study of sexually abused children. *Child Abuse and Neglect, 19,* 1387–1399.

Imbimbo, P. V. (1994). Integrating personal and career counseling: A challenge for counselors. *Journal of Employment Counseling, 31,* 50–59.

Ingersoll, R. E. (1994). Spirituality, religion, and counseling: Dimensions and relationships. *Counseling and Values, 38,* 98–111.

Israelashvili, M. (1998). Preventive school counseling: A stress inoculation perspective. *Professional School Counseling, 1,* 21–25.

Ivey, A. E. (1971). *Microcounseling.* Springfield, IL: Thomas.

Ivey, A. E. (1980). *Counseling and psychotherapy: Skills, theories, and practice.* Upper Saddle River, NJ: Prentice Hall.

Ivey, A. E. (1989). Mental health counseling: A developmental process and profession. *Journal of Mental Health Counseling, 11,* 26–35.

Ivey, A. E. (1990). Prejudice in the profession. *Guidepost, 33*(6), 2.

Ivey, A. E., & Goncalves, O. F. (1988). Developmental therapy: Integrating developmental processes into the clinical practice. *Journal of Counseling and Development, 66,* 406–413.

Ivey, A. E., & Ivey, M. B. (1990). Assessing and facilitating children's cognitive development: Developmental counseling and therapy in a case of child abuse. *Journal of Counseling and Development, 68,* 299–305.

Ivey, A. E., & Ivey, M. B. (1998). Reframing DSM-IV: Positive strategies from developmental counseling and theory: *Journal of Counseling and Development, 76,* 334–350.

Ivey, A. E., & Ivey, M. B. (2007). *Intentional interviewing and counseling* (7th ed.). Belmont, CA: Thomson Brooks/Cole.

Ivey, A. E., Ivey, M. B., Myers, J. E., & Sweeney, T. J. (2005). *Developmental counseling and therapy: Promoting wellness over the lifespan.* Boston: Lahaska.

Iwasaki, M. (2005). Mental health and counseling in Japan: A path toward societal transformation. *Journal of Mental Health Counseling, 27,* 129–141.

Jackson, A. P., & Scharman, J. S. (2002). Constructing family-friendly careers: Mothers' experiences. *Journal of Counseling and Development, 80,* 180–187.

Jackson, D. N., & Hayes, D. H. (1993). Multicultural issues in consultation. *Journal of Counseling and Development, 72,* 144–147.

Jackson, M. L. (1987). Cross-cultural counseling at the crossroads: A dialogue with Clemmont E. Vontress. *Journal of Counseling and Development, 66,* 20–23.

Jacobs, E. E., Harvill, R. L., & Masson, R. L. (2006). *Group counseling* (5th ed.). Belmont, CA: Thomson Brooks/Cole.

Jacobson, N. S., & Gurman, A. S. (Eds.). (2003). *Clinical handbook of couple therapy* (3rd ed.). New York: Guilford.

James, M. D., & Hazler, R. J. (1998). Using metaphors to soften resistance in chemically dependent clients. *Journal of Humanistic Education and Development, 36,* 122–133.

James, R. K. (2008). *Crisis intervention strategies* (6th ed.). Belmont, CA: Thomson Brooks/Cole.

James, R. K. & Gilliland, B. E., (2003). *Theories and strategies in counseling and psychotherapy* (5th ed.). Boston: Allyn & Bacon.

James, S. H., & Greenwalt, B. C. (2001). Documenting success and achievement: Presentation and working portfolios for counselors. *Journal of Counseling and Development, 79,* 161–165.

Jencius, M., & Rotter, J. C. (1998, March). *Applying naturalistic studies in counseling.* Paper presented at the American Counseling Association Conference, Indianapolis, IN.

Jepsen, D. A. (1982). Test usage in the 1970s: A summary and interpretation. *Measurement and Evaluation in Guidance, 15,* 164–168.

Jesser, D. L. (1983). Career education: Challenges and issues. *Journal of Career Education, 10,* 70–79.

Jewish Family Services. (2002). *Teens and gambling.* Buffalo, NY: Author.

Johnson, C. S. (1985). The American College Personnel Association. *Journal of Counseling and Development, 63,* 405–410.

Johnson, D. W., & Johnson, F. P. (2006). *Joining together* (9th ed.). Boston: Allyn & Bacon.

Johnson, M., & Scarato, A. M. (1979). A knowledge base for counselors of women. *Counseling Psychologist, 8,* 14–16.

Johnson, W. B., & Hayes, D. N. (1997). An identity-focused counseling group for men. *Journal of Mental Health Counseling, 19,* 295–303.

Johnson, D. H., Nelson, S. E., & Wooden, D. J. (1985). Faculty and student knowledge of university counseling center services. *Journal of College Student Personnel, 26,* 27–32.

Johnson, W., & Kottman, T. (1992). Developmental needs of middle school students: Implications for counselors. *Elementary School Guidance and Counseling, 27,* 3–14.

Jolliff, D. (1994). Group work with men. *Journal for Specialists in Group Work, 19,* 50–51.

Jome, L. M., Surething, N. A., & Taylor, K. K. (2005). Relationally oriented masculinity, gender nontraditional interests, and occupational traditionality of employed men. *Journal of Career Development, 32,* 183–197.

Jones, K. D., & Robinson, E. H. (2000). Psychoeducational groups: A model for choosing topics and exercises appropriate to group stages. *Journal for Specialists in Group Work, 25,* 356–365.

Jones, R. M. (1979). Freudian and post-Freudian theories of dreams. In B. B. Wolman (Ed.), *Handbook of dreams: Research, theories, and applications.* New York: Litton.

Jongsma, A. E., Jr., & Peterson, L. M. (1995). *The complete psychotherapy treatment planner.* New York: Wiley.

Jordan, J. V. (1995). A relational approach to psychotherapy. *Women and Therapy, 16,* 51–61.

Jordan, K. (2002). Providing crisis counseling to New Yorkers after the terrorist attack on the World Trade Center. *The Family Journal: Counseling and Therapy for Couples and Families, 10,* 139–144.

Jourard, S. (1971). *The transparent self.* Princeton, NJ: Van Nostrand.

Jourard, S. M. (1958). *Personal adjustment: An approach through the study of healthy personality.* New York: Macmillan.

Jourard, S. M. (1964). *The transparent self: Self-disclosure and well-being.* Princeton, NJ: Van Nostrand.

Jourard, S. M. (1968). *Disclosing man to himself.* Princeton, NJ: Van Nostrand.

Jourdan, A. (2006). The impact of the family environment on the ethnic identity development of multiethnic college students. *Journal of Counseling and Development, 84,* 328–340.

Joynt, D. F. (1993). *A peer counseling primer.* Danbury, CT: Author.

Juhnke, G. A. (1996). The adapted-SAD PERSONS: A suicide assessment scale designed for use with children. *Elementary School Guidance and Counseling, 30,* 252–258.

Kadison, R., & DiGeronimo, T. F. (2004). *College of the overwhelmed: The campus mental health crisis and what to do about it.* San Francisco: Jossey-Bass.

Kahn, W. J. (1976). Self-management: Learning to be our own counselor. *Personnel and Guidance Journal, 55,* 176–180.

Kahnweiler, W. M. (1979). The school counselor as consultant: A historical review. *Personnel and Guidance Journal, 57,* 374–380.

Kampfe, C. M. (2002). Older adults' perceptions of residential relocation. *Journal of Humanistic Counseling, Education and Development, 41,* 103–113.

Kamphaus, R. W., Beres, K. A., Kaufman, A. S., & Kaufman, N. L. (1996). The Kaufman Assessment Battery for Children (K-ABC). In C. S. Newmark (Ed.), *Major psychological assessment instruments* (2nd ed.). Boston: Allyn & Bacon.

Kampwirth, T. J. (2006). *Collaborative consultation in the schools* (3rd ed.). Upper Saddle River, NJ: Merrill/ Prentice Hall.

Kapes, J. T., & Whitfield, E. A. (2001). *A counselor's guide to career assessment instruments* (4th ed.). Columbus, OH: National Career Development Association.

Kaplan, A. (1964). *The conduct of inquiry.* San Francisco: Chandler.

Kaplan, R. M., & Saccuzzo, D. P. (2005). *Psychological testing: Principles, applications, and issues* (6th ed.). Belmont, CA: Thomson Brooks/ Cole.

Kaplan, S. P. (1993). Five year tracking of psychosocial changes in people with severe traumatic brain injury. *Rehabilitation Counseling Bulletin, 36,* 151–159.

Katz, M. R. (1975). *SIGI: A computer-based system of interactive guidance and information.* Princeton, NJ: Educational Testing Service.

Katz, M. R. (1993). *Computer-assisted career decision-making: The guide in the machine.* Hillsdale, NJ: Erlbaum.

Kaufman, E., & Kaufman, P. (Eds.). (1992). *Family therapy of drug and alcohol abuse.* Boston: Allyn & Bacon.

Kay, A. (2006). *Life's a bitch and then you change careers. 9 steps to get out of your funk and on to the future.* New York: STC Paperbacks.

Keat, D. B., II (1990). Change in child multimodal counseling. *Elementary School Guidance and Counseling, 24,* 248–262.

Keeling, R. P. (1993). HIV disease: Current concepts. *Journal of Counseling and Development, 71,* 261–274.

Kees, N. L. (2005). Women's voices, women's lives: An introduction to the special issue on women and counseling. *Journal of Counseling and Development, 83,* 259–261.

Keirsey, D., & Bates, M. (1984). *Please understand me: Character and temperament types.* Del Mar, CA: Prometheus Nemesis Book Company.

Keller, J. F., Corake, J. W., & Brooking, J. Y. (1975). Effects of a program in rational thinking on anxieties in older persons. *Journal of Counseling Psychology, 22,* 54–57.

Kelly, E. W., Jr. (1995). *Spirituality and religion in counseling and psychotherapy.* Alexandria, VA: American Counseling Association.

Kelly, K. R. (1988). Defending eclecticism: The utility of informed choice. *Journal of Mental Health Counseling, 10,* 210–213.

Kelly, K. R., & Hall, A. S. (1994). Affirming the assumptions of the developmental model for counseling men. *Journal of Mental Health Counseling, 16,* 475–482.

Kemp, A. (1998). *Abuse in the family: An introduction.* Pacific Grove, CA: Brooks/Cole.

Kemp, J. T. (1984). Learning from clients: Counseling the frail and dying elderly. *Personnel and Guidance Journal, 62,* 270–272.

Kempler, W. (1973). Gestalt therapy. In R. Corsini (Ed.), *Current psychotherapies* (pp. 251–286). Itasca, IL: F. E. Peacock.

Kendall, P. C. (1990). *Coping cat workbook.* Philadelphia: Temple University.

Kerka, S. (1991). Adults in career transition. *ERIC Digest,* ED338896.

Kerlinger, F. N., & Lee, H. B. (2000). *Foundations of behavioral research* (4th ed.). New York: Harcourt.

Kern, C. W., & Watts, R. E. (1993). Adlerian counseling. *Texas Counseling Association Journal, 21,* 85–95.

Kernberg, O. (1975). *Borderline conditions and pathological narcissism.* New York: Aronson.

Kernes, J. L., & McWhirter, J. J. (2001). Counselors' attribution of responsibility, etiology, and counseling strategy. *Journal of Counseling and Development, 79,* 304–313.

Kerr, B. A., Claiborn, C. D., & Dixon, D. N. (1982). Training counselors in persuasion. *Counselor Education and Supervision, 22,* 138–147.

Kerr, M. E. (1988). Chronic anxiety and defining a self. *The Atlantic Monthly, 262,* 35–37, 40–44, 46–58.

Kerr, M. E., & Bowen, M. (1988). *Family evaluation: An approach based on Bowen theory.* New York: Norton.

Keyes, C. L. M., & Lopez, S. J. (2002). Toward a science of mental health: Positive directions in psychodiagnosis and treatment. In C. R. Snyder & S. J. Lopez (Eds.), *The handbook of positive psychology* (pp. 45–62). New York: Oxford University Press.

Keys, S. G., & Bemak, F. (1997). School-family-community linked services: A school counseling role for changing times. *School Counselor, 44,* 255–263.

Keys, S. G., Bemak, F., Carpenter, S. L., & King-Sears, M. E. (1998). Collaborative consultant: A new role for counselors serving at-risk youths. *Journal of Counseling and Development, 76,* 123–133.

Khan, J. A., & Cross, D. G. (1984). Mental health professionals: How different are their values? *AMHCA Journal, 6,* 42–51.

Kim-Appel, D., Appel, J., Newman, I., & Parr, P. (2007). Testing the effectiveness of Bowen's concept of differentiation in predicting psychological distress in individuals age 62 years or older. *The Family Journal: Counseling and Therapy for Couples and Families, 15,* 224–233.

Kimmel, D. C. (1988). Ageism, psychology, and public policy. *American Psychologist, 43,* 175–178.

Kinnier, R. T., Brigman, S. L., & Noble, F. C. (1990). Career indecision and family enmeshment. *Journal of Counseling and Development, 68,* 309–312.

Kiracofe, N. M., & Wells, L. (2007). Mandated disciplinary counseling on campus: Problems and possibilities. *Journal of Counseling and Development, 85,* 259–268.

Kirk, W. D., & Kirk, S. V. (1993). The African American student athlete. In W. D. Kirk & S. V. Kirk (Eds.), *Student athletes: Shattering the myths and sharing the realities* (pp. 99–112). Alexandria, VA: American Counseling Association.

Kisch, R. M. (1977). Client as "consultant-observer" in the role-play model. *Personnel and Guidance Journal, 55,* 494–495.

Kiselica, M. S., & Look, C. T. (1993). Mental health counseling and prevention: Disparity between philosophy and practice? *Journal of Mental Health Counseling, 15,* 3–14.

Kiselica, M. S., & Morrill-Richards, M. (2007). Sibling maltreatment: The forgotten abuse. *Journal of Counseling and Development, 85,* 148–161.

Kiselica, M. S., & Pfaller, J. (1993). Helping teenage parents: The independent and collaborative roles of counselor educators and school counselors. *Journal of Counseling and Development, 72,* 42–48.

Kiselica, M. S., & Robinson, M. (2001). Bringing advocacy counseling to life: The history, issues, and human dramas of social justice working in counseling. *Journal of Counseling and Development, 79,* 387–397.

Kitchener, K. S. (1985). Ethical principles and ethical decisions in student affairs. In H. J. Canon & R. D. Brown (Eds.), *Applied ethics in student services* (pp. 17–29). San Francisco: Jossey-Bass.

Kitchener, K. S. (1986). Teaching applied ethics in counselor education: An integration of psychological processes and philosophical analysis. *Journal of Counseling and Development, 64,* 306–310.

Kitchener, K. S. (1994, May). Doing good well: The wisdom behind ethical supervision. *Counseling and Human Development,* 1–8.

Klaw, E., & Humphreys, K. (2004). The role of peer-led mutual help groups promoting health and well-being. In J. L. DeLucia-Waack, D. A. Gerrity, C. R. Kalodner, & M. T. Riva (Eds.), *Handbook of group counseling and psychotherapy* (pp. 630–640). Thousand Oaks, CA: Sage.

Kleist, D. M., & White, L. J. (1997). The values of counseling: A disparity between a philosophy of prevention in counseling and counselor practice and training. *Counseling and Values, 41,* 128–140.

Kline, W. B. (1986). The risks of client self-disclosure. *AMHCA Journal, 8,* 94–99.

Knapp, S., & Vandecreek, L. (1982). *Tarasoff:* Five years later. *Professional Psychology, 13,* 511–516.

Knowles, D. (1979). On the tendency of volunteer helpers to give advice. *Journal of Counseling Psychology, 26,* 352–354.

Kohlberg, L. (1969). *Stages in the development of moral thought and action.* New York: Holt, Rinehart & Winston.

Kohlberg, L. (1984). *Essays on moral development: Vol. 2. The psychology of moral development: The nature and validity of moral stages.* New York: Harper & Row.

Kolenc, K. M., Hartley, D. L., & Murdock, N. L. (1990). The relationship of mild depression to stress and coping. *Journal of Mental Health Counseling, 12,* 76–92.

Komives, S. R., Woodard, D. B., Jr., & Delworth, U. (1996). *Student services: A handbook for the profession* (3rd ed.). San Francisco: Jossey-Bass.

Kopla, M., & Keitel, M. A. (Eds.). (2003). *Handbook of counseling women.* Thousand Oaks, CA: Sage.

Kosciulek, J. F. (2000). The Ticket to Work and Work Incentives Improvement Act (WIIA) of 1999. *Rehabilitation Counselors Bulletin, 43,* 1–2.

Kottler, J. A. (1991). *The complete therapist.* San Francisco: Jossey-Bass.

Kottler, J. A. (1993). *On being a therapist.* San Francisco: Jossey-Bass.

Kottler, J. A. (1994a). *Advanced group leadership.* Pacific Grove, CA: Brooks/Cole.

Kottler, J. A. (1994b). Working with difficult group members. *Journal for Specialists in Group Work, 19,* 3–10.

Kottler, J. A., Sexton, T. L., & Whiston, S. C. (1994). *The heart of healing.* San Francisco: Jossey-Bass.

Kovacs, A. L. (1965). The intimate relationship: A therapeutic paradox. *Psychotherapy, 2,* 97–103.

Kovacs, A. L. (1976). The emotional hazards of teaching psychotherapy. *Psychotherapy, 13,* 321–334.

Kraus, K., & Hulse-Killacky, D. (1996). Balancing process and content in groups: A metaphor. *Journal for Specialists in Group Work, 21,* 90–93.

Krause, J. S., & Anson, C. A. (1997). Adjustment after spinal cord injury: Relationship to participation in employment or educational activities. *Rehabilitation Counseling Bulletin, 40,* 202–214.

Krauskopf, C. J. (1982). Science and evaluation research. *Counseling Psychologist, 10,* 71–72.

Kress, V. E., & Shoffner, M. F. (2007). Focus groups: A practical and applied research approach for counselors. *Journal of Counseling and Development, 85,* 189–195.

Kress, V. E. W., Eriksen, K. P., Rayle, A. D., & Ford, S. J. W. (2005). The DSM-IV-TR and culture: Considerations for counselors. *Journal of Counseling and Development, 83,* 97–104.

Krestan, J., & Bepko, C. (1988). Alcohol problems and the family life cycle. In B. Carter & M. McGoldrick (Eds.), *The changing family life cycle* (2nd ed., pp. 483–511). New York: Gardner.

Krieshok, T. S. (1987). Review of the Self-Directed Search. *Journal of Counseling and Development, 65,* 512–514.

Krieshok, T. S. (1998). An anti-introspectivist view of career decision making. *Career Development Quarterly, 46,* 210–229.

Krumboltz, J. D. (1966a). Behavioral goals of counseling. *Journal of Counseling Psychology, 13,* 153–159.

Krumboltz, J. D. (1979). *Social learning and career decision making.* New York: Carroll.

Krumboltz, J. D. (1991). *Manual for the Career Beliefs Inventory.* Palo

Alto, CA: Consulting Psychologists Press.

Krumboltz, J. D. (1992, December). Challenging troublesome career beliefs. *CAPS Digest*, EDO-CG-92-4.

Krumboltz, J. D. (1994). Integrating career and personal counseling. *Career Development Quarterly, 42*, 143–148.

Krumboltz, J. D. (1996). A learning theory of career counseling. In M. Savickas & B. Walsh (Eds.), *Integrating career theory and practice* (pp. 233–280). Palo Alto, CA: CPP Books.

Krumboltz, J. D. (Ed.). (1966b). *Revolution in counseling*. Boston: Houghton Mifflin.

Krumboltz, J. D., & Levin, A. S. (2004). *Luck is no accident*. Atascadero, CA: Impact Publishers.

Krumboltz, J. D., & Mitchell, L. K. (1979). Relevant rigorous research. *Counseling Psychologist, 8*, 50–52.

Krumboltz, J. D., & Thoresen, C. E. (Eds.). (1969). *Behavioral counseling: Cases and techniques*. New York: Holt, Rhinehart, and Winston.

Krumboltz, J. D., & Thoresen, C. E. (1976). *Counseling methods*. New York: Holt, Rinehart & Winston.

Kubler-Ross, E. (1969). *On death and dying*. New York: Macmillan.

Kuder, F. (1939). *Manual for the Preference Record*. Chicago: Science Research Associates.

Kuder, F. (1977). *Activity interest and occupational choice*. Chicago: Science Research Associates.

Kuh, G. D. (1996). *Student learning outside the classroom: Transcending artificial boundaries*. Washington, DC: George Washington University.

Kuh, G. D., Bean, J. R., Bradley, R. K., & Coomes, M. D. (1986). Contributions of student affairs journals to the literature on college students. *Journal of College Student Personnel, 27*, 292–304.

Kunkel, M. A., & Newsom, S. (1996). Presenting problems for mental health services: A concept map. *Journal of Mental Health Counseling, 18*, 53–63.

Kurpius, D. J. (1978). Consultation theory and process: An integrated model. *Personnel and Guidance Journal, 56*, 335–338.

Kurpius, D. J. (1986a). Consultation: An important human and organizational intervention. *Journal of Counseling and Human Service Professions, 1*, 58–66.

Kurpius, D. J. (1986b). The helping relationship. In M. D. Lewis, R. L. Hayes, & J. A. Lewis (Eds.), *The counseling profession* (pp. 96–129). Itasca, IL: F. E. Peacock.

Kurpius, D. J. (1988). *Handbook of consultation: An intervention for advocacy and outreach*. Alexandria, VA: American Counseling Association.

Kurpius, D. J., & Brubaker, J. C. (1976). *Psycho-educational consultation: Definitions-functions-preparation*. Bloomington: Indiana University Press.

Kurpius, D. J., & Fuqua, D. R. (1993). Fundamental issues in defining consultation. *Journal of Counseling and Development, 71*, 598–600.

Kurpius, D. J., Fuqua, D. R., & Rozecki, T. (1993). The consulting process: A multidimensional approach. *Journal of Counseling and Development, 71*, 601–606.

Kurpius, D. J., & Robinson, S. E. (1978). An overview of consultation. *Personnel and Guidance Journal, 56*, 321–323.

Kurtz, P. D., & Tandy, C. C. (1995). Narrative family interventions. In A. C. Kilpatrick & T. P. Holland (Eds.), *Working with families* (pp. 177–197). Boston: Allyn & Bacon.

Kushman, J. W., Sieber, C., & Heariold-Kinney, P. (2000). This isn't the place for me: School dropout. In D. Capuzzi & D. R. Gross (Eds.), *Youth at risk* (3rd ed., pp. 471–507). Alexandria, VA: American Counseling Association.

L'Abate, L. (1992). Introduction. In L. L'Abate, G. E. Farrar, & D. A. Serritella (Eds.), *Handbook of differential treatments for addiction* (pp. 1–4). Boston: Allyn & Bacon.

L'Abate, L., Farrar, G. E., & Serritella, D. A. (Eds.). (1992). *Handbook of differential treatments for addiction*. Boston: Allyn & Bacon.

L'Abate, L., & Thaxton, M. L. (1981). Differentiation of resources in mental health delivery: Implications of training. *Professional Psychology, 12*, 761–767.

LaBarge, E. (1981). Counseling patients with senile dementia of the Alzheimer type and their families. *Personnel and Guidance Journal, 60*, 139–142.

LaCross, M. B. (1975). Non-verbal behavior and perceived counselor attractiveness and persuasiveness. *Journal of Counseling Psychology, 22*, 563–566.

Ladd, E. T. (1971). Counselors, confidences, and the civil liberties of clients. *Personnel and Guidance Journal, 50*, 261–268.

LaFountain, R. M., & Bartos, R. B. (2002). *Research and statistics made meaningful in counseling and student affairs*. Pacific Grove, CA: Brooks/ Cole.

LaFountain, R. M., Garner, N. E., & Eliason, G. T. (1996). Solution-focused counseling groups: A key for school counselors. *School Counselor, 43*, 256–267.

Laker, D. R. (2002). The career wheel: An exercise for exploring and validating one's career choices. *Journal of Employment Counseling, 39*, 61–71.

Lam, C. S., Hilburger, J., Kornbleuth, M., Jenkins, J., Brown, D., & Racenstein, J. M. (1996). A treatment matching model for substance abuse rehabilitation clients. *Rehabilitation Counseling Bulletin, 39*, 202–216.

Lambert, M. J., Masters, K. S., & Ogles, B. M. (1991). Outcome research in counseling. In C. E. Watkins, Jr., & L. J. Schneider (Eds.), *Research in counseling* (pp. 51–83). Hillsdale, NJ: Erlbaum.

Lambie, G. W. (2007). The contribution of ego development level to burnout in school counselors: Implications for professional school counseling. *Journal of Counseling and Development, 85*, 82–88.

Landis, L. L., & Young, M. E. (1994). The reflective team in counselor education. *Counselor Education and Supervision, 33*, 210–218.

Landreth, G. L. (2002). *Play therapy: The art of the relationship* (2nd ed.). New York: Brunner-Routledge.

Lanning, W. (1992, December). Ethical codes and responsible decision-making. *ACA Guidepost, 35*, 21.

Lapan, R. T., Gysbers, N. C., & Petroski, G. F. (2001). Helping seventh graders be safe and successful: A statewide study of the impact of comprehensive guidance and counseling programs. *Journal of Counseling and Development, 79*, 320–330.

Lapsley, D. K., & Quintana, S. M. (1985). Recent approaches to the moral and social education of children. *Elementary School Guidance and Counseling, 19*, 246–259.

Laux, J. M., Salyers, K. M., & Kotova, E. (2005). A psychometric evaluation of the SASSI-3 in a college sample. *Journal of College Counseling, 8*, 41–51.

Lawler, A. C. (1990). The healthy self: Variations on a theme. *Journal of Counseling and Development, 68*, 652–654.

Lawless, L. L., Ginter, E. J., & Kelly, K. R. (1999). Managed care: What mental health counselors need to know. *Journal of Mental Health Counseling, 21*, 50–65.

Lawrence, G., & Kurpius, S. E. R. (2000). Legal and ethical issues involved when counseling minors in nonschool settings. *Journal of Counseling and Development, 78*, 130–136.

Lawson, A. W. (1994). Family therapy and addictions. In J. A. Lewis (Ed.), *Addiction: Concepts and strategies for treatment* (pp. 211–232). Gathersburg, MD: Aspen.

Lawson, D. (1994). Identifying pretreatment change. *Journal of Counseling and Development, 72*, 244–248.

Lawson, G., Venart, E., Hazler, R. J., & Kottler, J. A. (2007). Toward a culture of counselor wellness. *Journal of Humanistic Counseling, Education and Development, 46*, 5–19.

Layne, C. M., & Hohenshil, T. H. (2005). High tech counseling: Revisited. *Journal of Counseling and Development, 83*, 222–226.

Lazarus, A. A. (1985). Behavior rehearsal. In A. S. Bellack & M. Hersen (Eds.), *Dictionary of behavior therapy techniques* (p. 22). New York: Pergamon.

Lazarus, A. A. (2008). *Multimodal therapy*. In R. J. Corsini & D. Wedding (Eds.), *Current psychotherapies*

(8th ed., pp. 368–401). Belmont, CA: Thomson Brooks/ Cole.

Lazarus, A. A., & Beutler, L. E. (1993). On technical eclecticism. *Journal of Counseling and Development, 71,* 381–385.

Lazarus, A. P. (1989). *The practice of multimodal therapy: Systematic, comprehensive, and effective psychotherapy.* Baltimore: Johns Hopkins University Press.

Leaman, D. R. (1978). Confrontation in counseling. *Personnel and Guidance Journal, 56,* 630–633.

Learner, B. (1981). Representative democracy, "men of zeal," and testing legislation. *American Psychologist, 36,* 270–275.

Lee, C. C. (1989). AMCD: The next generation. *Journal of Multicultural Counseling and Development, 17,* 165–170.

Lee, C. C. (1998). Professional counseling in a global context: Collaboration for international social action. In C. C. Lee & G. R. Walz (Eds.), *Social action: A mandate for counselors* (pp. 293–306). Alexandria, VA: American Counseling Association.

Lee, C. C. (2001). Culturally responsive school counselors and programs: Addressing the needs of all students. *Professional School Counseling, 4,* 257–261.

Lee, C. C. (Ed.). (2006a). *Counseling for social justice* (2nd ed.). Alexandria, VA: American Counseling Association.

Lee, C. C. (Ed.). (2006b). *Multicultural issues in counseling: New approaches to diversity* (3rd ed.). Alexandria, VA: American Counseling Association.

Lee, C. C., & Walz, G. R. (Eds.). (1998). *Social action: A mandate for counselors.* Alexandria, VA: American Counseling Association.

Lee, J. M. (1966). Issues and emphases in guidance: A historical perspective. In J. M. Lee & N. J. Pallone (Eds.), *Readings in guidance and counseling.* New York: Sheed & Ward.

Lee, R. M., & Robbins, S. B. (2000). Understanding social connectedness in college women and men. *Journal of Counseling and Development, 78,* 484–491.

Leech, N. L., & Kees, N. L. (2005). Researching women's groups:

Findings, limitations, and recommendations. *Journal of Counseling and Development, 83,* 367–373.

Leedy, P. D., & Ormrod, J. E. (2001). *Practical research* (7th ed.). Upper Saddle River, NJ: Merrill/ Prentice Hall.

Lefrancois, G. R. (1999). *The lifespan* (6th ed.). Belmont, CA: Wadsworth.

Leibert, T. W. (2006). Making change visible: The possibilities in assessing mental health counseling outcomes. *Journal of Counseling and Development, 84,* 108–113.

Leierer, S. J., Strohmer, D. C., Leclere, W. A., Cornwell, B. J., & Whitten, S. L. (1996). The effect of counselor disability, attending behavior, and client problem on counseling. *Rehabilitation Counseling Bulletin, 40,* 92–96.

Lemoire, S. J., & Chen, C. P. (2005). Applying person-centered counseling to sexual minority adolescents. *Journal of Counseling and Development, 83,* 146–154.

Lenhardt, A. M. C. (1997). Grieving disenfranchised losses: Background and strategies for counselors. *Journal of Humanistic Education and Development, 35,* 208–218.

Leonard, M. M., & Collins, A. M. (1979). Woman as footnote. *Counseling Psychologist, 8,* 6–7.

Leong, F. T. L. (Ed.). (1995). *Career development and vocational behavior of racial and ethnic minorities.* Hillsdale, NJ: Erlbaum.

Lerner, S., & Lerner, H. (1983). A systematic approach to resistance: Theoretical and technical considerations. *American Journal of Psychotherapy, 37,* 387–399.

Leslie, R. S. (2004, July/August). Minimizing liability. *Family Therapy Magazine, 3*(4), 46–48.

Levenson, A. J. (1981). Ageism: A major deterrent to the introduction of curricula in aging. *Gerontology and Geriatrics Education, 1,* 161–162.

Levine, E. (1983). A training model that stresses the dynamic dimensions of counseling. *Personnel and Guidance Journal, 61,* 431–433.

Lewin, S. S., Ramseur, J. H., & Sink, J. M. (1979). The role of private rehabilitation: Founder, catalyst,

competitor. *Journal of Rehabilitation, 45,* 16–19.

Lewing, R. J., Jr., & Cowger, E. L., Jr. (1982). Time spent on college counselor functions. *Journal of College Student Personnel, 23,* 41–48.

Lewis, J., & Lewis, M. (1977). *Community counseling: A human services approach.* New York: Wiley.

Lewis, J., & Lewis, M. (1989). *Community counseling.* Pacific Grove, CA: Brooks/Cole.

Lewis, J. A., Hayes, B. A., & Bradley, L. J. (Eds.). (1992). *Counseling women over the life span.* Denver: Love.

Lewis, J. A., & Lewis, M. D. (1977). *Community counseling: A human service approach.* New York: Wiley.

Lewis, R. A., & Gilhousen, M. R. (1981). Myths of career development: A cognitive approach to vocational counseling. *Personnel and Guidance Journal, 59,* 296–299.

Lewis, R. E., & Borunda, R. (2006). Lived stories: Participatory leadership in school counseling. *Journal of Counseling and Development, 84,* 406–413.

Lewis, W. (1996). A proposal for initiating family counseling interventions by school counselors. *School Counselor, 44,* 93–99.

Lichtenberg, J. W. (1986). Counseling research: Irrelevant or ignored? *Journal of Counseling and Development, 64,* 365–366.

Lieberman, M. A. (1991). Group methods. In F. H. Kanfer & A. P. Goldstein (Eds.), *Helping people change: A textbook of methods* (4th ed.). Boston: Allyn & Bacon.

Lieberman, M. A. (1994). Self-help groups. In H. I. Kaplan & B. J. Sadock (Eds.), *Comprehensive group psychotherapy* (3rd ed.). Baltimore: Williams & Wilkins.

Lindemann, E. (1944). Symptomatology and management of acute grief. *American Journal of Psychiatry, 101,* 141–148.

Lindemann, E. (1956). The meaning of crisis in individual and family. *Teachers College Record, 57,* 310.

Lippert, L. (1997). Women at midlife: Implications for theories of women's adult development.

*Journal of Counseling and Development, 76,* 16–22.

Littrell, J. M. (2001). Allen E. Ivey: Transforming counseling theory and practice. *Journal of Counseling and Development, 79,* 105–118.

Littrell, J. M., & Peterson, J. S. (2001). Transforming the school culture: A model based on an exemplary counselor. *Professional School Counseling, 4,* 310–313.

Lively, K. (1998, May 15). At Michigan State, a protest escalated into a night of fires, tear gas, and arrests. *Chronicle of Higher Education, 44,* A46.

Livneh, H., & Antonak, R. F. (2005). Psychosocial adaptation to chronic illness and disability: A primer for counselors. *Journal of Counseling and Development, 83,* 12–20.

Livneh, H., & Evans, J. (1984). Adjusting to disability: Behavioral correlates and intervention strategies. *Personnel and Guidance Journal, 62,* 363–368.

Livneh, H., & Sherwood-Hawes, A. (1993). Group counseling approaches with persons who have sustained myocardial infarction. *Journal of Counseling and Development, 72,* 57–61.

Locke, D. C. (1990). A not so provincial view of multicultural counseling. *Counselor Education and Supervision, 30,* 18–25.

Locke, D. C. (1998, Spring). Beyond U.S. borders. *American Counselor, 1,* 13–16.

Locke, D. C., & Faubert, M. (1993). Getting on the right track: A program for African American high school students. *School Counselor, 41,* 129–133.

Lockhart, E. J., & Keys, S. G. (1998). The mental health counseling role of school counselors. *Professional School Counseling, 1*(4), 3–6.

Loesch, L. (1977). Guest editorial. *Elementary School Guidance and Counseling, 12,* 74–75.

Loesch, L. (1984). Professional credentialing in counseling: 1984. *Counseling and Human Development, 17,* 1–11.

Loewenstein, S. F. (1979). Helping family members cope with divorce. In S. Eisenberg & L.

E. Patterson (Eds.), *Helping clients with special concerns* (pp. 193–217). Boston: Houghton Mifflin.

Logan, W. L. (1997). Peer consultation group: Doing what works for counselors. *Professional School Counseling, 1,* 4–6.

London, M. (1982). How do you say good-bye after you've said hello? *Personnel and Guidance Journal, 60,* 412–414.

Long, L. L., & Young, M. E. (2007). *Counseling and therapy for couples* (2nd ed.). Belmont, CA: Thomson Brooks/Cole.

Lopez, F. G. (1986). Family structure and depression: Implications for the counseling of depressed college students. *Journal of Counseling and Development, 64,* 508–511.

Lopez, S. J., Edwards, L. M., Pedrotti, J. T., Prosser, E. C., LaRue, S., Spalitto, S. V., et al. (2006). Beyond the DSM-IV: Assumptions, alternatives, and alterations. *Journal of Counseling and Development, 84,* 259–267.

Lopez-Baez, S. I. (2006). Counseling Latinas: Culturally responsive interventions. In C.C. Lee (Ed.), *Multicultural issues in counseling* (3rd ed., pp. 187–194). Alexandria, VA: American Counseling Association.

Loughary, J. W., Stripling, R. O., & Fitzgerald, P. W. (Eds.). (1965). *Counseling: A growing profession.* Washington, DC: American Personnel and Guidance Association.

Lowman, R. L. (1993). The interdomain model of career assessment and counseling. *Journal of Counseling and Development, 71,* 549–554.

Loxley, J. C., & Whiteley, J. M. (1986). *Character development in college students.* Alexandria, VA: American Counseling Association.

Luborsky, E. B., O'Reilly-Landry, M., & Arlow, J. A. (2008). Psychoanalysis. In R. J. Corsini & D. Wedding (Eds.), *Current psychotherapies* (8th ed., pp. 15–62). Belmont, CA: Thomson Brooks/Cole.

Lucas, M. S., Skokowski, C. T., & Ancis, J. R. (2000). Contextual themes in career decision

making of female clients who indicate depression. *Journal of Counseling and Development, 78,* 316–325.

Luft, J. (1970). *Group process: An introduction to group dynamics.* Palo Alto, CA: National Press Books.

Lum, D. (2007). *Culturally competent practice: A framework for understanding diverse groups and justice issues* (3rd ed.). Belmont, CA: Thomson Brooks/Cole.

Lundervold, D. A., & Belwood, M. F. (2000). The best kept secret in counseling: Single-case (N = 1) experimental design. *Journal of Counseling and Development, 78,* 92–102.

Lusky, M. B., & Hayes, R. L. (2001). Collaborative consultation and program evaluation. *Journal of Counseling and Development, 79,* 26–38.

Luzzo, D. A., & McWhirter, E. H. (2001). Sex and ethnic differences in the perception of educational and career-related barriers and levels of coping efficacy. *Journal of Counseling and Development, 79,* 61–67.

Lyddon, W. J., Clay, A. L., & Sparks, C. L. (2001). Metaphor and change in counseling. *Journal of Counseling and Development, 79,* 269–274.

Lynch, A. Q. (1985). The Myers-Briggs Type Indicator: A tool for appreciating employee and client diversity. *Journal of Employment Counseling, 22,* 104–109.

Lynch, R. T., & Gussel, L. (1996). Disclosure and self-advocacy regarding disability-related needs: Strategies to maximize integration in postsecondary education. *Journal of Counseling and Development, 74,* 352–357.

Lynch, R. K., & Maki, D. (1981). Searching for structure: A trait-factor approach to vocational rehabilitation. *Vocational Guidance Quarterly, 30,* 61–68.

Lynn, S. J., & Frauman, D. (1985). Group psychotherapy. In S. J. Lynn & J. P. Garske (Eds.), *Contemporary psychotherapies: Models and methods* (pp. 419–458). Upper Saddle River, NJ: Merrill/Prentice Hall.

MacCluskie, K. C., & Ingersoll, R. E. (2001). *Becoming a 21ˢᵗ cen-*

*tury agency counselor.* Pacific Grove, CA: Brooks/Cole.

Madanes, C. (1984). *Behind the one-way mirror: Advances in the practice of strategic therapy.* San Francisco: Jossey-Bass.

Magnuson, S. (1996). Charlotte's web: Expanding a classroom activity for a guidance lesson. *Elementary School Guidance and Counseling, 31,* 75–76.

Maholick, L. T., & Turner, D. W. (1979). Termination: The difficult farewell. *American Journal of Psychotherapy, 33,* 583–591.

Manderscheid, R. W., & Sonnenschein, M. A. (1992). *Mental health in the United States, 1992* (DHHS Publication No. [SMA] 92–1942). Washington, DC: U.S. Government Printing Office.

Manhal-Baugus, M. (1998). The self-in-relation theory and Women for Sobriety: Female-specific theory and mutual help group for chemically dependent women. *Journal of Addiction and Offender Counseling, 18,* 78–87.

Mann, D. (1986). Dropout prevention: Getting serious about programs that work. *NASSP Bulletin, 70,* 66–73.

Manthei, R. J. (1983). Client choice of therapist or therapy. *Personnel and Guidance Journal, 61,* 334–340.

Maples, M. F., & Abney, P. C. (2006). Baby boomers mature and gerontological counseling comes of age. *Journal of Counseling and Development, 84,* 3–9.

Maples, M. F., Dupey, P., Torres-Rivera, E., Phan, L. T., Vereen, L., & Garrett, M. T. (2001). Ethnic diversity and the use of humor in counseling: Appropriate or inappropriate? *Journal of Counseling and Development, 79,* 53–60.

Maples, M. F., Packman, J., Abney, P., Daugherty, R. F., Casey, J. A., & Pirtle, L. (2005). Suicide by teenagers in middle school: A postvention team approach. *Journal of Counseling and Development, 83,* 397–405.

Maples, M. R., & Luzzo, D. A. (2005). Evaluating DISCOVER's effectiveness in enhancing college students' social cognitive career

development. *Career Development Quarterly, 53,* 274–285.

Margolin, G. (1982). Ethical and legal considerations in marital and family therapy. *American Psychologist, 37,* 788–801.

Marino, T. M. (1979). Resensitizing men: A male perspective. *Personnel and Guidance Journal, 58,* 102–105.

Marino, T. M. (1994, December). Starving for acceptance. *Counseling Today, 37,* 1, 4.

Marino, T. W. (1996, July). Looking for greener pastures. *Counseling Today,* 16.

Marinoble, R. M. (1998). Homosexuality: A blind spot in the school mirror. *Professional School Counseling, 1,* 4–7.

Marken, R. (1981). *Methods in experimental psychology.* Pacific Grove, CA: Brooks/Cole.

Markowitz, L. M. (1994, July/August). The cross-culture of multiculturalism. *Family Therapy Networker, 18,* 18–27, 69.

Marks, L. I., & McLaughlin, R. H. (2005). Outreach by college counselors: Increasing student attendance at presentations. *Journal of College Counseling, 8,* 86–96.

Marotta, S. A. (2000). Best practices for counselors who treat post-traumatic stress disorder. *Journal of Counseling and Development, 78,* 492–495.

Marotta, S. A., & Asner, K. K. (1999). Group psychotherapy for women with a history of incest: The research base. *Journal of Counseling and Development, 77,* 315–323.

Martin, D., & Martin, M. (1989). Bridging the gap between research and practice. *Journal of Counseling and Development, 67,* 491–492.

Maske, M. (2007, July 18). Falcons' Vick indicted in dog fighting case. *Washington Post,* p. E1.

Maslow, A. H. (1962). *Toward a psychology of being.* Princeton, NJ: Van Nostrand.

Mathewson, R. H. (1949). *Guidance policy and practice.* New York: Harper.

Mathiasen, R. E. (1984). Attitudes and needs of the college student-client. *Journal of College Student Personnel, 25,* 274–275.

Matthews, C. R. (2005). Infusing lesbian, gay, and bisexual issues into counselor education. *Journal of Humanistic Counseling, Education and Development, 44*, 168–184.

Matthews, C. R., Lorah, P., & Fenton, J. (2006). Treatment experiences of gays and lesbians in recovery from addiction: A qualitative inquiry. *Journal of Mental Health Counseling, 28*, 110–132.

Matthews, C. R., Selvidge, M. M. D., & Fisher, K. (2005). Addictions counselors' attitudes and behaviors toward gay, lesbian, and bisexual clients. *Journal of Counseling and Development, 83*, 57–65.

Matthews, D. B., & Burnett, D. D. (1989). Anxiety: An achievement component. *Journal of Humanistic Education and Development, 27*, 122–131.

Maultsby, M. C., Jr. (1984). *Rational behavior therapy*. Upper Saddle River, NJ: Prentice Hall.

Maultsby, M. C., Jr. (1986). Teaching rational self-counseling to middle graders. *School Counselor, 33*, 207–219.

Maxwell, M. (2007). Career counseling is personal counseling: A constructivist approach to nurturing the development of gifted female adolescents. *Career Development Quarterly, 55*, 206–224.

May, J. C. (2005). Family attachment narrative therapy: Healing the experience of early childhood maltreatment. *Journal of Marital and Family Therapy, 31*, 221–237.

May, K. M. (1996). Naturalistic inquiry and counseling: Contemplating commonalities. *Counseling and Values, 40*, 219–229.

May, R. (1939). *The art of counseling*. New York: Abingdon-Cokesbury.

May, R. (1975). *The courage to create*. New York: Norton.

May, R. (1977). *The meaning of anxiety* (Rev. ed.). New York: Norton.

May, R., Angel, E., & Ellenberger, H. (Eds.). (1958). *Existence*. New York: Simon & Schuster.

May, R., Remen, N., Young, D., & Berland, W. (1985). The wounded healer. *Saybrook Review, 5*, 84–93.

May, R., & Yalom, I. (2000). Existential psychotherapy. In R. J. Corsini & D. Wedding (Eds.), *Current psychotherapies* (6th ed., pp. 273–302). Itasca, IL: F. E. Peacock.

Maynard, P. E., & Olson, D. H. (1987). Circumplex model of family systems: A treatment tool in family counseling. *Journal of Counseling and Development, 65*, 502–504.

Mays, D. T., & Franks, C. M. (1980). Getting worse: Psychotherapy or no treatment: The jury should still be out. *Professional Psychology, 2*, 78–92.

McAuliffe, G., & Lovell, C. (2006). The influence of counselor epistemology on the helping interview: A qualitative study. *Journal of Counseling and Development, 84*, 308–317.

McBride, M. C., & Martin, G. E. (1990). A framework for eclecticism: The importance of theory to mental health counseling. *Journal of Mental Health Counseling, 12*, 495–505.

McCarthy, C. J., Brack, C. J., Lambert, R. G., Brack, G., & Orr, D. P. (1996). Predicting emotional and behavioral risk factors in adolescents. *School Counselor, 43*, 277–286.

McCarthy, M., & Sorenson, G. (1993). School counselors and consultants: Legal duties and liabilities. *Journal of Counseling and Development, 72*, 159–167.

McCarthy, P., DeBell, C., Kanuha, V., & McLeod, J. (1988). Myths of supervision: Identifying the gaps between theory and practice. *Counselor Education and Supervision, 28*, 22–28.

McClure, B. A. (1990). The group mind: Generative and regressive groups. *Journal for Specialists in Group Work, 15*, 159–170.

McClure, B. A. (1994). The shadow side of regressive groups. *Counseling and Values, 38*, 77–89.

McClure, B. A., & Russo, T. R. (1996). The politics of counseling: Looking back and forward. *Counseling and Values, 40*, 162–174.

McCormick, J. F. (1998). Ten summer rejuvenators for school counselors. *Professional School Counseling, 1*, 61–63.

McCoy, G. A. (1994, April). A plan for the first group session. *ASCA Counselor, 31*, 18.

McCracken, J. E., Hayes, J. A., & Dell, D. (1997). Attributions of responsibility for memory problems in older and younger adults. *Journal of Counseling and Development, 75*, 385–391.

McDade, S. A. (1989). Leadership development: A key to the new leadership role of student affairs professionals. *NASPA Journal, 27*, 33–41.

McDaniels, C. (1984). The work/leisure connection. *Vocational Guidance Quarterly, 33*, 35–44.

McFadden, J., & Lipscomb, W. D. (1985). History of the Association for Non-white Concerns in Personnel and Guidance. *Journal of Counseling and Development, 63*, 444–447.

McFadden, J. (Ed.). (1999). *Transcultural counseling* (2nd ed.). Alexandria, VA: American Counseling Association.

McGannon, W., Carey, J., & Dimmitt, C. (2005). *The current status of school counseling outcome research* (Research Monograph No. 2). Amherst: Center for School Counseling Outcome Research, University of Massachusetts, School of Education.

McGee, T. F., Schuman, B. N., & Racusen, F. (1972). Termination in group psychotherapy. *American Journal of Psychotherapy, 26*, 521–532.

McGoldrick, M., Gerson, R., & Petry, S. (2008). *Genograms: Assessment and intervention* (3rd ed.). New York: Norton.

McGoldrick, M., Giordano, J., & Pearce, J. K. (Eds.). (1996). *Ethnicity and family therapy* (2nd ed.). New York: Guilford.

McGowan, A. S. (1995). "Suffer the little children": A developmental perspective. *Journal of Humanistic Education and Development, 34*, 50–51.

McGrath, E., Keita, G. F., Strickland, N. R., & Russo, N. (1990). *Women and depression*. Washington, DC: American Psychological Association.

McHugh, M. C., Koeske, R. D., & Frieze, I. H. (1986). Issues to consider in conducting nonsexist psychological research. *American Psychologist, 41*, 879–890.

McIllroy, J. H. (1979). Career as lifestyle: An existential view. *Personnel and Guidance Journal, 57*, 351–354.

McLeod, J. (1995). *Doing counselling research*. Thousand Oaks, CA: Sage.

McMahon, M., & Patton, W. (1997). Gender differences in children and adolescents' perceptions of influences on their career development. *School Counselor, 44*, 368–376.

McRae, M. B., Thompson, D. A., & Cooper, S. (1999). Black churches as therapeutic groups. *Journal of Multicultural Counseling and Development, 27*, 207–220.

McWey, L. M. (2004). Predictors of attachment styles of children in foster care: An attachment theory model for working with families. *Journal of Marital and Family Therapy, 30*, 439–452.

McWhirter, J. J., McWhirter, B. T., McWhirter, A. M., & McWhirter, E. H. (1994). High-and low-risk characteristics of youth: The five Cs of competency. *School Counselor, 28*, 188–196.

McWhirter, J. J., McWhirter, B. T., McWhirter, E. H., & McWhirter, R. J. (2004). *At-risk youth: A comprehensive response* (3rd ed.). Belmont, CA: Thomson Brooks/Cole.

Means, B. L. (1973). Levels of empathic response. *Personnel and Guidance Journal, 52*, 23–28.

Meehl, P. (1973). *Psychodiagnosis: Selected papers*. New York: Norton.

Mehrabian, A. (1970). Some determinants of affiliation and conformity. *Psychological Reports, 27*, 19–29.

Mehrabian, A. (1971). *Silent messages*. Belmont, CA: Wadsworth.

Meichenbaum, D. (1993). Changing conceptions of cognitive behavior modification: Retrospect and prospect. *Journal of Consulting and Clinical Psychology, 61*, 202–204.

Meier, S. T., & Davis, S. R. (2008). *The elements of counseling* (6th ed.). Belmont, CA: Thomson Brooks/ Cole.

Mencken, F. C., & Winfield, I. (2000). Job search and sex segregation:

Does sex of social contact matter? *Sex Roles, 42,* 847–865.

Mendelowitz, E., & Schneider, K. (2008). Existential psychotherapy. In R. J. Corsini & D. Wedding (Eds.), *Current psychotherapies* (8th ed., pp. 295–327). Belmont, CA: Thomson Brooks/Cole.

Mercer, C. D., & Mercer, A. R. (2001). *Teaching students with learning problems* (6th ed.). Upper Saddle River, NJ: Prentice Hall.

Merchant, N., & Dupuy, P. (1996). Multicultural counseling and qualitative research: Shared worldview and skills. *Journal of Counseling and Development, 74,* 537–541.

Merriam, S. B. (2002). Assessing and evaluating qualitative research. In S. B. Merriam (Ed.), *Qualitative research in practice* (pp. 18–33). San Francisco: Jossey-Bass.

Merrill Education. (2007). *A guide to ethical conduct for the helping professions* (2nd ed.). Upper Saddle River, NJ: Author.

Merta, R. J. (1995). Group work: Multicultural perspectives. In J. G. Ponterotto, J. M. Casas, L. A. Suzuki, & C. M. Alexander (Eds.), *Handbook of multicultural counseling* (pp. 567–585). Thousand Oaks, CA: Sage.

Mertens, D. M. (1998). *Research methods in education and psychology.* Thousand Oaks, CA: Sage.

Meyer, D., Helwig, A., Gjernes, O., & Chickering, J. (1985). The National Employment Counselors Association. *Journal of Counseling and Development, 63,* 440–443.

Meyer, D. F. (2005). Psychological correlates of help seeking for eating-disorder symptoms in female college students. *Journal of College Counseling, 8,* 20–30.

Meyer, D. F., & Russell, R. K. (1998). Caretaking, separation from parents, and the development of eating disorders. *Journal of Counseling and Development, 76,* 166–173.

Meyer, G. J., Finn, S. E., Eyde, L. D., Kay, G. G., Moreland, K. L., Dies, R. R., et al. (2001). Psychological testing and psychological assessment: A review of evidence and issues. *American Psychologist, 56,* 128–165.

Middleton, R. A., Flowers, C., & Zawaiza, T. (1996). Multiculturalism, affirmative action, and section 21 of the 1992 Rehabilitation Act amendments: Fact or fiction? *Rehabilitation Counseling Bulletin, 40,* 11–30.

Miller, G. A., Wagner, A., Britton, T. P., & Gridley, B. E. (1998). A framework for understanding the wounding of healers. *Counseling and Values, 42,* 124–132.

Miller, G. M. (1982). Deriving meaning from standardized tests: Interpreting test results to clients. *Measurement and Evaluation in Guidance, 15,* 87–94.

Miller, J. B., & Stiver, I. R. (1997). The healing connection: How women form relationships in therapy and in life. Northvale, NJ: Aronson.

Miller, K. L., Miller, S. M., & Stull, J. C. (2007). Predictors of counselor educators' cultural discriminatory behavior. *Journal of Counseling and Development, 85,* 325–336.

Miller, M. J. (1985). Analyzing client change graphically. *Journal of Counseling and Development, 63,* 491–494.

Miller, M. J. (1996). Client-centered reflections on career decision making. *Journal of Employment Counseling, 33,* 43–46.

Miller, M. J. (1998). Broadening the use of Holland's hexagon with specific implications for career counselors. *Journal of Employment Counseling, 35,* 2–6.

Miller, M. J. (2002). Longitudinal examination of a three-letter holland code. *Journal of Employment Counseling, 39,* 43–48.

Miller, W. R., & Brown, S. A. (1997). Why psychologists should treat alcohol and drug problems. *American Psychologist, 52,* 1269–1279.

Miller, W. R., & Rollnick, S. (2002). *Motivational interviewing: Preparing people for change* (2nd ed). New York: Guilford.

Minuchin, P., Colapinto, J., & Minuchin, S. (1999). *Working with families of the poor.* New York: Guilford.

Minuchin, S. (1974). *Families and family therapy.* Cambridge, MA: Harvard University Press.

Minuchin, S., & Fishman, H. C. (1981). *Family therapy techniques.*

Cambridge, MA: Harvard University Press.

Minuchin, S., Montalvo, B., Guerney, B., Rosman, B., & Schumer, F. (1967). *Families of the slums.* New York: Basic Books.

Miranda, A. O., Bilot, J. M., Peluso, P. R., Berman, K., & Van Meek, L. G (2006). Latino families: The relevance of the connection among acculturation, family dynamics, and health for family counseling research and practice. *The Family Journal: Counseling and Therapy for Couples and Families, 14,* 268–273.

Mitchell, R. (2001). *Documentation in counseling records* (2nd ed.). Alexandria, VA: American Counseling Association.

Mitchell, R. (2007). *Documentation in counseling records: An overview of ethical, legal, and clinical issues* (3rd ed.). Alexandria, VA: American Counseling Association.

Miwa, Y., & Hanyu, K. (2006). The effects of interior design on communication and impressions of a counselor in a counseling room. *Environment and Behavior, 38,* 484–502.

Mohai, C. E. (1991). *Are school-based drug prevention programs working?* Ann Arbor, MI: CAPS Digest (EDO-CG-91-1).

Moleski, S. M., & Kiselica, M. S. (2005). Dual relationships: A continuum ranging from the destructive to the therapeutic. *Journal of Counseling and Development, 83,* 3–11.

Mollen, D. (2006). Voluntarily childfree women: Experiences and counseling consideration. *Journal of Mental Health Counseling, 28,* 269–284.

Monk, G. (1998). Narrative therapy: An exemplar of the postmodern breed of therapies. *Counseling and Human Development, 30*(5), 1–14.

Moon, K. A. (2007). A client-centered review of Rogers with Gloria. *Journal of Counseling and Development, 85,* 277–285.

Moore, D., & Haverkamp, B. E. (1989). Measured increases in male emotional expressiveness following a structured group intervention. *Journal of Counseling and Development, 67,* 513–517.

Moore, D., & Leafgren, F. (Eds.). (1990). *Problem solving strategies and interventions for men in conflict.* Alexandria, VA: American Counseling Association.

Moore, D. D., & Forster, J. R. (1993). Student assistance programs: New approaches for reducing adolescent substance abuse. *Journal of Counseling and Development, 71,* 326–329.

Moos, R. (1973). Conceptualization of human environments. *American Psychologist, 28,* 652–665.

Morgan, J. I., & Skovholt, T. M. (1977). Using inner experience: Fantasy and daydreams in career counseling. *Journal of Counseling Psychology, 24,* 391–397.

Morgan, J. P., Jr. (1994). Bereavement in older adults. *Journal of Mental Health Counseling, 16,* 318–326.

Morgan, O. J. (1998). Addiction, family treatment, and healing resources: An interview with David Berenson. *Journal of Addiction and Offender Counseling, 18,* 54–62.

Mori, S. (2000). Addressing the mental health concerns of international students. *Journal of Counseling and Development, 78,* 137–144.

Morran, D. K. (1982). Leader and member self-disclosing behavior in counseling groups. *Journal for Specialists in Group Work, 7,* 218–223.

Morrill, W. H., Oetting, E. R., & Hurst, J. C. (1974). Dimensions of counselor functioning. *Personnel and Guidance Journal, 53,* 354–359.

Morrissey, M. (1997, October). The invisible minority: Counseling Asian Americans. *Counseling Today, 1,* 21.

Morrissey, M. (1998, January). The growing problem of elder abuse. *Counseling Today,* 14.

Morse, C. L., & Russell, T. (1988). How elementary counselors see their role: An empirical study. *Elementary School Guidance and Counseling, 23,* 54–62.

Mosak, H., & Maniacci, M. P. (2008). Adlerian psychotherapy. In R. J. Corsini & D. Wedding

(Eds.), *Current psychotherapies* (8th ed., pp. 63–106). Belmont, CA: Thomson Brooks/Cole.

Moser, C. A., & Kalton, G. (Eds.). (1972). *Survey methods in social investigation* (2nd ed.). New York: Basic Books.

Mostert, D. L., Johnson, E., & Mostert, M. P. (1997). The utility of solution-focused, brief counseling in schools: Potential from an initial study. *Professional School Counseling, 1,* 21–24.

Moursund, J., & Kenny, M. C. (2002). *The process of counseling and therapy* (4th ed.). Upper Saddle River, NJ: Prentice Hall.

Mudore, C. F. (1997). Assisting young people in quitting tobacco. *Professional School Counseling, 1,* 61–62.

Mullen, P. E., Martin, J. L., Anderson, J. C., Romans, S. E., & Herbison, G. P. (1995). The long-term impact of physical, emotional, and sexual abuse of children: A community study. *Child Abuse and Neglect, 20,* 7–21.

Munro, J. N., & Bach, T. R. (1975). Effect of time-limited counseling on client change. *Journal of Counseling Psychology, 22,* 395–398.

Muro, J. J. (1981). On target: On top. *Elementary School Guidance and Counseling, 15,* 307–314.

Murphy, K. E. (1998). Is managed care unethical? *IAMFC Family Digest, 11*(1), 3.

Murray, H. A. (1938). *Explorations in personality.* New York: Oxford University Press.

Muthard, J. E., & Salomone, P. R. (1978). The role and function of the rehabilitation counselor. In B. Bolton & M. E. Jaques (Eds.), *Rehabilitation counseling: Theory and practice* (pp. 166–175). Baltimore: University Park Press.

Myers, I. B. (1962). *Manual for the Myers-Briggs Type Indicator.* Palo Alto, CA: Consulting Psychologists Press.

Myers, I. B. (1980). *Gifts differing.* Palo Alto, CA: Consulting Psychologists Press.

Myers, J., & Sweeney, T. J. (2005). *Counseling for wellness: Theory, research, and practice.* Alexandria, VA: American Counseling Association.

Myers, J. E. (1983). A national survey of geriatric mental health services. *AMHCA Journal, 5,* 69–74.

Myers, J. E. (1990a). Aging: An overview for mental health counselors. *Journal of Mental Health Counseling, 12,* 245–259.

Myers, J. E. (1995). From "forgotten and ignored" to standards and certification: Gerontological counseling comes of age. *Journal of Counseling and Development, 74,* 143.

Myers, J. E. (1998). Combatting ageism: The rights of older persons. In C. C. Lee & G. Walz (Eds.), *Social action for counselors.* Alexandria, VA: American Counseling Association.

Myers, J. E., Poidevant, J. M., & Dean, L. A. (1991). Groups for older persons and their caregivers: A review of the literature. *Journal for Specialists in Group Work, 16,* 197–205.

Myers, J. E., & Sweeney, T. J. (2001). Specialties in counseling. In D. C. Locke, J. E. Myers, & E. L. Herr (Eds.), *The handbook of counseling* (pp. 43–54). Thousand Oaks, CA: Sage.

Myers, J. E., Sweeney, T. J., & Witmer, J. M. (2000). The wheel of wellness: Counseling for wellness: A holistic model for treatment planning. *Journal of Counseling and Development, 78,* 251–266.

Myers, J. E., Shoffner, M. F., & Briggs, M. K. (2002). Developmental counseling and therapy: An effective approach to understanding and counseling children. *Professional School Counseling, 5,* 194–202.

Myers, J. E., & Truluck, M. (1998). Human beliefs, religious values, and the counseling process: A comparison of counselors and other mental health professionals. *Counseling and Values, 42,* 106–123.

Myers, J. E. (Ed.). (1990b). Techniques for counseling older persons. *Journal of Mental Health Counseling, 12,* 245–394.

Myers, S. (2000). Empathetic listening: Reports on the experience of being heard. *Journal of Humanistic Psychology, 40,* 148–173.

Myrick, R. D. (1997). Traveling together on the road ahead. *Professional School Counseling, 1,* 4–8.

Myrick, R. D. (2003). *Developmental guidance and counseling: A practical approach* (4th ed.). Minneapolis: Educational Media Corporation.

Napier, A., & Whitaker, C. (1978). *The family crucible.* New York: Harper & Row.

Napier, A. Y. (1988). *The fragile bond.* New York: Harper & Row.

Nasser-McMillan, S. C., & Hakim-Larson, J. (2003). *Counseling considerations among Arab Americans. Journal of Counseling and Development, 81,* 150–159.

National Career Development Association. (1990). *National survey of working America, 1990: Selected findings.* Alexandria, VA: Author.

National Center on Addiction and Substance Abuse at Columbia University. (2003). *CASA 2003 teen survey: High stress, frequent boredom, too much spending money: Triple threat that hikes risk of teen substance abuse.* New York: Author.

National Center on Addiction and Substance Abuse at Columbia University. (2007). *Wasting the best and brightest.* New York: Author.

National Occupational Information Coordinating Committee. (1994). *Program guide: Planning to meet career development needs in school-to-work transition programs.* Washington, DC: U.S. Government Printing Office.

Negy, C. (2004). *Cross-cultural psychotherapy: Toward a critical understanding of diverse clients.* Reno, NV: Bent Tree Press.

Nelligan, A. (1994, Fall). Balancing process and content: A collaborative experience. *Together, 23,* 8–9.

Nelson, J. A. (2006). For parents only: A strategic family therapy approach in school counseling. *The Family Journal: Counseling and Therapy for Couples and Families, 14,* 180–183.

Nelson, M. L. (1996). Separation versus connection: The gender controversy: Implications for counseling women. *Journal of Counseling and Development, 74,* 339–344.

Nelson, R. C., & Shifron, R. (1985). Choice awareness in consultation. *Counselor Education and Supervision, 24,* 298–306.

Ness, M. E. (1989). The use of humorous journal articles in counselor training. *Counselor Education and Supervision, 29,* 35–43.

Neugatten, B. L. (1971, December). Grow old along with me! The best is yet to be. *Psychology Today,* 48–56.

Neugarten, B. L. (1978). The rise of the young-old. In R. Gross, B. Gross, & S. Seidman (Eds.), *The new old: Struggling for decent aging* (pp. 47–49). New York: Doubleday.

Newman, J. L. (1993). Ethical issues in consultation. *Journal of Counseling and Development, 72,* 148–156.

Newman, J. L., Fuqua, D. R., Gray, E. A., & Simpson, D. B. (2006). Gender differences in the relationship of anger and depression in a clinical sample. *Journal of Counseling and Development, 84,* 157–162.

Nicholas, D. R., Gobble, D. C., Crose, R. G., & Frank, B. (1992). A systems view of health, wellness, and gender: Implications for mental health counseling. *Journal of Mental Health Counseling, 14,* 8–19.

Nichols, M. (1988). *The self in the system: Expanding the limits of family therapy.* New York: Brunner/Mazel.

Nichols, M., & Schwartz, R. C. (2006). *Family therapy: Concepts and methods* (7th ed.). Boston: Allyn & Bacon.

Nichols, M. P. (1998). The lost art of listening. *IAMFC Family Digest, 11*(1), 1–2, 4, 11.

Nichols, W. C. (1993). *The AAMFGC: 50 years of marital and family therapy.* Washington, DC: American Association of Marriage and Family Therapists.

Niles, S. G., & Harris-Bowlsbey, J. H. (2005). *Career development interventions in the 21st century* (2nd ed.). Upper Saddle River, NJ: Merrill/Prentice Hall.

Nims, D. R. (1998). Searching for self: A theoretical model for applying family systems to adolescent group work. *Journal for Specialists in Group Work, 23,* 133–144.

Nisson, J. E., Love, K. M., Taylor, K. J., & Slusher, A. L. (2007). A content and sample analysis of quantitative articles published in the *Journal of Counseling & Development* between 1991 and 2000. *Journal of Counseling and Development, 85,* 357–363.

Noll, V. (1997). Cross-age mentoring program for social skills development. *School Counselor, 44,* 239–242.

Norcross, J. C., & Beutler, L. E. (2008). Integrative psychotherapies. In R. J. Corsini & D. Wedding (Eds.), *Current psychotherapies* (8th ed., pp. 481–511). Belmont, CA: Thomson Brooks/Cole.

Nugent, F. A. (1981). *Professional counseling.* Pacific Grove, CA: Brooks/Cole.

Nugent, F. A., & Jones, K. D. (2005). *An introduction to the profession of counseling* (4th ed.). Upper Saddle River, NJ: Merrill/Prentice Hall.

Nwachuku, U., & Ivey, A. (1991). Culture-specific counseling: An alternative model. *Journal of Counseling and Development, 70,* 106–111.

Nye, R. D. (2000). *Three psychologies: Perspectives from Freud, Skinner, and Rogers* (6th ed.). Pacific Grove, CA: Brooks/Cole.

Nystul, M. S. (2006). *The art and science of counseling and psychotherapy* (3rd ed.). Upper Saddle River, NJ: Merrill/Prentice Hall.

Oates, R. K., & Bross, D. C. (1995). What have we learned about treating child physical abuse? A literature review of the last decade. *Child Abuse and Neglect, 19,* 463–473.

Oakland, T. (1982). Nonbiased assessment in counseling: Issues and guidelines. *Measurement and Evaluation in Guidance, 15,* 107–116.

O'Brien, B. A., & Lewis, M. (1975). A community adolescent self-help center. *Personnel and Guidance Journal, 54,* 212–216.

Odell, M., & Quinn, W. H. (1998). Therapist and client behaviors in the first interview: Effect on session impact and treatment

duration. *Journal of Marital and Family Therapy, 24,* 369–388.

O'Donnell, J. M. (1988). The holistic health movement: Implications for counseling theory and practice. In R. Hayes & R. Aubrey (Eds.), *New directions for counseling and human development* (pp. 365–382). Denver: Love.

Oetting, E. R. (1976). Planning and reporting evaluative research: Part 2. *Personnel and Guidance Journal, 55,* 60–64.

O'Hanlon, W. H., & Weiner-Davis, M. (1989). *In search of solutions: A new direction in psychotherapy.* New York: Norton.

Ohlsen, M. M. (1977). *Group counseling* (2nd ed.). New York: Holt, Rinehart & Winston.

Ohlsen, M. M. (1979). *Marriage counseling in groups.* Champaign, IL: Research Press.

Ohlsen, M. M. (1982). Family therapy with the triad model. In A. M. Horne & M. M. Ohlsen (Eds.), *Family counseling and therapy* (pp. 412–434). Itasca, IL: F. E. Peacock.

Ohlsen, M. M. (1983). *Introduction to counseling.* Itasca, IL: F. E. Peacock.

Okun, B. F. (1984). *Working with adults: Individual, family, and career development.* Pacific Grove, CA: Brooks/Cole.

Okun, B. F. (1990). *Seeking connections in psychotherapy.* San Francisco: Jossey-Bass.

Okun, B. R. (1997). *Effective helping: Interviewing and counseling techniques* (5th ed.). Belmont, CA: Thomson.

Okun, B. F., Fried, J., & Okun, M. L. (1999). *Understanding diversity: A learning-as-practice primer.* Pacific Grove, CA: Brooks/Cole.

Okun, B. F. , & Kantrowitz, R. E. (2008). *Effective helping: Interviewing and counseling techniques* (7th ed.). Belmont, CA: Thomson Brooks/Cole.

Oldham, J.M., & Morris, L. B. (1995). *New personality self-portrait: Why you think, work, love, and act the way you do.* New York: Bantam.

O'Leary, K. D., & Murphy, C. (1999). Clinical issues in the assessment of partner violence. In R. Ammerman & M. Hersen

(Eds.), *Assessment of family violence: A clinical and legal sourcebook* (pp. 46–94). New York: Wiley.

Olsen, L. D. (1971). Ethical standards for group leaders. *Personnel and Guidance Journal, 50,* 288.

Olson, D. H. (1986). Circumplex model VII: Validation studies and FACES III. *Family Process, 25,* 337–351.

Onedera, J. D., & Greenwalt, B. (2007). Choice theory: An interview with Dr. William Glasser. *The Family Journal: Counseling and Therapy for Couples and Families, 15,* 79–86.

O'Neil, J. M., & Carroll, M. R. (1988). A gender role workshop focused on sexism, gender role conflict, and the gender role journey. *Journal of Counseling and Development, 67,* 193–197.

Openlander, P., & Searight, R. (1983). Family counseling perspectives in the college counseling center. *Journal of College Student Personnel, 24,* 423–427.

Osborn, D. S., Howard, D. K., & Leierer, S. J. (2007). The effect of a career development course on the dysfunctional career thoughts of racially and ethnically diverse college freshment. *Career Development Quarterly, 55,* 365–377.

Osborne, J. L., Collison, B. B., House, R. M., Gray, L. A., Firth, J., & Lou, M. (1998). Developing a social advocacy model for counselor education. *Counselor Education and Supervision, 37,* 190–202.

Osborne, W. L. (1982). Group counseling: Direction and intention. *Journal for Specialists in Group Work, 7,* 275–280.

Osborne, W. L., Brown, S., Niles, S., & Miner, C. U. (1997). *Career development assessement and counseling.* Alexandria, VA: ACA.

Osipow, S. H., & Fitzgerald, L. F. (1996). *Theories of career development* (4th ed.). Boston: Allyn & Bacon.

Ostlund, D. R., & Kinnier, R. T. (1997). Values of youth: Messages from the most popular songs of four decades. *Journal of Humanistic Education and Development, 36,* 83–91.

Otani, A. (1989). Client resistance in counseling: Its theoretical

rationale and taxonomic classification. *Journal of Counseling and Development, 67,* 458–461.

Ottens, A. J., & Klein, J. F. (2005). Common factors: Where the soul of counseling and psychotherapy resides. *Journal of Humanistic Counseling, Education and Development, 44,* 32–45.

Otwell, P. S., & Mullis, F. (1997). Counselor-led staff development: An efficient approach to teacher consultation. *Professional School Counseling, 1,* 25–30.

Pace, D., Stamler, V. L., Yarris, E., & June, L. (1996). Rounding out the Cube: Evolution to a global model for counseling centers. *Journal of Counseling and Development, 74,* 321–325.

Pachis, B., Rettman, S., & Gotthoffer, D. (2001). *Counseling on the net 2001.* Boston: Allyn & Bacon.

Pack-Brown, S. P., Whittington-Clark, L. E., & Parker, W. M. (1998). *Images of me: A guide to group work with African-American women.* Boston: Allyn & Bacon.

Paisley, P. O., & Hubbard, G. T. (1994). *Developmental school counseling programs: From theory to practice.* Alexandria, VA: American Counseling Association.

Paisley, P. O., & McMahon, H. G. (2001). School counseling for the 21st century: Challenges and opportunities. *Professional School Counseling, 5,* 106–115.

Palladino Schultheiss, D. E., Palma, T. V., & Manzi, A. J. (2005). Career development in middle childhood: A qualitative inquiry. *Career Development Quarterly, 53,* 246–262.

Papero, D. V. (1996). Bowen family systems and marriage. In N. S. Jacobson & A. S. Gurman (Eds.), *Clinical handbook of marital therapy.* New York: Guilford.

Paradise, L. V., & Kirby, P. C. (2005). The treatment and prevention of depression: Implications for counseling and counselor training. *Journal of Counseling and Development, 83,* 116–119.

Paramore, B., Hopke, W. E., & Drier, H. N. (1999). *Children's dictionary of occupations.* Bloomington, IL: Meridian Education Corp.

Parham, T. A. (2002). Counseling models for African Americans: The what and how of counseling. In T. A. Parham (Ed.), *Counseling persons of African descent: Raising the bar of practitioner competence* (pp. 100–118). Thousand Oaks, CA: Sage.

Parham, T. A., White, J. L., & Ajamu, A. (2000). *The psychology of Blacks: An African centered perspective.* Upper Saddle River, NJ: Prentice Hall.

Parker, M. (1994, March). SIG updates. *Career Developments, 9,* 14–15.

Parker, R. M., & Szymanski, E. M. (1996). Ethics and publications. *Rehabilitation Counseling Bulletin, 39,* 162–163.

Parker, W. M., Archer, J., & Scott, J. (1992). *Multicultural relations on campus.* Muncie, IN: Accelerated Development.

Parsons, F. (1909). *Choosing a vocation.* Boston: Houghton Mifflin.

Parsons, R. D. (1996). *The skilled consultant: A systematic approach to the theory and practice of consultation.* Boston: Allyn & Bacon.

Partin, R. (1993). School counselors' time: Where does it go? *School Counselor, 40,* 274–281.

Passons, W. R. (1975). *Gestalt approaches to counseling.* New York: Holt, Rinehart & Winston.

Paterson, D. J., & Darley, J. (1936). *Men, women, and jobs.* Minneapolis: University of Minnesota Press.

Patterson, C. H. (1971). Are ethics different in different settings? *Personnel and Guidance Journal, 50,* 254–259.

Patterson, C. H. (1985). *The therapeutic relationship.* Pacific Grove, CA: Brooks/Cole.

Patterson, G. R. (1971). *Families: Applications of social learning to family life.* Champaign, IL: Research Press.

Patterson, L. E., & Welfel, E. R. (2005). *Counseling process* (6th ed.). Pacific Grove, CA: Brooks/Cole.

Patterson, W., Dohn, H., Bird, J., & Patterson, G. (1983). Evaluation of suicide patients: The SAD PERSONS scale. *Psychosomatics, 24,* 343–349.

Paul, E. L., & Brier, S. (2001). Friendsickness in the transition to college: Precollege predictors and college adjustment correlates. *Journal of Counseling and Development, 79,* 77–89.

Paul, G. L. (1967). Strategy of outcome research in psychotherapy. *Journal of Consulting Psychology, 31,* 109–118.

Paulson, B. L., & Worth, M. (2002). Counseling for suicide: Client perspectives. *Journal of Counseling and Development, 80,* 86–93.

Peach, L., & Reddick, T. L. (1991). Counselors can make a difference in preventing adolescent suicide. *School Counselor, 39,* 107–110.

Pearson, J. E. (1988). A support group for women with relationship dependency. *Journal of Counseling and Development, 66,* 394–396.

Pearson, Q. M. (1998). Terminating before counseling has ended: Counseling implications and strategies for counselor relocation. *Journal of Mental Health Counseling, 20,* 55–63.

Pearson, Q. M. (2000). Opportunities and challenges in the supervisory relationship: Implications for counselor supervision. *Journal of Mental Health Counseling, 22,* 283.

Peck, M. S. (1978). *The road less traveled.* New York: Simon & Schuster.

Pedersen, P. (1987). Ten frequent assumptions of cultural bias in counseling. *Journal of Multicultural Counseling and Development, 15,* 16–22.

Pedersen, P. (1990). The constructs of complexity and balance in multicultural counseling theory and practice. *Journal of Counseling and Development, 68,* 550–554.

Pedersen, P. B. (1977). The triad model of cross-cultural counselor training. *Personnel and Guidance Journal, 56,* 94–100.

Pedersen, P. B. (1978). Four dimensions of cross-cultural skill in counselor training. *Personnel and Guidance Journal, 56,* 480–484.

Pedersen, P. B. (1982). Cross-cultural training for counselors and therapists. In E. Marshall & D. Kurtz (Eds.), *Interpersonal helping skills: A guide to training methods, programs, and resources.* San Francisco: Jossey-Bass.

Pedersen, P., Lonner, W. J., & Draguns, J. G. (Eds.). (1976). *Counseling across cultures.* Honolulu: University of Hawaii Press.

Peer, G. G. (1985). The status of secondary school guidance: A national survey. *School Counselor, 32,* 181–189.

Pelsma, D. M., & Borgers, S. B. (1986). Experience-based ethics: A developmental model of learning ethical reasoning. *Journal of Counseling and Development, 64,* 311–314.

Pence, E., Paymar, M., Ritmeester, T., & Shepard, M. (1998). *Education groups for men who batter: The Duluth model.* New York: Springer.

Penedo, F. J., & Dahn, J. R. (2005). Exercise and well-being: A review of mental and physical health benefits associated with physical activity. *Current Opinions in Psychiatry, 18,* 189–193.

Perls, F. S. (1969). *Gestalt therapy verbation.* Lafayette, CA: Real People Press.

Perry, W. G., Jr. (1970). *Forms of intellectual and ethical development in the college years.* New York: Holt, Rinehart & Winston.

Peterman, L. M., & Dixon, C. G. (2003). Domestic violence between same-sex partners: Implications for counseling. *Journal of Counseling and Development, 81,* 40–47.

Peters, H. J. (1980). *Guidance in the elementary schools.* New York: Macmillan.

Petersen, S. (2000). Multicultural perspective on middle-class women's identity development. *Journal of Counseling and Development, 78,* 63–71.

Peterson, C., & Seligman, M. E. P. (2004). *Character strength and virtues: A handbook and classification.* Washington, DC: American Psychological Association.

Peterson, K. S. (2002, July 15). For better sex: Less conflict, more friendship. *USA Today,* p. 6D.

Peterson, K. S., & O'Neal, G. (1998, March 25). Society more violent; so are its children. *USA Today,* p. 3A.

Peterson, N., & Gonzalez, R. C. (Eds.). (2000). *Career counseling models for diverse populations.* Pacific Grove, CA: Brooks/Cole.

Peterson, N., & Priour, G. (2000). Battered women: A group vocational counseling model. In N. Peterson & R. C. Gonzalez (Eds.), *Career counseling models for diverse populations* (pp. 205–218). Pacific Grove, CA: Brooks/Cole.

Petrocelli, J. V. (2002). Processes and stages of change: Counseling with the transtheoretical model of change. *Journal of Counseling and Development, 80,* 22–30.

Phelps, R. E., Tranakos-Howe, S., Dagley, J. C., & Lyn, M. K. (2001). Encouragement and ethnicity in African American college students. *Journal of Counseling and Development, 79,* 90–97.

Piazza, N. J., & Baruth, N. E. (1990). Client record guidelines. *Journal of Counseling and Development, 68,* 313–316.

Piercy, F. P., & Lobsenz, N. M. (1994). *Stop marital fights before they start.* New York: Berkeley.

Pietrofesa, J. J., Hoffman, A., & Splete, H. H. (1984). *Counseling: An introduction* (2nd ed.). Boston: Houghton Mifflin.

Pinsof, W. M., & Wynne, L. C. (1995). The efficacy of marital and family therapy: An empirical overview, conclusions and recommendations. *Journal of Marital and Family Therapy, 21,* 585–614.

Pinson-Milburn, N. M., Fabian, E. S., Schlossberg, N. K., & Pyle, M. (1996). Grandparents raising grandchildren. *Journal of Counseling and Development, 74,* 548–554.

Pinterits, E. J., & Atkinson, D. R. (1998). The diversity video forum: An adjunct to diversity sensitive training in the classroom. *Counselor Education and Supervision, 37,* 203–216.

Pinto, R. P. & Morrell, E. M. (1988). Current approaches and future trends in smoking cessation programs. *Journal of Mental Health Counseling, 10,* 95–110.

Piotrowski, C., & Keller, J. (1989). Psychological testing in outpatient mental health facilities: A national study. *Professional*

*Psychology: Research and Practice, 20,* 423–425.

Pistole, M. C. (1997a). Attachment theory: Contributions to group work. *Journal for Specialists in Group Work, 22,* 7–21.

Pistole, M. C. (1997b). Using the genogram to teach systems thinking. *Family Journal, 5,* 337–341.

Pistole, M. C., & Roberts, A. (2002). Mental health counseling: Toward resolving identity confusion. *Journal of Mental Health Counseling, 24,* 1–19.

Pistorello, J., & Follette, V. M. (1998). Childhood sexual abuse and couples' relationships: Female survivors' reports in therapy group. *Journal of Marital and Family Therapy, 24,* 473–485.

Podemski, R. S., & Childers, J. H., Jr. (1980). The counselor as change agent: An organizational analysis. *School Counselor, 27,* 168–174.

Polanski, P. J., & Hinkle, J. S. (2000). The mental status examination: Its use by professional counselors. *Journal of Counseling and Development, 78,* 357–364.

Polansky, J., Horan, J. J., & Hanish, C. (1993). Experimental construct validity of the outcomes of study skills training and career counseling as treatments for the retention of at-risk students. *Journal of Counseling and Development, 71,* 488–492.

Pollack, W. S., & Levant, R. F. (Eds.). (1998). *New psychotherapies for men.* New York: Wiley.

Pollock, S. L. (2006). Internet counseling and its feasibility for marriage and family counseling. *The Family Journal: Counseling and Therapy for Couples and Families, 14,* 65–70.

Polster, E., & Polster, M. (1973). *Gestalt therapy integrated: Contours of theory and practice.* New York: Brunner/Mazel.

Ponterotto, J. G., & Casas, J. M. (1987). In search of multicultural competence within counselor education programs. *Journal of Counseling and Development, 65,* 430–434.

Ponterotto, J. G., & Sabnani, H. B. (1989). "Classics" in multicul-tural counseling: A systematic five-year content analysis. *Journal of Multicultural Counseling and Development, 17,* 23–37.

Ponzetti, J. J., Jr., & Cate, R. M. (1988). The relationship of personal attributes and friendship variables in predicting loneliness. *Journal of College Student Development, 29,* 292–298.

Ponzo, Z. (1978). Age prejudice of "act your age." *Personnel and Guidance Journal, 57,* 140–144.

Ponzo, Z. (1985). The counselor and physical attractiveness. *Journal of Counseling and Development, 63,* 482–485.

Pope, M., & Sweinsdottir, M. (2005). *Frank,* We Hardly Knew Ye: The Very Personal Side of Frank Parsons. *Journal of Counseling and Development, 83,* 105–115.

Popenhagen, M. P., & Qualley, R. M. (1998). Adolescent suicide: Detection, intervention, and prevention. *Professional School Counseling, 1,* 30–35.

Posthuma, B. W. (2002). *Small groups in counseling and therapy: Process and leadership* (4th ed.). Boston: Allyn & Bacon.

Povolny, M. A., Kaplan, S., Marme, M., & Roldan, G. (1993). Perceptions of adjustment issues following a spinal cord injury: A case study. *Journal of Applied Rehabilitation Counseling, 24,* 31–34.

Prediger, D. J. (1994). Tests and counseling: The marriage that prevailed. *Measurement and Evaluation in Counseling and Development, 26,* 227–234.

Prediger, D. J. (Ed.). (1993). *Multicultural assessment standards: A compilation for counselors.* Alexandria, VA: Association for Assessment in Counseling.

Presbury, J. H., Echterling, L. G., & McKee, J. E. (2002). *Ideas and tools for brief counseling.* Upper Saddle River, NJ: Prentice Hall.

Pressly, P. K., & Heesacker, M. (2001). The physical environment and counseling: A review of theory and research. *Journal of Counseling and Development, 79,* 148–160.

Priest, R. (1991). Racism and prejudice as negative impacts on African American clients in therapy. *Journal of Counseling and Development, 70,* 213–215.

Prieto, L. R., & Scheel, K. R. (2002). Using case documentation to strengthen counselor trainees' case conceptualization skills. *Journal of Counseling and Development, 80,* 11–21.

Prochaska, J. O. (1999). How do people change, and how can we change to help many more people? In M. A. Hubble, B. L. Duncan, & S. D. Miller (Eds.), *The heart and soul of change: What works in therapy* (pp. 227–255). Washington, DC: American Psychological Association.

Prochaska, J. O., & DiClemente, C. C. (1992). The transtheoretical approach. In J. C. Norcross & M. R. Goldfried (Eds.), *Handbook of psychotherapy integration* (pp. 300–334). New York: Basic Books.

Prochaska, J. O., & Norcross, J. C. (2007). *Systems of psychotherapy: A transtheoretical analysis* (6th ed.). Belmont, CA: Wadsworth.

Purkey, W. W., & Schmidt, J. J. (1987). *The inviting relationship.* Upper Saddle River, NJ: Prentice Hall.

Puterbaugh, D. T. (2006). Communication counseling as a part of a treatment plan for depression. *Journal of Counseling and Development, 84,* 373–380.

Pyle, K. R. (2000). A group approach to career decision making. In N. Peterson & R. C. Gonzalez (Eds.), *Career counseling models for diverse populations* (pp. 121–136). Pacific Grove, CA: Brooks/Cole.

Quintana, S. M., & Kerr, J. (1993). Relational needs in late adolescent separation-individuation. *Journal of Counseling and Development, 71,* 349–354.

Ragle, J., & Krone, K. (1985). Extending orientation: Telephone contacts by peer advisors. *Journal of College Student Personnel, 26,* 80–81.

Rainey, L. M., Hensley, F. A., & Crutchfield, L. B. (1997). Implementation of support groups in elementary and middle school student assistant programs. *Professional School Counseling, 1,* 36–40.

Rak, C. F., & Patterson, L. E. (1996). Promoting resilience in at-risk children. *Journal of Counseling and Development, 74,* 368–373.

Randolph, D. L., & Graun, K. (1988). Resistance to consultation: A synthesis for counselor-consultants. *Journal of Counseling and Development, 67,* 182–184.

Raney, S., & Cinarbas, D. C. (2005). Counseling in developing countries: Turkey and India as examples. *Journal of Mental Health Counseling, 27,* 149–160.

Rayle, A. D. (2006). Mattering to others: Implications for the counseling relationship. *Journal of Counseling and Development, 84,* 483–487.

Reardon, R. C., Bullock, E. E., & Meyer, K. E. (2007). A Holland perspective on the U.S. workforce from 1960 to 2000. *Career Development Quarterly, 55,* 262–274.

Reese, R. J., Conoley, C. W., & Brossart, D. F. (2006). The attractiveness of telephone counseling: An empirical investigation of current perceptions. *Journal of Counseling and Development, 84,* 54–60.

Remer, R. (1981). The counselor and research: An introduction. *Personnel and Guidance Journal, 59,* 567–571.

Remley, T. P., Jr. (1985). The law and ethical practices in elementary and middle schools. *Elementary School Guidance and Counseling, 19,* 181–189.

Remley, T. P., Jr. (1991). *Preparing for court appearances.* Alexandria, VA: American Counseling Association.

Remley, T. P., Jr. (1992, Spring). You and the law. *American Counselor, 1,* 33.

Remley, T. P., Jr., & Herlihy, B. (2005). *Ethical, legal, and professional issues in counseling* (2nd ed.). Upper Saddle River, NJ: Prentice Hall.

Remley, T. P., Jr., Herlihy, B., & Herlihy, S. B. (1997). The U.S. Supreme Court decision in *Jaffee v. Redmond:* Implications for counselors. *Journal of Counseling and Development, 75,* 213–218.

Remley, T. P., Jr., Hermann, M. A., & Huey, W. C. (Eds.). (2003).

*Ethical and legal issues in school counseling* (2nd ed.). Alexandria, VA: American School Counselor Association.

Remley, T. P., Jr., & Sparkman, L. B. (1993). Student suicides: The counselor's limited legal liability. *School Counselor, 40,* 164–169.

Resnikoff, R. D. (1981). Teaching family therapy: Ten key questions for understanding the family as patient. *Journal of Marital and Family Therapy, 7,* 135–142.

Ribak-Rosenthal, N. (1994). Reasons individuals become school administrators, school counselors, and teachers. *School Counselor, 41,* 158–164.

Rice, K. G., & Dellwo, J. P. (2002). Perfectionism and self-development: Implications for college adjustment. *Journal of Counseling and Development, 80,* 188–196.

Rice, K. G., & Whaley, T. J. (1994). A short term longitudinal study of within-semester stability and change in attachment and college student adjustment. *Journal of College Student Development, 35,* 324–330.

Richardson, E. H. (1981). Cultural and historical perspectives in counseling American Indians. In D. W. Sue (Ed.), *Counseling the culturally different* (pp. 216–249). New York: Wiley.

Richardson, R. C., & Norman, K. I. (1997). "Rita dearest, it's OK to be different": Teaching children acceptance and tolerance. *Journal of Humanistic Education and Development, 35,* 188–197.

Richter-Antion, D. (1986). Qualitative differences between adult and younger students. *NASPA Journal, 23,* 58–62.

Ridley, C. R. (2005). *Overcoming unintentional racism in counseling and therapy: A practitioner's guide to intentional intervention* (2nd ed.). Thousand Oaks, CA: Sage.

Rimm, D. C., & Cunningham, H. M. (1985). Behavior therapies. In S. J. Lynn & J. P. Garske (Eds.), *Contemporary psychotherapies: Models and methods* (pp. 221–259). Upper Saddle River, NJ: Prentice Hall.

Riordan, R. J., & Beggs, M. S. (1987). Counselors and self-help groups. *Journal of Counseling and Development, 65,* 427–429.

Ritchie, M. H. (1986). Counseling the involuntary client. *Journal of Counseling and Development, 64,* 516–518.

Ritchie, M. H. (1989). Enhancing the public image of school counseling: A marketing approach. *School Counselor, 37,* 54–61.

Ritchie, M. H., & Partin, R. L. (1994). Parent education and consultation activities of school counselors. *School Counselor, 41,* 165–170.

Ritter, K. Y. (1982). Training group counselors: A total curriculum perspective. *Journal for Specialists in Group Work, 7,* 266–274.

Riva, M. T., Lippert, L., & Tackett, M. J. (2000). Selection practices of group leaders: A national survey. *Journal for Specialists in Group Work, 25,* 157–169.

Roark, M. L. (1987). Preventing violence on college campuses. *Journal of Counseling and Development, 65,* 367–371.

Roberti, J. W., & Storch, E. A. (2005). Psychosocial adjustment of college students with tattoos and piercings. *Journal of College Counseling, 8,* 14–19.

Roberts, A. R. (2000). *Crisis intervention handbook: Assessment, treatment, and research.* New York: Oxford Press.

Roberts, D., & Ullom, C. (1989). Student leadership program model. *NASPA Journal, 27,* 67–74.

Roberts, S. (2007, August 9). Minorities now form majority in one-third of most-populous countries. *The New York Times* [online]. Retrieved August 9, 2007, from http://www.nytimes.com/2007/08/09us/09census.html?th&emc=th

Robinson, B. E. (1995, July). Helping clients with work addiction: Don't overdo it. *Counseling Today, 38,* 31–32.

Robinson, B. E. (2001). Workaholism and family functioning: A profile of familial relationships, psychological outcomes, and research considerations. *Contemporary Family Research, 23,* 123–135.

Robinson, B. E., Flowers, C., & Ng, K-M (2006). The relationship between workaholism and marital disaffection: Husbands' perspective. *The Family Journal: Counseling and Therapy for Couples and Families, 14,* 213–220.

Robinson, E. H., III. (1994). Critical issues in counselor education: Mentors, models, and money. *Counselor Education and Supervision, 33,* 339–343.

Robinson, F. P. (1950). *Principles and procedures of student counseling.* New York: Harper.

Robinson, S. E., & Gross, D. R. (1986). Counseling research: Ethics and issues. *Journal of Counseling and Development, 64,* 331–333.

Robinson, S. E., & Kinnier, R. T. (1988). Self-instructional versus traditional training for teaching basic counseling skills. *Counselor Education and Supervision, 28,* 140–145.

Robinson, T. L., & Howard-Hamilton, M. (2000). *The convergence of race, ethnicity, and gender: Multiple identities in counseling.* Upper Saddle River, NJ: Merrill/Prentice Hall.

Rodgers, R. F. (1980). Theories underlying student development. In D. G. Creamer (Ed.), *Student development in higher education* (pp. 10– 96). Cincinnati, OH: American College Personnel Association.

Rodgers, R. F. (1989). Student development. In U. Delworth, G. R. Hanson, & Associates (Eds.), *Student services: A handbook for the profession* (2nd ed., pp. 117–164). San Francisco: Jossey-Bass.

Roehlke, H. J. (1988). Critical incidents in counselor development: Examples of Jung's concept of synchronicity. *Journal of Counseling and Development, 67,* 133–134.

Rogers, C. R. (1942). *Counseling and psychotherapy.* Boston: Houghton Mifflin.

Rogers, C. R. (1951). *Client-centered therapy.* Boston: Houghton Mifflin.

Rogers, C. R. (1955). Persons or science? A philosophical question. *American Psychologist, 10,* 267–278.

Rogers, C. R. (1957). The necessary and sufficient conditions of therapeutic personality change. *Journal of Consulting Psychology, 21,* 95–103.

Rogers, C. R. (1961). *On becoming a person.* Boston: Houghton Mifflin.

Rogers, C. R. (1964). Toward a science of the person. In T. W. Wann (Ed.), *Behaviorism and phenomenology: Contrasting bases for modern psychology* (pp. 109–140). Chicago: University of Chicago Press.

Rogers, C. R. (1967). The conditions of change from a client-centered view. In B. Berenson & R. Cankhuff (Eds.), *Sources of gain in counseling and psychotherapy* (pp. 71–86). New York: Holt, Rinehart & Winston.

Rogers, C. R. (1970). *Carl Rogers on encounter groups.* New York: Harper & Row.

Rogers, C. R. (1975). Empathic: An unappreciated way of being. *Counseling Psychologist, 5,* 2–10.

Rogers, C. R. (1977). *Carl Rogers on personal power: Inner strength and its revolutionary impact.* New York: Delacorte.

Rogers, C. R. (1980). *A way of being.* Boston: Houghton Mifflin.

Rogers, C. R. (1987). The underlying theory: Drawn from experience with individuals and groups. *Counseling and Values, 32,* 38–46.

Rogers, J. R. (1990). Female suicide: The trend toward increased lethality in method of choice and its implications. *Journal of Counseling and Development, 69,* 37–38.

Rogers, J. R. (2001). Theoretical grounding: The "missing link" in suicide research. *Journal of Counseling and Development, 79,* 16–25.

Roloff, M. E., & Miller, G. R. (Eds.). (1980). *Persuasion: New directions in theory and research.* Beverly Hills, CA: Sage.

Romero, D., Silva, S. M., & Romero, P. S. (1989). In memory: Rene A. Ruiz. *Journal of Counseling and Development, 67,* 498–505.

Ronnestad, M. H., & Skovholt, T. M. (1993). Supervision of beginning and advanced graduate students of counseling and psychotherapy. *Journal of Counseling and Development, 71,* 396–405.

Rosen, S., & Tesser, A. (1970). On the reluctance to communicate undesirable information: The MUM effect. *Sociometry, 33,* 253–263.

Rosenthal, H. (2005). *Before you see your first client.* Philadelphia: Brunner-Routledge.

Rosenthal, J. A. (2001). *Statistics and data interpretation for the helping professions.* Pacific Grove, CA: Brooks/Cole.

Rossi, P. H., & Freeman, H. E. (1999). *Evaluation: A systematic approach* (6th ed.). Beverly Hills, CA: Sage.

Rowley, W. J., & MacDonald, D. (2001). Counseling and the law: A cross-cultural perspective. *Journal of Counseling and Development, 79,* 422–429.

Rubin, S. G. (1990). Transforming the university through service learning. In C. I. Delve, S. D. Mintz, & G. M. Stewart (Eds.), *Community services as values education* (pp. 111–124). San Francisco: Jossey-Bass.

Rudolph, J. (1989). The impact of contemporary ideology and AIDS on the counseling of gay clients. *Counseling and Values, 33,* 96–108.

Rueth, T., Demmitt, A., & Burger, S. (1998, March). *Counselors and the DSM-IV: Intentional and unintentional consequences of diagnosis.* Paper presented at the American Counseling Association Convention, Indianapolis, IN.

Ruiz, R. A. (1981). Cultural and historical perspectives in counseling Hispanics. In D. W. Sue (Ed.), *Counseling the culturally different* (pp. 186–215). New York: Wiley.

Ruiz, R. A., & Padilla, A. M. (1977). Counseling Latinos. *Personnel and Guidance Journal, 55,* 401–408.

Rule, W. R. (1982). Pursuing the horizon: Striving for elusive goals. *Personnel and Guidance Journal, 61,* 195–197.

Rumberger, R. W. (1987). High school dropouts. *Review of Educational Research, 57,* 101–122.

Rybak, C. J., & Brown, B. M. (1997). Group conflict: Communication patterns and group development. *Journal for Specialists in Group Work, 22,* 31–42.

Rybak, C. J., Eastin, C. L., & Robbins, I. (2004). Native American healing practices and counseling. *Journal of Humanistic Counseling, Education and Development, 43,* 25–32.

Sack, R. T. (1985). On giving advice. *AMHCA Journal, 7,* 127–132.

Sack, R. T. (1988). Counseling responses when clients say "I don't know." *Journal of Mental Health Counseling, 10,* 179–187.

Saidla, D. D. (1990). Cognitive development and group stages. *Journal for Specialists in Group Work, 15,* 15–20.

Salisbury, A. (1975). Counseling older persons: A neglected area in counselor education and supervision. *Counselor Education and Supervision, 4,* 237–238.

Salomone, P. R., & McKenna, P. (1982). Difficult career counseling cases. I: Unrealistic vocational aspirations. *Personnel and Guidance Journal, 60,* 283–286.

Salomone, P. R., & Sheehan, M. C. (1985). Vocational stability and congruence: An examination of Holland's proposition. *Vocational Guidance Quarterly, 34,* 91–98.

Sampson, J. P., Kolodinsky, R. W., & Greeno, B. P. (1997). Counseling on the information highway: Future possibilities and potential problems. *Journal of Counseling and Development, 75,* 203–212.

Sampson, J. P., Jr., & Bloom, J. W. (2001). The potential for success and failure of computer applications in counseling and guidance. In D. C. Locke, J. E. Myers, & E. L. Herr (Eds.), *The handbook of counseling* (pp. 613–627). Thousand Oaks, CA: Sage.

Sandeen, A. (1988). *Student affairs: Issues, problems and trends.* Ann Arbor, MI: ERIC/CAPS.

Sanders, D. (1987). Cultural conflicts: An important factor in the academic failures of American Indian students. *Journal of Multicultural Counseling and Development, 15,* 81–90.

Sandhu, D. S. (1997). Psychocultural profiles of Asian and Pacific Islander Americans: Implications for counseling and psychotherapy. *Journal of Multicultural Counseling and Development, 25,* 7–22.

Sanford, N. (1962). *The American college.* New York: Wiley.

Sanford, N. (1979). Freshman personality: A stage in human development. In N. Sanford & J. Axelrod (Eds.), *College and character.* Berkeley, CA: Montaigne.

Savage, T. A., Harley, D. A., & Nowak, T. M. (2005). Applying social empowerment strategies as tools for self-advocacy in counseling lesbian and gay male clients. *Journal of Counseling and Development, 83,* 131–137.

Savickas, M. L. (1989). Annual review: Practice and research in career counseling and development, 1988. *Career Development Quarterly, 38,* 100–134.

Savickas, M. L. (1998). Interpreting interest inventories: A case example. *Career Development Quarterly, 46,* 307–319.

Savickas, M. L. (2005). The theory and practice of career construction. In S. D. Brown & R. W. Lent (Eds.), *Career development and counseling: Putting theory and research to work* (pp. 42–70). New York: Wiley.

Scarborough, J. L. (1997). The SOS Club: A practical peer helper program. *Professional School Counseling, 1,* 25–28.

Schecter, S., & Ganley, A. (1995). *Domestic violence: A national curriculum for family preservation practitioners.* San Francisco: Family Violence Prevention Fund.

Schein, E. H. (1978). The role of the consultant: Content expert or process facilitator? *Personnel and Guidance Journal, 56,* 339–343.

Schellenberg, R. C., Parks-Savage, A., & Rehfuss, M. (2007). Reducing levels of elementary school violence with peer mediation. *Professional School Counseling, 10,* 475–481.

Scher, M. (1979). On counseling men. *Personnel and Guidance Journal, 57,* 252–254.

Scher, M. (1981). Men in hiding: A challenge for the counselor. *Personnel and Guidance Journal, 60,* 199–202.

Scher, M., & Stevens, M. (1987). Men and violence. *Journal of Counseling and Development, 65,* 351–355.

Schlossberg, N. K. (1990). Training counselors to work with older adults. *Generations, 15,* 7–10.

Schmidt, J. A. (1974). Research techniques for counselors: The multiple baseline. *Personnel and Guidance Journal, 53,* 200–206.

Schmidt, J. J. (2004). *A survival guide for the elementary/middle school counselor* (2nd ed). San Francisco: Jossey-Bass.

Schmidt, J. J. (2007). *Counseling in schools: Comprehensive programs of responsive services for all students* (5th ed.). Boston: Allyn & Bacon.

Schmidt, J. J., & Osborne, W. L. (1981). Counseling and consultation: Separate processes or the same? *Personnel and Guidance Journal, 60,* 168–170.

Schmidt, J. J., & Osborne, W. L. (1982). The way we were (and are): A profile of elementary counselors in North Carolina. *Elementary School Guidance and Counseling, 16,* 163–171.

Schneller, G., & Chalungsooth, P. (2002, June). Development of a multilingual tool to assess client presenting problems. *American College Counseling Association Visions,* 5–7.

Schofield, W. (1964). *Psychotherapy: The purchase of friendship.* Upper Saddle River, NJ: Prentice Hall.

Schrank, F. A. (1982). Bibliotherapy as an elementary school counseling tool. *Elementary School Guidance and Counseling, 16,* 218–227.

Schuh, J. J., Shipton, W. C., & Edman, N. (1986). Counseling problems encountered by resident assistants: An update. *Journal of College Student Personnel, 27,* 26–33.

Schumacher, B. (1983). Rehabilitation counseling. In M. M. Ohlsen (Ed.), *Introduction to counseling* (pp. 313–324). Itasca, IL: F. E. Peacock.

Schutz, W. (1971). *Here comes everybody: Bodymind and encounter culture.* New York: Harper & Row.

Schwiebert, V. L., Myers, J. E., & Dice, C. (2000). Ethical guidelines for counselors working with older adults. *Journal of Counseling and Development, 78,* 123–129.

Schwiebert, V. L., Sealander, K. A., & Dennison, J. L. (2002). Strategies for counselors working with high school students with attention-deficit/hyperactivity disorder. *Journal of Counseling and Development, 80,* 3–10.

Scott, C. G. (2000). Ethical issues in addiction counseling. *Rehabilitation Counseling Bulletin, 43,* 209–214.

Scrignar, C. B. (1997). *Post-traumatic stress disorder, diagnosis, treatment and legal issues* (3rd ed.). New York: Bruno.

Sears, R., Rudisill, J., & Mason-Sear, C. (2006). *Consultation skills for mental health professionals.* New York: Wiley.

Sears, S. (1982). A definition of career guidance terms: A National Vocational Guidance Association perspective. *Vocational Guidance Quarterly, 31,* 137–143.

Sears, S. J., & Granello, D. H. (2002). School counseling now and in the future: A reaction. *Professional School Counseling, 5,* 164–171.

Seiler, G., Brooks, D. K., Jr., & Beck, E. S. (1987). Training standards of the American Mental Health Counselors Association: History, rationale, and implications. *Journal of Mental Health Counseling, 9,* 199–209.

Seiler, G., & Messina, J. J. (1979). Toward professional identity: The dimensions of mental health counseling in perspective. *AMHCA Journal, 1,* 3–8.

Seligman, L. (1984). Temporary termination. *Journal of Counseling and Development, 63,* 43–44.

Seligman, L. (1997). *Diagnosis and treatment planning in counseling* (2nd ed.). New York: Plenum.

Seligman, L. (1999). Twenty years of diagnosis and the DSM. *Journal of Mental Health Counseling, 21,* 229–239.

Seligman, L. (2006). *Theories of counseling and psychotherapy: Systems, strategies, and skills* (2nd ed.). Upper Saddle River, NJ: Pearson/Prentice Hall.

Selvini-Palazzoli, M., Boscolo, L., Cecchin, G., & Prata, G. (1978). *Paradox and counterparadox.* New York: Monson.

Senour, M. N. (1982). How counselors influence clients. *Personnel and Guidance Journal, 60,* 345–349.

Serritella, D. A. (1992). Tobacco addiction. In L. L'Abate, G. E. Farrar, & D. A. Serritella (Eds.), *Handbook of differential treatments for addiction* (pp. 97–112). Boston: Allyn & Bacon.

Seto, A., Becker, K. W., & Akutsu, M. (2006). Counseling Japanese men on fathering. *Journal of Counseling and Development, 84,* 488–492.

Sexton, T. L. (1993). A review of the counseling outcome research. In G. R. Walz & J. C. Bleuer (Eds.), *Counselor efficacy* (pp. 79–119). Ann Arbor, MI: ERIC/CAPS.

Sexton, T. L. (1994). Systemic thinking in a linear world: Issues in the application of interactional counseling. *Journal of Counseling and Development, 72,* 249–258.

Sexton, T. L. (1996). The relevance of counseling outcome research: Current trends and practical implications. *Journal of Counseling and Development, 74,* 590–600.

Sexton, T. L., & Whiston, S. C. (1994). The status of the counseling relationship: An empirical review, theoretical implications, and research directions. *Counseling Psychology, 22,* 6–78.

Sexton, T. L., & Whiston, S. C. (1996). Integrating counseling research and practice. *Journal of Counseling and Development, 74,* 588–589.

Shanks, J. L. (1982). Expanding treatment for the elderly: Counseling in a private medical practice. *Personnel and Guidance Journal, 61,* 553–555.

Shapiro, J. L., Peltz, L. S., & Bernadett-Shapiro, S. (1998). *Brief group treatment: Practical training for therapists and counselors.* Pacific Grove, CA: Brooks/Cole.

Sharkin, B. S. (1997). Increasing severity of presenting problems in college counseling centers: A closer look. *Journal of Counseling and Development, 75,* 275–281.

Sharpley, C. F. (2007). So why aren't counselors reporting n = 1 research designs? *Journal of Counseling and Development, 85,* 349–356.

Shaw, H. E., & Shaw, S. F. (2006). Critical ethical issues in online counseling: Assessing current practices with an ethical intent checklist. *Journal of Counseling and Development, 84,* 41–53.

Shea, C. (1998, January 30). Why depression strikes more women than men: "Ruminative coping" may provide answers. *Chronicle of Higher Education, 44,* A14.

Sheehy, G. (1976). *Passages: Predictable crises of adult life.* New York: Bantam.

Sheeley, V. L. (1978). *Career guidance leadership in America: Pioneering professionals.* Falls Church, VA: National Vocational Guidance Association.

Sheeley, V. L. (1983). NADW and NAAS: 60 years of organizational relationships. In B. A. Belson & L. E. Fitzgerald (Eds.), *Thus, we spoke: ACPA-NAW-DAC, 1958–1975.* Alexandria, VA: American College Personnel Association.

Sheeley, V. L. (1988). Historical perspectives on NVGA/NCDA: What our leaders think. *Career Development Quarterly, 36,* 307–320.

Sheeley, V. L. (2002). American Counseling Association: the 50th year celebration of excellence. *Journal of Counseling and Development, 80,* 387–393.

Sheeley, V. L., & Eberly, C. G. (1985). Two decades of leadership in measurement and evaluation. *Journal of Counseling and Development, 63,* 436–439.

Sheeley, V. L., & Herlihy, B. (1989). Counseling suicidal teens: A duty to warn and protect. *School Counselor, 37,* 89–97.

Sherman, R. (1993). The intimacy genogram. *The Family Journal: Counseling and Therapy for Couples and Families, 1,* 91–93.

Sherrard, P. A. D., & Amatea, E. S. (1994). Through the looking glass: A preview. *Journal of Mental Health Counseling, 16,* 3–5.

Sherry, A., Lyddon, W. J., & Henson, R. K. (2007). Adult attachment and developmental personalities styles: An empirical study. *Journal of Counseling and Development, 85,* 337–348.

Shertzer, B., & Linden, J. D. (1979). *Fundamentals of individual appraisal, assessment techniques for counselors.* Boston: Houghton Mifflin.

Shertzer, B., & Stone, S. C. (1974). *Fundamentals of counseling* (2nd ed.). Boston: Houghton Mifflin.

Shertzer, B., & Stone, S. C. (1980). *Fundamentals of counseling* (3rd ed.). Boston: Houghton Mifflin.

Shertzer, B., & Stone, S. C. (1981). *Fundamentals of guidance* (4th ed.). Boston: Houghton Mifflin.

Shulman, L. (1999). *The skills of helping individuals, families, groups, and communities* (4th ed.). Itasca, IL: F. E. Peacock.

Siegal, J. C., & Sell, J. M. (1978). Effects of objective evidence of expertness and nonverbal behavior on client perceived expertness. *Journal of Counseling Psychology, 25,* 188–192.

Sielski, L. M. (1979). Understanding body language. *Personnel and Guidance Journal, 57,* 238–242.

Simkin, J. S. (1975). An introduction to Gestalt therapy. In F. D. Stephenson (Ed.), *Gestalt therapy primer* (pp. 3–12). Springfield, IL: Thomas.

Simon, G. M. (1989). An alternative defense of eclecticism: Responding to Kelly and Ginter. *Journal of Mental Health Counseling, 2,* 280–288.

Simon, L., Gaul, R., Friedlander, M. L., & Heatherington, L. (1992). Client gender and sex role: Predictors of counselors' impressions and expectations. *Journal of Counseling and Development, 71,* 48–52.

Simone, D. H., McCarthy, P., & Skay, C. L. (1998). An investigation of client and counselor variables that influence the likelihood of counselor self-disclosure. *Journal of Counseling and Development, 76,* 174–182.

Singleton, M. G., & Pope, M. (2000). A comparison of successful smoking cessation interventions for adults and adolescents. *Journal of Counseling and Development, 78,* 448–453.

Sinick, D. (1979). Professional development in counseling older persons. *Counselor Education and Supervision, 19,* 4–12.

Sinick, D. (1980). Attitudes and values in aging. *Counseling and Values, 24,* 148–154.

Skinner, B. F. (1953). *Science and human behavior.* New York: Macmillan.

Sklare, G., Keener, R., & Mas, C. (1990). Preparing members for "here-and-now" group counseling. *Journal for Specialists in Group Work, 15,* 141–148.

Sklare, G., Petrosko, J., & Howell, S. (1993). The effect of pre-group training on members' level of anxiety. *Journal for Specialists in Group Work, 18,* 109–114.

Skovholt, T. M., & McCarthy, P. R. (1988). Critical incidents: Catalysts for counselor development. *Journal of Counseling and Development, 67,* 69–72.

Skowron, E.A., & Platt, L. F. (2005). Differentiation of self and child abuse potential in young adulthood. *The Family Journal: Counseling and Therapy for Couples and Families, 13,* 281–290.

Slavik, S. (1991). Early memories as a guide to client movement through life. *Canadian Journal of Counseling, 25,* 331–337.

Smart, D. W., & Smart, J. F. (1997). DSM-IV and culturally sensitive diagnosis: Some observations for counselors. *Journal of Counseling and Development, 75,* 392–398.

Smart, J. F., & Smart, D. W. (2006). Models of disability: Implications for the counseling profession. *Journal of Counseling and Development, 84,* 29–40.

Smead, R. (1995). *Skills and techniques for group work with children and adolescents.* Champaign, IL: Research Press.

Smith, E. J. (1977). Counseling black individuals: Some stereotypes. *Personnel and Guidance Journal, 55,* 390–396.

Smith, E. M. J., & Vasquez, M. J. T. (1985). Introduction. *Counseling Psychologist, 13,* 531–536.

Smith, H. (2001). Professional identity for counselors. In D. C. Locke, J. E. Myers, & E. L. Herr (Eds.), *The handbook of counseling* (pp. 569–579). Thousand Oaks, CA: Sage.

Smith, H. B., Sexton, T. H., & Bradley, L. J. (2005). The practice research network: Research into practice, practice into research. *Counseling and Psychotherapy Research, 5,* 285–290.

Smith, M. L. (1981). Naturalistic research. *Personnel and Guidance Journal, 59,* 585–589.

Smith, R. L., Engels, D. W., & Bonk, E. C. (1985). The past and future: The National Vocational Guidance Association. *Journal of Counseling and Development, 63,* 420–423.

Snider, M. (1992). *Process family therapy.* Boston: Allyn & Bacon.

Snider, P. D. (1987). Client records: Inexpensive liability protection for mental health counselors. *Journal of Mental Health Counseling, 9,* 134–141.

Snyder, B. A. (2005). Aging and spirituality: Reclaiming connection through storytelling. *Adultspan Journal, 4,* 49–55.

Snyder, B. A., & Daly, T. P. (1993). Restructuring guidance and counseling programs. *School Counselor, 41,* 36–42.

Solomon, C. (1982). Special issue on political action: Introduction. *Personnel and Guidance Journal, 60,* 580.

Solsberry, P. W. (1994). Interracial couples in the United States of America: Implications for mental health counseling. *Journal of Mental Health Counseling, 16,* 304–316.

Sommers-Flanagan, J. (2007). The development and evolution of person-centered expressive art therapy: A conversation with Natalie Rogers. *Journal of Counseling and Development, 85,* 120–125.

Sommers-Flanagan, J., & Sommers-Flanagan, R. (1998). Assessment and diagnosis of conduct disorder. *Journal of Counseling and Development, 76,* 189–197.

Sperry, L., Carlson, J., & Lewis, J. (1993). Health counseling strategies and interventions. *Journal of Mental Health Counseling, 15,* 15–25.

Splete, H. H. (1982a). Consultation by the counselor. *Counseling and Human Development, 15,* 1–7.

Splete, H. H. (1982b). Planning for a comprehensive career guidance program in the elementary schools. *Vocational Guidance Quarterly, 30,* 300–307.

Springer, C. A., Britt, T. W., & Schlenker, B. R. (1998). Codependency: Clarifying the construct. *Journal of Mental Health Counseling, 20,* 141–158.

Springer, C. A., & Lease, S. H. (2000). The impact of multiple AIDS related bereavement in the gay male population. *Journal of Counseling and Development, 78,* 297–304.

Sprinthall, N. A. (1981). A new model for research in service of guidance and counseling. *Personnel and Guidance Journal, 59,* 487–496.

Sprinthall, N. A. (1984). Primary prevention: A road paved with a plethora of promises and procrastinations. *Personnel and Guidance Journal, 62,* 491–495.

Sprinthall, N. A., Hall, J. S., & Gerler, E. R., Jr. (1992). Peer counseling for middle school students experiencing family divorce: A deliberate psychological education model. *Elementary School Guidance and Counseling, 26,* 279–294.

Spruill, D. A., & Fong, M. L. (1990). Defining the domain of mental health counseling: From identity confusion to consensus. *Journal of Mental Health Counseling, 12,* 12–23.

Spokane, A. R., & Catalano, M. (2000). The Self-Directed Search: A theory-driven array of self-guided career interventions. In C. E. Watkins, Jr., & V. I. Campbell (Eds.), *Testing and assessment in counseling practice* (2nd ed., pp. 339–370). Mahwah, NJ: Erlbaum.

St. Clair, K. L. (1989). Middle school counseling research: A resource for school counselors. *Elementary School Guidance and Counseling, 23,* 219–226.

St. Germaine, J. (1993). Dual relationships: What's wrong with them? *American Counselor, 2,* 25–30.

Stadler, H. (1986). Preface to the special issue. *Journal of Counseling and Development, 64,* 291.

Staley, W. L., & Carey, A. L. (1997). The role of school counselors in facilitating a quality twenty-first century workforce. *School Counselor, 44,* 377–383.

Stamm, M. L., & Nissman, B. S. (1979). *Improving middle school guidance.* Boston: Allyn & Bacon.

Stanard, R. P., Sandhu, D. S., & Painter, L. C. (2000). Assessment of spirituality in counseling. *Journal of Counseling and Development, 78,* 204–210.

Stanton, M., & Todd, T. (1982). *The family therapy of drug abuse and addiction.* New York: Guilford.

Statton, J. E., & Wilborn, B. (1991). Adlerian counseling and the early recollections of children. *Individual Psychology, 47,* 338–347.

Steen, S., & Kaffenberger, C. J. (2007). Integrating academic interventions into small group counseling in elementary school. *Professional School Counseling, 10,* 516–519.

Steenbarger, B. N. (1998). Alcohol abuse and college counseling: An overview of research and practice. *Journal of College Counseling, 1,* 81–92.

Steinglass, P. (1979). Family therapy with alcoholics: A review. In E. Kaufman & P. N. Kaufman (Eds.), *Family therapy of drug and alcohol abuse* (pp. 147–186). New York: Gardner.

Steinhauser, L., & Bradley, R. (1983). Accreditation of counselor education programs. *Counselor Education and Supervision, 25,* 98–108.

Stephens, W. R. (1988). Birth of the National Vocational Guidance Association. *Career Development Quarterly, 36,* 293–306.

Stevens, P., & Smith, R. L. (2005). *Substance abuse counseling: Theory and practice* (3rd ed.). Upper Saddle River, NJ: Merrill/Prentice Hall.

Stevens-Smith, P., & Hughes, M. M. (1993). *Legal issues in marriage and family counseling.* Alexandria, VA: American Counseling Association.

Stevens-Smith, P., & Remley, T. P., Jr. (1994). Drugs, AIDS, and teens: Intervention and the school counselor. *School Counselor, 41,* 180–184.

Stinnett, N. (1998). *Good families.* New York: Doubleday.

Stinnett, N., & DeFrain, J. (1985). *Secrets of strong families.* Boston: Little, Brown.

Stockton, R., Barr, J. E., & Klein, R. (1981). Identifying the group dropout: A review of the literature. *Journal for Specialists in Group Work, 6,* 75–82.

Stone, C. B. (2005). *School counseling principles: Ethics and law.* Alexandria, VA: American School Counselors Association.

Stone, G. L., & Archer, J., Jr. (1990). College and university counseling centers in the 1990s: Challenges and limits. *Counseling Psychologist, 18,* 539–607.

Strahan, R. F., & Kelly, A. E. (1994). Showing clients what their profiles mean. *Journal of Counseling and Development, 72,* 329–331.

Street, S., & Isaacs, M. (1998). Self-esteem: Justifying its existence. *Professional School Counseling, 1,* 46–50.

Stripling, R. O. (1978). ACES guidelines for doctoral preparation in counselor education. *Counselor Education and Supervision, 17,* 163–166.

Strong, E. K., Jr. (1943). *Vocational interests of men and women.* Stanford, CA: Stanford University Press.

Strong, S. R. (1968). Counseling: An interpersonal influence process. *Journal of Counseling Psychology, 15,* 215–224.

Strong, S. R. (1982). Emerging integrations of clinical and social psychology: A clinician's perspective. In G. Weary & H. Mirels (Eds.), *Integrations of clinical and social psychology* (pp. 181–213). New York: Oxford University Press.

Stude, E. W., & McKelvey, J. (1979). Ethics and the law: Friend or foe? *Personnel and Guidance Journal, 57,* 453–456.

Stufflebeam, D. L., Foley, W. J., Gephart, W. J., Guba, E. G., Hammond, R. L., Merriman, H. D., et al. (1971). *Educational evaluation and decision-making.* Bloomington, IN: Phi Delta Kappa.

Stum, D. (1982). DIRECT: A consultation skills training model. *Personnel and Guidance Journal, 60,* 296–302.

Sue, D. W. (1978a). Counseling across cultures. *Personnel and Guidance Journal, 56,* 451.

Sue, D. W. (1978b). Editorial. *Personnel and Guidance Journal, 56,* 260.

Sue, D. W. (1992, Winter). The challenge of multiculturalism. *American Counselor, 1,* 6–14.

Sue, D. W., Arredondo, P., & McDavis, R. J. (1992). Multicultural counseling competencies and standards: A call to the profession. *Journal of Counseling and Development, 70,* 477–486.

Sue, D. W., Ivey, A. E., & Pedersen, P. (1996). *A theory of multicultural counseling and therapy.* Pacific Grove, CA: Brooks/Cole.

Sue, D. W., & Sue, D. (1973). Understanding Asian-Americans: The neglected minority: An overview. *Personnel and Guidance Journal, 51,* 387–389.

Sue, D. W., & Sue, D. (2003). *Counseling the culturally different: Theory and practice* (4th ed.). New York: Wiley.

Sue, D. W., & Sue, S. (1972). Counseling Chinese-Americans. *Personnel and Guidance Journal, 50,* 637–644.

Sullivan, K. R., & Mahalik, J. R. (2000). Increasing career self-efficacy for women: Evaluating a group intervention. *Journal of Counseling and Development, 78,* 54–62.

Sunich, M. F., & Doster, J. (1995, June). Cocaine—Part II. *Amethyst Journal, 1,* 1–2.

Super, D. E. (1954a). Career patterns as a basis for vocational counseling. *Journal of Counseling Psychology, 1,* 12–19.

Super, D. E. (1954b). Guidance: Manpower utilization or human development? *Personnel and Guidance Journal, 33,* 8–14.

Super, D. E. (1955). Transition: From vocational guidance to counseling psychology. *Journal of Counseling Psychology, 2,* 3–9.

Super, D. E. (1957). *The psychology of careers.* New York: Harper.

Super, D. E. (1983). Synthesis: Or is it distillation? *Personnel and Guidance Journal, 61,* 511–514.

Super, D. E. (1990). A life-span, life-space approach to career development. In D. Brown, L. Brooks, & Associates (Eds.), *Career choice and development: Applying contemporary theories to practice* (2nd ed., pp. 197–261). San Francisco: Jossey-Bass.

Super, D. E., Thompson, A. S., & Lindeman, R. H. (1988). *Adult career concerns inventory.* Palo Alto, CA: Consulting Psychologists Press.

Suzuki, L. A., & Kugler, J. F. (1995). Intelligence and personality assessment. In J. G. Ponterotto, J. M. Casas, L. A. Suzuki, & C. M. Alexander (Eds.), *Handbook of multicultural counseling* (pp. 493–515). Thousand Oaks, CA: Sage.

Suzuki, L. A., Meller, P. J., & Ponterotto, J. G. (Eds.). (2001). *Handbook of multicultural assessment: Clinical, psychological, and educational applications* (2nd ed.). San Francisco: Jossey-Bass.

Swanson, C. D. (1983a). Ethics and the counselor. In J. A. Brown & R. H. Pate, Jr. (Eds.), *Being a counselor* (pp. 47–65). Pacific Grove, CA: Brooks/Cole.

Swanson, C. D. (1983b). The law and the counselor. In J. A. Brown & R. H. Pate, Jr. (Eds.), *Being a counselor* (pp. 26–46). Pacific Grove, CA: Brooks/Cole.

Swanson, J. L., & Hansen, J. C. (1988). Stability of vocational interests over 4-year, 8-year, and 12-year intervals. *Journal of Vocational Behavior, 33,* 185–202.

Swartz-Kulstad, J. L., & Martin, W. E., Jr. (1999). Impact on culture and context on psychosocial adaptation: The cultural and contextual guide process. *Journal of Counseling and Development, 77,* 281–293.

Sweeney, T. J. (1989). Excellence vs. elitism. *Newsletter of Chi Sigma Iota, 5,* 1, 11.

Sweeney, T. J. (1991). Counseling credentialing: Purpose and origin. In F. O. Bradley (Ed.), *Credentialing in counseling* (pp. 1–12). Alexandria, VA: Association for Counselor Education and Supervision.

Sweeney, T. J. (1998). *Adlerian counseling* (4th ed.). Muncie, IN: Accelerated Development.

Sweeney, T. J. (2001). Counseling: Historical origins and philosophical roots. In D. C. Locke, J. E. Myers, & E. L. Herr (Eds.), *The handbook of counseling* (pp. 3–26). Thousand Oaks, CA: Sage.

Sylvania, K. C. (1956). Test usage in counseling centers. *Personnel and Guidance Journal, 34,* 559–564.

Talbutt, L. C. (1981). Ethical standards: Assets and limitations. *Personnel and Guidance Journal, 60,* 110–112.

Talbutt, L. C. (1983). The counselor and testing: Some legal concerns. *School Counselor, 30,* 245–250.

Tamminen, A. W., & Smaby, M. H. (1981). Helping counselors learn to confront. *Personnel and Guidance Journal, 60,* 41–45.

Tate, D. S., & Schwartz, C. L. (1993). Increasing the retention of American Indian students in professional programs in higher education. *Journal of American Indian Education, 32,* 21–31.

Taub, D. J. (1998). Promoting student development through psychoeducational groups: A perspective on the goals and process matrix. *Journal for Specialists in Group Work, 23,* 196–201.

Taylor, J. G., & Baker, S. B. (2007). Psychosocial and moral development of PTSD-diagnosed combat veterans. *Journal of Counseling and Development, 85,* 364–369.

Tedeschi, G. J., Zhu, S-H, Anderson, C. M., Cummins, S., & Ribner, N. G. (2005). Putting it on the line: Telephone counseling for adolescent smokers. *Journal of Counseling and Development, 83,* 416–424.

Tennyson, W. W., & Strom, S. M. (1986). Beyond professional standards: Developing responsibleness. *Journal of Counseling and Development, 64,* 298–302.

Terres, C. K., & Larrabee, M. J. (1985). Ethical issues and group work with children. *Elementary School Guidance and Counseling, 19,* 190–197.

Terry, L. L. (1989). Assessing and constructing a meaningful system: Systemic perspective in a college counseling center. *Journal of Counseling and Development, 67,* 352–355.

Teyber, E. (2000). *Interpersonal process in psychotherapy: A relational approach.* Belmont, CA: Wadsworth/Thomson.

Thames, T. B., & Hill, C. E. (1979). Are special skills necessary for counseling women? *Counseling Psychologist, 8,* 17–18.

Thomas, A. J. (1998). Understanding culture and worldview in family systems: Use of the multicultural genogram. *The Family Journal, 6*, 24–32.

Thomas, G. P., & Ezell, B. (1972). The contract as counseling technique. *Personnel and Guidance Journal, 51*, 27–31.

Thomas, S. C. (1996). A sociological perspective on contextualism. *Journal of Counseling and Development, 74*, 529–536.

Thomas, V. (1994). Value analysis: A model of personal and professional ethics in marriage and family counseling. *Counseling and Values, 38*, 193–203.

Thombs, D. L., & Osborn, C. J. (2001). A cluster analysis study of clinical orientations among chemical dependency counselors. *Journal of Counseling and Development, 79*, 450–458.

Thompson, A. (1990). *Guide to ethical practice in psychotherapy.* New York: Wiley.

Thompson, B. (1996). *Personal Preferences Self-Description Questionnaire.* College Station, TX: Psychometrics Group.

Thompson, B. (2002). 'Statistical,' 'practical,' and 'clinical': How many kinds of significance do counselors need to consider? *Journal of Counseling and Development, 80*, 64–71.

Thompson, C. D., & Henderson, D. A. (2007). *Counseling children* (7th ed.). Belmont, CA: Thomson Brooks/Cole.

Thoresen, C. E. (1978). Making better science, intensively. *Personnel and Guidance Journal, 56*, 279–282.

Thornburg, H. D. (1978). *The bubblegum years: Sticking with kids from 9 to 13.* Tucson: HELP Books.

Thornburg, H. D. (1986). The counselor's impact on middle-grade students. *School Counselor, 33*, 170–177.

Thorndike, R. M. (1997). *Measurement and evaluation in psychology and education* (6th ed.). Upper Saddle River, NJ: Merrill/Prentice Hall.

Thorndike, R. M. (2005). *Measurement and evaluation in psychology and education* (7th ed.). Upper Saddle River, NJ: Merrill/Prentice Hall.

Thurman, C. (1983). Effects of a rational-emotive treatment program on Type A behavior among college students. *Journal of College Student Personnel, 24*, 417–423.

Tinsley, H. E. A., & Bradley, R. W. (1986). Test interpretation. *Journal of Counseling and Development, 65*, 462–466.

Todd, T. C. (1986). Structural-strategic marital therapy. In N. S. Jacobson & A. S. Gurman (Eds.), *Clinical handbook of marital therapy* (pp. 71–105). New York: Guilford.

Tomes, H. (1996, August). Are we in denial about child abuse? *APA Monitor, 27*, 55.

Tomine, S. (1986). Private practice in gerontological counseling. *Journal of Counseling and Development, 64*, 406–409.

Tomlinson, S. M., & Evans-Hughes, G. (1991). Gender, ethnicity, and college students' responses to the Strong-Campbell Interest Inventory. *Journal of Counseling and Development, 70*, 151–155.

Tracey, T. J. (1983). Single case research: An added tool for counselors and supervisors. *Counselor Education and Supervision, 22*, 185–196.

Tracey, T. J. (1991). Counseling research as an applied science. In C. E. Watkins, Jr., & L. J. Schneider (Eds.), *Research in counseling* (pp. 3–32). Hillsdale, NJ: Erlbaum.

Trotzer, J. P. (1988). Family theory as a group resource. *Journal for Specialists in Group Work, 13*, 180–185.

Truax, C., & Mitchell, K. (1971). Research on certain therapist interpersonal skills in relation to process and outcome. In A. E. Bergin & S. L. Garfield (Eds.), *Handbook of psychotherapy and behavior change: An empirical analysis.* New York: Wiley.

Truax, C. B., & Carkhuff, R. R. (1967). *Toward effective counseling and psychotherapy: Training and practice.* Chicago: Aldine.

Trusty, J., Robinson, C. R., Plata, M., & Ng, K-M. (2000). Effects of gender, socioeconomic status, and early academic performance on postsecondary educational choice. *Journal of Counseling and Development, 78*, 463–472.

Tuckman, B. (1965). Developmental sequence in small groups. *Psychological Bulletin, 63*, 384–399.

Tuckman, B. W., & Jensen, M. A. (1977). Stages of small group

development revisited. *Group and Organizational Studies, 2*, 419–427.

Turner, J., & Helms, D. (1994). *Lifespan development* (5th ed.). Chicago: Holt, Rinehart.

Turock, A. (1978). Effective challenging through additive empathy. *Personnel and Guidance Journal, 57*, 144–149.

Turock, A. (1980). Immediacy in counseling: Recognizing clients' unspoken messages. *Personnel and Guidance Journal, 59*, 168–172.

Tursi, M. M., & Cochran, J. L. (2006). Cognitive-behavioral tasks accomplished in a person-centered relational framework. *Journal of Counseling and Development, 84*, 387–396.

Tyler, L. E. (1984). What tests don't measure. *Journal of Counseling and Development, 63*, 48–50.

Tyler, L. E. (1986). Farewell to guidance. *Journal of Counseling and Human Service Professions, 1*, 152–155.

Tylka, T. L., & Subich, L. M. (2002). Exploring young women's perceptions of the effectiveness and safety of maladaptive weight control techniques. *Journal of Counseling and Development, 80*, 101–110.

Tymchuk, A. J. (1986). Guidelines for ethical decision making. *Canadian Psychology, 27*, 36–43.

Tymofievich, M., & Leroux, J. A. (2000). Counselors' competencies in using assessments. *Measurement and Evaluation in Counseling and Development, 33*, 50–59.

Tysl, L. (1997, January). Counselors have a responsibility to promote the counseling profession. *Counseling Today*, 16.

Umansky, D. L., & Holloway, E. L. (1984). The counselor as consultant: From model to practice. *School Counselor, 31*, 329–338.

Ungersma, A. J. (1961). *The search for meaning.* Philadelphia: Westminster.

Urbina, S. (2005). *Essentials of psychological testing.* New York: Wiley.

U.S. Department of Health and Human Services, Health Resources and Services Administration. (2006). *Women's health USA 2006.* Retrieved August 17, 2007, from http://www.mchb.hrsa.gov/whusa_06/popchar/0207wlf.htm

U.S. Department of Health and Human Services, National Institute of Mental Health. (1999). *Mental health: A report of the Surgeon General–Executive Summary.* Rockville, MD: Author.

U.S. Department of Health, Education, and Welfare. (1974). Vocational rehabilitation program: Implementation provisions, rules and regulations. *Federal Register, 39*, 42470–42507.

U.S. Employment Service. (1939). *Dictionary of occupational titles.* Washington, DC: Author.

Utsey, S. O., Ponterotto, J. G., Reynolds, A. L., & Cancelli, A. A. (2000). Racial discrimination, coping, life satisfaction, and self-esteem among African Americans. *Journal of Counseling and Development, 78*, 72–80.

Vacc, N., Loesch, L., & Guilbert, D. (1997). The clientele of certified clinical mental health counselors. *Journal of Mental Health Counseling, 19*, 165–170.

Vacc, N. A., & Juhnke, G. A. (1997). The use of structured clinical interviews for assessment in counseling. *Journal of Counseling and Development, 75*, 470–480.

Vacc, N. A., Juhnke, G. A., & Nilsen, K. A. (2001). Community mental health service providers' code of ethics and the *Standards for Educational and Psychological Testing. Journal of Counseling and Development, 79*, 217–224.

Vacc, N. A., & Loesch, L. C. (2001). *A professional orientation to counseling* (3rd ed.). Philadelphia: Brunner-Routledge.

Vacha-Haase, T., & Thompson, B. (2002). Alternative ways of measuring counselees' Jungian psychological-type preferences. *Journal of Counseling and Development, 80*, 173–179.

Vaihinger, H. (1911). *The philosophy of "as if."* New York: Harcourt, Brace, & World.

Valle, R. (1986). Cross-cultural competence in minority communities: A curriculum implementation strategy. In M. R. Miranda & H. H. L. Kitano (Eds.), *Mental health research and practice in minority communities: Development of culturally sensitive training programs* (pp. 29–49). Rockville, MD: National Institute of Mental Health. (ERIC Document Reproduction Service No. ED278754)

VanBoven, A. M., & Espelage, D. L. (2006). Depressive symptoms, coping strategies, and disordered eating among college women. *Journal of Counseling and Development, 84,* 341–348.

Van Buren, J. (1992). Gender-fair counseling. In J. A. Lewis, B. Hayes, & L. J. Bradley (Eds.), *Counseling women over the life span* (pp. 271–289). Denver: Love.

Van Buren, J. B., Kelly, K. R., & Hall, A. S. (1993). Modeling nontraditional career choices: Effects of gender and school location on response to a brief videotape. *Journal of Counseling and Development, 72,* 101–104.

Van der Wade, H., Urgenson, F. T., Weltz, S. H., & Hanna, F. J. (2002). Women and alcoholism: A biopsychosocial perspective and treatment approaches. *Journal of Counseling and Development, 80,* 145–153.

Van Deusen, J. M., Stanton, M. D., Scott, S. M., Todd, S. C., & Mowatt, D. T. (1982). Getting the addict to agree to involve the family of origin: The initial contact. In M. D. Stanton, T. C. Todd, & Associates (Eds.), *The family therapy of drug abuse and addiction* (pp. 39–59). New York: Guilford.

Van Hoose, W. H., & Kottler, J. (1985). *Ethical and legal issues in counseling and psychotherapy* (2nd ed.). San Francisco: Jossey-Bass.

Van Hoose, W. H., & Paradise, L. V. (1979). *Ethics in counseling and psychotherapy.* Cranston, RI: Carroll.

Vandenbos, G. R., Cummings, N., & Deleon, P. H. (1992). A century of psychotherapy: Economic and environmental influences. In D. K. Freedheim (Ed.), *History of psychotherapy: A century of change* (pp. 65–102). Washington, DC: American Psychological Association.

Vereen, L. G., Butler, S. K., Williams, F. C., Darg, J. A., & Downing, T. K. E. (2006). The use of humor when counseling African American college students. *Journal of Counseling and Development, 84,* 10–15.

Vernon, A. (1989). *Thinking, feeling, and behaving: An emotional education curriculum for children (Grades 1–6).* Champaign, IL: Research Press.

Vick, R. D., Smith, L. M., & Herrera, C. I. R. (1998). The healing circle: An alternative path to alcoholism recovery. *Counseling and Values, 42,* 133–141.

Vickio, C. J. (1990). The goodbye brochure: Helping students to cope with transition and loss. *Journal of Counseling and Development, 68,* 575–577.

Viney, L. L., Henry, R. M., & Campbell, J. (2001). The impact of group work on offender adolescents. *Journal of Counseling and Development, 79,* 373–381.

Voight, N. L., Lawler, A., & Fulkerson, K. F. (1980). Community-based guidance: A "Tupperware party" approach to midlife decision making. *Personnel and Guidance Journal, 59,* 106–107.

Vontress, C. E. (1966). Counseling the culturally different adolescent: A school-community approach. In J. C. Gowan & G. Demos (Eds.), *The disadvantaged and potential dropout* (pp. 357–366). Springfield, IL: Thomas.

Vontress, C. E. (1967). The culturally different. *Employment Service Review, 4,* 35–36.

Vontress, C. E. (1996). A personal retrospective on cross-cultural counseling. *Journal of Multicultural Counseling and Development, 16,* 73–83.

Vontress, C. E., & Epp, L. R. (1997). Historical hostility in the African client: Implications for counseling. *Journal of Multicultural Counseling and Development, 25,* 170–184.

Vriend, J., & Dyer, W. W. (1973). Counseling the reluctant client. *Journal of Counseling Psychology, 20,* 240–246.

Wade, J. C. (1998). Male reference group identity dependence: A theory of male identity. *Counseling Psychologist, 26,* 349–383.

Wahl, K. H., & Blackhurst, A. (2000). Factors affecting the occupational and educational aspirations of children and adolescents. *Profesional School Counseling, 3,* 367–374.

Wakefield, J. C. (1992). The concept of mental disorder: On the boundary between biological facts and social values. *American Psychologist, 47,* 373–388.

Waldo, M. (1985). Curative factor framework for conceptualizing group counseling. *Journal for Counseling and Development, 64,* 52–58.

Waldo, M. (1989). Primary prevention in university residence halls: Paraprofessional-led relationship enhancement groups for college roommates. *Journal of Counseling and Development, 67,* 465–471.

Waldo, M., & Bauman, S. (1998). Regrouping the categorization of group work: A goal and process (GAP) matrix for groups. *Journal for Specialists in Group Work, 23,* 164–176.

Waldo, M., Horswill, R. K., & Brotherton, W. D. (1993). Collaborating with state departments to achieve recognition of mental health counselors. *Journal of Mental Health Counseling, 15,* 342–346.

Walen, S. R., DiGuiseppe, R., & Dryden, W. (1992). *A practitioner's guide to rational-emotive therapy.* New York: Oxford University Press.

Walker-Staggs, J. (2000). DISCOVER. In N. Peterson & R. C. Gonzalez (Eds.), *Career counseling models for diverse populations* (pp. 112–120). Pacific Grove, CA: Brooks/Cole.

Wall, J. E., & Walz, G. R. (Eds.). (2004). *Measuring up: Assessment issues for teachers, counselors, and admistators.* Greensboro, NC: CAPS Press.

Wallace, W. A., & Hall, D. L. (1996). *Psychological consultation: Perspectives and applications.* Pacific Grove, CA: Brooks/Cole.

Walls, R. T., & Fullmer, S. L. (1996). Comparing rehabilitated workers with the United States workforce. *Rehabilitation Counseling Bulletin, 40*(2), 153–164.

Walsh, F. (1993). Conceptualizations of normal family functioning. In F. Walsh (Ed.), *Normal family process* (2nd ed., pp. 3–42). New York: Guilford.

Walsh, R. (2000). Asian psychotherapies. In R. J. Corsini & D. Wedding (Eds.), *Current psychotherapies* (6th ed., pp. 407–444). Itasca, IL: F. E. Peacock.

Walsh, W. B., & Osipow, S. H. (1994). *Career counseling for women.* Hillsdale, NJ: Erlbaum.

Walsh, W. B., & Savickas, M. (Eds.). (2005). *Handbook of vocational psychology* (3rd ed.). Hillsdale, NJ: Erlbaum.

Walsh, W. M., & Keenan, R. (1997). Narrative family therapy. *Family Journal, 5,* 332–336.

Walter, J., & Peller, J. (1992). *Becoming solution-focused in brief therapy.* New York: Brunner/Mazel.

Walz, G. R., & Kirkman, C. J. (Eds.). (2002). *Helping people cope with tragedy and grief.* Greensboro, NC: ERIC & NBCC.

Ward, D. E. (1982). A model for the more effective use of theory in group work. *Journal for Specialists in Group Work, 7,* 224–230.

Ward, D. E. (1984). Termination of individual counseling: Concepts and strategies. *Journal of Counseling and Development, 63,* 21–25.

Ward, D. E. (2002). Like old friends, old familiar terms and concepts need attention. *Journal for Specialists in Group Work, 27,* 119–121.

Warfield, R. D., & Goldstein, M. B. (1996). Spirituality: The key to recovery from alcoholism. *Counseling and Values, 40,* 196–205.

Warnath, C. F. (1977). Relationship and growth theories and agency counseling. *Counselor Education and Supervision, 17,* 84–91.

Wastell, C. A. (1996). Feminist development theory: Implications for counseling. *Journal of Counseling and Development, 74,* 575–581.

Watanabe, C. (1973). Self-expression and the Asian American experience. *Personnel and Guidance Journal, 51,* 390–396.

Watkins, C. (2001). Comprehensive guidance programs in an international context. *Professional School Counseling, 4,* 262–270.

Watkins, C. E., Jr. (1983a). Burnout in counseling practice: Some potential professional and personal hazards of becoming a counselor. *Personnel and Guidance Journal, 61,* 304–308.

Watkins, C. E., Jr. (1983b). Counselor acting out in the counseling situation: An exploratory analysis. *Personnel and Guidance Journal, 61,* 417–423.

Watkins, C. E., Jr. (1985). Early recollections as a projective technique in counseling: An Adlerian view. *AMHCA Journal, 7,* 32–40.

Watkins, C. E., Jr. (1990a). The effects of counselor self-disclosure: A research review. *Counseling Psychologist, 18,* 477–500.

Watkins, C. E., Jr. (1990b). The testing of the test section of the *Journal of Counseling and Development:* Historical, contemporary, and future perspectives. *Journal of Counseling and Development, 69,* 70–74.

Watkins, C. E., Jr., & Schneider, L. J. (1989). Self-involving versus self-disclosing counselor statements during an initial interview. *Journal of Counseling and Development, 67,* 345–349.

Watkins, C. E., Jr., & Schneider, L. J. (1991). Research in counseling: Some concluding thoughts and ideas. In C. E. Watkins, Jr., & L. J. Schneider (Eds.), *Research in counseling* (pp. 287–299). Hillsdale, NJ: Erlbaum.

Watkins, E. (1983). Project retain: A client centered approach to student retention. *Journal of College Student Personnel, 24,* 81.

Watson, J. C. (2005). College student-athletes' attitudes toward help-seeking behavior and expectations of counseling services. *Journal of College Student Development, 46,* 442–429.

Watzlawick, P. (1983). *The situation is hopeless, but not serious.* New York: Norton.

Watzlawick, P., Weakland, J. H., & Fisch, R. (1974). *Change: Principles of problem formation and problem resolution.* New York: W.W. Norton.

Webb, W. (1992). Empowering at-risk children. *Elementary School Guidance and Counseling, 27,* 96–103.

Webber, J., Bass, D. D., & Yep, R. (Eds.). (2005). *Terrorism, trauma, and tragedies: A counselor's guide to preparing and responding* (2nd ed.). Alexandria, VA: American Counseling Association.

Webster, S. R., Vogel, D. L., Wie, M., & McLain, R. (2006).

African American men, gender role conflict, and psychological distress: The role of racial identity. *Journal of Counseling and Development, 84,* 419–429.

Wechsler, D. (1997). *Wechsler Adult Intelligence Scale—Third Edition.* San Antonio, TX: Psychological Corporation.

Wedding, D., & Pope, K. S. (2008). Contemporary challenges and controversies. In R. J. Corsini & D. Wedding (Eds.), *Current psychotherapies* (8th ed., pp. 512–540). Belmont, CA: Thomson Brooks/ Cole.

Weigel, D. J., Donovan, K. A., Krug, K. S., & Dixon, W. A. (2007). Prescription opioid abuse and dependence: Assessment strategies for counselors. *Journal of Counseling and Development, 85,* 211–215.

Weikel, W. J., & Palmo, A. J. (1989). The evolution and practice of mental health counseling. *Journal of Mental Health Counseling, 11,* 17–25.

Weinrach, S. G. (1980). Unconventional therapist: Albert Ellis. *Personnel and Guidance Journal, 59,* 152–160.

Weinrach, S. G. (1987). Microcounseling and beyond: A dialogue with Allen Ivey. *Journal of Counseling and Development, 65,* 532–537.

Weinrach, S. G. (1996). The psychological and vocational interest patterns of Donald Super and John Holland. *Journal of Counseling and Development, 75,* 5–16.

Weinrach, S. G., Ellis, A., MacLaren, C., DiGiuseppe, R., Vernon, A., Wolfe, J., et al. (2001). Rational emotive behavior therapy successes and failures: Eight personal perspectives. *Journal of Counseling and Development, 79,* 259–268.

Weinrach, S. G., & Thomas, K. R. (1998). Diversity-sensitive counseling today: A postmodern clash of values. *Journal of Counseling and Development, 76,* 115–122.

Weiss, R. S. (Ed.). (1973). *Loneliness.* Cambridge, MA: MIT Press.

Welfel, E. R. (2006). *Ethics in counseling and psychotherapy* (3rd ed.). Pacific Grove, CA: Brooks/ Cole.

Welfel, E. R., Danzinger, P. R., & Santoro, S. (2000). Mandated reporting of abuse/maltreatment of older adults: A primer for counselors. *Journal of Counseling and Development, 78,* 284–292.

Welfel, E. R., & Lipsitz, N. E. (1983a). Ethical orientation of counselors: Its relationship to moral reasoning and level of training. *Counselor Education and Supervision, 23,* 35–45.

Welfel, E. R., & Lipsitz, N. E. (1983b). Wanted: A comprehensive approach to ethics research and education. *Counselor Education and Supervision, 22,* 320–332.

Welfel, E. R., & Patterson, L. E. (2005). *The counseling process: A multitheoretical integrative approach* (6th ed.). Belmont, CA: Thomson Brooks/Cole.

Wendel, P. (1997, October). Cultural bias among minority counselors. *Counseling Today,* 1, 20.

Werner, J. L. (1978). Community mental health consultation with agencies. *Personnel and Guidance Journal, 56,* 364–368.

Werth, J. L., Jr., & Gordon, J. R. (2002). Amicus Curiae Brief for the United States Supreme Court on mental health issues associated with 'physician-assisted suicides.' *Journal of Counseling and Development, 80,* 160–172.

West, J. D., Bubenzer, D. L., Smith, J. M., & Hamm, T. L. (1997). Insoo Kim Berg and solution-focused therapy. *Family Journal, 5,* 286–294.

West, J. D., Hosie, T. W., & Mackey, J. A. (1987). Employment and roles of counselors in mental health agencies. *Journal of Counseling and Development, 66,* 135–138.

West, J. D., Hosie, T. W., & Zarski, J. J. (1987). Family dynamics and substance abuse: A preliminary study. *Journal of Counseling and Development, 65,* 487–490.

West, P. L., Mustaine, B. L., & Wyrick, B. (2002). Apples and oranges make a nice start for a fruit salad: A response to Culbreth and Borders (1999). *Journal of Counseling and Development, 80,* 72–76.

Westbrook, B. W. (1988). Suggestions for selecting appropriate career

assessment instruments. *Measurement and Evaluation in Counseling and Development, 20,* 181–186.

Westbrook, F. D., Kandell, J. J., Kirkland, S. E., Phillips, P. E., Regan, A. M., Medvene, A., et al. (1993). University campus consultation: Opportunities and limitations. *Journal of Counseling and Development, 71,* 684–688.

Westcott, N. A. (1983). Application of the structured life-review technique in counseling elders. *Personnel and Guidance Journal, 62,* 180–181.

Wester, S. R., Vogel, D. L., Wei, M., & McLain, R. (2006). African American men, gender role conflict, and psychological distress: The role of racial identity. *Journal of Counseling and Development, 84,* 419–429.

Westgate, C. E. (1996). Spiritual wellness and depression. *Journal of Counseling and Development, 75,* 26–35.

Westcott, N. A. (1983). Application of the structured life-review technique in counseling elders. *Personnel and Guidance Journal, 62,* 180–181.

Wetter, D. W., Fiore, M. C., Gritz, E. R., Lando, H. A., Stitzer, M. L., Hasselblad, V., et al. (1998). The agency for health care policy and research smoking cessation clinical practice guideline. *American Psychologist, 53,* 657–669.

Wheeler, A. M., & Bertram, B. (2008). *The counselor and the law: A guide to legal and ethical practice* (5th ed.). Alexandria, VA: American Counseling Association.

Wheeler, C. D., & D'Andrea, L. M. (2004). Teaching counseling students to understand and use immediacy. *Journal of Humanistic Counseling, Education and Development, 43,* 117–128.

Wheeler, P. T., & Loesch, L. (1981). Program evaluation and counseling: Yesterday, today, and tomorrow. *Personnel and Guidance Journal, 59,* 573–578.

Whiston, S. C. (1996). Accountability through action research: Research methods for practitioners. *Journal of Counseling and Development, 74,* 616–623.

Whiston, S. C. (2002). Response to the past, present, and future of school counseling: Raising some issues. *Professional School Counseling, 5,* 148–155.

Whiston, S. C., & Sexton, T. L. (1998). A review of school counseling outcome research: Implications for practice. *Journal of Counseling and Development, 76,* 412–426.

Whitaker, C. (1977). Process techniques of family therapy. *Interaction, 1,* 4–19.

White, E. B. (1952). *Charlotte's web.* New York: Trophy.

White, M. (1995). *Re-authoring lives.* Adelaide, Australia: Dulwich Centre Publications.

White, M., & Epston, D. (1990). *Narrative means to therapeutic ends.* New York: Norton.

Whitehead, B. D. (1997). *The divorce culture.* New York: Knopf.

Whiteley, J. M. (1982). *Character development in college students.* Alexandria, VA: American Counseling Association.

Whiteley, J. M. (1984). Counseling psychology: A historical perspective. *Counseling Psychologist, 12,* 2–109.

Whitmarsh, L., Brown, D., Cooper, J., Hawkins-Rodgers, Y., & Wentworth, D. K. (2007). Choices and challenges: A qualitative exploration of professional women's career patterns. *Career Development Quarterly, 55,* 225–236.

Wiehe, V. R. (2000). Sibling abuse. In H. Henderson (Ed.), *Domestic violence and child abuse resource sourcebook* (pp. 409–492). Detroit, MI: Omnigraphics.

Wiggins, J., & Weslander, D. (1979). Personality characteristics of counselors rated as effective or ineffective. *Journal of Vocational Behavior, 15,* 175–185.

Wiggins, J. D., Moody, A. D., & Lederer, D. A. (1983). Personality typologies related to marital satisfaction. *AMHCA Journal, 5,* 169–178.

Wilcox-Matthew, L., Ottens, A., & Minor, C. W. (1997). An analysis of significant events in counseling. *Journal of Counseling and Development, 75,* 282–291.

Wilcoxon, S. A. (1985). Healthy family functioning: The other side of family pathology. *Journal of Counseling and Development, 63,* 495–499.

Wilcoxon, S. A. (1986). Engaging nonattending family members in marital and family counseling: Ethical issues. *Journal of Counseling and Development, 64,* 323–324.

Wilcoxon, S. A. (1987). Ethical standards: A study of application and utility. *Journal of Counseling and Development, 65,* 510–511.

Wilcoxon, S. A., & Fenell, D. (1983). Engaging the non-attending spouse in marital therapy through the use of therapist-initiated written communication. *Journal of Marital and Family Therapy, 9,* 199–203.

Wilcoxon, S. A., & Puleo, S. G. (1992). Professional-development needs of mental health counselors: Results of a national survey. *Journal of Mental Health Counseling, 14,* 187–195.

Wilcoxon, S. A., Remley, T. P., Jr., Gladding, S. T., & Huber, C. H. (2007). *Ethical, legal and professional issues in the practice of marriage and family therapy* (4th ed.). Upper Saddle River, NJ: Merrill/Prentice Hall.

Wilkerson, K., & Bellini, J. (2006). Interpersonal and organizational factors associated with burnout among school counselors. *Journal of Counseling and Development, 84,* 440–450.

Williams, C. B., & Freeman, L. T. (2002). Report of the ACA Ethics Committee: 2000–2001. *Journal of Counseling and Development, 80,* 251–254.

Williams, D. T., Hershenson, D. B., & Fabian, E. S. (2000). Causal attributions of disabilities and the choice of rehabilitation approach. *Rehabilitation Counseling Bulletin, 43,* 106–112.

Williams, J. E. (1962). Changes in self and other perceptions following brief educational-vocational counseling. *Journal of Counseling Psychology, 9,* 18–30.

Williams, J. M., Ballard, M. B., & Alessi, H. (2005). Aging and alcohol abuse: Increasing counselor awareness. *Adultspan Journal, 4,* 7–18.

Williamson, E. G. (1939). *How to counsel students: A manual of techniques for clinical counselors.* New York: McGraw-Hill.

Williamson, E. G. (1961). *Student personnel services in colleges and universities.* New York: McGraw-Hill.

Williamson, E. G. (1972). Trait-and-factor theory and individual differences. In B. Stefflre & W. H. Grant (Eds.), *Theories of counseling* (2nd ed., pp. 136–176). New York: McGraw-Hill.

Williamson, E. G., & Biggs, D. A. (1979). Trait-factor theory and individual differences. In H. M. Burks, Jr. & B. Stefflre (Eds.), *Theories of counseling* (3rd ed., pp. 91–131). New York: McGraw-Hill.

Willison, B., & Masson, R. (1986). The role of touch in therapy: An adjunct to communications. *Journal of Counseling and Development, 65,* 497–500.

Wilmarth, R. R. (1985, Summer). Historical perspective, part two. *AMHCA News, 8,* 21.

Wilson, F. R., & Yager, G. G. (1981). A process model for prevention program research. *Personnel and Guidance Journal, 59,* 590–595.

Wilson, G. T. (2008). Behavior therapy. In R. J. Corsini & D. Wedding (Eds.), *Current psychotherapies* (8th ed., pp. 223–262). Belmont, CA: Thomson Brooks/Cole.

Wilson, K. B., & Senices, J. (2005). Exploring the vocational rehabilitation acceptance rates for Hispanics versus Non-Hispanics in the United States. *Journal of Counseling and Development, 83,* 86–96.

Winston, R. B., Jr., & Creamer, D. G. (1997). *Improving staffing practices in student affairs.* San Francisco: Jossey-Bass.

Winston, R. B., Jr., & Ender, S. C. (1988). Use of student paraprofessionals in divisions of college student affairs. *Journal of Counseling and Development, 66,* 466–473.

Witmer, J. M., & Young, M. E. (1996). Preventing counselor impairment: A wellness model. *Journal of Humanistic Education and Development, 34,* 141–155.

Wittmer, J., & Adorno, G. (2000). *Managing your school counseling program: Developmental strategies* (2nd ed.). Minneapolis: Educational Media Corporation.

Wohlman, B., & Stricker, G. (1983). *Handbook of family and marital therapy.* New York: Plenum.

Woody, R. H. (1988). *Fifty ways to avoid malpractice.* Sarasota, FL: Professional Resource Exchange.

Woody, R. H., Hansen, J. C., & Rossberg, R. H. (1989). *Counseling psychology.* Pacific Grove, CA: Brooks/Cole.

Wooten, H. R. (1994). Cutting losses for student-athletes in transition: An integrative transition model. *Journal of Employment Counseling, 31,* 2–9.

Worden, M. (2003). *Family therapy basics* (3rd ed.). Pacific Grove, CA: Brooks/Cole.

Worth, M. R. (1983). Adults. In J. A. Brown & R. H. Pate, Jr., (Eds.), *Being a counselor* (pp. 230–252). Pacific Grove, CA: Brooks/Cole.

Wrenn, C. G. (1962a). *The counselor in a changing world.* Washington, DC: American Personnel and Guidance Association.

Wrenn, C. G. (1962b). The culturally encapsulated counselor. *Harvard Educational Review, 32,* 444–449.

Wright, G. N. (1980). *Total rehabilitation.* Boston: Little, Brown.

Wright, G. N. (1987). Rehabilitation counselors' qualifications and client responsibilities structure their professional relationships. *Journal of Applied Rehabilitation Counseling, 18,* 18–20.

Wubbolding, R. E. (1988). *Using reality therapy.* New York: Harper/Collins.

Wubbolding, R. E. (1991). *Understanding reality therapy: A metaphorical approach.* New York: Harper.

Wubbolding, R. E. (1998). *Cycle of managing, supervising, counseling, and coaching using reality therapy.* Cincinnati: Center for Reality Therapy.

Wubbolding, R. E. (2000). *Reality therapy for the 21st century.* New York: Brunner-Routledge.

Wyatt, T., Daniels, M. H., & White, L. J. (2000). Noncompetition agreements and the counseling profession: An unrecognized reality for private practitioners. *Journal of Counseling and Development, 78,* 14–20.

Wylie, M. S. (1991, March/April). Family therapy's neglected prophet. *Family Therapy Networker, 15,* 24–37, 77.

Wynne, L. C., Ryckoff, I., Day, J., & Hirsch, S. I. (1958). Pseudomutuality in the family relationships of schizophrenics. *Psychiatry, 21,* 205–220.

Yalom, I. D. (2005). *The theory and practice of group psychotherapy* (5th ed.). New York: Basic Books.

Yalom, I. D., & Lieberman, M. (1971). A study of encounter group casualties. *Archives of General Psychiatry, 25,* 16–30.

Yeh, C. J., & Hwang, M. Y. (2000). Interdependence in ethnic identity and self: Implications for theory and practice. *Journal of Counseling and Development, 78,* 420–429.

Young, J. S., Wiggins-Frame, M., & Cashwell, C. S. (2007). Spiritual-

ity and counselor competence: A national survey of American Counseling Association members. *Journal of Counseling and Development, 85,* 47–52.

Young, M. E. (2005). *Learning the art of helping: Building blocks and techniques* (3rd ed.). Upper Saddle River, NJ: Merrill/Prentice Hall.

Young, R. A. (1988). Ordinary explanations and career theories. *Journal of Counseling and Development, 66,* 336–339.

Zalaquett, C. P., & Stens, A. N. (2006). Psychosocial treatment for major depression and dysthymia in older adults: A review of the research literature. *Journal of Counseling and Development, 84,* 192–201.

Zimpfer, D. (1996). Five-year follow-up of doctoral graduates

in counseling. *Counselor Education and Supervision, 35,* 218–229.

Zimpfer, D., & DeTrude, J. (1990). Follow-up of doctoral graduates in counseling. *Journal of Counseling and Development, 69,* 51–5.

Zinck, K., & Littrell, J. M. (2000). Action research shows group counseling effective with at-risk adolescent girls. *Professional School Counseling, 4,* 50–59.

Zinker, J. (1978). *Creative process in Gestalt therapy.* New York: Random House.

Zinnbauer, B. J., & Pargament, K. I. (2000). Working with the sacred: Four approaches to religious and spiritual issues in counseling. *Journal of Counseling and Development, 78,* 162–171.

Zins, J. E. (1993). Enhancing consultee problem-solving skills in

consultative interactions. *Journal of Counseling and Development, 72,* 185–188.

Zunker, V. G. (2006). *Career counseling* (7th ed.). Pacific Grove, CA: Brooks/Cole.

Zytowski, D. (1985). Frank! Frank! Where are you now that we need you? *Counseling Psychologist, 13,* 129–135.

Zytowski, D. G. (1992). Three generations: The continuing evolution of Frederic Kuder's interest inventories. *Journal of Counseling and Development, 71,* 245–248.

Zytowski, D. G., & Holmberg, K. S. (1988). Preferences: Frederic Kuder's contributions to the counseling profession. *Journal of Counseling and Development, 67,* 150–156.

面对急剧变化和迅速发展的现代社会，人们成长的环境日趋复杂，身心健康所受的负面影响日益严重。人们逐渐认识到，心理和社会因素对现代人的健康所起的作用越来越大。这些因素与许多心理问题、心身疾病和不良行为密切相关。而心理咨询就是针对这些因素，积极有效地帮助人们维护和提高身心健康的一种服务形式。因此心理咨询得以在全球范围内蓬勃发展。

心理咨询在西方已经有 100 多年的历史了，在西方大多数国家都已相当普及。而在我国直到 20 世纪 80 年代中期才真正开始。我们在心理咨询的讲授、实践和研究过程中，深深地感到我国心理咨询虽然起步较晚，但发展速度很快，未来发展趋势良好。《中共中央关于构建社会主义和谐社会若干重大问题的决定》指出："加强心理健康教育和保健，健全心理咨询网络，塑造自尊自信、理性平和、积极向上的社会心态。"面对这种更高的专业化需要，我国心理咨询的整体水平还显得比较落后，也存在诸多亟待解决的问题。其中，心理咨询基本理论建设的不足是极其突出的一个方面，这也是未来可能影响我国心理咨询发展的关键因素。这就需要我们去进行系统研究和探索，特别需要我们认真、谦虚地学习西方心理咨询理论与方法的长处。只有这样，才能使我国的心理咨询工作更科学、更规范、更有效。正是在这个意义上，我们引进和翻译了塞缪尔·格莱丁的《心理咨询导论（第 6 版）》这部美国畅销的心理咨询著作。格莱丁是美国著名的心理咨询教授，长期担任美国维克森林大学的心理咨询中心主任，是美国心理咨询学会等多个协会的主席。在翻译和审校的过程中，我们被作者的精心构思和丰富的案例所折服，通过反复研读和学习，笔者认为它具有以下四个明显的特色。

第一，多元整合，体系完整。作者认为心理咨询是一个动态的、持续发展的并且令人兴奋的职业。本书从整体的、系统的、多元整合的观点出发，全面考察和探讨了心理咨询的最基本问题，包括心理咨询的历史和职业基础、心理咨询的过程和理论、不同情境中的心理咨询活动以及特殊领域的心理咨询活动，从而使心理咨询的基础理论有了比较科学的内在联系和合理构建。作者还特别对多元文化背景下的心理咨询给予了充分的关注，这对读者理解心理咨询理论的本土化提供了有益的途径。

第二，突出基础，注重应用。本书系统阐述了心理咨询的基本原理与方法、基本原则与形式、基本内容与过程、基本技能与技巧，以及有代表性的心理咨询的理论流派及其咨询技术，主要是精神分析、阿德勒学派和人本主义咨询理论以及行为、认知、系统、短程和危机心理咨询理论。本书虽然侧重于理论，但仍注重应用，作者总是在恰当的地方呈现一个个案例，并且在每章都配有"问题讨论"的练习，以帮助读者将所学理论有效地运用于咨询实践。

第三，立足前沿，锐意创新。本书是《心理咨询导论》的第 6 版，充分反映并吸收了最新的研究成果。作者还不断地从临床实践中汲取智慧和营养，正如作者在前言中所说的："本书可以说是我用毕生的努力理解和探索心理咨询的过去、现在与未来的结晶。"作者还在书中开辟了独特的"个人反思"专栏，以帮助读者对心理咨询中的一些关键问题进行批判性思考。

第四，语言生动，可读性强。当你翻开每一章的首页时，我想你一定会和我一样陶醉于那一首首诗中所描绘的美妙意境，也许你会觉得这与你以往所阅读过的晦涩难懂的心理学书籍大不一样，阅读本书是一项十分有趣的工作。本书编排合理，方便教学和学习。每一章的后面均有"本章内容小结"，这样不仅有利于读者概要地了解本章所阐述的内容，而且也便于教师教学和学生学习。

总之，本书在体系上锐意创新，在结构上科学整合，在内容上注重基础性和先进性，在功能上强调实用性和操作性，从整体上构建了心理咨询自身独立的学科体系和内容，从而使得本书适应面向新时期培养高素质、创新型心理咨询专业人才的需要。相信本书对心理咨询与治疗工作人员、心理健康教育领域的工作者、学生及其他相关人员都有很高的学习和参考价值。

《心理咨询导论》一书的翻译工作由笔者主持和完成，前后经过初译、初校、复校和审校四个阶段。另外，胡海燕参与了初译工作，汪国瑞、陆书琴、孙洁、许夏、贾园园、赵迪参与了部分章节的初校工作，汪国瑞还通读了全书译稿，李朝晖、褚潇潇、胥丽、杨芸、夏梦涵阅读了部分章节的清样稿，提出了一些具体的修改意见。最后由我完成了全书的复校和审校工作。在翻译的过程中，尽管我们努力达到全面准确地反映作者的原意，但囿于学识与水平，译文难免有疏漏之处，诚恳地欢迎同行专家和广大读者批评指正，以便我们再版时修订。除此之外，特别感谢中国人民大学出版社张宏学编辑给予的帮助。

正如本书作者格莱丁教授所强调的：在临床上与不同年龄来访者谈话，与那些研习心理咨询的学生一起工作，使得这本书的内容不断得以提升。借本书出版之际，我要真诚地感谢我的来访者和学生，我是一个讲授心理咨询、实践心理咨询和研究心理咨询的心理学人，是这些来访者和学生给予我从事心理咨询这项助人工作的热情和动力！

方双虎

2014 年 7 月于芜湖文津花园

# 推荐阅读书目

| ISBN | 书名 | 作者 | 单价（元） |
|------|------|------|-----------|
| | **心理学译丛** | | |
| 978-7-300-26722-7 | 心理学（第 3 版） | 斯宾塞·A. 拉瑟斯 | 79.00 |
| 978-7-300-28545-0 | 心理学的世界 | 阿比盖尔·A. 贝尔德 | 79.80 |
| 978-7-300-29372-1 | 心理学改变思维（第 4 版） | 斯科特·O. 利林菲尔德 等 | 168.00 |
| 978-7-300-12644-9 | 行动中的心理学（第 8 版） | 卡伦·霍夫曼 | 89.00 |
| 978-7-300-09563-9 | 现代心理学史（第 2 版） | C. 詹姆斯·古德温 | 88.00 |
| 978-7-300-13001-9 | 心理学研究方法（第 9 版） | 尼尔·J. 萨尔金德 | 78.00 |
| 978-7-300-16579-0 | 质性研究方法导论（第 4 版） | 科瑞恩·格莱斯 | 48.00 |
| 978-7-300-22490-9 | 行为科学统计精要（第 8 版） | 弗雷德里克·J. 格雷维特 等 | 85.00 |
| 978-7-300-28834-5 | 行为与社会科学统计（第 5 版） | 亚瑟·阿伦 等 | 98.00 |
| 978-7-300-22245-5 | 心理统计学（第 5 版） | 亚瑟·阿伦 等 | 129.00 |
| 978-7-300-13306-5 | 现代心理测量学（第 3 版） | 约翰·罗斯特 等 | 39.90 |
| 978-7-300-17056-5 | 艾肯心理测量与评估（第 12 版·英文版） | 刘易斯·艾肯 等 | 69.80 |
| 978-7-300-12745-3 | 人类发展（第 8 版） | 詹姆斯·W. 范德赞登 等 | 88.00 |
| 978-7-300-13307-2 | 伯克毕生发展心理学：从 0 岁到青少年（第 4 版） | 劳拉·E. 伯克 | 118.00 |
| 978-7-300-18303-9 | 伯克毕生发展心理学：从青年到老年（第 4 版） | 劳拉·E. 伯克 | 55.00 |
| 978-7-300-29844-3 | 伯克毕生发展心理学（第 7 版） | 劳拉·E. 伯克 | 258.00 |
| 978-7-300-30663-6 | 社会心理学（第 8 版） | 迈克尔·豪格 等 | 158.00 |
| 978-7-300-18422-7 | 社会性发展 | 罗斯·D. 帕克 等 | 59.90 |
| 978-7-300-21583-9 | 伍尔福克教育心理学（第 12 版） | 安妮塔·伍尔福克 | 109.00 |
| 978-7-300-16761-9 | 伍德沃克教育心理学（第 11 版·英文版） | 安妮塔·伍德沃克 | 75.00 |
| 978-7-300-29643-2 | 教育心理学：指导有效教学的主要理念（第 5 版） | 简妮·爱丽丝·奥姆罗德 等 | 109.00 |
| 978-7-300-31183-8 | 学习心理学（第 8 版） | 简妮·爱丽丝·奥姆罗德 | 118.00 |
| 978-7-300-23658-2 | 异常心理学（第 6 版） | 马克·杜兰德 等 | 139.00 |
| 978-7-300-17653-6 | 临床心理学 | 沃尔夫冈·林登 等 | 65.00 |
| 978-7-300-18593-4 | 婴幼儿心理健康手册（第 3 版） | 小查尔斯·H. 泽纳 | 89.90 |
| **978-7-300-19858-3** | **心理咨询导论（第 6 版）** | **塞缪尔·格莱丁** | **118.00** |
| 978-7-300-29729-3 | 当代心理治疗（第 10 版） | 丹尼·韦丁 等 | 139.00 |
| 978-7-300-30253-9 | 团体心理治疗（第 10 版） | 玛丽安娜·施奈德·科里 等 | 89.00 |
| 978-7-300-25883-6 | 人格心理学入门（第 8 版） | 马修·H. 奥尔森 等 | 98.00 |
| 978-7-300-14062-9 | 社会与人格心理学研究方法手册 | 哈里·T. 赖斯 等 | 89.90 |
| 978-7-300-12478-0 | 女性心理学（第 6 版） | 马格丽特·W. 马特林 | 79.00 |
| 978-7-300-18010-6 | 消费心理学：无所不在的时尚（第 2 版） | 迈克尔·R. 所罗门 等 | 99.80 |
| 978-7-300-12617-3 | 社区心理学：联结个体和社区（第 2 版） | 詹姆士·H. 道尔顿 等 | 79.80 |
| 978-7-300-16328-4 | 跨文化心理学（第 4 版） | 埃里克·B. 希雷 | 55.00 |
| 978-7-300-14110-7 | 职场人际关系心理学（第 12 版） | 莎伦·伦德·奥尼尔 等 | 49.00 |
| 978-7-300-15678-1 | 社会交际心理学：人际行为研究 | 约瑟夫·P. 福加斯 | 39.00 |
| 978-7-300-13303-4 | 生涯发展与规划：人生的问题与选择 | 理查德·S. 沙夫 | 45.00 |
| 978-7-300-18904-8 | 大学生领导力（第 3 版） | 苏珊·R. 考米维斯 等 | 39.80 |

## 西方心理学大师经典译丛

## 当代西方社会心理学名著译丛

\* \* \* \*

**图书在版编目（CIP）数据**

心理咨询导论（第 6 版）/（美）格莱丁（Gladding，S）著；方双虎等译 . —北京：中国人民大学出版社，2014.8
（心理学译丛 . 教材系列）
ISBN 978-7-300-19858-3

Ⅰ.①心⋯ Ⅱ.①格⋯ ②方⋯ Ⅲ.①心理咨询-教材 Ⅳ.①R395.6

中国版本图书馆 CIP 数据核字（2014）第 187983 号

心理学译丛·教材系列
**心理咨询导论（第 6 版）**
［美］塞缪尔·格莱丁（Samuel T. Gladding）著
方双虎　等 译
Xinli Zixun Daolun

| | | | | |
|---|---|---|---|---|
| **出版发行** | 中国人民大学出版社 | | | |
| **社　　址** | 北京中关村大街 31 号 | | **邮政编码** | 100080 |
| **电　　话** | 010 - 62511242（总编室） | | 010 - 62511770（质管部） | |
| | 010 - 82501766（邮购部） | | 010 - 62514148（门市部） | |
| | 010 - 62515195（发行公司） | | 010 - 62515275（盗版举报） | |
| **网　　址** | http：//www.crup.com.cn | | | |
| **经　　销** | 新华书店 | | | |
| **印　　刷** | 北京七色印务有限公司 | | | |
| **开　　本** | 890 mm×1240 mm　1/16 | | **版　　次** | 2014 年 9 月第 1 版 |
| **印　　张** | 31 插页 2 | | **印　　次** | 2023 年 7 月第 4 次印刷 |
| **字　　数** | 838 000 | | **定　　价** | 118.00 元 |

**Pearson**

尊敬的老师：

您好！

为了确保您及时有效地申请培生整体教学资源，请您务必完整填写如下表格，加盖学院的公章后传真给我们，我们将会在 2～3 个工作日内为您处理。

**请填写所需教辅的开课信息：**

| 采用教材 | | | | □ 中文版　□ 英文版　□ 双语版 | |
|---|---|---|---|---|---|
| 作　者 | | | 出版社 | | |
| 版　次 | | | ISBN | | |
| 课程时间 | 始于　年　月　日 | | 学生人数 | | |
| | 止于　年　月　日 | | 学生年级 | □ 专科　□ 本科 1/2 年级<br>□ 研究生　□ 本科 3/4 年级 | |

**请填写您的个人信息：**

| 学　校 | | | |
|---|---|---|---|
| 院系/专业 | | | |
| 姓　名 | | 职　称 | □ 助教 □ 讲师 □ 副教授 □ 教授 |
| 通信地址/邮编 | | | |
| 手　机 | | 电　话 | |
| 传　真 | | | |
| official email（必填）<br>（eg：×××@ruc.edu.cn） | | E-mail<br>（eg：×××@163.com） | |
| 是否愿意接受我们定期的新书讯息通知：　□ 是　□ 否 | | | |

系/院主任：_____（签字）

（系 / 院办公室章）

___年___月___日

资源介绍：

——教材、常规教辅（PPT、教师手册、题库等）资源：请访问 www.pearsonhighered.com/educator。　（免费）

——MyLabs/Mastering 系列在线平台：适合老师和学生共同使用；访问需要 Access Code。　（付费）

100013　北京市东城区北三环东路 36 号环球贸易中心 D 座 1208 室

电话：（8610）57355003　　传真：（8610）58257961

Please send this form to：copub.hed@pearson.com